약물역학

제2판
약물역학

초 판 1쇄 발행 2011년 4월 25일
제2판 1쇄 발행 2012년 10월 10일
제2판 3쇄 발행 2020년 12월 5일

엮은이 대한약물역학위해관리학회
펴낸이 오세정
펴낸곳 서울대학교출판문화원

출판등록 제15-3호

주소 08826 서울 관악구 관악로 1
대표 전화 02-880-5252 | 팩스 02-889-0785
도서 주문 02-889-4424, 02-880-7995
이메일 snubook@snu.ac.kr
홈페이지 www.snupress.com

ISBN 978-89-521-1378-8 93510

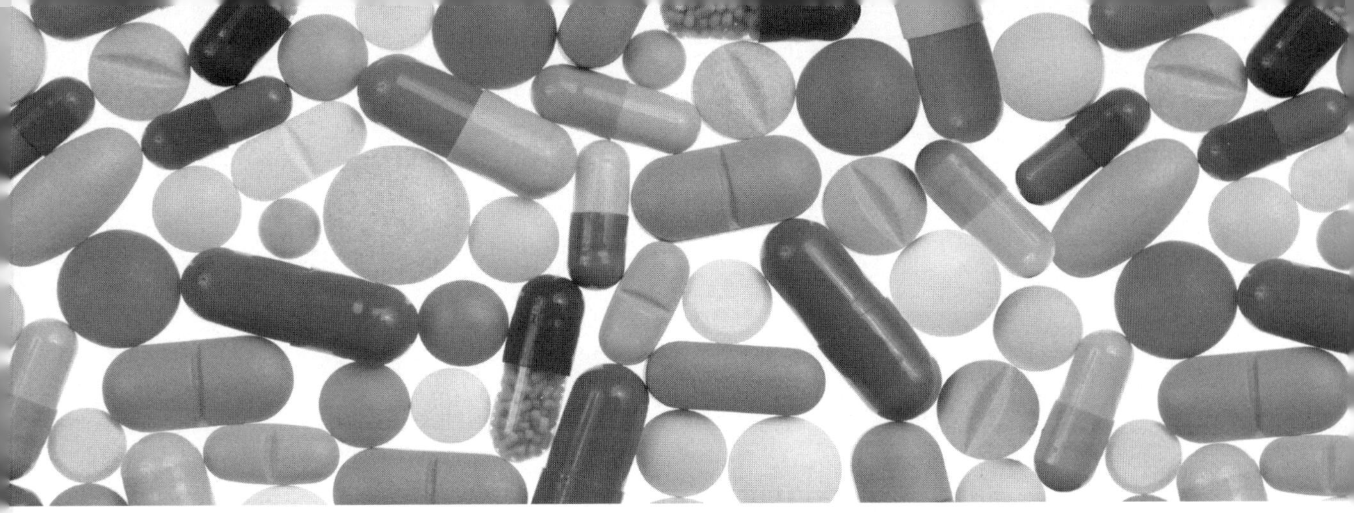

제2판

약물역학

Pharmacoepidemiology

대한약물역학위해관리학회 엮음

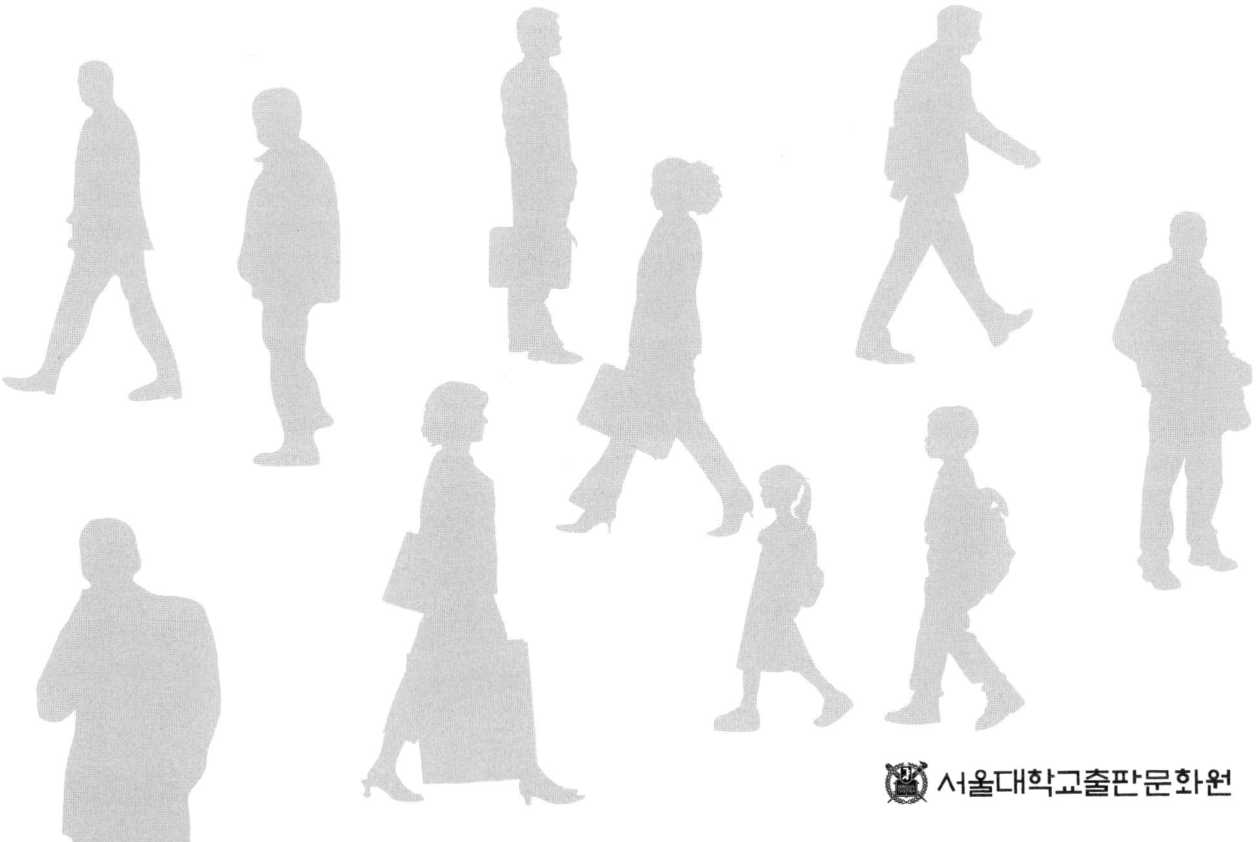

서울대학교출판문화원

Pharmacoepidemiology

Edited by

Korea Society for Pharmacoepidemiology and Risk Management

Seoul National University Press

머리말

환자 진료의 60% 이상을 약물에 의존하고 있는 현대 의료에서 약물의 치료효과에 못지 않게 안전성도 중요하게 다루어져야 합니다. 모든 약물은 질병을 치료하는 긍정적인 측면과 유해반응의 발생이라는 부정적인 측면의 양면성을 가지고 있습니다. 시판 전 임상시험은 관찰기간이 짧고, 대상자 선정기준이 엄격하며, 대상자 수가 한정되어 있다는 한계가 있습니다. 따라서 약물이 시판허가를 받아 남녀노소 구분 없이 다수의 환자들이 장기간에 걸쳐 복용하는 경우에 시판 전 임상시험에서 발견되지 않았던 드물지만 심각한 약물유해반응이 나타날 수 있습니다.

약물역학은 역학적 지식을 기반으로 약물의 개발단계부터 시판허가과정 및 시판 후 사후관리단계에 이르기까지 약물의 안전성을 지속적으로 평가하여 위해관리를 수행하는 데 필요한 과학적이고 객관적인 근거를 제공하는 학문입니다. 새로운 약물의 복용으로 인하여 발생한 것으로 추정되는 약물유해반응과 그 약물 간의 인과적인 관련성을 과학적으로 평가하기 위하여 약물역학연구가 필요하며, 이러한 안전성 문제를 적절히 관리하기 위하여 효과적인 위해관리체계의 구축이 필요합니다.

약물역학 교과서 발간은 2007년 대한약물역학위해관리학회의 창립과 함께 추진되었습니다. 국외에서는 국제적으로 널리 사용되고 있는 교과서인 Pharmacoepidemiology가 펜실베이니아대학의 스트롬 교수에 의하여 1989년에 초판이 발간된 후 지속적으로 개정되어 2005년에 4판이 발간되었고, Pharmacovigilance가 영국 사우스햄튼대학의 론맨 교수에 의하여 2002년에 초판이 발간된 후 2007년에 개정판이 발간되었으나, 국내에는 아직 약물역학 분야의 한글교과서가 발간되지 않아 국내 약물안전관리체계 확립에 기여하지 못하고 있습니다. 시판 후 안전성 평가를 위한 약물역학연구의 수행과 효과적인 약물감시 및 위해관리를 위한 개념과 방법론을 제공하는 기본서로서 약물역학교과서를 편찬하여 관련 전문가 양성을 위한 기반을 마련하는 것이 가장 시급하게 이루어야 하는 과제였습니다. 이러한 목적을 달성하기 위하여 학계의 연구자뿐 아니라 산업계와 정부기관에서 직접 업무를 수행하고 있는 담당자들도 본 교과서 집필에 흔쾌히 참여하여 다양한 관점의 포괄적인 내용으로 구성하였습니다. I 단원에서는 약물역학 및 위해관리의 개요를 소개하였고, II 단원에서는 약물역학과 위해관리에 대한 의사, 약사, 제약회사, 정부기관의 관점을 다루었으며, III 단원에서는 국내외 약물감시체계에 대하여 기술하였습니다. IV 단원부터 VI 단원까지는 약물역학연구에 적용가능한 연구설계, 약물역학연구에 이용가능한 자료원, 약물역학연구에 필요한 통계분석을 심층적으로 기술하여 실제 연구수행에 활용할 수 있도록 구성하였습니다. VII 단원은 노인, 소아, 임신부 등 다양한 대상과 피부, 소화기, 혈액, 간에서 약물유해반응을 포함하였고, VIII 단원은 병원, 제약회사, 정부기관에서 위해관리의 적용과 실제를 수록하였습니다.

본 교과서는 약물역학연구를 수행하고, 위해관리 담당자들이 업무를 수행하는 데 큰 도움을 줄 수 있을 것으로 기대합니다. 또한, 약물역학에 대한 관심이 늘어남에 따라 의과대학, 약학대학, 간호대학, 보건대학 및 보건대학원 관련분야 강의의 교재로 활용함으로써 교육의 질을 향상시키고 약물 안전관리분야 전문가 양성에 기여할 수 있을 것으로 생각합니다. 약물역학교과서 발간이 의약품 안전성 관리의 중요성에 대한 인식을 제고하고, 약물의 안전한 사용에 대한 과학적인 연구의 발전을 유도하여 국민건강 보호 및 증진을 실현하는 데 일조하게 되기를 바랍니다.

교과서 집필에 참여하여 주신 모든 분들께 진심으로 감사드립니다. 바쁜 일정 중에도 시간을 쪼개어 본인의 경험과 국내외 참고문헌을 총망라하여 원고를 작성하여 주신 덕분에 한 단원 한 단원이 모여 약물역학교과서가 완성될 수 있었습니다. 교과서 편찬을 위해 함께 고생한 서울의대 예방의학교실 약물역학연구실 강동윤, 김미숙, 김설매, 김예지, 김혜민, 박소영, 성종미, 신주영, 안소현, 양보람, 이중엽, 이철우, 최남경 연구원과 대한약물역학위해관리학회 사무국 손계숙, 정정임 연구원에게 고마움을 전합니다. 끝으로 본 교과서의 출판을 물심양면으로 지원해 준 서울대학교출판문화원 임직원 모두에게도 진심으로 감사드립니다.

2011년 3월

대표저자 박병주

차례

I

약물역학 및 위해관리의 개요

1. 약물역학의 개요
2. 약물 위해관리의 개요
3. 약물역학연구와 연구윤리

1. 약물역학의 개요

학습목표

약물역학을 정의하고 시판 후 약물역학연구 수행의 필요성을 설명할 수 있다.
- 약물역학을 정의할 수 있다.
- 약물역학의 역사적 배경을 설명할 수 있다.
- 약물승인과정과 시판 후 약물역학연구 수행의 필요성을 설명할 수 있다.
- 약물역학의 범위와 기여하는 내용을 설명할 수 있다.

약물은 치료효과와 함께 부작용을 일으킬 수 있는 양면성을 가지고 있어, 약물의 효능 뿐 아니라 안전성을 확보하는 것이 매우 중요하다. 본 단원에서는 약물역학의 정의, 발전배경, 범위 및 필요성을 소개하고 우리나라 실정에 맞는 효과적인 약물안전관리체계를 구축하는 방안에 대하여 알아본다.

1.1 약물역학의 정의

약물역학(藥物疫學)은 역학(epidemiology, 疫學)과 임상약리학(clinical pharmacology, 臨床藥理學)이 접목된 새로운 학문분야다. 역학의 정의가 인구집단에서 발생하는 각종 건강-질병 현상의 발생수준을 측정하고, 각 현상의 발생과 관련되는 요인들을 파악함으로써 효과적인 예방대책을 수립하는 학문이라고 한다면, 약물역학은 여러 관련요인들 가운데 특히 약물을 연구대상으로 삼는 새로운 학문분야다. 즉, 인구집단에서 약물의 사용으로 인하여 발생하는 이롭거나 해로운 결과의 빈도를 파악하고, 특정 약물복용과 질병발생 간의 관련성을 분석하는 데 역학적인 지식과 연구방법론을 적용하는 학문으로 정의할 수 있다.

1.2 약물역학의 발전배경

질병의 치료수단으로 약물을 사용하기 시작한 역사는 오래되었지만, 약물의 안전성과 효능을 과학적으로 평가하여 그 결과에 따라 약물의 사용여부를 결정하고, 실제 질병의 효과적인 치료수단으로서 약물요법이 정착하게 된 것은 그 역사가 길지 않다. 오늘날 약물요법의 선진국으로 인정받고 있는 미국에서도 20세기 초까지는 각종 약물들이 과학적인 검정절차를 거치지 않고 시중에 판매되고 있었다. 미국에서는 1906년에 순수식품의약품법(Pure Food and Drug Act)이 통과된 후에야 비로소 연방정부에서 약물에 관한 행정적인 관리권을 행사할 수 있게 되었다. 1937년 설파닐아미드(sulfanilimide)에 의한 신부전증으로 107명이 사망하는 약화사건이 발생한 것을 계기로 1938년에 식품의약품화장품법(Food, Drug, and Cosmetic Act)을 제정하였다. 이로써 제약회사는 새로 개발한 약물의 시판을 허가받기 위하여 그 약물에 대한 전임상독성실험을 철저히 수행하여 식품의약품안전국(FDA)에 그 약물의 안전성에 관한 자료를 의무적으로 보고하게 되었다. 1950년대에는 클로람페니콜에 의한 재생불량성 빈혈환자가 다수 발생하여 약물의 안전성에 관한 관심이 더욱 고조되었다. 특히 1957년 독일에서 단기수면제로 시판허가를 받았던 탈리도마이드가 임신 초기의 입덧을 가라앉히는 데 효과가 좋아 수많은 유럽의 임신부들이 복용하였고 그 약을 복용하였던 임신부들에서 1만 명 이상의 사지결손증 환자가 태어나는 대규모 약화사고가 발생하였다. 미국에서는 이 사건을 계기로 1962년에 시판 전에 약물안전성을 더욱 철저히 확인하는 체계를 구축하는 것을 주요 내용으로 하는 키포버-해리스 수정법안을 통과시켰다. 이 법안을 근거로 새로 개발된 약물이 FDA의 승인을 받기 위하여는 빈드시 그 약물의 안전성과 효능을 확인하기 위한 신약 임상시험계획승인(Investigational New Drug Application, IND) 과정과 정부 신약허가신청(New Drug Application, NDA) 과정을 거치도록 하는 체계가 확립되었다.

동시에 유럽 각국에서도 약물유해반응에 대한 경각심이 높아지게 되었다. 세계보건기구에서는 1968년부터 국제약물모니터링프로그램을 구축하여 세계 각국으로부터 약물의 유해사례에 관한 정보를 수집하여 정리하고 분석한 후 그 결과를 전파하고 있다. 약물역학분야의 전문가들은 약물의 안전성에 관한 원활한 정보교류를 위하여 1989년에 국제약물역학회(International Society for Pharmacoepidemiology, ISPE)를 결성하여 연 1회씩 유럽과 북미 지역을 번갈아가며 국제학술대회를 개최하고 있다. 최근에는 아시아 지역에서도 안전한 약물사용의 중요성에 대한 관심이 높아지고 활발한 약물역학연구가 수행되고 있다. 이에 따라 국제약물역학회의 지원으로 2006년부터 아시아 지역에서도 학술대회가 정기적으로 개최되고 있다. 국내에서도 2007년 2월 대한약물역학위해관리학회가 창립되었고, 2008년

11월 서울에서 3차 아시아 약물역학위해관리학회 학술대회를 국제약물역학회와 함께 공동주최하였다. 학회 창립으로 산, 학, 연, 관 관련분야 전문가들의 논의의 장이 활성화되었을 뿐 아니라 약물역학이 학문분야로 자리매김하는 데 기여하고 있다.

1.3 약물역학의 필요성

신약은 시판 전에 엄격한 임상시험 과정을 통해 안전성과 효능을 검정받았다 하더라도, 시판 후에 대규모 인구집단을 대상으로 장기간에 걸친 관찰을 통하지 않으면 그 약물의 안전성을 충분히 확인할 수 없다. 시판 전 임상시험은 잘 계획된 연구과정을 통해 연구결론에 비뚤림이 개입될 가능성을 최소화하고 있다. 그렇지만 시판허가를 받기 위한 임상시험은 새로운 약물의 시판을 가능한 빨리 승인받기 위하여 관찰기간이 제한되고, 연구대상자의 수가 한정되어 드물게 발생하는 유해반응을 관찰하기 어렵다. 또한 사람을 직접 연구대상으로 삼기 때문에 윤리적인 문제가 야기될 소지가 있고, 객관적이고 정확한 정보를 얻기 어려우며, 연구대상을 확보하기가 어려워 연구기간이 오래 걸리며, 연구비가 많이 드는 단점이 있다. 그리고 엄격한 연구대상 선정기준 및 제외기준을 적용함으로써 연구결과의 타당도는 높일 수 있지만, 그 결과를 모든 환자에게 일반화시키기 어려운 문제가 발생한다. 한편, 새로 개발된 약물이 시판허가를 받으면 남녀노소 구분 없이 많은 수의 환자들이 장기간에 걸쳐 복용하게 되므로 시판 전 임상시험에서 발견되지 않았던 드물지만 중대한 유해반응들이 나타날 수 있다. 2000년 이후에도 시사프라이드, 페닐프로판올아민, 세리바스타틴, 로페콕시브 등과 같이 시판 전 임상시험에서 우수한 효과와 안전성이 입증되었던 약들이 시판 후에 많은 환자들에게 다빈도로 처방되면서 시판 전에 파악되지 않았던 중대한 약물유해반응으로 인하여 시장에서 퇴출된 바 있다. 따라서 새로운 치료제의 복용으로 인하여 발생한 것으로 추정되는 유해사례와 그 약물 간의 과학적인 인과성을 평가하기 위하여 잘 계획된 약물역학연구를 수행하여야 한다(표 1.1).

표 1.1 시판 전 임상시험과 시판 후 관찰적 약물역학연구의 비교

시판 전 임상시험	시판 후 관찰적 약물역학연구
연구기간이 제한적임	연구기간이 무제한임
연구대상의 수가 한정됨	연구대상의 수가 무한정임
연구대상의 동질성이 보장됨	실제 약물을 복용하게 되는 다양한 연구대상
교란변수를 직접 통제함	교란변수를 직접 통제하지는 못하나, 자료의 통계분석 시 사후 통제 가능
연구비가 많이 듦	연구비가 적게 듦

약물의 시판이 승인된 이후에 약물역학연구를 수행하는 이유는 행정적, 법적, 의학적 및 상업적 측면에 근거를 두고 있다. 행정적인 측면에서는 신약을 개발한 제약회사는 정부의 규정을 따라야 하기 때문이고, 해당 신약을 외국에 수출하고자 하는 경우에 수출국에서 승인을 받기 위한 근거자료가 필요하기 때문이다. 미국에서는 신약이 개발되어 승인을 받기까지 대개 8-10년의 장기간이 소요되기 때문에, 승인기간을 단축시키기 위하여 약물역학연구 결과를 제출하는 조건으로 조기승인을 해 주는 경우가 점차 늘고 있다. 법적인 측면에서는 약물 안전성에 관한 문제가 제기되어 책임소재를 따질 때 필요한 근거자료를 마련하기 위하여 약물역학연구가 필요하다. 의학적인 측면에서는 그 약물의 화학적 구조, 그 약물이 속한 약효군의 안전성 및 동일한 약효군 내에서 해당 약물의 상대적 안전성, 처방형태, 적응증이 되는 질병의 특성 등에 따라 제기된 유해반응 발생가능성과, 전임상실험자료나 시판 전 임상시험자료, 또는 자발적부작용보고로 제기된 부작용에 관한 가설을 검정하기 위하여 약물역학연구의 수행이 필요하다. 그리고 시판 전 임상시험에서는 파악하지 못하였던 삶의 질에 미치는 영향 등과 같은 새로운 치료효과들과 다양한 형태의 환자들에서 나타나는 결과들을 파악하고, 새로운 적응증을 발견할 수 있으며, 시판 전에 엄격하게 규정하였던 주의사항들을 다소 완화시킬 수 있는 근거를 확보할 수도 있다. 또한 갑자기 언론에서 특정 약물의 유해사례를 문제 삼아 안전성에 문제를 제기하는 경우에 해당 신약이 시판된 후 지속적으로 수집된 약물역학연구 자료들을 이용함으로써 그 약물을 보호할 수도 있다. 예를 들면, 비스테로이드성 소염제인 피록시캄이 노인들에서 위장관출혈로 인한 사망률을 증가시킨다는 주장이 제기된 경우가 있었다. 이때 다른 비스테로이드성 소염제에 관한 연구를 수행하면서 비교약물로 포함되었던 피록시캄에 의한 위장관출혈 발생률이 유의하게 높지 않았다는 연구결과가 있어 유리한 해명자료로 사용되었다. 반면 조메피락(zomepirac sodium)의 경우에는 아나필락시스반응을 유발시킨다는 주장을 반박할 수 있는 연구결과가 없었기 때문에 인과성 여부를 제대로 확인하지도 못하고 개발회사에서 자발적으로 조메피락의 시판을 중지할 수밖에 없었다.

1.4 약물역학의 범위

약물역학과 관련된 국내 제도와 연구설계에 따른 약물역학연구의 분류는 다음과 같다.

가. 시판 후 약물감시제도

우리나라의 시판 후 약물감시제도는 자발적부작용보고제도, 재심사제도, 재평가제도가 있다.

1) 자발적부작용보고제도

자발적부작용보고제도는 시판 후 약물의 실마리정보 검색에 중추적 역할을 한다. 우리나라는 1988년부터 부작용보고제도가 운영되기 시작하였으나, 이후 10여 년 동안 연간 전국에서 보고되는 건수가 수십 건에 불과하였다. 최근 보고건수가 급격히 증가하는 추세이나, 아직도 선진국에 비하여 인구 대비 부작용보고건수가 적다. 또한, 보고건들의 내용이 대부분 허가사항에 반영되어 있거나 임상적으로 경증인 경우이어서, 미지의 중증 약물유해반응을 조기에 파악하여 더 이상의 피해를 예방하고자 하는 제도의 취지를 충족시키지 못하고 있다. 2000년대에 들어오면서 식약청에서 제약회사와 약국으로 하여금 약물 부작용을 의무적으로 보고하도록 조치하고 의무적인 부작용보고를 전제로 시판허가를 해 주는 등 일련의 행정조치를 통하여 부작용보고건수가 증가하기 시작하였다. 특히 2006년부터 대학병원들 가운데 조건을 갖춘 일부 병원을 지역약물감시센터로 지정하기 시작하였고, 2009년에 약물감시연구사업단을 발족시키면서 20개의 지역약물감시센터를 전국적으로 지정하도록 확대함으로써 부작용보고건수가 급격하게 증가하게 되었다.

2) 재심사제도

재심사제도는 일본의 재심사제도를 모델로 하여 만들어진 제도로서 1995년 1월부터 국내에서 시판 허가되는 신약의 안전성 및 유효성에 관한 자료를 추가로 확보하기 위하여 신약 허가 후 6년 동안 일상 진료환경에서 3,000명의 환자에 대한 투약 후 안전성과 유효성을 관찰하여 식약청에 보고하도록 규정하고 있다. 완전 신약이 아닌 경우는 4년 동안 600명의 환자에 대한 관찰결과를 보고하도록 규정하고 있다.

3) 재평가제도

신약이 시판을 허가받은 후 일정기간마다 그 안전성과 유효성을 재검토하여 허가사항에 반영할 필요성이 인정되어, 1975년부터 의약품재평가제도가 시행되고 있다. 시판 이후에 발표된 사례보고 및 각종 임상연구 결과논문들을 수집하고 평가하여 새로이 발견된 적응증과 유해반응을 허가사항에 추가하고, 시판 전 임상시험에서 파악된 정보 가운데 의미 없는 것들을 정리하는 작업을 수행한다.

나. 연구설계에 따른 약물역학연구

약물역학연구에서는 전통적 역학연구설계들을 모두 적용할 수 있다.

1) 환자사례보고

환자사례보고는 특정한 약물을 복용한 후에 특이한 부작용이 나타난 환자의 경과를 기술하여 보고하는 것이다. 약물복용과 부작용 발생 간의 시간간격이 그 약물의 약물동력학적 성상과 일치한다든지, 부작용의 특성이 그 약물의 약리학적 특성과 일치한다든지, 용량-반응관계를 보인다든지, 약물의 투입을 중단하였을 때 부작용이 소실되었다가 재투여 시에 재발하는 양상을 관찰하게 되면 인과관계를 강력히 시사하는 것으로 받아들일 수 있다.

2) 환자군연구

환자군연구는 동일한 약물을 복용한 환자집단을 대상으로 그 약물로 인한 부작용 발생 양상이 어떠한지를 파악하기에 용이한 연구설계다. 예를 들어 골다공증치료제로 시판허가된 알렌드로네이트를 복용한 환자들에서 식도궤양이나 위궤양의 발생률이 어느 수준인지를 추정하는 연구를 들 수 있다. 또한 특정 질병을 앓고 있는 환자집단을 대상으로 약물사용 양상을 분석하여 약물요법의 적절성을 평가하는 연구가 이에 포함된다.

3) 생태학적 연구

생태학적 연구는 개인이 아닌 집단에서 얻어진 자료를 이용하여 분석하는 연구설계다. 특정 인구집단을 대상으로 특정 약물의 연도별 사용량을 파악하고 그 약물에 의하여 발생한 것으로 추정되는 특정 유해사례의 연도별 발생률 자료를 확보한 후, 두 가지 수준 간의 상관관계를 분석하여 양의 상관관계를 가지고 있는 것으로 나타났다면 그 약물의 복용이 증가함으로써 관심이 되는 유해사례의 발생이 늘어난 것이니 두 가지 간에 인과관계가 있을 것이라는 가설을 제기할 수 있다.

4) 환자-대조군연구

환자-대조군연구는 특정한 질병(부작용)을 가진 환자군과 그 질병을 가지지 않으면서 이들과 유사한 특성을 가진 대조군을 선정하여 두 집단에 속한 사람들의 과거 노출경험을 비교분석함으로써 질병발생에 유의하게 관련되는 위험요인을 밝히고자 하는 연구설계다. 이를 약물역학연구에 활용하면, 근위대퇴골 골절을 경험한 노인들을 환자군으로 하고 이들과 유사한 특성(같은 성과 연령)을 가진 노인들 가운데 골절을 경험하지 않은 사람들을 대조군으로 선정한 뒤, 두 집단에서 과거 향정신성의약품의 복용 여부를 파악하여 비교함으로써 향정신성의약품과 근위대퇴골 골절 간의 인과적 관련성을 평가할 수 있다.

5) 코호트연구

코호트연구는 연구대상 약물에 의한 유해사례를 경험하지 않은 사람을 연구대상으로 선정한 다음, 연구대상 약물을 복용하고 있는 사람들(노출코호트)과 그 약물을 복용하고 있지 않는 사람들(비노출코호트)로 나눈 후 추적관찰하여 두 군에 속하는 환자에서 연구대상 유해사례의 발생률을 비교함으로써 특정 약물과 유해사례 간의 인과적 관련성을 평가하고자 하는 연구다. 예를 들면, 근위대퇴골 골절을 경험하지 않은 건강한 노인 가운데 향정신성의약품을 복용하고 있는 사람들을 노출코호트로 선정하고, 향정신성의약품을 복용하지 않는 건강한 노인들을 비노출코호트로 선정한 뒤, 일정한 기간 동안 추적관찰하여 각 코호트에서의 근위대퇴골 골절 발생률을 산출하여 상대위험도를 비교하는 연구다.

다. 약물역학연구에 이용 가능한 연구자료

약물역학연구에는 생정통계자료, 약물사용조사자료, 식품의약품안전청의 자발적부작용보고자료, 국민건강보험공단과 건강보험심사평가원의 전산자료, 국립암센터의 암등록자료, 통계청 사망자료 등의 자료를 이용할 수 있다.

1.5 약물역학의 기여

약물역학이 기여하는 바는 매우 많다.

첫째, 새로운 약물에 대한 시판 전 임상시험과정에서 파악된 약물의 이롭거나 해로운 효과의 발생수준을, 시판 후에 보다 많은 환자들을 대상으로 수행한 약물역학연구를 통하여 더욱 정밀도 높게 추정할 수 있다. 시판 후 약물역학연구는 시판 전 임상시험과 비교할 때 훨씬 많은 환자들을 대상으로 삼게 되고, 약물투여대상의 제한이 없어지게 되어 노인, 소아를 비롯하여 심지어 임신부까지 약물을 복용하게 되므로, 약물의 효과와 안전성에 관한 더욱 폭넓은 정보를 얻을 수 있다. 시판 전에는 단일한 적응증에 대한 효과만을 평가하였지만, 실제 상황에서는 두 가지 이상의 질병에 걸려 있는 환자가 동시에 여러 다른 약물들을 함께 복용할 수 있기 때문에, 다른 질병에서의 효과를 파악할 수 있고, 동시에 다른 약물과의 상호작용 여부 등도 파악할 수 있다. 또한 동일한 적응증에 대한 다른 약물과의 상대적인 치료효과를 비교할 수도 있다.

둘째, 약물에 관한 새로운 정보를 얻게 된다. 약물이 시판된 후에 많은 수의 환자들이 장기간에 걸쳐 복용하는 동안 시판 전에는 파악하지 못하였던 희귀한 약물유해반응과 장기복용으로 인하여 발생할 수 있는 유해반응들을 파악할 수 있다. 시판 후 특정 약물이 실제 환자진료에서 어떻게 처방되고 있는지 파악할 수 있고, 약물의 오, 남용으로 인한 효과를 평가할 수 있으며, 특정 약물의 사용으로 인한 약물경제학적인 효과의 분석도 가능해진다.

셋째, 약물역학연구를 통하여 새로운 치료제의 안전성에 관하여 더욱 잘 파악하게 됨으로써 제약회사로서는 그 약물을 복용하게 될 환자들에 대하여 윤리적이고 법적인 의무를 충실히 이행하는 셈이 된다.

약물안전성을 충분히 확인하기 위하여 시판 후에 대규모 인구집단을 대상으로 장기간에 걸친 관찰을 통한 약물역학적 접근이 필수적이다. 우리나라 실정에 맞는 효과적인 약물안전성관리체계를 확립하려면 먼저 자발적부작용보고의 활성화를 통한 대규모 약물부작용정보 데이터베이스를 구축하고, 이와 더불어 건강보험심사평가원 데이터베이스를 대상으로 약물유해반응의 실마리정보를 검색하는 데이터마이닝시스템을 구축하여야 한다. 이어서 임상적으로 심각하고 공중보건학적으로 의미 있는 실마리정보가 검색된 경우에 인과성 평가를 위한 과학적인 약물역학연구를 계획하고 수행하여야 한다. 약물역학연구를 수행한 결과로 얻게 되는 근거를 바탕으로 신속하고 적절한 의사결정을 내릴 수 있는 체계를 확립하여야 한다.

참고문헌

박병주. 약물역학. 대한의사협회지 2001;44:403-13.

박병주. 우리나라 신약 재심사 제도. 임상약리학회지 1998;6:3-15.

최남경, 박병주. 우리나라 약물유해반응 감시체계. 예방의학회지 2007;40:278-4.

Strom BL, editor. Pharmacoepidemiology, 4th ed. Chichester: John Wiley & Sons Ltd.; 2005. pp. 3-16.

2. 약물 위해관리의 개요

학습목표

약물 위해관리의 필요성과 개념을 설명할 수 있다
- 약물 위해관리의 개념을 설명할 수 있다.
- 약물 위해관리의 필요성과 관련분야를 설명할 수 있다.
- 약물 위해관리의 5단계를 요약할 수 있다.

약물 위해관리는 제약산업계에서 재정적 손해를 최소화하기 위한 일련의 과정으로써 정립되었다. 그러나 약물의 개발과 시판이 과거와는 달리 빠른 속도로 이루어지고, 약물의 부작용으로 시장에서 퇴출되는 사례가 늘어나면서 약물의 안전성과 관련하여 최근 위해관리의 중요성에 대한 인식이 급격히 확산되고 있다. 약물사용으로 질병에 대한 치료효과만 있고, 위험은 없는 상황이 가장 이상적이겠지만 현실적으로 그런 이상적인 약은 존재하지 않는다. 따라서 약물사용의 이익이 약물사용으로 인한 위험보다 더 큰 경우를 안전한 약물의 기준으로 인정하고 있다. 약물로 인한 이익을 극대화하고 위해를 최소화하는 것이 위해관리의 목적이다.

미국에서는 병원에서 매년 약 10만 명이 약물유해반응으로 사망하고 있으며, 수백만 명의 환자들이 약물유해반응으로 입원하고 있다. 이는 흡연, 음주, 총기사고 등에 의한 국민보건상의 문제보다 큰 것으로 발표되었고, 약물유해반응을 해결하기 위하여 소요되는 비용은 연간 1,360억 달러에 이르러 심장병 또는 당뇨병 치료에 드는 총의료비보다 많다고 보고되었다. 또한 입원환자의 약 10–20%가 약물부작용을 경험한다는 연구결과도 발표되었다. 이러한 약물유해반응은 전 세계적인 문제로, 일반인뿐 아니라 의료인들이 인식하고 있는 이상으로 심각한 문제로서 의학적인 측면을 넘어 사회적인 문제로 발전하고 있다.

약물은 신약개발 과정에 시판허가를 받기 위한 임상시험을 거치면서 제한된 기간 동안 비교적 소수의 사람들에게 투여하여 그 효능과 안전성을 평가받는다. 따라서 신약으로 시판을 허가받은 후 다양한 생체특성을 가진 많은 환자를 대상으로 또한 장기간 사용하는 경우에 연구-개발-허가단계에서 인지하지 못하였던 유해반응들이 근원적으로 나타나게 된다. 이러한 시판 후 유해반응에 대한 약물감시는 약물을 안전하게 사용하기 위한 필수적인 안전대책이다. 약물사용에 따른 위해는 약물 자체의 알려지지 않은 유해반응뿐 아니라, 인간의 실수로 생기는 과오와 인지하지 못한 다른 여러 가지 요인들에 의해서도 발생할 수 있다. 따라서 단순히 의료인들이 약물을 조심하여 처방, 조제, 투여하는 것만으로는 약물사용에 의한 위험을 완전히 예방하기 어렵다. 그러므로 약물을 안전하게 사용하기 위해서는 체계적이며 다각적인 예방대책이 필요하고 관련 학자와 정부, 제약사, 나아가서는 시민단체가 협력하여 약물의 위해관리를 체계적으로 수행하여야 한다. 또한 제약산업의 규모가 커짐에 따라서 약물의 안전성뿐 아니라 약물의 개발과 판매에 따르는 엄청난 재정적 위험 역시 중요한 위해관리의 대상이 되었다. 이와 관련된 모든 활동들을 포괄하여 최근 '약물 위해관리'라고 하는 큰 분야가 생성되었다.

2.1 약물 위해관리의 개념과 분야

약물의 '위해관리(risk management)'란 약물이 개발, 시판, 소비되는 전 과정에서 발생하는 위해와 편익을 평가하여, 위해를 최소화하는 포괄적이고 지속적인 과정이다. 즉, 위해관리는 위해 사실이 무엇인지 알아내고, 이러한 위해의 발생을 어떻게 줄일 것인지, 그리고 그러한 활동이 제대로 효과를 나타내었는지 다시 확인하는 일련의 과정이다. 이러한 위해관리는 세부적으로는 5단계로 구분된다.

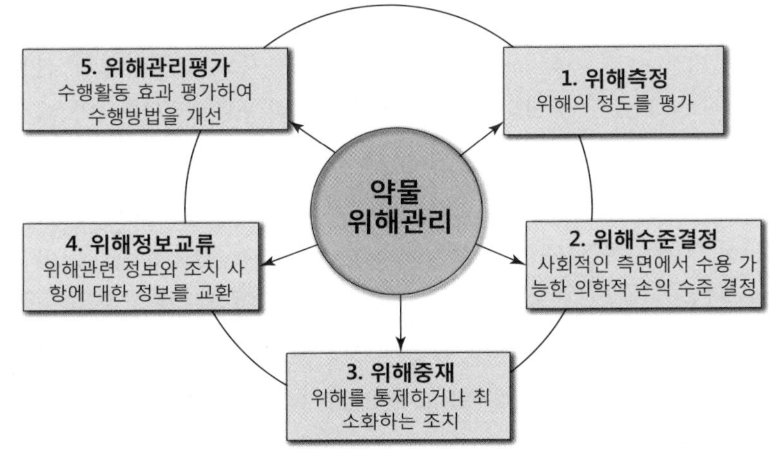

그림 2.1 약물 위해관리의 5단계

약물의 유해사례를 수집하고 확인하여, 위해의 정도를 평가한 후(위해측정, risk assessment), 의학적 손익과 사회적인 측면에서 수용 가능한 수준을 결정한다(위해수준결정, risk confrontation). 이에 따라 위해를 통제하거나 최소화하는 조치를 취하고(위해중재, risk intervention), 이러한 위해관련 정보와 조치사항에 대한 정보를 교환한다(위해정보교류, risk communication). 그리고 각 단계별 수행활동의 효과를 재평가하여 평가결과에 따라 수행방법을 개선 혹은 보완한다(위해관리평가, risk management evaluation).

2.2 분야별 특성과 현황

가. 위해측정

위해측정은 위해를 확인(identification)하고, 추정(estimation)하고, 평가(evaluation)하는 것으로 위해의 가능성을 결정하고 그 원인과 효과를 평가하는 것이다. 위해측정의 시기를 약물의 시판 전후로 나누어볼 수 있는데, 시판 이전 단계의 위해측정은 임상시험에서 발견되는 위해의 정도를 확인하는 것이다. 의약품의 안전관리를 책임지는 정부기관에서는 제조업자가 측정한 잠재된 위해를 어떻게 평가할 것인가와 제조업자가 약물의 개발단계에 발견한 잠재적인 위해를 정의하고 이를 의약품의 라벨 및 허가사항에 잘 설명하고 있는지 평가한다. 또한 약물의 상호작용으로 인한 위해와 잘못된 관리로 인한 위해를 평가한다.

위해측정 과정에서 가장 중요한 것은 근거자료의 확보다. 시판 전 임상시험자료, 약물사용자료, 증례보고자료, 자발적부작용보고자료, 4상 임상시험 및 시판 후 임상연구자료 등 위해를 측정할 자료는 위에 열거한 어느 한 가지만으로는 충분하지 못한 경우가 많다. 가능한 다양한 방법으로 자료를 포괄적으로 확보하고, 자료의 객관성과 질을 높이는 노력이 필수적이다. 각 자료는 축적목적과 관리형태가 다양하므로 자료의 특성에 따른 활용의 제한점을 충분히 인식하고 각 자료에서 측정된 위해의 정도를 평가해야 한다. 아울러 건강보험자료나 약물처방자료와 같은 대규모 전산자료를 개인정보가 보호되는 한에서는 공중보건을 목적으로 하는 위해측정을 위하여 적절하게 활용될 수 있어야 한다. 이러한 자료에서 실마리정보를 검색할지라도 그러한 정보로 인과관계를 확정지을 수 없는 경우가 많기 때문에 임상적으로 위중하고 공중보건학적으로 중요하다고 판단되는 경우에는 추가적인 약물역학연구를 통한 과학적인 인과성 평가가 이루어져야 한다.

나. 위해수준결정

위해수준결정은 수집된 위해정보를 분석하고 그 결과를 해석하여 이 위해가 어느 정도까지 수용 가능한지 결정하는 과정이다. 약물이 안전하다는 것은 전혀 위험이 없다는 것이 아니고, 위험하거나 원치 않는 작용의 발생가능성에 비하여 임상적으로 유용한 효과의 발생가능성이 더 높은 경우를 의미한다. 즉 어느 약물을 특정 대상에게 사용함으로써 발생하는 편익과 위해의 관계가 수용할 만하다고 할 때 안전하다고 판단한다. 이러한 판단은 전문가들에 의해 과학적인 측면뿐 아니라 사회와 공동체의 가치 또한 중요하게 고려하여 결정된다. 위해수준은 정부기관의 담당공무원뿐 아니라 의료전문가, 소비자, 제약산업체 종사자 등 비정부기관에 종사하는 사람들이 함께 참여하여 수용수준을 조절한다.

다. 위해중재

위해중재는 의약품의 위해정도를 확인하고 평가한 후 위해를 최소화하기 위하여 취하는 조치를 말한다. 위해중재의 목적은 최대한 위해를 감소시키는 것으로 최종목표는 실용적이고, 구체적이며, 측성가능하도록 설정되어야 한다. 위해의 빈도, 형태 및 중증도에 따라 각기 다른 위해중재의 최종목적을 설정할 수 있다. 이러한 방법으로, 1) 의료인이나 환자에게 교육이나 교류를 증가시키는 방법(targeted education and outreach), 2) 위험을 줄이는 처방이나 약물사용을 활성화시키는 재확인 체계, 과정 혹은 형식(reminder system), 3) 약물의 적응군과 금기군에 대하여 처방, 조제 및 복용을 지도하는 실행연관접근법(performance-linked access system)과 같은 것을 이용할 수 있다.

정부의 위해중재는 약물의 시판 전과 시판 후에 따라 나눌 수 있는데, 시판 전에는 특정 약물로 인하여 예상되는 위해가 그 약의 효과보다 크다면 약의 시장진출을 허가하지 않는 것이며, 반대로 효과가 위해보다 크다면 시판승인을 결정하는 것이다. 시판 후 의약품의 위해와 효과에 대한 정보가 변경되면, 각 위해에 대한 수용여부에 따라 다양한 위해중재방법을 취한다. 구체적인 위해중재방법으로는 허가의 취소 혹은 일부 변경, 사용상 주의사항의 내용을 개정하도록 지시, 회수 또는 폐기의 지시, 제조 또는 출하 정지의 지시, 재평가의 지정 또는 의약품 라벨링의 정보 및 의약품에 대한 광고규제 등이 있다. 위해가 심한 경우에는 의약품의 사용에 제한을 두기도 하는데, 병원과 같은 특별한 곳에서만 사용할 수 있도록 하는 제한된 배포를 허용할 수 있다. 의약품의 허가를 계속 유지하기 위한 위해중재방안으로 시판 후 임상시험을 요구하기도 하고, 조건부승인으로 시판 후 제4상 임상시험을 요구하기도 한다. 위해중재방법에 따라서 적용하는 대상과 과정이

다르고, 위해중재효과가 다양하기 때문에 각 방법의 장단점을 잘 파악하여 중재하여야 한다.

라. 위해정보교류

위해정보교류는 위해관리 시 발생되는 위해정보를 환자 및 의료제공자, 정부당국 간에 교류하는 것을 의미한다. 이를 통해서 위해의 위험성이 더 증가하는 것을 막고, 약물을 좀 더 효과적이고 안전하게 사용하도록 한다. 위해정보교류의 대표적인 것으로는 약물의 새로운 위해정보가 발생한 경우 제조업자가 주기적으로 허가사항 및 제품의 사용상 주의사항을 수정하고 갱신하는 것이다. 위해정보전달은 환자에게 매우 중요하므로, 환자들이 처방을 받을 때, 환자용 사용상 주의사항을 숙지하도록 하거나, 위해 관련 대상이 많은 경우 텔레비전이나 라디오와 같은 방송미디어를 통하여 소비자가 쉽게 이해할 수 있도록 전달하기도 한다. 또한 특별한 경우를 제외하고, 고시 발표, 인터넷, 신문기사, 브로슈어 등을 통해 위해정보를 가능한 광범위하게 알리는 것이 중요하고, 일반인도 이해할 수 있는 쉬운 표현으로 전달해야 한다. 인과관계가 밝혀지지 않고 가설이 제기된 상태의 안전성 정보에 근거하여 안전대책을 실시할 경우에는, 그 결정의 전제가 된 안전성정보, 대책 결정 과정에 고려한 요인, 제약조건 등을 함께 알려야 한다.

마. 위해관리평가

위해관리평가는 위해정보의 수집, 분석, 결정 단계와 더불어 위해를 줄이는 방법들이 제대로 시행되어 기대하는 효과를 달성하였는지, 또한 그 과정에서 위해정보는 기대한 대로 잘 전달되었는지 등 위해관리의 모든 단계의 적정성을 평가하는 과정이다.

위해평가, 위해중재 및 재평가의 반복적인 과정을 거치는 것은 위해중재를 잘못 시행하였거나 비효과적인 중재를 실행하는 것을 가능한 조기에 찾아내어 잘못된 위해관리를 바로잡기 위한 것이다. 궁극적으로 위해관리평가는 약물의 위해관리에 사용되는 에너지와 자원이 약물의 위해를 최소화하고 편익을 극대화하기 위한 목적을 달성하기 위하여 적절하게 이용되었는지 측정하는 조치다.

성공적인 약물 위해관리평가를 위해서는 가능한 위해관리에 필요한 측정지표를 설정하고, 이 지표를 측정하여 위해관리 자체를 평가하는 것이 객관적인 결과를 얻는 데 효과적이다. 가장 중요한 것은 위해관리가 건강상의 위해를 최소화하려는 목표를 제대로 달성하였는지를 평가할 수 있어야 한다는 점이다. 또한 위해중재를 실시하고 난 후 그 효과를 정기적으로 평가하는 계획을 모든 위해관리에 포함시켜야 한다.

결론적으로, 약물의 위해관리란 어느 한 집단의 노력만으로는 그 목적을 달성하기 어려우며, 역학, 의학통계, 인과성 평가 등 약물역학적 방법론뿐 아니라, 약물경제성평가, 인지심리학, 광고학, 제도와 법제 등 다양한 학문분야에 종사하는 사람들이 함께 협력하여 최선의 결과를 얻어야 하는 것으로, 정부, 전문가집단, 제조업자, 시민단체 등 모든 분야의 자발적이며 적극적인 참여가 필수적이다. 따라서 사회 각 분야의 사람들에게 약물위해에 대한 인식을 고취시키는 일부터 시작하여, 분야별 전문가를 육성하고, 정부부처 및 나아가 국제협력 등이 함께 이루어져야 한다.

참고문헌

Guidance for Industry: Development and Use of Risk Minimization Action Plans [Internet]. Rockville (MD): U.S. Department of Health and Human Services. Food and Drug Administration Center for Drug Evaluation and Research, Center for Biologics Evaluation and Research; 2005 Mar [cited 2011 Apr 6]. Available from: www.fda.gov/downloads/Drugs/GuidanceComplianceRegulatoryInformation/Guidances/ucm071616.pdf

Institute of Medicine: Committee on Quality of Health Care in America. To err is human: Building a safer health system. Washington, D.C.: National Academy Press; 2000.

Jha AK, Kuperman GJ, Rittenberg E, et al. Identifying hospital admissions due to adverse drug events using a computer-based monitor. Pharmacoepidemiol Drug Saf 2001;10:113-9.

Lazarou J, Pomeranz BH, Corey PN. Incidence of adverse drug reactions in hospitalized patients: A meta-analysis of prospective studies. JAMA 1998;279:1200-5.

Strom BL, editor. Pharmacoepidemiology, 4th ed. Chichester: John Wiley & Sons Ltd.; 2005. pp. 515-30.

The Importance of Pharmacovigilance: Safety monitoring of medicinal products. Geneva: World Health Organization; 2002.

3. 약물역학연구와 연구윤리

학습목표

약물역학연구에서 연구윤리의 필요성과 관련기구의 역할을 설명할 수 있다.
- 약물역학연구에서 연구윤리의 필요성을 이해하고 관련용어를 정의할 수 있다.
- 약물역학연구와 관련된 국제윤리지침을 이해하고 설명할 수 있다.
- 연구설계에 따른 연구윤리의 특징을 설명할 수 있다.
- 의학연구윤리심의위원회와 자료 및 안전성관리위원회의 역할, 구성 및 기능을 설명할 수 있다.
- 약물역학연구에서 비밀보호 및 기밀유지와 관련된 문제점과 해결방안을 설명할 수 있다.

21세기에 접어들면서 의학 및 과학의 발전으로 인류가 그 이전 시대에는 상상도 할 수 없었던 수준의 건강과 복지를 누리고 있다는 것은 명백한 사실이다. 이러한 의학의 발전은 끊임없이 수행된 창의적인 연구 없이는 불가능한 것이다. 그러므로 좋은 결과를 산출할 것으로 예상되는 연구를 계획하여 수행하고 그 결과를 발표하는 것 자체가 윤리적인 것이며, 사람을 대상으로 한 의학연구가 윤리적으로 수행되어야 한다는 것은 매우 당연한 것이다. 그러나 불행하게도 '의학연구가 윤리적이어야 한다'는 명제가 연구자의 자각에 의해 자연스럽게 정립된 것은 아니다.

역사적으로 인간의 과학적 탐구 욕구와 의학 발전의 필요성만을 지나치게 강조한 시대에는 인간의 존엄성을 훼손하는 연구가 수행되었었다. 대표적으로 2차 세계대전 당시 유태인을 대상으로 자행된 독일 나치의 인체실험과 1932년부터 40년 동안 의학사에서 사람에 대한 가장 오래 지속된 비치료적 실험으로 기록된 미국 터스키기매독연구와 같은 비윤리적 연구가 수행된 바 있다. 특히 터스키기매독연구는 피험자에 대한 중재 없이 관찰만을 한 경우라도 얼마나 비윤리적일 수 있는지를 보여 준 대표적인 사례라고 할 수 있다.

이와 같은 비윤리적인 연구가 세상에 알려지면서 연구윤리의 중요성이 비로소 부각되기 시작하였으며, 윤리성에 대한 정비와 강조가 방어적인 형태로 나타났다. 그러나 방어적인 형태의 윤리성이 강화되는 정도와 기간이 심화될 경우 오히려 연구에 대한 지나친 제한과 간섭이 문제가 될 수 있다. 이런 제한과 간섭은 결과적으로 의학과 과학의 발전을 저해할 수 있으며, 오히려 선행(beneficence)의 원칙에 위배되는 비윤리성을 초래하게 되어 연구윤리의 접근방식에 있어 변화를 유도할 수 있다. 또한 연구의 형태와 범위가 변화, 발전하면서 이와 관련된 윤리성에 대한 고려도 지속적으로 변화, 발전하여야 한다. 이러한 변화 속에서 우리가 견지해야 할 첫 번째 원칙은 사람을 대상으로 한 연구에서 피험자의 존엄성, 권리, 안전 및 복지의 증진과 과학적 연구의 발전 및 신뢰성을 최대한, 그러나 합리적으로 균형을 맞추어 증진시키는 것이다.

본 장에서는 약물역학연구에서 윤리적으로 고려해야 할 점을 검토하고 위의 첫 번째 원칙을 견지할 경우 발생할 수 있는 문제점과 그 해결방안에 대해 알아보고자 한다.

3.1 연구윤리

가. 약물역학연구에서 윤리의 필요성

대표적인 연구윤리지침인 벨몬트보고서에서는 사람을 대상으로 한 연구의 윤리적 원칙으로서 인간존중과 선행 및 정의를 제시하고 있다. 이러한 원칙을 연구수행과정에 적용하려면 충분한 설명에 근거한 동의, 취약한 피험자의 보호, 위험과 이익의 평가, 비밀보호와 기밀 유지, 피험자 선정에 대한 사항을 고려해야 한다. 과거 연구윤리의 개념은 인체를 대상으로 어떤 행위를 가하거나 약물을 주고 이에 대한 반응을 보는 임상시험에 주로 적용하였으나 이러한 원칙을 역학, 특히 약물역학에 적용하는 데 있어서는 논란이 되거나 불분명한 영역이 있다.

역학연구 중 관찰연구의 경우 개인의 신체에 직접적인 영향을 미치는 중재는 하지 않으므로 신체적인 위해를 가하지는 않는다고 볼 수 있으나 개인의 정보, 특히 약물역학 영역에서는 개인의 약물사용정보를 다루게 되므로 이러한 정보에 대한 분석과 결과가 알려지게 된다면 개인의 감정, 생활, 경제 등에 영향을 미칠 수 있고 이러한 영향은 개인뿐만 아니라 그 가족에게도 미칠 수 있다. 이는 때로 개인에게 위해가 되거나 위해를 끼칠 수 있는 가능성이 있다. 즉 약물역학연구에서의 위해란 신체적인 위해라기보다는 개인정보 보호와 기밀 유지의 위반에 의한 위해라고 할 수 있다.

나. 연구설계에 따른 연구윤리의 특징

벨몬트보고서에서는 연구란 일반화될 수 있는 지식을 발전시키거나 기여할 수 있도록 설계된 활동으로 정의하고 있는데 약물역학연구에 대해 이 개념을 적용할 경우 모호한 부분이 있을 수 있다. 사람을 대상으로 하는 연구에는 자연사 연구, 전향적으로 수집된 환자-대조군연구 또는 코호트연구와 같은 역학연구, 저장된 생체시료를 이용한 연구 또는 임상시험 등이 있다. 일부 약물역학연구 자료는 자동화된 대규모 의료정보데이터베이스와 같이 의료제공과정에서 수집된 환자의 특이적인 정보가 포함되어 있다. 이러한 자료는 인구집단에서 각종 질병의 유병률과 발생률 및 사망률 등의 기초통계자료를 산출할 수 있고, 각종 질병과 위험요인 간의 관련성을 규명하고 인과관계를 밝히기 위한 자료원으로 활용된다. 이와 같은 자료는 처음부터 어떤 가설을 검정하기 위하여 의도적으로 설계하여 얻은 연구자료와는 차이가 있을 수 있으며, 그 자료를 사용하여 공중보건문제에 대한 결정을 내리는 데 근거가 될 수 있는 일반화될 수 있는 지식을 산출할 수는 있다고 하더라도 이런 일련의 활동을 가설을 검정하기 위한 연구라고 보기는 어렵다. 예를 들어 약물부작용 감시를 위해 축적한 자발적부작용보고자료는 환자-대조군연구나 코호트연구, 임상시험과는 달리 어떤 가설을 검정하기 위해 축적한 자료는 아니다. 그러나 이런 자료에 대한 데이터마이닝 또는 단면연구 형태의 분석을 통해서 가설을 생성하는 데 사용할 수 있으며, 이 자료를 다른 자료와 연결하여 새로운 가설을 검정하는 연구도 가능하다. 가설검정을 위해 설계한 연구자료, 다른 목적으로 구축된 자료, 여러 자료를 연계한 자료 등 다양한 자료원을 이용할 수 있으므로 이에 따른 윤리적 고려가 이루어져야 한다.

3.2 약물역학연구와 관련된 국제윤리지침

가. 역학연구를 위한 국제윤리지침, 국제의학기구협회

세계보건기구 산하 국제의학기구협회(Council for International Organizations of Medical Sciences, CIOMS)는 1983년 의학연구의 윤리적 수행이 상대적으로 취약한 개발도상국에게 적절한 윤리지침을 제공하기 위하여 사람을 대상으로 하는 생명의학연구의 국제윤리지침(International Ethical Guidelines for Biomedical Research Involving Human Subjects)을 제정, 공포하였다. 이 윤리지침은 2002년 1월 개정되어 현재에 이르고 있으며 헬싱키선언, 벨몬트보고서 및 국제조화회의임상시험관리기준(International Conference on Harmonization of Technical Requirements for Registration of Pharmaceuticals for Human Use-Good Clinical Practices, ICH-GCP)과 함께 최근까지 중재적 임상연구의 표준적인 연구윤리지침으로 널리 사용되고 있다. 이후 CIOMS는 실험적, 중재적 연구와는 그 범위와 성격이 다른 역학연구의 중요성과 독립성을 인정하여 그 윤리적 심의를 촉진하기 위해 1991년 역학연구의 윤리적 심의를 위한 국제윤리지침(International Guidelines for Ethical Review of Epidemiological Studies)을 제정, 공포하였으며, 2009년 그 내용을 대폭 개정한 '역학연구를 위한 국제윤리지침'을 CIOMS 홈페이지를 통해 발표하였다.

이번 개정안은 감사의 글, 배경, 서론, 관련 국제윤리지침, 일반적 윤리원칙, 세부지침 및 부록 등으로 구성되어 있다. 일반적 윤리원칙은 전통적인 의학연구윤리의 네 원칙에 기초하였으며 1991년 지침과는 달리 악행금지의 원칙을 선행의 원칙에 포함시켜 총 세 원칙을 역학연구에 적용하였다. 가장 중요한 부분인 세부지침은 총 24개로 구성되어 있으며, 사람을 대상으로 한 역학연구의 윤리적 정당성 고려, 의학연구윤리심의위원회의 심의, 충분한 설명에 근거한 동의의 획득, 위험과 이익의 평가 및 피험자 간의 공평한 분배, 여성과 임신부 및 취약한 피험자를 대상으로 한 연구에 대한 고려, 기밀 유지, 이해관계 충돌의 공개와 심사, 역학연구에서 인터넷의 사용 및 저장된 생체시료와 이로부터 유래한 자료의 사용 등에 대한 규정과 설명을 포함하고 있다. 특히 이번 개정안에서는 두 종류의 역학연구인 관찰적 연구와 중재적 연구에 대한 윤리적 평가 및 고려에 대하여 설명하고 있다.

나. 우수역학연구수행지침, 국제역학회

국제역학회(International Epidemiology Association, IEA)는 역학자를 위한 윤리교육 및 지침의 필요성에 대한 자각 하에 1987년 역학자를 위한 윤리지침(Guidelines on Ethics for Epidemiologists)의 가안을 마련하였으며, 여러 차례의 수정을 거쳐 1991년 이를 발표하였으나 공식적인 학회의 지침으로 채택하지는 않았다. 이후 IEA 산하 유럽역학연합(IEA European Epidemiology Federation)에서 2002년 우수역학연구수행지침(Good Epidemiological Practice, GEP)을 마련하였으며, 2004년 이에 대한 개정안을 발표하였다. 이 유럽역학연합의 우수역학연구수행지침 개정안에 기초하여 IEA는 2007년 11월 좀 더 체계적이고 상세한 우수역학연구수행지침(국제역학회의 역학연구의 올바른 수행을 위한 지침(IEA Guidelines for Proper Conduct of Epidemiological Research)이라는 부제를 포함)을 완성하여 IEA 홈페이지를 통해 발표하였다.

이번 수행지침은 배경, 의학연구윤리심의위원회의 역할, 윤리원칙, 우수연구행위에 대한 규정 등으로 구성되어 있다. 윤리원칙은 전통적인 의학연구윤리의 네 원칙을 모두 적용하였다. 우수연구행위에 대한 규정은 개인자료의 취급, 자료의 문서화, 결과의 발표, 이해관계 충돌상황 등에서의 올바른 판단력 행사 및 연구부정행위 등에 대한 규정과 설명을 포함하고 있다. 특히 이번 수행지침에서는 역학연구의 특성에 맞는 윤리적 평가기준의 적용과 심사를 강조하고 있으며, 관찰연구일 경우에는 개인정보보호를 전담할 전문가 확충 및 윤리적 평가기준의 적절성을, 다기관 공동연구 심의에 있어서는 효율성을, 생체시료 연구와 같이 반복적인 분석이 예상되는 연구일 경우에는 광범위한 동의 취득 등을 강조하고 있다.

다. 우수약물역학연구수행지침, 국제약물역학회

국제약물역학회(International Society for Pharmacoepidemiology, ISPE)는 1993년 국제약물역학회 연례회의에서 미국 식품의약품안전국(Food and Drug Administration, FDA)이 약물역학연구결과를 신뢰할 만한 것으로 인정하지 않는 이유가 연구수행지침의 미비에 있다는 점을 숙지한 후 1996년 처음으로 우수역학연구수행지침(Guidelines for Good Epidemiologic Practice, GEP)을 완성, 공포하였다. 그러나 이 수행지침은 그 수립배경에서 보듯이 다소 신속하게, 미국의 실정을 많이 반영하여 만들어진 측면이 있었다. 이에 ISPE는 이 수행지침에 기초하여 지역적, 개념적으로 넓게 적용하기 위한 목적으로 우수약물역학연구수행지침(Guidelines for Good Pharmacoepidemiology Practices, GPP)을 2004년에 개정, 공포하였다. 이 개정한 수행지침은 이전 GEP와는 달리 위해관리, 약물경제학 활동 등에 대한 규정을 포함하고 있으며, 산업 및 기관의 관점에서 본 약물역학연구의 역할을 강조하고 있다. 이후 ISPE는 2007년 4월 2차 개정을 시행하였으며, 통계적 방법의 사용과 보고 등을 수행지침에 추가하였다. 2차 개정 수행지침은 연구계획서 개발, 연구를 수행하고 후원하는 개인 또는 기관의 책임, 인력, 시설 및 자원의 조건과 책임, 연구의 수행, 결과의 발표, 유해사례 보고, 자료의 보관 등에 대한 규정과 설명으로 구성되어 있다. 특히 다른 유관 윤리지침과는 달리 유해사례 보고에 대한 규정과 설명을 포함하고 있다. 우수약물역학연구수행지침은 대한약물역학위해관리학회에서 일부 내용은 우리나라 실정에 맞게 수정하고, 한국어로 번역하여 약물역학위해관리학회지 창간호(2008)에 발표한 바 있다.

또한 ISPE는 1997년 피험자의 비밀보호와 기밀유지를 위해 자료의 비밀, 의무기록의 기밀 및 공중보건을 위한 연구지침(Data Privacy, Medical Record Confidentiality, and Research in the Interest of Public Health)을 별도로 마련, 발표하였으며 1998년 이를 일부 개정하였다.

라. 미국역학회 윤리지침

1990년대 초 역학연구에 있어 윤리성의 고려가 매우 중요한 부분으로 대두된 후 미국역학회는 1991년 윤리지침의 작성을 목적으로 위원회를 결성하였으며, 1996년 유관 학회와 단체의 윤리지침을 조사, 검토하고 학회 회원들을 대상으로 한 설문조사 등에 기초하여 2000년 ACE 윤리지침(Ethics Guidelines, American College of Epidemiology, ACE)을 완성, 발표하였다.

이 윤리지침은 역학의 핵심적 가치, 의무 및 덕성, 세부윤리지침, 세부윤리지침에 대한 검토와 설명, 요약과 결론 및 부록 등 크게 네 부분으로 구성되어 있다. 가장 중요한 부분인 세부윤리지침은 역학자가 준수해야 할 11개의 핵심적 의무로 구성되어 있는데, 역학자의 전문가적 역할, 위험의 최소화와 피험자 보호, 이익의 제공, 위험과 이익의 공평한 분배, 기밀과 비밀의 보호, 충분한 설명에 근거한 동의의 획득, 의학연구윤리심의위원회에 연구계획의 제출, 공중의 신뢰 유지, 이해관계 충돌과 편견의 예방, 동료, 상사, 의뢰자와 윤리적 의무사항에 대한 소통과 용인할 수 없는 행위에 대한 직면 및 공중에 대한 의무를 포함하고 있다. ACE 윤리지침의 특징으로는 역학연구에 있어서 핵심적 가치, 의무 및 덕성을 상술하였다는 점과 기밀유지에 있어서 자료를 그 특성에 따라 구별한 후 각각에 적절한 지침을 마련하고 설명하였다는 점이다.

3.3 연구윤리 관련 기구

연구윤리의 원칙과 필요성은 명백하나 이를 실제 상황에 적용할 때에는 연구의 종류와 상황에 따라 판단해야 할 부분이 있다. 이에 연구윤리의 원칙에 근거하여 피험자의 존엄성, 권리 및 안전을 보호하고 과학적 연구발전 및 신뢰성을 극대화할 수 있는 판단을 내리는 독립적인 기구의 역할과 필요성이 더욱 커지고 있다. 의학연구윤리심의위원회(Institutional Review Board, IRB)와 자료및안전성관리위원회(Data and Safety Monitoring Board, DSMB)가 이러한 역할을 담당하는 기구 중 대표적인 것으로 약물역학연구에서 이 두 기구의 역할을 알아보고자 한다.

가. 의학연구윤리심의위원회

의학연구윤리심의위원회는 사람을 대상으로 하는 연구에 대한 계획서 또는 변경계획서, 피험자로부터 서면동의를 얻기 위해 사용하는 방법이나 제공되는 정보를 검토하고 지속적으로 이를 확인함으로써 의학연구에 참여하는 피험자의 권리·안전 및 복지를 보호하기 위해 연구기관 내에 독립적으로 설치한 상설위원회를 가리킨다. 1964년 세계의사회(World Medical Association, WMA)는 의과학자가 연구계획에 대해 독립적인 심의를 받는 것이 필요하다는 점에 합의하였고 이를 바탕으로 헬싱키선언을 발표하였다. 이후 IRB는 그 역할과 영역에 대한 논의를 거듭하며 의학연구에 있어서 중요한 역할을 담당해 왔다.

각 위원회는 임상시험의 윤리적, 과학적 및 의학적 측면을 검토·평가할 수 있는 경험과 자격을 갖춘 위원으로 구성되어야 하며, 의학, 치의학, 한의학, 약학 또는 간호학을 전공하지 않은 사람으로서 변호사 또는 종교인과 같은 과학, 의학에 대한 비전문가 1인 이상과 해당 연구기관과 관련이 없는 사람 1인 이상을 포함하여야 한다. 각 연구기관마다 IRB를 운영할 때는 이러한 위원회의 구성과 운영 등의 내용이 포함된 표준작업지침서를 작성하고 준수하여야 한다. 위원회의 업무에는 표준작업지침서에 따른 정규심의와 신속심의가 있다. 신속심의란 규정에서 정한 바에 따라 임상시험의 실시와 관련하여 정해진 회의일정에도 불구하고 심의위원회가 신속하게 심의하는 것을 말한다. 신속심의의 대상은 각 위원회마다 약간씩 차이가 있을 수 있으나 의약품임상시험관리기준(KGCP)에 따르면 신속보고된 약물유해반응의 조치, 임상시험 종료, 승인한 계획서(변경계획서 포함)의 시정사항에 대한 처리, 행정절차 관련사항에 대한 변경, 유효성 및 안전성에 영향을 미치지 않는 검사의 추가 및 삭제 등과 같이 계획서의 사소한 변경사항에 대한 처리, IRB의 심의결과에 따라 보완되어 제출된 계획서의 심사, 기타 임상시험의 실시와 관련하여 신속심의가 필요하다고 IRB의 표준작업지침서에서 정한 사항의 처리 등이 포함된다.

약물역학연구에서 IRB의 심의가 필요한가에 대해서는 전 세계적으로 견해가 일치하지 않는다. 예를 들면 영국 왕립의과대학의 선언문에서는 "연구자가 정보의 기밀성을 유지하는 것에 대하여 적절한 주의를 기울인다면 자료연계연구라 할지라도 IRB의 심의를 요하지 않는다."라고 말하고 있는 반면에 CIOMS에서는 익명화된 자료든 아니든, 모든 역학연구는 IRB의 심의를 받을 것을 권고하고 있다. 이러한 불일치는 각 국가나 사회의 연구윤리 준수 현황 및 수준과 각 사회에 속한 연구자의 양심과 책임에 따라 결정되는 것으로 보인다. 우리나라의 경우 각 기관마다 역학연구에 대한 심의기준이 일치하지 않는다. 그러나 약물역학연구 중 이미 축적되어 있는 약물 관련자료를 사용하는 연구와 같이 피험자에 대한 위해-이익 평가에서 피험자에 대한 위해가 개인정보보호와 기밀유지 외에는 최소위험을 초과하지 않는 경우이거나, 개인식별 가능한 정보가 없는 자료이거나, 개인정보보호와 기밀유지에 대한 명확한 대책이 수립되어 있고 신속한 연구수행을 통해 안전한 약물사용에 기여하는 것과 같은 사회적 이익이 있는 경우에는 IRB에서 동의서 면제와 함께 신속심의로 평가함으로써 피험자의 권익을 보호하면서 연구를 신속하게 진행하여 그 결과로 사회적 기여를 하게 만들고 IRB의 자원을 효율적으로 이용할 수 있을 것이다.

나. 자료및안전성관리위원회

자료및안전성관리위원회는 1960년대 미국에서 피험자의 안전을 확보하기 위하여 임상시험 자료를 정기적으로 검토할 필요에 의해 처음 도입되었다. 그 도입에 있어 가장 중요한 점은 위원의 구성과 운영의 독립성으로서, 위원회는 해당 연구분야의 전문가이면서 해당 연구기관, 연구자, 연구의뢰자에 속하지 않는 사람들로 구성되어야 하고, 위원회의 검토와 그 의사결정은 정치적, 사회적, 기관 및 시장의 영향으로부터 독립적이어야 한다. 그리고 연구과제별로 연구계획단계에 의뢰자에 의해 구성되어 과학적 측면에서 임상시험 자료와 안전성을 검토하고 해당 연구가 종료되면 해산된다는 점에서 상설기구인 IRB와 차이가 있다. DSMB의 1차적 책임은 피험자가 부적절하게 위해를 입지 않도록 그 안전을 보장하는 것이며, 2차적 책임은 연구의 진실성을 보장하여 타당한 결과를 확보하는 것이다. 이를 위해 임상시험 시행 전에는 계획서 및 동의서를 피험자의 안전성 측면에서 검토하고, 임상시험 중에는 그 진행상황, 안전성 관련 자료 및 중요한 유효성 결과변수를 정기적으로 평가하여, 해당 임상시험의 계속 진행, 변경 또는 중지여부를 의뢰자에게 권고한다.

미국 국립보건원(National Institutes of Health, NIH)은 1998년 "NIH 보조를 받거나 NIH에서 수행하는 모든 임상시험은 수행을 적절히 감독하고 모니터링할 수 있는 시스템을 마련하여 피험자 안전 및 데이터의 타당성과 진실성을 확보하여야 한다." 그리고 "피험자에 대해 잠재적인 위험성을 갖는 개입을 하는 다기관 임상시험에서는 반드시 DSMB를 설치하여야 한다."라는 발표로 DSMB의 설치에 관한 규정을 마련하였고, 2000년에는 "초기 임상시험(1상, 2상)의 경우에도 다기관에서 수행하거나, 눈가림을 하거나, 고위험의 개입을 하거나, 취약한 피험자를 포함하는 경우에는 DSMB를 설치하여야 한다."라고 권고하였다. 2001년 미국 FDA에서도 "심혈관계 증상 등 주요한 유해사례가 예상되거나, 사

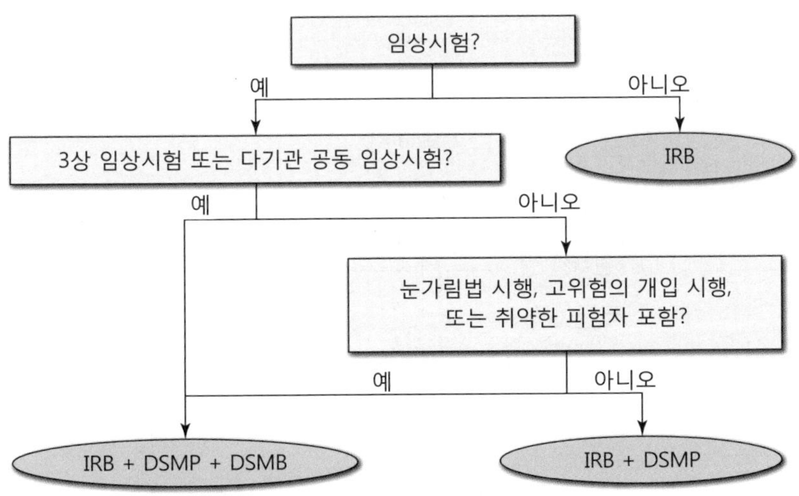

그림 3.1 자료및안전성관리위원회의 설치

망 또는 중증 질환을 결과변수로 하는 대규모 무작위배정 비교임상시험에서는 자료관리위원회를 설치하여야 한다."라고 권고하였다. 즉, 모든 임상시험은 IRB의 검토를 거쳐야 하고, 자료및안전성관리계획(Data and Safety Monitoring Plan, DSMP)을 갖추어야 하며, 이 중 3상 임상시험, 다기관 공동임상시험, 눈가림을 포함하는 임상시험, 고위험의 개입을 시행하는 경우 및 취약한 피험자를 포함하는 경우 등에서는 DSMB를 설치하도록 권고하고 있다. 또한 ISPE의 2차 개정 우수약물역학연구수행지침에서도 DSMB의 설치와 독립적인 운영을 권고하고 있다.

우리나라에서도 의약품임상시험관리기준 제5장 27조에 "의뢰자는 안전성 관련 자료와 중요한 유효성 결과변수를 포함한 임상시험의 진행 정도를 주기적으로 평가하여, 해당 임상시험의 계속 진행, 변경 또는 중지에 대한 자문을 얻기 위해 독립적인 자료모니터링위원회를 설치할 수 있으며, 이러한 자료모니터링위원회는 문서화된 표준작업지침서를 보유하고, 회의록을 문서화하여 이를 유지하여야 한다."라고 규정하여 DSMB의 설치와 운영에 대한 근거를 마련하였다.

DSMB는 연구진, 임상시험의뢰자, 대상약물제조사 등과 관련이 없고 해당 연구와 이해관계가 없는 외부인사로 구성이 되어야 하며, 해당 연구주제에 대한 임상전문가 및 임상약리학, 독성학, 역학, 통계학, 의료윤리학 등 다양한 분야의 전문가, 인류학자 또는 지역사회 구성원을 포함해야 한다. 위원회의 구성원 수는 해당 임상시험의 단계, 의학적 고려사항, 연구설계 및 자료의 통계분석, 위해의 발생가능성에 따라 결정하며, 최소 3-7명의 전문가를 포함하는 것이 바람직하나 그 이상이 필요한 경우도 있을 수 있다. 미국의 DSMB 구성 예를 보면 미국 스탠포드대학 암센터에서는 미국 국립암연구소의 승인을

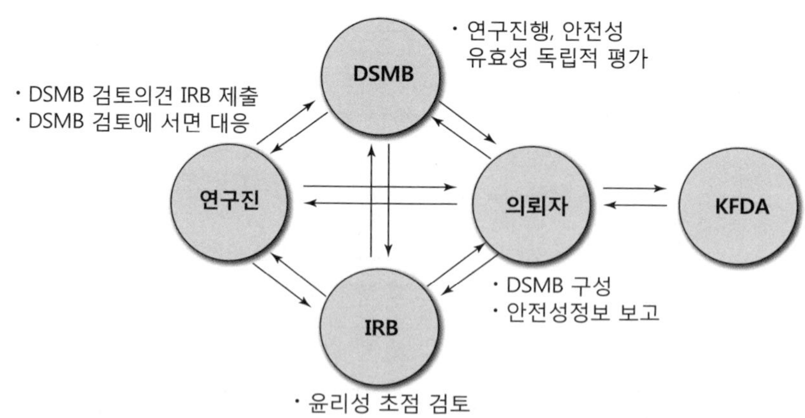

그림 3.2 임상시험의 수행과정에서 자료 및 안전성 관리를 위한 임상시험 참여자의 역할

받아 DSMB의 위원을 임명, 운영하고 있으며, 미국 남서부암연구그룹(Southwest Oncology Group, SWOG)은 미국 남서부 지역의 항암제 임상시험 진행에 관해 정기적으로 회의를 개최하는 연구모임으로, DSMB 설치에 대하여 미국 국립암연구소의 승인을 받은 후 SWOG 회장이 3년 단위로 위원을 임명한다.

현재 우리나라에서도 다국가 공동임상시험이 활발히 진행되고 있고 이러한 경우에는 의뢰자 측에서 구성한 외국의 DSMB가 있으나, 향후 국내 신약개발을 위한 제1상, 2상, 3상 임상시험 및 시판 후 약물 효과 및 안전성을 확인하기 위한 제4상 임상시험이 더욱 활발하게 이루어질 것을 대비하여 국내 연구를 위한 DSMB의 설치와 운영에 대한 구체적인 안이 마련되어야 한다. 우리나라에서는 각 기관별로 위에서 다룬 구성요건을 갖춘 DSMB를 설치 · 운영하는 것은 현실적으로 쉽지 않으므로 산, 학, 관이 협력하여 인력 양성 및 교육을 하고, 각 전문가들이 모인 학회를 중심으로 구성하거나 각 기관이 참여하는 공동위원회를 구성하는 방식으로 운영할 수 있을 것이다.

3.4 문제와 해결 방안

약물역학연구에서의 주요한 위해는 개인정보보호와 기밀유지의 위반이다. 개인정보란 개인이 공개하기를 원하는 경우를 제외하고는 타인이 공개, 검토하는 것을 제한할 수 있는 모든 종류의 개인적 사물과 기록 및 이에 대한 권리를 의미한다. 역학연구에 있어서는 구체적으로 자신의 건강 및 질병 정보에 타인의 접근을 거부할 수 있는 개인의 권리를 가리킨다. 기밀이란 사생활에 근거한 파생적 개념으로서 특별한 목적으로 이미 공개하기를 결정한 사적 또는 예민한 정보, 예를 들어 진단과 치료를 위해 의사에게 공개한 개인정보에 대한 권리를 가리킨다. 역학연구에 있어서는 구체적으로 정보이전과 타인에 의한 개인정보의 2차적 사용을 제한할 수 있는 개인의 권리를 가리키며, 예를 들어 약물역학자가 이미 축적된 약물사용정보를 이용하여 연구를 하고자 할 때 개인의 동의 없이 이 정보를 이용할 경우 위반하게 되는 개인의 권리를 말한다. 개인정보보호와 기밀유지를 위반할 경우에는 이에 대한 윤리적 또는 법적 정당화가 반드시 필요하다. 예를 들어 위반을 통해 다른 개인에게 미치는 위해를 막을 수 있거나 개인에게 미치는 위해는 미미할 것으로 예상하나 그 결과는 사회 전체적으로 상당할 것으로 예상되는 경우 등이다.

개인의 정보, 특히 개인의 건강과 약물사용에 대한 정보를 이용함에 있어서 충분한 설명에 근거한 동의를 얻어야 함이 원칙이나 대규모 인구집단을 대상으로 한 역학연구, 특히 약물역학연구에서는 수천 명, 수만 명, 수십만 명, 때로 수백만 명을 대상으로 충분한 설명에 근거한 동의를 얻어낸 후 연구를 진행한다는 것은 거의 불가능하다. 이에 대하여 개인식별정보의 익명화가 하나의 해결방안이 될 수 있다. 미국의 건강보험양도및책임에 관한법(Health Insurance Portability and Accountability Act, HIPPA)에서는 개인의 동의나 동의서 취득에 대한 면제승인 없이 개인의 건강관련정보를 사용할 때는 환자의 이름, 지역, 날짜, 사회보장번호 등 18개 항목을 모두 삭제한 자료를 익명화된 자료로 인정하고 있다.

그러나 약물역학연구의 경우에는 이러한 기준을 모두 만족시키는 경우 연구자료로서의 효용성을 상당 부분 잃게 될 수 있다. 예를 들어 약물처방이나 복용시간에 대한 기록을 제거한 자료의 경우 약물역학연구 자료로서는 가치가 없다. 그리고 우리나라와 같이 전국민의료보험의 실시로 약물처방에 대한 상세한 자료가 있고 그 외에 사망통계자료, 암등록자료, 질병등록자료, 국민건강영양조사자료 등 국가적 차원에서 전 국민을 대표할 만한 양질의 자료를 축적하고 있는 경우에는 이 자료들을 서로 연결할 경우 약물의 단기적인 부작용 모니터링뿐만 아니라 약물의 장기적인 건강영향을 평가할 수 있는 연구가 가능하고 이를 통하여 의학과 국민보건 향상에 기여할 수 있는 가능성이 매우 크다. 스코틀랜드의 테이사이드(Tayside) 지역의 약물감시기구(The Medicine Monitoring Unit, MEMO)의 예와 같이 제3자 또는 독립된 기관에서 여러 자료들을 통합하고 연구자가 제출한 연구계획서의 연구 목적과 방법에 따라 개인식별 관련 정보 및 그 일부분을 제거한 후 연구자에게 자료를 제공하는 것과 같이 개인정보를 보호하면서도 대규모 건강 및 질병 관련자료를 연결하여 연구에 사용할 수 있는 방법을 모색하는 것이 필요하다. 이러한 과정에 대한 연구계획서와 진행에 대해서는, IRB에서 심의 · 검토를 통하여 재확인하게 된다면 개인정보와 기밀을 보호하면서, 각 연구자들 입장에서는 자료접근권한의 형평성을 높이고, 국가적으로는 의학발전과 국민보건 향상에 기여하는 연구를 효율적으로 활성화할 수 있을 것이다.

결론적으로, 약물역학연구에서의 '위해'라는 개념은 일반적인 임상시험에서 중요하게 고려하는 '신체적인 위해'보다는 '개인정보 보호와 기밀유지의 위반'과 관련이 깊다. 특히 개인정보와 사생활을 보호하면서도 이들 정보에 기초한 대규모 건강 및 질병 관련자료를 연구에 사용하기 위해서는 합리적이고, 균형 잡힌 시각에서 창의적인 방법의 모색이 필요할 것이다. 연구목적에 따른 정보의 적절한 익명화와 IRB, DSMB와 같은 독립적 심의기구의 역할 등을 통하여 피험자의 존엄성, 권리, 안전 및 복지를 증진하면서 과학적 연구의 발전 및 신뢰성을 극대화할 수 있는 노력이 절실히 필요한 때다.

또한 이런 노력의 전제조건으로 역학자의 자질과 덕성의 함양이 절실히 필요하다. 이때 덕성이란 도덕적 삶의 영위를 위해 모든 사람들에게 요구되는 일반적 덕성이 아니고

역학자에게 필요한 전문가적 덕성을 가리킨다. 전문가적 덕성이란 역학연구 수행에 있어 피험자와 인류 전체에 최선의 복지를 달성하고자 하는 덕성을 가리킨다. 이 덕성에는 선행(beneficence), 성실(integrity), 정직(honesty), 겸손(humility, self-effacement), 진실에 대한 충실함(fidelity), 사려분별(prudence), 탁월(excellence), 객관성(objectivity), 인내(patience), 근면(industry) 등이 포함된다.

약물역학자는 연구설계와 수행 및 그 결과의 발표 이외에도 유해사례와 관련된 주요한 공중보건문제에 대한 의사결정과 권고를 해야 하며, 이때 이들 덕성이 큰 역할을 하게 된다. 예를 들어 공중보건문제에 대하여 중요한 결정과 권고를 내려야 하는 경우에는 사려분별, 탁월 및 객관성이, 연구부정행위를 예방하기 위해서는 성실, 정직, 겸손 및 진실에 대한 충실함 등이 요구된다. 이들 덕성을 함양하기 위해서는 이론적 교육과 사례중심 토의 및 사례를 통해 배우는 선배 역학자의 멘토링이 절실히 필요하다.

참고문헌

보건복지부. 생명윤리 및 안전에 관한 법률. 법률 제9932호; 2010.

식품의약품안전청. 의약품 임상시험 관리기준. 식품의약품안전청 고시 제2009-211호; 2009.

American College of Epidemiology. Ethics Guidelines. Ann Epidemiol 2000;10:487-97.

Good Epidemiological Practice (GEP) IEA Guidelines for Proper Conduct of Epidemiological Research [Internet]. International epidemiological association; 2007 Nov [cited 2011 Apr 6]. Available from: http://www.immedis.de/fileadmin/Immedis_Dateien/Regularien/090805-GEP_2007.pdf

Guideline for Good Clinical Practice E6(R1) [Internet]. International Conference on Harmonisation; 1995 Apr [updated 1996 Jun 10; cited 2011 Apr 6]. Available from: http://www.ich.org/products/guidelines/efficacy/article/efficacy-guidelines.html

International Ethical Guidelines for Biomedical Research Involving Human Subjects [Internet]. Council for International Organizations of Medical Sciences; 2002 [cited 2011 Apr 6]. Available from: http://www.cioms.ch/publications/guidelines/guidelines_nov_2002_blurb.htm

International Ethical Guidelines for Epidemiological Studies [Internet]. Council for International Organizations of Medical Sciences; 2008 Feb [cited 2011 Apr 6]. Available from: http://www.ufrgs.br/bioetica/cioms2008.pdf

International Society of Pharmacoepidemiology. Data Privacy, Medical Record Confidentiality and Research in the Interest of Public Health. Pharmacoepidemiol Drug Saf 1999;8:247-60.

International Society of Pharmacoepidemiology. Guidelines for pharmacoepidemiology practices (GPP). Pharmacoepidemiol Drug Saf 2008;17:200-8.

Mann RD, Andrews EB, editors. Pharmacovigilance, 2nd ed. Chichester: John Wiley & Sons Ltd.; 2007. pp. 13-62.

McKeown RE, Weed DL. Ethics in epidemiology and public health II. Applied terms. J Epidemiol Community Health 2002;56:739-41.

National Commission for the Protection of Human Subjects of Biomedical and Behavioral Research. The Belmont Report. Ethical Principles and Guidelines for the Protection of Human Subjects of Research. Washington, D.C.: U.S. Government Printing Office; 1979.

Slutsky AS, Lavery JV. Data safety and monitoring boards. N Engl J Med 2004;350:1143-7.

Strom BL, editor. Pharmacoepidemiology, 4th ed. Chichester: John Wiley & Sons Ltd.; 2005. pp. 185-202, 295-310.

U.S. The Health Insurance Portability and Accountability Act of 1996 (HIPAA) Privacy and Security Rules. Washington, D.C.: U.S. Department of Health & Human Services; 2003.

Weed DL, McKeown RE. Epidemiology and virtue ethics. Int J Epidemiol 1998;27:343-9.

World Medical Association Declaration of Helsinki: Ethical Principles for Medical Research Involving Human Subjects [Internet]. World Medical Association; 1964 [updated 2008 Oct; cited 2011 Apr 6]. Available from: http://www.wma.net/en/30publications/10policies/b3/17c.pdf

Ⅱ

약물역학과 위해관리에 대한 각 분야의 관점

4. 약물역학과 임상의사

학습목표

약물역학 분야에서 임상의사의 역할을 설명할 수 있다.
- 임상의사의 관점에서 약물역학 분야에 대한 관심을 가져야 할 필요성과 중요성을 설명할 수 있다.
- 약물 안전성을 확보하기 위한 임상의사의 역할을 설명할 수 있다.
- 환자, 약사, 제약회사, 식약청 등과 원활한 협력관계를 구축할 수 있다

임상의사들에게 새로운 치료법은 환자진료에 필수적인 것이지만, 그 발달이 너무 급속하여 정확한 지식의 습득과 치료지침에 대한 요구가 커지고 있다. 임상의사들의 수련을 담당하는 대학병원은 약물역학에서 중요한 역할을 담당하는데, 그것은 학계 각 분야의 발전과 교육의 근간을 제공하기 때문이다. 그리고 보건의료제공자, 정부단체, 더 넓게는 의료산업과의 창조적인 통합도 포함한다. 임상의사는 이러한 일련의 과정을 이해할 수 있어야 하고, 약물역학연구 결과나 위해관리 규제나 지침이 근거중심의 환자안전관리와 직결된다는 긍정적 태도를 가지도록 패러다임의 변화가 요구되고 있다.

약물역학은 약물의 안전한 사용으로 환자에게 도움을 줄 수 있는 근거를 생성하고 기존의 근거를 평가하며 위해관리방안을 수립하는 학문이므로 환자를 진료하면서 약물을 주로 사용하는 임상의사들이 관심을 가져야 할 분야다. 그러나 아직은 다양한 이유로 인하여 국내 임상의사들 가운데 이 분야에 적극적인 관심을 기울이는 사람은 많지 않다. 그럼에도 불구하고 최근 국제적으로 약물 안전성에 관한 관심이 계속 높아지고 있고 국내에서도 약물 부작용에 의한 피해가 사회적 문제로 대두되고 있어 학계 및 정부기관을 중심으로 약물역학 분야에 대한 인식이 높아지고 있다. 따라서 환자진료에 직접 종사하는 임상의사들도 약물역학에 대한 이해를 높이고 적극 발전시키는 데 주도적인 역할을 수행하여야 한다.

임상의사로서 약물역학 분야에 참여할 수 있는 기회는 약물 시판 전, 후로 구분할 수 있다. 시판 전에는 신약에 대한 유효성과 안전성을 평가하는 임상시험에 연구자로 참여할 수 있다. 신약이 식약청으로부터 시판을 허가받아 출시된 후에는 재심사제도에 의한

사용성적조사 수행에 참여하거나, 환자에게 처방하는 과정에 표준약물처방지침을 적용하고 시판 허가과정에 수립된 위해관리계획을 준수하며, 환자에게서 관찰한 부작용을 적극적으로 식약청으로 보고하는 역할을 수행하여야 한다. 그리고 시판 중인 약물에 대한 중대하고 예기치 않았던 부작용이 발생하여 그 인과성을 확인하기 위한 약물역학연구를 수행할 때 주도적인 역할을 수행할 수 있다. 약물의 안전성에 관하여 환자는 물론 일반인들을 대상으로 교육을 수행하는 주체가 되어야 하며, 식약청 및 언론기관을 대상으로 전문가로서 자문역할을 충실히 수행하여야 한다.

4.1 시판 전 약물안전성 평가

20세기 이후 영양상태의 개신과 다양한 공중보건활동으로 인하여 평균수명이 급격하게 증가하였지만, 신체장애가 없는 경우 기대수명의 증가는 향상된 의료수준에 의한 것이라 할 수 있다. 또한 약물요법은 자연과학 분야의 발전을 토대로 한 의학과 약학 분야의 발전과 신약개발에 대한 사회경제적 투자의 꾸준한 증가에 의해 급속하게 진보하고 있다.

질병치료제의 잠재능력과 현실에서 나타나는 결과 간의 차이는 여러 사회적인 요인에 의하여 영향을 받는다(표 4.1). 미국과 일본을 비롯한 선진국들은 20세기에 들어오면서 노인인구가 급격히 증가하는 사회변화를 겪었고, 우리나라는 뒤늦게 고령화 사회가 되었지만, 세계적으로 가장 빠른 속도로 사회의 노화과정을 경험하고 있다. 이러한 변화는 만성질병을 예방, 치료 및 완화하는 의학적 치료의 중요성이 점차 증가할 것임을 시사한다.

표 4.1 질병치료제의 잠재적 치료능력과 현실적 결과 간의 차이에 영향을 미치는 사회적 요인

(1) 증가하는 질병의 부담
- a. 인구 고령화 – 암, 심뇌혈관질환, 당뇨병, 치매 등 만성질환 증가
- b. 젊은 세대의 비만이 초기에 만성 질환을 초래
- c. 급격한 사회변화로 인한 우울증, 자살, 사고 발생 증가

(2) 기술 발전의 가속화
- a. 생물학에 대한 정부의 투자: 예, 미국 국립보건원
- b. 신약개발에 대한 정부 및 기업의 경쟁적 투자
- c. 영상의학 및 의공학의 발전
- d. IT의 발전으로 인터넷 이용의 보편화

(3) 사회경제적인 제한점들
- a. 정부와 지불인의 제제 및 소비자 중심주의 간의 대립
- b. 경제적 양극화 현상의 심화로 환자의 부담능력 차이 커짐
- c. 의료전달체계의 미비로 인한 사회적 갈등

비만과 생물학적 테러라는 두 가지 새로운 이슈 역시 약물요법에 대한 지식의 중요성과 유능한 전문인력을 양성하는 학술적 인프라를 구축하여야 할 필요성을 증가시킨다.

미국정부의 의료산업(약물, 생물의약품, 의료기기) 분야에 대한 연구비 투자는 이제 연간 600억 달러를 넘는다. 대부분의 흔한 질병은 하나 이상의 효과적인 치료법이 있으며, 특히 심뇌혈관질환이나 암 같은 만성질환은 여러 가지의 효과적인 치료법이 개발되어 있으며, 현재에도 지속적으로 개발되고 있다. 이런 만성질환에 대한 새로운 치료법을 개발하는 데 있어서 유효성과 안전성을 과학적으로 평가하기 위한 임상시험의 수행은 필수적이고 임상의사들은 이러한 임상시험 수행에 주도적인 역할을 수행하여야 한다. 훌륭한 임상연구자가 되려면 기본적으로 연구대상 질병에 대한 의학적인 전문지식을 갖추어야 할 뿐만 아니라 임상시험을 과학적이고 윤리적으로 수행할 수 있는 능력도 갖추어야 한다. 이를 위하여 국제적인 지침이 되는 ICH-GCP의 내용은 물론 우리나라 식약청에서 고시한 임상시험관리기준의 내용을 정확히 숙지하여 연구수행에 적용하여야 한다.

시판 전 임상시험들은 대부분 신약후보물질의 특허기간이 제한된 관계로 짧은 연구기간에 상대적으로 적은 수의 환자들을 대상으로 수행된 작은 규모의 연구들에서 얻은 결과를 이용하여 신약후보물질의 유효성과 안전성을 평가해 왔고 그런 비용효과적인 연구수행을 통하여 지속적으로 신약이 개발되고 있다. 이렇게 단기간에 수행되는 임상시험에서는 신약후보물질의 효과를 평가하기 위하여 궁극적인 임상결과인 사망이나 질병의 발생을 일차결과변수(primary endpoint)로 사용하는 대신 생물학적 표지자(biomarker)나 질병의 발생을 예측할 수 있는 검사수치와 같은 대리결과변수(surrogate endpoint)들을 일차결과변수로 적용하여 평가하고 있다. 또한 시판 전 임상시험들은 엄격한 실험적 연구로서의 조건을 충족시키기 위하여 노인, 소아, 가임여성, 소수인종 및 시판 후 해당 약물을 처방받게 될 수 있는 신부전이나 진행된 만성 질병 등과 같은 동반질환을 갖고 있는 환자들을 연구대상에서 배제시키게 된다. 따라서 많은 치료제가 고위험 인구집단에서의 효과와 안전성이 충분히 입증되지 않은 상태로 허가되는데, 이는 특히 소아청소년과 영역에서 심각한 문제를 야기하고 있다. 2003년 미국 소아임상연구형평법(Pediatric Research Equity Act) 이전에는, 치료고아(therapeutic orphan)라는 용어가 확실한 동의를 구하기 어렵기 때문에 임상시험에서 소아들이 배제되는 것을 묵인해 왔던 것을 묘사하는 용어로 사용되었다. 일단 시판이 허가된 약들은 남녀노소 구분 없이 사용되기 때문에 소아에서 효과적이고 안전한 용량을 결정하기 어려워 문제가 되었다. 이에 미국 식품의약품안전국에서는 소아를 대상으로 개발된 치료제의 경우 소아를 직접 대상으로 하는 임상시험을 권장하는 법적 근거를 만들어 소아용 임상시험을 수행하는 경우 특허만료 기간을 6개월 연장해 주기 시작한 후 소아용 치료제에 대한 임상시험이 꾸준히 증가하는 추세를 보이고 있다. 최근에 미국에서는 소아에서는 자주 쓰이지만, 특허가 끝난 오래된 약들을 평가하는 데 의회의 협력을 얻어냈다. 반면 우리나라는 소아연령금기약물이라는 이유 때문에 사용을 금지하는 경우가 많아 소아환자를 진료하는 데 약물사용이 제한되고 있으므로 이에 대한 개선이 필요하다.

4.2 시판 후 약물안전성 평가

가. 약물감시 및 자발적부작용보고

시판 전 약물안전성 평가는 완전할 수 없기 때문에 신약후보물질이 식약청으로부터 시판을 허가받아 출시된 후에도 지속적으로 약물안전성에 관한 감시(pharmacovigilance)가 이루어져야 한다. 이러한 약물안전성에 대한 감시활동은 1차적으로 신약을 개발한 제약회사가 책임을 져야 하지만, 환자를 치료하기 위하여 약을 처방하는 임상의사가 환자에서 나타나는 부작용을 주의 깊게 관찰하고 발생한 부작용을 식약청에 자발적으로 신고하는 것은 자연스럽고 당연한 업무가 되어야 한다. 우리나라에서는 1988년부터 자발적부작용보고제도가 운영되기 시작하였지만 보고율이 너무 낮아 실효를 거두지 못하다가 2000년대 들어오면서 제약회사와 약국에 의무적으로 보고하도록 제도를 변경하였고, 2006년부터 대학병원을 지역약물감시센터로 지정하기 시작하면서 약물부작용보고 건수가 증가하기 시작하였다. 2009년 식약청에서 지원하는 약물감시연구사업단이 발족하면서 산하에 20개의 지역약물감시센터를 본격적으로 가동하면서 대학병원의 임상의사가 주도적인 역할을 수행하고 병원약사와 간호사들이 적극 협조하기 시작하였고, 각 지역약물감시센터의 주변 지역에 개업한 의원과 약국들이 협력기관으로 참여하면서 부작용보고건수가 급격히 증가하고 있다.

나. 재심사제도에 의한 사용성적조사 참여

우리나라에서는 1995년 1월부터 시판이 허가되는 모든 약물에 대하여 일정 기간(6년) 동안 일상 진료환경에서 해당 신약을 투여한 일정한 수(3,000명)의 환자에 대한 유효성과 안전성을 관찰하여 보고하는 재심사제도가 시행되었다. 재심사제도에 의한 사용성적조사는 일상 진료환경에서 환자를 진료하면서 투약된 신약에 대한 안전성을 평가하고자 하는 것이기 때문에 엄격한 실험적 조건에서 수행되는 시판 전 임상시험과 달리 유효성을 과학적으로 평가하기는 어렵다. 반면에 수백 명이라는 적은 규모의 임상시험에 비하여

3,000명이라는 상대적으로 큰 규모의 환자를 관찰하기 때문에 시판 전에 파악하지 못하였던 부작용을 파악할 수 있는 확률이 높아진다. 그러므로 신약이 출시된 후 가능한 빠른 시간 내에 허가 전에 파악되지 못하였던 안전성정보를 추가로 확보하는 것이 재심사제도가 마련된 본연의 취지다. 우리나라 재심사제도는 세계에서 유일하게 일본에서 운영되던 재심사제도를 도입한 것인데 일본에서는 재심사제도가 처음 도입된 후 지속적으로 발전하여 현재 시판직후 조사제도로까지 진화하였다. 즉, 신약의 안전성에 관하여 시판 직후 6개월 내에 집중적으로 안전성정보를 파악하겠다는 의지를 반영한 제도로 발전한 것이다. 사용성적조사는 임상의사의 적극적인 참여가 없으면 결코 유익한 정보를 수집할 수 없다. 따라서 사용성적조사를 성실하게 수행하여 완전하고 충실한 안전성정보를 파악하여 보고함으로써 제도의 취지를 살릴 수 있도록 임상의사들이 적극 참여하여야 한다.

다. 표준약물처방지침 및 처방지원시스템 활용

다국적 제약회사들 간의 경쟁적인 신약개발로 인하여 새로운 치료제들이 계속 시판을 허가받고 있다. 실제 환자진료를 수행하고 있는 임상의사들이 계속하여 쏟아져 나오는 신약에 대한 정보는 물론 이미 시판 중인 약물에 대한 최신 안전성정보를 일일이 실시간으로 파악하기는 현실적으로 불가능하다. 그 결과로 의료기관 종별, 지역별 의사들의 약물처방 내용에 차이가 나타나 최근 우리나라에서도 선진국에서 발전해 온 표준진료지침을 우리나라 실정에 맞도록 개발하고자 정부에서 주요 질병에 대한 임상연구센터를 지원하는 연구사업을 수행하고 있다. 그리고 이미 해당 전문학회들에서는 비록 국내에서 생성된 기초자료는 없지만 외국에서 개발한 표준진료지침을 수정 보완하여 한국형 표준진료지침을 개발하여 보급하고 있다. 이러한 표준진료지침은 환자들의 임상상태에 따라 가장 효과적이면서 안전한 표준처방을 권장하기 때문에 그 내용을 따름으로써 환자의 안전을 더 잘 보호해 줄 수 있다.

의료의 급속한 발전으로 인하여 새로운 의료기술의 개발과 그러한 의료기술의 시행 사이의 격차는 매우 크다. 1차적 예방과 관행적 치료가 보편화되어 있는 질병에서는 표준치료를 시행하는 것을 고수함으로써 발생하는 불완전한 측면이 많이 있다. 이러한 격차는 환자를 치료하는 의사의 주관적인 판단에 근거하여 치료법이 결정되는 의료환경에서 잘 나타나고, 특히 외래환자에 대한 치료에서 더 큰 격차를 보여 준다. 예를 들어 중이염에 걸린 아이들에 대한 항생제 사용은 적절치 않은 임상적 치료의 대표적 예가 될 수 있다. 불필요한 항생제가 중이염으로 의심되는 아이들에게 자주 처방되는데, 이런 항생제 남용문제는 항생제 내성을 일으켜서 중이염 재발률을 여섯 배나 높일 뿐 아니라 막대한 의료비가 낭비된다. 미국 건강유지조직의 공동연구진에서 수행한 연구결과 항생제사용이 감소추세에 있다고 밝혔지만, 이 문제에 대한 추가적인 연구가 필요하다는 문제제기가 있다. 또 다른 중요한 문제로 관상동맥질환과 심부전에 대한 치료법에서 부적절한 치료의 문제다. 심부전과 관상동맥질환의 급성, 만성 증상에 대한 몇 가지의 입증된 치료법이 존재하지만 아직은 자주 사용되지 않거나, 부적절한 환자에게 잘못된 방법으로 적용될 때가 많다. 미국 테네시주 의료보호시스템(Tennessee Medicaid System)이나 건강유지조직 공동연구진, 북캐롤라이나주에서 수행한 연구결과 역시 모두 같은 근본적 문제가 있음을 보고하였다.

한편 우리나라 건강보험심사평가원에서는 임상의사들의 처방을 돕기 위하여 처방단계에 심평원의 서버를 접속하여 해당 환자가 다른 의료기관에서 이미 처방받은 약물들을 검색할 수 있는 시스템을 구축함으로써 이미 처방된 약물을 중복으로 처방하는 것을 방지하고 다른 의료기관에서 이미 처방받은 약물에 대한 병용금기약물이 추가로 처방되는 것을 막아 약물상호작용으로 인하여 부작용이 발생하는 것을 예방하는 시스템을 구축하고 있다. 2009년 가을에 경기도 고양시에서 이러한 시스템의 실현가능성과 효과를 평가하기 위한 시범사업을 실시하였고, 2010년에는 제주도에서 시범사업을 확장하여 실시하고 있다. 환자의 고통을 가장 신속하고 효과적으로 덜어 주기 위하여 불철주야로 노력하고 있는 임상의사들은 치료효과를 극대화하면서 불필요한 약물부작용으로 인한 피해를 예방할 수 있도록 표준진료지침과 처방지원시스템을 적극 활용하는 것이 도움이 될 것이다.

라. 약물역학연구 참여

신약후보물질에 대한 시판 전 안전성정보와 시판 후 약물감시에서 파악된 약물유해반응의 실마리정보와 해당 의심약물 간의 인과성을 과학적으로 평가하는 것은 국민을 보호하기 위하여 해당 약물에 대한 행정적인 조치를 취하여야 하는 식약청의 의사결정을 도와주는 중요한 근거를 제공할 수 있기 때문에 대단히 중요하다.

신약이 시판된 후 또는 이미 시판 중인 약물에 대하여 시판 전에 파악하지 못했던 중대한 유해사례가 보고되기 시작하면 정부규제당국에서는 개별 사례에 대한 인과성을 평가하면서 위험-이익분석을 수행한다. 부작용 보고건수가 증가하면서 의학적, 보건학적 중요성이 크다고 인정되면 인과성을 과학적으로 검정하기 위한 연구를 수행하게 된다. 특정 약물과 의심되는 부작용 간의 인과성을 평가할 수 있는 대표적인 약물역학연구는 환자-대조군연구와 코호트연구를 들 수 있다. 미국에서 1960년대 후반에 제기된 젊은 여성에서의 질선암과 디에틸스틸베스트롤(DES)에 관한 인과성을 평가할 때 두 가지 연구방법을 모두 적용하였고, 미국에서 1994년부터 젊은 여성들을 대상으로 다이어트용으로 복용한 페닐프로판올아민(PPA)과 출혈성 뇌졸중 발생 간의 인과적 관련성을 평가하기 위하여 환자-대조군연구를 수행하였고, 우리나라에서는 30세 이상 성인 남녀를 대상으로 감기약에 포함된 적은 용량의 PPA와 출혈성 뇌졸중 발생 간의 인과성을 평가하기 위하여 2002년부터 환자-대조군연구를 수행한 바 있다. 이러한 환자-대조군연구와 코호트연구는 사례보고에서 제기된 가설을 검정할 수 있는 수준 높은 연구이지만 관련 분야의 전문가들로 연구진을 구성하여 연구계획을 수립하고 연구원을 확보하여 훈련시키는 연구시작 전 준비단계에 많은 시간과 노력이 필요하고, 연구대상을 확보하여 연구를 수행하는 기간도 짧지 않아 연구비도 많이 소요된다.

환자-대조군연구와 코호트연구의 위와 같은 단점을 극복하기 위한 대안으로 전산기술의 발전으로 인하여 구축된 의료정보의 대규모 전산데이터베이스를 활용하여 연구를 수행하는 방법론이 제시되어 왔다. 특정 약물에 의한 것으로 의심되는 유해반응에 대한 정부 차원의 대책을 수립하고 집행하기 위한 의사결정에 필요한 근거를 국가적 데이터베이스 분석을 통해 이끌어 낼 수 있게 된 것이다. 특히 우리나라의 경우 전 국민이 단일보험자인 국가의료보험체계에 가입됨으로써 전국에서 시행된 진료내역이 심평원으로 청구되고 있고 심평원의 서버에 약물처방정보와 진단명정보가 축적되고 있다. 이러한 정보를 이용하여 국가적인 수준에서 5,000만 명의 인구를 대상으로 하는 대규모 의료정보를 이용할 수 있게 되었다. 특정한 약물로 인한 중대한 유해반응이 의심되는 경우 심평원 전산데이터베이스를 이용하여 후향적 환자-대조군연구와 후향적 코호트연구를 수행하여 신속하고 저렴한 비용으로 인과성을 검정할 수 있게 되어 신속하게 의사결정을 내리고 정책을 결정하는 인프라를 확보한 것으로 전 세계 전문가들이 부러워하고 있다. 하지만 개인정보보호에 대한 최근의 관심사는 데이터 관리와 분석에서 이에 대한 전문가와 보안을 위한 시설이 필요하다는 것이다. 우리나라는 특히 국민들이 개인정보의 누출로 인한 사생활침해에 대하여 매우 민감하기 때문에 개인정보보호법에 의하여 보호하고 있다. 그러나 선진국에서와 같이 우리나라도 공익적인 목적의 연구를 수행하는 것은 예외적으로 인정하도록 개인정보보호법을 개정하여 이미 구축되어 있는 심평원 데이터베이스를 적절하게 활용하여 국민들에게 더욱 큰 도움을 줄 수 있도록 해야 한다.

4.3 약물안전성정보의 의사소통

임상의사들은 약물에 관한 전문가로서 약물안전성정보를 환자들에게 이해하기 쉽게 전달하는 것이 1차적인 의무이지만 동시에 정책입안자들에게 전문가로서 자문해 주고,

일반인이나 언론매체에 정확하게 전달할 책임이 있다

가. 정부 정책입안자

궁극적으로 약물의 안전성에 대한 문제를 해결하기 위해서는 정부기관의 정책입안자들이 합리적으로 의사결정을 내려야 하는데, 이를 위하여 과학적인 근거를 생성하고 평가하기 위한 조직을 확립하고 지원하여야 한다. 우리나라의 경우 이런 업무를 담당하기 위한 관련 조직과 전문가들을 충분히 확보하여야 한다. 그리고 식약청에서 전문가의 자문을 받기 위하여 중앙약사심의위원회를 운영하고 있는데 위원회는 의사와 약사 및 행정 전문가로 구성되어 있으므로 전문가로서 임상의사의 적극적인 참여가 중요하다.

나. 일반인

대중에게 약물의 위험과 이득의 균형에 대해 정확하고 이해하기 쉽게 알려 주는 것은 대단히 어려운 작업이다. 폭발적으로 이용이 늘어나고 있는 인터넷에서 일반대중이 이용 가능한 의료정보들은 많은 부분 이해할 수 없거나 왜곡되어 있다. 또한 임상의사들도 급증하는 의학적 연구결과를 일반대중에게 효과적으로 전달될 수 있도록 문서화하는 역할을 수행하기에는 역부족이다. 우리나라의 경우 식약청에서 홈페이지에 의약품정보방을 구축하고 있는데 그 내용이 일반인들에게 정확하고 신뢰할 수 있으면서 최신의 정보가 제공될 수 있도록 지속적으로 관리되어야 하고 그러한 업무를 수행할 때 관련 전문가들의 자문을 충분히 받아야 한다.

다. 언론매체

대중을 대상으로 한 조사에 의하면, 건강관련 의사결정은 의료인을 방문하는 것보다 언론매체에 의해 더 큰 영향을 받는 것으로 나타났다. 심지어 미국 FDA가 일반인들에게 어떤 메시지를 전달하기를 원할 때에도, 직접적으로 전달하기보다는 언론매체를 이용하는 것이 더욱 효과적이다. 불행히도, 약물의 안전관리와 공중보건에서 언론의 역할은 학계에서는 관심을 받지 못해 왔다. 최근 언론매체에 관한 다양한 이슈들이 제기되었으며, 연구주제로 고려해야 할 것으로 제안되고 있다. 우리나라의 경우도 언론의 영향력이 매우 커서 검정되지 않은 정보를 제공하는 경우 국민들에게 엄청난 혼란을 유발한 사례가 있다. 따라서 임상의사는 언론매체와 인터뷰를 응할 때 사전에 충분한 자료준비를 하고 검정된 내용을 객관적으로 제공하여야 한다.

라. 공공–민간 협력교류의 역할

약물역학은 정부와 임상의사와 같은 전문가의 협력 및 교류를 통하여 수행되어야 한다. 최근에는 식약청에서 약물감시연구사업단을 연구사업으로 지원함으로써 전문가와의 협력을 통한 약물감시 및 약물역학연구를 수행하고 있다. 뿐만 아니라 심평원에서도 약물처방지원시스템을 도입하면서 병용금기약물을 함께 처방하거나, 서로 다른 기관에서 처방되는 병용금기약물에 대한 정보를 제공함으로써 사전에 이와 같은 처방을 막고 있다. 이와 같은 제도는 정부기관과 민간의 협력과 교류를 통하여 효과가 극대화될 것이다.

그러기 위해서는 전문가는 첫째, 대중의 흥미를 끄는 연구와 교육활동을 통해 치료제의 사용을 합리적으로 개선하도록 해야 한다. 둘째, 정부기관과의 교류를 피하기보다는 보다 적극적으로 대응하여 학회 차원의 의견을 개진하고 변화를 도모하는 것이 바람직하다. 이를 위하여 정부기관도 교육, 연구를 활성화시키고 지원할 수 있는 민간조직 또는 개별전문가와의 긴밀한 네트워크를 구축해야 할 것이다. 셋째, 서로 다른 집단 간의 교류가 항상 원활한 것만은 아니다. 견해 및 이익의 잠재적 충돌은 어떠한 공공-민간 교류에도 발생할 가능성이 있다. 그러므로 이익충돌 이슈는 완전히 무시하거나 기피하기보다는 인정하고 직면하는 것이 바람직하다. 넷째, 연구결과 등에 대한 중립적인 태도가 중요하다. 학술연구자로서 약물역학연구를 수행할 때 연구설계, 분석, 결과해석 및 출판까지 치우침이 없는 객관적이고 과학적인 연구를 수행해야 하며, 각 관련단체의 이해관계 분쟁이 연구수행에 영향을 미치지 않도록 노력해야 할 것이다.

참고문헌

Califf RM, DeMets DL. Principles from clinical trials relevant to clinical practice: Part A. Circulation 2002;106:1015–21.

Califf RM. The Centers for Education and Research on Therapeutics. The need for a national infrastructure to improve the rational use of therapeutics. Pharmacoepidemiol Drug Saf 2002;11:319–27.

Campbell WH, Califf RM, for the CERTs Risk Communication Workshop Participants. Improving communication about drug risks to prevent patient injury: Proceedings of a workshop. Pharmacoepidemiol Drug Saf 2003;12:183–94.

Centers for Education and Research on Therapeutics [Internet]. Rockville (MD): Agency for Healthcare Research and Quality. [cited 2011 Apr 6]. Available from: http://www.certs.hhs.gov

Finkelstein JA, Stille C, Nordin J, et al. Reduction in antibiotic use among US children, 1996–2000. Pediatrics 2003;112:620–7.

Innovation or stagnation? Challenge and opportunity on the critical path to new medical products [Internet]. Rockville (MD): U.S. Department of Health and Human Services, Food and Drug Administration;

2004 Mar [cited 2011 Apr 6]. Available from: www.nipte.org/docs/Critical_Path.pdf

Institute of Medicine. Crossing the Quality Chasm: A New Health System for the 21st Century. Washington, D.C.: National Academy Press; 2001.

Lenfant C. Shattuck Lecture: Clinical research to clinical practice-lost in translation? N Engl J Med 2003;349:868–74.

Pearson SA, Ross–Degnan D, Payson A, et al. Changing medication use in managed care: A critical review of the available evidence. Am J Manag Care 2003;9:715–31.

Platt R, Davis R, Finkelstein J, et al. Multicenter epidemiologic and health services research on therapeutics in the HMO Research Network Center for Education and Research on Therapeutics. Pharmacoepidemiol Drug Saf 2001;10:373–7.

Rodriguez WJ, Roberts R, Murphy D. Current regulatory policies regarding pediatric indications and exclusivity. J Pediatr Gastroenterol Nutr 2003;37:S40–5.

Strom BL, editor. Pharmacoepidemiology, 4th ed. Chichester: John Wiley & Sons Ltd.; 2005. pp. 429–54.

Sung NS, Crowley WF, Jr., Genel M, et al. Central challenges facing the national clinical research enterprise. JAMA 2003;289:1278–87.

5. 약물역학과 위해관리에서 약사의 역할

학습목표

약물역학 및 위해관리 분야에서 약사의 역할을 설명할 수 있다.
- 병원 및 개국 약국에서 약물역학 및 위해관리의 중요성을 설명할 수 있다.
- 약물역학과 위해관리 분야에서 약사 역할의 범위를 설명할 수 있다.
- 조제, 투약, 부작용 모니터링 및 보고, 복약상담, 부작용 상담, 부작용 보고, 안전성정보제공, 약물처방양상평가, 약물역학연구수행 등에서 약사의 역할을 설명할 수 있다.

전통적인 약사의 역할은 의약품의 생리, 화학적인 특성을 파악하고, 의약품의 생산과정이 표준에 적합한지 판단하며, 의사의 처방에 따라 환자에게 필요한 약을 조제하는 것이었다. 그러나 현대의학에서 약물치료가 차지하는 비중이 높아지고, 의료시스템이 변화함에 따라 약사의 역할이 지속적으로 확대되고 있다. 기존의 의약품 생산을 감독하고, 조제를 담당하는 것뿐만 아니라 약물치료에서 임상의사와 환자에게 약물사용에 대한 정보를 제공하고 있으며, 약물안전성모니터링 등에 보다 적극적으로 참여하는 것으로 역할이 변화하고 있다. 의약품 조제와 투약을 담당하고 있는 약사가 약물안전성을 모니터링하고, 약물유해반응과 약물상호작용으로 인한 피해를 최소화하기 위해 노력하는 것은 매우 중요하다. 특히 2006년에 약학대학의 수업연한을 4년에서 6년으로 연장하는 고등교육법 시행령이 마련됨으로써 임상약학뿐 아니라 약물역학도 약사가 될 학생들에게 교육하여야 할 중요한 분야로 자리매김하게 되었다. 본 장에서는 약물감시, 위해관리, 약물사용평가를 포함하여 약물역학의 전반에서 약사의 역할에 대하여 설명한다.

5.1 약물감시

약물감시분야에서 약사의 특히 중요한 임무는 약물유해반응을 조기에 탐지하는 것이다. 투약하는 환자들을 대상으로 약물부작용 발생을 모니터링해야 하며, 일단 약물부작용을 감지하였을 때에는 신속하게 식약청으로 보고하여 정보수집에 기여해야 한다. 종합병원의 원내 약물유해사례모니터링업무는 의사, 약사, 간호사 등 다양한 직능의 전문가가 팀을 구성하여 활동하고 있는데 약사는 약물유해사례모니터링업무의 정보수집, 문헌검색, 분석, 평가, 조치 등의 모든 과정에 주도적으로 참여할 수 있다.

가. 약물유해사례 보고

약사는 조제한 약물을 투약하면서 환자에게 약물복용방법, 발생할 수 있는 부작용, 저장방법 등에 대한 정보를 제공하며, 환자와 정보를 교류하는 과정에서 환자의 약물력을 파악할 수 있다. 일련의 과정에서 약물유해사례의 발생을 조기에 발견할 수 있는 가능성이 높으며, 비처방의약품 복용 후 발생하는 유해사례 정보도 파악할 수 있다는 강점을 가진다.

의약품등안전성정보관리규정에 의하여 의약품 등의 제조업자와 약국업무에 종사하는 약사 또는 한약사는 중대한 유해사례 · 약물유해반응, 판매중지나 회수에 준하는 외국정부의 조치 등의 정보를 알게 된 날부터 15일 이내에 식품의약품안전청장에게 신속히 보고하여야 한다.

병원약사와 개국약사가 약물유해사례 정보를 파악하는 경로는 다소 차이가 있을 수 있다. 병원약사는 원내 처방약물을 투약하고 원내 부작용모니터링팀에 참여하는 등의 업무를 수행하면서 유해사례 정보를 수집하거나, 약품반납 시 반납사유를 입력하게 하여 의약품의 사용과 관련하여 부작용이 발생하였을 때 그 정보를 파악할 수 있다. 미국의 의료기관인증위원회인 병원신임기구(Joint Commission on Accreditation of Healthcare Organization, JCAHO)는 약물부작용 발생을 보고하는 시스템을 갖추었는지 여부를 평가항목으로 정하고 있다. 개국약사는 처방의약품과 일반의약품에 대한 복약상담을 할 때, 또는 투약 후 부작용이 발생한 경우 환자나 보호자가 상담을 요청하는 경우 유해사례 정보를 수집할 수 있다. 2009년부터 식품의약품안전청 약물감시연구사업단이 발족하면서 전국의 15개 대학병원이 지역약물감시센터로 선정되었고, 각 센터는 담당지역의 병의원 및 약국들과 협력관계를 맺고 의약품부작용을 수집하여 신고하고 있다. 따라서 각 병의원 및 지역약국의 약사들이 의약품부작용을 신고하는 빈도가 점차 증가하는 추세다.

또한 2008년부터 의약품등안전성정보관리규정에 의약품 등의 제조업자는 약물감시에 필요한 교육 · 훈련을 받았거나 전문적인 지식 및 실무경험을 가진 약사 및 한약사로서 판매와 관련되는 부문 및 기타 안전관리 업무수행에 지장을 미칠 우려가 있는 부분으로부터 독립된 자를 안전관리책임자로 지정하도록 규정하였다. 해당 규정에서는 의약품 제조업자 등은 수집된 의약품의 모든 안전성정보를 안전관리책임자에게 전달하고 약물감시

업무를 충실히 수행할 수 있도록 적극 지원하도록 규정하고 있으며, 안전관리책임자는 의약품의 유해사례 수집, 식약청장에게 보고, 수집된 유해사례의 분석 및 평가, 새로운 안전성정보 전파 및 약물감시에 대한 내부직원 교육 등을 담당해야 한다. 이와 같이 약물안전성에 대한 관심이 고조되고 사회적으로 중요성이 부각되면서 각 분야에서 약물안전성에 대한 약사의 역할이 강조되고 있다.

나. 약물유해사례 인과성 평가

수집된 유해사례와 의심약물 간의 인과성을 평가하고 필요한 대책을 마련하는 것이 중요하다. 약물유해사례의 인과성을 평가하는 기반이 되는 부작용보고자료는 대개 정보가 불완전하기 때문에 원내에서는 의무기록을 이용하여 정보를 보충한다. 인과성 평가원칙, 핵심요소, 인과성 평가기준 및 도구는 본 교과서의 13장에서 자세하게 다루고 있다. 인과성 평가결과는 담당의료진에게 알리고 병원환자정보에 약물부작용 기왕력을 등록하여 추후 해당 환자에게 동일 약제가 처방되었을 때 기왕력을 알려 줌으로써 약물부작용의 재발을 예방할 수 있다.

다. 능동적 데이터마이닝 수행

수동적 약물감시는 자발적부작용보고자료를 분석하는 것과 같이 수동적으로 약물유해반응을 감시하는 것이다. 반면, 능동적 약물감시는 특정 유해사례 또는 특정 약물, 특정 또는 불특정 모든 유해사례 등에 대하여 자료를 수집하여 부작용을 감시하는 것이다. 일례로 부작용모니터요원이 의료기관을 방문하여 유해사례 정보를 수집하거나, 환자 주치의, 병동간호사 또는 약사가 약물유해반응 발생이 의심되는 환자로부터 정보를 수집할 수 있다. 의무기록을 조사하거나, 약물유해사례 감시시스템을 개발하여 약물복용 이후 나타난 검사실 결과, 투약기록, 진단명 등을 미리 정해진 기준을 통해 동시적으로 선별해 내고, 약물부작용을 경험한 환자로부터 정보를 얻는 것은 중증의 약물부작용을 탐색하는 경제적인 방법이며, 지속적인 약물감시를 가능하게 한다. 우리나라는 거의 모든 의료기관이 전산화된 처방정보시스템과 의사결정지원시스템을 갖추고 있으므로 유해사례가 우려되는 의약품을 처방할 때 팝업창이 뜨게 하는 시스템 개발을 통해 약물부작용 발생을 예방하려고 노력하고 있다.

또한 전자의무기록이나 보험청구자료 등의 대규모 전산자료를 이용하여 데이터마이닝을 수행할 수 있다. 최근 미국 식품의약품안전국(FDA)의 의약품평가연구부(Center for Drug Evaluation and Research, CDER)에서도 시판 후 조사의 한 중요 축으로 대규모 전산자료를 이용한 능동적 감시를 강화해야 한다고 강조하고 있다. 우리나라는 1988년부터 자발적부작용모니터링제도를 운영하고 있지만, 아직 외국에 비하여 자발적으로 보고되는 부작용 건수가 적어 이 자료를 통하여 과학적인 인과성 평가를 수행하여 그 결과로 적절한 정책 대응 및 보건조치를 취하지는 못하고 있는 실정이다. 그런데 우리나라는 전국민의료보험체계가 구축되어 있으며 요양급여비용 청구가 대부분 전산화되어 있어 건강보험심사평가원(이하 심평원)의 대규모 보험청구데이터베이스를 이용하여 능동적으로 약물부작용을 감시할 수 있는 기반이 마련되어 있다. 이를 활용하여 효율적으로 실마리정보를 검색하기 위한 데이터마이닝기법을 개발함으로써 효과적인 능동적 약물부작용감시업무를 수행할 수 있다.

5.2 위해관리

의약품의 위해관리는 약물이 개발, 시판, 소비되는 전 과정에서 발생하는 위해와 이익을 평가하여, 약물의 이익을 감소시키지 않으면서도 위해를 최소화하는 포괄적이고 지속적인 과정이다. 약사는 근거에 기반하여 의약품 정보를 객관적으로 평가하고, 정확한 의약품 정보를 환자와 의사에게 제공하는 역할을 수행하여야 한다.

가. 안전성정보 제공

약물안전성에 대하여 환자와 의사, 간호사 등 보건의료인에게 정보를 제공하는 주체가 되어야 한다. 의약정보실은 의약문헌의 검색 및 평가, 약사위원회의 운영 및 신약심사자료 작성, 의약품 식별, 약물경제성 평가 등의 업무를 담당하고 있다. 의약정보 제공의 필요성을 인식하고, 정보제공을 위한 이론과 실무의 개념을 파악하고 있어야 하며, 요청된 의약정보를 신속하고 정확하게 제공하여야 한다. 특히 약물복용 후 부작용이 나타나거나, 약물상호작용으로 기대하지 않은 효과가 나타났을 때 적절한 의학적 대응을 할 수 있도록 신속한 정보제공이 필수적이다.

나. 복약상담

약사법상 복약상담은 의약품의 명칭, 용법, 용량, 효능효과, 저장방법, 부작용, 상호작용 등의 정보를 제공하고, 일반의약품의 판매에 있어서 진단적 판단에 의하지 아니하고 구매자가 필요로 하는 의약품을 선택할 수 있도록 도와주는 것으로 정의하고 있다. 약사는 의약품을 조제하면 반드시 환자에게 필요한 복약상담을 해야 하며, 일반의약품을 판매할 때에도 필요하다고 판단되면 복약상담을 할 수 있다. 복약상담을 할 때에는 환자에게 공감과 관심을 표하고, 내용을 간단명료하게 설명해야 하며, 서두르지 않아야 한다. 실물사진 및 그림 등을 활용한 안내문을 제공하거나 동영상 등을 활용하는 것이 도움이 될 수 있다. 복약상담은 환자와 신뢰관계를 형성하고, 복약순응도를 최대화하고, 부작용의 발생을 예방하고, 부작용 발생 시 조기에 부작용에 대한 적절한 대처를 할 수 있도록 일관된 정보를 제공하는 것을 목표로 한다.

약물부작용으로 인해 치료효과를 거두지 못하고, 환자의 삶의 질이 저하되거나 의료비 지출이 증가할 수 있으므로, 복약상담에서 약물부작용에 대한 정확하고 충분한 정보를 제공하는 것은 매우 중요하다. 그러나 지나치게 부작용을 강조하는 경우 복약순응도가 저하될 수 있으므로 복약을 중지하고 의사나 약사에게 미리 알려야 하는 부작용, 환자에게 미리 알려 불안감을 느끼지 않도록 해야 하는 부작용을 구분하여 전달하여야 한다. 복약을 중지하고 의사나 약사에게 알려야 하는 부작용에는 오심, 구토, 시력장애 등이 있으며, 환자에게 미리 알려 불안감을 느끼지 않도록 해야 하는 부작용의 예로 항콜린성제에 의한 구갈, 요변색약물 등이 있다. 일상생활에 위험을 일으킬 수 있으므로 지도가 필요한 부작용은 졸음, 주의력감소, 저혈당증세, 현기증 등을 들 수 있다. 약물부작용을 경험하고 상담을 요청할 경우를 대비하여 상담창구를 개설하는 것이 필요하다. 부작용에 대한 정보를 청취하여 정보를 수집하고, 환자 및 보호자에게 약물유해사례의 발생기전 및 발생빈도, 병용약물과의 상호작용 가능성, 나이, 성별, 기저질환 등의 위험요인 유무, 치료방법 및 예후, 향후 재투여 시 재발가능성 등에 대한 객관적인 정보를 제공하여야 한다. 또한, 인과성 평가와 유해반응의 중증도에 따라 의심약물에 대한 복약상담을 하고, 처방의사 또는 약물유해사례 관련 진료과에 의뢰하여 2차상담을 받도록 할 수 있다. 약국의 업무량이 증가하고, 인원부족 등으로 충분한 복약상담이 이루어지지 못하는 일이 발생하기도 하는데 치료의 질향상, 의료비 절감을 위해 전문성을 갖추고 복약상담을 수행하여야 한다.

5.3 약물사용평가

약사는 의사의 처방전을 검토하고, 전문의약품과 일반의약품의 상호작용을 검토하는 등의 약물사용평가에 참여하여 보다 안전한 의약품 사용을 도울 수 있다. 건강보험제도의 현황과 여건에 따라 약물이 처방되는 시점에 동시적으로, 또는 처방되는 약물을 조제하기 이전이나 투약이 이루어진 이후에 약물사용평가에 참여할 수 있다. 자세한 설명은 20장 약물사용평가를 참조하면 된다.

가. 처방약의 병용금기, 연령금기 약물 검토

우리나라에서는 2000년 의약분업 이후 의사의 처방전에서 약물처방의 적정성, 약물상호작용, 환자의 질병상태와 관련한 부작용, 약물알레르기 등 과민반응, 병용금기, 연령금기, 임부금기 등 금기와 신중투여에 대하여 약사가 조제 이전에 처방전을 검토하도록 하고 있다. 처방전 검토는 진료의사의 처방전 내 검토와 동일의료기관 내 타 진료과의 처방전, 다른 의료기관의 처방전 등 처방전 사이의 검토로 구분할 수 있으며, 처방전 사이에 검토를 할 때에는 중복처방을 평가하여 처방의사와 협력적인 소통을 하여 의료의 질을 향상시키는 데 기여해야 한다.

정부는 지난 2004년부터 병용금기, 연령금기 의약품을 공고하고, 처방 · 조제를 제한하고 있다. 또한, 2007년 12월에는 의약품 처방 · 조제 과정상 병용 · 연령금기 등 의약품을 점검할 수 있는 프로그램의 설치를 의무화하도록 고시하였다. 즉, 원내에서 금기 및 신중투여 의약품을 처방하는 경우에는 알림창이 뜨는 기능을 처방지원시스템상에 구축하여 안전한 약물사용을 지원하고 있으며, 약국의 조제프로그램상에서 중복처방을 확인할 수 있도록 보완이 이루어지고 있다. 그러므로 약사들은 각 시스템을 통하여 환자에게 위험한 약이 처방 또는 조제되는 것을 사전에 방지할 수 있도록 철저히 검토하는 역할을 수행해야 한다.

우리나라는 단일건강보험체계를 갖고 있어 전산망을 이용한 동시적 약물사용평가가 가능하다. 이러한 강점을 이용하여 심평원에서는 의약품처방지원시스템(Drug Utilization

표 5.1 의약품처방지원시스템 정보제공 대상 및 정의

대상	정의
병용금기	2개 이상의 약물을 같이 투여했을 때 예상하지 못한 부작용이 나타나거나 치료효과의 상실을 초래하는 약물
연령금기	약물의 약리작용이나 대사과정의 특성상 소아나 노인환자에게 투여가 권장되지 않는 약물
임부금기	임신 또는 임신하고 있을 가능성이 있는 환자에게 투여함으로써 태아기형 및 태아독성 등 태아에 대한 위험성이 매우 높아 치료상의 유익성보다 위험성이 높은 약물
저함량배수처방 조제의약품	동일성분 · 동일제형이지만 여러 함량이 있어 고함량 가격이 저함량 가격의 2배보다 적은 경우 1회 투여 용량을 고함량으로 하여 비용절감 가능
안전성관련 급여중지의약품 등	해외 또는 국내에서 약물사용의 부작용 보고가 있어 급여가 중지된 품목, 품질부적합으로 허가취소된 약품, 생동성 시험조작과 관련하여 인정되지 않는 의약품

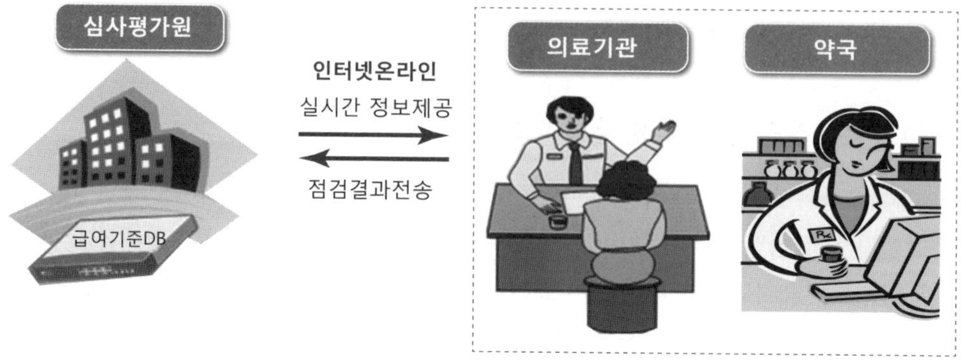

- 심평원에서 DUR기준을 제공받아 처방 조제 단계에서 각각 자체 점검
  - 의료기관 : 부득이 처방 시 → 환자안내 → 사유기재 후 전송
  - 약국 : 의사에 처방사유 확인 → 환자안내 → 사유기재 후 전송

출처: 보건복지부, 건강보험심사평가원, 의약품처방조제지원시스템(DUR) 2단계 제주도시범사업 운영교재, 2009년 10월.

그림 5.1 의약품처방지원시스템 흐름도

Review System, 이하 DUR시스템)을 구축하고 있다. 동일한 의료기관 내 병용 및 연령금기에 대한 사전점검은 2008년 3월부터 시행하고 있으며, 다른 진료과, 다른 의료기관 사이의 점검은 고양시와 제주도 등 지역에서 시범사업을 수행한 후 그 결과를 평가하여 성과를 인정하게 되면 순차적으로 전국으로 확대할 예정이다.

DUR시스템은 요양기관 모두 공통적으로 사용가능한 DUR프로그램을 개발하여 지원하며, 의료기관에서 매일 컴퓨터 부팅 시 심평원 급여기준데이터베이스 마스터에 구축되어 있는 병용금기 등의 점검기준 및 업데이트 사항을 자동적으로 다운로드 받아 의사의 처방단계, 약사의 조제단계에서 실시간으로 금기의약품의 사용을 사전점검하도록 개발된 시스템이다. 병용 및 연령금기 등 사용금지 경고 알림창이 떴음에도 불구하고 의약품 사용이 필요한 경우에는 그 사유를 기재하고 심평원에 실시간 또는 매일 전송하도록 하고 있다. 병용금기 및 연령금기 의약품이더라도 환자의 상태를 고려하여 이득이 위해보다 크다고 판단되는 경우에는 사용하는 것이 타당하다. 불가피하게 금기약을 처방해야 하는 경우에는 처방전에 이를 명시하여 환자가 알 수 있도록 하고, 약국은 금기약 조제 정보를 심평원에 통보하도록 하고 있다. 입원환자에게 부득이하게 병용금기 등 의약품을 처방하는 경우, 금기의약품 및 처방사유를 별도의 문서로 제공하거나 의사가 환자에게 직접 설명해야 한다. 원외처방의 경우도 처방전에 금기의약품 정보와 처방사유를 기재하여 환자가 인지할 수 있도록 해야 한다. 금기약에 대한 정보를 요양기관에 제공하여 요양기관 자체 컴퓨터에서 점검하고, 병용 또는 연령금기 의약품이더라도 의사가 환자진료상

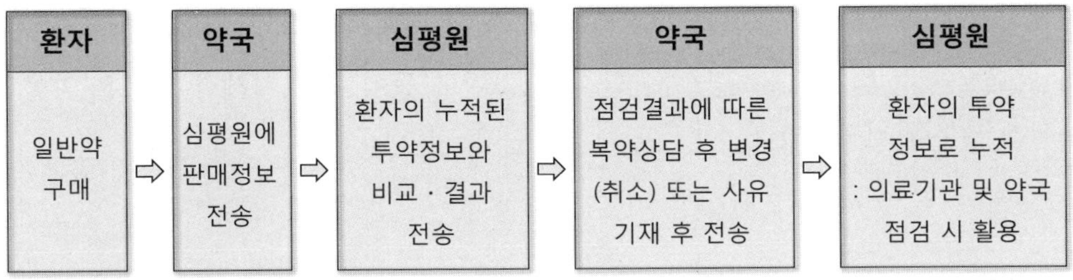

그림 5.2 일반의약품 DUR점검절차 예시

부득이 처방한 경우에 한해서 처방정보가 심평원에 송부되도록 하고 있다.

나. 전문의약품과 일반의약품의 상호작용 검토

약국에서 일반의약품을 판매할 때 기존에 처방의약품을 복용하고 있는지 확인하고, 처방의약품을 복용하고 있는 경우 발생할 수 있는 상호작용을 고려하여야 한다. 의료기관이 처방 · 조제의약품과 처방전 없이 약국에서 직접 판매하는 의약품을 동시에 복용하는 경우 기존의 DUR시스템만으로는 병용이나 중복 등 안전 점검대상에서 제외될 수 있으므로 일반의약품에 대해서도 DUR점검을 의무화해야 한다는 주장이 제기되고 있다. 일반의약품으로 사용되는 비스테로이드성 소염제, 항히스타민제 등은 다양한 목적으로 사용되고 있으며 시판 중인 종류가 다양하여, 중복투약 가능성이 높다. 또한 혼합제제 일반의약품의 경우에 중복금기, 병용금기, 용량초과 등에 대한 가능성이 높으므로 DUR시스템에 포함시켜 약물을 안전하게 사용할 수 있도록 해야 한다.

2010년 5월부터 11월까지 제주도 지역에서 아세트아미노펜, 나프록센, 아스피린장용정, 슈도에페드린 복합제 등 4가지 성분에 대하여 처방의약품과 일반의약품의 상호작용을 검토하는 시범사업을 그림 5.2와 같은 절차에 따라 수행하였다. 일반의약품에 대한 DUR시범사업결과를 평가하여 실효성, 문제점 및 실현가능성을 종합적으로 검토하여 전국확대 적용여부에 대한 향후 정책방향을 결정할 예정이다.

5.4 약물역학연구 수행

약물역학연구 분야는 매우 다양하며 약사는 연구직에 종사하며 연구에 참여할 수 있고, 병원약사와 개국약사의 직능을 수행하면서 약물역학연구에 참여할 수 있다. 실제로 국제약물역학회 회원으로 다수의 약사들이 활동하고 있으며, 다양한 관점에서 약물역학 연구를 활발하게 수행하고 있다. 약물역학연구의 구체적인 내용인 실마리정보 탐색, 후향적 코호트연구, 환자-대조군연구, 환자-교차연구 등에 관한 자세한 내용은 약물역학 연구설계 부분에 기술하였다.

참고문헌

김윤, 안희경, 이숙향. 약물부작용 감시 정보시스템. 병원약사회지 2004;21:191-202.

박병주. 의약품 부작용 모니터링. 병원약사회지 1999;16:99-107.

보건복지부. 약사법. 법률 제10324호; 2010.

보건복지부 의약품정책과. 약국판매약 DUR 시범사업 운영지침. 2010.

식품의약품안전청. 의약품등 안전성 정보관리 규정. 식품의약품안전청고시 제2009-208호; 2009.

윤창겸. Drug Utilization Review(DUR) 관련 정부정책 동향과 개선방향. 대한의사협회지 2010;53:544-7.

의약품처방조제 지원서비스(DUR) [Internet]. 건강보험심사평가원. 2011 [cited 2011 Apr 6]. Available from: http://biz.hira.or.kr/BIZ_INTER/ajax/LaunchProject.jsp

최남경, 박병주. 우리나라 약물유해반응감시체계. 예방의학회지 2007;40:278-84.

van Grootheest AC, de Jong-van den Berg LT. The role of hospital and community pharmacists in pharmacovigilance. Res Social Adm Pharm 2005;1:126-33.

van Grootheest K, Olsson S, Couper M, et al. Pharmacists' role in reporting adverse drug reactions in an international perspective. Pharmacoepidemiol Drug Saf 2004;13:457-64.

6. 제약회사의 관점에서 약물역학 및 위해관리

학습목표

약물역학 및 위해관리 분야에서 제약회사의 역할을 이해하고, 제약회사에서 활용할 수 있는 약물역학 및 위해관리 방법을 설명할 수 있다.
- 제약회사에서 약물역학 및 위해관리가 필요한 이유를 설명할 수 있다.
- 제약회사에서 이루어지는 약물역학 및 위해관리 활동을 설명할 수 있다.
- 제약회사에서 이루어지는 약물역학 및 위해관리 관련 이슈들을 설명할 수 있다.
- 제약회사의 관점에서 약물역학 및 위해관리 분야의 미래동향을 전망할 수 있다.

의약품과 백신은 전 세계적으로 질병의 이환율을 감소시키고 인간의 평균수명을 연장시킴으로써 공중보건에 이바지하였고 현대의학에 큰 변화를 일으켰다. 제약회사에서 의약품과 백신을 연구 · 개발하고, 안전성과 유효성을 평가한 후, 마케팅하면서 약물역학과 위해관리의 역할이 많이 확장되었다. 의약품에 대한 위해관리는 우리나라뿐 아니라 전 세계적인 문제이며 제약산업의 세계화 및 신속한 정보교류에 힘입어 가장 중요한 건강 관련 이슈로 대두되고 있다. 본 장에서는 제약회사의 관점에서 의약품 안전성 평가를 위한 약물역학연구와 위해관리에 대하여 설명하고, 실제 제약회사에서 수행하고 있는 관련 업무들을 소개하며, 약물역학 및 위해관리와 관련된 이슈들을 설명하여 제약회사가 약물역학과 위해관리가 제약회사에 기여할 수 있는 영역에 대해 살펴보고자 한다.

6.1 약물역학 및 위해관리에 대한 제약회사의 관심

미국 식품의약품안전국(Food and Drug Administration, FDA), 유럽의약품청(European Medicines Agency, EMA), 한국의 식품의약품안전청과 같은 규제기관들은 의약품의 연구 · 개발 및 시판에 이르는 전 과정을 통제하여 새로운 의약품, 의료기기 또는 백신이 승인되기까지 안전하고 유효한지, 그리고 의약품의 위해관리가 제대로 이루어지고 있는지 파악하고 있다. 이에 따라 제약회사는 의약품 승인에서부터 시판 후 활동까지 의약품으로부터 얻어지는 모든 안전성정보를 체계적이고 합리적이며 과학적으로 관리하고 있다. 아울러 의사의 적절한 처방과 환자의 안전한 사용을 위한 의약품설명서를 개발 · 관리하고, 의약품의 안전성자료를 얻기 위해 4상 임상연구를 수행하는 등 다각도로 의약품의 시판 후 안전성정보를 모니터링하면서 여러 규제사항들을 만족시키기 위해 노력하고 있다. 미국에서는 여러 단체들의 불만사항을 해소하기 위하여 1992년부터 신약 승인에 걸리는 시간을 약 20% 이상 감소시켰지만, 이로 인하여 시판 후 조사가 더욱 강조되게 되었다. 또한 제약회사와 규제기관은 지속적으로 의약품의 위험-이익을 평가할 뿐 아니라 의약품의 잠재적 위험성을 조기에 파악할 수 있는 방법들을 개발하기 위한 연구를 활발히 수행함으로써 약물역학 분야의 발전에 기여하였다.

6.2 제약회사에서 이루어지는 약물역학 및 약물감시 관련 활동

제약회사는 제품개발 및 판매과정 동안 제품의 위험을 파악하고, 평가하며 위험을 최소화하고자 얻어진 정보를 교류함으로써 이익-위험 균형을 극대화하는 위해관리 활동을 수행하고 있다. 시판 전 임상시험에서부터 시판 후 자발적부작용보고 또는 재심사와 관련된 사용성적조사와 같은 약물역학연구가 그 대표적인 예라고 할 수 있다. 특히 새로운 의약품을 상업화하고 마케팅하는 분야에서 사용되는 몇 가지 관찰방법에 대하여 알아보도록 하자.

가. 의약품의 안전성 평가

제약회사들은 전통적으로 의약품 안전성에 관한 정보를 수집하기 위하여 두 가지 주요 정보원을 이용하는데, 하나는 신약허가 신청 시 제출되는 임상시험자료이고, 다른 하나는 전 세계적으로 수집되는 자발적부작용보고자료다. 이러한 자료는 약물안전성을 평가하는 데 매우 유용하게 이용될 수 있지만 부분적인 것에 초점이 맞춰질 수 있다는 제한점을 가지고 있다. 이에 반해 약물역학연구는 의약품의 안전성에 대하여 보다 포괄적이고 실용적인 정보를 제공한다. 임상시험, 자발적부작용보고, 약물역학연구 등 여러 종류의 약물안전성 평가에 사용될 수 있는 활동들에 대하여 좀 더 자세히 알아보겠다.

1) 임상시험

개발단계의 무작위배정 비교임상시험은 의약품의 안전성과 유효성을 연구하기 위하여 일반적으로 수행되고 있다. 그러나 임상시험은 제한된 연구대상에 대하여 짧은 기간 동안 수행되므로 수집될 수 있는 안전성정보는 매우 제한적이다. 그러므로 임상시험으로는 약물복용으로 인하여 빈번하거나 급성으로 발생하는 유해사례를 확인하기에 적절하다. 즉 소위 말하는 "3의 법칙"에 따라 특정 유해반응의 발생률이 1/1,000일 경우 3,000명의 환자를 대상으로 해야 95%의 확률로 유해사례를 관찰하는 것이 가능하다. 그렇지만 대부분 3,000명 이하의 피험자를 대상으로 수행하는 임상시험 결과로 규제당국의 신약허가를 받는 경우가 대부분이며, 실제로 시판 전 3,000명의 환자를 대상으로 한 임상시험을 수행하는 것은 매우 드문 일이다.

의약품 안전성에 관련된 임상시험의 또 하나의 제한점은 연구대상 선정/제외 기준이 매우 엄격하다는 것이다. 시판 전 임상시험에는 노인, 임신부 또는 어린이들과 같은 특정 그룹들은 빈번하게 임상시험에서 배제되며, 의약품이 실제 사용되는 의료현장이 아닌 통제된 환경에서 이루어지므로 다양한 병발질환, 환자들이 의사들에게 자주 알려 주지 않은 일반의약품 및 다양한 의약품들과 약물상호작용에 대해 제한된 정보를 얻게 된다.

2) 자발적부작용보고체계

자발적부작용보고는 비교적 드문 유해사례를 확인하고 잠재적으로 심각한 안전성 문제에 관한 실마리정보들을 얻는 데 의미가 있다. 궁극적으로 실마리정보들은 약물과 유해사례의 관련성에 대한 가설을 제기하는 데 의의가 있으며, 검색된 실마리정보들은 적절한 관찰 또는 중재연구를 통해 인과관계를 구명해야 한다. 자발적보고는 대부분 의약품 시판 초기에 많이 들어올 수 있고, 의약품을 처방하는 의사들을 상대로 하는 제약회사 영업사원들의 영업활동량에 영향을 받는다. 때로는 언론보도가 자발적으로 보고되는 유해사례의 시간과 양에 중요한 영향을 끼쳐, 방송에서 특정 의약품에 대한 유해사례에 대한 언급은 자발적 유해사례의 보고를 2배까지 많이 증가시킨다는 보고도 있다. 이와 같이 자발적보고는 해당 의약품을 투여받은 환자의 규모를 알지 못하여 발생률을 알 수 없다는 근본적인 문제를 안고 있는데다, 보고건수 자체가 외부적 요인들에 의해 영향을 받기 쉽고, 이러한 요인은 측정할 수 없는 경우가 많으므로 자료분석결과의 해석에 주의해야 한다. 그러나 이러한 한계에도 불구하고, 자발적부작용보고체계는 새로 시판되는 의약품에서 잠재적으로 빈도가 높은 중대한 유해사례를 시판 초기에 효과적으로 찾아낼 수 있는 방법이며, 때로는 규제기관들과 제조사들에게 약물안전성에 대한 경각심을 주는 역할을 하기도 한다.

3) 실마리정보의 검색

데이터마이닝기법을 이용한 실마리정보 검색은 제약회사와 규제기관에서 의약품평가자들의 안전성 관련자료의 질적인 측면을 향상시키기 위해서 자발적보고체계에서 수집되는 자료를 사용하면서 빠르게 성장하는 분야다. 규제기관, 약물모니터링기관과 제약회사들이 자동화된 데이터마이닝 실마리정보 검색지표를 적용하고 있다. 그 대표적인 것으로써 보고분율비(Proportional Reporting Ratio, PRP), 보고오즈비(Reporting Odds Ratio, ROR), 정보성분(Information Component, IC) 등이 가장 흔하게 사용되고 있으며, 유해사례의 코딩에는 용어사전으로 MedDRA, WHO-ART가 주로 사용되고 있다. 그러나 이러한 데이터마이닝지표의 실질적인 유용성은 여전히 검증받고 있는 중이다. 보고분율비는 이 3가지 방법들 중에서 가장 간단하고 이해하기 쉬운데, 특정 약물로 인한 유해사례 보고건 가운데 특정 유해사례가 차지하는 분율을 다른 약물로 인한 유해사례 보고건 가운데 특정 유해사례가 차지하는 분율로 나눈 것이다. 그러므로 1.0인 보고분율비는 분석되고 있는 특정 데이터베이스 내에서 포함되는 정보에 토대로 한 유해사례와 관심이 있는 의약품 사이에 관련되는 의심들이 관련성이 없음을 시사한다. 보고분율비가 점차적으로 1보다 커짐에 따라서, 비록 이 관계가 인과성이 없을지도 모르고 다른 요인들 때문일지도 모르지만 유해사례와 의약품 사이에 통계적 관련성은 증가한다. 보고오즈비는 특정약물에 의해 발생한 유해사례의 오즈를 그 약물이 아닌 다른 약물로 인하여 발생한 유해사례의 오즈로 나눈 것으로, 특정 약물 또는 특정 유해사례의 과소보고에 의한 영향을 덜 받는다고 알려져 있다. 정보성분은 베이지안(Bayesian) 통계법에 기초하며, 이 방법은 보고분율비보다 직관에 더 적게 의존하지만 복잡하다. 이 방법은 본래부터 있을 수 있는 자료의 변이가 고려되며 상업적으로 실마리정보 검색능력을 향상시키는, 복잡한 그래픽을 가진 컴퓨터 인터페이스를 이용할 수 있다는 장점이 있다.

4) 기술적 약물역학연구

제약회사들은 약물역학연구가 새로 발매되는 의약품의 성공적인 위해관리를 위해 중요하다는 인식을 하고 있다. 시판 전에 수행되는 약물역학연구는 새로운 의약품에 노출되는 환자에서의 위험인자나 이환율들의 빈도를 파악하는 데 도움을 준다. 요즘에는 대규모 데이터베이스를 이용하여 다양한 특성을 가진 환자를 대상으로 후향적인 연구를 수행하거나, 다양한 임상환경에서의 차이를 조사하고 이환율을 비교하는 것이 가능해졌다. 이러한 연구를 통하여 추정된 사망률이나 이환율과 같은 자료는 제3상 임상시험에서 발견하게 되는 드물게 발생하는 유해사례를 이해하고 설명하는 데 중요한 기초자료로 사용된다. 또한 이 자료는 시판 후 연구를 설계하기 위해 필요한 '실제 세계' 즉 그 약물이 허가되어 판매되었을 경우 가장 흔하게 사용되는 상황에 대한 예측을 가능하게 한다. 기술적 약물역학연구들은 새로운 의약품 사용자들의 성격과 사용패턴을 설명하기 위해 시판 후에 수행될 수도 있다.

5) 의약품 시판 후 안전성 연구

의약품 연구 및 개발을 위한 시판 전 무작위배정 비교임상시험들은 매우 제한적인 피험자들을 대상으로 시행되며, 전체적으로는 몇천 명 정도의 환자들만을 포함하게 된다. 이 연구들은 의약품의 유효성에 대한 근거를 제공하고 흔하게 발생하는 유해사례에 대한 정보를 제공한다. 그러나 시판 전 임상시험은 다빈도로 발생하는 유해사례들의 발생률 차이를 감지하거나 드물게 일어나는 유해사례의 위험성을 신뢰할 만한 수준으로 추정하기에는 연구대상이 충분하지 않다. 그러므로 시판 후 드물지만 중대한 유해반응의 발생률, 의약품과의 인과관계, 유해반응 발생에 영향을 미치는 요인에 대한 추가적인 정보를 수집하기 위한 별도의 약물역학연구를 수행하여야 한다. 임상시험은 대부분 복잡한 시험설계와 고비용 때문에 시판 후에 수행되기 어려운 경우가 많다. 최근에는 규제기관과 의료단체에서 실제 의료환경에서 환자들로부터 얻어진 안전성자료에 대한 요구가 생기고, 이로 인하여 시판 후 의약품에 대한 안전성자료를 통한 관찰연구를 수행하기 위하여 다각도로 노력하고 있다. 아울러 약물복용 후 단기간 추적관찰하는 임상시험의 제한점을 극복하기 위하여 약물사용 후 장기효과를 보고자 하는 약물역학연구도 수행되고 있다. 예들 들어, 사람성장호르몬을 투여받았던 환자가 크로이츠펠트-야콥병(Creutzfeldt-Jacob disease, CJD)에 대한 위험성이 증가된다는 것을 발견하게 되었고, 이와 같이 질병 자체의 긴 잠복기 또는 치료 후 오래 지속되는 유해반응의 확인과 같은 연구가 수행되고 있다.

6) 임신부와 출산에 대한 의약품의 안전성 평가

임신과 관련된 질병을 치료하기 위해 특별히 개발되는 의약품을 제외하고는, 일반적으로 임신부들은 태아와 신생아에 대한 잠재적인 위험이라는 윤리적 이유에서 임상시험의 대상에서 제외된다. 또한 여성을 모집하는 임상시험이라 하여도 임신검사를 통하여 임신부들을 임상시험에 포함시키지 않는다. 따라서 시판 시기에도 많은 의약품은 동물의 생식독성연구에 대한 자료는 가지고 있으나 사람에서 임신 시 약물안전성에 대해서는 잘 알려지지 않는다. 그러므로 임신부의 시판 후 자발적부작용보고는 임신 중 의약품 사용과 관련된 매우 희귀한 결과들을 확인하는 데 도움이 되지만, 유해사례를 경험하고도 보고하지 않는 경우가 매우 많기 때문에 제한점이 있다. 그러므로 임신부와 같은 특정 대상을 등록하여 추적관찰하는 연구방법을 사용하기도 한다. 등록에 의해 제공되는 정보는 의사 또는 환자에게 임신 중에 의약품 사용을 계속할 것인지 또는 사용을 시작할 것인지에 대해서 결정할 수 있도록 정보를 제공해 주거나, 위험-이익분석을 통하여 근거를 제시하여 준다. 임신노출등록(pregnancy exposure registry)은 예상가능하고 관찰가능하며, 임신 중 이어지는 의약품 노출에 관한 정보를 능동적으로 수집하기 위해 수행된다. 임신등록자료에 의한 연구결과는 일반인구집단에서 도출되므로 일반화가 가능하고, 현실적으로 예상되는 의약품 노출과 결과 간의 인과성 평가를 할 수 있게 한다.

나. 역학연구와 의약품의 개발 및 마케팅

제약회사들은 제품 파이프라인에서 새롭고 유망한 의약품 개발을 요구하고 있어 의약품 개발계획은 제약회사에서 매우 중요하다. 역학연구는 의약품 개발과 계획에서 핵심적인 역할을 한다. 기초역학자료들은 잠재적인 시장에 대한 정보를 제공하고, 실질적으로 그 환자군에서 어떻게 의약품 사용이 결정되며, 아직 충족되지 않은 의료적인 요구가 무엇인지 파악하는 데 유용하다. 더욱이 역학은 임상시험에 잘 포함되지 않는 군에서 치료의 상대적 이익과 위험에 관한 중요한 근거를 제공함으로써 노인, 저소득층, 임신부들과 같은 고위험군에 대한 정보 파악에 유용하다. 의약품의 잠재적 시장은 의약품의 포트폴리오 작성에서 중요한 고려사항이기 때문에, 역학연구결과는 의약품 개발을 위한 후보약물들에 관한 결정을 내리는 데 필요한 중요한 정보를 제공하게 된다. 최근 의약품 개발기간이 더 길어지고, 연구개발에 들어가는 비용이 더 증가한다는 것을 고려하면 이와 같은 정보는 특히 더욱 중요하게 다루어진다. 제약회사들은 파이프라인에서 초기 후보물질을 성공적으로 선택해야 한다. 유병률, 질병의 자연사, 또는 질병 합병증의 빈도에 대한 역학연구는 장기간의 포트폴리오 작성에 특히 중요하다. 이와 같은 연구를 수행함으로써 신약개발에 투자되는 비용과 시간투자가 간접적으로 증가하겠지만, 결과적으로는 이러한 연구결과가 질병부담에 대한 정보가 불충분한 새로운 시장에서 지역적 질병의 발생에 대한 정확한 예측을 할 수 있게 한다.

그러나 국내 제약회사에서는 안전성 관련 업무를 전문적으로 담당하는 부서와 인력이 부족하여 규제기관에서 요구하는 사항들을 만족시키기에도 어려움이 있다. 일부 신약개발을 하고 있는 제약회사와 의약품의 마케팅을 하고 있는 제약회사들은 약물 안전성 업무를 담당하는 부서를 두고, 이 업무를 수행할 수 있는 인력을 확보하고 이들에 대한 적절한 교육과 훈련을 시켜야 한다. 2008년부터 식품의약품안전청에서는 제약회사 내에 안전관리책임자를 의무적으로 두어 의약품 안전성에 대한 업무를 담당하도록 하였다. 안전관리책임자는 사내 의약품의 자발적부작용보고 및 재심사, 재평가뿐 아니라 의약품의 위해관리에 대한 교육을 책임지는 사람으로서 마케팅이나 영업부서로부터 독립된 사람이어야 하며 제약회사의 최고책임자와 더불어 약물역학연구나 위해관리에 직접적인 책임을 지는 사람으로 정의하고 있다. 향후 제약회사에서 약물안전성 관리에 대한 업무의 중요성은 더욱 강조될 것이다.

최근 제약회사들은 그 회사제품이 경쟁사의 제품과 동등한 효과를 가지지만 더 적은 비용이 든다고 설명하고자 할 때 약물경제성 평가를 통한 연구결과가 필요하기 때문에 제약회사에서 약물역학의 영역이 더 넓어지고 있다. 이와 같은 연구결과는 의약품을 마케팅하는 데도 활용되고 있다.

6.3 약물역학 및 위해관리에서의 이슈들

가. 약물역학 및 위해관리를 위한 자료원

안전성 관련 문제들에 대하여 신속하게 신뢰성 있는 근거를 제시하기 위해서 양질의 타당성 있는 자료원으로부터 결과가 도출되어야 한다. 지난 20여 년 간 병원 의무기록의 전신화와 심평원 보험청구자료를 비롯한 각종 보건의료자료가 데이터베이스화되어 체계적으로 관리되고 있다. 이러한 데이터베이스들은 연구를 위하여 구축된 것은 아니지만, 유용한 약물역학연구의 자료원으로 활용되고 있다. 이러한 데이터베이스의 장점은 다음과 같다. 첫째, 전산화된 데이터베이스는 수 년 이상 관찰하면서 수천에서부터 수만 명 이상의 환자범위까지, 대규모 자료가 축적되어 있다는 것이고, 두 번째는 연구대상에 대한 정보가 이미 컴퓨터에 들어 있기 때문에 연구대상의 정보를 쉽고 빠르게 얻을 수 있다는 것이다. 세 번째는 이러한 대규모 전산자료를 이용한 연구는 전향적인 임상시험이나 관찰연구와 비교하여 훨씬 적은 비용이 들게 된다는 것이다. 그러나 이러한 장점에도 불구하고 이러한 데이터베이스는 연구보다는 행정적인 목적을 위해 디자인된 데이터베이스이므로 이러한 자료로 약물안전성을 평가하기 위한 모든 약물역학연구를 수행할 수 있는 것은 아니다. 또한 최근에는 일부 국가들에서 건강기록에 대한 사생활보호법률이 제정된 후, 일부 자료들은 환자의 개인정보보호 등에 대한 우려 때문에 사용 가능하지 못한 경우도 있다. 그러나 정보공개법 또는 공공의 이익을 위해 사용할 수 있도록 일부 법의 해석이 가능하기 때문에 약물역학 및 위해관리를 위해 이러한 대규모 데이터베이스의 사용은 지속될 것이며, 선진국에서도 이러한 자료원을 적극 활용하는 방향으로 나아가고 있다. 이와 관련하여 국내에서도 제약회사의 안전관리책임자가 도입되면서 안전관리와 관련된 정보를 관리하도록 하였는데, 이는 위해관리 자원에 대한 정부의 의지를 대변한다고도 볼 수 있다.

나. 약물역학연구의 해석

약물의 안전성에 관해 적절한 자료원을 사용해서 과학적으로 수행되지 않은 연구결과들은 부적절하게 해석될 수 있고 때로는 오용될 수도 있다. 규제기관에서 정책결정 시 잘못된 연구결과를 근거로 사용하게 될 수도 있고, 이러한 과정에서 대중의 신뢰에 부정적인 영향을 미칠 수도 있다. 궁극적으로, 부적절한 연구 및 해석이 안전하고 효과적인 의약품을 시장에서 퇴출시키고, 이를 대체할 신약이 필요해짐에 따라서 신약개발 및 연구에 더 많은 비용이 들어가게 된다. 그뿐만 아니라 양질의 자료원을 이용하여 잘 계획한 연구에 의하여 도출된 결과라 하더라도 반드시 적절하게 해석되는 것은 아니다. 때로는 연구결과들이 미디어에 잘못된 해석과 함께 보도됨으로써 유용한 의약품의 매출이 급격하게 줄게 되고 결국에는 시장으로부터 퇴출되는 데 영향을 미칠 수도 있다. 대중, 미디어, 정부, 그리고 제약회사는 약물역학의 장점과 한계를 바로 이해하고, 공동의 노력을 통해 약물역학의 장점과 단점을 잘 파악하여, 연구의 질을 높여 사실에 가까운 연구결과를 도출해야 한다. 회사에서 연구자에게 연구비를 지원하는 것과 같은 산학협동은 분명히 필요한 부분으로 사회에 이익을 주며, 효과적인 기술이동을 일으켰다. 그러나 과거 제약업계에서 연구비를 지원한 연구결과가 발표될 때 연구자와 스폰서의 관계가 연구결과를 오해하도록 한 경우도 있으며, 연구결과에 대한 의혹이 제기된 경우도 있었다. 그러나 현재는 연구자들이 산업계로부터의 재정적 이익을 공개하고, 안전성자료관리위원회(data safety & monitoring boards, DSMB) 등과 같은 객관적 기구를 통하여 객관성을 유지하려는 노력들이 지속되고 있다.

6.4 약물역학 및 위해관리의 미래 동향

제약회사들은 의약품의 안전성 문제에 대하여 신속하게 대응하기 위해 필수적인 자원들의 창조와 개발에 적극적인 노력을 해야 한다. 이를 위해 기존 자료원들을 잘 유지하고 새로운 자료원을 찾아야 하며, 새로운 역학적 연구방법에 대한 개발과 인증 그리고 약물역학에 대한 교육과 훈련프로그램들을 개발하려는 노력을 해야 한다. 또한 학계에서 하고 있는 연구활동에 재정적인 지원을 통하여 새로운 자료원을 적극적으로 찾도록 하여야 하고, 실용적인 자료원을 개발하여야 한다. 아울러 기존 데이터베이스들 간의 데이터 연결을 통하여 약물역학연구를 촉진시켜야 한다. 그리고 약물역학에서의 새로운 연구디자인과 방법들의 개발은 계속되어야 하며 여기에 있어서 제약회사가 응분의 역할을 담당하여야 할 것이다.

특히 21세기에는 건강관련정보 관리를 위한 접근법이 현대화되었는데, 이는 보건정보의 수집, 관리, 공유를 위한 방법에 정보기술이 적용되었기 때문이다. 유럽의약품청에서는 여러 가지 데이터베이스를 연동하여 시간과 비용 면에서 효과적인 약물역학연구를 장려하고 또한 정보의 익명화를 통해 개인정보를 보호함으로써 데이터베이스의 사용을 증가시키고자 하는 움직임이 일고 있다. 미국 FDA의 감시방안(Sentinel Initiative)에서는 약물의 안전성정보 수집체계를 확장하는 방편으로 민관공동협력체계를 구축하고 이용 가능한 대규모 전자데이터베이스를 강화시키는 것을 권고하였는데 전자의무기록, 전자처방, 전자의사결정지원도구 등과 같은 현대기술은 약물역학연구 및 위해관리시스템을 더 효율적으로 만들고 이를 이용하여 궁극적으로는 환자를 보호할 수 있는 능력을 향상시킬 수 있게 된다. 유럽의약품청에서 발간된 의약품 위해관리지침(Guideline on risk management systems for medicinal products for human use)에는 시판 후 의약품의 위해관리를 위한 능동적 감시방법들을 소개하고 있다. 단면연구, 코호트연구, 환자-대조군연구, 제4상 임상시험, 기술적 연구, 약물사용평가연구 등과 같은 약물역학연구방법들에 대한 정의가 소개되어 있다. 우리나라에서는 제약회사에서 관찰연구 형태로 신약 등의 재심사 기준에 따라 4년 혹은 6년 동안 사용성적조사를 수행하고 있다. 우리나라에서도 사용성적조사뿐 아니라 의약품의 위해관리를 위한 다양한 약물역학연구의 수행이 활성화되어야 할 것이다.

제약회사에서 일하는 역학자들의 역할도 중요한데, 국내에서는 이 분야의 전문가가 부족하여 제약회사에서 찾기가 어려운 실정이다. 따라서 국내에서는 학계와 산업계 간 더욱 긴밀한 협력체계구축이 필요하며, 여기에 정부의 적절한 지원으로 약물역학의 환경을 개선할 수 있을 것이다. 약물역학관련 교육 및 훈련 프로그램들을 개설하여 부족한 전문인력을 양성하는 것도 병행하여야 할 것이다. 이러한 활동은 양질의 약물역학연구를 수행할 수 있는 체계를 제공하면서, 약물안전성 평가에 대한 전문적 지식을 가진 충분한 수의 역학자들을 양성하여 국내 약물역학의 발전에 기여할 것이다. 그리고 국제적인 연구결과의 교환과 의사소통을 통하여 약물역학 분야를 더 발전시킬 수 있을 것이다.

약물역학의 발전에 새로운 기술을 도입하여 이 분야의 발전에 기여하는 것이 필요한데, 이러한 움직임은 이미 약물유전체학을 통하여 이루어지고 있다. 약물유전체학을 통하여 개별 환자가 약물에 반응하는 방법들에 유전적 다양성이 어떻게 영향을 미치는지 이해할 수 있게 되어 의약품 투여 관행과 처방을 바꿀 수 있는 가능성을 제공하였다. 약물유전체학은 약물반응을 결정하고, 어떻게 환자가 약물에 반응할 것인지 예측하는 데 사용될 수 있는 방법들을 설명하는 유전자 다양성을 조사한다. 특정 유전자프로필을 공유하는 환자들이 어떻게 약물에 반응할 것인지 앎으로써 특정 집단 또는 개인의 유전적 특성에 따른 맞춤적인 의약품 투여를 가능하게 할 것이다. 미래에, 과학적 지식과 의약품에 관한 적절한 사용조건에 기반하여 의사는 사전에 유전자검사를 시행할 수 있으며, 유전자검사에 따라 환자의 프로필을 나누고 이에 따라 적절한 약물을 처방할 것이다. 비록 이 분야가 아직 초기단계에 있지만, 제약회사 내에서 약물유전체학 전문가들은 의약품의 개발단계부터 관여하여 의약품 개발에 그들의 지식을 이용하고 있으며, 이 분야의 발전이 약물역학 분야 발전에 많은 기여를 할 것으로 예측한다.

약물역학은 전 세계적으로 안전하고 유효한 의약품의 개발과 마케팅에서 중요한 기여를 하여 궁극적으로 보다 안전하고 효능이 우수한 약물을 환자에게 제공할 수 있도록 한다. 또한 약물역학은 규제과정을 촉진하고, 특히 시판승인뿐 아니라 시판 후에도 약물안전성 평가를 위한 합리적인 토대를 제공한다. 제약회사는 약물역학 분야의 발전에 기여하여야 할 것이며 특히 이 분야 자원의 확장과 교육 및 재정적 지원에 대한 책임감을 가져야 할 것이다. 선진 외국에 비하여 국내에는 약물역학 분야에서 훈련받고 실전경험을 쌓은 전문인력이 부족하다. 이에 인력 개발과 양성에 대하여 산업계, 학계 그리고 규제기관 간 협조하려는 노력이 필요하다. 또한 국내뿐 아니라 외국과의 교류와 의사소통을 통하여 약물안전성 평가결과와 방법들을 함께 나누고 이용하려는 노력이 필요하다.

참고문헌

Cobert BL. Manual of Drug Safety and Pharmacovigilance. Sudbury (MA): Jones and Barlett Publishers; 2007. pp. 33–42, 65–80, 111–39.

Hartzema AG, Tilson HH, Chan KA, editors. Pharmacoepidemiology and Therapeutic Risk Management. Cincinnati: Harvey Whitney Books Company; 2008. pp. 113–42.

Strom BL, editor. Pharmacoepidemiology, 4th ed. Chichester: John Wiley & Sons Ltd.; 2005. pp. 77–102.

7. 정부기관의 관점에서 약물역학 및 위해관리

학습목표

약물안전성 관리를 위하여 정부기관에서 수행하고 있는 활동과 관련된 약물안전성 평가 및 약물감시의 방법을 설명할 수 있다.

- 국내외 약물안전성 관리주관 정부기관 및 부서의 현황을 알아보고, 활동 흐름 및 관련 제도를 요약할 수 있다.
- 약물안전성 관리 및 약물감시를 위한 정부기관의 역할 및 중요성을 설명할 수 있다.
- 정부기관의 활동이 다른 기관, 학계 및 제약회사 활동에 미치는 영향을 설명할 수 있다.

의약품은 유익성이 위험성을 상회할 경우 정부기관의 허가를 받아 시중에 유통된다. 의약품의 개발단계부터 시판 후 모니터링에 이르기까지 전반에 걸쳐 그 의약품의 위험-이익 균형을 평가하게 된다. 제약회사는 개별 환자에서 의약품의 위험-이익 균형에 대해 관심을 갖는 데 비해 정부기관은 국민이라는 집단에서의 위험-이익 균형을 생각하기 때문에, 의약품의 위해관리는 대부분 국가의 위해관리제도 및 관련 산업계, 의료계 및 환자들의 활동에 의해 결정된다. 최근 선진국에서는 의약품 개발단계부터 제약회사에서 해당 품목에 필요한 약물역학연구를 수행하도록 하여 의약품 사용의 위해를 최소화하는 계획을 제시하도록 하고 있으며, 시판 후 위해관리제도나 분석기법도 약물역학의 파급속도와 함께 한층 전문화되어 가고 있다. 따라서 본 장에서는 약물역학을 활용한 정부기관의 위해관리제도 및 활동을 중점적으로 이해하도록 한다.

7.1 의약품의 위해유형 및 정부의 위해관리 영역

의약품의 위해유형은 알려진 유해반응과 투약오류, 제품의 품질결함 등 크게 3가지로 구분된다. 실제 시판 후 의약품을 환자에게 사용하면서, 예상치 못한 유해반응이 발생할 때 효과적인 보고체계와 분석체계를 잘 갖추어야 하는 것이 정부의 임무이기도 하다.

의약품 품질에서의 위해요인을 사전 예방하기 위해서는 의약품 원료와 오염매체에 대한 관리를 철저히 해야 된다. 따라서 정부에서는 원료 및 제품에서 불가피하게 생성되는 유연물질 및 분해생성물, 위해우려불순물(중금속 등) 및 첨가제(보존제 등) 등의 기준설정뿐 아니라 용기(예: 수액백) 중 위해우려물질(프탈레이트 등)의 허용기준을 제시하고 있다.

7.2 정부의 위해관리 개념

위해관리란 의약품에 대한 위해성평가결과에 따라 위험-이익 균형결정을 통해 위해최소화를 위한 일련의 약물감시 활동 및 중재방법을 개발, 실행하는 것을 의미한다. 또한, 그 실행효과를 재평가하여 위험-이익 균형을 개선하기 위한 위해최소화 방법을 조정하는 역할을 포함하게 된다.

7.3 의약품규제 단계별 약물역학의 역할

정부기관은 의약품의 안전성, 유효성 및 품질에 대한 확인을 해야 되는 책임이 있으므로, 이에 대한 심사 시 각 단계별로 근거에 따라 위험대비 이익을 판단하게 된다. 그림 7.1의 시판 전 · 후 위해관리흐름도에서도 확인할 수 있듯이, 각 단계별로 약물역학이 위해성평가의 핵심도구 역할을 담당하고 있다.

가. 신약개발 단계

신약개발 단계에서는 해당 질병의 유병률과 의약품 사용양상에 대한 연구를 통해 시장규모를 파악하고, 안전성, 유효성을 입증하며, 신약개발 및 시판 후 단계에서의 안전성 자료수집 계획 시 약물역학적 개념과 연구방법론이 활용된다.

나. 허가승인 단계

신약개발 허가신청 시 제출된 자료로부터, 정부에서는 적응질병, 기존 치료법과의 비교, 대체치료법의 안전성, 해당 의약품의 안전성 프로파일 등을 검토하게 된다. 또한 시판 후 안전성 모니터링과 위해반응을 최소화할 수 있는 전략을 수립하게 되며 이때 약물

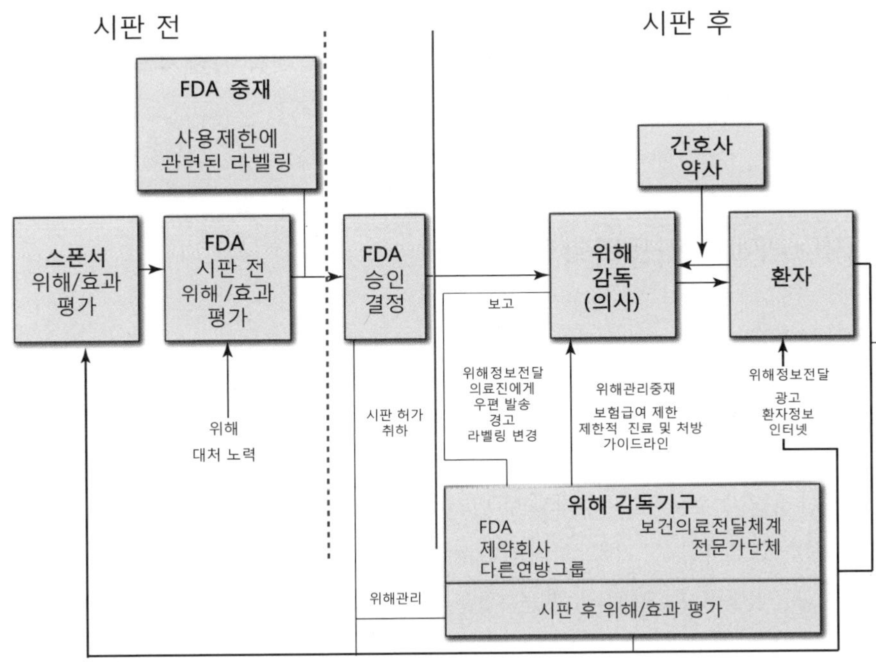

그림 7.1 미국 FDA의 시판 전 · 후 위해관리 흐름도

역학이 활용된다.

다. 시판 후 단계에서 약물역학의 활용

정부기관에서는 약물감시시스템을 운영하여 실마리정보를 파악, 평가하고, 위험대비 이익을 추정하여 위험을 줄이기 위한 조치를 취하게 되고, 조치결과를 평가한다.

또한 새로운 적응증에 대하여 위험-이익 평가를 수행하여 허가사항 변경 및 의약품 허가사항의 재분류 등을 시행한다.

한편, 치료법, 처방내용, 보험급여판단근거 등을 평가하여 비용대비 편익을 평가하는 약물경제성평가를 하는 경우에도 약물역학적 개념과 연구방법론이 활용된다.

7.4 시판 전 허가심사단계에서의 위해평가

국내에서의 시판 전 위해성평가제도는 '의약품 등의 품목 허가 · 신고 · 심사에 관한 규정(식약청 고시, 2008.8.14.)'과 '의약품등의 독성시험기준'에 따른다. 미국 FDA에서 2005년 3월 발표한 '시판 전 위해평가지침서(Premarketing Risk Assessment Guidance)'에는 시판 전 비임상 및 임상시험에서의 안전성 평가와 특히 예상치 않은 중대한 유해사례 등의 수집과 분석 및 평가방법이 제시되어 있다.

7.5 허가단계에서 약물역학의 활용

가. 약물감시계획

국제조화회의(International Conference on Harmonization, ICH)에서는 2005년 4월 '약물감시계획지침서(Pharmacovigilance Planning, ICH E2E)'를 공포하였다. 이 지침서에서는 의약품마다 비임상, 임상시험자료로부터 유해사례 발생률 등을 '안전성 규격(Safety Specification)'이라는 형태로 작성하고, 이를 근거로 약물감시계획을 수립하도록 권고하고 있다. 약물감시계획에는 현재 문제가 되는 안전성 관련 이슈들을 요약하고, 정기적인 약물감시시행계획을 수립하며, 특정 이슈에 대한 안전대책과 주요 정보의 누락을 예방하기 위한 대책을 수립하는 계획 등이 포함된다.

나. 위해최소화계획

미국 FDA가 2005년 발표한 위해최소화실행계획(Risk Minimization Action Plan, Risk MAP)에서는 의약품의 유익성은 보존하면서 위험성을 최소화하기 위한 전략적 안전관리프로그램의 진행 시기, 방법, 평가에 대한 사항이 구체적으로 제시되어 있다. 이는 의약품 개발단계, 허가 또는 시판 후 단계 등 언제든지 제출 가능하며, FDA 자문위원회에서 사안별로 검토할 수 있음을 밝히고 있다.

위해대처노력의 구체적인 방법은 다음과 같다.

1) 보건의료전문인 및 환자에 대한 일반교육

안전성 속보, 보건의료전문인에 대한 서한, 훈련프로그램, 지속적 학습, 일반인용 공지, 투약지침서 제공 등

2) 개인별 처방, 투약환경선도체계

환자동의서, 종사자자격증제도, 위해관리프로그램에 의사, 약사, 환자 참여 확대, 의약품 수급 제한, 특수제품포장, 안전성 수치(간 또는 신장기능 등) 모니터링 의무화 등

3) 의약품 접근성 제한

등록된 의사만 처방, 등록된 약사나 종사자만 투약, 안전성 모니터링결과 보유자에게만 투약 등

7.6 시판 후 위해관리

시판 후 위해관리란 의약품 등에서 나타날 수 있는 각종 유해사례를 신속하고 체계적으로 수집·평가하여 위험요인 제거를 위한 대응조치를 강구하고 의약전문인, 소비자 등에게 안전성정보 및 조치결과를 신속하고 효과적으로 전달하는 것이다. 따라서 정부는 알려지지 않은 유해반응 및 상호작용을 초기에 탐지하고 알려진 유해반응 발생빈도가 증가하는지 여부를 탐색할 수 있는 실마리정보 검색시스템을 제도화하고, 유해반응에 내재된 위험요인과 기전을 확인하여 정량적인 이익-위험 평가업무를 수행하는 조직을 운영하는 것이 필요하다. 아울러 위험을 줄이기 위한 조치와 그 조치에 대한 효율적인 교육 및 전파 시스템을 가동하여야 한다.

가. 국내외 시판 후 위해관리규정

미국 FDA에서는 2005년 3월 우수약물감시기준 및 약물역학평가를 통합하여 '약물감시지침(Pharmacovigilance Guidance)'을 공포하였고, 유럽의약품청(EMA)에서는 2007년 3월 '위해관리실행계획(Risk Management Action Plan)'을 발표하고 이를 운영하고 있으며, 일본후생노동성 의약식품국에서는 우수시판후조사제도(Good Post-Marketing Surveillance, GPMS)를 운영하고 있다.

우리나라에서는 자발적부작용보고제도, 재심사제도, 재평가제도와 함께 약물 적정사용평가제도가 운영되고 있다.

나. 의약품 유해사례 자료 수집·분석 및 관리

제약회사에서는 자사제품에 대한 모든 안전성정보를 수집하여 정부기관에 보고하여야 하며 정부에서는 수집된 정보에서 실마리정보를 탐색하기 위해 체계적이고 포괄적인 감시체계를 운영하여야 한다.

제약회사는 정부기관에 정기적으로 안전성정보보고(Periodic Safety Update Reports, PSUR)를 시행하여야 한다. 자발적부작용보고는 전문의료인, 소비자, 제약회사로부터 모두 수

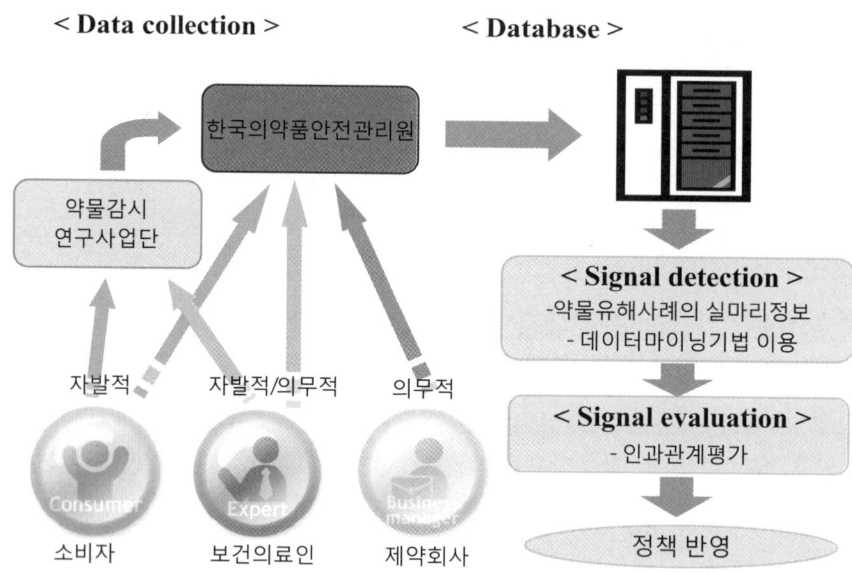

그림 7.2 보고된 안전성정보의 처리

집 가능하다. 국제조화회의에서는 약물유해반응의 표준화된 보고를 위하여 약물유해반응 용어체계인 MedDRA(Medical Dictionary for Drug Regulatory Affairs)를 사용하도록 권고하고 있다.

자발적 또는 의무적으로 제약회사, 의료인 및 소비자로부터 보고된 안전성정보 외에도 비임상시험정보, 시판 전 및 시판 후 임상시험정보, 외국의 조치, 약물역학연구자료, 특정 유해사례등록시스템, 건강관리 및 전자의무기록자료 등 각종 관련 정보 및 실제 조사자료 등의 데이터베이스를 통하여 약물유해사례의 실마리정보를 검색하게 되며, 정부기관에서는 그 정보 중 인과성이 강하고, 새롭고, 임상적으로 중요하고, 예방 가능한 것을 우선적으로 검토한다.

유해사례를 체계적으로 평가하거나 심층적인 약물역학연구를 수행하여 유해사례와 의약품과의 인과관계를 밝혀 내게 되면(그림 7.2), 이러한 근거를 통해 위해관리정책을 수립하며, 이러한 정보사항이나 정책을 의료전문인, 환자를 비롯한 국민, 언론, 전문연구기관, 소비자단체 등을 통해 전달한다. 정부의 역할은 이러한 시스템과 네트워크를 효율적으로 잘 관리하는 것이다.

1) 국내 제도

가) 자발적부작용보고제도

식약청에서는 '의약품 등의 안전성정보처리규정'에 따라 자발적으로 유해사례를 보고받고 있으며, 최근에는 유해사례보고를 활성화하고자 2009년 약물감시연구사업단을 구성하여 그 산하에 15개 대학병원을 지역약물감시센터로 지정, 운영하고 있다. 자발적으로 보고되는 부작용보고자료와 지역약물감시센터에서 보고되는 정보를 세계보건기구에 주기적으로 보고하고 있다.

나) 재심사제도

제약회사에서는 신약 시판 후 4-6년 동안 안전성 · 유효성 자료를 매년 보고하여야 하며 식약청 의약품안전국에서는 이를 평가한다. 최근 심각한 유해사례의 조기발견을 위하여 시판 후 조기 일정기간 사용성적조사보고 빈도를 강화하도록 개선하였으며, 과학적 임상시험 형태의 사용증례 수집이 권고되고 있다.

다) 의약품 재평가제도

식약청 중앙약사심의위원회에서는 이미 허가된 의약품을 일정기간(10-15년) 간격으로, 최신의 안전성 · 유효성 자료, 외국의 조치현황 등 문헌자료 등을 근거로 최신 의약학적 정보를 재평가하는 재평가제도를 운영하고 있다. 안전성 · 유효성 정보 또는 사회적 문제제기가 있는 경우에는, 국내수행 임상시험자료 또는 집중유해사례모니터링자료 등을 제출받아 특별재평가하고 허가사항 변경 등의 적절한 행정적 조치를 취한다.

라) 약물사용평가

처방 · 조제 시 의약품의 안전하고 적정한 사용을 유도하고 부적절한 약물사용을 사전에 예방하도록 의약품적정사용평가제도(Drug Utilization Review, DUR)를 운영하고 있다. 2005년부터 식약청에서 주관하여 건강보험심사평가원 및 학계와 연계를 이루어 약물사용양상평가를 실시하고, 병용금기 또는 제한 등의 의약품적정사용정보를 고시하고 있다. 식약청에서는 2007년에 취약군(노인, 소아, 임신부 등), 특정질환자(간 · 신 질환자 등) 및 안전역이 좁은 의약품 등에 대한 적정사용가이드라인을 공동개발하였다.

2) 세계보건기구

세계보건기구는 스웨덴 웁살라대학에 협력센터를 설치하고 2001년부터 온라인 모니터링체계인 'VigiFlow'를 구축하여 전 세계 회원국으로부터 방대한 부작용 정보를 수집하며

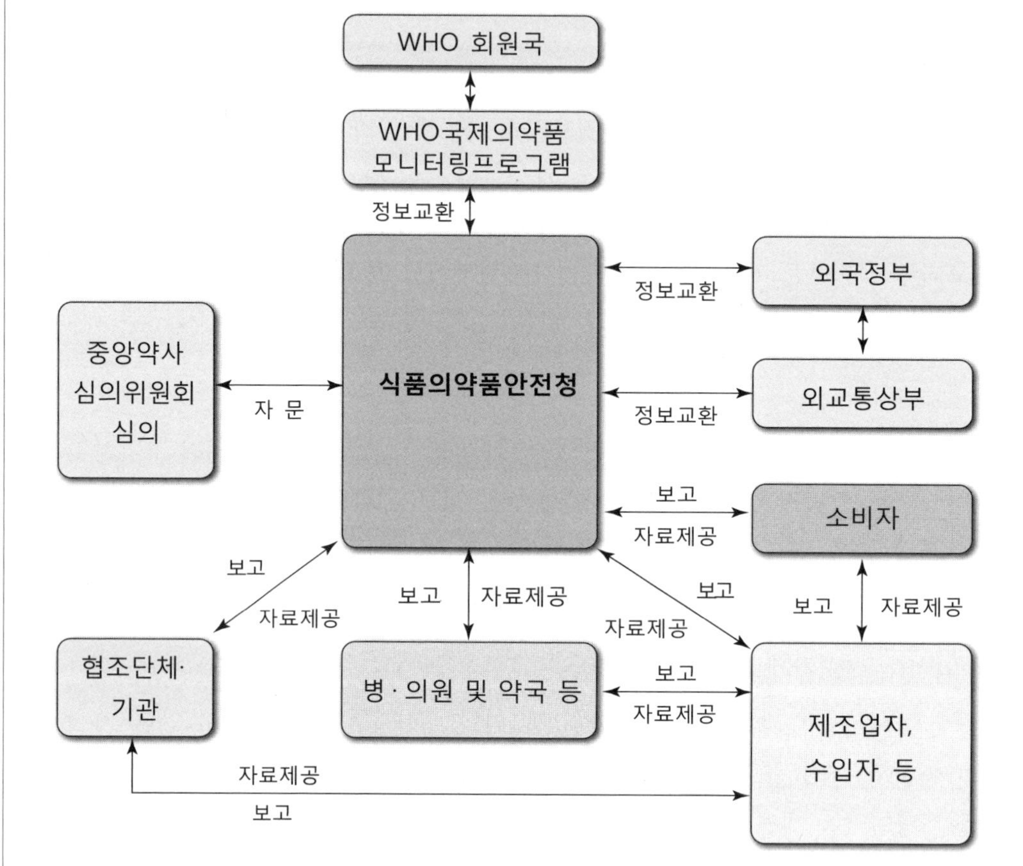

그림 7.3 국내 안전성정보 관리 흐름도

신속하게 처리하고 있다. 2009년 현재 87개의 국가에서 매년 20만 건의 유해사례보고가 수집되고 있으며, 약 350만 건의 부작용신고자료가 구축되어 있다. 해당 회원국 정부기관의 평가를 거친 데이터베이스를 통해 세계보건기구 및 모든 회원국 정부기관에서 실마리정보 검색 및 인과성 평가가 가능하다.

또한 최근에는 베이지안신뢰전달신경망(Bayesian Confidence Propagation Neural Network, BCPNN)이라는 실마리정보 검색 데이터마이닝프로그램을 자체개발하였다. 이를 이용하여 실마리정보를 효율적으로 검색하고, 임상, 역학, 전산전문가들의 자문패널을 통해 검색된 실마리정보의 유효성과 의미를 결정하고 있다. 특히 분석결과 및 정보를 환류시켜 각국에 제공하는 홍보시스템을 개발하며, 약물유해반응에 대한 약물역학연구를 실시하고 있다.

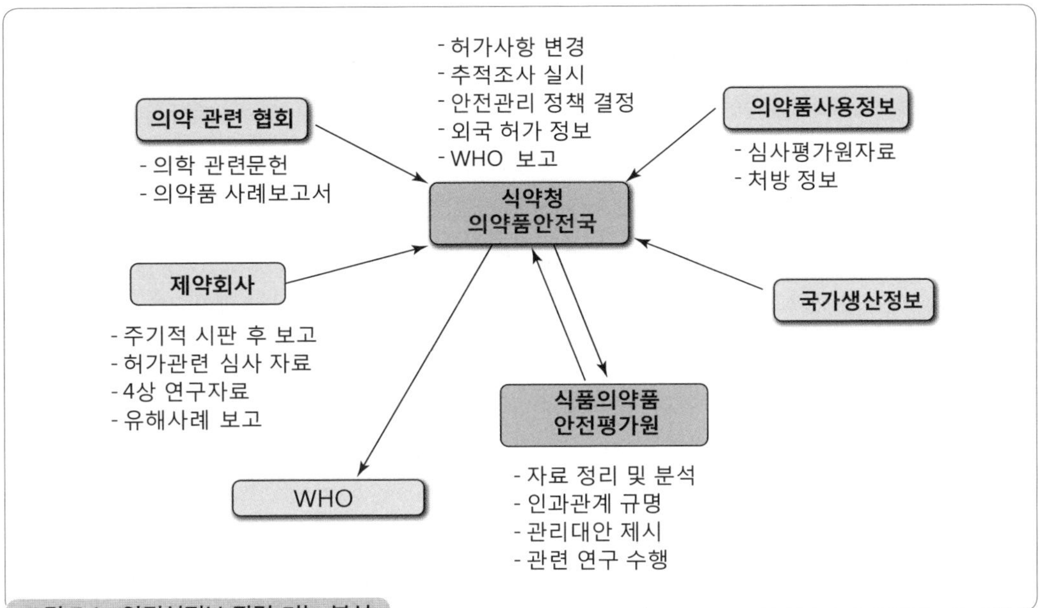

그림 7.4 안전성정보 관련 기능 분석

3) 미국

미국 FDA의 약물유해반응보고시스템(MedWatch) 홈페이지를 통해 의료인(의사, 약사, 간호사 등)이나 소비자로부터 모든 유해사례와 투약오류를 직접 보고받고 있다. 또 의료인이나 소비자가 제약회사에 신고하면 제약회사는 의무적으로 FDA에 보고하도록 되어 있는데, 이는 전체 보고건수의 90%을 차지하고 있다. FDA 의약품평가연구센터와 생물의약품평가연구센터에서는 유해사례보고체계(Adverse Event Reporting System, AERS) 데이터베이스를 2주마다 정기 검색하여 중대한/새로운 안전성정보리스트를 만들고 분기별로 홈페이지에 게시한다.

4) 유럽

유럽에서의 약물감시는 해당 의약품허가국에서 책임을 지고 있다. 각 회원국 정부는 보건관련직업종사자, 학술기관 및 제약회사로부터 자료를 수집하는 역할을 담당한다. 유럽의약품청(EMA)은 제약회사 및 회원국 정부로부터 자료를 수집하기는 하나, 주로 약물감시 지원 및 조정 의무를 가지고, 유해사례 보고체계(Eudravigilance)와 약물유해반응데이터베이스(Eudrabase)를 관리하고 있다.

영국에서는 의사들이 의약품의료기기관리청(Medicines and Healthcare Products Regulatory Agency, MHRA)에 유해사례를 보고할 때, 환자들이 자발적으로 작성한 황색카드와 함께 제출하고 있다. 또한 신약 및 백신 시판 후 2년 동안 집중적으로 안전성정보를 수집하고 있으며, 결함의약품신고센터도 운영하고 있다. 프랑스는 지역약물감시센터와 정부기관의 유기적 협력체계가 우수한 예다. 31개 지역약물감시센터에서 안전성정보를 수집하고 의약품청에서는 수집된 자료를 평가하고 의사결정을 한다. 유럽의약품청은 효율적인 약물감시를 위해 유럽약물역학및약물감시센터네트워크(European Network of Centres for Pharmacoepidemiology and Pharmacovigilance, ENCePP) 구축사업을 시작하였다. 2009년 출범한 이후 네트워크 규모가 확대되고 있으며, 2011년 4월 현재 85개 연구센터, 11개 연구네트워크, 11개 연구자료원 등이 참여하고 있다. 유럽 내를 연합하여, 다기관 시판 후 안전성 평가연구를 수행하고 각 단체들의 자료를 통합관리하는 체계를 마련한 것이다.

5) 일본

일본은 사용성적조사와 연계한 재심사제도를 운영하여 정기 안전성정보보고를 의무화하였다. 특히, 시판초기 6개월간 시판직후 조사제도를 도입하였고, 의사, 치과의사, 약사 등을 포함한 의료전문가 모두에게 자발적보고를 의무화하였다. 의약품부작용피해구제업무는 의약품의료기기종합기구(Pharmaceutical and Medical Device Agency, PMDA)에서 1980년부터 시행하여 왔다.

6) 타이완

타이완은 병원평가 및 인증 시에 약물감시체계수준을 평가하고 있으며, 이를 약사법에 명문화하였다. 뿐만 아니라 약물감시수준에 따라서 차등화하여, 건강보험급여를 하고 있으며, 의약품부작용피해구제제도를 법제화하여 시행하고 있다. 타이완의 사례는 제도 및 법규가 근거가 될 때, 약물감시활동이 더욱 활발해질 수 있음을 보여 준다.

다. 정부기관의 위해최소화 조치

유해사례의 의약품과 인과관계 정도에 따라, 정부는 다음과 같은 조치를 통해 위해를 최소화한다.

1) 허가 취소 및 변경 지시

취약 환자군에 대한 복용 금지, 용법용량 조정, 약물상호작용 조정, 간기능이나 신장기능 모니터링 등 환자모니터링, 포장단위 변경 및 제품명 심사 등

2) 회수 또는 폐기, 제조 또는 제품 출하정지 지시

3) 재평가를 지정하거나 제약회사에 시판 후 임상시험 또는 추가적인 안전성 집중모니터링 요구

4) 약국을 기재하거나 처방 날인된 경우에 한하여 제한된 유통

5) 전문가, 환자용 교육 및 환자상담 후 동의 의무화 등 커뮤니케이션

안전성속보를 발령하고, 의사, 약사 등 의료인에게 안전성서한을 보냄으로써 신속하게 해당 의약품의 안전성정보를 전파하며, 정기적인 안전성정보지 배포 또는 홈페이지를 통해 안전성정보를 공지하게 된다.

라. 정보 전달과 커뮤니케이션

정부는 위해정보의 전달을 통해 위해 최소화가 요구되는 경우, 위해 정도와 수준에 따라, 안전성속보 또는 경보를 발령하고 안전성서한을 일반인용과 전문의료인용으로 구분하여 발령한다. 정부는 유해사례모니터링에 대한 교육과 홍보를 실시하고 있다. 소비자용 유해사례 모니터링 온라인교육프로그램을 개발 · 배포하고, 의 · 약사 연수교육, 세미나, 학회 등을 통해 지속적인 교육을 실시하고 있다.

우리나라 식약청에서도 소비자 또는 전문의료인의 수준에 맞춘 눈높이 안전성정보전달홈페이지를 구축하여 안전성정보 변경사항(안전성서한 · 속보 및 허가변경) 및 변경이력을 일괄 제공하고 있다.

미국 FDA는 2007년 3월 의약품 안전성 문제와 관련된 정보를 대중에게 전달하는 방법에 대한 지침을 공포, 시행하고 있다. 안전성정보홈페이지(Index to Drug-Specific Information)를 통해 대중에 전달하기 최소 24시간 전에 제약회사에 공지하도록 하였다. 또한 국제적으로 안전성정보를 신속하게 공유하기 위하여, 유럽, 일본, 캐나다 등과 MOU를 체결, 정기적인 화상회의 및 수시 정보교환을 활발히 하고 있다.

7.7 약물역학연구에 대한 정부기관의 역할

국제약물역학회에서 2004년 8월 우수약물역학연구지침(Guideline for Good Pharmacoepidemiology Practice, GPP)을 개발하고 이를 2007년 4월 개정하여 약물유해반응 자료수집, 분석, 보고 등의 적절성을 위한 약물역학 연구계획, 수행 및 평가방법을 제시하고 있다.

미국 FDA에서는 특정 약물에 의한 중대한 유해사례보고가 많아지면, 대학 등 외부기관에 약물역학연구를 의뢰하고, 그 결과에 따라 행정조치를 취하는 시스템이 잘 구

축되어 있다. 또한 미국 AHRQ 의약품교육연구센터(Center for Education and Research on Therapeutics, CERT)와 같은 비영리연구기관에 위해관리 관련 교육을 위탁하고 있다.

선진 외국의 제도와 우리나라의 제도를 비교하면서 정부기관에서의 제도 도입이 미치는 파급효과를 파악하였고, 소비자, 의료전문가, 학계의 기능별 네트워크 운영과 커뮤니케이션의 중요성이 이해되었을 것이다. 모든 정책은 과학적인 근거를 중심으로 이루어질 때 가치 있는 효과를 발휘함을 고려할 때, 의약품 개발부터, 허가, 시판 후 각 단계별로 각 분야에서 약물역학의 활용을 극대화하여 성공적인 의약품 위해관리모델이 만들어질 수 있다.

참고문헌

시판 후 약물감시의 중요성: 시판 후 안전성평가제도 안내서 [internet]. 식품의약품안전청; 2007 [cited 2011 Apr 6]. Available from: http://opendrug.kfda.go.kr/drugsafeuse/data/data_5_view.jsp?bo_id=577&title=null

Annual Report FY 2004 [Internet]. Tokyo: Pharmaceuticals and Medical Devices Agency; 2005 [cited 2011 Apr 6]. Available from: http://www.pmda.go.jp/english/about/fy2004.html

Concept Paper: Risk Management Program [Internet]. Rockville (MD): U.S. Department of Health and Human Services, Food and Drug Administration Center for Drug Evaluation and Research; 2003 Mar 3 [cited 2011 Apr 6]. Available From: http://www.ispor.org/workpaper/ispor_comments/RiskManagementFDAConceptPaper.pdf

Guidance for Industry: E2E Pharmacovigilance Planning [Internet]. Rockville (MD): U.S. Department of Health and Human Services, Food and Drug Administration Center for Drug Evaluation and Research, Center for Biologics Evaluation and Research; 2005 Apr [cited 2011 Apr 6]. Available from: http://www.fda.gov/downloads/Drugs/GuidanceComplianceRegulatoryInformation/Guidances/ucm073107.pdf

Guidance for Industry: Development and Use of Risk Minimization Action Plans [Internet]. Rockville (MD): U.S. Department of Health and Human Services, Food and Drug Administration Center for Drug Evaluation and Research, Center for Biologics Evaluation and Research; 2005 Mar [cited 2011 Apr 6]. Available from: http://www.fda.gov/downloads/RegulatoryInformation/Guidances/UCM126830.pdf

Guidance for Industry: Drug Safety Information–FDA's Communication to the Public [Internet]. Rockville (MD): U.S. Department of Health and Human Services, Food and Drug Administration Center for Drug Evaluation and Research; 2007 Mar [cited 2011 Apr 6]. Available from: http://www.fda.gov/downloads/Drugs/GuidanceComplianceRegulatoryInformation/Guidances/ucm072281.pdf

Guidance for Industry: Good Pharmacovigilance Practices and Pharmacoepidemiologic Assessment [Internet]. Rockville (MD): U.S. Department of Health and Human Services, Food and Drug Administration Center for Drug Evaluation and Research, Center for Biologics Evaluation and Research; 2005 Mar [cited 2011 Apr 6]. Available from: http://www.fda.gov/downloads/RegulatoryInformation/Guidances/UCM126834.pdf

Guidance for Industry: Premarketing Risk Assessment [Internet]. Rockville (MD): U.S. Department of Health and Human Services, Food and Drug Administration Center for Drug Evaluation and Research, Center for Biologics Evaluation and Research; 2005 Mar [cited 2011 Apr 6]. Available from: http://www.fda.gov/downloads/RegulatoryInformation/Guidances/ucm126958.pdf

Japan Pharmaceutical Information Center [Internet]. Tokyo: Japan Pharmaceutical Information Center; [cited 2011 Apr 6]. Available from: http://www.japic.or.jp

Strom BL, editor. Pharmacoepidemiology, 4th ed. Chichester: John Wiley & Sons Ltd.; 2005. pp. 95–141.

III

약물감시

8. 약물감시와 위해관리

학습목표

약물감시와 위해관리에 관한 기본개념 및 위해최소화를 위한 방안을 설명할 수 있다.
- 약물감시와 위해관리의 개념을 설명할 수 있다.
- 약물감시체계의 필요성 및 방법을 설명할 수 있다.
- 위해최소화를 위한 방법을 설명할 수 있다.

8.1 약물감시와 위해관리의 개념

'약물감시(pharmacovigilance)'는 '약물의 유해작용 또는 약물관련 문제의 탐지 · 평가 · 해석 · 예방에 관한 과학적 연구 및 활동'을 일컫는다. 약물감시분야는 1961년 탈리도마이드 복용으로 인한 대규모 약화사고를 계기로 이전에는 밝혀지지 않았거나 이해되지 않았던 의약품의 유해효과를 탐지할 수 있는 시스템의 필요성이 대두되고, 1968년 세계보건기구(World Health Organization, WHO)의 국제약물모니터링프로그램을 통해서 본격적으로 시작되었다고 볼 수 있다.

모든 의약품은 질병을 예방, 경감 및 치료하는 유익한 효능, 효과를 갖고 있으나 동시에 유해반응을 유발할 수도 있다. 의약품의 시판승인은 독성, 약리자료 이외에도 임상시험자료 등을 종합적으로 검토하여 결정된다. 그러나 시판 전 임상시험은 제한된 조건을 가진 적은 수의 피험자를 대상으로 비교적 짧은 기간 동안 수행된다. 의약품이 허가되어 시판되기 시작하면, 더 많은 환자들이 더 오랜 기간 동안, 심지어 허가되지 않은 효능, 효과를 위하여 사용될 수 있어 시판 전 임상시험에서는 밝혀지지 않았던 약물유해반응이 발생할 수 있다. 때때로 약물유해반응의 발현 수준이 매우 심각하거나 발현빈도가 빈번하고, 위험성이 유익성을 상회하는 경우에는 제약시장에서 퇴출되기도 한다. 따라서 세계 각국에서는 약물유해반응에 의한 피해를 최소화하기 위하여 약물감시 및 위해관리(risk management) 기법을 개발하여 의약품 안전관리대책을 수립하고 있다.

위해관리란 '약물의 개발, 시판, 소비되는 전 과정에서 발생하는 위해와 이익을 평가하여, 위해를 최소화하는 포괄적이고 지속적인 과정'을 일컫는다. 이러한 모든 과정의 근간이 되고 있는 의약품의 위해평가는 시판 전 위해평가와 시판 후 위해평가로 구분할 수 있다. 시판 전 위해평가는 동물을 이용한 비임상시험 및 제한된 범위의 환자에 대한 임상시험 자료를 통한 안전성 · 유효성 평가로 이루어진다. 국내 · 외 관련 정부기관에서는 의약품의 안전성 · 유효성을 검토하는 시판 전 위해평가를 과학적으로 수행하기 위한 노력을 하고 있으나, 시판 후 발생할 수 있는 유해반응을 미리 정확히 예측하고 평가하기에는 불충분할 수 있다.

따라서 시판 후 위해평가를 위해서는 자발적부작용보고, 약물역학연구수행, 체계적 문헌고찰과 같은 시판 후 약물감시활동을 통한 보완이 필수적이라고 볼 수 있다. 이를 통해 해당의약품에 대한 정보를 확보하고, 상세한 평가를 함으로써 환자는 물론, 의사, 약사 등 보건의료전문가에게 필요한 최상의 과학적인 정보를 제공하고, 위해발생을 최소화할 수 있다.

8.2 약물감시체계의 필요성과 목적

약물감시의 주요 대상인 '약물의 유해작용' 및 '약물과 관련된 문제'의 발생 원인과 양상은 세계 각국마다 다르게 나타나므로, 각 국가별 실정에 맞는 효과적인 약물감시체계가 필요하다. 약물감시체계는 다음에 기술되는 사항과 같이 국가별로 그 특징이 차별화된다.

- 의약품의 생산, 보급 및 사용양상(예: 적응증, 용법 · 용량, 유용성 등)
- 국민의 유전형질, 식이형태
- 병용투여, 다약제요법 등 의료이용행태
- 각 국가별 생산의약품의 제제학적 품질과 조성(예: 첨가제)
- 한방제제 등 전통의약품(예: 생약제제)의 사용

이처럼 국가별로 약물사용양상, 유전적 특성 등이 다르기 때문에, 한 국가의 약물감시를 위해서는 해당 국가의 국민들을 대상으로 수집된 데이터가 필수적이다. 이러한 데이터는 해당 국민의 특성을 더욱 정확하게 반영할 수 있으며, 의사결정을 위한 신뢰성 있는 자료가 될 수 있다. 미국이나 유럽에서 발표한 안전성 연구의 결과가 사회문화적 · 유전적 특성이 다른 아시아인에게서도 반드시 똑같이 적용되는 것은 아니기 때문이다.

또한 자국의 데이터가 없을 경우에, 그 민족에서만 발생하는 특수한 약물유해반응에 대한 정보를 습득하기에 보다 오랜 시간이 소요될 수 있으며, 그동안 약물유해반응에 적절히 대처하지 못함으로써 심각한 피해를 받게 될 수 있다. 그러므로 각 국가별 효과적인 약물감시체계 구축은 의약품으로 인한 유해사례를 예방하고 자국민을 보호하며, 예상하지 못한 유해반응과 이와 관련된 경제적 손실을 최소화하기 위하여 필수적이라고 볼 수 있다. 따라서 모든 국가는 각국에서 시판되고 있는 의약품에 대하여 지속적인 모니터링을 실시하여야 한다.

이와 같은 의약품의 유해반응에 대한 탐지, 평가 및 예방을 위한 약물감시의 주요한 목적은 다음과 같다.

가. 의약품의 사용 및 환자의 치료 등 모든 의료행위의 안전성을 향상시킴.

나. 의약품의 사용과 관련된 공중보건수준 및 안전성을 향상시킴.

다. 의약품의 사용과 관련된 문제점을 탐지하고 그에 대하여 적시에 알릴 수 있도록 함.

라. 의약품의 유익성(benefit), 유해성(harm), 효과(effectiveness) 및 위해성(risk)을 평가하여 위해 발생을 방지하고 유익성을 극대화함.

마. 안전하고 합리적이며 보다 효과적인(비용 면에서 효과적인 사용을 포함) 의약품의 사용을 도모함.

바. 약물감시에 대한 이해, 교육 및 임상적 훈련을 활성화시키고 약물감시를 대중에게 효과적으로 전달하고자 함.

최근에는 이와 같은 약물감시의 대상 분야가 점차 확대되어 건강기능식품, 생약, 한약 등 전통의약품, 대체의약품, 혈액제제, 생물학적 제제, 의료기기 및 백신을 포함하기에 이르렀다.

8.3 약물감시 방법

가. 약물부작용자발적보고

WHO에서는 자발적보고를 "의사, 약사, 간호사 등 보건의료전문가와 제약업소가 국가약물감시센터에 약물유해반응에 대한 사례보고를 자발적으로 제출하는 시스템"이라고 정의하고 있다. 미국 식품의약품안전국(US Food and Drug Administration, FDA)의 경우 "보건의료전문가와 소비자가 의약품을 복용한 환자에서 나타난 약물유해반응을 제약업소, 정부 규제기관 또는 기타 조직(예; WHO 및 지역약물감시센터 등)에 보고하는 것으로서, 반드시 임상시험과 같은 계획된 자료수집체계를 통하여 얻어지는 것은 아니다."라고 정의하고 있다.

이와 같은 자발적보고는 의약품의 시판 후 안전성에 관한 실마리정보를 파악하는 데 있어서 중요한 역할을 하며, 초기 임상시험 및 시판 전 임상시험에서 나타나지 않았던 드물게 나타나는 유해사례를 탐지할 수 있도록 한다. 또한 자발적보고는 취약군에 대한 정보와 위해요소에 대한 정보, 그리고 이미 알려진 심각한 약물유해반응(serious adverse drug reaction)의 발현율 등 임상적 양상에 대한 정보를 제공하는 역할을 한다.

그러나 이러한 자발적보고자료를 이용하여 의약품의 시판 후 안전성을 평가할 경우에도 다음과 같은 한계가 있음을 주지하여야 한다.

1) 유해사례 인식상의 문제점

Koch-Weser 등은 "약물유해사례로써 약물과의 인과관계를 판단하는 것은 매우 주관적이고 부정확하게 행하여질 수 있다."라고 보고하였다. 약물에 대한 노출과 유해반응 발현 간의 관계에 대하여 정확한 결론을 내리기는 매우 어렵다. 심지어 위약군이나 어떠한 처치도 하지 않은 군에서도 유해사례가 나타난다는 것이 보고된 바 있다. 그러므로 자발적 부작용보고자료를 해석하는 데 있어서 식품의약품안전청 및 미국 FDA 등 관련 규제기관과 제약업소의 세심하고 주의 깊은 평가가 요구된다.

2) 과소보고의 문제

유해사례의 과소보고에 대해서는 국내 · 외에서 빈번히 언급되고 있다. 「국내 자발적 유해사례보고자료현황」에 따르면, 지역약물감시센터사업 및 약물감시연구사업단 출범 이후로 의약품 유해사례 보고건수가 비약적으로 늘어나고 있지만, 여전히 미국 등 보고건수가 수십만 건에 달하는 국가와는 극명한 차이를 보인다고 보고한다. 미국의 경우에도 약물과의 인과성이 의심되는 심각한 약물유해사례 발생건수 중 1% 미만만이 FDA로 접수되고 있다는 보고가 있으며, 이러한 사실은 시판 후 의약품 안전성 평가 시 특정 유해사례에 대한 보고건수가 실제로 발생하는 유해사례에 비하여 매우 적음을 알 수 있다.

3) 비뚤림

자발적보고자료는 엄격한 실험조건 하에서 실시하는 임상시험과 달리 여러 가지 원인에 의해서 비뚤림이 발생할 수 있다. 비뚤림은 의약품이 시장에서 판매된 기간, 판매지역, 보고환경, 자료의 질 등 여러 가지 요인이 원인이 되어 발생한다. 비뚤림에 의해 나타나는 결과 중의 하나가 의약품의 자발적보고건수가 시판 후 2년이 지나는 시점에서 최고점을 나타낸 후 그 이후부터는 급속히 감소하는 것이다(웨버효과, Weber effect). 이러한 현상은 해당 의약품의 판매실적 감소나 전체 유해사례 보고건수가 감소하는 현상과는 상관없이 나타난다.

4) 약물노출수준의 추정

이상과 같은 자발적보고자료의 한계점을 더욱 악화시키는 것이 분모자료의 부재, 즉 실제 총약물복용자수와 약물노출양상에 대한 자료가 없다는 것이다. 그러나 Serradell 등은 노출환자의 정확한 값을 알지 못한다고 할지라도, 의약품 사용양상자료를 이용하여 노출값을 추정할 수는 있다고 보고하였다. 이 경우 특정 환자군에 대한 약물노출자료로서 제약시장에서의 매출량 또는 처방자료, 건강보험자료 및 약물역학연구자료 등을 활용할 수 있다.

5) 자발적부작용보고의 질

자발적부작용보고에 근거한 의약품의 안전성에 대한 평가, 분석 및 그에 따른 조치 등 일련의 과정은 의사, 약사와 같은 보건의료전문가에 의해 작성, 제출되는 보고서의 질에 의해 좌우될 수 있다. 유해사례보고서에는 약물의 성분명과 제품명, 임상시험결과, 검사결과 등을 포함한 유해사례에 대한 간략한 기술, 병용투여약물 및 과거병력, 유해사례 발현일, 의약품 복용 시작일 및 종료일, 복용횟수 및 복용량, 복용중단 및 복용 재개 시의 결과에 대한 정보 등이 기술되어야 하며, 가능한 경우에는 생체검사결과까지 포함되어야 한다.

이상과 같은 자발적부작용보고자료의 한계로 인하여 방대한 양의 자발적부작용보고자료가 축적되었더라도 자발적부작용보고자료 자체만으로 약물과 특정 유해사례 간의 인과관계를 정확히 밝혀 내기란 쉬운 일이 아니다. 그러나 자발적부작용보고자료는 유해사례 실마리정보를 조기에 찾아낼 수 있도록 하거나, 가설을 세울 수 있도록 하고, 임상시험이나 발표된 논문을 근거로 하여 인과관계를 밝혀 내는 중요한 증거로 사용될 수 있다. 또한 자발적부작용보고자료의 분석을 통하여 약물과 드물게 나타나는 특정 유해사례 간의 인과관계를 밝혀 낼 수도 있다.

나. 그 외의 안전성자료 수집방법

자발적보고자료 외에도 안전성정보를 수집하기 위하여 다음과 같은 방법들을 수행하고 있다.

1) 격려보고

격려보고(stimulated reporting)는 특정 의약품에 대하여 일정 기간 동안 의사 및 약사 등 보건의료전문가로 하여금 약물유해사례에 대한 보고를 하도록 장려 또는 활성화하는 방법으로, 유해사례에 대한 온라인 보고 및 사전에 설계된 방법을 통한 유해사례보고를 체계적으로 촉진하는 방법 등이 있다. 이러한 방법들을 이용할 경우, 보고건수가 향상되기는 하나, 선택적 보고 및 정보의 불완전성 등 자발적보고와 같은 수동적 조사방법에서 나타나는 한계점들이 그대로 나타나고 있다.

격려보고의 대표적인 예는 다음과 같다. 의약품 시판초기 제약업소가 의사 및 약사 등 보건의료전문가에게 해당 제품의 안전성정보를 적극적으로 제공하는 동시에 해당 제품을 주의하여 사용하고 유해사례가 관찰될 경우 자발적으로 보고하도록 장려 · 촉구하는 방법이다. 이러한 격려보고는 시판초기 단계부터 유해사례보고를 활성화시킴으로써 해당 제품의 안전성정보를 신속하게 얻을 수 있다는 장점이 있다. 이것 역시 일종의 자발적부작용보고의 형태를 나타내는 것으로서 이를 통하여 정확한 유해사례 발생률을 산출할 수는 없으나 보고율은 추정할 수 있다.

2) 능동적 감시

자발적보고와 같은 수동적 감시와는 달리 지속적이며 체계적인 과정을 통해 유해사례 발생건수를 완벽하게 파악할 수 있는 방법으로, 위해관리프로그램을 통해 특정의약품을 투여받은 환자를 추적관찰하는 방법이 이에 해당한다. 미국의 경우 '이소트레티노인' 제제에 대하여 임신부가 복용하거나, 이 약을 복용한 남성과 성관계를 한 경우 기형아를 유발할 수 있는 치명적인 위해발생을 감소시키고자 'iPLEDGE' 위해관리프로그램을 운영하고 있다. 이 외에도 WBC 모니터링을 실시하여야 하는 '클로자핀'은 'No blood, No drug' 프로그램 하에서 처방조제 및 투약될 수 있으며, 탈리도마이드 역시 'S.T.E.P.S.®' 프로그램의 임신방지 및 임신모니터링을 통하여 처방조제 및 투약되고 있다.

3) 비교관찰연구

자발적보고 및 사례보고로부터 얻어진 실마리정보를 검증하기 위하여 수행되는 것이 비교관찰연구방법이다. 여기에는 단면연구, 환자-대조군연구 및 코호트연구가 포함된다.

가) 단면연구

단면연구는 환자의 유해사례 발병상태나 약물노출을 동시에 파악하는 연구설계로서 일정 시점에서의 환자로부터 확보한 자료를 이용하여 분석하는 방법으로 주로 실태조사 및 생태학적 분석을 위한 자료수집에 활용된다. 단면연구는 환자의 약물노출과 임상적 결과 사이의 시간적 선후관계를 명확히 파악할 수 없다는 단점이 있지만, 일정 시점에서 특정 유해사례의 유병률을 조사하거나 시간대별 자료를 확보할 수 있는 경우에는 시간경과에 따른 추세를 파악할 수 있다.

나) 환자-대조군연구

의약품의 유해사례 발생을 파악하는 모집단 중에서 유해사례가 발생한 환자군과 유해사례가 발생하지 않은 대조군을 구별 선정한다. 환자-대조군연구는 페닐프로판올아민과 출혈성 뇌졸중과의 인과관계를 평가한 연구와 같이 특정 약물과 특정 유해사례 사이의 인과성 유무를 조사하고 유해사례의 발생에 영향을 미친 위험요인들을 파악하기 위하여 매우 유용하게 적용되고 있다.

다) 코호트연구

코호트연구는 특정 약물에 노출된 환자들과 노출되지 않은 환자들을 시간이 경과함에 따라 추적조사하여 유해사례 발생을 관찰하는 방법으로서 각 환자에 대한 약물노출 정보를 추적기간 동안 파악하게 된다. 이때 약물에 대한 노출을 기준으로 노출코호트(연구대상 약물을 복용한 군)와 비노출코호트(연구대상 약물을 복용하지 않은 군)를 추적관찰하여 두 군간의 유해사례 발생률을 비교 분석함으로써 약물과 유해사례 발생 간의 인과성을 평가할 수 있게 된다. 유해사례에 대한 '상대위험도(relative risk)'뿐만 아니라 유해사례 발생률을 파악하고자 할 때도 유용하며, 약물에 대한 노출과 유해사례 발생 간의 시간적 선후관계가 명확하기 때문에 인과관계 규명을 위한 연구에 중점적으로 적용되고 있다. 그러나 해당 약물에 노출되는 환자수를 충분히 확보하기 어렵거나 발생률이 매우 낮은 유해사례를 대상으로 하는 경우에는 수행하기 어려운 단점이 있다. 또한 오랜 기간의 추적조사로 인하여 연구자 및 환자의 중도탈락을 고려하여야 하는 문제점이 있고 추적조사 기간 동안 약물에 대한 노출량과 노출약물의 종류가 변경되는 것에 대한 명확한 파악이 어려운 단점이 있다.

8.4 위해관리와 위해최소화 방안

세계 각국의 규제기관에서는 자발적부작용보고자료 등 시판 후 조사자료를 이용하여 위해평가를 수행한 후 위해를 최소화하기 위한 다양한 정책을 수립하고 있다. 미국의 경우 위해최소화방안(Risk Minimization Action Plan, Risk MAP)에 따라 해당 의약품의 용량을 변경하거나 사용상의 주의사항을 변경하고, 의사, 약사 등 보건의료전문가에게 안전성에 대한 정보를 기술한 서한을 발송하거나, 의학전문지에 자발적부작용보고자료에 대한 내용을 발표하는 등 의약품의 위해 발생을 최소화하기 위한 여러 가지 정책을 수행하고 있다. 위해 발생을 최소화하기 위한 방안으로서 의약품허가를 취소하거나 의약품의 처방을 제한하기도 한다. 일례로 지난 20년간 영국에서 시판된 의약품 중 4% 정도가 안전성 문제로 인하여 시장에서 퇴출되었다고 알려졌다.

미국 FDA에서는 위에서 언급한 Risk MAP을 운영하여 의약품의 안전한 사용을 도모하고 있다. 일례로 2004년 9월 세계적인 제약회사 머크사는 심혈관계 유해사례를 일으키는 로페콕시브(바이옥스®)를 제약시장에서 자발적으로 퇴출시켰으며, 그로부터 2개월 후 미국 FDA는 이소트레티노인제제를 제조하는 제약업소에 대하여 이소트레티노인제제를 처방하는 의사와 조제하는 약사 및 복용하는 환자 모두를 등록하여 관리하고, 이소트레티노인제제를 투여하기 전 가임여성에 대하여 임신검사를 수행하여 음성결과가 나온 자료를 첨부할 것을 의무화하였다. 또한 2005년 4월 심각한 피부병변을 유발하는 발데콕시브(벡스트라®)가 위해성/유익성 비교를 통하여 시장에서 자진 퇴출되었다. 이러한 일련의 조치들은 안전하고 효과적인 의약품을 제약시장에 유통시켜 국민의 건강과 복지를 증진시키고자 하는 위해관리가 약물감시를 바탕으로 적극적으로 수행되었음을 반증한다.

참고문헌

Begaud B, Moride Y, Tubert-Bitter P, et al. False-positives in spontaneous reporting: Should we worry about them? Br J Clin Pharmacol 1994;38:401-4.

Center for Drug Evaluation and Research [Internet]. Rockville (MD): U.S. Department of Health and Human Services, Food and Drug Administration. [updated 2009 Apr 27; cited 2011 Mar 31]. Available from: http://www.fda.gov/cder

Green DM. Pre-Existing Conditions, Placebo Reactions, and "Side Effects". Ann Intern Med 1964;60:255-65.

Jefferys DB, Leakey D, Lewis JA, et al. New active substances authorized in the United Kingdom between 1972 and 1994. Br J Clin Pharmacol 1998;45:151-6.

Koch-Weser J, Sellers EM, Zacest R. The ambiguity of adverse drug reactions. Eur J Clin Pharmacol 1977;11:75-8.

Rainsford KD, Velo GP, editors. Advances in Inflammation Research Vol. 6, 2nd ed. New York: Raven Press; 1984. pp. 1-7.

Reidenberg MM, Lowenthal DT. Adverse nondrug reactions. N Engl J Med 1968;279:678-9.

Sachs RM, Bortnichak EA. An evaluation of spontaneous adverse drug reaction monitoring systems. Am J Med 1986;81:49-55.

Scott HD, Rosenbaum SE, Waters WJ, et al. Rhode Island physicians' recognition and reporting of adverse drug reactions. R I Med J 1987;70:311-6.

Serradell J, Bjornson DC, Hartzema AG. Drug utilization study methodologies: National and international perspectives. Drug Intell Clin Pharm 1987;21:994-1001.

The Importance of Pharmacovigilance: Safety monitoring of medicinal products. Geneva: World Health Organization; 2002.

The Safety of Medicines in Public Health Programmes: Pharmacovigilance an essential tool. Geneva: World Health Organization; 2006.

Wysowski DK, Swartz L. Adverse drug event surveillance and drug withdrawals in the United States, 1969–2002: The importance of reporting suspected reactions. Arch Intern Med 2005;165:1363–9.

9. 세계보건기구 약물감시체계

학습목표

세계보건기구 약물감시체계의 현황을 이해하고 국제적 약물유해반응보고를 통한 약물감시체계를 설명할 수 있다.
- 세계보건기구 약물감시체계구축의 역사적 배경을 설명할 수 있다.
- 세계보건기구 약물감시체계의 관련 제도, 기구, 활동현황 등을 설명할 수 있다.
- 세계보건기구 약물감시체계의 장단점 및 발전방향을 설명할 수 있다.

세계보건기구 약물감시체계는 약물 안전성을 모니터링하기 위하여 자발적부작용보고를 통하여 이루어지고 있는 국제적인 협력사업이다. 이 국제약물모니터링프로그램은 참여하는 회원국가들로부터 약물부작용보고자료를 수집하여 약물유해반응에 대한 실마리정보를 찾고 궁극적으로 환자에 대한 위해를 탐지하여 최소화시키고 잠재적인 재난을 예방하는 효과적인 수단을 제공한다. 이 장에서는 세계보건기구 약물감시체계가 구축된 역사적 배경과 국가약물감시체계를 살펴보고, 세계보건기구 약물감시체계의 현황과 장단점을 설명한다.

9.1 세계보건기구 약물감시체계구축의 역사적 배경

국제적으로 약물안전성에 대한 논의가 본격적으로 이루어지게 된 계기는 1961년 알려지기 시작한 탈리도마이드사건이었다. 임신 초기에 입덧을 완화하기 위해 탈리도마이드를 사용한 산모로부터 1만 명 이상의 선천성 사지기형을 가진 아이들이 태어났던 것이다. 이를 계기로 여러 국가들에서 약물유해반응에 대한 정보를 체계적으로 수집하여 관리할 필요성을 절감하여 자발적부작용보고제도를 도입하고 국가약물감시체계를 구축하게 되었다.

세계보건기구 차원에서는 1963년 제16차 세계보건총회 결의문을 통하여 약물유해반응에 대한 정보의 신속한 전파에 관한 필요성을 재확인하였고, 1968년 국제약물모니터링을 위한 시범사업이 시작되었다. 이 사업의 목적은 드물지만 심각한 약물유해반응을 최대한 빨리 파악하기 위하여 국제적으로 적용 가능한 시스템을 개발하는 것이었다. 이 사업이 1978년부터는 스웨덴 웁살라에 위치한 세계보건기구 국제약물모니터링협력센터(WHO Collaborating Center for International Drug Monitoring)로 이전되어 전 세계로부터 약물유해사례를 보고받고 있는데, 이 센터는 웁살라모니터링센터(Uppsala Monitoring Center, UMC)라는 이름으로도 알려져 있다.

9.2 국가약물감시체계

국가약물감시체계는 대개 중앙화된 방식을 사용하고 있으나 지역약물감시센터를 통해 지방으로 분산된 방식을 채택하는 경우가 늘어나고 있다. 대부분의 국가약물감시체계에서 약물유해사례보고는 자발적으로 이루어지고 있으며 일부 국가들에서는 의무사항으로 규정한다. 또한 대부분의 국가에서 보건의료인이 직접 부작용을 보고하는 반면, 일부 국가에서는 제약회사를 통하여 보건의료인이 보고하는 경우도 있다.

국가약물감시센터로 부작용이 보고되면 담당의사 또는 약사가 보고자료를 바탕으로 인과성 평가를 하게 되며, 추가적인 정보가 요구되는지 판단한다. 세계보건기구 약물감시체계에 참여하는 대부분의 국가들은 투여된 약물과 임상증상과의 인과관계를 평가하며, 최종적인 인과관계 및 임상적 중요성에 대한 평가를 돕기 위한 해당 분야 전문가들로 구성된 자문위원회를 운영하고 있다. 세계보건기구는 요약된 보고자료를 내용에 따라 '질적 수준'을 구분하여 결정하는 체계를 가지고 있으며 준-계량적 방법으로 관련성을 기술하고 있다.

실마리정보의 조기발견을 위해서는 보고자료의 질과 양을 모두 고려해야 한다. 보고된 많은 유해사례자료들이 정보가 충분하지 못하여 제외되지만, 질이 낮은 보고자료라고 할지라도 임상증상이 심각한 경우에는 실마리정보가 될 가능성을 주의 깊게 고려하여야 한다. 이러한 활동의 목표는 조기경고를 하는 것이므로 의심스러운 보고자료를 바탕으로 실마리정보에 대한 보다 확실한 근거를 찾아야 한다.

국가약물감시센터가 보고자와 의사소통을 하는 방식에 있어서도 국가별로 뚜렷한 차이가 있다. 일부 국가에서는 보고자가 무기명으로 처리되어 정부규제조치가 있거나 논문으로 출판되는 경우를 제외하고는 보고자에게 피드백이 없는 반면, 다른 센터들에서는 구두 혹은 문서를 통한 직접적인 피드백을 제공하여 보고자와 센터 간의 의사소통을 극대화하는 방식을 취하고 있다.

세계보건기구 약물감시체계에서 약물유해사례보고와 관련하여 권고하는 적정 국가약물감시센터의 요건은 다음과 같다.

- 약물유해사례보고를 최소한 분기별로 한 번은 한다.
- 연간 인구 100만 명당 200 건 이상의 사례보고를 한다.
- 지리적 · 의학적으로 다양한 영역의 사례보고를 한다.
- 백신과 기타 공중보건사업에 대한 보고를 포함한다.
- 전통의학에 의한 유해사례보고를 포함한다.
- 가능한 많은 정보를 가진 사례보고를 한다.
- 보고된 유해사례에 대한 인과성 평가를 시행한다.

9.3 세계보건기구 약물감시체계의 현황

세계보건기구 약물감시체계는 약물 안전성에 대한 모니터링을 위하여 세계보건기구 회원국들이 참여하는 협력사업이다. 이 국제약물모니터링프로그램은 국가약물감시센터들, 세계보건기구 본부, 웁살라모니터링센터 등의 네트워크로 구성되어 있다. 2009년 9월

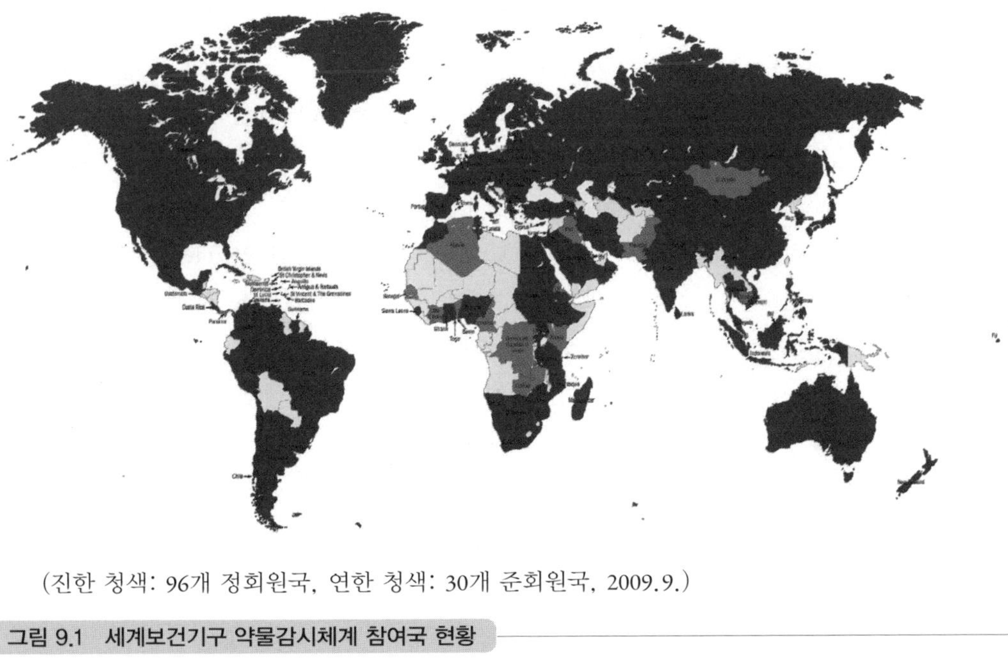

(진한 청색: 96개 정회원국, 연한 청색: 30개 준회원국, 2009.9.)

그림 9.1 세계보건기구 약물감시체계 참여국 현황

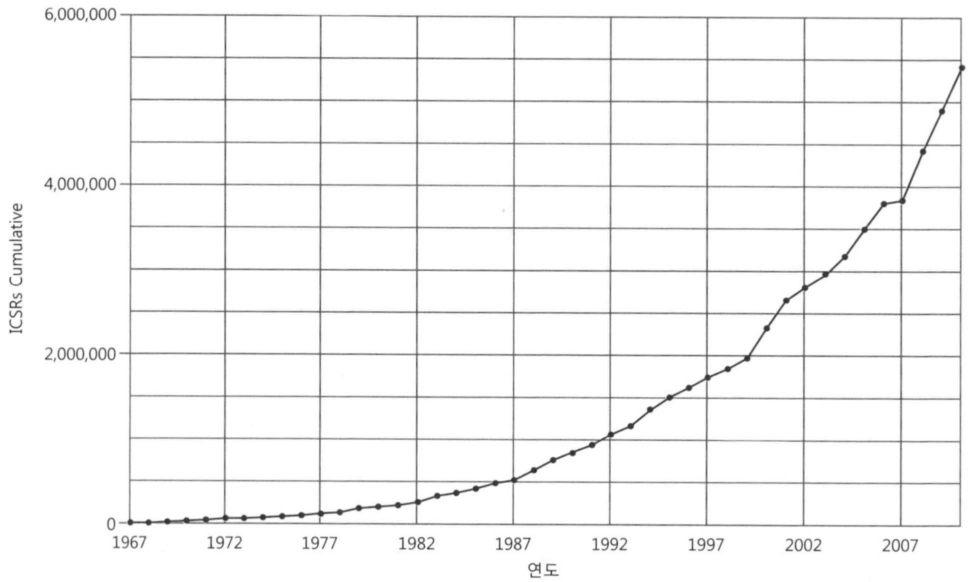

그림 9.2 세계보건기구 데이터베이스의 약물유해사례 누적 건수(1968~2009)

현재 96개국이 정회원국으로 30개국이 준회원국으로 이 프로그램에 참여하고 있으며(그림 9.1), 참여하는 국가들의 국가약물감시센터로부터 매년 약 20만 건의 보고를 받아 수집되어 2009년 9월 기준 저장된 세계보건기구 데이터베이스에는 470만 건이 넘는 의심되는 약물유해사례가 축적되어 있다(그림 9.2).

우리나라는 1992년부터 회원국으로 가입하여 참여하고 있으며, 다빈도로 약물유해사례를 보고하고 있는 나라들과 비교할 때 약물유해사례보고가 아직까지 미흡한 실정이다(그림 9.3).

이 국제약물모니터링프로그램에서는 사례보고 관리프로그램인 VigiFlow를 제공하여 국가약물감시센터가 인터넷을 통하여 보고할 수 있도록 하고 있다. VigiFlow는 웹을 기반으로 하여 인터넷이 가능한 컴퓨터라면 어디에서라도 접속하여 사용가능하며 회원국에서는 각 국가의 약물유해사례를 VigiFlow를 통해 보고하고 웁살라모니터링센터에서는 모아진 자료를 바탕으로 약물안전성 관련 정보를 생산하고 이를 각 회원국에게 제공한다.

세계보건기구 약물감시체계는 국가약물감시센터들로부터 보고된 유해사례를 평가하고 분석하여 새로운 약물유해반응의 실마리정보를 찾기 위한 노력을 계속하고 있다. 이 프로그램은 실마리정보를 강화하고 사후 연구를 진행하기 위한 참고자료가 되는 세계보건기구 데이터베이스를 제공할 뿐 아니라 이메일 정보교환시스템인 Vigimed를 통하여 세계

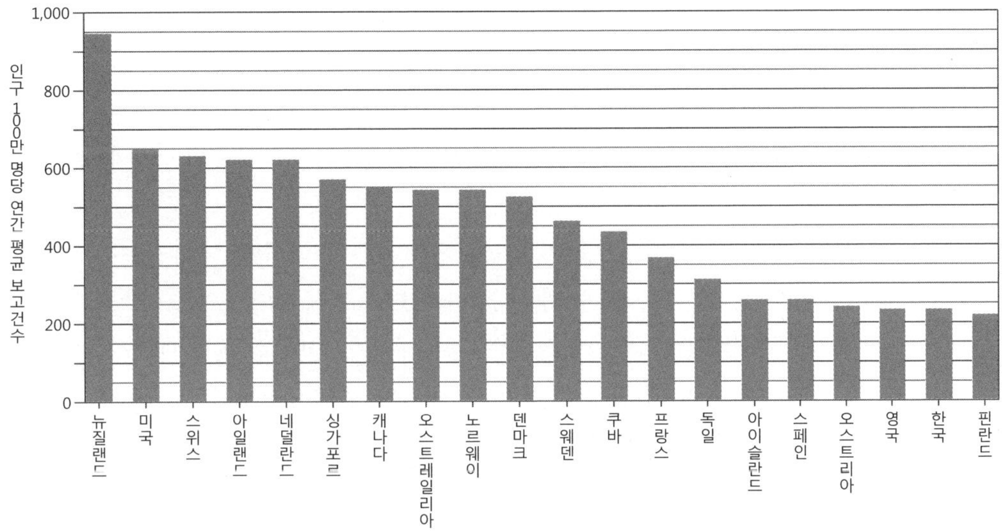

그림 9.3 세계보건기구 약물유해사례 다빈도 보고 국가들(2005년 8월~2010년 8월)

보건기구와 국가약물감시센터들 간의 정보교환이 이루어지도록 하고 약물감시분야의 가이드라인, 서적, 정기간행물 등을 출판하고 있다.

대규모 세계보건기구 데이터베이스에서 새로운 약물유해반응의 실마리정보를 찾기 위하여 개발된 데이터마이닝기법은 베이지안신뢰전달신경망(Bayesian Confidence Propagation Neural Network, BCPNN)이다. BCPNN은 통계적으로 유의한 불균형을 찾아내어 세계보건기구 데이터베이스에서 모든 가능한 약물과 유해반응의 조합을 자동으로 스크리닝해 준다. 이 기법은 대규모 자료와 변수의 조합에 대한 효과적인 분석도구를 제공하며 결측자료가 있더라도 사용할 수 있고, 새로운 자료를 추가하거나 상이한 패턴의 항목을 선택할 때 불균형의 변화를 모니터할 수 있다. BCPNN은 실마리정보를 찾기 위한 빠르고 효율적인 수단을 제공한다. 의약품정보집을 기준으로 후향적으로 실마리정보를 확인한 연구에 의하면 BCPNN의 양성예측도가 44%, 음성예측도가 85%에 이르는 것으로 나타났다.

검색된 실마리정보의 유효성과 임상적 의미를 체계적으로 평가하기 위하여 임상전문가로 구성된 17개 자문패널이 있으며, 이 패널은 임상전문가들의 자발적인 참여로 이루어지고 실마리정보로 검색된 유해사례에 대하여는 6개월 간격으로 확인하고 2년간 추적관찰을 통해 더 많은 정보를 얻어 인과성 평가를 수행한다.

9.4 세계보건기구 약물감시체계의 장단점

자발적부작용보고를 통한 국제약물모니터링프로그램은 비교적 비용을 적게 들이면서 용이하게 운영할 수 있다. 또한 이 프로그램을 통하여 시판 후 대규모 인구집단을 대상으로 발견된 약물부작용 양상을 파악할 수 있으므로 시판 후 약물부작용감시체계에서 필수적이고 기본적인 요소로 받아들여지고 있다.

반면 자발적부작용보고는 새로운 잠재적 약물유해반응에 대한 실마리정보를 얻기 위한 것이므로 처음에는 약물유해반응에 대한 실마리정보로 생각되었으나 추가된 정보를 반영하여 분석한 결과 약물의 사용과 의심된 약물유해반응 간에 인과적 관련성이 없다는 결론을 얻을 수 있다. 자발적부작용보고를 통해 보고되는 임상정보가 인과성에 대한 정확한 판단을 내리기 위해서는 너무 부족한 경우가 많다. 약물복용에 대한 정보가 충분하지 않고 보고된 진단명에 대한 진단기준이 부정확할 수 있으며 보고자의 주관적 판단이 개입될 여지가 많아서 자료의 질이 일정하지 않고 다양하다.

또 다른 문제점은 보고율이 너무 낮다는 점이다. 보건의료전문가들이 자발적부작용보고에 대해 모르거나 알고 있더라도 그 중요성에 대해 이해하지 못하고 과중한 다른 업무들에 밀려 실제로 보고가 이루어지는 경우가 많지 않다. 따라서 자발적부작용보고를 통하여 추정된 약물유해반응의 빈도는 실제 발생률보다 적은 최소수준일 가능성이 많다. 보고율과 관련된 또 다른 문제점은 보고율이 전반적으로 낮은 것이 무작위로 발생할 수 있지만 선택적일 수 있다는 점이다. 이 경우 심각한 비뚤림을 초래할 수 있다. 일반적으로 최근에 개발되어 시판된 약물에서 보고율이 높고, 그 약물을 처방하는 의사 또는 투여되는 환자집단의 특성에 따라 다른 보고율을 보일 수 있다.

최근 들어 세계화가 활발히 진행되면서 국제교역과 인터넷사용의 증가, 소비자운동의 활성화 등은 약물과 그 정보에 대한 접근성의 변화를 가져왔으며 이에 따라 인터넷을 통한 약물의 불법판매와 오남용, 전통의약품의 사용증가 등 약물안전성에 관한 새로운 종류의 도전을 주고 있다. 이러한 도전들을 극복하기 위하여 세계보건기구 약물감시체계는 앞으로 더욱 발전된 형태로 진화할 것으로 예상된다.

참고문헌

Coulter DM, Bate A, Meyboom RH, et al. Antipsychotic drugs and heart muscle disorder in international pharmacovigilance: Data mining study. BMJ 2001;322:1207-9.

Lindquist M, Stahl M, Bate A, et al. A retrospective evaluation of a data mining approach to aid finding new adverse drug reaction signals in the WHO international database. Drug Saf 2000;23:533-42.

Strom BL, editor. Pharmacoepidemiology, 4th ed. Chichester: John Wiley & Sons Ltd.; 2005. pp. 161-83.

The Importance of Pharmacovigilance: Safety monitoring of medicinal products. Geneva: World Health Organization; 2002.

Viewpoint: Watching for safer medicines, 2nd ed. Uppsala: The Uppsala Monitoring Centre, WHO Collaborating Centre for International Drug Monitoring; 2010.

10. 미국 약물감시체계

학습목표

미국 식품의약품안전국 약물유해반응신고체계의 발전과정 및 장단점을 설명할 수 있다.
- 미국 식품의약품안전국 약물유해반응신고체계의 필요성, 배경을 설명할 수 있다.
- 미국 식품의약품안전국 약물유해반응신고체계의 관련 제도 및 규정을 설명할 수 있다.
- 미국 메드와치프로그램 및 유해사례보고체계의 목적, 수행과정, 장단점을 설명할 수 있다.

미국의 의약품규제기구인 식품의약품안전국(Food and Drug Administration, FDA)은 허가 후 시판되는 모든 의약품에 대한 안전관리책임을 지고 있다. 이러한 목적을 달성하기 위하여 식품의약품안전국은 다양한 활동을 수행하는데, 약물감시분야에서는 보건의료인 및 소비자의 자발적부작용보고와 제약사의 의무보고 등의 두 가지 활동이 대표적이다. 이 장에서는 자발적부작용보고시스템인 메드와치(MedWatch)프로그램의 필요성 및 현황, 장단점 등을 기술한다.

10.1 자발적부작용보고시스템의 필요성

의약품은 시판되고 나면 동반질환이 있거나 다른 약물을 병용하는 환자에서 장기간 사용되며, 허가사항 외 목적으로 사용되기도 한다. 이처럼 시판 후에 대규모의 다양한 인구집단에서 의약품을 사용하게 되면서, 시판 전 임상시험에서는 알려지지 않았던 의약품 유해사례가 발생하기도 한다. 따라서 시판 후 안전성 관리를 위하여 보건의료인과 소비자를 대상으로 허가사항에 기재되지 않은 중대한 약물유해반응, 투약오류, 제품품질문제 등에 대한 자발적부작용보고를 수집하고 있다. 보건의료인과 소비자는 메드와치시스템을 통하여 FDA로 직접 부작용을 보고하거나, 제조사를 통하여 FDA로 부작용을 보고한다. 미국에서는 보건의료인이 보고한 자발적부작용보고자료가 전체의 70% 내지 75%에 달하며, 소비자의 보고도 약 15%에 달한다. 이러한 자료는 시판 후 약물감시를 위해 필수적인 1차적 자료원이 된다.

10.2 메드와치프로그램의 추진배경

FDA의 전신인 의약품국(Bureau of Drugs)은 1902년 생물의약품관리법(Biologics Control Act)에 의해 설립되었으며 1906년, 1939년, 1962년에 걸쳐 약물을 규제하는 법률이 제정 및 개정되었다. 1902년의 법률은 디프테리아 항독소접종으로 인한 소아의 파상풍사망이 보고됨에 따라 제정되었으며, 이는 약물안전성에 대하여 언급한 최초의 법률이었다. 이 법률에서는 제조회사가 해마다 허가를 받고, 허가사항을 기재하도록 하였으나, 시판 전 안전성과 유효성, 시판 후 안전성에 대한 정부기관의 규제에 대한 내용을 포함하지 않았다. 이후 1906년 미국 순수식품의약품법(Pure Food and Drug Act)에서 허가사항기재의 오류 등 형식적인 부분을 규제하였으나, 여기서도 시판 후 약물안전성에 대한 정부기관의 규제는 언급하지 않았다.

1937년 디에틸렌글리콜(diethylene glycol)을 이용한 설파닐아미드 엘릭서(elixir sulfanila-mide)에 의하여 107명이 사망함에 따라 1938년 6월 미국 연방식품의약품화장품법(Federal Food, Drug and Cosmetic Act)이 통과되었다. 개정된 법률에 따라서 신약의 경우 시판 전에 안전성을 확인하기 위한 임상시험을 하고, 그 결과를 FDA에 제출하게 하였다. 또한 의약품의 안전한 사용을 위하여 적절한 허가사항을 명시하도록 하였다. 그러나 이때까지도 시판 후 안전성 모니터링은 제조회사가 이행해야 하는 의무사항은 아니었다.

1949년 초반 허가된 광범위 항생제인 클로람페니콜이 재생불량성 빈혈과 관련성이 있다는 증례보고가 발표되면서, 시판 후 안전성 모니터링의 필요성이 부각되었다. 1956년 FDA는 미국의사협회, 미국병원약사회, 의무기록사협회와 함께 자체적인 약물감시를 위한 파일럿연구를 시작하였다. 이러한 과정을 거쳐 개정된 1962년 키포버-해리스 수정법안(Kefauver-Harris Amendments)에서는 처음으로 제약사가 신약허가신청을 거친 모든 제품에 대하여 시판 후 유해사례를 FDA에 의무적으로 보고하게 하였다. FDA는 1967년 유해사례 보고자료를 전산화하였으며, 1968년 초반에는 FDA Form 1639 Drug Experience Reports에서 얻어진 모든 데이터를 자발적보고체계(Spontaneous Reporting System, SRS)에 접수, 코딩 · 입력하였다. 자발적보고체계는 1997년 11월 유해사례보고체계(Adverse Event Reporting System, AERS)로 대체되었는데, AERS는 허가된 모든 의약품과 생물학적 제제에 대한 FDA의 시판 후 안전성 감시프로그램을 위한 전산화된 데이터베이스다.

1991년까지는 제약사와 보건의료인이 부작용보고를 위한 5개의 양식을 사용하였고, 복잡한 보고방식에 따른 문제점이 제기되어 1993년 FDA의 메드와치프로그램이 시작되었다. 이 프로그램에서 사용하는 'FDA 양식 3500'은 한 장짜리 자발적보고양식으로서 백신을 제외한 모든 의약품과 관련된 유해사례의 자발적보고에 사용되며 제약사의 의무보고에서 사용되기도 한다. 메드와치프로그램은 자발적보고과정을 돕고 활성화하기 위한 목적으로 개발되었으며, 보고된 부작용자료는 FDA의 유해사례보고 데이터베이스에 입력된다.

10.3 유해사례보고 관련 책임 및 규정

미국은 제약사의 경우 유해사례를 의무적으로 보고하도록 규정하고 있으며, 보건의료인과 소비자에게는 자발적으로 부작용을 보고하도록 권장한다. 따라서 대부분의 보건의료인과 소비자는 FDA에 유해사례를 직접 보고하기보다는 제약사를 통하여 보고하는 경우가 많다.

표 10.1은 제약사의 유해사례 의무보고와 관련된 사항을 정리한 것이다. 제약사는 인지한 모든 유해사례를 FDA에 보고하여야 하며, 가능한 완전한 정보를 제공하여야 한다. 제약사의 보고는 의무사항이지만 이것 또한 1차적으로는 보건의료인이 제약사에 자발적으로 또는 학술지에서 발표함으로써 파악된다.

일반의약품의 경우 신약허가신청승인에 따라 시판된 경우에만 부작용 보고를 의무적으로 하도록 한다. 전문의약품에서 일반의약품으로 전환된 경우에도 부작용 보고는 의무적이다. 오래된 약물의 경우 FDA의 승인절차 없이 판매되는 경우가 있는데 이러한 경우에는 심각한 경우에 한하여 자발적부작용보고가 장려되기는 하지만, 의무적인 것은 아니다.

표 10.1 제약사의 유해사례 의무보고

15-day "Alert Reports"	모든 중대하고 기대되지 않은 유해사례는 발생 국가와 관계없이 15일 이내에 FDA에 보고하여야 한다.
15-day "Alert Reports" follow-up	15일 신속보고서(alert report)의 모든 유해사례에 대해 신속히 조사하여 15일 이내에 보고하여야 한다.
Periodic AE reports	15일 보고에 해당하지 않는 모든 국내 발생 유해사례를 주기적으로(승인 이후 첫 3년 동안 분기마다, 이후 매년) 보고하여야 한다. 시판 후 연구 및 문헌에서 얻어진 유해사례 정보는 해당되지 않는다.
Scientific literature	문헌(사례보고나 공식적 임상시험)에서 얻어진 정보에 근거한 15일 신속보고서에는, 출판된 논문을 첨부하고 외국어의 경우 번역한다.
Postmarketing studies	시판 후 연구 결과 해당 제약사의 제품이 특정 유해반응과 인과관계가 없다고 판단되었을 경우, 15일 신속보고서를 제출하지 않아도 된다.

따라서 유해사례를 의무적으로 보고할 필요가 없는 일반의약품, 건강기능식품 등과 관련성의 가능성이 있는 중대한 유해사례의 경우 보건의료인과 환자가 직접 FDA에 자발적으로 보고하는 것이 중요하다. 또한 각종 규정 및 가이드라인 등에 의하여 보고된 부작용 보고내용을 신속하게 검토할 수 있고, 비용을 절약할 수 있는 전산화방식이 권장되고 있다. 이에 FDA는 개별증례 안전성 보고(Individual Case Safety Reports, ICSRs)의 전자보고를 시행하기 위하여 노력하고 있으며, ICH E2B(M), M1(MedDRA 사전), M2 표준을 기반으로 한다.

10.4 메드와치프로그램의 목적

FDA는 모든 보건의료인(의사, 약사, 간호사, 치과의사 등)이 유해사례 보고를 자신의 전문적 책임 중 하나로 생각하도록 권장한다. 또한 약물유해사례의 자발적부작용보고는 각종 기관에서도 권장하고 있다. 병원의 유해사례모니터링은 2003년 발표된 의료기관인증위원회(Joint Commission on Accreditation of Healthcare Organizations, JCAHO)의 환자안전성표준에 포함되어 있으며, 유해사례보고는 규정에 따라 수행되어야 한다. 미국병원약사회에서는 유해사례모니터링과 보고에 대한 가이드라인을 발표하였고, 미국의사의사협회와 미국치과의사협회에서도 의사와 치과의사가 유해사례보고체계에 의무적으로 참여하는 데 동의하였다.

1994년 이후 JAMA의 투고규정에는 의약품, 의료기기 유해사례나 유해반응을 출판된 원고에 제시하고, 적절한 정부기관에 보고하도록 하였다. 또한 국제의학학술지편집인협의회에서 1997년 개정한 "생의학학술지에 투고하는 원고의 통일양식(Uniform Requirements for Manuscripts Submitted to Biomedical Journals)"에서는 중대한 유해사례의 시의적절한 보고를 권장하고 있다.

메드와치프로그램의 구체적 목표는 다음과 같다.

첫째, 의약품 등으로 인한 유해사례 및 자발적부작용보고의 중요성에 대한 인식도를 높이는 것이다.

둘째, 자발적부작용보고 시에 무엇을 보고할지를 명확하게 하는 것이다. 메드와치에서는 중대한 유해사례를 많이 보고할 수 있도록 권장하며, 인과성 평가는 자발적부작용보고의 전제조건이 아니다.

셋째, 자발적부작용보고과정을 편리하고 쉽게 만드는 것이다. 유해사례보고 양식에는 중요한 정보가 포함되는데, 'FDA 양식 3500'은 자발적보고에 사용하며 'FDA 양식 3500A'는 의무보고에 사용한다. 두 양식 모두 메드와치 사이트(http://www.fda.gov/medwatch)에서 저장 및 인쇄가 가능한 파일로 다운로드받을 수 있다. 기록된 양식은 메일이나 팩스로 제출하며, 1998년부터는 온라인보고도 가능하다. 또한 메드와치 담당부서에 구두로 보고할 수도 있다. 백신에 관련된 보고는 미국 예방접종후유해사례보고체계(Vaccine Adverse Event Reporting System, VAERS)에 보고되는데 VAERS-1 양식을 사용한다(www.fda.gov/cber/vaers/vares.htm). FDA의 제조업자 약물유해반응보고프로그램에 참여하는 제약사에게는 신약성분물질에 한해서 FDA에 보고된 중대유해사례보고의 사본을 제약사에 제공한다. 단 보고자가 제조사에 알려지기를 원하지 않는 경우는 예외로 한다.

넷째, 의약품에 대한 시의적절하고 임상적으로 유용한 안전성정보를 보건의료인과 환자에게 제공하는 것이다. 보건의료인에게 새로운 안전성정보를 알려서 임상진료환경에서 적용할 수 있도록 한다. 안전성 관련 정보가 안전성서한 또는 속보의 형태로 메드와치 사이트에 등재되며, 메드와치프로그램에 등록한 사람들에게 이메일을 통해서 전달되고, 보건의료인, 소비자, 미디어단체 등과 네트워크를 통하여 배포한다.

10.5 유해사례보고체계

미국 유해사례보고체계(Adverse Event Reporting System, AERS)는 오라클기반의 관계형 데이터베이스시스템으로서 FDA에 직간접적으로 제출된 모든 의약품 등의 유해사례보고를 포함하고 있다. AERS의 역할은 시판 후 약물감시를 증진하고 유해사례발생을 예방하는 것이다.

제약사가 제출한 보고는 FDA 의약품평가연구센터(Center for Drug Evaluation and Research, CDER)의 약물안전과(Office of Drug Safety, ODS)에 전달되며, 개인이 제출한 부작용보고는 우편, 팩스, 인터넷, 전화로 메드와치에 제출되어, 해당 FDA 센터에 전달된다.

제출된 정보는 요약되어 유해사례보고 데이터베이스에 입력된다. 데이터 입력은 주요변수에 대한 질평가, MedDRA 사전을 이용한 국제표준부작용용어체계로 코딩하는 과정으로 이루어진다. 자발적보고와 15일 신속보고의 경우 우선적으로 표준화작업을 수행하며, 14일 이내에 유해사례보고데이터베이스에 입력된다. 각 보고의 시의적절성, 완전성, 코딩의 정확성 등을 검토하며, 표본조사를 통하여 제조사의 의무보고준수여부를 평가한다.

유해사례보고 데이터베이스는 개인정보 등의 기밀정보를 제거한 상태로, 분기별로 업데이트되고 FDA 웹사이트(www.fda.gov/cder/aers/extract.htm)에서 확인할 수 있다. 자동화된 기능을 사용하여 허가사항에 없는 심각한 유해사례, 중대한 의학적 사건(torsade de pointes, 무과립구증, 중독성표피융해증 등)의 경우 보고자에게 알리게 된다. 또한 특정 약물에 대해 접수된 모든 약물유해사례보고를 활용하여 실마리정보를 찾아내는 기능을 수행한다.

10.6 유해사례보고에 대한 FDA의 평가

유해사례보고에는 제품명, 유해사례의 간략한 기술, 해당 사건의 발생 일시, 약물의 시작/중단 시점, 가능한 경우 기저상태(동반 질환, 병용약물, 위험요인 유무), 투여용량 및 빈도, 투여 전과 투여 중의 관련 실험실적 소견, 생검/부검 소견, 인구학적 요인, 투여중단(de-challenge, 약물중단 시 해당 사건의 소실), 재투여(re-challenge, 약물재투여 시 해당 사건의 재현), 가용한 교란약물이나 교란상태에 대한 정보 등이 포함된다. 개별 사례에 대한 검토는 약물안전과의 안전성검토자(safety evaluator) 및 역학자가 담당한다.

해당 제품의 누적된 유해사례보고정보에서 실마리정보가 의심되면, 안전성검토자는 유해사례보고 데이터베이스 검색, 문헌검색, 외국규제기관과의 협력, WHO 웁살라모니터링센터를 통하여 추가사례를 수집한다. 또한 약물역학전문가와 함께 유해사례를 명확히 정의하고, 공통적인 경향, 가능한 위험요인, 기타 중요한 항목 등을 확인하며, 해당 약물사용에 관한 데이터를 확보한다. 수집된 데이터를 분석하여 처방약물에 대한 노출정도를 평가하고, 해당 유해사례의 기저발생률을 확인한다. 해당 유해사례의 보고율을 추정하며, 동일 인구집단에서 해당 유해사례의 기저발생률과 비교하여 집단발생 여부를 판정한다.

안전성과 관련한 심각한 문제가 확인되면, CDER의 평가부서에서 제약사가 스폰서하는 시판 후 약물역학연구를 통하여 약물-유해사례 간 인과적 관련성을 평가한다. 또한 대규모 건강보험자료, 의무기록자료 등을 연계한 약물역학연구의 수행가능성을 검토한다. 외부 연구기관 및 대학에 약물역학연구를 의뢰하기도 하는데, 과제를 수행할 연구자는 대규모 인구집단기반 데이터베이스에 접근할 수 있도록 허용한다.

실마리정보에 대한 심층적 평가가 끝나면 다양한 규제조치를 취하게 되는데, 주요한 규제조치로는 경고문구 추가, 약물사용 및 배포의 제한, 제품이름이나 포장지변경, 허가사항변경, 안전성서한 및 속보 배포 등이 있고, 드물게는 해당약물의 시장퇴출 등의 조치를 취하기도 한다. 안전성서한 및 속보, 기타 안전성통지, 월별 안전성 관련 허가사항 변경내역은 메드와치 웹사이트에서 확인할 수 있다.

자발적보고로 축적된 막대한 데이터를 평가하기 위하여 집합분석기법, 데이터마이닝기법 등을 개발하여 대규모 데이터베이스를 체계적으로 스크리닝한다. 1998년부터 FDA에서는 자동화되고 신속한 베이지안기법을 활용하여 데이터마이닝을 수행하고 있으며, 시판 후 의약품, 생물학적 제제, 백신 등에 관한 안전성수집자료를 바탕으로 실마리정보 분석과 심층적 평가를 위한 노력을 기울이고 있다.

10.7 메드와치프로그램의 장점

가. 대규모이고 비용–효과적이다

자발적보고에 기반한 약물감시체계는 모든 약물사용자를 대상으로 한 지속적이고도 상대적으로 저렴한 약물감시방법이다. 또한 임상시험에서 발견되지 못한 새롭고 드문 유해사례에 대한 실마리정보를 도출하는 데 널리 사용된다.

나. 약물–유해사례에 대한 가설과 실마리정보를 도출한다

자발적보고는 해당 유해사례를 설명하기 위하여 필요한 가설을 도출하는 데 유용하다. 약물감시프로그램의 주요 기능은 약물유해사례 관련성을 증명하기보다는 인과적 관련성에 관한 가설을 제기하는 것이며, 잠재적 관련성을 푸는 실마리를 제기하는 것이다. 개별사례에서 약물유해사례의 관련성을 평가하는 알고리즘이 활용되기는 하지만, 특정 사례보고로 인과적 관련성에 대한 결론을 내리기는 상당히 어렵다.

각 보고사례에서 약물유해사례 관련성이 강력할수록, 해당 유해사례의 발생이 드물수록, 인과성을 확인하는데 필요한 보고건수는 적어진다. 드문 유해사례의 경우 약물유해사례 간 동시발생이 우연일 가능성이 적고, 세 건을 초과하면 추후 평가가 필요한 실마리정보가 된다. 실제 의약품과 유해사례 간의 시간적 관계와 투여중단, 재투여 시 양성소견이 나타나면 한 건만으로도 약물유해사례 관련성의 증거가 될 수도 있다. 생물학적 개연성과 일정 수준의 관련성 강도로써 해당 관련성의 인과성을 의심할 수도 있다. 그러나 개별 유해사례보고로써 일정 수준의 인과성을 확인하는 경우는 흔하지 않으며 인과적 관련성을 확증하기 위해서는 대개의 경우 추가적인 연구가 필요하다.

다. 보건의료인이 약물감시 및 약물안전성에 기여할 기회를 제공한다

허가사항 변경으로 이어지는 유해사례보고 중 보건의료인의 보고가 가장 많다고 연구된 바와 같이 보건의료인의 보고로써 약물감시 및 약물안전성을 개선할 기회를 줄 수 있다.

10.8 메드와치프로그램의 단점

가. 보고된 유해사례는 주관적이고 항상 정확하지는 않다

약물유해사례의 특성은 주관적이고 항상 정확하지는 않다. 의약품과 유해사례 간의 관련성은 보고자가 직관적으로 인식하기도 하지만, 해당 유해사례가 발생하게 된 다른 가능성이 있는지를 확인하는 것이 매우 중요하다. 예를 들어 위약을 사용하는 경우에도 유해사례가 발생할 수 있다. 또한 인구집단에서는 약물노출에 무관하게 발생하는 사례도 있기 때문에 기저발생률을 감안하여, 약물-유해반응 발생수준을 평가하여야 한다.

약물노출과 유해사례 발생 간의 관련성에 대한 확실한 결론을 얻기는 쉽지 않다. 임상약리학자와 임상의사의 특정약물-유해사례 간 인과성 평가결과를 비교한 한 연구에서 두 직종의 평가결과가 완전히 일치하는 것은 절반도 되지 않는다고 보고하였다. 따라서 FDA나 제약사에서는 각 유해사례 보고를 신중히 검토하여야 한다. 이러한 과정을 통해 의약품-유해사례 발생 간의 관련성에 대해 인과성이 명확히 존재할, 또는 상당 수준의 의심이 될 정도는 되는지 확인하여야 한다.

나. 보고율이 저조하다

어느 정도로 낮은지는 잘 모르지만 해당 사례의 중대성, 보고자의 전공, 해당 약물이 시판된 기간, 해당 사례가 허가사항에 있는지, 약물이 처방약물인지 등에 따라 다르다. 영국의 경우 중대한 약물유해반응에 대한 보고율은 10% 미만, 중대하지 않은 경우의 보고율은 2-4% 미만으로 추정되었다.

다. 비뚤림이 존재한다

시판된 기간, 제약사의 노력, 대상 인구집단, 보건의료인의 인식, 데이터의 질, 홍보효과 등에 따라 보고율 및 보고의 질이 달라지며, 약물-유해사례 간 관련성을 평가할 때 비뚤림이 개입될 수 있다. 유해사례의 자발적보고율은 시판 2년째 말에 가장 높고, 이후 감소한다(웨버효과, Weber effect). 또한 보고된 사례는 발병 시간이나 임상적 중증도 등에서 보고되지 않은 사례와 다를 수 있다.

라. 실제 어느 정도의 인구집단이 약물에 노출되었는지 알기 어렵다

약물에 노출되고 잠재적 위험에 처한 사람의 규모를 추정하기 위한 분모 정보, 즉 약물사용인구집단이나 약물노출양상 등의 분모에 해당되는 정보의 부재로 인하여 정량적 평가가 어렵다. 그러나 약물사용자료로부터 노출정도를 근사적으로 추정할 수는 있다. 인구집단에서 약물사용에 대한 정보원으로는 IMS Health자료와 같이 의약품판매나 처방데이터자료, 건강보험자료, 병원의무기록자료 등을 통하여 노출수준을 평가할 수 있다. 그러나 처방자료를 통하여 실제로 환자가 그 약물을 복용했는지 여부를 확인할 수는 없으며, 특정 인구집단의 자료를 전체 인구집단에 적용하여 일반화하기 어렵다는 점 등의 한계가 있다.

마. 보고된 정보의 질이 낮다

자발적부작용보고자료에 근거하여 안전성 문제를 평가, 분석하기 위해서는 보건의료인이 제출한 정보의 질이 중요하다. 대부분의 유해사례보고항목에는 필요한 정보 중 상당 부분이 누락되어 있으며, 의무기록 등과 대조할 때 그 타당성이 떨어지는 경우도 보고되었다.

특히 FDA 유해사례보고체계의 단점은 데이터가 표준화되어 있지 않고, 불완전한 방식으로 얻어진다는 점이다. 수집된 대부분의 유해사례는 임상의사가 보고한 것인데, 임상의사는 유해사례를 관찰하였을 때 제약사나 FDA에 보고할 수도 있고, 보고하지 않을 수도 있다. 대부분은 보고하지 않으며 따라서 FDA가 접수하는 유해사례가 미국에서 발생하는 유해사례를 대표하지 못한다. 또한 보고체계에서의 보고건수는 개별 제조사의 시판후 약물감시활동의 정도와 질, 유해사례의 성격, 약물의 종류, 시판된 기간 등 다른 요인에 의해서도 영향을 받는다. 이러한 한계 때문에 유해사례보고는 가설검정보다는 가설도출에 1차적으로 유용하다. 역설적이지만, 과학적으로 제어되지 않은 유해사례보고의 단점은 의료의 광범위한 영역에 걸쳐 발생하는 유해사례를 찾아내고, 특성화할 수 있는 가장 큰 장점을 가지게 되기도 한다.

참고문헌

Mann RD, Andrews EB, editors. Pharmacovigilance, 2nd ed. Chichester: John Wiley & Sons Ltd.; 2007. pp. 237–47.

Strom BL, editor. Pharmacoepidemiology, 4th ed. Chichester: John Wiley & Sons Ltd.; 2005. pp. 135–59.

11. 영국 약물감시체계

학습목표

영국의 처방사례모니터링체계의 도입배경 및 현황을 이해하고 약물감시체계에서의 역할을 설명할 수 있다.
- 영국 처방사례모니터링체계의 도입배경을 설명할 수 있다.
- 영국 처방사례모니터링체계 관련기구, 활동 범위 등을 설명할 수 있다.
- 영국 처방사례모니터링체계가 기여하는 바를 설명할 수 있다.
- 영국 처방사례모니터링체계의 장단점 및 발전방향을 설명할 수 있다.

약물안전관리체계의 확립은 세계 각국의 주요 보건의료정책 과제다. 영국정부도 의약품 안전성 확보를 통해 환자에게 보다 나은 약물치료효과를 제공할 수 있도록 시판 후 약물모니터링을 위한 처방사례모니터링체계를 실시하는 등 약물감시체계를 구축하기 위하여 다각적인 노력을 기울여 왔다. 본 장은 영국의 처방사례모니터링체계에 대한 이해를 돕기 위하여 영국에서 약물감시체계의 도입배경과 발전과정, 처방사례모니터링체계 관련기구와 활동범위, 처방사례모니터링체계의 장단점과 발전방향 등을 설명한다.

11.1 영국 약물감시체계의 도입배경과 체계

탈리도마이드에 의한 대규모 약화사고는 영국에서 약물에 대한 규제제도의 빠른 도입에 일조하였다. 1950년대 후반과 1960년대 초반에 처방된 이 약의 유해반응은 탈리도마이드 아기(thalidomide baby)라는 사지결손 등의 기형을 가진 아기의 출산이라는 비극적인 결과를 초래하였다. 이에 대한 대응방안으로 영국은 의약품에 의한 유사한 문제의 발생을 방지하기 위하여 관련법규 및 조직을 정비하였다.

영국정부에서 의약품 안전성 보장을 위하여 관련 법과 기구를 설립한 과정을 살펴보면 1963년에 약제안전위원회(the Committee on Safety of Drugs)를 설치한 후 1968년에는 영국의 의약품 규제에 대한 법적 체제의 토대를 이룬 의약품법(Medicines Act)에 따라 의약품안전위원회(Committee on Safety of Medicines, CSM)로 개칭하였고, 2005년에는 인체용의약품위원회(Commission on Human Medicines, CHM)로 변경하였다. 한편 중앙정부의 하부조직으로 약물관리국(Medicines Control Agency, MCA)이 1989년에 설립되었는데, 이는 의료기기관리국(Medical Devices Agency, MDA)과 2003년 통합되어 현재의 주무기관인 의약품및의료기기관리국(Medicines and Healthcare Products Regulatory Agency, MHRA)으로 개편되었다. 현재 영국 인체용의약품위원회는 의약품및의료기기관리국에 대한 독자적이며 전문적인 의견을 제공하고 있다. 그리고 영국 의료시장의 모든 의약품은 1968년에 개정된 의약품법(Medicines Act)에 의하여 출시되기 전에 반드시 허가를 받아야 한다.

영국에서 시판되고 있는 약물유해반응에 대한 보고체계로는 자발적약물유해반응보고체계(Spontaneous Adverse Drug Reaction Reporting System)와 처방사례모니터링체계(Prescription Event Monitoring, PEM)가 있다.

자발적약물유해반응보고체계의 도입은 탈리도마이드 약화사건이 발생한 후 1964년에 약제안전위원회 위원장인 던롭 경이 전국의 의사와 치과의사들에게 유해사례를 모니터링하기 위한 새로운 시스템을 도입한다는 사실을 편지로 알리면서 시작되었다. 던롭 경은 전국의 의사, 치과의사들의 적극 참여를 호소하며 황색카드체계(Yellow Card Scheme)를 구축하였고, 이렇게 모인 자료로 적극적인 분석을 하고 있다. 이러한 체계가 구축됨으로써, 1964년에 1,208건의 약물유해사례가 보고된 이후 보고건수가 점차 늘어나 1980년대 후반부터는 연간 1만 8,000건의 유해사례가 보고되고 있다. 이 제도의 원칙은 모든 의사와 치과의사는 의심되는 유해사례를 관찰한 즉시 인과관계의 유무와 관계없이 의무적으로 보고하여야 하는데, 보고자의 신분은 비밀리에 관리하여야 한다는 것이다.

처방사례모니터링체계의 경우 1983년에 데이비드 그래함-스미스 교수를 위원장으로 한 특별조사위원회에 의하여 그 필요성이 확립되었다. 이 위원회는 장기적이고, 광범위하게 사용될 신약들에 대한 의약품 시판 후 조사(post-marketing surveillance, PMS)를 제안하였다. 이후 일련의 과정을 통하여 처방사례모니터링체계는 사우스햄턴에 위치한 약물안전성연구부서(Drug Safety Research Unit, DSRU)의 주요 기능으로 확정되었다. 이 제도는 영국 전역에서 일반의에 의해서 처방되는 신약을 복용한 첫 2-3만 명의 환자들의 사례를 모아 1,000명에 한 건 이상 발생할 수 있는 드문 약물유해반응을 조기에 밝혀 내기 위하여 구축된 것으로 사용되는 설문지는 다음과 같은 양식(그림 11.1)이다.

PLEASE REMOVE THIS SECTION OF THE FORM SO THAT THE BOTTOM HALF BECOMES ANONYMOUS AND KEEP FOR FUTURE REFERENDE IN THE EVENT FOLLOE-UP

DRUG SAFETY RESEARCH UNIT
PRESCRIPTION-EVENT MONITORING

MEDICAL - IN CONFIDENCE

DR.

WOULD YOU PLEASE COMPLETE THIS QUESTIONAIRE FOR:

WHO WAS PRESCRIBED

ON

FOLD FOR STORAGE IN NOTES

Dr Ronald D. Mann, MD, FRCP, FRCGP, FRCP (Glas), FFPM
Burlesdon Hall,
Southampton SO31 1AA
Telephone: (01703) 406122/3

We collect **EVENT** data.

An **EVENT** is any new diagnosis, any reason for referral to a consultant or admission to hospital, any unexpected deterioration (or improvement) in a concurrent illness, any suspected drug reaction, any alteration of clinical importance in laboratory values or any other complaint which was considered of sufficient importance to enter in the patient's notes.
Example: A broken leg is an **EVENT**.

Please indicate if you suspect an **EVENT** to be an adverse reaction to a drug.

These studies are conducted in accordance with the results of authoritative discussions and the international Ethical Guidelines for Biomedical Research involving Human Subjects prepared by the Council for Inter-national Organizations of Medical Sciences (CIOMS) in collaboration with the World Health Organization (WHO), Geneva 1993. The method of study also complies with the Guidelines on the practice of Ethics Committees in Medical Research involving Human Subjects, a issued by the Royal College of Physicians of Londons (August 1996).

Yout identification codr for this patient*

Ref:

The DSRU is advised by the Drug Safety Research Trust, a registered independent charity (No. 327206). The unit operates in asso ciation with the University of Southampton.

PLEASE RETURN THIS HALF OF THE FORM. Ref:

Your identificationj code for this patient*	Was The Drug Effective? Yes ☐ No ☐ Don't Know ☐
Sex: Year of birth --------	Has the drug been stopped?? Yes ☐ No ☐ Don't Know ☐
Indication for prescribing **SAMPLE**	If Yes' reason for stopping
Drug start date ___ /___ /___ Dose mg/day Date of last prescritopn ___ /___ /___	Drug stopt date ___ /___ /___

Event Date	Dose mg/day	**Events while taking this drug** If none, please tick box ☐	Event Date	**Events while taking this drug** If none, please tick box ☐

IF YOUR PAETIENT HAS DIED: Date of death ___/___/___

Certified cause of dath : ______________

Underlyinmg cause: ______________

	Yes	No	Don't Know
1. Question one?	☐	☐	☐
2. Question two?	☐	☐	☐
2. Question three?	☐	☐	☐

IMPORTANT: PLEASE INDICATE ANY EVENT REPORTED TO CSM OR MANUFACTURER
This enable <u>YOU</u> to identify the patient in any future correspondence concerning this report

그림 11.1 영국 처방사례모니터링체계서식

11.2 영국 약물감시체계의 관련 기구, 활동범위

영국에서 공중보건과 환자에 대한 안전성 보장은 영국 보건부의 책무다. 제약회사가 신약을 개발하였을 때 영국 내 시판허가에 대한 행정적인 절차는 의약품및의료기기관리국(MHRA)에 의하여 수행되며, 이 조직에 속한 허가 후 관리과(Post Licensing Division)는 영국에서 시판허가를 받은 모든 의약품에 대한 안전성 약물감시를 수행한다. MHRA는 영국 보건부의 하부조직으로 약제의 안전성, 질, 효능에 관한 데이터를 모아서, 인체용의약품위원회에 심의를 의뢰하며, 관련 조건에 부합하면 위원회에서는 MHRA에 허가를 권고한다. 이후 모든 영국의 허가의약품에 대한 안전성모니터링은 MHRA의 허가 후 관리과에 위임되고, 여기서 수행되는 활동이 영국의 주요 약물감시 활동이다.

인체용의약품위원회 역할은 제약물질에 관련된 문제를 파악하고, 독성을 평가하여, 처방하는 의사나 환자들에게 그 결과를 알려 주는 것이다. 오늘날 인체용의약품위원회는 MHRA에 의하여 운영되고 있는 자발적보고제도를 운영함으로써 유해사례를 감시하고 있다.

한편 이전에 약물감시연구부서(DSRU)로 알려진 약물안전성연구부서는 인만 교수에 의하여 1980년에 설립되었다. 그는 임상시험을 거쳐 시중에 시판승인이 난 후에도 계속 약물의 안전성을 평가하는 제도인 약물의 시판 후 조사제도의 개발과 도입에 처음부터 참여했던 사람들 중 한 명이다. 이후 그는 유해사례모니터링을 기초로 하여 처방사례모니터링체계로 알려진 약물유해반응의 조기발견을 위한 방법을 개발하였다.

11.3 영국 처방사례모니터링체계의 특징과 영향

처방사례모니터링체계(PEM)에 의한 데이터는 앞서 소개한 약물안전성연구부서에 의하여 평가되고 있다. 영국에서는 약물이 시판된 후 초기 2년간은 검은 역삼각형을 표시하여 신약임을 알리게 하고 있다. 인체용의약품위원회는 의사, 치과의사, 검시관, 약사들에게 의심되는 유해사례 중에서 이러한 역삼각형 약제에 의한 것이라고 추정되는 모든 유해사례를 보고하도록 요청하고 있고, 안전성이 확정된 약제에 대해서는 중대하거나 비정상적으로 의심되는 유해사례만을 보고하도록 요구하고 있다. 동 기간 동안 MHRA는 『약물감시에서의 현안』이라는 책자를 발간하여 약물유해반응을 상기시키면서 의사들에게 약물유해반응을 보고하도록 권고하고 있다. 그럼에도 불구하고 의사들이 약물유해반응에 대해 과소보고하고 있다고 평가되고 있다. 이에 대한 원인으로는 약물안전성연구부서의 관습적인 약물유해반응에 대한 코드화, 선별적인 보고, 낮은 응답률, 회상비뚤림, 황색카드용지(자발적보고)와 녹색카드용지(처방사례모니터링)의 차이에 대한 인식 부족, 조사대상 약물들의 무작위 변동 등이 제시되고 있다.

한편 인체용의약품위원회에 의하여 운영되는 황색카드체계는 중대한 약물유해반응을 찾아내는 데 그 효과가 향상되고 있으며, 이 자발적보고제도를 통하여 가장 적은 유지비용으로 가장 많은 정보를 파악하고 있다. 개별환자가 약물복용 후에 경험한 원하지 않는 유해사례에 대한 정보를 해당 기업이나 규제기관에 제공한다. 이러한 보고체계의 가장 중요한 기능은 약물에 대한 새로운 유해사례나 알려진 유해사례의 빈도를 밝히는 것이고, 이 과정을 통하여 약물유해반응에 대한 인과적 가설을 제기할 수 있다.

약물안전성연구부서의 처방사례모니터링체계는 모든 종류의 약물에 의한 모든 종류의 약물유해사례(심각한 또는 심각하지 않은 부작용 모두)를 밝혀 내는 데 있어서 그 효과가 탁월하다는 것이 지속적으로 판명되고 있다. 하지만 이 체계에 의한 약물유해사례에는 병원 입원환자들에 대한 약사와 의사들이 보고한 유해사례는 고려되지 않고 있다.

이와 같이 처방사례모니터링체계는 기존의 약물유해반응을 신고하는 황색카드체계에 대한 보완제도로 모니터링하는 약물로 치료하고 있는 환자의무기록에 기록된 중요한 '사례' 모두를 보고하게 하고 있다. 처방사례모니터링체계는 유럽에서 시행 중인 유일한 약물시판후조사제도로 신약의 안전성을 평가하기 위해 사용한 대상환자 1만 명 이상의 데이터를 활용할 수 있다.

처방사례모니터링체계의 과정은 다음의 그림 11.2와 같다. 우선 신약의 허가를 받으면, 약물안전성연구부서는 약에 대한 모니터링 여부를 결정한다. 환자들은 연구대상 신약을 처방받기 위하여 약국을 방문하고, 이에 따라 해당 신약을 조제한 약사들은 해당 조제료를 받기 위하여 영국 국가보건서비스(National Health Service, NHS)의 비즈니스서비스국에 소속된 처방서비스과로 조제한 환자들에 대한 자료를 송부해야 한다. 이 과에서는 하루 약 200만 건 이상의 처방건수에 대하여 국가보건서비스와 계약된 약국에 대한 보상을 위한 업무를 수행하고, 소용되는 비용은 연 80억 파운드(약 15조 2,000억 원)이다.

이러한 과정을 통하여 신약을 처방받은 환자군과 처방한 의사에 대한 세부사항이 파악되며, 이후 관련자료는 약물안전성연구부서로 송부된다. 이 연구소에서 최소 6개월 내에 특정 환자에게 해당 신약을 처방한 일반의에게 설문지(녹색카드)를 발송한다. 이후 일반의에게 보내진 녹색카드는 환자진료 후 약물안전성연구부서에 회신된다. 이때 녹색카드는 신약 사용자 12,000-15,000명에 해당하는 내용을 담고 있다. 이 설문지는 해당 의사들에게 해당 약제를 처방한 후 일어났던 모든 의학적 사건에 대한 정보제공을 요청하는 양식이다. 이 설문을 통하여 신약을 처방한 의사들이 환자치료 중에 관찰한 새로운 질병, 기

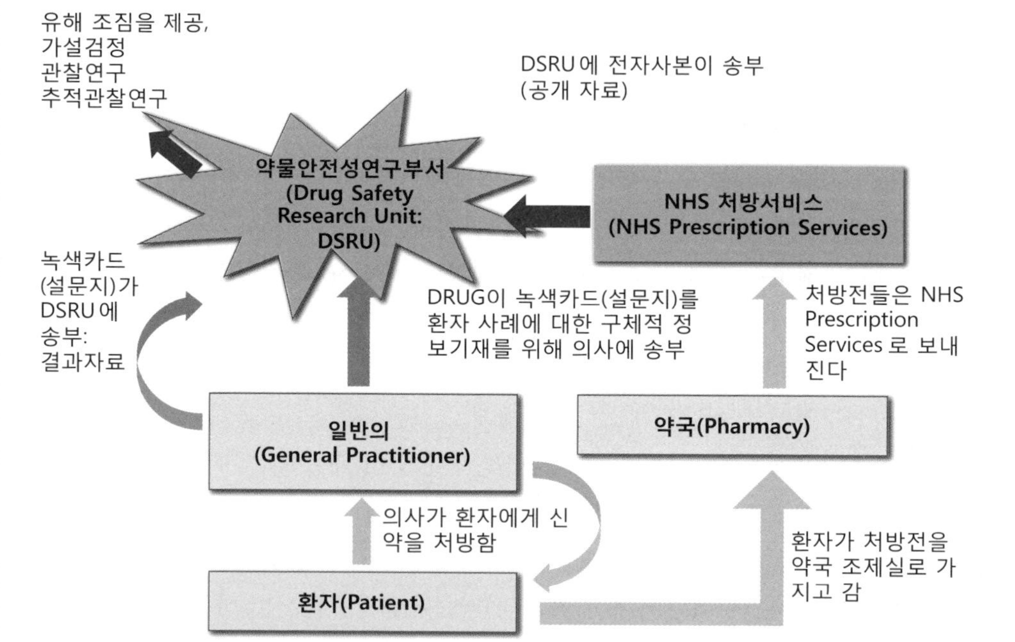

그림 11.2 영국 처방사례모니터링체계 수행 과정

존 질병의 변화, 의학적 상담이유 등의 의학적 사건을 확인한다. 만약 치료를 중단한 경우에는 해당 약물의 중단이유를 명기하도록 요구하고 있다. 많은 의학적 사건들은 환자 치료와의 관련성 여부와 무관하게 기록·제출되어야 하고, 제출받은 관련정보는 신약의 안전성을 모니터링하는 데 이용된다.

약물안전성연구부서는 1987년부터 이에 관한 정보를 수집하고 있으며, 1991년부터 이 정보를 전산화하고 있다. 이를 통하여 임신, 사망원인, 중대한 유해사례 의심사례 및 관심사례들이 추적관찰되며, 데이터의 기밀성과 안정성도 유지된다.

11.4 영국 처방사례모니터링체계의 장단점

영국 처방사례모니터링체계는 위에서 설명한 과정에 따라 장기적으로 사용될 신약에 대한 약물안전성 평가를 위한 약물감시방법이다. 이 방법은 녹색의 서식을 사용한 설문을 통해 대상환자수가 2-3만 명이 될 때까지 지속적으로 데이터를 모을 수 있다. 이렇게 수집된 자료는 약물안전성연구부서에서 분석되며 이를 통하여 관련 가설을 도출할 수 있으며, 향후 연구를 제안할 수도 있다.

1983년 이후 약 25년간 운영경험을 살펴보면 이 제도의 도입과 운영이 영국에서 의약품의 안전성 평가와 환자치료에 필요한 처방결정에 많은 기여를 하였음을 알 수 있다. 또한 이 제도의 운영은 법규, 조직, 기관, 의사들 간의 관련성, 해당 기관과의 상호협력체계 구축에 따라 유지 · 발전되어 오고 있음을 알 수 있다. 그러나 제도수행과정이 복잡하기 때문에 이 제도 역시 장점과 함께 단점도 가지고 있다.

우선 이 제도의 장점은 다음과 같다.

첫째, 이 제도의 운영에 있어 해당 의약품을 처방한 모든 일반의들이 참여하게 된다. 해당 약제에 대하여 관찰기간 동안 이 약을 처방한 모든 일반의는 녹색카드를 받게 되고, 이 설문지를 작성하여 회송한다. 이로 인하여 관련 연구의 분석에 있어 분모와 분자가 명확히 구분될 수 있다.

둘째, 이 방법은 중재에 의하지 않는 방법이며, 모니터링되고 있는 약에 대한 실제 임상자료다. 즉, 해당 연구에 어떠한 중재도 가하지 않은 자료로 관련 정보의 생산에 있어 선택비뚤림을 최소화할 수 있다.

셋째, 이러한 데이터 수집과정으로 인해 해당 약물에 대한 전국적인 규모의 연구를 수행할 수 있다. 이로 인하여 연구결과의 일반화가 용이하다.

넷째, 해당 연구는 그 수행과정이 체계적이다. 이 연구의 목적은 시중에 시판된 신약을 복용한 최초의 1만 명에 대한 대상자를 포함하는 것이나 해당 약을 복용한 첫 20,000-25,000명 환자에 관한 데이터베이스를 구축할 수 있다.

다섯째, 유해사례와 의심되는 약물유해반응들을 모니터링하는 자발적부작용보고제도와 달리, 이 제도는 처방된 약 사용으로 발생하는 모든 유해사례로, 의사들이 인과관계를 판단할 필요가 없으며, 배부된 녹색카드를 기입해서 제출하기만 하면 되는 제도다. 즉 보고하는 의사들 중 누구도 모니터링하고 있는 약물유해반응이라고 의심하지 못한 유해사례를 발견해 낼 수도 있다.

여섯째, 이 연구방법은 연구수행에 소요되는 비용이 상대적으로 저렴하다.

다음으로 처방사례모니터링체계의 단점은 다음과 같다.

첫째, 대상인구에 대하여 녹색카드가 작성되어 회수된 대상자와 그렇지 않은 대상자 간의 비교가 불가능하다. 기존의 연구결과를 분석해 보면, 이 방법에 의한 의사들의 응답률은 약물유해반응에 대한 자발적보고체계에 비하여 월등히 높다. 그러나 기존의 완료된 처방사례모니터링체계연구를 고려하면 응답률은 60%이며, 이 중 임상적으로 적합한 데이터를 보고한 녹색카드는 50% 미만이다. 이로 인하여 보고되지 않은 집단의 자료가 없어 두 집단의 비교가 불가능하다.

둘째, 처방사례모니터링체계연구는 병원에서는 수행되지 않는다. 해당 데이터는 일반의에 의하여 외래환자를 대상으로 처방된 약제에 국한된다. 이로 인하여 병원에서 입원환자를 대상으로 처방되거나 중단된 경우의 데이터는 구할 수가 없다.

셋째, 대부분의 시판 후 조사 형태에서 볼 수 있는 바와 같이 비록 약제에 폭로된 데이터는 조제된 처방들로부터 획득된 자료지만 복약지시가 불이행된 경우는 파악할 수 없다.

넷째, 수집된 자료의 분석 시 관련 자료와 추이에 대한 충분한 고려가 필요하다. 왜냐하면, 교란변수의 효과가 내재되어 있기 때문에 이를 배제하기 위해서이다.

11.5 영국 처방사례모니터링체계의 발전방향과 결론

1960년도부터 영국은 제도적인 약물감시체계를 운영하고 있다. 영국에서 허가된 모든 의약품은 시판되기 이전에 안전성, 유효성, 질에 대한 엄밀한 조사연구가 수행되고, 그 결과는 정부기관에 의하여 평가된 후 허가되고 있다. 그러나 시판 전 임상시험은 일반적으로 대상자 수의 제한, 한정된 기간, 어린이나 노인과 같은 특정 집단의 배제, 실제 임상에서의 사용자료 부재 등으로 인한 연구결과에 내포된 제한점으로 인하여 시판 후 위해성을 충분히 예측할 수 없다. 이로 인하여 의약품이 시판된 후 지속적으로 약물안전성에 대한 모니터링이 필요하며 이로 인해 처방사례모니터링체계가 도입되었다.

그러나 앞에서 기술한 처방사례모니터링체계의 여러 장점과 제한점을 고려할 때 향후 다음과 같은 발전방안이 제시될 수 있다.

신약을 처방한 의사들의 적극적인 참여를 유도할 수 있는 제도적 지원이 필요하다. 현행 제도하에서 대상 환자의 파악은 약사들의 조제료 청구와 연계되어 있어 용이함을 알 수 있다. 그러나 처방한 의사의 경우 관련 설문지를 완성하여 약물안전성 연구부서로 제출하여야 하나 이 과정에서의 응답률이 60% 이하이며, 관련 임상자료의 기입도 미흡하기 때문에 이를 향상시킬 수 있는 제도적 보완이 필요하다. 예를 들면 일반의들에 대한 성과급을 이 활동에 대한 보상으로 제공하는 것도 한 방안이 될 수 있다.

병원처방환자에 대한 자료를 확보하기 위하여 병원치료 시 처방된 약물에 대한 자료수집을 위한 제도적 보완이 필요하다. 이는 기존의 처방사례모니터링 수행과정에 포함되어 있지 않으나 영국과 같은 국가보건서비스제도 하에서는 정부의 주도 하에 제도개선이 가능하다고 할 수 있다. 그동안 영국이 관련제도와 기구 및 조직의 개편을 꾸준히 해 오고 있음을 고려할 때, 이는 영국 정부의 정책방향에 따라 자료보고체계 및 제도의 도입이 가능함을 시사한다.

처방된 약물에 대한 환자들의 복약순응도 향상이 필요하다. 복약순응도에 미치는 요인은 매우 다양하기 때문에 이에 대한 정부뿐만 아니라 일반의들의 적극적인 참여가 필요하다.

약물감시체계의 일환으로 시행되고 있는 처방사례모니터링체계는 영국의 약물안전성연구부서, 잉글랜드 지역의 일반의들, 국가보건서비스 처방서비스국과 같은 다양한 기관과 조직이 연관되어 있다. 앞서 소개한 바와 같이 이러한 영국의 처방사례모니터링체계 운영 경험을 살펴보면, 관련 법규나 제도의 도입, 기구 및 조직의 설치 운영도 중요하나, 제도의 효율적 운영은 결국 이 제도에 관련된 환자, 약사, 의사, 정부 및 관련 기구 간의 유기적인 협력이 우선되어야 함을 알 수 있다.

참고문헌

Francchia GN, editor. European Medicines Research: Perspectives in Pharmacotoxicology and Pharmacovigilance. Amsterdam: IOS Press; 1994. pp. 391–407.

Heeley E, Riley J, Layton D, et al. Prescription–event monitoring and reporting of adverse drug reactions. Lancet 2001;358:1872–3.

Mann RD. Prescription–event monitoring–recent progress and future horizons. Br J Clin Pharmacol 1998;46:195–201.

Martin RM, Kapoor KV, Wilton LV, et al. Underreporting of suspected adverse drug reactions to newly marketed ("black triangle") drugs in general practice: Observational study. BMJ 1998;317:119–20.

12. 우리나라 자발적부작용보고제도

학습목표

우리나라 자발적부작용보고제도의 필요성과 현황을 설명할 수 있다.
- 우리나라 자발적부작용보고제도의 필요성을 설명할 수 있다.
- 부작용보고 관련 용어, 제도 및 국내현황을 설명할 수 있다.
- 부작용보고방법, 보고항목 및 절차를 설명할 수 있다.
- 부작용보고사례에 대한 사후처리 및 행정조치 내용을 설명할 수 있다.

12.1 자발적부작용보고제도의 필요성

'자발적부작용보고제도'는 시판 전 임상시험에서 미처 파악하지 못한 부작용의 탐지를 위해 우리나라를 비롯하여 미국, 일본 등 대부분의 주요국가에서 시행하고 있는 제도다. '자발적부작용보고제도'의 목적은 의약품 사용 시 나타나는 각종 유해사례를 신속하고 체계적으로 수집 · 평가하여 의약품의 위험요인을 제거하기 위한 대응조치를 강구하고 의약전문인 및 소비자 등에게 안전성정보 및 조치결과를 효과적으로 전달하는 데 있다.

의약품은 동물실험 등의 비임상시험과 1상, 2상, 3상의 엄격한 임상시험을 거쳐 허가되고 있음에도 불구하고 임상시험의 한계 등으로 인해 허가 이후에도 여전히 유해사례의 수집 · 분석 · 평가체계를 통해 효능이라는 이익(benefit)과 부작용이라는 위험(risk)에 대한 과학적인 평가가 지속적으로 이루어져야 한다. 임상시험은 잘 통제된 조건 하에서 진행되므로 우수한 질의 자료를 확보할 수 있는 장점이 있으나, 대상피험자수가 수백 내지 수천 명에 불과하고, 소아와 노인, 임신부, 신질환자 또는 간질환자 등 취약군을 배제하는 경우가 많으며, 다른 질환을 가진 사람이나 다른 약과의 병용을 고려하지 않는 등의 한계를 가지고 있다. 예를 들어 3,000명의 환자를 대상으로 임상시험을 실시한 경우, 500명 중에 1명 꼴로 발생하는 아자티오프린에 의한 림프종의 경우에는 약 99.8%의 확률로 부작용을 확인할 수 있는 반면, 5만 명 중 1명 꼴로 발생하는 것으로 알려진 클로람페니콜에 의한 재생불량성 빈혈의 경우에는 부작용을 확인할 수 있는 확률이 약 5.8% 정도로 낮아진다. 그러므로 임상시험을 통해 허가를 받은 이후에도 일상적인 진료환경 하에서 수만 명 내지 수십만 명 이상의 환자에게 사용하는 과정에서 드물지만 위중한 부작용을 확인하여 조치하는 것은 안전하고 합리적인 의약품 사용을 위해 매우 중요한 의미를 가진다고 할 수 있다.

실제로 시판 후에 발생한 중대한 약물유해사례를 보면 '자발적부작용보고제도'의 중요성이 명확해진다. 약 1만 명의 '사지결손증(phocomelia)' 기형아 출생의 원인이 된 '탈리도마이드'(1961년), 심혈관계 질환 부작용으로 인해 사용이 제한된 '시사프라이드'(2000년), 뇌졸중 발생 우려로 인해 판매가 중단된 '페닐프로판올아민'(2004년), 심혈관질환 발생으로 리콜조치된 '바이옥스®'(2004년)에 이르기까지 안전성 문제로 판매가 중단되고 리콜조치된 제품들은 모두 시판 후 부작용 보고의 결과로 이루어졌다.

우리나라의 경우, 1988년 '자발적부작용보고제도'가 도입되었지만 오랫동안 부작용 보고가 미흡하여 대부분의 안전성 조치가 해외에서 보고된 사례를 토대로 이루어져 왔으나, 2006년 이후 부작용 보고가 급증하면서 이제는 해외사례뿐 아니라 국내사례를 기초로 안전성 조치를 할 수 있는 수준에까지 이르게 되었다.

12.2 관련 용어

'자발적부작용보고제도'와 관련된 용어들을 살펴보면, 의약품의 '부작용(side effect)'이란 정상적인 용량에 따라 약물을 투여할 경우 발생하는 모든 의도되지 않은 효과를 뜻하며 바람직한 효과를 포함하는 용어로 일반적으로 뒤에 설명하는 '유해사례'나 '약물유해반응'을 포함하는 것으로 본다.

'유해사례(adverse event, AE)'란 의약품의 투여 · 사용 중 발생한 바람직하지 않고 의도되지 아니한 징후나 증상 또는 질병을 말하며 해당 의약품과 반드시 인과관계를 가져야 하는 것은 아니다.

이에 비해 '약물유해반응(adverse drug reaction, ADR)'이란 의약품을 정상적으로 투여 · 사용하여 발생한 유해하고 의도하지 아니한 반응으로서 해당 의약품 등과 인과관계를 배제할 수 없는 경우를 말하며, 자발적으로 보고된 유해사례 중에서 의약품 등과의 인과관계가 알려지지 않은 경우에는 약물유해반응으로 간주하여 보고되어야 한다.

'유해사례'나 '약물유해반응' 중에서 '중대한(serious) 사례'란 사망을 초래하거나 생명을 위협하는 경우, 입원 또는 입원기간의 연장이 필요한 경우, 지속적 또는 중대한 불구나 기능저하를 초래하는 경우, 선천적 기형 또는 이상을 초래하는 경우, 기타 의학적으로 중요한 상황 등을 말한다.

또한 '예상하지 못한(unexpected) 사례'란 의약품의 품목허가사항과 비교하여 그 양상(nature)이나 위해정도(severity), 특이성(specificity) 또는 그 결과(outcome)에 차이가 있는 경우로서 예를 들어 허가사항에 심혈관질환이 유해사례로 기재되어 있을지라도 심혈관질환으로 인해 사망이 발생했다면 예상하지 못한 유해사례로 간주되어야 한다.

그리고 '실마리정보(signal)'란 유해사례와 약물 간의 인과관계 가능성이 있다고 보고된 정보로서 그 인과관계가 알려지지 아니하거나 입증자료가 불충분한 정보로 유해사례의 중대성과 정보의 질에 따라 다르나 보통 둘 이상의 보고로부터 도출된다.

12.3 관련 제도와 국내 현황

국내의 시판 후 약물감시제도는 '자발적부작용보고제도', '신약 등의 재심사제도', '의약품재평가제도' 등이 있으며, 그 가운데 '자발적부작용보고제도'는 1988년부터 시작된 제도다.

동 제도의 변천과정을 보면, 1990년에는 동 제도의 근간을 이루는 '의약품등안전성정보관리규정'을 제정하였고, 2000년에는 홈페이지를 통해 부작용 보고를 받기 시작하였으며 우수보고자에 대한 포상을 개시하였다. 1999년부터 2001년까지 부작용모니터링기관제도를 시행하였으며, 2006년부터는 지역약물감시센터 사업을 시작하여 소기의 성과를 거두었다. 2007년에는 제약업소로 하여금 약사 또는 한약사 중에서 안전관리책임자를 지정하여 의약품부작용보고 등 시판 후 약물감시를 강화하는 내용의 약사법 개정이 이루어졌다. 특히 2009년에는 국제수준의 약물안전성모니터링체계를 마련하는 것을 목적으로 하여 전국 15개 지역약물감시센터를 거점으로 다양하고 포괄적인 부작용자료를 수집하고, 약물역학 및 분석, 부작용보고활성화를 위한 교육 및 홍보, 국제협력 및 용어표준화 연구를 체계적, 통합적으로 수행하는 약물감시연구사업단이 출범하였으며, 현재 지속적으로 확대해 나가고 있다.

'자발적부작용보고제도' 관련 법규로는 약사법, 약사법시행규칙이 있으며, 세부규정으로는 '의약품등안전성정보관리규정(식품의약품안전청고시 제2009-115호)'이 있다. 보고된 유해사례에 대한 과학적 인과성 평가를 거쳐 원인약물을 파악하여 적절한 조치를 취함으로써 국민의 안전하고 합리적인 의약품 사용을 보장하기 위해서는 우선적으로 부작용 보고가 활성화되어야 한다.

우리나라는 1988년 '자발적부작용보고제도'를 도입한 이래 2003년까지는 보고건수가

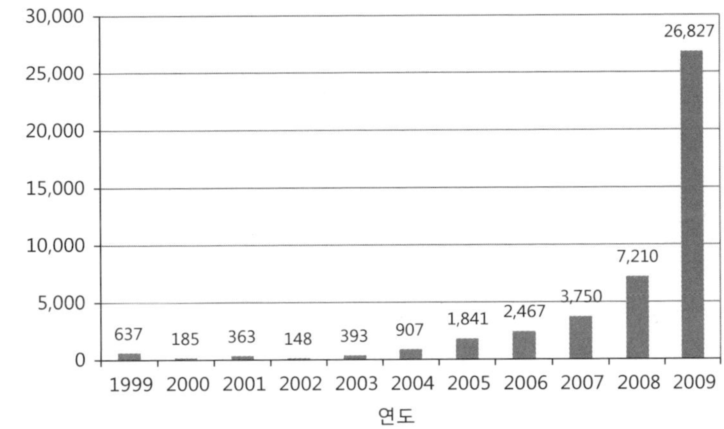

그림 12.1 국내 연도별 의약품부작용보고건수(1999~2009)

수십-수백 건에 머물렀으며, 2004년 '의약품등안전성정보관리규정'을 개정하여 제조·수입업소의 중대한 유해사례 등에 대한 신속보고의무를 명확히 하고, 2006년 지역약물감시센터 지정제도를 도입한 이후 급속히 보고건수가 증가하기 시작하여 2008년에는 7,210건에 이르게 되었다. 특히 2009년 약물감시연구사업단 출범 이후 부작용보고건수가 2만 6,827건에 달하여, 비약적으로 양적인 성장을 이루어 나가고 있다(그림 12.1). 하지만 아직도 10만 건 이상이 보고되는 일본과 50만 건 이상이 보고되는 미국에 비해 국내 부작용보고건수가 미흡한 실정이다. 특히 일선 의사, 약사 및 소비자의 적극적인 참여가 요구된다(그림 12.2).

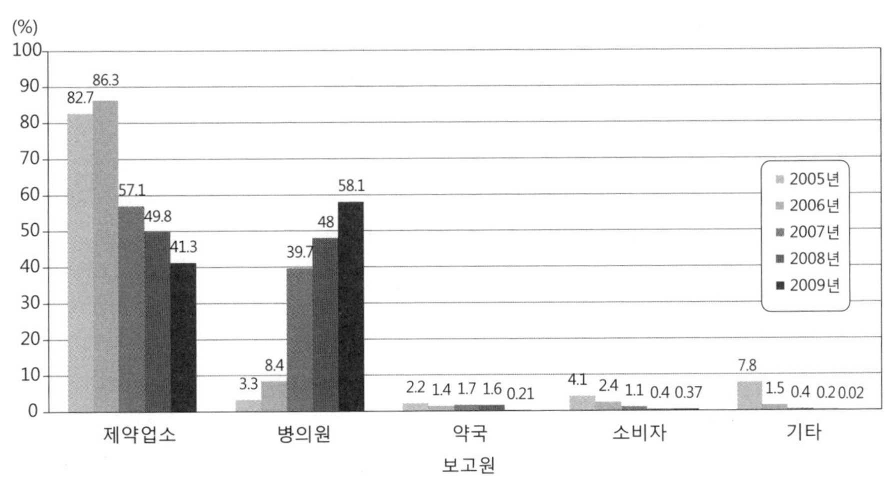

그림 12.2 연도별 보고원별 부작용보고율(%)

이를 위해 식품의약품안전청은 지역약물감시센터 지정을 확대하고, 의약품부작용보고를 의료기관 평가항목에 반영하는 한편, 의약전문인 및 소비자에 대한 교육 · 홍보를 강화하고 우수보고자에 대한 포상 등 인센티브를 지속적으로 강화해 나가고 있다. 아울러 보고된 유해사례에 대해 의약품과의 관련성 및 인과관계를 평가하는 기술이 중요하다. 이를 위해 실마리정보 파악을 위한 통계적 분석기법 개발, 특정 유해사례에 대한 집중모니터링 및 약물역학연구활성화 등을 위한 노력도 병행되어야 할 것이다. 즉, 양적인 성장과 함께 부작용자료관리, 실마리정보분석, 약물역학연구, 안전성 조치 등에 이르는 질적인 발전이 함께 이루어져야 할 것이다.

12.4 부작용보고방법, 보고항목 및 절차

식품의약품안전청에서 수집하고 있는 부작용 정보는 중대하거나 경미한 모든 사례를 포괄하고 있으며, 특히 중대한 유해사례 · 약물유해반응, 판매중지나 회수에 준하는 외국정부의 조치 등은 15일 이내에 신속히 보고해야 할 대상이다. 이 외, 예상하지 못한 유해사례, 알려진 유해사례, 경미한 사례 등은 매년 정기적으로 보고하도록 하고 있다.

현재 우리나라는 약국개설자나 제조 · 수입업소에 대해서는 의약품 유해사례를 알게 되면 의무적으로 식품의약품안전청에 보고하도록 하고 있으며, 의사나 소비자 등 그 외의 경우에는 자발적으로 유해사례를 보고하도록 하고 있다. 보고방법은 팩스나 우편, 식품의약품안전청 홈페이지(ezdrug.kfda.go.kr) 또는 약물감시연구사업단 홈페이지(pvnet.or.kr)를 통한 보고 등 제약이 없으며 이 중 홈페이지를 통한 보고가 권장된다.

12.5 유해사례에 대한 사후처리 및 행정조치

유해사례 등 안전성정보가 접수되면 식품의약품안전청은 정보의 신뢰성에 대한 조사, 국내 · 외 허가 및 사용현황 조사, 외국의 조치근거 입수 · 검토 등을 종합적으로 분석 · 평가하여 필요시 중앙약사심의위원회의 자문을 받아 인과관계에 대한 판단 및 위해정도에 따라 허가사항(주로 사용상의 주의사항)을 변경하거나, 판매를 중단하거나, 허가취소 등의 조치를 취하게 되며, 정보가 불충분할 경우에는 실마리정보로 관리하거나 조사연구 등을 실시하게 된다.

식품의약품안전청은 인과관계에 따른 과학적인 조치를 위해 임상적 평가 및 통계적 ·

역학적 연구방법을 도입하고 있으며, 그중 임상적 평가방법으로 WHO 기준을 채택하고 있다. 또한 식품의약품안전청은 의약전문인 및 국민들에게 신속히 안전성정보를 알리기 위해 안전성서한이나 안전성속보를 발송하고 있으며, 주기적으로 안전성정보를 모아 정보지를 발간하고 있다. 아울러, 국내에서 보고된 개별 유해사례를 'WHO 웁살라모니터링센터(Uppsala Monitoring Center, UMC)에 보고하기도 한다.

'자발적부작용보고제도'는 시판 전 임상시험에서 미처 확인하지 못한 드물지만 중대한 유해사례를 확인하여 국민보건 위해요인을 사전에 차단하기 위한 것으로 매우 중요한 의의를 가진다. 우리나라에서 이 제도가 성공적으로 정착하기 위해서는 정부의 지속적이고 적극적인 노력과 함께, 환자의 진료 및 투약을 담당하는 의사 · 약사와 소비자(환자), 제약업소 및 학계 전문가에 이르기까지 우리 모두의 자발적인 참여가 뒷받침되어야 한다.

참고문헌

2010년도 식품의약품통계연보 제12호 [Internet]. 식품의약품안전청; 2010 Dec. Available from: http://www.kfda.go.kr/index.kfda?mid=97&pageNo=1&seq=9322&cmd=v

소비자용 의약품 부작용 모니터링 교육 프로그램 [Internet]. 식품의약품안전청, 약물감시연구사업단; 2008 [updated 2010]. Available from: http://www.pvnet.or.kr/menu8/read2.asp?Num=27&Category=33

시판 후 약물감시의 중요성 [Internet]. 식품의약품안전청; 2007 [updated 2009]. Available from: http://www.pvnet.or.kr/menu8/Read2.asp?Num=26

식품의약품안전청. 의약품등 안전성 정보관리 규정. 식품의약품안전청 고시 제2009-208호; 2009.

The Importance of Pharmacovigilance: Safety monitoring of medicinal products. Geneva: World Health Organization; 2002.

13. 약물유해사례의 인과성 평가

학습목표

약물유해사례 인과성 평가의 핵심요소 및 평가도구를 설명할 수 있다.
약물유해사례 인과성 평가의 임상적 특징을 설명할 수 있다.
약물유해사례 인과성 평가의 원칙 및 핵심요소를 설명할 수 있다.
약물유해사례 인과성 평가가 적용될 수 있는 분야를 설명할 수 있다.
다양한 인과성 평가기준 및 도구를 설명할 수 있다.

임상적 상황에서 약물과 유해사례 간의 인과성은 명확하지 않는 경우가 대부분이다. 또한 인과성 평가를 통해서 약물과의 인과성이 "있다", "없다"라고 단정적으로 구분하기는 힘들다. 따라서 현재의 인과성 평가도구는 인과성의 "정도"를 평가하는 데 중점을 두고 있다. 이 장에서는 인과성 평가의 특징 및 핵심요소와 현재 사용하고 있는 대표적인 인과성 평가방법을 설명한다.

13.1 약물유해반응 인과성 평가의 임상적 특징

일반적으로 약물유해사례를 유발하는 요인은 매우 복잡하며, 부작용 보고자료의 불완전성 때문에 약물과 유해사례 간의 인과성을 명확하게 평가하기 힘든 경우가 많다. 약물유해사례는 약물뿐만 아니라 식이습관, 기저질환, 유전적 요인 등 여러 가지 요인이 복합적으로 작용해서 유발된다. 동시에 여러 약제를 병용투여하는 경우에 약물 상호간의 작용에 의한 약물유해사례가 발생할 수도 있다.

또한 인과성을 평가하는 기반이 되는 수집된 임상자료의 세부정보가 대부분 불완전하기 때문에, 이러한 자료를 기반으로 인과성을 평가하는 많은 경우가 근거에 기반을 두지 못한 맹목적인 판단이 될 수 있다. 또한 보고된 유해사례는 기본적으로 보고자가 약물에 의한 것이라고 의심하는 경우이기 때문에 인과성 평가에 비뚤림이 발생할 수 있다. 수집된 유해사례에 관한 임상정보 및 약물(의심 약제 및 병용 약제)에 대한 정보가 불완전한 경우가 흔하며, 환자의 기저질환 및 여러 다른 복합요인(식사, 생활습관, 음주, 흡연 등)에 대한 정보가 부족한 경우가 흔하다.

약물유해반응은 급성, 아급성, 만성적으로 나타날 수 있으며, 대부분의 경우 약물을 중단하면 회복되지만 비가역적인 손상을 초래할 수도 있다. 임상에서 각 질환의 진단법이 다 다르듯이 정확하게 인과성을 평가하기 위해서는 각각의 유해사례에 맞는 평가방법을 적용해야 한다.

13.2 인과성 평가의 원칙과 핵심요소

일반적으로 약물유해사례는 전문가에게 인과성 평가를 의뢰하게 되며, 전문가는 의뢰된 사례와 관련된 여러 정보를 종합하여 총체적으로 인과성을 평가하게 되는데, 이를 직관적 인과성 평가(global introspection)방법이라고 한다. 1970년대에 Irey는 약물유해반응으로 추정된 사례를 직관적 인과성 평가방법으로 판정한 결과를 실제 환자의 의무기록을 정밀하게 분석하였을 때 직관적 인과성 평가방법에 의한 결과와 실제 사실 간에 커다란 차이가 있음을 확인하였으며, 이러한 결과는 Karch와 Lasagna에 의해 확인되었다. 이들 두 연구그룹은 약물유해사례의 인과성 평가를 좀 더 표준화하고, 정확성을 기하기 위해서 표 13.1의 5개 항목이 중요함을 강조하였다. Irey, Karch, Lasagna 원칙이 표방된 이후 여러 약물

표 13.1 약물유해반응 평가의 핵심요소(TREND)

Temporal relationship: 약물투여시점과 유해반응 발생 간의 시간적 선후관계가 있는가?
약물유해반응은 약물투여 후에 나타나야 함. 아나필락시스, 두드러기는 약물투여 후, 수 시간 내에 발생하고, 다른 면역학적 기전에 의한 약물유해반응은 약물투여 후 1-6주 내에 발생함. 골다공증, 암 발생과 같은 일부 유해반응은 수 년~수십 년 후에 나타날 수도 있음
Rechallenge: 약물을 재투여하였을 때 어떤 반응이 나타나는가?
약물을 재투여하였을 때 동일하거나 유사한 반응이 다시 나타날 경우에는 원인 약제임을 강력하게 시사함. 그러나 심각한 유해반응인 경우에는 재투여가 가능한 경우가 거의 없음
Exclusion: 환자의 기저질환이나 병용투여 약물이 원인일 가능성이 있는가?
특이적인 검사소견이 없는 약물유해반응 진단은 기본적으로 다른 질환이나 병용투여약물을 배제하기 위한 도구(diagnosis of exclusion)이며, 대부분의 약물유해반응의 경우 특이적인 검사소견이 없음
Novelty: 전에 동일한 약물유해반응이 보고되었는가?
대부분의 약물유해반응은 약전의 의약품정보에 이미 보고되어 있음. 또한 식약청이나 세계보건기구의 유해반응보고정보를 검색하여 확인할 수 있음
Dechallenge: 의심되는 약물을 중단하였을 때 호전되는가?
대부분의 약물유해반응은 중단하였을 때 호전됨. 그러나 일부 유해반응은 영구손상이 오거나 회복단계가 매우 느릴 수 있음

유해사례 인과성 평가기준이 개발되었지만 이들 대부분이 기본적으로 이 원칙을 핵심으로 삼고 있다.

13.3 인과성 평가의 적용분야

제약회사의 경우 제조물배상책임이 있으며, 제품에 의한 심각한 유해반응을 피하기 위해서 제품의 안전성을 모니터링해야 하며, 법적으로도 약물감시를 하도록 규정되어 있다. 현재까지는 규정상 어떠한 방식으로 인과성 평가를 해야 한다고 명시되어 있지는 않지만 제약회사는 '의심되는' 유해사례를 식약청에 보고해야 하며, 그 과정에 자체적으로 약물과의 인과성 평가를 시행하여야 한다. 또한 임상시험 중에도 약물유해사례를 모니터링하는 과정이 필수적이다.

따라서 국가별로 차이가 있지만 여러 나라의 의약품안전관리기관에서는 비특이적인 유해사례보고를 피하기 위해서 회사에서 인과성 평가를 시행하도록 규정하고 있다. 그러나 각 나라마다 사용하는 인과성 평가도구는 다르다. 프랑스에서는 모든 수집된 유해사례를 프렌치알고리즘으로 평가하도록 되어 있지만, 미국 FDA에서는 정해진 인과성 평가도구를 사용하지는 않고 있다.

또한 여러 학술지에서 유해사례보고를 위한 논문게재 시 나란조알고리즘(Naranjo algorithm)의 적용을 요구하고 있다. 1983년 스위스에서 개최된 의학학술지편집인협의회 모임에서 적어도 Irey, Karch 그리고 Lasagna가 제안한 5가지 인과성 평가의 핵심요소가 포함되어야 한다고 표명하였다.

13.4 인과성 평가기준 및 도구

인과성 평가기준은 직관적 인과성 평가, 이분법을 적용한 알고리즘, 점수화한 알고리즘, 베이지안확률방법 등 크게 4가지로 구분할 수 있다. 각 인과성 평가기준 및 도구는 다음과 같다.

가. 직관적 인과성 평가

직관적 인과성 평가는 가장 많이 사용되는 기준이다. 유해반응에 대한 전문적인 지식과 임상경험이 있는 평가자가 유해사례의 임상정보를 검토하고 이를 바탕으로 인과성을

표 13.2 WHO-UMC 약물유해반응 인과성 평가기준

1. 확실함(certain)	• 임상증상, 검사소견이 약물투여시점과 잘 일치하며, 원래 있던 질환, 또는 병용 투여 약제로 설명이 되지 않음 • 투여를 중단하였을 때 임상경과가 약물유해반응에 임상적으로 타당함 • 약리학적으로 약물에 의함이 확실하고, 필요한 경우 약물 유발검사를 실시하여 재현됨
2. 상당히 확실함(probable)	• 임상증상, 검사소견이 의심되는 약물투여시점과 비교적 일치하며, 원래 있던 질환이나, 또는 병용투여약제가 원인일 가능성이 낮음 • 투여 중단하였을 때 임상경과가 약물유해반응에 임상적으로 타당함 • 재투여 후 증상 재현 여부는 본 기준을 평가하는 데 적용할 필요는 없음
3. 가능함(possible)	• 임상증상, 이상 검사소견이 의심되는 약물투여시점과 비교적 일치함. 그러나 원래 가지고 있던 질환이나 병용투여약제로도 설명이 가능함 • 투여중단 후 정보가 명확하지 않거나, 미비한 상태여도 본 기준에 적용할 수 있음
4. 가능성이 적음(unlikely)	• 임상증상, 이상 검사소견이 의심되는 약물투여시점과 일치하지 않으며, 원래 있던 질환이나, 다른 병용투여약제로 설명이 됨
5. 평가 곤란(conditional/ unclassified)	• 유해반응으로 보고된 임상증상, 검사소견을 평가하는 데 적절한 임상적 평가 혹은 임상자료의 보완이 필요함
6. 평가 불가(unassessible/ unclassifiable)	• 보고된 유해반응의 임상정보가 부족하거나, 논리적으로 맞지 않아 평가할 수 없고, 보고된 자료의 확인 및 보완이 불가능함

평가하는 방식이다. 그러나 이 방식은 여러 가지 단점이 있다. 비록 전문가라고 하더라도 복잡한 임상정보에서 특별한 도움 없이 인과성 여부에 대한 적절한 판정을 내리기는 쉽지 않다.

실제로 동일한 사례를 두 전문가에게 평가하도록 할 경우 평가결과에 많은 차이가 있었다. 또한 직관적 인과성 평가방법은 측정치가 표준화되어 있지 않아서 어떤 전문가는 엄격하게 평가하고, 다른 전문가는 후하게 평가해서 한쪽은 "상당히 확실함(probable)"으로 다른 쪽은 "가능함(possible)"으로 평가하는 경우가 흔하다.

이러한 단점에도 불구하고 직관적 인과성 평가방법은 현재에도 널리 이용되고 있으며, 세계보건기구 웁살라모니터링센터(WHO-Uppsala Monitoring Center, UMC)에서 제정한 약물유해반응 인과관계 평가기준이 대표적이다(표 13.2). KFDA에서 제정한 의약품등안전성정보관리규정(식품의약품안전청고시 제2009-115호)에도 이 기준을 이용해서 약물유해반응 인과성을 평가하도록 규정되어 있다.

나. 이분법을 적용한 알고리즘 방식

종합임상평가방식을 개선하기 위하여 많은 시도가 있었으며, 그 과정에서 이분법을 적용한 알고리즘 방식이 개발되었다. 이 방식은 Irey, Karch, Lasagna의 5개 원칙을 중심으로

10개 미만의 인과성 평가항목에 대해서 "예", "아니오"로 응답하도록 구성되어 있다.

이 방식은 직관적 인과성 평가방식에 비해 평가자에 따른 차이가 많이 줄어들었다는 장점이 있다. 그렇지만 각 항목에 있어서 직관적 평가가 어느 정도 적용될 수밖에 없으며, 경우에 따라서 예, 아니오의 이분형 응답 대신, 여러 단계의 점수를 부여하는 것이 더 적절할 수 있다. 1980년대 미국 FDA에서는 이러한 알고리즘이 사용된 바 있다.

다. 점수화한 알고리즘 방식

점수화한 알고리즘방식은 앞서 언급한 이분법을 적용한 알고리즘방식과 달리 10여 개 미만의 인과성 평가항목에 대한 반응을 점수로 부여하고 있으며, 각 항목의 점수를 합산해서 인과성을 평가하고 있다. 이 방식에 해당하는 것이 프렌치알고리즘, 나란조알고리즘 및 한국형알고리즘이 있다(표 13.3, 표 13.4). 이 방식은 객관적인 사실에 가중치를 부여하여 결과를 점수화해서 인과관계를 평가하여, 유해반응에 대한 임상경험이 부족한 경우에도 쉽게 적용할 수 있다는 장점이 있다.

그러나 각 항목 중 상당수(위약투여여부, 약물농도측정, 유해반응의 용량의존성, 유해반응의 객관적인 검사항목)의 임상정보가 없는 현실에서 이를 적용하기란 쉽지 않다. 또한 비가역적인 기능손실, 손상을 일으키는 유해반응인 경우에는 재투여나 약물투여중단에 의해서 의미 있는 반응을 볼 수 없으므로 이러한 유해반응 평가에는 적절하지 않다.

점수화한 알고리즘방식은 미국 의료기관인증위원회(Joint Commission on Accreditation of Healthcare Organizations, JCAHO)에서 유해사례평가에 활용하도록 권장하고 있으며, 프랑스에서는 이 방식으로 유해사례를 평가하고 있다. 우리나라에서도 2002년 기존의 나란조알고리즘, 프렌치알고리즘 등의 장단점을 분석하여 한국형알고리즘(ver 1.0)을 개발하여 인

표 13.3 나란조알고리즘의 인과성 평가기준

항목	점수
의심되는 약제가 이러한 유해반응을 잘 일으키는 것으로 보고된 바 있음	예(+1), 아니오(0), 모름(0)
유해반응이 의심되는 약제를 투여한 후에 발생함	예(+2), 아니오(−1), 모름(0)
의심되는 약물을 중단하거나 길항제 투여 후, 유해반응이 호전됨	예(+1), 아니오(0), 모름(0)
재투여 후, 유해반응이 다시 나타났음	예(+2), 아니오(−1), 모름(0)
이러한 유해반응을 일으킬 수 있는 다른 원인이 있음	예(−1), 아니오(+2), 모름(0)
위약을 투여했을 때에도 유해반응이 다시 나타났음	예(−1), 아니오(+1), 모름(0)
의심되는 약물이 혈중(혹은 다른 체액)에서 독성을 나타내는 농도로 검출됨	예(+1), 아니오(0), 모름(0)
유해반응이 투여용량을 증가할 때 더 심해지거나 용량을 줄임에 따라 경감됨	예(+1), 아니오(0), 모름(0)
이전에 동일한 혹은 유사한 약물에 노출되었을 때 비슷한 반응을 보였음	예(+1), 아니오(0), 모름(0)
유해반응이 객관적인 검사에 의해 확인됨	예(+1), 아니오(0), 모름(0)

9점 이상: 명백히 관련이 있음 (definite), 5 ~ 8점: 상당히 관련이 있음(probable),
1~4점: 가능성이 있음(possible), 0점 이하: 관련여부가 의심스러움(doubtful)

과성 평가에 적용하기 시작하였고, 2009년에 개정판(ver 2.0)을 개발하였다(표 13.4).

표 13.4 한국형알고리즘 ver 2.0

시간적 선후관계	약물 투여와 유해사례 발현의 선후관계에 관한 정보가 있는가? 선후관계 합당(+3) 선후관계 모순(−3) 정보 없음(0)
감량 또는 중단	감량 또는 중단에 대한 정보가 있는가? 감량 또는 중단 후 임상적 호전이 관찰됨(+3) 감량 또는 중단과 무관한 임상경과를 보임(−2) 감량 또는 중단을 시행하지 않음(0) 정보 없음(0)
유해사례의 과거력	이전에 동일한 또는 유사한 약물로 유해사례를 경험한 적이 있는가? 예(+1) 아니오(−1) 정보 없음(0)
병용약물	병용약물에 대한 정보가 있는가? 병용약물 단독으로 유해사례를 설명할 수 없는 경우(+2) 병용약물 단독으로 유해사례를 설명할 수 있는 경우(−3) 의심약물과 상호작용으로 설명되는 경우(+2) 병용약물에 대한 설명이 없는 경우(0) 정보 없음(0)
비약물요인	비약물요인에 대한 정보가 있는가? 비약물요인으로 유해사례가 설명되지 않음(+1) 비약물요인으로 유해사례가 설명됨(−1) 정보 없음(0)
약물에 대해 알려진 정보	허가사항(label, insert 등)에 반영되어 있음(+3) 허가사항에 반영되어 있지 않으나 증례보고가 있었음(+2) 알려진 바 없음(0)
재투약	약물 재투여에 관한 정보가 있는가? 재투약으로 동일한 유해사례가 발생함(+3) 재투약으로 동일한 유해사례가 발생하지 않음(−2) 재투약하지 않음(0) 정보 없음(0)
특이적인 검사	유발검사, 약물농도 검사와 같은 특이적인 검사를 시행하였는가? 양성(+3) 음성(−1) 결과를 알 수 없음(0) 정보 없음(0)

최고 점수: 19점, 최하 점수: −13점
12점 이상: 확실함 (Certain)>90%
6~11점: 가능성 높음 (Probable)>70%
2~5점: 가능성 있음 (Possible) 50%
1점 이하: 가능성 낮음 (Unlikely)<30%

라. 베이지안확률방법

여러 인과성 평가기준의 문제점이 인식됨에 따라 1981년 스위스에서 개최된 국제컨퍼런스와 1983년 프랑스 파리에서 개최된 국제컨퍼런스에서 인과성 평가의 표준화된 기준을 제정하기 위한 소위원회를 구성하였지만, 이에 대한 합의는 이루어지지 않았다. 그러나 좀 더 과학적인 평가기준을 만들려는 노력의 일환으로 베이지안확률방법을 도입한 인과성 평가기준이 만들어졌다.

이 기준은 원인약제를 투여하지 않을 경우에 약물유해반응이 발생할 위험도를 기준으로 하였을 때, 약물을 투여하였을 때의 위험도의 비로서 인과성을 평가하는 것이다. 이 방식을 이용해서 자동화된 평가프로그램인 베이지안유해반응진단도구(Bayesian Adverse Reaction Diagnostic Instrument, BARDI)가 개발되었다. 이 방식을 적용하기 위해서는 각각의 약물에 대한 약물역학정보, 약물유해반응의 임상적, 약동학적 정보가 필요하며, 쉽게 적용하기 어렵기 때문에 자동화된 평가프로그램을 활용하는 것이 좋다. 베이지안확률방법은 임상시험 도중에 발생한 드물지만 심각한 유해사례에 대한 인과성 평가와 약물역학연구에서 주로 이용된다.

13.5 적절한 인과성 평가기준의 선정

현재까지 인과성 평가기준 및 도구를 알아본 결과 명확한 기준은 없으며, 동일한 사례를 가지고 여러 평가기준으로 분석할 경우 그 결과가 일치하지 않는 경우가 많았다. 예를 들어 객관적인 검사로 약물알레르기가 확진된 경우에도, 알고리즘을 이용하여 평가한 결과를 보면 일치하지 않는 경우가 있었다. 따라서 인과성 평가의 목적에 따라서 적합한 기준을 선택하여야 하며, 이때 고려해야 할 사항은 다음과 같다.

첫 번째로 인과성 평가결과를 어떤 목적으로 이용할 것인지에 따라서 그 기준이 달라진다. 실마리정보로 사용할 것인지 아니면 허가사항 변경에 이용할 것인가 등에 따라 적용할 평가기준이 다를 수 있다. 예를 들어, 임상시험에서 발생한 유해사례의 경우에는 과학적이고 신뢰성이 높은 인과성 평가기준을 적용할 필요가 있다.

두 번째로는 수집된 유해사례의 규모와 평가자의 특성에 따라서 기준이 달라져야 한다. 수집된 유해사례의 규모가 큰 경우에는, 심각한 유해반응이나 보고되지 않았던 유해반응에 높은 우선순위를 두고 평가할 필요가 있다. 또한 평가자의 특성, 즉 의사, 약사, 간호사, 일반인 중에서 누가 인과성을 평가할 것인지에 따라서도 그 기준이 달라진다. 마찬가지로 인과성 평가전문가가 양성된 나라와 그렇지 않은 나라에 따라서 사용할 평가기준에 차이가 있을 수 있다.

마지막으로 확보 가능한 임상정보의 양과 질에 따라서 그 기준이 달라진다. 각 나라마다 얻을 수 있는 유해사례의 임상정보에 차이가 있을 수 있는데, 정보의 양 및 정확성에 따라서 적용할 수 있는 평가기준이 달라지고 최종평가결과에도 많은 차이가 나타날 수 있다.

참고문헌

홍경섭, 박병주, 신상구 등. 약물이상반응의 인과성 평가를 위한 한국형 알고리즘 개발. 임상약리학회지 2003;10:129-42.

Auriche M. Bayesian approach to the imputability of undesirable phenomena to drugs. Therapie 1985;40:301-6.

Benahmed S, Picot MC, Dumas F, et al. Accuracy of a pharmacovigilance algorithm in diagnosing drug hypersensitivity reactions. Arch Intern Med 2005;165:1500-5.

Edwards IR, Aronson JK. Adverse drug reactions: Definitions, diagnosis and management. Lancet 2000;356:1255-9.

Irey NS. Diagnostic problems in drug-induced diseases. Amsterdam: Elsevier Science; 1972.

Karch FE, Lasagna L. Toward the operational identification of adverse drug reactions. Clin Pharmacol Ther 1977;21:247-54.

14. 재심사제도와 재평가제도

학습목표

재심사제도와 재평가제도를 이해하고 약물감시체계에서의 역할을 설명할 수 있다.
- 재심사제도와 재평가제도의 필요성을 설명할 수 있다.
- 우리나라 재심사제도와 재평가제도에 대하여 설명할 수 있다.
- 국내외 유사제도의 비교검토를 통해 재심사제도와 재평가제도의 개선방향을 제시할 수 있다.

우리나라 식품의약품안전청에서는 의약품품목허가를 한 후, 허가과정에서 미처 확인하지 못한 약물부작용을 시판 후 약물감시(post-marketing surveillance, PMS)를 통해 확인하는 절차를 가지고 있다. 이러한 시판 후 약물감시를 체계적이고 효과적으로 수행하기 위하여 의약품재평가제도, 신약 등의 재심사제도, 자발적부작용보고제도를 운영하고 있다. 그중 신약 등의 재심사제도와 자발적부작용보고제도는 의약품 품목별로 시행되고 있으며, 의약품재평가제도의 경우는 약효군별로 평가가 이루어지고 있다. 본 장에서는 현재 우리나라에서 운영 중인 재평가제도와 재심사제도의 현황과 국내외 비교를 통한 본 제도의 발전방향에 대해 살펴본다.

14.1 재평가제도

가. 재평가제도의 목적

약사법 제33조, 제37조의2, 제42조제4항 및 마약류관리에관한법률 제57조의 규정에 의거 이미 허가(신고 포함)된 의약품 · 마약 · 한외마약 · 향정신성의약품(이하 "의약품"이라 한다)에 대하여 최신의 과학수준에서 안전성 및 유효성을 재검토 · 평가하거나 의약품동등성을 입증하기 위해 도입된 제도로, 안전하고 우수한 의약품을 공급하고, 의약품의 합리적인 사용을 기하여 국민보건 향상에 이바지함을 목적으로 한다. 또한 재평가를 통해 기허가된 의약품의 효능 · 효과, 용법 · 용량 및 사용상의 주의사항 등의 합리적 조정, 국내

표 14.1 연차적 재평가사업 실시현황

	연도	약효군수	품목수
1차 재평가	1975~1981	79	5,934
	1982~1991	98	3,519
2차 재평가	1992	1	1,947
	1993	10	1,885
	1994	5	1,582
	1995	9	1,284
	1996	9	1,405
	1997	8	794
	1998	6	837
	1999	9	957
	2000	16	823
	2001	10	865
	2002	11	774
	2003	13	4,743
	2004	6	989
	2005	14	1,267
	2006	14	636
	2007	13	1,419
	2008	17	1,478
총계		348	33,138

외에서 수집된 부작용보고사례 추가, 대체약 개발 등 의료환경변화에 따른 유용성을 평가하고 있다.

나. 재평가제도의 종류와 절차

1) 정기재평가(문헌평가)

제1차 문헌재평가는 1975년부터 연차적 사업으로 실시하여 1991년에 완료되었다. 현재 제2차 문헌재평가가 실시되고 있으며 2012년에 완료될 예정이나 평가주기가 20년이란 단점 때문에 2013년부터는 5년 주기의 품목갱신제도를 도입할 예정이다.

문헌재평가의 절차는 아래와 같다(그림 14.1).

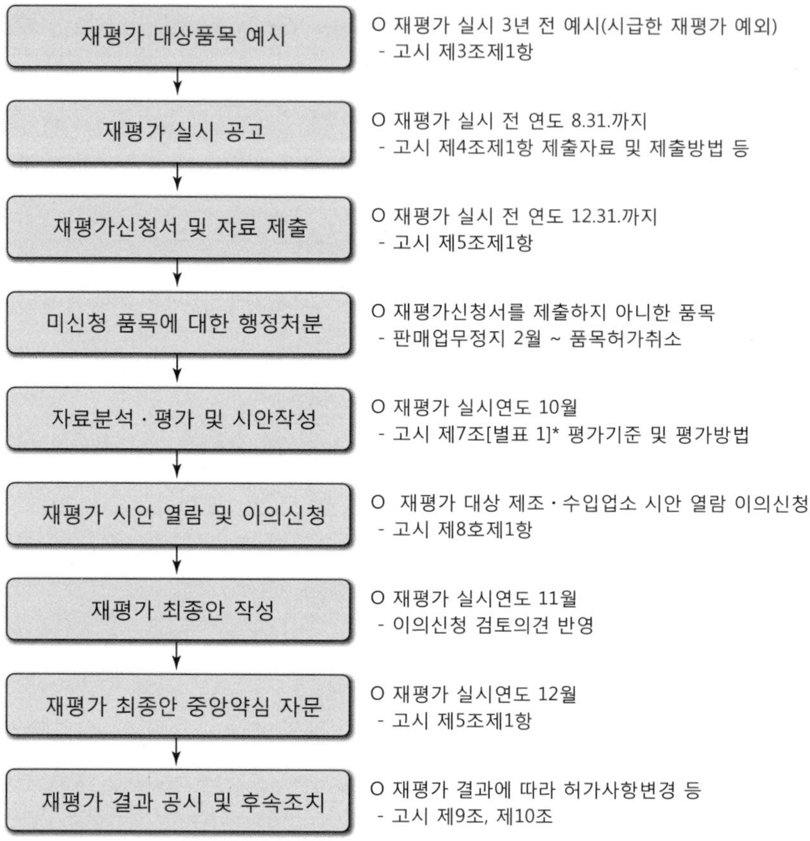

※ 후속조치(품목허가사항 1개월 변경, 변경허가일 이후 출고되는 모든 제품은 별도의 변경내용을 추가 첨부하여 유통, 이미 유통 중인 제품은 당해 품목의 공급업소에 재평가 결과에 대한 정보를 통보하고 제조업자 등의 홈페이지에 게재)

* [별표 1]은 의약품재평가실시에관한규정(식약청고시 제2010-67호)을 참고함.

그림 14.1 정기재평가(문헌평가) 흐름도

가) 재평가 대상품목 예시

기업에서 재평가를 충실히 준비할 수 있도록 재평가 실시 3년 전에 대상품목을 공개한다.

나) 재평가 실시 공고

제출자료 및 제출방법 등 세부사항을 명시하여 재평가 실시 전 연도 8월 31일까지 공고한다.

다) 재평가 신청서 및 자료 제출

재평가 실시 전 연도 12월 31일까지 해당 성분에 대한 재평가신청서와 관련자료들을 식약청에 제출한다.

라) 미신청 품목에 대한 행정처분

재평가 실시 의사가 없어 품목허가를 자진취하한 경우를 제외하고 재평가 미신청 품목은 판매업무정지 2개월에서 품목허가취소까지의 행정처분이 이루어진다.

마) 자료검토 · 평가 및 시안작성

대상품목에 대한 안전성 및 유효성에 대한 평가를 실시하여 안전성 및 유효성이 인정되는 경우 허가사항의 변경이 필요한가에 대한 검토 및 평가를 시행한다. 안전성 및 유효성이 인정되지 않는 경우 위험성과 유익성을 고려해 별도의 조치에 대한 검토 및 평가를 시행한다.

바) 재평가 시안 열람 및 이의신청

시안 열람 후 1개월간 재평가 결과(안)을 기업에 공개하고 이의신청 등 의견을 수렴한다.

사) 재평가 최종안 작성 및 중앙약사심의위원회 심의

기업의 이의신청 등을 반영하여 재평가 결과(최종안)를 완성하고, 외부전문가로 구성된 중앙약사심의위원회의 자문을 거쳐 확정한다.

아) 재평가결과 보고, 공시 및 후속조치

해당 의약품의 유용성이 인정될 경우, 재평가결과를 허가사항에 반영하는 허가사항 변경지시(1월 이내)가 이루어진다. 해당 의약품의 유용성이 불인정되는 경우에는 품목취소 및 유통품 회수 · 폐기처분이 이루어진다.

2) 특별재평가(임상평가, 생동성 평가)

특별재평가는 안전성 · 유효성 정보 또는 사회적 문제가 제기되어 시급히 재평가를 해야 할 필요성이 있다고 인정되는 경우에 한하며, 주로 국내에서 실시한 임상시험자료 또는 집중부작용모니터링 등을 실시한 자료를 제출받아 검토한다. 또한 이미 허가된 의약품 중 허가 당시 생동성시험자료가 의무화되지 않았던 성분의 제제에 대하여 대조약과의 생동성을 확인하는 제도다(그림 14.2, 그림 14.3).

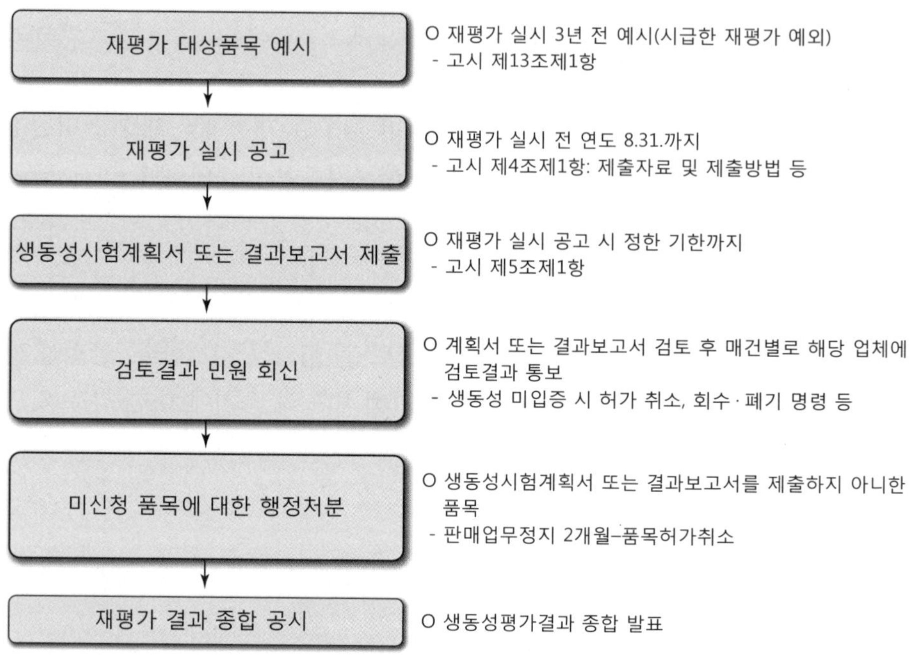

그림 14.2 특별재평가(생동성 평가) 흐름도

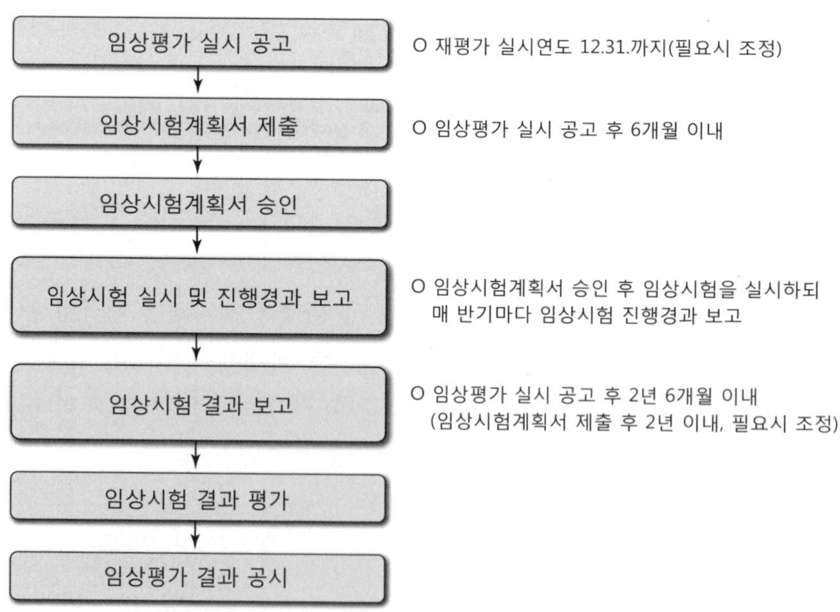

그림 14.3 특별재평가(주로 임상평가) 흐름도

14.2 신약 등 재심사제도

가. 재심사제도의 목적

본 제도는 약사법 제32조, 제37조의2, 약사법 시행규칙 제35조, 제36조 및 식약청 고시 제2009-46호 '신약 등의 재심사기준'에 의거하여 의약품 개발과정에서 제한적인 임상시험 등을 토대로 품목허가된 신약 등에 대하여 불특정 다수를 대상으로 수행된 광범위한 사용경험을 체계적으로 수집 · 평가할 목적으로 만들어진 제도다. 이를 통해 의약품의 개발과정에서 나타나지 않았던 약물 부작용, 중대한 부작용 및 기타 안전성 · 유효성에 영향을 미치는 요인 등을 확인 · 검토하고, 알려지지 아니한 약물유해반응을 의약품허가사항에 반영하는 등 허가관리에 만전을 기할 수 있다.

나. 재심사제도의 종류

1) 신속보고(15일 이내 보고)

신속보고는 시판 후 조사 중 중대한 유해사례 · 약물유해반응 발생 시 이루어진다. 이때 중대함의 정의는 사망을 초래하거나 생명을 위협하는 경우, 입원 또는 입원기간이 연장되는 경우, 기형이나 불구를 유발하는 경우 등이다.

표 14.2 재심사 신청 및 처리 현황(단위: 품목수)

연도	지정품목수	취소/취하품목수	처리품목수
2000	111	3	6
2001	135	23	10
2002	93	29	18
2003	92	42	33
2004	87	28	110
2005	64	22	85
2006	59	27	81
2007	71	2	143
2008	93	21	110
2009	89	14	55
2010	84	8	89
총계	978	219	740

2) 정기보고(허가 후 2년까지는 6개월마다 1회 보고, 이후 매년 1회)

정기보고는 해당 조사기간에 실시한 시판 후 조사 결과의 개요 및 해석결과, 유해사례 발현상황, 조사대상자 기초자료를 제출한다. 시판 후 임상시험의 경우 해당 시험이 종료된 경우에는, 검토결과 및 보고자료를 제출하고, 임상시험이 진행 중인 경우에도 안전성 · 유효성 등에 관련한 중요한 정보를 얻은 경우에는 정기보고서에 포함하여야 한다. 이외에도 국내외의 안전성에 관한 자료를 포함한다.

다. 재심사절차(그림 14.4)

1) 재심사신청자료(재심사기간 만료 후 3개월 이내 1회)

재심사기간 만료 후 3개월 이내에 재심사를 위해 아래와 같은 자료를 제출하여야 한다.

가) 국내 시판 후 조사 결과에 의한 안전성 · 유효성에 관한 자료

재심사기간 중 시판 후 조사 계획에 따라 실시한 결과로부터 얻어진 해당 의약품의 효능 · 효과 정도 등 유효성에 관한 자료와 유해사례 유무, 유해사례의 종류 및 종류별 발현상황 등 유해사례 발현에 관한 자료를 조사대상자 배경(연령, 성별, 임신여부, 합병증 등)과 치료내용(해당 의약품의 사용이유, 사용기간, 사용량, 병용약 등)에 따라 분석 · 평가한 자료.

나) 위 사항 외에 유해사례 등에 관한 국내 · 외의 안전성에 관한 보고자료

재심사기간 중 국내 임상시험 및 자발적부작용보고 등으로부터 수집된 유해사례 및 발현상황과 재심사기간 중 외국에서 수집된 해당 의약품의 약물유해반응보고사례를 분석 · 평가한 자료.

다) 국내 · 외의 문헌 및 학회정보 등 안전성에 관한 보고자료

국내 · 외의 문헌 및 학회정보 등 안전성에 관한 자료들로부터 얻어진 해당 의약품의 약물유해반응 유무, 약물유해반응 사례 및 종류별 발생상황 등 약물유해반응 발현에 관한 자료.

라) 국내 · 외 판매현황 및 외국의 허가현황에 관한 자료

라. 업무프로세스 및 업무체계

재심사 처리절차는 신청서 접수, 검토, 결재, 재심사결과통지서 발급 및 사용상주의사

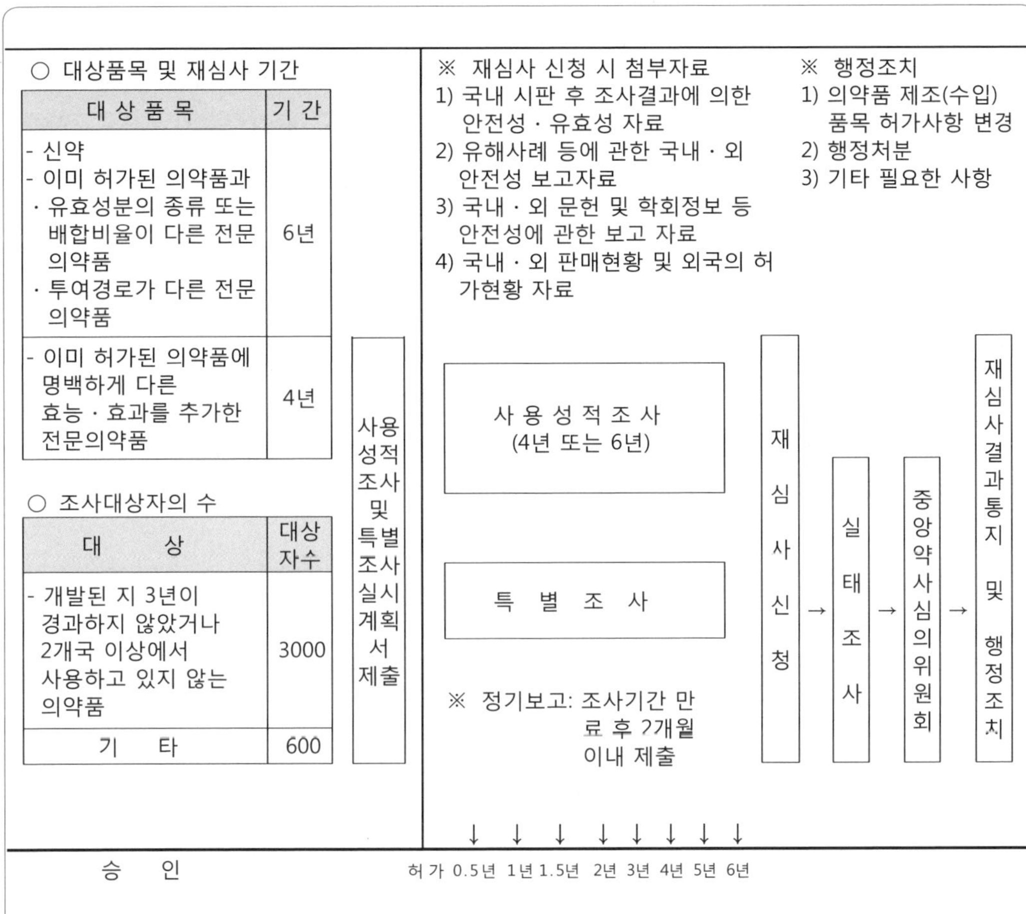

그림 14.4 신약 등의 재심사 업무흐름도

항 변경지시를 통하여 이루어진다.

1) 시스템 접속

"의약품안전관리시스템/나의민원"에서 접수번호 또는 회사명으로 해당 건을 검색하여 상세화면을 조회한다.

2) 서류검토

의약품관리과(바이오의약품, 한약제제 등 제외)에서 서류접수 후 심사부서로 협의 · 검토 · 의뢰하고, 민원신청 상세내역과 하단의 문서보기를 통하여 제출서류의 적정성 여부를 검토한다.

3) 심사

의약품심사부 해당과에서 민원인제출서류 검토 및 계획서에 의한 시판 후 조사 등의 적정성 여부를 확인한다. 이 과정에서 식약청 서류심사 또는 신뢰성조사결과에 대하여 중앙약심의 자문을 구하기도 한다.

4) 보완요구(필요시)

제출자료가 미비한 경우 보완기간을 통상 60일로 설정하여 보완을 요구한다. 보완서류는 의약품안전관리시스템 또는 소비자담당관실을 통해 접수되고, 민원인이 보완요구를 받은 기간 내에 보완을 할 수 없음을 이유로 기간연장을 요청하는 경우 이를 고려하여 보완기간을 정하되 기간연장 요청은 2회에 한하고 있다. 또한 민원인이 민원서류를 보완하지 아니한 때는 다시 보완을 요구할 수 있고, 이 경우 보완에 필요한 기간은 10일로 한다.

5) 기안

서류검토 후 해당품목에 대한 검토결과를 의약품관리과 등으로 회신한 후 관리과 등에서 재심사결과통지서 및 허가사항변경지시를 기안(국장전결)한다.

6) 재심사결과 통지서 송부

결재 완료 후 자료저장사항을 검토한 후, "의약품안전관리시스템/결재현황"에서 '면허세' 버튼을 누른 후, 재심사결과통지서를 출력하여 소비자담당관실로 송부한다.

14.3 외국의 품목허가관리제도

유럽, 일본 등 선진국의 경우, 의약품안전성정보의 관리가 품목허가와 연동되어 이루어지고 있다. 현재 우리나라 정부가 도입을 고려하고 있는 관련제도를 살펴보면서 재평가제도와 재심사제도의 개선방향에 대해 살펴보기로 한다.

가. 유럽의 품목허가관리제도

1) 갱신제도 및 일몰제

유럽에서는 2005년 10월 30일부터 의약품의 시판허가는 5년간 유효하며, 위험-이익평가에 대한 재심사결과에 따라 허가를 갱신할 수 있다는 갱신제도(Renewals)에 대한 내용으로 의약품법이 개정되었다. 개정된 법에 따르면, 약물감시와 관련하여 안전성에 확신이 없을 경우에는 추가갱신을 요구할 수 있고, 안전성에 큰 문제가 없다고 판단될 경우에는 의약품이 시장에서 판매되고 있는 한 시판허가가 계속 유지된다. 이 법이 통과되기 전에는 매 5년마다 품목허가갱신이 이루어지고 있었는데, 5년에 한 번으로 갱신과정이 줄어드는 대신, 일몰제(Sunset clause)의 도입과 정기안전성정보보고기간의 단축을 통하여 시판 후 약물감시의 강화가 이루어졌다.

일몰제란 3년 동안 시장에 의약품이 유통될 때에만 시판허가가 의미 있다고 보고, 3년 동안 미판매된 제품은 자동으로 시판허가가 취소되는 제도로 유럽의 경우에는 명문화되어 있다. 이와 동시에 5년 주기로 보고하던 정기안전성정보보고도 보고주기를 3년으로 줄이고 제품이 시장에서 판매되는 한 3년에 1번은 반드시 규제당국에 정기안전성정보보고를 하도록 함으로써 시판 후 안전성정보수집 및 약물감시의 중요성을 강조하고 있다.

2) 정기안전성정보보고

정기안전성정보보고(Periodic Safety Update Report, PSUR)는 임상전문가의 의견서와 함께 제출해야 하며, 시판허가가 유지되는 한 판매여부와 관계없이 보고서를 제출하여야 한다. 정기안전성 보고 시에는 전 세계에서의 의약품사용현황 및 부작용정보들을 모두 보고해야 한다. 정기안전성정보보고 시기는 시판 후 2년 동안은 매 6개월, 이후 2년 동안은 1년, 이

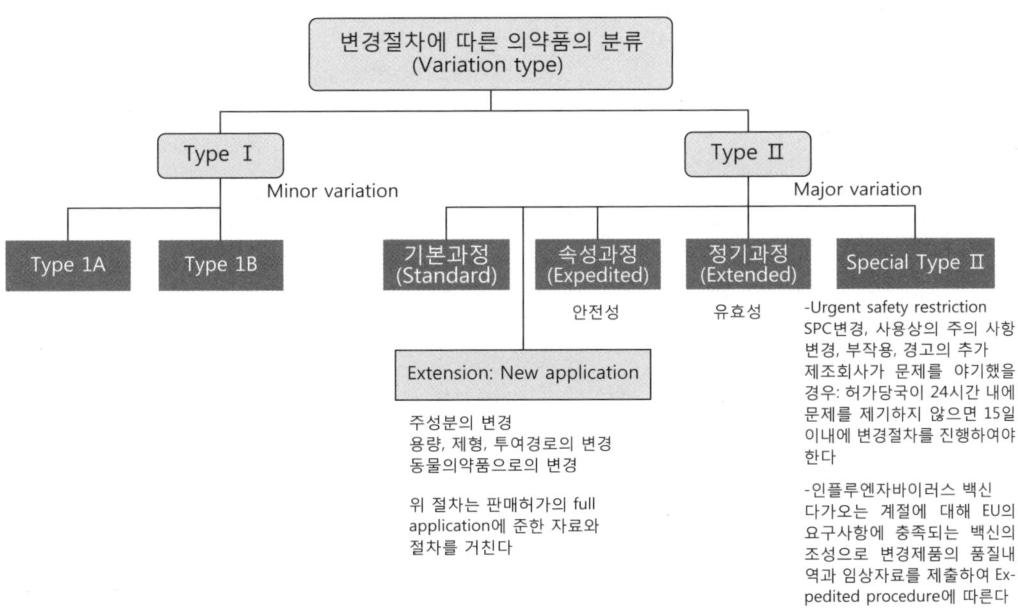

그림 14.5 허가변경의 종류

후로는 3년 주기다. 이 제도는 우리나라의 재평가제도와 유사하나, 평가주기가 우리나라는 20년, 유럽은 3년이라는 점에서 큰 차이가 있다.

3) 시판 후 허가변경

시판 후 허가사항에 대한 변경은 변경정도에 따라 절차가 다르다(그림 14.5). 일부변경(Minor Variation)과 주요사항변경(Major Variation)이 있으며 일부변경은 Type I에 주요사항변경은 Type II에 해당된다. Type I 변경에는 두 가지, Type II 변경에는 기본, 속성, 장기, 특별변경 등의 4가지가 있고, 특별변경은 심각한 안전성 문제와 인플루엔자백신을 포함한다(그림 14.5).

4) 시판 후 허가관리

Directive 2001/83/EC을 근거로 5년마다 시행되던 갱신제도를 최초 5년에 1회만 시행하게 됨에 따라 발생한 문제점들을 수정 보완한 Directive 2004/27/EC가 2005년 10월 30일

표 14.3 유럽 시판 후 허가관리 개정 전(2001년) vs 개정 후(2004년) 비교

	Directive 2001/83/EC	Directive 2001/83/EC amended by Directive 2004/27/EC (2005년 10월 30일부터 발효)
갱신주기	5년마다	• 최초 시판허가 후 5년에 1번 안전성 검토가, 필요한 경우에는 추가로 갱신의무가 부여됨. • 2005년 10월 30일 이전에 갱신한 경우에도 이 법에 의해 재갱신해야 함.
정기안전성 정보보고	5년에 1번(갱신주기와 일치됨)	• 최초 2년은 6개월마다 보고, 이후 2년 동안은 1년마다 보고, 이후에는 3년마다 1번씩 보고하는데, 이때는 the EU Pharmacovigilance Rules에 따라야 함. (더 이상 갱신주기와 일치되지 않고, 독립된 PSUR 사이클을 유지해야 함)
갱신자료 제출시점	유효기간 완료 전 3개월까지 모든 자료 제출	유효기간 완료 전 6개월까지 모든 자료 제출
제출자료	1. European Renewal 신청서 2. 판매개시로부터 5년 동안의 정기안전성보고서(PSUR) 3. 현재의 위험/이익을 언한 임상전문가의 의견서 4. 상호 알려진 SPC(MRP의 경우) 5. 변경내용을 강조한 SPC 6. GMP 허가서 7. 라벨과 설명서(MRP의 경우) 8. 관련국가의 해당수수료	EU-CTD 양식으로 반드시 제출해야 함. 1. 표지 2. 갱신신청서 3. 전문가소견서(Quality, Safety, Pharmacovigilance 각각에 대한 전문가의견과 전문가의 이력서 제출) 4. 최초 시판허가 이후 변동사항 전체 자료 5. certificate of compliance with Good Manufacturing Practice (GMP) and QP declaration 6. SPC(product information: Summary of Product Characteristics) 7. leaflet and label 8. 기타

부터 발효되었다. 2001년도와 2004년에 개정된 법령을 비교한 내용은 표 14.3과 같다. 주요한 차이점은 개정 전에는 갱신자료제출시점이 허가만료일 3개월 전이었던 것에 반하여 개정 후에는 6개월 전으로 앞당겨졌고, 정기안전성정보보고 주기가 5년에서 3년으로 줄어듦과 동시에 일몰제가 적용된다는 점이다.

나. 일본의 품목허가관리제도

일본의 시판 후 관리제도는 우리나라와 기본골격은 유사하다. 그러나 앞에서 지적한 바와 같이 명칭은 같아도 제도시행방법은 다르다. 특히 일본은 국제조화회의(International Conference on Harmonization, ICH)에 가입한 후 의약품의 품목허가관리제도를 미국과 유럽의 것과 유사하게 약사법을 개정한 바 있다.

1) 일본의 시판 후 약물감시와 관련된 규정

가) 의약품 시판 후 조사 실시기준

의약품의 제조판매 후의 조사 및 시험의 실시기준에 관한 성령(후생노동성령 제171호, 2004.12.20.)으로 제조판매업자 등이 실시하는 제조판매 후의 조사 및 시험에 관한 업무가 적정하게 실시되고, 또 재심사 및 재평가 신청 시 자료의 신뢰성 확보를 위해 준수해야 할 사항을 규정한 기준이다(국내 유사 규정: "신약 등의 재심사기준").

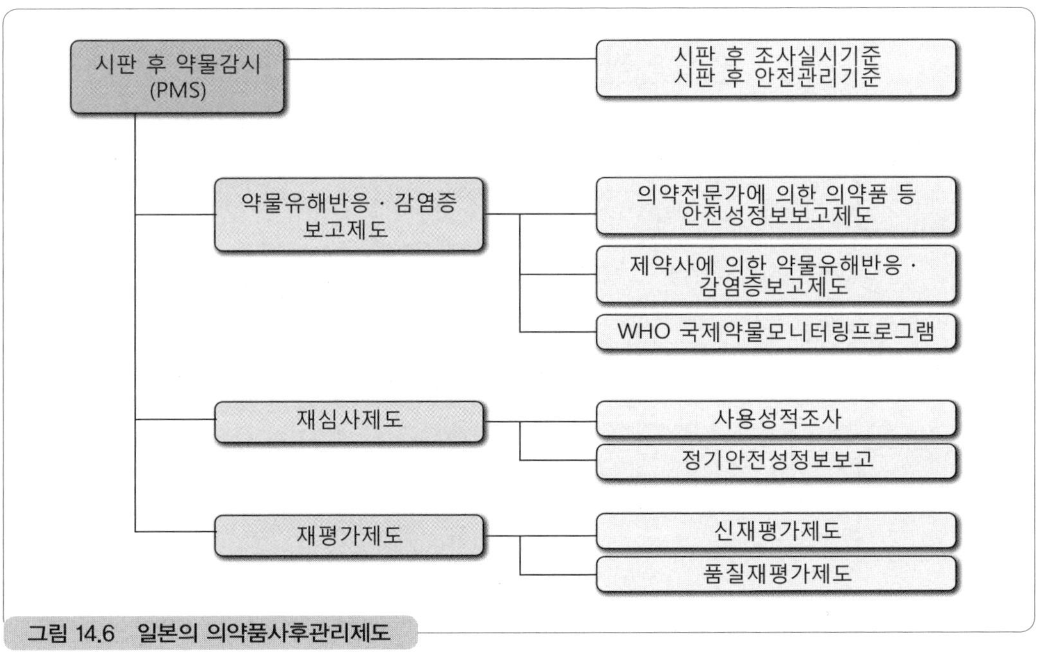

그림 14.6 일본의 의약품사후관리제도

나) 의약품 등 시판 후 안전관리기준

의약품, 의료기기, 화장품 및 의료기기의 제조판매 후 안전관리의 기준에 관한 성령(후생노동성령 제135호, 2004.9.22.)으로 의약품의 적정사용정보의 수집, 작성, 검토 및 안전확보조치의 실시와 관련되는 제조판매 후 안전관리에 관한 기준이다(국내 유사 규정: "의약품등안전성정보관리규정").

2) 일본의 시판 후 약물감시

가) 약물유해반응 · 감염증보고제도

약물유해반응 · 감염증 정보의 보고는 크게 의약전문가에 의한 의약품 등 안전성정보보고제도, 제약사에 의한 약물유해반응 · 감염증보고제도, WHO국제약물모니터링프로그램 등으로 구성되어 있다(그림 14.7).

(1) 의약전문가에 의한 의약품 등 안전성정보보고제도

의약전문가에 의한 의약품 등 안전성정보보고제도는 후생노동성이 의약관계자로부터 직접 안전성정보를 수집하는 제도로 의약전문가(의사, 치과의사, 약사)와 등록판매자가 의료용의약품, 일반용의약품, 의료기기 등을 사용한 결과 나타난 유해사례로 잘 알려진 경미한 유해사례를 제외하고 사용한 의약품 등과의 관련이 명확하지 않는 것을 포함한 모든 정보를 보고하는 제도다. 특별히 중점적으로 조사하거나 정보를 수집할 필요가 있는

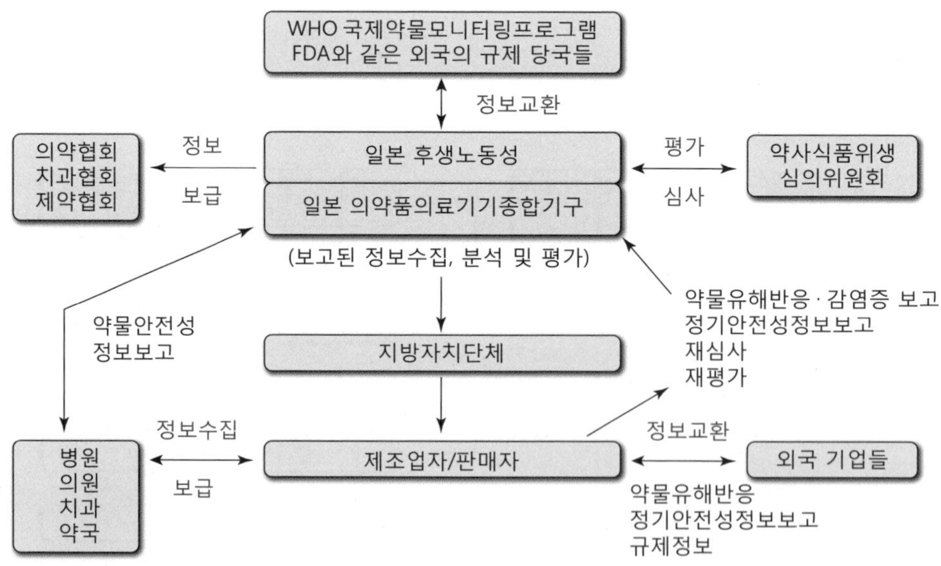

그림 14.7 일본 의약품의 안전성정보의 수집, 보고, 조치

경우에는 후생노동성이 의료기관을 선정하여 "특정 품목 모니터 조사"를 실시할 수 있다.

(2) 제약사에 의한 약물유해반응 · 감염증보고제도

제약사에 부과된 약물유해반응 · 감염증의무보고제도로 독립행정법인인 의약품의료기기종합기구(PMDA)에서 정보를 정리하고 있다. 부작용 보고기준은 표 14.4와 같다.

(3) WHO 국제약물모니터링프로그램

WHO에서 가맹국으로부터 유해사례 정보를 수집하여 검토한 결과를 가맹국에 피드백하고 있는 국제약물모니터링프로그램으로, 1972년 가입하여 일본의 약물부작용정보를 WHO에 보고함과 동시에 WHO로부터 수시로 정보를 제공받고 있다.

나) 재심사제도

일본의 재심사제도는 승인된 의약품과 유효성분, 분량, 용법 · 용량, 효능 · 효과 등이 명확하게 다른 의약품으로 후생노동대신이 승인한 경우 재심사대상의약품으로 지정하여 운영하고 있다. 재심사기간은 희귀의약품의 경우에는 10년, 신약은 8년, 새로운 조성 및 새로운 투여경로는 6년, 새로운 효능 및 새로운 용법 · 용량은 4년 이상 6년 미만이다.

사용성적조사는 모든 의약품을 대상으로 하며, 미지의 부작용, 부작용발생률, 안전성 또는 유효성에 영향을 미치는 요인을 파악하기 위한 것이며, 의약품의 특성에 따라서 조

표 14.4 일본의 부작용보고기준(ICH guideline에 따름)

구분	해당 유해사례	비고
15일 보고	• 미지의 중대한 유해사례: 사망, 장해, 사망 또는 장해로 연결될 우려가 있는 증례, 치료를 위해 입원 또는 입원기간의 연장이 필요한 증례, 후세대에서의 선천성 질병 또는 이상 • 일본 및 외국에서 해당 의약품의 사용에 의한 것으로 의심되는 모든 미지의 감염증 및 기존의 감염증에 의한 중대한 유해사례 • 외국정부의 제조 또는 판매중지 등의 조치 실시 • 기지의 사망 증례 • 기지의 중대한 유해사례의 발생경향 변화가 보건위생상의 위해의 발생 또는 확대로 나타나는 경우 • 승인 후 2년이 경과되지 않는 신약에 의한 것으로 고려되는 중대한 유해사례(미지 및 기지) • 신약 이외의 시판 후 조사 대상 의약품의 유해사례 중 시판 후 조사 시 나타난 중대한 유해사례(미지 및 기지)	정보사항을 알게 된 날부터 15일 이내 보고
30일 보고	• 일본에서 해당 의약품에 의한 것으로 의심되는 중대한 유해사례 • 일본 및 외국에서 해당 의약품이 승인된 효능 · 효과를 가지지 않음을 나타내는 의약품에 대한 연구 보고	정보사항을 알게 된 날부터 30일 이내 보고
정기 보고	• 해당 의약품에 의한 것으로 의심되는 유해사례 중 미지의 중대하지 않은 유해사례: 유해사례의 중증도 분류 기준(약안 제80호, 1992.6.29.)에 따름	PMDA 홈페이지에서 열람 가능

사증례수가 결정된다. 취약환자를 대상으로 한 특정사용조사는 시판 전 임상시험에서 충분히 검토하지 못한 소아, 고령자, 임신부, 간질환 및 신질환자에서의 유효성, 안전성에 관한 정보를 확인하는 것이다. 장기사용의약품에 대한 특정사용조사는 신약임상평가 가이드라인에서 조사의 필요성이 시사된 경우에 한하여 통계적, 임상적으로 타당한 표본크기 산출과정을 거쳐서 수행된다.

또한 시판 후 조사로서 간, 신기능장애환자 등에서는 체내동태시험 등 적정한 사용방법을 확립하기 위한 연구가 수행되며, 장기사용에 의한 연명효과, 삶의 질 개선 등을 검증하기 위한 약물역학연구가 수행되기도 한다. 신약의 임상평가가이드라인에 근거하여 유효성 및 안전성을 검증, 혹은 위험요인이 미치는 영향을 검증하기 위한 연구도 함께 수행된다.

역학연구 또는 소아용량설정 등을 위한 임상시험이 실시되는 경우, 필요시 재심사기간 종료 전에 해당 조사기간을 연장하는 제도를 운영하고 있는데 최대 10년까지 연장이 가능하다. 재심사결과에 따른 조치는 승인불가(제조, 판매 중지, 승인취소), 승인사항변경(지시에 따라 승인사항변경), 승인(재심사신청 통과) 등의 3가지로 이루어진다.

재심사 중인 신약에 대한 연차보고의 경우 ICH기준에 따라서 1997년 10월 도입된 정기안전성정보보고(PSUR)로 대체되었다. 재심사지정을 받은 의료용의약품에 대하여 처음 2년간은 반년마다, 이후부터는 1년마다 조사기간, 조사증례수, 판매수량, 사용성적조사 등을 포함한 조사실시상황, 조사결과의 개요 및 해석 결과, 계열별 유해사례 발현율, 사용상의 주의사항 개정 등 사후조치, 첨부문서, 조사결과에 따른 향후 위해관리대책 등을 보고하는 것이다.

다) 재평가제도

일본의 재평가제도는 우리와 달리 5년의 주기로 시행되며 크게 신재평가제도와 품질재평가제도가 있다.

(1) 신재평가제도

모든 의료용의약품의 안전성 · 유효성을 반복하여 재검토하는 제도로 정기재평가제도와 임시재평가제도가 있다. 정기재평가제도는 승인, 재심사, 재평가 및 그 외 후생성에 의해 어떠한 평가가 실시된 시점에서 5년이 경과한 성분에 대해 재평가를 실시하는 것이다. 이때 중앙약사심의회의 의견을 듣고, 재평가를 실시할 필요가 있는 성분을 재평가의 대상으로 지정한다. 재평가를 실시한 성분은 재평가 후 원칙적으로 5년이 경과한 시점에서 다시 재평가를 실시하여야 한다. 재평가는 후생성이 입수한 문헌을 기초로 실시하며, 필요에 따라 관련 기업의 의견을 요청한다. 재평가 대상성분 중 자주 사용되는 성분은 유효성 및 안전성이 의료에 미치는 영향이 크기 때문에, 상세한 자료를 검토하여 문제가 없는 것을 확인해 둘 필요가 있으므로, 별도의 조사자료를 제출하도록 요구할 수 있다. 임시재평가제도는 정기재평가와 관계없이 재평가를 실시할 필요가 있다고 고려되는 품목을 중앙약사심의회의 의견을 듣고 재평가 대상으로 지정한다.

(2) 품질재평가제도

선발의약품을 포함하여 의약품의 철저한 제조관리 · 품질관리를 확인하는 일상적인 방법으로서 용출시험법이 권고되어, 선발의약품에 대한 용출시험 조건 · 규격 등을 설정하고, 그것과의 동등성을 확인함으로써 후발의약품의 품질을 확보하는 것을 목적으로 한다. 1997년 2월 품질재평가 대상성분 지정을 시작하여 2009년 7월 35차 재평가결과 통지로 마무리한 제도다.

라) 신약 시판직후 조사제도

시판직후 조사제도는 제조업자 등이 신약의 판매를 개시한 후 6개월 동안 의료기관에 정확한 정보를 제공하여 주의, 환기시키며 의약품의 적정한 사용을 촉구하고 중증의 약물유해반응 발생을 신속하게 파악하여 필요한 안전대책계획을 수립하여 피해를 최소화하기 위하여 실시하는 것이다.

참고문헌

권경희. 주요 선진국 제도비교연구를 통한 의약품 품목허가제도 개선 연구. 식품의약품안전평가원연구 보고서. 2010.

보건복지가족부. 마약류관리에 관한 법률 제57조. 법률 제9932호; 2010.

보건복지가족부. 약사법 시행규칙 제35조, 36조, 42조. 보건복지부령 제32호; 2010.

보건복지가족부. 약사법 제32, 33, 37, 42조. 법률 제10324호; 2010.

식품의약품안전청. 신약 등의 재심사 기준. 식품의약품안전청 고시 제2010-94호; 2010.

식품의약품안전청. 의약품등 안전성 정보관리 규정. 식품의약품안전청 고시 제2009-208호; 2009.

식품의약품안전청. 의약품 재평가 실시에 관한 규정. 식품의약품안전청 고시 제2010-67호; 2010.

최남경, 박병주. 일본 신약 시판직후 조사제도. 임상약리학회지 2003;11:5-11.

15. 의약품 시판 후 조사

학습목표

시판 후 조사의 필요성과 수행방법 및 실제 적용사례를 설명할 수 있다.
– 시판 후 조사의 필요성을 설명할 수 있다.
– 시판 전 임상시험과 시판 후 조사를 비교 설명할 수 있다.
– 국내 시판 후 조사의 수행방법과 실례를 설명할 수 있다.

새로운 의약품이 개발되어 시판되기까지 동물실험과 인간을 대상으로 1, 2, 3상의 단계별 임상시험을 통해 유효성과 안전성에 대한 엄격한 허가심사를 거친다. 그럼에도 불구하고 일단 약물이 시판되면 남녀노소 구분 없이 광범위한 환자군에서 사용될 뿐만 아니라 다양한 의약품과 혼합복용도 이루어지며, 신기능장애나 간기능장애가 있는 특수 환자에서도 사용되므로 임상시험에서는 알려지지 않았던 드문 약물유해반응이 발생할 수 있으며, 간혹 치명적인 약물유해반응으로 시판이 철회되기도 한다.

이와 같이 시판된 약물에 의한 약화사고를 예방하기 위한 목적으로 임상시험을 거쳐 시판승인이 난 다음에도 계속하여 약물의 안전성을 평가하는 것을 시판 후 조사(post-marketing surveillance)라고 한다. 신약의 시판승인 후에 해당 약물의 사용으로 인하여 인구집단에서 발생하는 이롭거나 해로운 결과의 빈도를 파악하면서 그 인과적 관련성을 밝히는 것을 목적으로 역학적 지식과 연구방법론을 이용하는 것이다. 시판 후 조사는 재심사제도와 같이 능동적 감시의 성격이 강하고, 약물감시는 자발적보고제도와 같이 수동적 감시의 측면이 강하다. 국내에서는 시판 후 조사라는 용어가 다소 혼돈되어 사용되고 있다. 일반적으로 시판 후 조사라 하면 시판되고 있는 의약품의 안전성을 평가하기 위하여 사전에 계획된 다양한 연구방법으로 수행되는 모든 연구나 조사 등을 포함한다. 반면에 '신약 등의 재심사기준'에 의하면 시판 후 조사라 함은 제조업자가 약사법에 의한 재심사 대상 의약품의 안전성 · 유효성에 관한 사항과 적정한 사용을 위해 필요한 정보를 수집, 검토, 확인 또는 검증하기 위하여 실시하는 조사로서 재심사기간 동안 실시하는 조사라고 기술하고 있어서 재심사 대상 의약품에 한정되어 사용되기도 한다.

이에 반해 4상 임상시험은 시판된 의약품의 안전성뿐만 아니라 유효성을 주로 평가하기 위하여 수행되는 연구로서, 3상 임상시험과 무작위배정이나 비교군을 두는 것 등 연구방법론은 같으나 대상 약물이 시판되고 있는 약물이라는 점이 다르다. 최근 개정된 약물감시 가이드라인에서는 4상 임상시험에 의한 자료도 재심사업무에 포함시키고 있다.

15.1 시판 후 조사의 필요성

1960년대 초 탈리도마이드 사태 이후 유럽과 미국에서 신약허가에 필요한 심사체계가 잘 갖춰졌다고 하지만 1970년대 중반 이후 이제까지 영국에서 시판이 허가된 신약 중에 안전성 문제로 시판이 철회된 약물이 약 40개에 이른다. 미국의 경우 지난 20여 년 간 시판된 신약 중 1.0-3.5%에서 안전성 문제로 시판이 중단되었다. 호주, 프랑스, 미국에서 전체 입원환자 중 약물유해반응으로 인해 입원하는 환자의 분율이 2.4-3.6%로 보고되고 있듯이 약물유해반응에 의한 피해는 보건학적으로 매우 중요하다. 최근에 국내에서도 안전성 문제로 시판이 철회된 대표적인 사례로는 시사프라이드와 페닐프로판올아민이 있다. 시사프라이드는 기능성 소화불량증에 탁월한 효능으로 전문의약품 판매 1위를 차지하였으나 2000년 치명적인 부정맥을 유발하는 것이 밝혀져 제약회사에서 자진 철회하였으며, 페닐프로판올아민은 수십 년간 일반 감기약으로 사용하여 왔는데 국내역학조사결과 뇌출혈의 위험성이 확인되어 2004년 식약청에서 판매금지하였다. 탁월한 효능으로 임상에서 각광을 받아 세계적으로 널리 사용되던 약물들이 예기치 못한 약물유해반응으로 인해 시중에서 퇴출되는 사례에서 보듯이 약물시판 후 안전성 평가는 약물의 생사에 있어서 가장 중요한 역할을 담당하고 있다. 이와 같이 약물시판 후 안전성 평가는 약화사고로부터 국민을 보호하는 최후의 보루인 것이다. 따라서 모든 약물은 시판되고 있는 동안에는 안전성 평가가 지속되어야 한다는 당위성이 제기된다.

15.2 약물 시판 후 조사의 연구대상

약물 시판 후 조사의 주된 목적은 3상까지의 임상시험에서 밝혀지지 않은 각종 효과 및 유해사례를 알아내는 것이다. 즉, 3상까지의 임상시험은 연구대상의 범위와 수가 제한되어 있고, 관찰기간도 한정적이라는 한계를 가지고 있다. 따라서 일반 인구집단에서 약물을 사용하였을 경우에 어떤 유해사례가 발생하는지 파악하고, 대상자 수가 제한됨으로써 알 수 없었던 매우 드문 유해사례를 발견해 내며, 수 년 이상의 장기간 투여에 따른 유해사례의 발생을 관찰하는 것이다.

또한 다양한 질병과 조건을 가지고 있는 환자들에게 실제로 약물이 투여될 때 시판 전 임상시험이라는 특수 상황에서 알 수 없었던 유해사례를 밝히는 것도 매우 중요하다. 즉, 투약대상자의 실제 약물복용 순응에 따른 유해사례의 발생정도, 흡연과 음주 등 생활습관의 차이에 의한 유해사례의 발생정도, 그리고 다른 약물과 병행투여에 의한 약물상호작용에 기인한 유해사례 발생 등을 알아내는 것도 약물 시판 후 조사의 주요 연구대상이 된다. 추가로 이러한 시판 후 조사를 통하여 신약의 또 다른 치료효과를 알아내는 것도 주요 관심사이다.

15.3 시판 전 임상시험과 시판 후 조사의 비교

시판 전 임상시험과 시판 후 조사를 비교해 볼 때 표 15.1과 같은 차이점을 가지고 있다.

약물시판을 허가받기 위한 1-3상 임상시험은 가능한 빨리 승인을 받기 위한 목적 때문에 관찰기간과 연구대상수가 한정되며, 대부분 종합병원의 환자를 대상으로 엄격한 선정기준을 적용함으로써 연구결과의 타당도를 높이려고 한다. 이렇듯 시판 전 임상시험은 실험적 연구형태를 갖기 때문에 그 결과를 인정할 수 있는 매우 타당성 높은 근거를 제시할 수는 있지만, 연구수행이 어렵고 연구비가 많이 들며, 결과를 모든 환자들에게 일반화하기 어려운 문제가 있으며, 대상수의 제한으로 인해 드문 유해사례에 대해서는 올바른 평가가 불가능하다. 특히 안전성 측면에서 장기간 사용에 대한 정보, 다른 약물과의 상호

표 15.1 시판 전 임상시험과 시판 후 조사의 비교

시판 전 임상시험	시판 후 조사
연구기간이 제한적임, 장기간 사용에 대한 정보 파악이 불가능	연구기간이 무제한임, 장기간 사용에 대한 정보 파악이 가능
연구대상수가 한정됨	연구대상수가 무한정임
연구대상의 동질성(종합병원 환자)이 보장됨	자연상태의 다양한 환자가 연구대상임
교란변수를 직접 통제함	교란변수를 직접 통제하지는 못하나, 자료의 통계분석 시 사후 통제 가능
연구비가 많이 듦	연구비가 적게 듦 약물상호작용이나 특수집단에 대한 정보 파악이 가능
드문 유해사례 평가 불가능	드문 유해사례 평가 가능
약물상호작용이나 특수집단(노인, 신질환 등)에 대한 정보 파악 불가능	약물상호작용이나 특수집단(노인, 신질환 등)에 대한 정보 파악 불가능

작용에 관한 정보 및 특수집단(소아, 노인, 신질환, 간질환, 임신부 등)에서의 정보는 평가가 어렵다.

반면에 일단 약물이 시판허가를 받고 판매를 시작하면, 남녀노소를 막론하고 많은 사람들이 다양한 기간에 걸쳐 복용하게 되면서 시판 전 임상시험에서 발견하지 못하였던 유해사례가 알려지게 되고, 상대적으로 적은 연구비용으로도 약물복용과 유해사례 간의 관련성을 규명할 수 있는 장점을 갖는다. 그러나 실험적 조건을 가하지 않은 일상의 진료 상태에서 조사하기 때문에 연구결과 해석에 영향을 줄 수 있는 여러 정보들을 측정해야만 올바른 결론을 도출할 수 있는 제한점이 있다.

따라서 시판 후 조사의 목적은 1) 시판 전 임상시험에서 제기된 문제점을 규명하고, 2) 신약의 경우 다양한 약물과의 상호작용을 조사하고, 3) 신약에 대해 많은 수의 환자에서 유효성을 평가하고, 4) 많은 수의 환자에서 안전성을 평가하고, 5) 다양한(1-3차) 의료기관에서 약물사용 결과를 조사하고, 6) 드물지만 심각한 유해사례를 평가하고, 7) 새로운 적응증을 발견하고, 8) 시판 후 약물사용양상을 평가하고, 9) 과량으로 사용한 경우 임상적 특성을 조사하고, 10) 유해사례 발생에 따른 비용(위험)을 평가하는 것이다.

15.4 국내 시판 후 조사 사례

[예시 15-1]

한국인 고혈압환자에서 혈압강하제의 단기 안전성 및 내약성에 대한 관찰연구

연구목적: 고혈압환자를 대상으로 혈압강하제 단독투여 후 단기간의 안전성 및 내약성을 조사하기 위하여 다기관 시판 후 조사를 시행하였다.

연구방법: 1997년 7월부터 1999년 8월까지 17개 병 · 의원 가정의학과에 방문한 고혈압환자 1,181명(남자 594명, 여자 587명)을 대상으로 혈압강하제 단독 투여 후 2, 4, 8, 12주에 걸쳐 추적조사하였다.

연구결과: 외래에서 처방한 혈압강하제의 분포를 보면 칼슘채널차단제가 44.2%로 가장 많았으며, 이어서 안지오텐신전환효소억제제(21.0%), 안지오텐신수용체차단제(11.8%), 베타차단제(9.6%), 알파차단제(3.9%), 이뇨제(3.6%) 순으로 나타났다. 안지오텐신전환효소억제제를 처방받은 환자들에서 투약지속률(40.7%)이 안지오텐신수용체차단제(66.2%), 알파차단제(63.0%), 칼슘채널차단

표 15.2 혈압강하제 치료군에서 12주 추적관찰 결과

특징		치료지속군		치료중단군		중도탈락	
		빈도	(%)	빈도	(%)	빈도	(%)
성별	남성	336	(56.6)	64	(10.8)	194	(32.7)
	여성	335	(57.1)	86	(14.6)	166	(28.3)
연령군	< 50	215	(55.3)	39	(10.0)	135	(34.7)
	50–59	261	(59.1)	58	(13.1)	123	(27.8)
	≥60	195	(55.7)	53	(15.1)	102	(29.1)
약효군	칼슘채널차단제	320	(61.3)	62	(11.9)	140	(26.8)
	안지오텐신전환효소억제제	101	(40.7)[a]	52	(21.0)[b]	95	(38.3)
	안지오텐신수용체차단제	92	(66.2)	8	(5.8)	39	(28.1)
	베타차단제	63	(55.8)	12	(10.6)	38	(33.6)
	알파차단제	29	(63.0)	9	(19.6)[b]	8	(17.4)
	이뇨제	23	(53.5)	3	(7.0)	17	(39.5)
	기타	43	(61.4)	4	(5.7)	23	(32.9)
Total		671	(56.8)	150	(12.7)	360	(30.5)

[a] $p<0.01$ versus ARAs, α–blockers, CCBs, β–blockers , diuretics.
[b] $p<0.05$ versus diuretics, CCBs, β–blockers , ARAs by logistic model including terms for age and sex.
(출처: Kim YS, et al. Short–term safety and tolerability of antihypertensive agents in Korean patients: an observational study. Pharmacoepidemiol Drug Saf 2000;9:603–9.)

제(61.3%), 베타차단제(55.8%), 이뇨제(53.5%)의 투약지속률보다 유의하게 낮았다(표 15.2). 투약중단율 측면에서는 안지오텐신전환효소억제제(21.0%)와 알파차단제(19.6%)가 다른 계열의 혈압강하제보다 유의하게 높은 것으로 나타났다.

혈압강하제 12주간 복용 후 약물유해반응의 누적발생률은 기침이 7.5%로 가장 높았으며, 이어서 두통(6.1%), 현기증(3.9%), 안면홍조(3.7%), 발기부전(2.4%) 순으로 나타났다. 특히 기침은 안지오텐신전환효소억제제에서 27.9% 발생하여 다른 계열의 혈압강하제보다 유의하게 많이 발생하였다(표 15.3).

본 연구결과는 다음과 같은 성과나 결론을 추론하게 한다. 첫째, 우리나라 1차의료에서 혈압강하제 처방양상을 파악할 수 있는 자료를 제시하였으며, 이는 미국이나 유럽에서의 처방양상과 다르다는 것을 밝힌 것이다. 칼슘채널차단제, 안지오텐신전환효소억제제 및 안지오텐신수용체차단제가 많이 처방된 것에 대해서는 연구자들이 유해반응이 적고, 부가적인 효과가 우수한 약물을 선호한다는 것으로 설명될 수 있는 반면에, 이들 약물이 고가이지만 의료보험에서 혈압강하제의 계열에 따른 보험적용에 제한이 없다는 것과 최신 약물이라 제조사의 적극적인 판촉 등이 영향을 미쳤다고 추정된다. 둘째, 혈압강하제의 내약성이 계열 간에 차이가 있다는 근거를 제시하였다. 특히 동양인에서 안지오텐신전환

표 15.3 혈압강하제 약효군에 따른 12주 누적 약물유해반응 발생률(%)[a]

유해반응	칼슘채널 차단제	안지오텐신전환 효소억제제	안지오텐신수 용체차단제	베타차단제	알파차단제	이뇨제	보정한 p값
기침	1.6	27.9	0.9	2.1	4	3.3	<0.001 [a]
두통	7.4	5.3	4	3.7	4.9	5	NS
어지러움	3.7	7.2	3.1	1.1	10.5	0	NS
홍조	6.6	0.9	0	1.3	0	0	NS
발기부전/불감증	2.6	3.5	1.2	1	4	0	NS
상욕상실	1.9	2.4	0	0	8.9	0	NS
말단부종	2.5	1.5	0	0	4.9	3.9	NS
피로	1.4	1.9	0	2.9	5.1	5	NS
심계항진	2.5	0.5	0.9	0	2.7	2.5	NS
소화불량	0.7	4.2	0.9	0	0	0	0.042[b]
오심	0.7	2.3	0	0	7.3	2.5	NS
쇠약	1.9	0	0	0	5.6	0	NS
변비	1.2	0.9	1.2	0	0	0	NS
피부발진	0.7	0.9	0	1.3	2.4	2.5	NS

[a] 카플란 검정, [b] 성별과 연령을 보정하여 콕스비례위험모형을 적용하였음.
(출처: Kim YS, et al. Short-term safety and tolerability of antihypertensive agents in Korean patients: an observational study. Pharmacoepidemiol Drug Saf 2000;9:603-9.)

효소억제제의 흔한 유해사례 발생으로 투약중단율이 높다는 것을 밝혀서 서양인에서 해당약물의 내약성과는 차이가 있음을 재차 확인하였고, 안지오텐신수용체차단제가 이에 대한 대체약물이 될 수 있다는 것을 암시하였다. 셋째, 혈압강하제의 유해사례의 발생은 성, 연령 및 혈압강하제 계열에 따라 차이가 있다는 것을 밝혔는데, 특히 기침의 발생은 안지오텐신전환효소억제제에서 유의하게 많았으며, 이것이 투약중단의 주된 원인이라는 것을 확인할 수 있었다. 본 연구의 의의는 시판 후 조사를 통해 혈압강하제 계열 간에 안전성과 내약성을 직접 비교하였다는 것이고, 논문발표 시점에서 동양인을 대상으로 특히 1차의료 현장에서 안지오텐신수용체차단제를 포함한 주요 혈압강하제에 대해 직접 비교 분석한 논문으로는 세계 최초라는 것이다.

[예시 15-2]
1차의료기관에 내원한 발기부전환자에서 실데나필의 안전성 및 유효성에 관한 시판 후 조사

연구목적: 1차의료기관에 방문한 발기부전환자를 대상으로 실데나필의 안전성 및 유효

성을 조사하기 위하여 다기관 시판 후 조사를 시행하였다.

연구방법: 1999년 12월부터 2002년 7월까지 24개 병원 가정의학과에 내원한 672명의 남성 발기부전환자를 대상으로 실데나필 투여 후 4, 12주에 추적조사하였다.

연구결과: 실데나필의 유효성과 안전성 평가는 672명중 572명(85.1%)에서 이루어졌는데, 이 중에서 유효하다고 평가된 환자는 458명(유효율 80.1%)이었다. 실데나필의 유효성과 관련된 요인의 다변량분석 결과, 당뇨병이 있는 경우 유효성이 유의하게 낮았으며(대응위험도 1.74, 95% 신뢰구간 1.14−2.64), 용량이 25mg을 기준으로 50mg(0.49. 95% 신뢰구간 0.30−0.82), 100mg(0.19. 95% 신뢰구간 0.04−0.92)으로 증가할수록 유효성이 증가하였다(표 15.4).

표 15.4 실데나필의 효능과 관련된 요인

	보정되지 않은		보정된[a]	
	대응위험도	95% 신뢰구간	대응위험도	95% 신뢰구간
연령 (y)	1.00	(0.98 − 1.02)	1.00	(0.98 − 1.02)
체질량지수(kg/m^2)	0.99	(0.94 − 1.05)	1.00	(0.94 − 1.06)
흡연				
비흡연자	1.00		1.00	
과거흡연자	0.94	(0.56 − 1.57)	0.90	(0.53 − 1.52)
흡연자	0.90	(0.55 − 1.45)	0.93	(0.56 − 1.54)
발기부전 기간(y)	1.00	(0.91 − 1.10)	0.99	(0.90 − 1.10)
동반질환				
고혈압	1.50	(1.03 − 2.19)[b]	1.49	(1.01 − 2.20)[b]
당뇨병	1.67	(1.11 − 2.52)[b]	1.75	(1.16 − 2.66)[b]
고지혈증	1.18	(0.69 − 2.02)	1.13	(0.65 − 2.61)
전립선비대증	1.27	(0.64 − 2.52)	1.30	(0.65 − 2.61)
지방간	1.56	(0.77 − 3.15)	1.58	(0.78 − 3.21)
위염/위궤양	0.50	(0.19 − 1.32)	0.51	(0.19 − 1.35)
우울증	1.01	(0.66 − 1.51)	1.03	(0.32 − 3.30)
동반치료약제	1.00	(0.66 − 1.51)	0.95	(0.61 − 1.47)
초기투약량				
25mg	1.00		1.00	
50mg	0.53	(0.32 − 0.86)[b]	0.49	(0.29 − 0.80)[b]
100mg	0.21	(0.05 − 0.97)[b]	0.21	(0.04 − 0.98)[b]
약물유해사례	0.66	(0.33 − 1.31)	0.64	(0.32 − 1.29)

[a] 비조건적 로지스틱회귀분석(unconditional logistic regression)을 적용하였으며, 연령과 초기투약량을 보정하였음.
[b] p − 값<0.05.
(출처: Sunwoo S, et al. Post-marketing surveillance study of the safety and efficacy of sildenafil prescribed in primary care to erectile dysfunction patients. Int J Impot Res 2005;17:71 − 5.)

실데나필과 관련된 유해사례는 572명의 추적환자 중 56명(8.6%)에서 71건이 관찰되었다(표 15.5). 대부분(81.7%)이 경증이었으며 심한 경우는 두통 1건(1.4%)에 불과하였다. 중등도의 유해사례 경우는 안면홍조 3건, 심계항진 2건이었고, 가슴 답답함, 두통, 연하곤란, 불안, 불면 및 기면 증상이 각각 1건씩이었다. 전체 유해사례 중에서 안면홍조가 5.6%로 가장 많았으며, 이어서 두통(2.6%), 심계항진(1.0%), 불안증(0.5%), ALT 상승(0.5%) 순이었고, 기타 유해사례는 1건씩만 관찰되었다. 71건의 유해사례 중에서 12건(16.9%)에서 투약을 중지하였으며, 5건(7.0%)에서는 용량을 줄여서 사용하였고, 나머지 76.1%에서는 그대로 투약을 계속하였다. 연구기간 동안 단지 6명(1.0%)만이 유해사례의 직접적인 이유로 투약을 중단하였다. 연구기간 동안에 중대한 약물유해반응은 없었다.

본 연구결과는 다음과 같은 성과나 결론을 추론하게 한다. 첫째, 1차의료기관에서 시행한 시판 후 조사에 의한 실데나필의 유효성이 80%로서 3차의료기관에서 시행한 3상 임

표 15.5 실데나필을 투여한 572명의 환자에서 보고된 유해사례

유해사례	빈도수	%
홍조(flushing)	32	5.6
두통(headache)	15	2.6
두근거림(palpitation)	6	1.0
불안(anxiety)	3	0.5
ALT 상승(elevated ALT)	3	0.5
어지러움(dizziness)	1	0.2
졸림(somnolence)	1	0.2
불면증(insomnia)	1	0.2
안통(eye pain)	1	0.2
복시(diplopia)	1	0.2
오심(nausea)	1	0.2
소화불량(dyspepsia)	1	0.2
연하곤란(dysphagia)	1	0.2
발기지속(persistent erection)	1	0.2
가슴긴장(chest tightness)	1	0.2
딸꾹질(hiccup)	1	0.2
CPK 상승(elevated CPK)	1	0.2

ALT denotes alanine aminotransferase, CPK denotes creatinine phosphokinase
(출처: Sunwoo S, et al. Post-marketing surveillance study of the safety and efficacy of sildenafil prescribed in primary care to erectile dysfunction patients. Int J Impot Res 2005;17:71-5.)

상시험의 결과와 차이가 없게 나타났다는 것이다. 이는 시판 후 조사인데도 추적조사가 85% 이상 완료되었기 때문에 적절한 평가가 이루어졌다고 판단된다. 둘째, 실데나필의 유효성과 관련된 요인으로 당뇨병과 저용량이라는 근거를 제시하였다. 셋째, 실데나필에 의한 유해사례는 안면홍조와 두통이 흔하였는데, 대부분 경증이었고, 단지 1%에서만 약물유해반응으로 투여를 중단하여 내약성이 좋다는 것을 확인하였다. 본 연구의 의의는 중앙등록방법에 의한 시판 후 조사의 경우 추적완료율이 높아서 유효성 및 안전성 평가가 적절히 이루어질 수 있다는 근거를 제시한 것이다.

참고문헌

신약등의 재심사 업무 가이드라인 [Internet]. 식품의약품안전청; 2009 Mar. Available from: http://www.kfda.go.kr/index.kfda?mid=102&pageNo=18&seq=6959&cmd=v

Hoover CA, Carmichael JK, Nolan PE, Jr., et al. Cardiac Arrest Associated With Combination Cisapride and Itraconazole Therapy. J Cardiovasc Pharmacol Ther 1996;1:255-8.

Kim YS, Park HS, Sunwoo S, et al. Short-term safety and tolerability of antihypertensive agents in Korean patients: An observational study. Pharmacoepidemiol Drug Saf 2000;9:603-9.

Managing the Risks From Medical Product Use: Creating a Risk Management Framework [Internet]. Rockville (MD): U.S. Department of Health and Human Services, Food and Drug Administration; 1999 May. Available from: http://www.fda.gov/Safety/SafetyofSpecificProducts/ucm180325.htm

Mann RD, Andrews EB, editors. Pharmacovigilance, 2nd ed. Chichester: John Wiley & Sons Ltd.; 2007. pp. 3-11.

Pouyanne P, Haramburu F, Imbs JL, et al. Admissions to hospital caused by adverse drug reactions: Cross sectional incidence study. French Pharmacovigilance Centres. BMJ 2000;320:1036.

Spilker B. Guide to Clinical Trials. Philadelphia: Lippincott-Raven; 1996. pp. 44-58.

Strom BL, editor. Pharmacoepidemiology, 4th ed. Chichester: John Wiley & Sons Ltd.; 2005. pp. 3-15.

Sunwoo S, Kim YS, Cho BL, et al. Post-marketing surveillance study of the safety and efficacy of sildenafil prescribed in primary care to erectile dysfunction patients. Int J Impot Res 2005;17:71-5.

Wysowski DK, Corken A, Gallo-Torres H, et al. Postmarketing reports of QT prolongation and ventricular arrhythmia in association with cisapride and Food and Drug Administration regulatory actions. Am J Gastroenterol 2001;96:1698-703.

Yoon BW, Bae HJ, Hong KS, et al. Phenylpropanolamine contained in cold remedies and risk of hemorrhagic stroke. Neurology 2007;68:146-9.

IV

약물역학연구에서 적용가능한 연구설계

16. 약물역학연구와 비뚤림

학습목표

약물역학연구에서 나타나는 비뚤림의 개념을 이해하고, 영향을 통제하는 방법을 활용할 수 있다.
- 약물역학연구에서 인과성 평가 시 비뚤림의 영향을 설명할 수 있다.
- 비뚤림의 정의와 종류를 설명할 수 있다.
- 약물역학연구의 연구계획단계에서 비뚤림을 통제하는 방법을 이해하고 활용할 수 있다.

약물역학연구의 목적은 인구집단을 대상으로 약물의 안전성을 과학적으로 평가하는 것이다. 약물노출과 건강결과 간의 인과적인 연관성을 평가할 때 오류 없이 타당한 결론을 얻는 것은 매우 어렵다. 연구를 수행할 때 발생할 수 있는 오류는 우연에 의한 무작위 오류와 비뚤림에 의해 발생하는 계통적 오류로 분류할 수 있다. 무작위오류는 표본크기를 늘려 추정치의 정밀도를 증가시킴으로써 줄일 수 있으나 계통적 오류는 표본크기를 늘리는 것으로는 해결되지 않으며, 비뚤림을 예방할 수 있도록 연구설계의 질을 높이고, 정확하고 완전하게 연구자료를 수집하며, 자료의 통계분석을 적절하게 수행하여야 한다(그림 16.1).

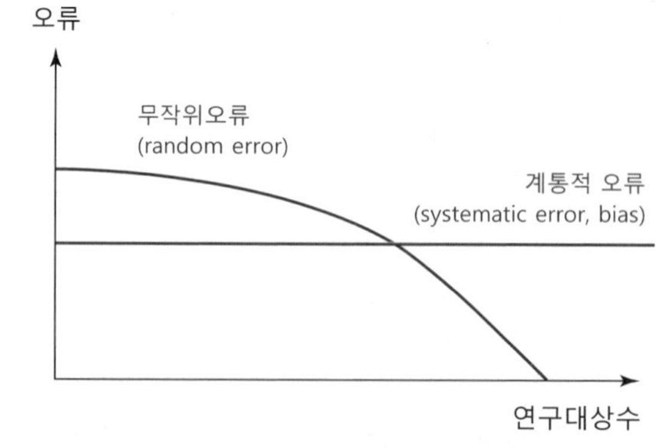

그림 16.1 무작위오류 및 계통적 오류와 연구대상수의 관련성

본 장에서는 약물역학연구에서 특정 유해사례와 의심되는 약물 사이의 인과성을 평가할 때 비뚤림의 영향, 정의 및 종류와 연구설계 및 분석단계에서 비뚤림을 통제하는 방법에 대해 살펴보고자 한다.

16.1 약물역학연구에서 비뚤림의 정의 및 영향

사람을 대상으로 하는 약물역학연구에서 연구대상의 선정과정부터 연구자료의 수집 및 분석 과정에서 오류가 발생하여 결론이 비뚤어지는 경우는 흔히 발생한다. 약물역학연구는 연구대상의 속성을 '있는 그대로' 관찰하는 방법을 사용하기 때문에 언제든지 비뚤림이 발생할 수 있으며, 연구를 수행할 때 이러한 비뚤림을 어떻게 효과적으로 통제하여 참된 연구결론을 도출해 내는가 하는 문제는 연구의 질을 결정하는 중요한 요소다. 연구결과가 참값에서 멀어지는 것은 연구대상 선정과정에서 발생하는 선택비뚤림(selection bias), 연구자료 측정 혹은 분류과정에서 발생하는 정보비뚤림(information bias), 자료의 통계적 분석과 결과해석단계에서 나타나는 교란변수에 의한 교란비뚤림(confounding bias) 등으로 분류할 수 있다(그림 16.2).

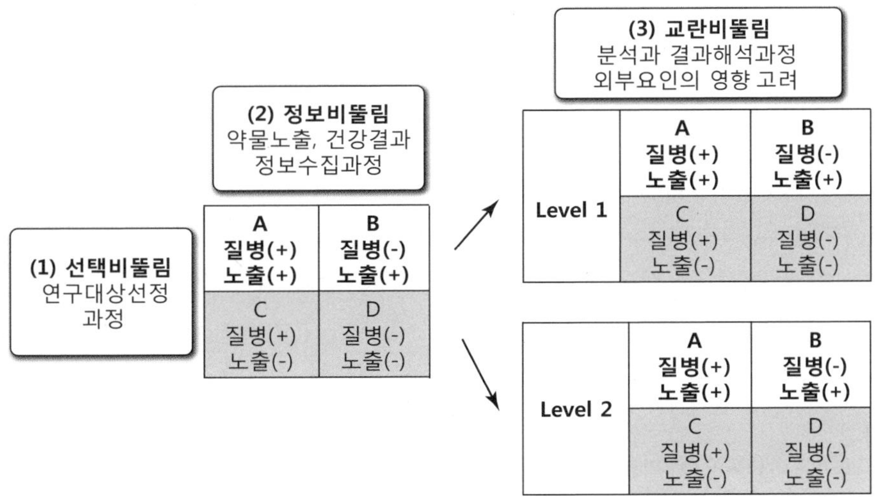

그림 16.2 약물역학연구에서의 비뚤림

16.2 비뚤림의 유형

가. 선택비뚤림

선택비뚤림이란 연구대상 및 최종 분석대상의 선정과정에서 특정 대상이 선택적으로 뽑힘에 따라 비교하고자 하는 두 집단에서 위험요인의 분포가 실제상황을 반영하지 못하고 비뚤어진 상태로 측정됨으로써 발생하는 오류다.

선택비뚤림은 연구대상 및 최종 분석대상을 선정하는 과정 전반에서 발생할 가능성이 있으므로 연구계획단계부터 대상의 선정기준과 제외기준을 명확하고 구체적으로 설정하여야 하며, 비교군 간 동일한 기준을 적용하여야 한다. 연구자는 처음 선정기준에 부합하는 사람이 몇 명이었으며, 자격기준을 적용한 결과 대상에서 제외된 사람은 몇 명이고, 그 이유와 더불어 제외된 사람들의 인구학적 특성(연령, 성별, 교육정도, 사회경제적 지위 등)이 최종분석에 포함된 연구대상과 차이가 없는지 세밀하게 검토하여야 한다.

약물역학연구에서 약물복용이 건강결과로 나타나는 증상을 진단하는 데 영향을 미쳐 선택비뚤림이 나타날 수 있다. 예를 들어, 비스테로이드성 소염제(NSAIDs)와 위궤양 발생 위험에 관한 환자-대조군연구에서 NSAIDs 복용군과 복용하지 않은 군 사이에 가벼운 통증이 나타났을 때 병원을 방문하여 위궤양으로 진단받을 가능성은 NSAIDs 복용군에서 더 높다. 따라서 NSAIDs 복용과 위궤양 발생 사이에 양의 상관관계가 있는 것으로 나타날 가능성이 높아진다. 다약제요법이 흔한 노인환자의 경우 단지 여러 약물을 복용한 결과로 나타난 부작용이 아닌, 건강상태의 변화 등으로 내원할 수 있어 일반적인 약물복용과 특정 부작용(질병) 사이의 인과관계가 있는지를 평가할 때 연관성이 있는 것으로 나타날 가능성이 높아진다. 약물과 부작용 간의 연관성이 학계에 처음으로 보고되면, 이후 관련된 증례보고 및 자발적보고가 뒤따르게 되어 시간이 지남에 따라 실제 연관성이 없음에도 불구하고 연관성의 강도가 증가하는 것으로 관찰될 가능성이 있다. 이러한 선택비뚤림을 의뢰비뚤림(referral bias)이라 하는데 이를 통제하기 위하여 환자군 선정기준을 위궤양이 아닌, 심각한 위장관출혈 등 보다 명확하게 진단된 경우로 제한하는 방법을 고려해 볼 수 있다.

환자-대조군연구에서 새로 발생한 환자가 아닌 유병환자를 대상으로 하는 경우 재원기간이 긴 환자나 생존기간이 긴 경증환자가 환자군으로 선택될 확률이 높아지게 되는 경우를 네이만의 오류(Neyman's fallacy) 또는 유병비뚤림(prevalence bias)이라고 한다. 질병경과에 따라 위험요인의 노출정도가 영향을 받지 않는다는 전제가 충족되지 않는 한, 환자-대조군연구에서는 새로 발생한 환자를 환자군으로 선정하는 것이 원칙이다. 시간과 재원이 한정되어 부득이하게 유병환자군을 선정할 수밖에 없는 상황에서는 가능한 연구시작시점과 가까운 때에 진단받은 유병환자를 환자군으로 선정하는 것이 바람직하다.

코호트연구와 무작위배정 비교임상시험에서는 선택비뚤림이 잘 발생하지 않지만 비노출군을 선정하는 과정에서 외부비교군으로 일반인구를 사용하는 경우에 문제가 발생하기도 한다. 뿐만 아니라, 연구대상을 추적관찰하는 과정에서 관찰대상으로부터 소실되거나, 응답하지 않는 경우, 도중에 참여를 거부하는 경우 등이 위험요인 노출범주 사이에서 서로 다르게 발생하는 경우 선택비뚤림이 발생하게 된다. 이를 통제하기 위하여는 추적조사 완료율이 비교하고자 하는 노출집단과 비노출집단에서 동일하게 높게 유지되도록 최선을 다하여야 한다.

나. 정보비뚤림

노출요인을 측정하거나 대상을 분류할 때 발생하는 비뚤림에는 환자군 혹은 대조군을 잘못 분류하는 경우 나타나는 분류비뚤림(misclassification bias)과 질병의 위험요인에 대한 과거노출 여부를 설문지나 면접조사를 통하여 수집할 때, 부정확한 정보를 입수하게 되어 발생하는 측정비뚤림(measurement bias)이 있는데 이를 포함하여 정보비뚤림이라고 한다.

분류비뚤림은 조사방법이 완벽하지 않은 경우 연구가설의 노출요인에 관한 정보수집 과정에서 노출여부를 잘못 측정하는 정도가 비교하고자 하는 두 군 사이에 비차별적 또는 차별적으로 발생할 수 있다. 일반적으로 비차별적 오분류가 나타나는 경우에는 대부분 연구대상 약물과 특정 부작용 간의 연관성의 정도를 과소평가하게 되며, 차별적 오분류가 발생할 경우에는 실제 연관성의 정도를 과소평가하기도 하고 과대평가하기도 한다.

약물노출을 그림 16.3과 같이 약물처방 여부로 평가할 때 다양한 요인에 의하여 비차별적 분류비뚤림이 발생할 수 있다. 또한, 처방기간을 고려하지 않고 처방 여부로만 노출을 평가하는 경우 정확성 부족으로 인하여 정보비뚤림이 나타나며, 약물과 결과변수 사이에 특정 시점에 연관성이 강한 경우에는 이를 제대로 반영하지 못하여 연관성을 발견하지 못할 가능성이 있다.

노출에 관한 정보 수집과정에서 나타나는 비뚤림 중 가장 대표적인 예는 조사하는 자의 편견이나 유도질문 혹은 조사받는 사람의 기억력에 의해 다르게 수집되는 회상비뚤림(recall bias)이다. 질문이 민감한 개인생활을 다루거나, 중대한 문제를 다룰 때 과거의 사실에 대한 기억이 비교하고자 하는 두 군에 속하는 사람들 사이에 서로 다를 수 있으며 이는 질문에 대한 혼동, 응답거부, 얼버무리기, 거짓말 등의 형태로 나타날 수 있다. 경구피임약과 유방암 발생 간의 인과성을 평가하기 위하여 수행한 환자-대조군연구에서 노출지표인 경구피임약 복용에 대한 정보를 파악할 때 환자군의 경우 대조군에 비하여 심리적인 이유로 인해 과거 자신의 건강행위를 선택적으로 잘 기억해 내거나 과장하여 기

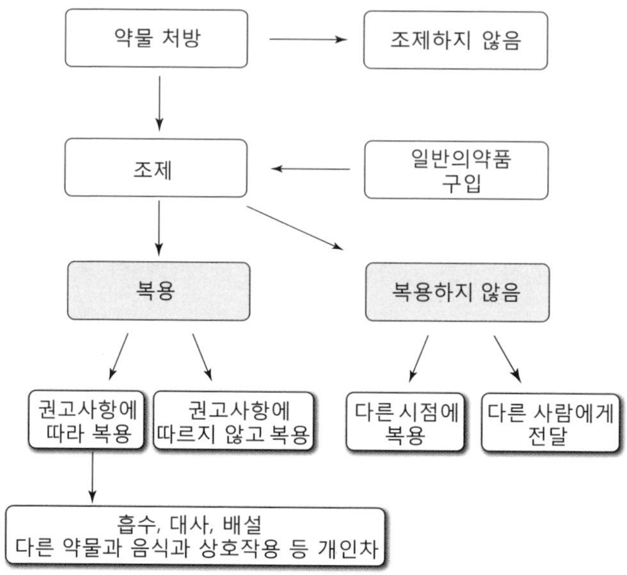

그림 16.3 약물노출 평가에 영향을 미치는 요인

억해 내는 경향이 있으며, 기억소실의 정도가 개인에 따라 다를 경우가 존재하여 올바른 연구결론을 도출하는 데 부정적인 영향을 미치게 된다.

연구를 수행할 때 노출요인과 결과변수에 대한 명확한 정의를 구체적으로 기술하고, 민감도와 특이도가 우수한 조사방법을 선택하고, 과거경험에 대한 정보를 수집하는 과정에서 면접조사원을 철저히 훈련시키거나 설문조사를 과학적으로 계획하고, 대상 선정과정에서 비교하고자 하는 두 군의 동질성을 확보하도록 계획함으로써 정보비뚤림을 최소화할 수 있다. 또한, 눈가림법을 적용하고, 연구수행과정의 표준화 및 질관리를 통하여 정보비뚤림의 발생을 예방할 수 있다. 뿐만 아니라, 수집된 자료를 분석하여 그 결과를 해석할 때 이런 비뚤림에 의한 잘못된 결과가 발생할 가능성을 면밀히 검토하고, 비록 완전히 통제할 수는 없다 하더라도 이런 비뚤림이 연구결론을 어느 방향으로 어느 정도 비뚤어지게 영향을 미쳤을 것인지를 검토하고 기술하는 것이 중요하다.

다. 교란변수에 의한 비뚤림

특정 유해사례와 의심되는 약물 간의 인과성을 평가하기 위한 연구가설을 검정하는 과정에 연구대상 독립변수와 종속변수가 아닌 제3의 변수에 의해 영향을 받아 그릇된 결론을 유도하게 되는 경우 교란비뚤림이 발생하였다고 한다. NSAIDs 복용과 위궤양 발생 간의 연관성에 대한 연구에서 개인의 위장관질환 과거력은 교란변수로 작용한다. 위장관질환 과거력은 결과변수인 위궤양의 위험요인으로 가설상의 결과변수와 인과관계를 가지며, 동시에 NSAIDs 처방가능성에 영향을 미치는 요인으로 가설상의 독립변수와 서로 관련되어 있으므로 교란변수라 할 수 있다(그림 16.4). 극단적으로 처방의사가 위장관질환 과거력이 있는 환자에게 NSAIDs를 절대 처방하지 않는 상황을 가정해 보면, NSAIDs 복용이 위궤양을 보호하는 효과가 있는 것으로 나타날 수 있으며, 이러한 결과는 명백하게 비뚤어진 경우라 할 수 있다. 교란변수는 아무런 관련이 없는 관계를 관련이 있어 보이게 하기도 하고, 반대로 진정한 의미의 인과관계를 교란하여 관련이 없어 보이게 만들기도 한다.

약물역학연구에서는 적응증에 의한 교란(confounding by indication)에 대한 이해가 매우 중요하며, 이는 특정 약물의 처방과 결과에 적응증이 영향을 미치는 것을 뜻한다. 질병의 중등도, 가족력, 증상, 치료법의 선택, 과거 다른 치료에 의한 반응, 성별 및 연령 등 다양한 요소가 적응증에 영향을 미치며, 동시에 약물처방에도 영향을 미쳐 적응증에 의한 교란을 유발할 수 있다. 적응증에 의한 교란의 한 예로 전구증상비뚤림(protopathic bias)을 들 수 있는데, 질병이나 다른 결과변수에 의한 기저증상 발현에 따라 특정한 현상이 시작, 중단 또는 변화되는 경우를 뜻한다. 아스피린 복용이 대장암 발생을 낮추는 것으로 나타난 연구결과를 해석할 때 전구증상비뚤림을 고려하여야 한다. 아스피린을 복용하는 환자에서 혈변이 관찰되는 경우 약물복용을 중단하게 될 것이며, 혈변이 관찰된 것 자체가 대장암을 인지하는 임상증상의 발현이므로 질병의 초기 징후로 인한 영향을 노출요인과 결과변수 간의 인과성을 평가할 때 적절하게 배제하지 못하면 아스피린 복용 시 대장암의 위험이 낮아지는 것으로 관찰될 수 있다. 이는 최초 임상증상의 발현과 질병의 확인에 시간간격이 있는 경우 나타날 수 있다. 또 다른 예로 저용량 아스피린 복용과 심근경색증 발생 간의 연관성을 밝히는 연구에서 저용량의 아스피린을 복용하는 것 자체가 독

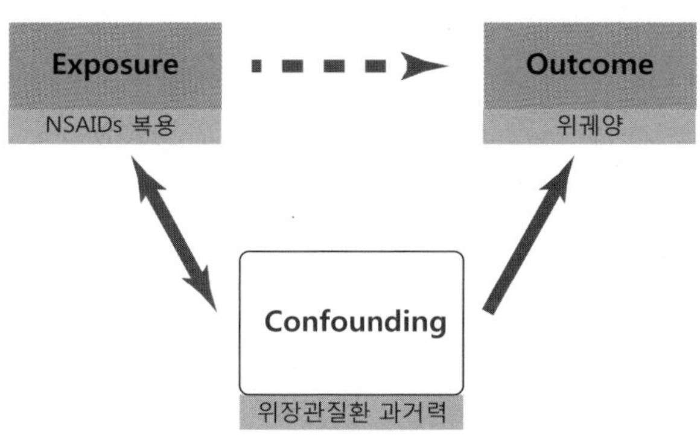

그림 16.4 교란변수의 작용기전 및 예시

립적으로 심근경색증의 위험과 연관되어 있어(고위험군에서 2차예방 목적으로 저용량 아스피린을 복용할 가능성이 높음) 아스피린 복용군에서 심근경색증이 나타날 가능성이 높아지므로 비교군들 사이에 비교성이 보장되지 않기 때문에 결과가 비뚤어질 수 있다. 따라서 약물역학연구를 수행할 때에는 가능한 병리학적 기전을 완전히 이해하고 이 영향을 배제할 수 있도록 연구설계를 해야 하며, 연구자료를 분석할 때 교란변수들의 영향을 제거한 상태에서의 상호관련도 지표를 보정상대위험도 혹은 보정대응위험도 형태로 제시하여야 한다.

측정가능한 교란변수를 통제하기 위한 방법으로 연구계획 수립단계에서 연구대상을 특정 집단으로 제한함으로써 그 영향을 없앨 수 있다. 예를 들어, 흡연에 의한 교란현상을 배제하려면 비흡연자들을 연구대상으로 삼으면 된다. 교란변수로 의심되는 변수에 관해 짝짓기를 하면 교란영향이 가장 효과적으로 통제된다. 짝짓기 방법은 성별이 같고 연령이 유사한 개인을 짝짓는 개별짝짓기(individual matching)와 성 · 연령군별 대상자들의 분포를 비슷하게 만드는 빈도짝짓기(frequency matching)를 사용할 수 있다. 코호트연구와 같은 대규모 연구에서는 주로 빈도짝짓기를 적용하고, 환자-대조군연구에서는 개별짝짓기를 적용한다. 또한, 임상시험과 같은 실험적 연구에서는 시험군과 비교군에 피험자를 무작위배정함으로써 교란변수는 물론, 알려지지 않은 잠정적 교란변수도 비교하고자 하는 군 사이에 고르게 분포하도록 시도한다.

자료분석단계에서는 연구자료를 교란변수에 대해 층화하여 분석함으로써 교란변수의 영향을 보정할 수 있다. 예를 들어, 연령이 교란변수일 경우 연령군을 나누어 각 군마다 관련성 지표를 계산한 후 이를 다시 종합하면 교란변수의 영향을 보정한 지표를 산출할 수 있다. 표준화도 교란비뚤림을 통제하기 위하여 사용되는 방법의 하나로 층화분석법의 일종이다. 층화가 적절한 방법이 되지 못할 경우에는 로지스틱모형, 다변량분석, 성향점수(propensity score)를 이용한 보정 등 교란변수의 영향을 통계학적으로 수학적 모델 내에서 보정하는 분석방법이 있다. 또한, 주변구조적 모형(marginal structural model)을 적용한 분석기법을 적용할 수 있는데 이러한 분석기법들은 통계분석의 개념과 적용을 다루는 단원에서 자세히 설명할 것이다.

측정하지 못한 교란변수를 통제하는 방법으로 두 단계 표본추출방법, 외부정보를 활용하여 보정하는 방법을 고려해 볼 수 있다. 또한, 연구설계 단계에서 환자-교차연구, 비교군을 제한하여 선정하는 방법, 분석단계에서는 도구변수(instrumental variable)를 활용하거나 민감도분석을 적용하여 보정할 수 있다(그림 16.5).

약물역학연구를 수행할 때 연구설계단계에서의 오류가 연구결론에 비뚤림을 초래한다는 사실은 잘 알려져 있지만 비뚤림이 개별연구에서 효과 추정에 어느 정도나 영향을 미

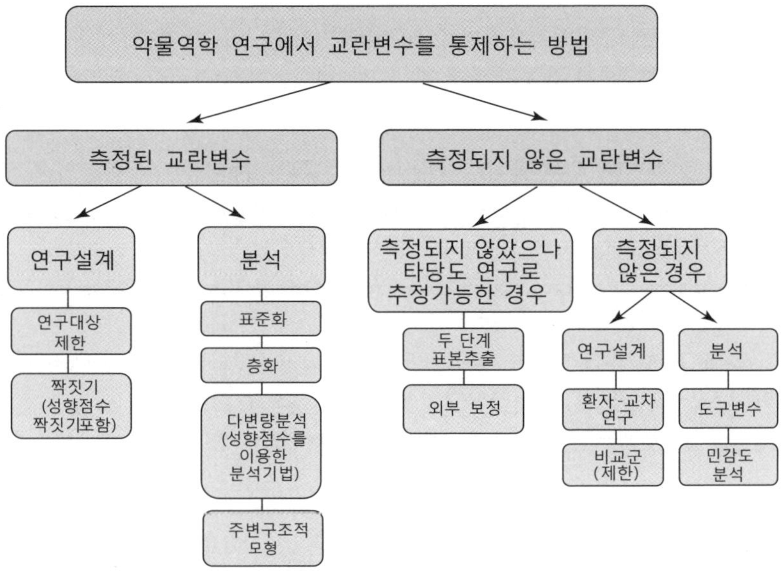

그림 16.5 약물역학연구에서 교란변수를 통제하는 방법

쳤는지 정확히 아는 것은 불가능하다. 연구결과는 방법론상의 잘못에도 불구하고 올바를 수 있기 때문에 비뚤림의 위험이라는 표현이 나오게 되었으며, 비교성, 타당성, 완전성을 고려하여 비뚤림을 효율적으로 통제하여야 한다. 약물역학연구의 설계형태에 따라 비뚤림의 발생 가능성에 차이가 있으며(표 16.1), 연구결과의 해석에 영향을 미칠 수 있는 비뚤림의 종류와 이를 통제하는 방법을 잘 이해하여 연구의 질을 판단하고, 연구수행에 적용할 수 있어야 한다.

표 16.1 약물역학연구의 설계형태에 따른 각종 비뚤림의 발생가능성

비뚤림 종류	생태학적 연구	단면적 연구	환자-대조군 연구	코호트 연구	무작위배정 비교임상시험
선택비뚤림 대상자 선택과정	해당 없음	중간	높다	낮다	낮다
추적조사 소실	해당 없음	해당 없음	낮다	높다	중간
정보비뚤림	해당 없음	높다	높다	낮다	낮다
교란비뚤림	높다	중간	중간	낮다	매우 낮다

참고문헌

박병주, 허대석, 안형식 등. 근거중심보건의료. 고려의학; 2009. pp. 71-8.

안윤옥, 유근영, 박병주 등. 역학의 원리와 응용. 서울대학교출판부; 2005. pp. 307-31.

Gordis L. Epidemiology, 3rd ed. Pennsylvania: Elsevier Inc.; 2004. pp. 224-39.

Hartzema AG, Tilson HH, Chan KA, editors. Pharmacoepidemiology and Therapeutic Risk Management. Cincinnati: Harvey Whitney Books Company; 2008. p. 278.

Rothman KJ. Epidemiology: An Introduction. New York: Oxford University Press, Inc.; 2002. pp. 94-112.

Schneeweiss S, Avorn J. A review of uses of health care utilization databases for epidemiologic research on therapeutics. J Clin Epidemiol 2005;58:323-37.

Strom BL, editor. Pharmacoepidemiology, 4th ed. Chichester: John Wiley & Sons Ltd.; 2005. pp. 791-809.

17. 약물역학연구설계

학습목표

약물역학연구에서 적용가능한 연구설계를 이해하고, 이를 활용할 수 있다.
- 약물역학연구에서 적용가능한 관찰적 연구와 실험적 연구를 설명할 수 있다.
- 약물역학연구에서 적용가능한 관찰적 연구에서 비교군의 유무에 따른 차이를 설명할 수 있다.
- 약물역학연구에서 적용가능한 실험적 연구와 무작위배정의 개념을 설명할 수 있다.
- 약물역학연구에서 적용하는 연구설계의 종류에 따른 인과관계의 타당도 수준을 설명할 수 있다.

약물역학은 역학과 임상약리학이 접목된 분야로 특정 약물복용과 질병발생 간의 관련성을 분석하는 데 역학적인 지식과 연구방법론을 적용하는 학문으로 연구를 타당하게 수행하기 위해서는 연구설계의 종류별 개념과 장단점을 정확히 이해하고 적용하는 것이 매우 중요하다. 약물역학연구에서 선택할 수 있는 연구설계는 매우 다양하며, 연구목적과 적용가능성에 따라 적절하게 선택해야 한다.

연구설계는 크게 연구자가 적극적인 조치나 치료 등 중재(intervention)를 가하는지 여부에 따라 관찰적 연구와 실험적 연구로 나눌 수 있다. 연구자의 치료적 개입 없이 특정 질병의 경과관찰을 통해 새로운 원인이나 위험요인을 규명하는 연구설계를 관찰적 연구라고 한다. 관찰적 연구 중에서 어떤 새로운 질환이 있을 때, 그 경과와 변화의 추이를 잘 기술하여서 질병에 대한 새로운 가설을 만들어 내는 데 도움을 주는 연구를 기술적 연구라 하며 가설을 생성하는 역할을 한다. 또한, 노출과 질병 발생에 대한 인과성을 밝히는 연구를 분석적 연구라고 하는데 가설을 검정하는 것이 목적이다(그림 17.1).

기술적 연구는 특정 인구집단에서 질병의 발생양상을 인적 · 지역적 · 시간적 특성별로 파악하여 질병의 원인에 관한 가설을 설정하는 데 필요한 정보를 제공한다. 뿐만 아니라, 의료자원의 효율적인 배분을 결정하는 등의 의료정책 수립 그리고 효과적인 질병예방 또는 보건교육프로그램을 개발하는 데도 크게 기여한다. 기술적 연구에는 환자사례보고, 환자군연구, 생태학적 연구, 단면연구 등이 포함되며, 비뚤림이 개입될 위험이 높기 때문에 근거수준이 낮다. 기술적 연구에서는 임상기록뿐만 아니라 각종 조사자료 및 통계자

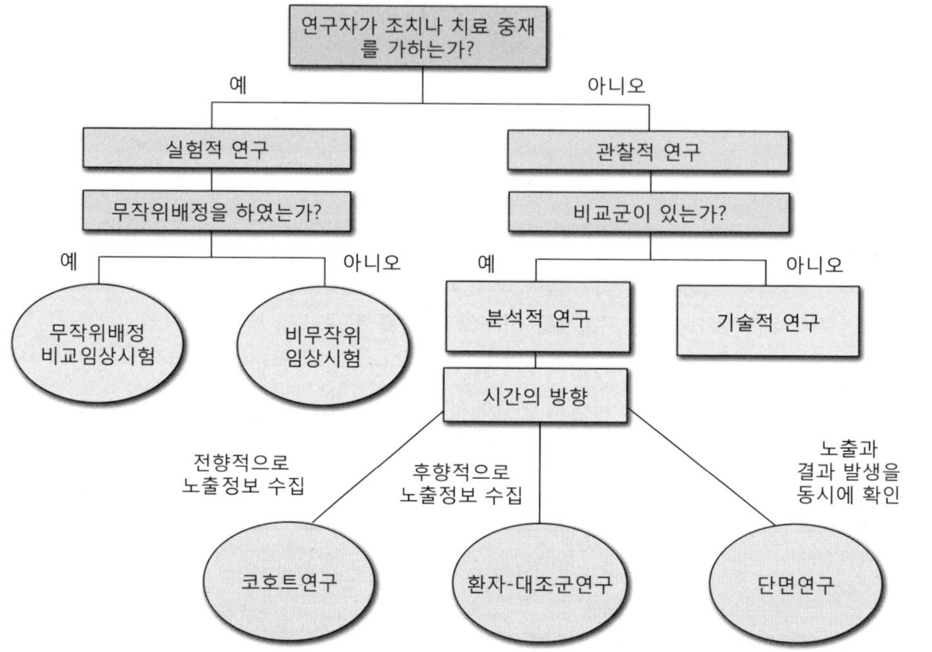

그림 17.1 연구설계의 구분

료를 자료원으로 활용한다. 이들 자료는 대부분 통상적으로 계속 수집되고 있는 것이어서 분석적 연구에 비하면 연구를 수행하는 데 소요되는 시간이나 노력 및 연구비가 상대적으로 적은 경우가 많다. 기술적 연구만으로는 분석적 연구에서와 같이 질병발생의 인과관계를 확정할 수는 없지만 질병발생양상을 파악하고, 인과성에 관한 가설을 제기하는 데 활용할 수 있다는 점에서 의미가 있다.

분석적 연구 가운데 환자-대조군연구는 현재 질병에 걸려 있는 사람과 그렇지 않은 사람을 선정한 뒤 시간을 거슬러 과거에 노출된 위험요인에 대한 관련성을 찾아보는 연구다. 환자-대조군연구는 노출에 대한 다양한 평가가 가능하고, 드물게 발생하는 질환에 대한 연구수행에 적합하고, 코호트연구에 비해 비용과 시간 측면에서 경제적이다. 그러나 비교성 있는 대조군을 선정하고, 노출정보를 정확하고 완전하게 수집하기 어려운 것이 단점이다.

코호트연구는 질병에 걸리지 않은 사람을 먼저 선정하고, 이들을 특정 요인에 노출된 군과 노출되지 않은 군으로 구분한 후 연구를 시작하고, 위험요인에 노출된 연구집단에서 전향적으로 연구대상 질병의 발생 유무를 확인하게 되어 연구의 진행방향이 환자-대조군연구와 다르다. 코호트연구는 드문 노출요인에 대한 인과성 평가가 가능하며, 다양한 결과변수에 대하여 연구를 수행할 수 있다. 또한, 선택비뚤림의 발생가능성이 낮으며, 노출요인에 대한 정보를 정확하게 수집할 수 있고, 특정요인별 질병발생률을 정확하게 파악할 수 있다는 장점이 있다. 그러나 질병 발생에 대한 정보를 추적관찰하는 데 어려움이 있으며, 연구수행에 비용이 많이 들고, 시간이 오래 걸린다는 단점이 있다. 일반적으로 전향적 코호트연구에서 얻은 연구결론의 타당성이 관찰적 연구로서는 가장 높은 것으로 간주한다.

실험적 연구는 연구자의 중재가 개입되는 연구설계로 무작위배정 유무에 따라 무작위연구와 비무작위연구로 구분한다. 무작위배정 비교임상시험이 실험적 연구의 대표적인 예인데 전향적으로 수행되며, 비교성을 확보하여 두 집단을 비교하는 것으로서 알려지지 않거나 측정할 수 없는 교란변수까지 통제할 수 있는 유일한 연구설계다. 그러나 실제 연구수행이 어렵고, 윤리적인 측면에서 문제가 될 가능성을 엄격히 평가한 후 의학연구윤리심의위원회 승인을 받아야 연구를 수행할 수 있다.

임상연구에 적용하는 연구설계의 종류에 따라 연구결과로 도출된 인과관계에 관한 결론의 타당도가 달라진다. 환자사례보고에서 주장하는 인과관계는 설득력이 가장 낮고, 환자군연구, 생태학적 연구, 단면연구, 환자-대조군연구, 코호트연구, 무작위배정 비교임상시험 및 체계적 문헌고찰 순으로 설득력의 크기가 커진다(그림 17.2).

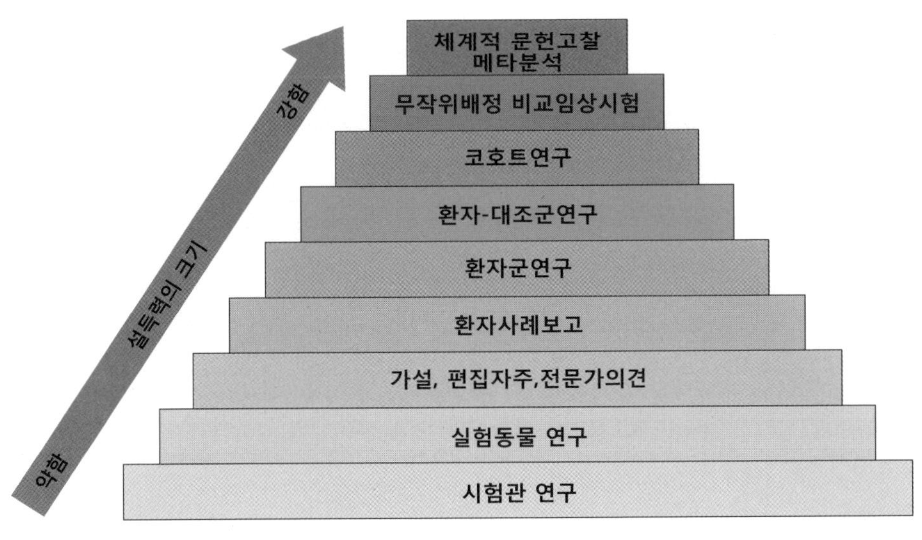

그림 17.2 연구설계에 따른 근거수준

본 대단원의 각 장에서는 약물역학연구에 적용할 수 있는 각 연구설계의 개념과 방법, 필요성과 장단점 및 활용방안을 다룰 것이다.

참고문헌

안윤옥, 유근영, 박병주 등. 역학의 원리와 응용. 서울대학교출판부. 2005. pp. 149-218.

박병주, 허대석, 안형식 등. 근거중심보건의료. 고려의학; 2009. pp. 69-71.

Schulz KF, Grimes DA. The Lancet handbook of essential concepts in clinical research. Philadelphia: Elsevier; 2006.

Strom BL, editor. Pharmacoepidemiology, 4th ed. Chichester: John Wiley & Sons Ltd.; 2005. pp. 17-28.

18. 환자사례보고와 환자군연구

학습목표

환자사례보고와 환자군연구의 연구설계를 이해하고, 약물역학연구에서 이를 활용할 수 있다.
- 환자사례보고와 환자군연구의 연구설계를 설명하고, 약물역학연구에서 필요성을 설명할 수 있다.
- 환자사례보고와 환자군연구의 자료의 수집, 분석 및 해석방법을 활용할 수 있다.
- 환자사례보고와 환자군연구의 장단점을 이해하고, 약물역학연구에서 활용방안을 설명할 수 있다.

18.1 환자사례보고

가. 환자사례보고의 정의

환자사례보고(case report)란 특정환자의 흥미로운 증상, 검사소견, 진단, 치료, 경과 등 임상적 특성을 기술하는 것으로, 주로 기존에 알려지지 않은 새로운 사례나 매우 드물게 관찰되는 사례들을 보고하여 새로운 질병, 치료, 유해사례 발생을 알리는 수단이 된다.

나. 환자사례보고의 의의와 제한점

임상의학이 개인의 질병을 진단하고 치료하는 데 초점을 맞추는 반면, 역학은 인구집단에서 질병이나 기타 건강과 관련된 현상의 발생분포와 결정요인을 조사하는 학문이다. 환자사례보고는 기존에 알려지지 않았던 임상적 특성이나 병력을 찾아내어 보고하는 연구로 임상의학과 역학의 중간에 위치하며, 관찰된 현상에 대한 새로운 '가설'을 세우는 근거가 된다.

환자사례보고는 임상의사가 환자를 대상으로 관찰한 것을 그대로 기술하는 것이므로 환자의 상태와 임상경과에 대한 세심한 관찰이 요구되는 반면, 특별한 연구기법이나 추가적인 노력을 필요로 하지는 않는다. 따라서 소요되는 경비가 다른 역학연구에 비하여 매우 적게 들면서 드물게 발생하는 새로운 현상을 발견하는 데 적합하다.

그러나 환자사례보고는 각각의 사례가 특정질환이나 현상에 대한 대표성을 지닌다고

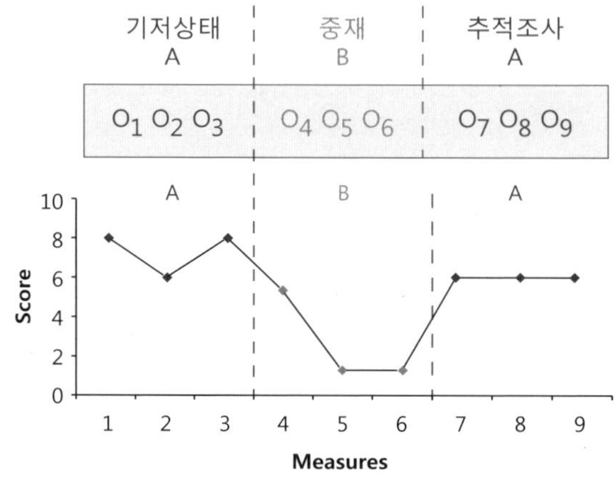

그림 18.1 단일환자 시계열적 관찰 방법

보기 어려우며, 단일환자에 관한 기술이기 때문에 그 질병의 발생수준을 측정하거나 원인에 관한 가설검정 등 분석적인 연구는 수행할 수 없으며, 대조군이 없어 관찰한 현상의 의미를 검증하기 힘들다는 제한점이 있다. 때로는 특정 위험요인에 노출되지 않은 시기와 노출된 시기를 비교하여 단일환자 내에서 비교를 하는 '단일환자 시계열적 관찰 방법(single subject time series designs, SSTSD)'을 사용하여 대조군이 없다는 제한점을 일부 보완하기도 한다(그림 18.1). 특정환자에서 약물을 투여함으로 인하여 어떤 반응이 나타났다면 이후 약물을 중단한 이후 충분한 시간 동안 원인약물이 없을 경우에는 반응이 나타나지 않는지 추적관찰한다.

다. 환자사례보고에서의 인과성 평가

환자사례보고에서는 특정 사건과 원인인자 간의 인과성을 판정하는 것이 중요한데, 많은 경우 분명하게 가려내기가 어렵다. 따라서 사례를 기술하거나 읽을 때는 특정사례가 가지는 소견들이 항상 인과관계를 갖는 것이 아니라 단순히 동시에 발생한 사건일 가능성을 열어 두어야 한다.

약물역학에서는 특정약물에 노출된 사람에서 예상하지 않았던 현상이 관찰될 경우 환자사례보고를 통하여 알리게 된다. 만약 특정약물 복용 후 유해사례가 발생했을 경우, 원인으로 추정되는 약물의 약리학적 성질과 발생한 양상이 부합하고 약물복용과 유해사례 발생시점의 간격이 약동학적 지식과 일치하며 약물의 복용을 중단하거나 해독제를 투여한 경우 유해사례가 소실되었다가 재투여로 다시 발생함을 관찰한 경우라면 약물과 유해사례 간의 인과관계가 있음을 시사한다고 판단할 수 있다.

라. 환자사례보고의 실제

환자사례보고에서 흔히 다루는 주제로는 특정 질병이나 유해사례의 병인기전을 설명할 수 있는 새로운 소견, 질병의 특이하거나 매우 드문 소견, 매우 독특한 치료적 접근, 예상치 못한 질병과 증상과의 관계, 해부학적 구조의 위치 혹은 수량의 이상, 환자를 관찰하거나 치료하는 중에 발생한 예상치 못한 사건 등이 있다.

표 18.1 1990년대 약물유해반응으로 인해 퇴출된 약물들과 근거자료

약물이름	시장철회 연도	효능 자료	유해반응	약물유해 반응 유형	근거자료
Pirprofen	1990	+	간독성	B	환자사례보고
Terodiline	1991	+	심부정맥(Torsades de pointes)	A	환자사례보고
Cinchopen	1992	−	간독성	B	환자사례보고
Glafenine	1992	+	과민반응	B	환자-코호트연구
Bendazac	1993	+/−	간독성	B	환자사례보고
Nebacumab	1993	+/−	사망률 증가	기타	무작위배정비교임상시험
Droxicam	1994/1995	+	간독성	B	환자사례보고, 코호트연구*
Immunoglobulin 정맥주사	1995	+	Hepatitis C virus에 오염	기타	환자사례보고(미출판)
Naftidrofuryl 정맥주사	1995	+/−	심독성, 신경독성	A	환자사례보고
Zipeprol	1995	+/−	남용, 의존	A	환자사례보고
Monosialoganglioside	1996	−	길랑바레증후군	?	환자사례보고(황색카드체계)
Chlormezanone	1997	+/−	간독성, 독성표피괴사융해증	B	환자-대조군연구
Fenfluramine/dexfenfluramine	1997	+	심질환, 폐고혈압	A	코호트 내 환자-대조군연구, 무작위배정비교임상시험
Minaprine	1997	+/−	남용, 의존	A	환자사례보고
Pyrithydione	1997	−	무과립구증	B	환자-대조군연구
Ebrotidine	1998	+/−	간독성	B	환자사례보고
Sertindole	1998	+	심부정맥(Torsades de pointes), 급사	A	무작위배정비교임상시험, 환자사례보고(미출판)
Tolcapone	1998	+	간독성	B	환자사례보고
Amineptine	1999	+/−	남용, 의존	A	환자사례보고(황색카드체계)
Grepafloxacin	1999	+	QT간격 연장	A	무작위배정비교임상시험, 환자사례보고(미출판)
Minbefradil	1999	+	약물상호작용	A	환자사례보고
Trovafloxacin	1999	+	간독성	B	환자사례보고(미출판)

* 코호트연구 결과는 유의하지 않았음에도 불구하고, 환자군연구에 의해 규제기관에서 시판 철수하였음.
(출처: Arnaiz JA, Carne X, Riba N, et al. The use of evidence in pharmacovigilance. Case reports as the reference source for drug withdrawals. Eur J Clin Pharmacol 2001;57:89−91.)

특히 약물을 사용하면서 발생한 유해사례보고는 매우 중요한데 비교적 드문 약물유해사례는 임상시험에서 확인되는 것보다 시판 후 개개의 환자사례보고에 의해 알려지는 경우가 많다. 실제로 의료현장에서는 이러한 증례들이 반복적으로 보고되어 결국 허가사항 변경이나 퇴출로 이어지는 경우를 종종 경험하게 된다. 2001년에 Arnaiz 등이 10년간 시장에서 퇴출된 22가지의 약을 조사한 바에 따르면 환자사례보고가 시발이 되어 판매금지가 되었던 약물이 18가지에 달한 반면, 그 밖의 임상시험에 의해 퇴출된 약은 4가지에 지나지 않았다. 이는 약물안전성과 관련한 환자사례보고의 중요성을 시사하는 좋은 예가 되겠다 (표 18.1).

최근 유수의 국제의학잡지들은 인용빈도를 증가시켜 잡지의 영향력을 신장하기 위해 인용빈도가 상대적으로 미미한 환자사례보고를 줄이는 경향이 있다. 따라서 전 세계적으로 발생하는 증례들이 출판될 기회가 줄어듦에 따라 일부에서는 환자사례보고만을 위한 Medical Case Reports, Cases Journal 등 저널들도 생겨났다. 약물유해사례의 경우 각 나라마다 사례들을 수집하여 자료를 모으고 전 세계적으로는 스웨덴 웁살라모니터링센터로 보내 분석하게 되는데, 이러한 약물감시활동에서 흔히 사용되는 자발적부작용보고는 환자사례보고를 활용하는 대표적인 방법이라 하겠다.

이미 알려진 약물유해반응일지라도 나이, 성별, 인종, 병용약물 등에 따라 다른 양상을 나타낼 수 있으므로 이들 사례 또한 수집할 가치가 있다.

[환자사례보고의 예]

독성표피괴사융해증은 약제에 의해 매우 드물게 발생하는 치명적인 피부반응이다. 이런 반응을 주로 유발하는 일부 약제들이 알려져 있지만, 이전에 전혀 보고가 없었던 약제들에 의해서도 발생할 수 있다. 또한 기존에 이미 보고가 되어 있더라도 매우 드문 질환이어서 정확한 발생빈도나 위험요인을 알기 어렵다. 따라서 독성표피괴사융해증을 경험하였을 경우에는 식약청으로 약물유해사례 보고를 하여야 하며, 특히 처음 경험한 사례인 경우 학술지에 보고하여 다른 환자에서 유사한 사례가 발생하였을 경우 임상적 판단에 도움을 줄 수 있도록 해야 한다.

18.2 환자군연구

가. 환자군연구의 정의

환자군연구란 유사한 환자사례들을 모아서 한 논문에 발표하는 것으로 보통 3명 이상인 경우 환자군연구라고 부른다. 동일한 질병을 가진 환자 여러 명을 대상으로 원인적 요인에 대한 노출양상을 파악하거나, 동일한 요인에 노출된 환자군을 대상으로 하여 발생한 질병의 특성을 분석한다.

나. 환자군연구의 의의와 제한점

환자군연구는 여러 환자에서 동일한 현상을 관찰하는 것이므로 가설의 일반화가 어느 정도 허용되어 해부학적, 병인학적, 역학적, 병리학적, 진단적, 치료적 측면에 대한 결론을 부분적으로나마 내릴 수 있다는 장점이 있다. 특정 약물을 복용한 환자들에서 관심이 되는 약물유해반응의 발생률을 산출하는 데 유용하다. 그러나 환자사례보고와 마찬가지로 대조군이 없어 가설검정을 위한 통계분석이 불가능하다는 제한점이 있다. 환자군연구에서 제기된 가설을 검정하기 위해서는 인과성을 판단할 수 있는 대규모 환자-대조군연구 및 코호트연구가 수행되어야 한다.

다. 환자군연구에서의 인과성 평가

환자군연구에서 인과성 평가는 환자사례보고와 마찬가지로 개개 사례에서 인과성을 평가하여야 하지만, 여러 사례에서 공통적으로 빈번히 관찰되었다는 것만으로 인과성에 관한 결론을 내리는 경우에는 오류를 범하기 쉽다. 여러 명에서 동일한 현상이 나타난 다른 요인이 있을 수 있으므로 이를 반드시 확인하고 배제하여야 한다. 예를 들어, 어떤 병원에 입원한 환자 100명을 관찰한 결과 모두 남성이면서 60세 이상의 고령자들이었다면, 그 질병이 고령의 남성들에게서 발생하는 것이라고 결론을 내리기 쉽다. 그러나 실제로 그러한 결과가 보훈병원에서 나온 것이라면 그러한 소견은 질병의 특성이 아니라 단지 병원의 특성에 지나지 않으므로 다른 인적 구성을 가진 집단에서도 이러한 현상이 관찰되는지 확인하여야 한다.

라. 환자군연구의 실제

임상연구에서 관찰되지 않은 드문 약물유해반응이 단시간 내에 여러 사례가 관찰되면 환자군연구로 보고되며 이는 환자사례보고보다 더 큰 관심을 받으며 종종 환자-대조군연구로 이어지게 된다.

[환자군연구의 예]

항바이러스제인 오셀타미비어가 널리 처방되면서 일본의 한 의사가 이 약제를 복용한 소아에서 신경정신학적 이상소견 사례가 발생하였음을 보고하였고, 뒤이어 수 명의 소아 및 청소년에게서 유사한 사례들이 관찰되어 환자군연구로 보고되었다. 이후 일본 후생노동성에서는 이 약을 복용한 10-19세 사이 소아 및 청소년 중 환각, 투신, 추락 등으로 사망 혹은 부상을 입은 사례들이 수십 례에 이른다고 발표하였다. 사례보고에 이어 환자군연구에서 이 같은 사실이 발표된 후 제조회사는 허가사항에 약물에 의해 환각, 정신착란, 비정상적인 행동을 유발할 수 있다는 내용을 추가하게 되었으며, 오셀타미비어의 사용이 늘어나면서 우리나라에서도 유사한 사례들이 보고되고 있다. 이처럼 임상시험에서 미처 확인하지 못한 매우 드물고 특정 환자군에서만 나타나는 유해반응의 경우 환자사례보고나 환자군연구로 유익한 정보를 얻는 경우가 많다.

참고문헌

Arnaiz JA, Carne X, Riba N, et al. The use of evidence in pharmacovigilance. Case reports as the reference source for drug withdrawals. Eur J Clin Pharmacol 2001;57:89-91.

Cases Journal [Internet]. BioMed Central. Available from: http://casesjournal.com

Hama R. Fatal neuropsychiatric adverse reactions to oseltamivir: Case series and overview of causal relationships. Int J Risk Saf Med 2008;20:5-36.

Journal of Medical Case Reports [Internet]. BioMed Central. Available from: http://www.jmedicalcase-reports.com

Mason RA. The case report: An endangered species? Anaesthesia 2001;56:99-102.

Loke YK, Price D, Derry S, et al. Case reports of suspected adverse drug reactions: Systematic literature survey of follow-up. BMJ 2006;332:335-9.

Strom BL, editor. Pharmacoepidemiology, 4th ed. Chichester: John Wiley & Sons Ltd.; 2005. pp. 17-28.

Vandenbroucke JP. Case reports of suspected adverse drug reactions: Case reports were dismissed too quickly. BMJ 2006;332:488.

19. 단면연구

학습목표

단면연구의 연구설계를 이해하고, 약물역학 분야에서 이를 활용할 수 있다.
- 단면연구의 연구설계와 약물역학 연구에서 필요성을 설명할 수 있다.
- 단면연구의 자료 수집, 분석 및 해석 방법을 활용할 수 있다.
- 단면연구의 장단점을 이해하고, 약물역학 분야에서 활용방안을 설명할 수 있다.

단면연구는 관찰적 역학연구의 하나로 수행과정의 장단점을 고려할 때, 특정 약물로 인하여 발생하는 유해반응을 파악하는 약물역학연구에 적극적으로 활용할 필요가 있다. 이에 단면연구에 대해 전반적으로 살펴보고, 현재 약물역학에 활용하고 있는 사례들을 알아보고자 한다.

19.1 단면연구의 정의 및 약물역학 분야에서 필요성

단면연구는 특정 약물유해반응(adverse drug reaction, ADR) 발생 여부와 관심을 갖는 약물노출(drug exposure, DX) 여부에 대한 정보를 같은 시점 또는 짧은 기간 내에 얻어 분석하는 관찰적 역학연구방법이다. 단면연구는 질병발생 위험도를 높이는 요인을 규명하는 목적으로 이용되는데 서서히 진행되어 질병발생시점이 불분명하거나 질병발생 초기증상이 없거나 미미하여 환자가 의료기관을 찾아 진단을 받기까지 상당한 시간이 경과하는 만성질환의 위험요인을 밝히는 데 유용하게 이용된다. 또한 혈액형이나 유전자형 등과 같이 시간경과나 질병이환에 따른 변동이 없는 요인과 질병과의 관련성 유무를 파악하는 데 매우 유리한 연구형태다. 한 지역에서 얻어진 자료를 분석하여 시간에 따른 특정 질병 또는 유병수준의 변화양상을 파악할 수 있으며, 한 시점에 여러 지역에서 얻어진 자료를 분석하여 지역 간, 국가 간, 대륙 간의 특정 질병 또는 유병수준의 차이를 알아볼 수도 있다.

약물역학 분야에서는 약물사용평가(drug utilization research, DUR), ADR의 유병률조사

(prevalence survey), DX와 ADR의 관련성에 대한 가설을 제기하는 목적으로 활용할 수 있다. 첫째, 원인에 해당하는 DX 여부를 알아낼 수 있기 때문에, 대표성을 갖는 집단을 정의한 뒤 해당 구성원에서의 DX 수준을 알아낸다면 바로 특정 약물의 사용현황을 제시하는 DUR에 활용할 수 있다. 둘째, 결과에 해당하는 ADR 발생여부를 알아낼 수 있기 때문에, ADR의 유병률조사로 활용할 수 있다. 마지막으로, ADR과 DX의 인과적 관련성을 구명하지는 못하지만 연관성을 볼 수 있다는 점에서 새로운 연구가설을 제시하는 근거를 만들 수 있다.

19.2 단면연구의 수행 및 결과 해석

단면연구는 질병의 확인에 필요한 연구대상 선정, 자료수집, 유병률 산출의 순으로 진행된다. 단면연구를 통해 DUR연구 또는 유병률조사를 수행할 경우 신중하게 고려해야 할 점은 연구대상자를 어떻게 선정하는가이다. 선정되는 대상자가 모집단을 대표해서 올바른 분모가 되어야만 타당한 연구결과를 얻어낼 수 있기 때문이다. 특히 연구대상이 되는 ADR이 치명적일 경우 이들 사망자들을 찾아낼 수 있는 자료를 활용하지 못한다면, 선택적 생존(selective survival)에 의한 비뚤림이 개입될 수 있다. 이와 유사한 문제로 DX에 의해 ADR의 발생위험이 높아지거나 낮아지지 않고 단지 유병기간이 늘어난다면, ADR 발생군에서 DX가 높은 것으로 나타나 관련성이 있는 것처럼 보일 가능성이 높아진다. 또한, ADR이 매우 드물게 발생되거나, DX의 빈도가 낮을 경우는 ADR과 DX 간의 연관성에 대한 새로운 가설을 제시하기 위한 단면연구를 수행할 때 주의를 요한다. 이 경우 적절한 통계적 검정력을 확보하지 못해서 의미 있는 결과를 얻기 어렵기 때문이다.

DX에 있어 대부분의 환자들이 약품명을 정확히 알지 못하는 경우가 많으며, ADR 발생 여부도 환자로부터 정확한 정보를 얻어내지 못하는 경우가 많다. 따라서 DX와 ADR에 대한 객관적이고 정확한 정보수집을 위해 최근에는 약물처방전산자료와 건강보험청구자료의 활용이 증가하고 있는 추세다. 그러나 이들 대규모 전산자료는 연구목적에 맞게 구축된 것이 아닌 2차자료원이기 때문에 해당 연구에 필요한 정보가 없을 경우 추가로 자료를 확보하는 노력이 필요하다. DX와 ADR에 대하여 추가로 정보를 얻는 대표적인 방법은 구조화된 설문지를 활용한 의무기록조사다. 반면 연관성을 추론하기 위해 잠재적인 교란변수를 확보하는 차원에서 면접조사 혹은 자기기입식 설문조사를 추가로 수행할 수 있다. 혹 긴급하게 정보를 얻을 필요가 있다면 휴대전화를 활용한 전화면접조사 도입을 고려해 볼 수 있다.

이상의 노력으로 DX와 ADR에 대한 정보를 동시에 확보하였다면 예시 19-1과 같이 표로 자료를 제시하고 요약지표를 산출할 수 있다. 단면연구의 관련도지표로 유병률비(prevalent (rate) ratio, PR)와 유병률대응비(prevalent odds ratio, POR)가 있다. 표본으로 선정된 연구대상에서 얻어진 관련도지표를 이용하여 모집단에서의 진정한 관련도를 추정하기 위하여 95%신뢰구간을 산출한다.

[예시 19-1] 단면조사의 자료 정리 표 및 관련도 지표 산출식

	ADR(+)	ADR(-)
DX(+)	a	b
DX(-)	c	d

PR = DX(+)군의 ADR(+) 유병률 / DX(-)군의 ADR(+) 유병률

$= P_i / P_o = [a/(a+b)] / [c/(c+d)]$

POR = DX(+)군의 ADR(+) 대응비 / DX(-)군의 ADR(+) 대응비

$= [a/b] / [c/d] = ad / bc$

19.3 단면연구의 장단점

앞서 정의에서 언급했듯이 ADR과 DX의 정보를 동시에 확보한다는 점에서 환자-대조군연구나 코호트연구에 비하여 상대적으로 연구비용이 적게 들면서 단기간에 연구를 수행할 수 있다는 장점을 갖는다. 특히 연구수행에 걸리는 시간이 비교적 짧기 때문에 중대한 약물유해사례로 의심이 되는 긴급한 상황이 발생될 때, 인과성 평가를 위한 분석역학연구(예를 들어 환자-대조군연구나 코호트연구)를 시작하기 전 가설 제시용으로 적극 활용할 수 있다. 반면 ADR과 DX를 동시에 알아본다는 점에서 시간적 선후관계가 확보되지 않는 경우에는 직접적인 인과성을 구명하지는 못하며, 추후 분석역학연구 수행을 위한 가설제시용으로만 활용되는 단점을 갖는다. 의무기록이나 약물처방전산자료를 통해 동시에 알아보는 DX와 ADR 간에 시간적 선후관계가 분명한 경우에는 인과적 관련성을 고려해 볼 수 있겠지만, 대상자 선정과 정보수집 과정에서 개입되는 각종 오류들과 통제하지 못한 교란변수의 영향으로 추론과정에 세심한 주의가 필요하다. 보통은 분명한 인과성을 확보하기 위해서는 후향적 혹은 전향적 코호트연구와 동반하여 단면연구를 수행하고 있다.

19.4 단면연구의 약물역학 분야 활용 방안

PubMed에서 'Pharmacoepidemiology'와 'Cross-sectional studies'의 MeSH를 AND로 적용하여 얻어진 논문들에 대하여 약물복용력, 정보수집원, 얻어낸 결과를 중심으로 살펴본 결과, 아래와 같이 단면연구가 약물역학연구에 활용되고 있는 특성을 크게 3가지로 요약할 수 있었다.

가. 대규모 전산자료를 자료원으로 적극 활용

약물처방내역을 가진 전산자료는 개별조사로 얻어지는 자료에 비하여 보다 객관적이고, 포함하는 대상범위가 대규모다. 만약 전산자료에서 연구목적에 필요한 약물처방정보를 확보하고 있다면 이를 자료원으로 삼는 경우가 많다. 그 예로 Iihara 등(2003)은 간질환자에서 레보싸이록신(levothyroxine) 복용이 저혈당증을 유발한다는 사실을 약물처방전산자료를 활용하여 알아내었다. 한편, 연구목적에 필요한 전산자료에서 얻어 낼 수 없는 약물정보에 대하여는 직접 면접조사 혹은 전화를 이용한 개별접촉에 의한 설문조사로 확보하고 있다.

나. 약물사용평가 혹은 가설제시용 결론 도출

약물역학에서 단면연구를 적용하여 제시하는 결론은 크게 특정 질병에서 특정 약물의 사용양상을 알아보거나, 향후 연구를 통해 구명할 필요가 있는 가설 제시용으로 대분할 수 있다. 그 예로 Hsieh 등(2008)은 전국민의료보험청구자료를 활용하여 한약처방의 양상을 알아내어서 한방치료제와 관련한 국가적 약물정책의 방향을 제시하였다.

다. 코호트 구축과 맞물린 단면조사로 인과성 평가

코호트연구를 수행하기 위하여 필요한 코호트를 구축하기 위한 조사에 있어 이전의 약물복용력을 얻어 내는 후향적 단면연구를 수행함으로써 약물사용 현황과 약물처방 추세를 알아낼 뿐만 아니라, 특정 결과와의 관련성을 구명할 수 있다. 반면, 기존에 구축된 코호트 대상군에 있어 일정 시점이 지난 후 약물정보에 대한 추가적인 조사를 수행하는 전향적 단면연구를 통해 특정 약물과 유해반응과의 관련성을 구명할 수 있다. 이와 관련한 예로 Agostini 등(2004)이 1991~1992년 사이에 72세 이상의 노인을 대상으로 복용한 약물수를 알아낸 다음 1년 후 단면조사를 통해 체중변화를 알아보았을 때, 5가지 이상의 약물을 복용한 노인에서 체중감소와 신체균형저하가 유의하게 발생하였음을 보고한 연구가 있다.

요약한다면, 단면연구는 특정 약물과 의심되는 약물유해반응 사이에 시간적 선후관계를 확보하지 못한다는 점에서 특정 약물과 유해반응 간의 인과성을 직접 구명할 수는 없지만, 대규모 약물처방의 전산자료를 활용하여 약물사용양상을 파악할 수 있을 뿐만 아니라, 향후 인과성 구명을 위한 분석역학 연구의 가설을 제시할 수 있다는 점에서 약물역학에서 적극적으로 활용할 만한 가치가 충분히 인정되는 연구설계다.

참고문헌

안윤옥, 유근영, 박병주 등. 역학의 원리와 응용. 서울대학교출판부. 2005. pp. 159-80.

Agostini JV, Han L, Tinetti ME. The relationship between number of medications and weight loss or impaired balance in older adults. J Am Geriatr Soc 2004;52:1719-23.

Hsieh SC, Lai JN, Lee CF, et al. The prescribing of Chinese herbal products in Taiwan: A cross-sectional analysis of the national health insurance reimbursement database. Pharmacoepidemiol Drug Saf 2008;17:609-19.

Iihara N, Kurokohchi K, Tsukamoto T, et al. Hypoglycaemia in patients with liver diseases administered levothyroxine. J Clin Pharm Ther 2003;28:355-61.

Zito JM, Tobi H, de Jong-van den Berg LT, et al. Antidepressant prevalence for youths: A multi-national comparison. Pharmacoepidemiol Drug Saf 2006;15:793-8.

20. 약물사용평가

학습목표

약물사용평가의 정의와 필요성을 이해하고, 종류와 방법을 익힌다.
- 약물사용평가의 정의, 발전과정과 필요성을 설명할 수 있다.
- 약물사용평가의 종류와 장단점을 설명할 수 있다.
- 국외 약물사용평가 발전 과정을 설명할 수 있다.
- 약물사용평가에 사용되는 데이터베이스를 알고, 연구수행과정을 설명할 수 있다.
- 국내 약물사용평가의 적용사례를 통해 분석 능력을 함양한다.

20.1 약물사용평가의 정의와 목적

약물사용평가는 환자들에게 보다 적절한 약물요법을 제공하기 위하여 사전에 정한 표준에 따라 약물사용을 평가하는 구조화되고 지속적인 노력으로 정의되고 있다. 약물사용평가는 drug utilization review(DUR), drug use review(DUR), drug use evaluation(DUE), medication use evaluation(MUE) 등의 다양한 용어로 사용되고 있다. DUR의 주된 목적은 적절한 약물요법을 통하여 환자진료의 수준을 향상시키고자 하는 것이다. 그 내용에는 약물사용에 대한 질관리(quality control)와 질보증(quality assurance), 총체적 질관리 및 지속적 질향상(Total Quality Management/Continuous Quality Improvement, TQM/CQI)의 개념을 모두 포함하고 있다. 질관리는 치료과정과 관련되는 내용으로서 환자에게 처방되는 약물선택의 적절성, 투여용량 및 투여기간의 적절성 등이 포함되고, 질보증은 약물요법에 의한 결과, 즉 약물치료로 인하여 질병으로부터 회복과 재발, 사망, 삶의 질 및 비용-효과 등이 어느 정도 유의하게 개선되었는지를 평가하며, 총체적 질관리와 지속적 질향상은 환자진료 과정 및 치료결과 전반에 지속적인 향상을 기하는 것을 목적으로 한다.

20.2 약물사용평가의 분류

DUR은 그 적용시점에 따라 후향적 DUR(retrospective DUR), 전향적 DUR(prospective DUR) 및 동시적 DUR(concurrent DUR)로 분류된다. 후향적 DUR은 특정 환자집단을 대상으로 이미 약물처방이 일어난 후에 그 처방내용을 평가하는 것으로 약물선택, 투여용량 및 투여기간의 적절성을 평가하여 문제점이 파악되면 해당 의사와 약사에게 되먹이기를 시행하여 시정하도록 조치함으로써 향후 다른 환자에 대한 약물처방 내용을 개선하고자 하는 노력이다. 전향적 DUR은 의사가 환자에게 약물을 처방한 후 환자가 약을 타기 위하여 약국의 약사에게 처방전을 제시하였을 때 약사가 환자의 질병과 과거력 및 현재 복용 중인 다른 약물과의 상호작용으로 인한 약물유해반응의 발생가능성을 포함하여 치료중복, 약물용량과 기간, 약물-알레르기 상호작용 및 임상적 오남용 등을 검토하여 문제가 있을 것으로 판단되는 경우에 해당 주치의와 상의하여 처방내용을 변경함으로써 약물부작용 발생을 사전에 예방하는 방법이다. 이러한 전향적 DUR은 일찌감치 의약분업과 임상약사(PharmD)제도가 도입되어 있던 미국에서 발달한 제도로서 환자가 의사의 처방전을 가지고 약국을 방문하여 조제를 받을 때 임상약사가 그 업무를 수행하여 왔다. 우리나라는 IT 강국으로 발전하면서 병원전산화가 활발히 추진되어 많은 병원에서 전산DUR프로그램을 이용하여 처방이 발생한 시점에 동시적으로 DUR을 수행하여 이미 환자가 복용하고 있는 약물과 새로 추가할 약물 사이의 상호작용 발생가능성, 치료중복, 약물-질환금기사항, 약물-알레르기 상호작용, 처방용량 및 처방기간 등에 문제가 있는지를 파악하고 파악된 문제를 즉각적으로 시정함으로써 원천적으로 약물부작용을 예방할 수 있게 되었다.

DUR은 그 평가수준에 따라 단순평가와 심층평가 두 단계로 구분할 수 있다. 단순평가는 이미 내려진 약물처방정보를 후향적으로 평가하거나 DUR프로그램을 전산시스템에 올려 특정 환자에게 처방되는 의약품의 내용을 용량, 기간, 상호작용 가능성 등을 평가하는 것이다. 심층평가는 이러한 단순평가 과정에서 문제가 있는 것으로 걸러진 내용을 처방받은 환자의 처방 당시 임상적 상태를 확인하면서 심도 있게 평가하는 것을 일컫는다. 모든 약물은 양면성을 가지고 있어 치료목적으로 기대하는 효능과 원하지 않는 유해반응을 나타낼 수 있는데, 의사들은 그러한 양면을 저울질하면서 환자의 상태에 따라 최선의 약물처방을 내리게 된다. 따라서 처방받은 환자들의 처방 당시 임상상태를 구체적으로 알지 못하면 처방받은 약물정보만으로는 약물처방의 적절성 여부를 타당하게 평가하기 어렵다. 심층평가는 의약품의 약리학적 특징뿐 아니라 환자의 임상적 상태에 대하여도 전문적인 지식을 갖춘 전문가들에 의하여 수행되어야 한다. 일정한 기준에 따라 약물처방이 적절히 이루어졌는지를 확인하는 단순평가 및 심층평가는 현황 파악을 통한 질관리의 측면으로, 약물의 안전한 사용을 도모하기 위해서는 약물사용평가기준의 적절성을 지속적으로 평가하고 개정하는 과정이 필요하다. 이를 위하여 약물에 의한 장기간에 걸친 건강효과를 평가하는 약물역학연구가 수행되어야 한다.

20.3 미국 약물사용평가의 발전

미국에서는 1960년대 초에 민간의료보험단체와 의료보호 및 노인의료보험의 재정을 지원하는 주정부에서 약제비를 통제하고자 하는 목적으로 약물사용평가에 관심을 가지기 시작하였고, 1960년대 중반에 들어오면서 병원 등의 의료기관을 중심으로 초기 약물사용평가를 실시하였다. 1965년에 보건후생성에서 주정부로 하여금 의료보호관리정보시스템(Medicaid Management Information System, MMIS)을 개발하도록 요청하면서 이를 지원하기 시작하였고 특히 외래환자들을 대상으로 약물오남용과 약물상호작용을 예방하기 위한 대규모 약물사용평가를 수행할 계획을 수립하였다. 1960년대 후반에 정부에서 의사의 처방행위를 평가하여 기준에 미치지 못하는 약물처방이 진료의 질을 저하시키고 불필요한 약제비 지출의 원인이 된다는 사실을 밝히게 되었다. 1969년에 약물처방개선추진팀을 구성하여 합리적인 약물처방을 통한 보건의료의 질을 향상시키고 불필요한 약제비 지출을 최소화하는 것을 목표로 약물사용평가를 실시하였다. 1976년에 브로디 등이 약물사용평가에 관한 개념모델을 구축하였고, 1970년대 후반에 민간부문의 활발한 참여를 통하여 약물사용평가의 개념이 널리 확산되었으며 의약학분야에서 약물사용평가에 대한 관심이 높아지면서 활발한 연구가 수행되었다. 1986년에 병원인증위원회에서 평가기준에 근거한 지속적이고 체계적인 약물사용에 대한 평가를 요구함으로써 약물사용평가가 의무화되어 안전하고 효과적이며 적절한 약물요법을 보장하는 필수적인 질보증 활동으로 발전하였다. 병원인증위원회는 의료기관의 질을 관리하기 위한 미국의 인증제도관리조직으로서 보건의료전달체계가 다양화됨에 따라 의료기관인증위원회(Joint Commission on Accreditation of Healthcare Organization, JCAHO)로 발전하였고 의료서비스의 질과 적절성을 평가하고 개선하는 데 사용될 평가지표를 개발하는 역할을 담당하게 되었다.

1980년대 후반에 약물사용평가와 관련된 연방법의 제정으로 약물사용평가가 본격적으로 발전하기 시작하였다. 1987년에 총괄예산조정법(The Omnibus Budget Reconciliation Act, OBRA'87)이 제정되어 만성환자를 진료하는 의료기관에서의 약물사용평가가 강화되었고, 1988년에 메디케어보장범위확대법(Medicare Catastrophic Coverage Act, MCCA 1988)이 발

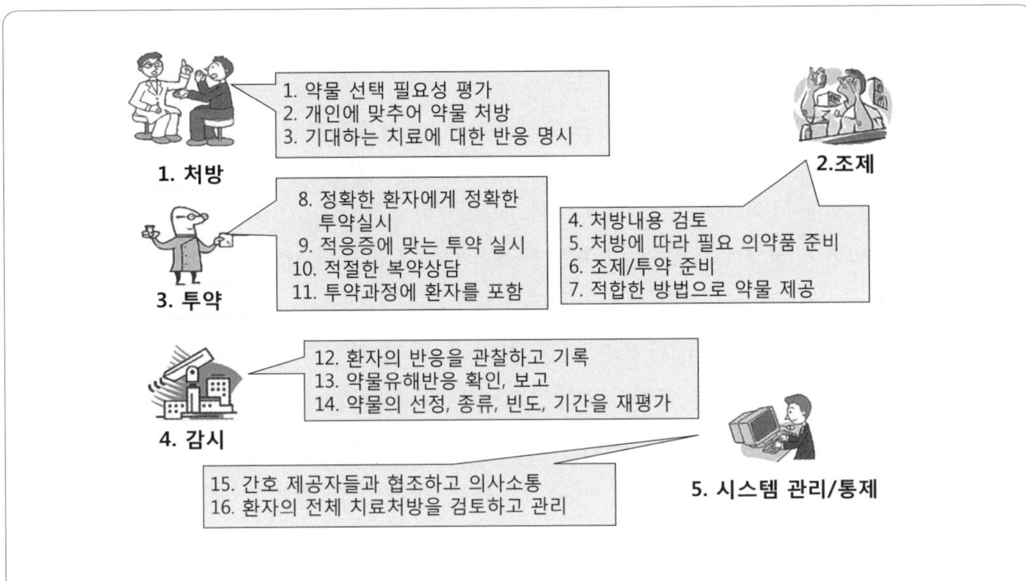

그림 20.1 미국 의료기관인증위원회에서 발표한 약물사용과정과 평가지표

효됨으로써 노인의료보험환자의 외래처방약물에 대한 국가차원의 후향적 DUR 및 전향적 DUR 시행을 의무적으로 수행하도록 하였다. 이 법에 근거하여 약물상호작용의 발생을 예방하기 위하여 전국 약국에서 전산시스템을 이용하여 전향적 DUR을 수행하게 되었고, 약물처방과 투여양상의 적절성 여부 및 부적절한 약물요법으로 인한 약물유해반응의 발생 여부를 확인하게 되었으며 의사와 약사에 대한 지속적인 교육을 시행하게 되었다. 1989년에는 급성기 입원환자에 대한 약물사용의 적절성 여부를 평가하기 위한 목적으로 투약에 대한 각종 평가지표들을 개발하였는데, 여러 분야의 전문가들로 구성된 핵심그룹에서 의약품사용흐름을 분석하여 주요 기능과 관련된 처방, 조제, 투여, 환자반응감시, 시스템관리/통제의 5개 요소 및 16개 과정을 확인하였다(그림 20.1).

1990년에는 총괄예산조정법 개정안(The Omnibus Budget Reconciliation Act, OBRA'90)을 제정하여 모든 주에서 시행하고 있는 의료보호사업에 1993년부터 약물사용평가를 적용할 것을 의무화하였는데, 구체적으로 1993년 1월 1일까지 모든 외래환자를 대상으로 약물사용평가를 시행할 수 있도록 전산DUR프로그램을 구축하도록 명시하였고, 약물사용평가 과정을 통하여 의사와 약사들을 교육하고 관련된 주제에 관한 관심을 고조시켜 환자진료 수준을 향상시키고자 하였다. OBRA'90 이후에 8개 주를 제외한 미국의 모든 주에서 의료보호 수혜자뿐 아니라 모든 환자들을 대상으로 약물사용평가를 수행하도록 하는 법안 및 규정이 통과하여 미국에서 약물사용평가가 뿌리를 내리게 되었다.

20.4 유럽 약물사용평가의 발전

유럽에서는 약물사용평가를 다양한 수준(환자, 처방의사, 병원, 주, 국가, 국가 간 그룹)에서 정기적으로 수행되는 '치료적 점검(therapeutic audit)'의 필수요소로 간주하여 약물사용의 임상적 결과뿐 아니라 사회적, 경제적 효과까지 평가하고 있다. 1970년대에 세계보건기구 유럽지역사무소의 지원으로 약물사용평가연구회(Drug Utilization Research Group, EuroDURG)가 결성되었다. 스칸디나비아 국가, 스코틀랜드, 북아일랜드가 약물사용평가를 주도하면서 국가적, 국제적 수준에서 지역과 시간에 따라 특정 약물군의 사용양상을 비교 평가하는 연구를 활발히 수행하여 국가 간 약물요법을 표준화하고 수준을 향상시키는 데 기여하고 있다. 국제약물역학회에서 매년 개최하는 학술대회에 EuroDURG는 독자적인 세션을 마련하여 유럽 각국에서 수행한 연구결과들을 발표하고 활발한 토론을 수행하고 있다. 영국에서는 1996년 보건성에 국립처방센터(National Prescribing Center, NPC)를 설치하여 약물사용평가의 수행과 의약품사용 가이드라인 개발 및 활용방안 마련을 위한 노력을 경주하고 있다.

20.5 약물사용평가 데이터베이스

약물사용평가에 이용되는 데이터베이스에는 의약품판매자료, 의료기관에서 청구된 처방전, 약국에서 청구된 조제자료, 약물역학연구를 통해 수집된 자료 등 약물사용에 관한 정보를 포함하고 있는 모든 데이터베이스를 들 수 있다. 이러한 데이터베이스를 이용하여 의약품의 생산과 소비에 관련된 통계자료를 생성하고, 의약품사용양상에 대한 기술역학적 연구를 수행할 수 있다. 약물사용평가에 이용되는 대표적인 데이터베이스로 미국의료보호데이터베이스를 들 수 있다. 미국에서는 1972년부터 의료보호관리정보시스템(MMIS)을 이용하여 데이터베이스를 구축하고 있는데, 그 내용은 환자의 인구학적 정보를 담고 있는 등록파일, 환자, 처방의사, 처방일, 처방약물, 처방용량, 재처방, 비용정보 등의 정보를 담고 있는 약국파일과 환자, 입원일, 퇴원일, 진단명, 수술명, 재정정보, 외래방문 및 요양소 입원일수 등의 정보를 담고 있는 입원파일 등으로 구성되어 있다. 그 외 미국에서 약물사용평가에 이용할 수 있는 데이터베이스에는 Blue Cross/Blue Shield(BC/BS)의 DB, SCRIPT, Prescription Claims Processors, National Disease and Therapeutic Index (NDTI) 등을 들 수 있고, 민간업체들이 약물사용평가를 수행할 수 있는 전산프로그램을 개발하여 널리 보급하고 있다.

캐나다의 싸스캐치완건강데이터베이스는 싸스캐치완 주정부의 보건부서에서 100만여 명의 전체 주민들에게 시행된 의료서비스의 내용과 처방약에 대한 정보뿐 아니라 주민 전체에 대한 출생, 사망, 교육, 보건, 직업 등의 모든 정보가 전산입력되어 있다. 보건정보에는 의료기관 이용 시의 진단명과 처방약물명이 포함되어 있어 약물사용평가는 물론 특정 의약품의 복용과 특정 약물유해반응 발생 간의 인과적 관련성을 평가하기 위한 약물역학연구의 수행에도 활용되고 있다.

유럽의 경우 약물사용평가 수행을 위한 데이터베이스 중 진단정보를 포함하지 않는 것으로 영국 약가조정국데이터베이스, 스웨덴 약국협회데이터베이스, 노르웨이 공중보건원데이터베이스, 스페인 국립보건원 약물자료은행 등이 있고, 진단정보와의 연계가 가능한 자료원으로 영국 일차진료연구데이터베이스(General Practice Research Database, GPRD), 네덜란드 통합일차진료정보데이터베이스 등이 약물사용양상 및 건강효과평가를 위한 약물역학연구에 활용되고 있다.

아시아에서는 한국과 타이완이 전 국민을 대상으로 의료보험을 적용하는 체계를 구축하여 전국에서 의료를 이용한 환자의 진단명과 약물처방정보를 담은 데이터베이스를 구축하고 있어 약물사용평가에 유용하게 활용될 수 있다. 한국은 전국민의료보험제도가 도입된 후 보험급여심사업무를 담당할 조직으로 건강보험심사평가원(이하 심평원)을 설립하여 전체 인구 5,000만 명에 관한 처방정보를 관리하고 있고, 타이완은 2,300만 명의 전체 인구에 관한 처방정보를 관리하고 있다. 일본은 한국과 타이완을 벤치마킹하면서 2011년까지 한국의 심평원과 같은 조직을 설립하기 위하여 노력하고 있다. 중국도 국민 10억 명의 의료정보를 관리하는 전산시스템을 구축하는 것을 목표로 천명하고 국가 차원에서 열심히 추진하고 있다.

20.6 약물사용평가 적용사례

미국 잭슨빌대학병원에서 약물요법으로 인한 비용이 증가하면서 보건의료재정의 고갈로 인한 경제적 압박을 심하게 받게 되자 미국 의료기관인증위원회(JCAHO)에서는 의약품 사용의 적절성을 담보할 수 있도록 질보증을 위한 제도적 장치를 도입할 것을 잭슨빌병원에 강력히 요구하였다. 이에 병원에서는 약물요법위원회를 구성하여 현황을 파악한 결과 기존의 약물사용평가연구가 산발적이고 체계적이지 못하여 전체 의약품 사용에 대한 포괄적인 평가가 이루어지지 않았으며 입원 및 외래환자 처방 간의 연계성이 결여되어 있는데다 약물사용평가기준이 적절하게 개발되어 있지 않다는 점을 파악하고 이를 보완할 수 있도록 체계적으로 약물사용평가를 수행할 수 있는 프로그램을 개발하였다.

입원환자를 대상으로 약물처방평가를 수행하면서 먼저 전체 의약품 예산의 25%를 차지하는 항생제를 주 대상으로 선정하여 적응증별, 처방의사별, 약품별 및 시기별로 항생제 사용양상을 분석하였는데, 특히 반코마이신의 경우 전체 처방건의 약 50%가 부적절한 경험적, 예방적 처방임을 확인하고 처방을 허용하는 기준을 구체적으로 개정한 결과 반코마이신의 부적절한 사용이 25% 미만으로 감소하면서 월 1만 2,000달러의 약제비를 절약하는 효과를 거두게 되었다.

외래환자를 대상으로 약국 컴퓨터시스템을 이용하여 환자별, 약품별, 처방의사별로 후향적 약물사용평가를 수행한 결과, NSAIDs 중 설린닥의 사용빈도 및 사용비가 매우 높은 것으로 나타났고, 처방자료를 처방의사별로 분석하였을 때 설린닥 처방의 75%가 3명의 의사에 의한 처방으로 확인되었다. 동시에 설린닥의 치료효과가 크지 않다는 것을 확인하여 설린닥을 병원의약품집에서 삭제하고 설린닥 대신 아스피린, 이부프로펜 또는 나프록센을 처방할 것을 교육한 결과 이부프로펜, 피록시캄 등의 사용이 증가하였고 병원에서는 연간 3만 5,000달러의 약제비를 절감하게 되었다.

또한 병원의약품집에 없는 약품이 환자진료에 꼭 필요한 경우에는 의약품 공급부서에 신청서를 제출하여 처방하였는데, 이를 근거로 3개월마다 원외처방된 의약품의 이름, 처방사유, 처방의사 이름 등을 분석하였더니 아미카신 항생제의 사용이 꾸준히 증가됨을 확인하였다. 이와 같은 아미카신 처방의 증가는 중환자실의 겐타마이신내성 그람음성균주의 증가에 따른 합리적 사용임을 확인하게 되어 아미카신 처방에 대한 구체적인 기준을 개발하고 병원의약품집에 아미카신을 추가하는 결정을 내리게 되었다.

이러한 사례에서 보듯이 약물사용평가는 약물처방을 획일적으로 억제함으로써 당장의 의료비 절감을 목적으로 하는 것이 아니라 환자에게 충분한 치료효과를 나타낼 수 있도록 질보증 차원에서 작절한 약물사용을 유도하면서 장기적으로 비용을 절감하는 것을 목적으로 하여야 한다.

20.7 우리나라의 약물사용평가

우리나라에서는 1980년대 말 약물사용평가의 개념이 소개되면서 관련 연구가 수행되기 시작하였으나 초기에는 일부 병원의 특정 과에서 소규모 환자를 대상으로 하는 예비조사 성격이 강한 연구들이었다. 2003년 가을 국회의 국정감사에서 우리나라에 약물사용평가제도 도입의 시급성이 지적되었고, 이에 대응하여 보건복지부에서는 2003년 12월에 약물사용평가의 방법과 기준의 설정 및 적용, 적용결과에 대한 평가와 정보제공, 약물상호작용, 용량, 치료기간, 중복약물 및 투여금기 등에 해당하는 처방 · 투여에 대한 요양급여의 적용기준과 방법, 초과처방 · 투여된 요양급여의 적용기준과 방법에 관한 사항 등을 심의하기 위한 의약품사용평가위원회를 구성하여 2005년 7월까지 운영하였다. 이후 그 업무를 식품의약품안전청(이하 식약청)으로 이관하였다. 또한 심평원에서는 2004년 1월에 병용금기 및 연령금기 처방을 고시하여 심사기준으로 적용하기 시작하였고 이후 추가적인 고시가 이루어지고 있다. 2006년 식약청에서는 '약물사용평가' 대신 '의약품적정사용정보'라는 용어를 제시하여 처방, 조제에 이르는 전 과정에서 약물안전 사용을 위한 정보를 제공한다는 취지로 '취약군 및 특정질환자, 치료역이 좁은 의약품의 적정사용정보 가이드라인'을 개발하는 연구를 지원하였고, 2007년에는 질환별 의약품 투여금기, 알레르기 – 의약품 등 기타 투여금기에 대한 가이드라인 개발연구를 수행하였으며, 이어 의약품 최대 · 최소용량, 중복약물, 치료기간 등에 대한 가이드라인들을 지속적으로 개발하고 있다.

2007년에는 식약청에서 심평원을 주관기관으로 지정하여 전국에서 심평원으로 청구된 자료를 이용하여 노인, 소아, 임신부, 간질환자, 신질환자, 치료역이 좁은 의약품에 대한 후향적 약물사용평가를 수행하였다. 이를 통해 전 인구를 포괄하는 대규모 약물청구자료를 이용한 약물사용평가연구를 수행하여 국내에서 대상별, 질환군별 신중투여 약물의 처방률, 종별 및 지역별 처방률 차이 등에 대한 기초정보를 파악할 수 있었다. 그러나 이는 대규모 대상자에 대하여 처방건과 처방환자수, 분율 등을 파악하는 단순평가 형태의 후향적 DUR 연구로서, 신중투여 또는 금기 고시약물 처방률이 높게 나타난 것을 근거로 하여 단기간 내에 허가사항 변경과 같은 조치를 취하기에는 근거가 불충분하다. 향후 신중투여약물 처방률이 높게 나타난 기관, 환자, 지역 등에서의 방문환자 질환 특성을 포함한 심층평가연구와 함께 신중투여약물 처방 및 사용으로 인한 약물유해반응 발생 증가 여부 등 건강영향을 평가하기 위한 약물역학적 연구를 수행하여, 국내 약물사용실정과 한국인에서의 약물유해반응 발생특성 등을 반영한 한국형 신중투여기준이 마련되어야 한다.

우리나라에서 약물사용평가가 제대로 수행되기 위해서는 우리나라 실정에 맞는 시스템을 개발할 필요가 있다. 우리나라는 IT강국으로서 이미 대부분의 병의원과 약국에서 전산시스템을 가동하고 있어 세계 모든 나라에서 부러워하는 시스템을 구축할 수 있다. 즉 한국형 동시적 약물사용평가프로그램을 개발하여 적용할 수 있는 여건을 갖추고 있는 것이다. 의사들이 환자에게 특정 약물을 처방할 때 그 처방이 적절한지 여부와 그 환자가 이미 복용 중인 다른 약물들과 상호작용을 유발하여 해로운 효과를 나타낼 가능성이 있는지를 심평원전산시스템에 접속하여 동시적으로 검토해 주는 전산DUR프로그램을 시범

가동하고 있다. 개별 병의원에서 특정 환자에 대하여 주치의가 처방한 내용을 해당 병원의 전산시스템을 검색하더라도 해당 환자가 이미 다른 병의원들을 방문하여 처방받은 내용을 한 개의 의료기관에서 처방하는 시점에 모두 확인하지 못한다는 제한점이 있었다. 이러한 문제를 해결하기 위해 전국 병의원에서 특정 환자에 대한 처방이 이루어질 때 심평원의 서버에 접속하여 그 환자가 당시 이미 처방받고 있는 내용을 확인할 수 있는 체계를 구축하였으며, 단계별로 시범사업을 실시하고 있다. 전국 병의원에서 실시간으로 접속하여 특정 환자가 처방받은 정보를 확인할 수 있도록 심평원에 대용량의 서버와 시스템을 구축하고, 동시에 해킹을 통한 개인정보의 유출을 방지할 수 있는 보안장치의 개발이 필수적이다.

보건복지부에서는 2008년 4월부터 '의약품처방조제지원시스템'을 가동하여 병용금기 및 연령금기 점검소프트웨어를 통한 사전검토 후 명세서를 청구하는 체계를 의무화한다는 계획을 밝힌 후 이를 위한 시범사업을 2009년 경기도 고양시에서 추진하였고, 2010년에는 제주도 지역에서 시범사업을 추진함에 이어 2010년 12월부터 전국 1,000여 개 요양기관에서 3단계 시범사업을 실시하고 있다. 그러나 아직 심평원에서 구축하고 있는 데이터베이스에는 보험급여대상이 되는 약물들에 대한 처방정보뿐이어서 보험급여가 되지 않는 일반의약품(OTC)에 관한 정보는 없다. 따라서 환자가 처방받은 약과 일반의약품을 동시에 복용할 때 발생할 수 있는 상호작용으로 인한 부작용을 예방할 수는 없는 셈이다. 이를 위하여 병의원에서 의사가 처방할 때 심평원전산시스템에 접속하여 동시적 DUR을 실시하여 여러 병원에서 처방받은 보험급여대상약물들 간의 중복처방과 약물상호작용 가능성을 확인한 후 처방전을 발급하면 환자가 약국에 갔을 때 약사가 처방약물과 환자가 복용하고 있거나 복용하고자 하는 일반의약품 간의 상호작용 가능성을 검토해 주는 전향적 DUR을 수행하는 이중적인 DUR체계를 구축하면 환자들을 약물부작용으로부터 보호해 주는 완벽한 체계를 갖출 수 있다.

또한 주요 대상별, 질병별로 표준처방지침을 개발하여 의사, 약사 등을 위한 연수교육과 전문지 등을 통한 지속적인 교육 홍보로 약물처방수준을 개선해 나가야 한다. 그렇게 함으로써 진료수준이 높아지고 결과적으로 약물로 인한 부작용 발생이 감소하면서 의료비 절감효과도 나타날 수 있다. 단, 처방지침은 처방을 표준화하고 약물로 인한 피해를 최소화하기 위하여 작성된 것으로서 절대적인 진료심사의 기준으로 적용하는 것은 부적절하며, 심사기준으로 적용할 경우에는 반드시 약물처방 당시의 환자상태를 확인한 후 처방의 적절성을 판단하는 심층평가를 병행하여야 한다. 이러한 표준진료지침의 내용은 끊임없이 새로운 약들이 시판허가를 받고 새로운 의학연구결과들이 발표되기 때문에 이러한 내용을 반영하기 위하여 지속적으로 개정되어야 한다. 그리고 약물사용평가기준의

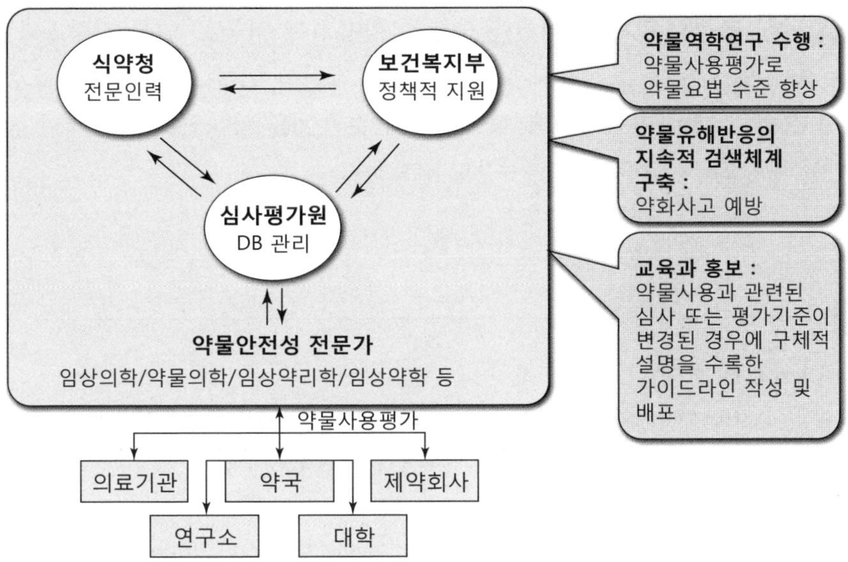

그림 20.2 약물사용평가의 효과적 수행을 위한 제안

적절성을 지속적으로 평가하고, 약물과 유해반응 간의 인과관계를 객관적이고 과학적으로 평가하기 위한 약물역학연구의 수행이 활성화되어야 한다. 최근 우리나라는 약물처방 및 의무기록의 전산화가 가속화되어 의료기관들 간의 연계를 통하여 대규모 자료연계가 가능하므로, 중대한 약물유해반응이 의심되는 사례가 발생할 경우에 이를 신속히 확인하기 위한 단면적 연구의 수행이 가능하다. 뿐만 아니라 의무기록, 설문조사와 면접조사 등을 통해 과거의 사건들을 재현함으로써 후향적 코호트연구를 통하여 짧은 시간에 적은 비용으로 약물과 유해반응 간의 인과성 평가를 수행할 수 있다.

약물사용평가를 효과적으로 수행할 수 있는 시스템을 구축되면 환자들에게 표준화되고 안전한 약물요법을 시행할 수 있게 되어 국민보건 향상에 크게 이바지할 수 있을 것이다. 이를 위하여 식약청에서는 약물사용평가가 효과적으로 정착할 수 있도록 관련 전문인력을 확충하고 업무수행에 필요한 내용에 대한 지속적 교육을 통하여 업무의 전문성을 확보하고, 환자진료데이터베이스를 관리하는 심평원과 유기적으로 협조하여 효과적인 약물사용평가체계를 구축하여야 할 것이며, 보건복지부는 이러한 약물사용평가체계를 구축하는 데 필요한 정책적 지원을 적극적으로 제공해 주어야 할 것이다(그림 20.2). 처방의 적절성을 평가하기 위한 약물사용평가의 경우 심평원청구자료만을 이용한 단순평가로 그쳐서는 안 되고 반드시 약물처방 당시 환자의 상태를 감안한 심층평가가 이루어져야 한다. 우리나라 환자들이 여러 병원을 동시에 이용하는 경우가 많은 의료행태를 감안하여 심평원 서버를 활용하는 동시적 DUR체계를 확립하여야 한다. IT강국으로서 병원 전산화가 활발히 추진되고 있는 여건을 충분히 활용하여 약물로 인한 건강효과평가연구를 적극 추진할 수 있도록 보건복지부의 정책적인 지원이 이루어져야 한다. 또한 약물사용평가의 충실한 수행이 가능하도록 약물역학 전문가들을 양성하고 적극적인 참여를 유도할 수 있는 제도적 장치를 마련하는 것도 필요하다.

참고문헌

박병주. 약물요법과 DUR. 대한의학협회지 1994;37:181-8.

박병주, 이수정. 선진국에서 의약품사용평가의 발전과정과 현황. 임상약리학회지 1999;7:3-16.

박병주. 약물사용평가제도의 도입과 참여. 대한의사협회지 2004;47:108-11.

Brodie DC, Smith WE. Constructing a conceptual model of drug utilization review. Hospitals 1976;50:143-4, 6, 8 passim.

Soumerai SB, Lipton HL. Computer-based drug-utilization review-Risk, benefit, or boondoggle? N Engl J Med 1995;332:1641-5.

Strom BL, editor. Pharmacoepidemiology, 4th ed. Chichester: John Wiley & Sons Ltd.; 2005. pp. 401-17, 439-53.

Todd MW, Keith TD, Foster MT, Jr. Development and implementation of a comprehensive, criteria-based drug-use review program. Am J Hosp Pharm 1987;44:529-35.

21. 환자-대조군연구

학습목표

환자-대조군연구의 연구설계를 이해하고, 약물역학연구에 이를 활용할 수 있다.
- 환자-대조군연구의 연구설계를 설명하고, 약물역학연구에서 필요성을 활용할 수 있다.
- 환자-대조군연구에서 환자군과 대조군의 선정방법 및 짝짓기를 설명할 수 있다.
- 환자-대조군연구의 수집, 분석 및 해석방법을 설명할 수 있다.
- 환자-대조군연구의 장단점을 이해하고, 약물역학연구에 활용방안을 설명할 수 있다.

21.1 환자-대조군연구의 개요

국내에서 수행된 대표적인 환자-대조군연구는 감기약에 들어 있는 페닐프로판올아민(phenylpropanolamine, PPA)성분과 뇌출혈과의 관련성을 입증한 것이다. 이 연구는 2002년 2월부터 2004년 3월까지 급성 뇌출혈로 입원한 사람들을 환자군으로 선정하고, 대조군으로는 뇌출혈이 아닌 다른 질환으로 입원한 병원대조군과 지역사회대조군을 선택하였다. 환자군에서의 PPA 복용력 분율과 대조군에서의 PPA 복용력 분율을 조사하고, 서로 비교하여, 위험요인의 노출과 질병발생 간의 인과적 연관성을 밝히는 연구를 진행하였다. 이처럼 환자-대조군연구는 질병의 유무에 따라 환자군과 대조군을 선정하고, 과거 노출된 위험요인에 대한 인과적 관련성을 파악하는 연구다. 환자-대조군연구에서는 환자군과 대조군에서 위험요인의 노출에 따른 질병발생의 대응위험도(odds ratio, OR) 형태로 결과가 도출된다. 만일 환자군과 대조군 모두에서 질병의 발생률이 매우 낮다면, 대응위험도는 상대위험도(relative risk, RR)와 근사한 값을 갖게 된다.

21.2 환자군과 대조군의 선정

가. 환자군 선정

이론상으로는 연구대상 인구집단에서 발생하는 모든 환자를 포함시키는 것이 가장 이상적이지만 실제 연구에서는 표본을 수집하게 되므로, 연구자는 환자군이 잠정적 연구대상을 잘 대표할 수 있도록 환자군의 선정기준을 명확히 하여야 한다. 즉, 사전에 대상 질병을 가진 것으로 인정할 임상증상, 검사결과 또는 진단법 등을 미리 구체적이고 확실히 규정할 필요가 있다. 연구대상인 환자군은 연구가설로 채택한 위험요인에의 노출잠재성이 있어야 한다. PPA와 뇌출혈과의 관련성 연구를 예로 들어보면, PPA 성분의 감기약이 시판되지 않는 곳에 거주하는 뇌출혈환자를 연구대상으로 삼는다면, 위험요인 노출잠재성이 존재하지 않기 때문에 심각한 오류가 발생할 수 있다. 또한 뇌출혈의 증상 중에 두통이 표현양상의 하나일 수 있는데, 뇌영상검사로 뇌출혈을 확인하지 않고 증상만으로 환자군을 분류한다면, 심한 두통환자를 뇌출혈환자군으로 잘못 분류할 수 있고, 이로 인해 분류비뚤림이 발생하여 연구결과의 타당성을 저해할 수 있다. 이처럼 환자군을 선정할 때에는 연령, 성별을 포함한 선정기준을 미리 구체적으로 마련하여야 하고, 환자를 선정할 대상집단도 구체적으로 규정하여야 한다.

또한 질병에 대한 진단법이나 진단기준이 변동될 수 있으므로, 과거에 해당 질환을 이미 가진 것으로 알려진 환자보다는 동일한 방법에 의하여 진단된, 새로 발생한 환자군(incident case)을 대상으로 연구하는 것이 더 바람직하다. PPA와 뇌출혈과의 관련성 연구를 예로 들어보면, 연구기간 중에 새롭게 발생한 뇌출혈환자를 환자군으로 선정하였는데, 만일 기존 뇌출혈이 있는 환자를 환자군으로 결정하는 유병환자군(prevalent case)을 이용하였다면, 뇌출혈의 중증도가 큰 환자는 모두 사망해 버리고 임상적 증상이 경미하여 오래 살아남은 환자들만 남아 과도하게 연구대상으로 선정되는 오류가 발생하였을 수 있다. 또한 영상기술의 발달에 따라 과거 진단과 최근 진단의 정밀도에 차이가 있어, 환자군 선정의 동질성이 저해되는 단점이 발생하기도 한다. 또한, 질병이 발생한 시점에서 과거 위험요인 노출여부에 대한 기억이 더욱 정확한 것으로 알려져 있으며, 위험요인과 질병발생과의 시간적 선후관계를 비교적 명확하게 구분할 수 있다. 따라서 최근 수행되는 환자-대조군연구는 대부분 새로 발생한 환자를 환자군으로 선택하고 있으며, 희귀한 질병일 경우 충분한 환자수를 확보하는 데 어려움이 있어 어쩔 수 없이 유병환자를 이용하는 경우도 있다.

나. 대조군 선정

대조군은 환자군과 위험요인의 노출정도를 비교할 기준이 되는 대상이므로 그 선정방법이 대단히 중요하다. 코호트연구와는 달리, 대조군은 연구자의 선정기준에 의해서 임의로 선정하기 때문에, 대조군 선정에 오류가 있다면 부정확한 연구결과를 나타낼 수 있기 때문이다. 대조군은 연구가설상의 질병을 가지고 있지 않다는 것을 제외하고는 나머지 모든 사항이 환자군과 동일하다는 것을 전제한다. 즉, 대조군은 연구의 대상이 되는 질병을 최소한 연구시점에는 갖고 있지 않아야 하며, 동시에 그 질병의 원인이라고 예상되는 요인에 관한 노출정보의 측정이 환자군과 동일한 조건에서 이루어져야 하고, 환자군이 뽑힌 잠정적 연구대상 인구집단으로부터 선정되어야 한다. 따라서 환자-대조군연구에서 대조군의 선정은 가장 어렵고 까다로운 부분이라 할 수 있다.

만약 연구자가 대도시의 3차의료기관에 온 심근경색증환자를 대상으로 연구를 하고자 할 때 같은 병원 응급실에 온 환자 중 심근경색증이 없는 경우를 대조군으로 삼는다면 비뚤림이 발생하게 된다. 우선 심근경색증환자는 넓은 지역에서 의뢰된 경우가 많이 포함될 것이고 응급실환자는 대부분 해당지역에 사는 사람들로 이루어질 것이다. 이 경우 지역의 차이에 따라 위험요인에 대한 노출이 달라질 수 있다. 만약 심근경색증 발생에 새로 개발된 어떠한 약물의 복용이 미치는 영향을 파악하고자 하였다면 해당 3차의료기관이 위치한 대도시에서는 비교적 흔히 처방되고 있지만 농어촌 지역에서는 잘 처방되지 않을 수 있다.

다른 예로 비스테로이드성 소염제(non-steroidal anti-inflammatory drugs, NSAIDs)의 복용이 직장암의 발생에 미치는 영향을 보려는 연구를 수행할 때 환자군은 직장암이 있는 경우이고 직장암이 없는 경우는 대조군이 되어 각각에서 이전에 NSAIDs를 복용하였는지 여부를 조사하게 될 것이다. 이 경우 대조군을 류머티스내과 환자들로 한정한다면 역시 비뚤림이 발생할 것이다. 대조군으로 설정된 관절염환자가 NSAIDs를 복용하였을 가능성이 훨씬 높을 것이고 이에 의하여 결과분석에서 대응위험도가 엉뚱하게 낮아질 것이다. 이와는 달리 대조군을 소화기내과 환자로 하였다면 그들 중 소화성궤양환자가 다수 포함될 것이고 이들은 담당의사로부터 NSAIDs를 복용하지 말도록 권고받았을 것이므로 연구결과 분석에서 대응위험도가 높아질 수 있다. 따라서 연구자는 대조군이 연구대상인 위험요인의 노출정도에 영향을 끼칠 수 있는 요소를 가지지 않았나 유의하여야 한다. 따라서 환자-대조군연구 발표를 접하는 독자들도 결과를 받아들이기 전에 연구방법에서 대조군의 선정이 적절하였는지를 반드시 확인할 필요가 있다.

대조군의 선정은 환자군과 동일한 병원에 입원한 환자를 대상으로 이루어지는 것이 보통이다. 이런 연구를 병원중심의 환자-대조군연구(hospital-based case-control study)라 한다.

한편 환자군이 속한 지역사회의 일반주민에서 연구대상 대조군을 추가로 선정하는 경우를 지역사회대조군이 있는 병원중심의 환자-대조군연구(hospital-based case-control study with community control)라 하며, 이 방법은 병원중심으로 구성한 환자-대조군이 선택비뚤림에 영향을 받지 않았는지, 혹은 연구결과를 일반주민에게 적용할 때 일반화문제는 없는지를 평가할 목적으로 사용된다. PPA와 뇌출혈과의 관련성 연구에서도 병원에서 대조군을 선정하였고, 추가로 지역사회대조군도 포함시켜 일반화문제를 해결하고자 하였다.

대조군의 숫자는 일반적으로 환자군과 동일하게 1 : 1로 선정하는 것이 보통이나, 경우에 따라서는 대조군의 숫자를 1 : 2 이상으로 설정하기도 한다. 대조군의 위험요인 노출정도가 굉장히 낮을 것으로 기대되거나, 충분한 수의 환자를 확보하기가 어려울 경우 통계적 검정력을 확보하기 위해 1 : 4까지 선정하기도 한다. 대조군의 숫자가 4배를 넘는 경우는 1 : 4로 추출하는 것에 비해 통계적 검정력의 증가효과는 크지 않은 반면 연구수행의 부담은 매우 커지기 때문에 대부분 4배수 이내로 선정한다.

다. 짝짓기

대조군 대상집단이 결정되면 이들 중에서 실제 연구에 포함되어 위험요인 노출에 관한 정보를 수집하게 될 개인을 선정하여야 한다. 이 과정에서 환자 개개인마다 개별적으로 짝지은 대조군 개개인이 연구가설상의 변수 이외의 다른 특성이 동일하도록 짝을 지어 대조군을 선정하는 개별짝짓기(individual matching)가 가장 흔하게 사용된다. 짝짓기의 주목적은 교란변수의 영향을 자료수집단계에서 통제함과 동시에 자료수집의 용이성을 높이고자 함이다. 교란변수란 연구가설상의 노출요인과 질병발생 간의 관계를 교란시킴으로써 실제보다 관련성을 과장시키거나 과소평가하게 만드는 제3의 변수를 말한다. 이러한 교란변수는 특징적으로 연구가설상의 결과변수와 서로 인과적인 관계에 있어야 하며, 동시에 연구가설상의 노출요인변수와 서로 관련되어 있어야 한다. 예를 들어 커피섭취와 폐암의 관련성을 보는 연구를 수행할 때 흡연여부가 흔히 교란변수로 작용한다. 대부분의 흡연자들은 커피를 마실 때 담배를 같이 피우는 경향이 있으며(노출요인과의 연관성), 흡연이 폐암의 원인이 된다는 증거가 있기 때문에(인과관계), 이런 교란변수를 통제하지 못한다면 마치 커피를 마시면 폐암에 걸린다는 관련성이 있는 것처럼 나타날 수 있다. 따라서 흡연이라는 교란변수의 영향을 통제하여 커피섭취와 폐암발생 간의 관련성 연구를 수행하려면, 환자-대조군 모두 흡연에 대해서 동일한 조건이 되어야 한다. 즉 흡연의 여부에 따라 환자군과 대조군을 짝지어 선정하게 되면 흡연의 영향이 배제될 수 있다. 하지만 짝짓기 변수의 수가 너무 많으면 교란변수의 영향은 효과적으로 통제할 수 있을지 모르나 짝짓기 조건을 만족하는 대조군을 고르기 위하여 보다 많은 수의 대상을 필요하게 되는 어려움이 생긴다. 따라서 짝짓기 변수는 2-3가지로 한정하는 것이 보통이며, 연령 및 성별이 가장 흔히 사용된다.

21.3 자료의 수집

환자-대조군연구에서 또 다른 어려운 점은 연구대상이 되는 위험요인에 대한 노출력을 정확하게 수집하는 것이다. 환자군이나 대조군 모두에서 이전에 위험요인에 노출되었는지에 대한 기억이 정확하지 않을 수 있다. 노출된 시기가 오래전인 경우에는 특히 그렇다. 또한 일반적으로 대조군보다는 환자군에서 위험요인 노출과 관련된 과거 사실을 더 잘 기억하는 경향이 있으며, 이를 회상비뚤림이라 한다. 예를 들어 경구피임약과 유방암과의 관련성을 보고자 하는 연구자는 연구참여자에게 과거에 경구피임약을 복용하였는지에 대한 질문을 할 것이다. 이때 유방암을 가진 환자는 과거 경구피임약 복용 여부에 대하여 더 열심히 기억해 내려고 할 것이고 대조군에서는 상대적으로 회상 노력이 적을 수 있다. 다른 예로 인공유산과 유방암과의 관련성을 보고자 하는 연구에서, 과거 인공유산 여부를 개인면담 결과와 대상자의 과거의무기록을 비교하였다. 대조군에서는 실제 의무기록자료에 비하여 더 적은 수가 인공유산에 대한 과거력을 인정하였고 환자군에서는 면담결과와 의무기록상에 차이가 없었다. 이처럼 연구자가 연구설계와 연구수행을 열심히 하여도 이러한 정보비뚤림을 완전히 제거하기는 매우 어렵다.

위와 같은 연구대상에 기인한 비뚤림 이외에도 정보수집자에 의한 비뚤림도 문제가 될 수 있다. 만약 면접조사원이 설문을 조사할 대상자가 환자군인지 대조군인지를 미리 알고 있다면 환자군 면접에서 위험요인에 대한 노출 여부를 더 적극적으로 조사하게 될 수 있다. 따라서 연구자는 면접조사원들에 대하여 대상자가 환자군에 속하는지 대조군에 속하는지를 알 수 없도록 눈가림하는 것이 필요하다. 만약 그러한 눈가림이 불가능하다면 연구가설을 면접조사원들에게 알려 주지 말아야 하고, 면접조사원들이 대상자의 분류에 무관하게 동일한 방식으로 면접을 수행하도록 훈련하여야 한다. 또한 기억, 회상을 돕기 위한 방법을 도입하는 것이 환자-대조군연구의 질을 높이는 데 도움을 줄 수 있다. PPA와 뇌출혈과의 관련성 연구에서도 많은 종류의 감기약 성분의 복용에 대한 회상비뚤림을 줄이기 위해서, 시판 중인 감기약의 사진을 직접 환자군과 대조군에게 보여 주며 면접조사를 실시하기도 하였다.

21.4 자료의 분석

가. 짝짓지 않은 자료

환자-대조군연구의 결과분석은 기본적으로 환자군과 대조군에서 위험요인에 노출된 분율을 구하여 서로 비교하는 것이다. 환자군과 대조군에서 위험요인에 대한 노출률은 아래 표 21.1과 같은 형태로 정리하여 분석하게 된다. 환자군의 위험요인 노출/비노출 대응비와 대조군의 노출/비노출 대응비를 직접 구할 수 있으며, 이들 두 대응비의 비를 노출에 대한 대응위험도라 한다. 이는 '대조군의 노출/비노출 대응비에 비해 환자군의 노출/비노출 대응비가 몇 배인가?'로 정의할 수 있다.

이처럼 환자-대조군연구는 대응위험도 값으로 연구의 결과가 산출된다. 한편 위 결과를 임상진료에 적용하기 위해서는 위험요인의 노출이 질병발생에 얼마나 영향을 미치는가 하는 점이 더 중요한데, 이를 요인노출에 대한 상대위험도라 한다. 하지만 질병의 이환율이 매우 낮은 희귀한 질병일 경우에는 수학적으로 대응위험도가 상대위험도와 근사한 값을 갖게 되므로, 대응위험도를 상대위험도처럼 해석할 수 있다.

일반적으로 상대위험도 RR은 $a(b+d)/b(a+c)$로 계산되는데, 이를 변형하면 $a(b+d)/b(a+c)=(ab+ad)/b(a+c)=(ab+bc\times OR)/b(a+c)=b(a+c\times OR)/b(a+c)=(a+c\times OR)/(a+c)$이다. 즉 $RR(a+c)=a+c\times OR$이므로 $OR=[RR(a+c)-a]/c=(a/c)(RR-1)+RR$이 된다. 여기서 앞에서 기술한 것처럼 질병의 이환율이 매우 낮은 희귀한 질병일 경우는 a가 c에 비해 매우 작은 값이 되기 때문에 a/c가 0에 가까운 값을 가져서 OR 값은 RR값과 거의 근사하게 된다. 따라서 환자-대조군연구에서 얻은 OR값으로 RR값처럼 해석하여, '요인노출이 없는 경우에 비해 요인노출이 있는 경우 질병발생의 위험은 OR배 높다'고 해석할 수 있게 된다.

표 21.1 짝지어지지 않은 환자-대조군연구의 분석

	환자군	대조군
노출	a	b
비노출	c	d
계	N_1	N_2

환자군의 노출 대응비: a/c
대조군의 노출 대응비: b/d
대응위험도(OR)=(a/c)/(b/d)=(ad)/(bc)

표 21.2 짝지은 환자-대조군연구의 분석

	대조군		계
	노출	비노출	
환자군 노출	A	B	N_1
환자군 비노출	C	D	N_2
계	N_3	N_4	

대응위험도(OR)=B/C

나. 짝지은 자료의 분석

짝지은 연구의 분석은 짝짓지 않은 경우와는 조금 다르다. 즉, 표 21.2에서 보는 바와 같이 양쪽 군에서 모두 위험요인에 노출이 되거나(A), 모두 위험요인에 노출이 되지 않은 경우(D)는 연구가설을 증명하는 데 도움이 되는 정보를 전혀 제공하지 못하기 때문에 제외하고, 나머지 B와 C만이 대응위험도 산출에 이용된다. 즉, 대응위험도는 B/C로 표현하게 된다.

21.5 환자-대조군연구의 장단점

환자-대조군연구는 단기간에 상대적으로 적은 노력과 비용으로 결과를 얻을 수 있어 효율적인 연구방법으로 인정되고 있다. 이러한 장점은 발생률이 낮고 잠복기가 긴 질병의 연구에서 특히 두드러진다. 예를 들어 불에 탄 육류 섭취와 위암과의 관계를 코호트연구를 통해 입증하고자 한다면, 위암이 발생할 때까지 오랜 기간 추적관찰해야 하며, 위험요인으로 인한 질병발생의 관련성이 아주 강하지 않다면, 연구대상수를 매우 크게 설정하여야 하는 현실적인 어려움이 있다. 이럴 경우는 위암환자를 대상으로 하여 불에 탄 육류섭취 여부와 그 정도를 조사하는 방식인 환자-대조군연구가 더 효율적일 수 있다.

하지만 관심이 되는 위험요인에 대한 노출정도가 너무 낮다면 연구자는 위험요인에 노출된 대상자 1명을 얻기 위하여 많은 수의 환자군과 대조군을 필요로 하게 되므로 환자-대조군연구는 오히려 비효율적이 된다. 예를 들어 아플라톡신의 노출과 간암발생과의 관련성을 연구한다고 가정하자. 만일 국내에 간암환자는 많지만, 아플라톡신에 노출된 환자가 매우 드물다면, 이런 관련성을 입증하기 위해서 굉장히 많은 수의 환자군과 대조군이 필요할 수 있다. 이처럼 위험요인에 대한 노출정도에 비하여 발생률이 높은 질환의 경우에는 코호트연구가 오히려 더 용이할 수 있다.

환자-대조군연구는 비뚤림에 의하여 연구결과가 크게 좌우될 수 있는데 대표적인 것

표 21.3 환자－대조군연구의 장단점

장점	• 코호트연구에 비해 대상 수의 규모가 작아 시간과 경비를 절약할 수 있다. • 단일 질병에 대해 여러 가지 위험요인을 동시에 검정할 수 있다. • 비교적 희귀한 질환이나 잠복기가 긴 질병에도 적용할 수 있다. • 이미 발생한 환자를 대상으로 하므로 윤리적 문제가 없다.
단점	• 적절한 대조군 선정이 어렵다. • 과거 노출 여부에 대한 정확한 정보수집이 쉽지 않다. • 원인과 결과 발생의 시간적 선후관계를 확립하기 어려울 수 있다. • 원인에 노출된 정도가 매우 낮은 질환인 경우 연구가 불가능하다. • 비노출군 대비 노출군의 위험도를 직접 산출할 수 없다.

이 대조군의 선정과 위험요인에 노출되었는지를 조사하는 과정에서 생길 수 있는 비뚤림이다. 특히 환자－대조군연구는 환자군과 대조군 간 과거 위험요인의 노출을 비교하게 되므로, 대조군을 잘 선정하지 못하면 선택비뚤림이 발생하여 연구결과가 엉뚱하게 나올 가능성도 있다. PPA와 뇌출혈과의 관련성 연구에서, 뇌출혈환자를 환자군으로 선정하였고, 뇌출혈이 아닌 다른 원인으로 병원에 입원한 환자를 병원대조군으로 선정하였다. 만일 만성폐쇄성폐질환으로 병원에 입원한 환자를 대조군으로 선정하였다면, 대조군에서 기존의 폐질환 때문에 감기증상이 조금만 있어도 감기약을 복용하게 되며, 따라서 대조군에서 PPA의 노출정도가 더 높게 측정되어, PPA가 뇌출혈에 대하여 보호효과를 가진다는 엉뚱한 결과를 도출하게 되었을 수도 있다. 환자－대조군연구는 환자군과 대조군을 얼마나 적절하게 선정하였는가에 따라 연구결과와 그 수준이 달라지게 된다. 특히 환자군보다는 대조군 선정의 매우 중요하다.

모든 연구방법은 완전할 수 없으며, 각각의 연구방법에 따른 장점과 단점이 있기 마련이다. 앞에서 기술한 환자－대조군연구가 갖는 특성을 잘 고려하여 연구를 설계하고 충실히 수행한다면 매우 유용하고 신뢰할 만한 결과를 제공할 수 있다. 이를 위하여 연구자는 대조군의 선정과 위험요인에 대한 노출정보를 수집하는 데 세심한 노력을 기울여야 하며, 교란변수를 조절하기 위한 많은 노력을 기울여야 한다. 연구자는 그들의 연구결과를 발표할 때 방법론에 대하여 상세히 기술하여야 하고, 독자들은 발표된 논문의 결과를 받아들이기 전에 연구방법을 확인하여 연구결과가 받아들일 가치가 있는지를 냉철하게 검토할 필요가 있다.

참고문헌

Breslow NE. Statistics in epidemiology: The case-control study. J Am Stat Assoc 1996;91:14-28.

Rothman KJ, Greenland S, Lash TL, editors. Modern epidemiology, 3rd ed. Philadelphia: Lippincott Williams & Wilkins; 2008.

Schlesselman JJ. Case-control studies: Design, conduct, analysis. New York: Oxford University Press; 1982.

Schulz KF, Grimes DA. The Lancet handbook of essential concepts in clinical research. Philadelphia: Elsevier; 2006.

Smith PG, Day NE. The design of case-control studies: The influence of confounding and interaction effects. Int J Epidemiol 1984;13:356-65.

Wacholder S, McLaughlin JK, Silverman DT, et al. Selection of controls in case-control studies. I. Principles. Am J Epidemiol 1992;135:1019-28.

Wacholder S, Silverman DT, McLaughlin JK, et al. Selection of controls in case-control studies. II. Types of controls. Am J Epidemiol 1992;135:1029-41.

Wacholder S, Silverman DT, McLaughlin JK, et al. Selection of controls in case-control studies. III. Design options. Am J Epidemiol 1992;135:1042-50.

Yoon BW, Bae HJ, Hong KS, et al. Phenylpropanolamine contained in cold remedies and risk of hemorrhagic stroke. Neurology 2007;68:146-9.

22. 코호트연구

학습목표

코호트연구의 연구설계를 이해하고, 약물역학 분야에서 이를 활용할 수 있다.
- 코호트연구의 연구설계를 설명할 수 있다.
- 코호트구성원의 조건과 구성형태를 설명할 수 있다.
- 코호트연구자료의 수집, 분석 및 해석방법을 설명할 수 있다.
- 코호트연구의 장단점을 이해하고, 약물역학분야에서 활용방안을 설명할 수 있다.

특정 약물에 대한 노출과 특정 질병(부작용) 발생 간의 인과적 관련성을 인구집단을 대상으로 하여 관찰적인 방법으로 구명하기 위한 역학연구방법으로 코호트(cohort)연구를 수행할 수 있다. 코호트란 '어떤 공통된 특성이나 속성, 또는 경험을 가진 집단'을 지칭하며 관찰적 연구 중에서 인과성에 대한 결론의 설득력이 가장 큰 연구설계다. 본 장에서는 코호트연구의 구체적 설계 및 수행방법과 그 활용방안을 설명하고자 한다.

22.1 코호트연구의 연구설계

코호트연구는 위험요인에 의한 건강결과를 경험하지 않은 사람을 연구대상으로 선정하고, 위험요인에 노출된 사람들과 노출되지 않은 사람들로 두 군으로 나눈 후 추적관찰하여 각 군에서 건강결과의 발생률을 비교함으로써 특정 위험요인과 건강결과 간의 인과적인 관련성을 평가하고자 하는 연구다(그림 22.1).

코호트연구에서는 연구자가 '약물노출'과 '유해사례발생'에 대한 연구자료를 어떠한 방법으로 수집하는가에 따라 전향적(prospective or concurrent)과 후향적(retrospective, historical, or reconstructed) 코호트연구로 구분한다. 그러나 '약물노출'이 있었을 당시에 '유해사례발생'은 아직 일어나지 않았어야 함은 이 둘 모두에서 요구되는 필수조건이다.

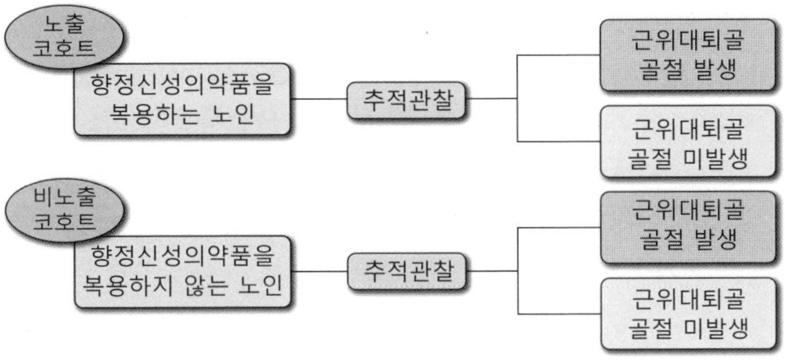

그림 22.1 코호트연구의 연구설계

가. 전향적 코호트연구

전향적 코호트연구는 연구자가 연구를 시작할 때 연구대상인 코호트 구성원으로부터 요인(약물) 노출에 대한 자료를 수집하고 그 시점 이후부터 전향적으로 추적관찰하면서 해당 유해사례의 발생에 관한 자료를 수집하는 형태로 이루어진다. 물론 필요에 따라서는 생활습관 등 연구결론에 영향을 미칠 수 있는 교란변수에 관한 추가적인 자료도 수집할 수 있다. 고전적인 코호트연구에서는 수집한 연구대상 위험요인과 생활습관을 포함하는 교란변수들은 대부분 코호트 구성원들이 연구에 참여하기 전부터 노출되어 온 것들이었다. 그러므로 대부분의 고전적 코호트연구는 연구자가 연구를 시작할 때 '위험요인 노

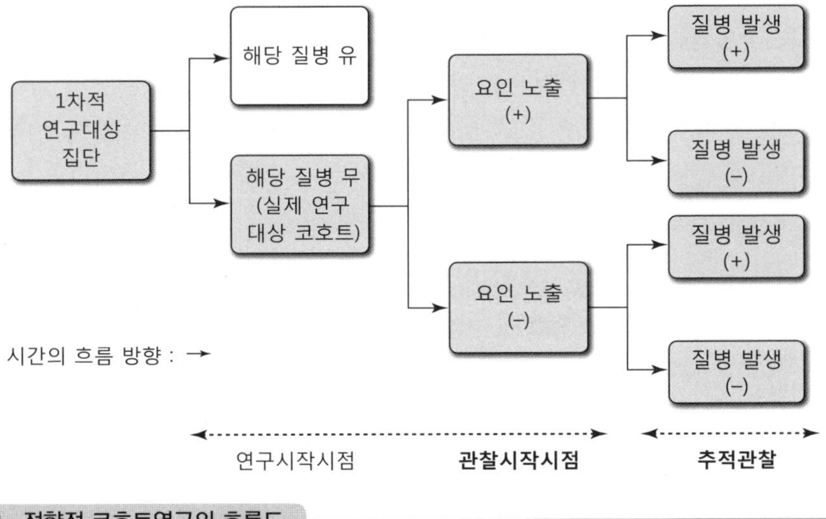

그림 22.2 전향적 코호트연구의 흐름도

출'에 관하여는 과거에서 연구시작 시점까지의 자료를 수집하게 되고, 해당 유해사례의 발생여부는 그 시점 이후부터의 '질병 또는 유해사례 발생' 자료를 수집하는 형태가 된다. 그러나 약물역학분야의 코호트연구에서는 연구자의 연구시작시점 즉 연구자료를 구체적으로 수집하는 시점이 연구대상 약물을 복용하기 시작한 시점이 되는 것과 같이 연구대상인 코호트 구성원들이 처음으로 연구대상 위험요인에 노출되는 시기와 일치하는 경우가 대부분이다. 따라서 연구자의 연구시작시점을 기준으로 할 때, '약물노출'과 '유해사례 발생'과의 관련성을 관찰하는 시기는 연구시작시점 이후가 된다(그림 22.2).

[전향적 코호트연구의 예]

국내에서는 빠른 속도로 노인인구가 증가하고 인구고령화가 진행됨에 따라 노인성 질환의 예방 및 관리의 중요성이 증대하여 노인코호트 구축의 필요성이 대두하였다. 이에 서울의대 약물역학연구실에서는 코호트연구를 1993년에 시작하였다.

코호트구성원은 1993년 우리나라 공무원 및 사립학교 교직원의 의료보험관리공단(현, 국민건강보험공단) 부산광역시 지부에서 관리하고 있던 피보험자 및 피부양자를 대상으로 하였으며 이후 들고나는 코호트(dynamic cohort)의 개념을 적용하여 1998년까지 매년 새로 만 65세가 되는 노인을 코호트구성원으로 추가하여 총 4만 6,113명을 연구대상 코호트로 확보하였으며 이를 '한국노인약물역학코호트(Korean Elderly Pharmacoepidemiology Cohort, KEPEC)'라고 명명하였다.

한국노인약물역학코호트에서는 의료보험관리공단에 청구된 약물처방자료를 통하여 약물노출여부를 확인하였다. 약물처방자료에는 주민등록번호와 입원개시일, 병원코드, 진단명, 약물코드, 1일 복용횟수, 처방일수 등의 정보를 포함하고 있었다. 또한 비처방약물복용 또는 생활습관인 음주, 흡연, 식생활습관, 신체적 활동양상 등과 출산력, 수면 및 사회적 지지 등의 요인에 대한 정보를 얻기 위하여 설문조사를 수행하였다.

또한 병원방문조사를 통하여 연구대상 질병들에 대한 최종 진단명을 확인하였고, 암 발생여부는 한국중앙암등록본부에서 관리하고 있던 1993년부터 1998년까지 암등록자료를 이용하여 진단코드, 진단일, 진단방법 및 원발병소 등을 확인하였다. 또한 1992년부터 2004년까지의 통계청 사망자료를 이용하여 사망여부를 확인하였는데 사망한 경우는 사망일과 사망원인 등을 확인하였다.

나. 후향적 코호트연구

연구자의 연구시작시점을 기준으로 할 때, 전향적 코호트연구에서는 '약물노출'과 '유해사례발생'과의 관련성은 연구시작시점 이후가 된다. 그러나 연구자의 연구시작시점 훨

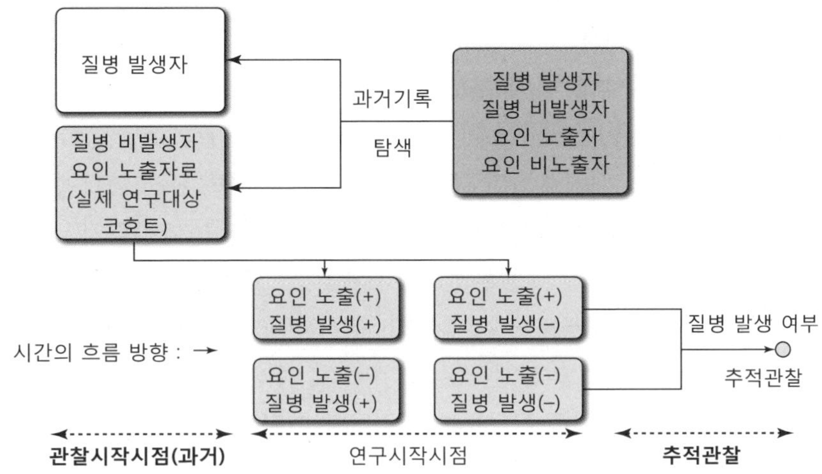

그림 22.3 후향적 코호트연구의 흐름도

씬 이전으로 거슬러 올라가 '약물노출'과 '유해사례발생'과의 관련성을 추적확인하는 코호트연구를 생각할 수 있는데, 이를 후향적 코호트연구라 한다. 약물노출이나 유해사례발생에 관한 객관적이고 신뢰할 만한 과거기록이 있는 경우에만 후향적 코호트연구를 수행할 수 있는데, 연구대상에 대한 관찰을 시작하는 과거의 시점에서 해당 질병의 발병이 없었다고 확인할 수 있는 사람들만 코호트 구성원이 될 자격을 가진다. 물론 과거 관찰개시시점부터 연구시작시점까지 아직 질병발생이 없었던 코호트구성원에 대하여는 전향적 연구에서와 같이 이후로 계속 추적관찰을 하는 혼합형태도 가능하다. 후향적 코호트연구는 전향적 코호트연구에 비하여 추적관찰에 소요되는 긴 시간을 효율적으로 단축할 수 있는 장점이 있다(그림 22.3). 특히 약물역학분야에서는 건강보험청구자료 등 대규모 데이터베이스를 이용하여 연구를 수행할 수 있으므로 후향적 코호트연구가 매우 활발하게 수행되고 있다.

[후향적 코호트연구의 예]

시사프라이드는 위장관운동조절제로 우리나라에서는 1989년부터 식품의약품안전청에서 허가되어 널리 사용되어 왔다. 그러나 시사프라이드가 심실부정맥을 일으킬 수 있음이 알려짐에 따라 국내에서는 안전성관련허가사항변경지시와 함께 보건의료전문가를 대상으로 안전성서한이 발송되었으나, 결국 2000년 한국얀센은 시사프라이드를 시장에서 자진 철회하였다.

서울의대 약물역학연구실에서는 시사프라이드와 병용금기약물을 함께 사용하는 것이 시사프라이드를 단독으로 사용하는 것에 비하여 사망위험도를 증가시키는지를 확인하기 위하여 후향적 코호트연구를 수행하였다.

부산지역 건강보험심사평가원에 청구된 약물처방자료를 이용하여 2000년 11월 1일부터 2002년 4월 30일까지 시사프라이드를 처방받은 65세부터 84세까지의 노인인구를 대상으로 하였다. 같은 처방전에 시사프라이드와 한 개 이상의 병용금기약물이 처방된 경우를 시사프라이드와 병용금기약물을 함께 사용한 것으로 정의하였다.

2000년 11월 현재 만 65세부터 85세 미만의 부산지역 노인 피보험자를 코호트 구성원의 모집단으로 하였고, 11월 이전에 시사프라이드를 처방받은 자를 제외하고 2000년 11월 1일에서 2002년 4월 30일까지 시사프라이드를 처방받은 사람으로 3만 6,865명의 코호트를 구성하였다. 사망여부 확인은 개인의 주민등록번호와 통계청 사망자료를 연계하여 확인하였다.

코호트구성원 중 1,175명(3.2%)이 적어도 한 개 이상의 병용금기 약물을 함께 처방받은 것으로 나타났으며, 1년 6개월 동안 총 564명의 사망자를 확인하였고 코호트구성원에 대한 총관찰기간은 59,523 인-년(person-year)이었다. 시사프라이드와 병용금기약물을 함께 처방받지 않은 사람의 사망률(520명/57,640 인-년)을 기준으로 하였을 때 시사프라이드와 병용금기약물을 함께 처방받은 사람의 사망률은 2.63배 높았으며, 연령, 성별, 동반질환 등을 보정하였을 때에도 1.73배 높은 것으로 나타났다. 특히 최근 30일 이내에 시사프라이드와 병용금기약물을 함께 처방받은 사람에서 다른 요인을 보정한 사망위험은 14.08배 높은 것으로 나타났다.

22.2 코호트구성원의 조건, 구성형태 및 빈도지표

가. 코호트구성원의 조건

코호트구성원이 될 수 있는 자격조건은 '해당 질병 또는 유해사례가 발생할 수 있는 잠재성'이 있는 사람이어야 한다. 피임약과 유방암 발생 간의 관련성을 파악하는 코호트연구에서는 남자가 그 대상이 될 수 없으며 전립선비대증 치료약물과 골절 발생 간의 연관성을 평가하는 코호트연구에서는 여자는 연구대상이 될 수 없다. 재발질병에 관한 연구가 아니라면 과거에 이미 연구대상 질병에 걸린 적이 있는 경우도 코호트구성원에서 제외하는 것이 원칙이다.

또한 약물역학분야에서 코호트연구의 결과변수, 즉 특정유해사례나 질병은 대개 조작적으로 정의된다. 예를 들어 심근경색증의 경우 약물복용, 진단명, 실험실 검사수치 등의 알고리즘을 개발하여 연구수행에 있어 결과변수의 타당도를 높일 수 있다. 또한 평균발생률은 연구대상에 대한 관찰기간을 정확하게 산출하지 않으면 유용하게 사용될 수 없다. 예를 들어 어떤 약물이 단기간 사용에서의 안전성은 입증되었지만, 장기간 사용에서는 안전하지 않을 수 있다. 따라서 코호트연구의 구성원을 위험발생 가능성이 있는 그룹(at-risk group)이라고 일컫는다.

코호트구성원 개개인 모두는 위험요인 노출에 관한 구체적인 자료를 가지고 있어야 하며, 그 내용은 질병발생보다 시간적으로 앞서야 한다. 위험요인 노출의 내용이 시간경과에 따라 달라지는 경우에는 일정한 기간마다 주기적으로 노출에 관한 정보를 수집하는 것이 좋고, 연구목적에 따라서는 한 개인에서 여러 형태의 노출집단으로 변경, 분류하여 평가할 수 있다. 예를 들어, 어떤 관찰기간 내에서는 노출집단으로 분류되었다가 다른 관찰기간에서는 비노출집단으로 분류될 수도 있다.

나. 고정코호트와 들고나는 코호트에서의 빈도지표

코호트를 구성형태에 따라 고정코호트(fixed cohort)와 들고나는 코호트(dynamic cohort)로 구분하기도 한다. 연구대상 코호트를 연구시작시점에 한꺼번에 모집하여 고정시킨 후 확정된 코호트구성원들을 일정기간 추적관찰하여 연구대상 질병의 발생을 관찰하는 경우는 고정코호트연구라 하고, 연구를 시작한 후 연구를 수행하면서 연구대상 선정기준에 적합한 사람들을 계속 추가로 포함시켜 나가는 경우를 들고나는 코호트연구라고 한다.

고정코호트연구에서는 코호트구성원 중에 중도탈락이 없는 한, 코호트구성원 개개인은 모두 동일한 관찰기간을 갖게 되어 시간변수가 고정된다. 그러므로 질병발생률을 추정함에 있어 분모, 분자 모두 사람 수를 사용하여 누적발생률(cumulative incidence)을 빈도지표로 산출할 수 있다. 따라서 누적발생률은 분모를 전체인구집단, 분자를 질병에 이환된 사람으로 하는 분율을 단위로 하며, 0에서 1까지의 값을 가진다. 누적발생률에서 관찰기간은 중요한 임상적 의미를 가지는데 예를 들어 유해사례 중, 알레르기반응을 결과변수로 하는 경우 5일 정도가 적절한 관찰기간이 될 것이며, NSAIDs 복용에 의한 심근경색증 발생을 결과변수로 할 때는 1년 이상이 적절한 관찰기간이 될 것이다.

들고나는 코호트연구에서는 코호트 구성원으로의 포함되는 시점이 제각기 다르고 또한 연구수행 도중에 연구대상에서 탈락되는 시점도 다르다. 따라서 질병발생을 관찰하는 기간도 연구대상마다 제각기 다르게 된다. 이 경우 발생률은 분모에 사람수가 아니고 관찰기간의 총합(예: 인-년)을 적용하여 평균발생률(incidence density or incidence rate)을 빈도지

표 22.1 코호트연구에서 평균발생률과 95% 신뢰구간 산출의 예

연령(yr)	고관절골절발생수	인-년	ID*	95% 신뢰구간+
65-69	16	3,087.2	176.1	110.3-284.1
70-74	8	7,173.4	111.5	59.9-216.7
75-79	15	4,140.3	362.3	223.9-593.4
80-84	13	2,364.3	549.8	329.5-932.6
85+	4	978.4	408.8	192.6-1,017.5

*평균발생률(/100,000인-년)은 고관절발생수를 추적관찰 인-년으로 나누어 산출하였음.
+신뢰구간은 Wald 신뢰한계로 추정하였음.
(출처: Bae JM, Koo HW, Jung KO, et al. A cohort study on the association between psychotropics and hip fracture in Korean elderly women. J Korean Med Sci 2002;17:386-90.)

표로 산출하게 된다. 앞서 설명한 누적발생률이 분율로서 확률의 개념이라면, 평균발생률은 인구집단에서 특정 질병 혹은 유해사례가 발생할 속도의 개념을 가진다. 평균발생률에서 분자는 누적발생률과 같으나 분모는 추적관찰시작시점에서의 위험발생가능성이 있는 대상수가 아니라 관찰기간 동안의 위험발생가능성이 있는 사람들의 관찰기간(person-time)의 총합이다. 인-년은 위험발생가능성이 있는 그룹(at-risk group)에서 각 개인의 다양한 관찰기간을 반영할 수 있다. 표 22.1의 예로부터 코호트연구에서 평균발생률의 개념을 이해하도록 한다.

22.3 약물역학에서 코호트연구자료의 수집, 분석 및 해석방법

가. 코호트연구자료의 수집

1) 약물노출에 관한 자료의 수집

전향적 코호트연구에서는 코호트구성과 함께 약물노출에 관한 자료가 수집된다.

부산지역 노인을 대상으로 구축된 '한국노인약물역학코호트(KEPEC)'는 의료보험관리공단(현, 국민건강보험공단)에 청구된 약물청구자료를 이용하여 약물노출에 관한 자료를 수집할 수 있었다. 그러나 일반의약품(OTC)의 경우는 청구자료로는 파악할 수 없기 때문에 직접 설문조사를 통하여 약물노출정보를 수집하였다.

약물노출정보의 수집과정에서 환자가 본인이 복용한 약물을 정확히 기억하지 못하는 회상비뚤림이 발생할 가능성이 크므로 본인이 복용한 약포장지를 가져오게 하거나 실제 약포장지를 환자에게 보여 주고 선택하는 방식으로 설문을 설계하여 가능한 최대한 정확한 정보를 수집하도록 노력하여야 한다.

전통적 역학연구에서 대부분의 노출요인에 관심을 가지고 있는 것과는 대조적으로 약물역학에서는 약물에 대한 노출을 위험요인으로 본다. 기본적으로 약물복용은 편익과 위험의 양면성을 가지고 있으므로, 약물노출을 있다/없다로 이분화하여 연구를 수행할 수 있는 경우는 거의 없다. 따라서 코호트연구에서 위해창(risk window)의 설정, 초기증상으로 인해 처방한 약물이 그 질병과 관련이 있을 때 나타나는 선택비뚤림을 줄이기 위한 래그타임(lag-time)의 설정, 동반처방과 동반사용의 개념, 약물선택과 변경, 변경양상, 시간의 영향을 받는 약물노출 등 약물에 대한 정확한 노출정도를 측정하기 위하여 교란변수에 의한 영향을 줄이고, 타당성 높은 연구결과를 얻기 위한 다양한 약물노출평가방법들이 개발되어 있다.

2) 질병발생 여부에 관한 자료의 수집

질병발생 여부에 관한 자료는 여러 가지 방법으로 수집할 수 있는데, 어떤 방법을 이용하든지 위험요인 노출군과 비노출군 간의 질병발생수준이 비교할 수 있도록 비교성이 보장되어야 하며 가능한 한 위험요인 노출에 관한 자료수집방법과는 무관한 별도의 방법을 사용하여야 한다. KEPEC의 경우에는 심평원자료나 통계청 사망자료를 이용하여 질병 혹은 약물유해반응 발생여부에 관한 자료를 수집하였다.

암이 연구대상 질병인 경우 국민건강보험공단의 입원진료비 급여기록으로부터 암환자일 가능성이 있는 코호트 구성원을 골라내고 이들의 병원의무기록이나 병리소견 등을 추가로 검색하여 암발생 여부를 확인할 수 있으며, 동시에 중앙암등록자료, 지역암등록자료 및 통계청 사망자료 등을 활용하여 암발병 여부를 알아낼 수 있다.

3) 교란변수에 관한 자료의 수집

위험요인과 질병발생 간의 인과적 관련성을 교란하는 제3의 변수, 즉 교란변수는 위험요인 노출정도와 상관관계를 가지며 동시에 해당 질병의 발생에도 인과적으로 관여하고 있는 변수다. 교란변수에 대한 적절한 보정이 없이는 위험요인 노출과 질병발생 간의 인과성을 제대로 입증할 수가 없다. 따라서 코호트연구에서는 교란변수에 관한 자료수집은 위험요인 노출에 관한 자료수집과 동등하게 이루어져야 하며, 여러 가지 교란변수들을 보정하기 위한 통계적 모델링 등 다양한 기법이 발달하고 있다.

특히 코호트연구와 같은 관찰연구는 임상시험과는 달리 무작위로 약물노출을 배정하지 않고 환자의 임상상태에 따라 약물을 선택하기 때문에, 약물노출군과 비노출군의 서로 다른 적응증에 의한 교란(confounding by indication)을 반드시 고려하여야 한다. 이 외에도 BMI, 흡연여부, 일반의약품 사용 등에 의한 교란변수들을 다변량분석모델구축, 층화분석 등의 방법으로 보정하거나, 시간에 따라 약물노출이 달라지는 것을 통계적 방법으로 보정하기도 한다.

예를 들어, NSAIDs 복용과 위궤양 발생 간의 연관성을 평가하기 위한 코호트연구의 경우 개인의 위장관질환 과거력은 교란변수로 작용할 수 있다. 위장관질환 과거력은 결과변수인 위궤양의 위험요인으로 가설상의 결과변수와 인과관계를 가지고 있으며, 동시에 NSAIDs 처방에 영향을 미치는 요인으로 가설상의 독립변수와 서로 관련되어 있으므로 교란변수라 할 수 있다. 교란변수는 아무런 관련이 없는 관계를 관련이 있어 보이게 결론을 비뚤어지게 만들기도 하고, 반대로 진정한 의미의 인과관계를 교란하여 관련이 없어 보이게 만들기도 한다.

이러한 교란변수를 완벽히 통제하는 것이 힘들기 때문에 최근 약물역학에서 코호트연구의 비교대상은 약물을 복용하지 않은 사람과 복용한 사람을 비교하는 것보다는 약물종류 간 비교 또는 임상적으로 동반질환이 있는 사람과 없는 사람 간 비교, 병용약물을 복용하는 사람과 그렇지 않은 사람 간 비교하는 것에 초점을 맞추어 진행되고 있다. 특히 코호트연구에서는 위험요인 노출에 관한 자료가 질병발생보다 시간적으로 앞서 있기 때문에 교란변수에 대한 자료가 처음부터 수집되지 않으면 후에 추가로 수집할 수 없게 되므로 연구를 계획할 때 신중하게 고려하여야 한다.

나. 코호트연구자료의 분석

코호트연구를 수행하면서 수집한 연구자료는 다음의 표 22.1, 22.2의 형태로 요약할 수 있다. 연구대상 위험요인에 노출된 집단에서 발생률을 I_1(고정코호트의 경우는 누적발생률, A/N_1) 또는 R_1(들고나는 코호트에서는 평균발생률, A/T_1)이라 하고 비노출집단에서의 발생률은 $I_0(=B/N_0)$ 또는 $R_0(=B/T_0)$라고 하면 위험요인에 대한 노출로 인한 질병발생의 상대위험도는 I_1/I_0(risk ratio) 또는 R_1/R_0(rate ratio)로 추정한다. 절대위험도는 I_1-I_0(risk difference, RD) 또는 R_1-R_0 (rate difference, RD)로 추정하는데, 노출집단에서 발생한 해당 질병 중 특정 위험요인에 의한 영향을 원인점유율(Etiologic Fraction among Exposed, EFE 또는 Attributable Risk, AR)이라 하고 $(I_1-I_0)/I_1$ 또는 $(R_1-R_0)/R_1$로 추정한다. 이는 일반 인구집단에서 특정 위험요인에의 노출에 의한 질병발생을 측정하는 인구집단기여위험도(population attributable risk, PAR)와는 구분하여야 한다.

전체인구에서의 연구대상 질병의 발생률을 I 또는 R이라고 하면 이는 연구대상코호트로부터 직접 산출하거나 기존에 전체 인구집단에 대한 발생률이 발표되어 있으면 그 표준율을 이용할 수 있다. 일반인구집단에서 특정 위험요인 노출에 의한 질병발생의 추가위험도(excess risk, ER)는 $I-I_0$로 추정하고, 인구집단기여위험도(population attributable risk, PAR)는

표 22.2 고정코호트연구에서의 연구자료

질병발생 여부	요인노출 여부*		
	유	무	노출집단에서의 질병발생률: A/N_1 질병대응비: A/C
발생 유	A	B	비노출집단에서의 질병발생률: B/N_0 질병대응비: B/D
발생 무	C	D	
대상수	N_1	N_0	

*코호트가 노출집단만 었었을 경우는 비노출 코호트를 별도로 구성하였다고 생각함

표 22.3 들고나는 코호트연구에서의 연구자료

질병발생 여부	요인노출 여부				
	있음		없음		노출집단에서의 질병발생률: A/T_1 질병대응비: T_A/T_C
	대상수	관찰기관	대상수	관찰기관	
발생 유	A	T_A	B	T_B	비노출집단에서의 질병발생률: B/T_0 질병대응비: T_B/T_D
발생 무	C	T_C	D	T_D	
총합	N_I	T_I	N_0	T_0	

T_A : A집단의 총 관찰기간 T_B : B집단의 총 관찰기간 T_C : C집단의 총 관찰기간 T_D : D집단의 총 관찰기간

표 22.4 연령에 따른 골절발생률, 상대위험도(RR), 위험도차이(RD), 기여위험도(AR), 인구집단기여위험도(PAR)

연령	골절발생률*	상대위험도(RR)	위험도차이(RD)	기여위험도(AR)	인구집단 기여위험도(PAR)
65-69	176.1	1.0			
70-74	111.5	0.6	-64.6	-0.6	
75-79	362.3	3.2	250.8	0.7	
80-84	549.8	1.5	187.5	0.3	
85+	408.8	0.7	-141.0	-0.3	
전체	235.9	인구집단 추가위험도(ER)		59.8	30%
		인구집단 기여위험도(PAR)		30.0	

*100,000인-년당

$(I-I_0)/I$로 추정한다. 표 22.4의 예로부터 각종 자료분석 결과와 지표들에 대한 이해를 정확히 하도록 한다.

다. 코호트연구자료의 해석

관련성의 강도가 높을수록 인과적일 가능성이 높은데, 즉 약물노출의 RR이 높을수록 결과해석에 유리하다. 특히 약물역학연구에서는 약물용량에 따른 관련성 또는 사용기간에 따른 관련성을 검토하여, 용량-반응관계를 입증함으로써 인과성을 평가할 수 있다. 관련성의 특이성을 논할 경우, 코호트연구에서는 위험요인 노출과 다른 질병과의 관련성

을 검토함으로써 가능하다. 위험요인과 질병발생 간의 시간적인 선후관계의 경우 다른 연구설계와 달리 코호트연구에서는 이미 이를 충족한다. 이외의 기준들인 관련성의 일관성, 기존 지식과의 일치 정도 등은 타 연구성적을 인용하여 인과성을 입증한다

22.4 코호트연구의 장단점 및 약물역학분야에서 활용방안

가. 코호트연구의 장단점

코호트연구의 장점은 한 가지 위험요인에 대한 노출로 인하여 여러 건강결과의 발생 여부를 함께 파악할 수 있고, 일반인구집단에서처럼 특정 위험요인에 대한 노출빈도가 높지 않은 경우에도 적용할 수 있다. 또한 위험요인에 관한 정보를 연구대상 건강결과가 발생하기 전에 파악하기 때문에 환자-대조군연구에 비하여 더욱 정확히 알 수 있으며, 동시에 위험요인과 건강결과 발생 간의 시간적인 선후관계가 명확하기 때문에 인과관계의 평가에 더욱 유리하다는 점 등을 들 수 있다.

코호트연구는 임상시험에서 밝히지 못한 장기간에 걸친 약물의 편익과 위해를 파악할 수 있고, 실제 약물이 다양한 환자군에서 어떻게 사용되는지 그 양상을 파악할 수 있으며 임상시험에 비해서는 적은 비용이 소요된다. 특히 대규모 데이터베이스를 활용한 후향적 코호트연구의 경우에는 매우 적은 비용으로 의미 있는 연구결과를 도출할 수 있으며, 약물종류, 노출 등은 비교적 정확하게 기록되어 있다는 장점이 있다.

그러나, 발생률이 낮은 건강결과와 특정 위험요인 간의 관련성을 밝히고자 하는 경우에는 대규모의 연구대상을 필요로 하게 되어 연구수행 가능성이 떨어진다. 특정 위험요인에 노출된 사람들을 대상으로 발생률이 낮은 건강결과를 장기간에 걸쳐 추적관찰하려면, 연구대상자와 연구자의 중도탈락이 문제가 되며, 임상시험에 비해서는 비용이 적게 소요되나 환자-대조군연구에 비하여 연구비도 많이 들게 된다. 추적관찰하는 기간 동안에 연구대상 위험요인에 대한 노출량과 종류가 변하는 것을 정확하게 측정하기 힘들며, 건강결과의 발생 여부를 파악하기도 어려워지며, 발생된 건강결과의 정확한 진단명을 확인하기 어려운 점들도 코호트연구의 단점들이다.

나. 약물역학분야에서의 활용방안

코호트연구는 한 가지 약물에 대한 노출로 인한 여러 가지 약물유해반응 또는 건강결과를 추적조사할 수 있다는 장점이 있으므로 의약품의 시판 후 조사연구를 비롯한 모든

약물역학연구에서 광범위하게 활용될 수 있다. 또한 이미 외국에서는 미국의 메디케이드 자료, 영국의 일차진료연구데이터베이스(General Practice Research Database, GPRD) 등 대규모 자료를 이용한 후향적 코호트연구가 활발하게 수행되어 왔으며 우리나라에서도 건강보험 심사평가원의 약물청구자료를 이용하여 다양한 후향적 코호트연구를 수행할 수 있다. 특히 한국노인약물역학코호트(KEPEC)의 예와 같이 심평원자료, 중앙암등록자료, 통계청 사망자료 등과 연계하여 건강결과를 확인할 수 있다면 짧은 시간에 비교적 적은 비용으로도 많은 성과를 낼 수 있는 코호트연구를 수행할 수 있다.

시판 전에 이루어지는 임상시험은 제한된 환자에 대하여 짧은 기간동안 수행되기 때문에 여러 제한점을 가지고 있다. 따라서 시판 후 의약품안전관리가 필수적으로 이루어져야 하는 것이다. 의약품의 시판 전에 알려져 있지 않던 약물-유해반응 간의 관련성을 밝히기 위한 방법으로 관찰연구 중에서도 그 결론의 설득력이 가장 강한 연구설계인 코호트연구를 활용할 수 있으며 이미 약물역학분야에서 코호트연구를 통하여 시판 전에 알려져 있지 않던 많은 약물-유해반응 간의 인과성을 입증하여 왔다. 우리나라에서도 코호트연구를 활발하게 수행하여 시판 후 약물안전관리에 실질적으로 기여할 수 있도록 노력해야 할 것이다.

참고문헌

박병주, 허대석, 안형식 등. 근거중심보건의료. 고려의학; 2009. pp. 43-5.

안윤옥, 유근영, 박병주 등. 역학의 원리와 응용. 서울대학교출판부; 2005. pp. 205-22.

Bae JM, Koo HW, Jung KO, et al. A cohort study on the association between psychotropics and hip fracture in Korean elderly women. J Korean Med Sci 2002;17:65-70.

Choi NK, Hahn S, Park BJ. Increase in mortality rate following coprescription of cisapride and contraindicated drugs. Ann Pharmacother 2007;41:667-73.

Park BJ, Cho YK, Kim SA. Construction of the Korea Elderly Pharmacoepidemiologic Cohort: Drug utilization review of cephalosporins in geriatric inpatients. Pharmacoepidemiol Drug Saf 2001;10:487-92.

Strom BL, editor. Pharmacoepidemiology, 4th ed. Chichester: John Wiley & Sons Ltd.; 2005. pp. 17-28.

23. 무작위배정 비교임상시험

학습목표

무작위배정 비교임상시험의 정의와 장단점을 이해하고 연구에 적용할 수 있다.
- 무작위배정 비교임상시험의 정의를 설명할 수 있다.
- 무작위배정 비교임상시험을 다른 연구방법과 비교하여 장단점을 설명할 수 있다.
- 눈가림의 개념과 중요성을 설명할 수 있다.
- 무작위배정 비교임상시험자료의 수집, 진행 및 분석방법을 설명할 수 있다.
- 약물역학에서 무작위배정 비교임상시험이 활용 가능한 분야를 이해하고 적용할 수 있다.

임상연구에서 비교군을 정하는 방법은 앞의 장들에서 살펴본 바와 같이 다양하고 각각의 장단점이 있지만, 그 비교기준이 되는 것은 무작위배정 비교임상시험이다. 이번 장에서는 무작위배정 비교임상시험을 설계하는 데 필요한 기본개념과 방법에 대해 기술한다.

23.1 무작위배정 비교임상시험의 정의

무작위배정 비교임상시험이란, 연구에 참여하는 피험자를 치료군과 비교군으로 나눌 때, 엄격한 무작위배정의 과정을 적용한 연구를 말한다. 무작위배정의 기본개념은 연구에 참여하는 모든 피험자가 각 군에 배정될 가능성을 균등하게 하는 것이다. 동전을 던져 앞면과 뒷면이 나오는 결과에 따라 치료군과 비교군에 배정하는 것이 가장 기본적인 무작위배정의 예가 된다. 한 피험자가 임상시험에 적합하다고 판단된 후 자발적 참여 동의를 받게 되고, 그 직후 무작위배정이 시행되어 치료군과 비교군 중 어느 한쪽에 포함되게 된다. 배정과정은 피보험자가 연구참여에 대한 자발적 동의를 한 후 곧바로 시행되어야 한다.

23.2 무작위배정 비교임상시험의 장점과 윤리적 문제

첫째, 무작위배정은 치료군과 비교군으로 피험자를 배정하는 과정에서 생길 수 있는 비뚤림의 가능성을 제거한다. 연구자나 피험자가 연구대상 치료군에 피험자를 배정하는 과정에 실질적인 영향을 미칠 수 있을 때에는 수많은 요소들로 인하여 비뚤림이 발생할 수 있어 연구결론의 타당성을 인정받지 못하게 된다. 예를 들어, 새로 개발된 신약의 효능을 기존약물과 비교하는 임상시험에서 무작위배정이 아닌 방법으로 각 군에 배정을 한다면, 환자의 연령, 성별, 증상, 예후 등 여러 요소들이 연구대상 선정, 피험자를 어느 군에 포함시킬 것인지의 결정에 영향을 미칠 수 있다. 따라서 무작위배정에 의한 환자배정을 하지 않으면 비교하고자 하는 치료군들에 배정된 환자들의 특성 차이로 인한 선택비뚤림이 발생할 수 있는데 이 같은 비뚤림이 발생한다면 임상시험의 결과가 진정한 시험약의 효과 때문인지 아니면 비뚤림에 의한 것인지 알 수 없어 그 결과를 신뢰할 수 없게 된다.

둘째, 무작위배정은 각 군을 비교가능하게 한다. 피험자가 기저상태에서 가지고 있는 특징들과 시험결과에 영향을 미칠 수 있는 요소들은 다양하고, 이 중에는 연구에서 측정 및 비교하려는 것도 있고, 연구자가 모르고 있는 특성들도 있을 것이다. 무작위배정은 모든 피험자의 특성들이 평균적인 관점에서 각 군에 균형 있게 배정되도록 만들어 준다.이론적으로 두 군은 치료방법을 제외하고는 모든 것이 같도록 하여야 하나, 현실적으로 그러한 상황을 만족시키기는 거의 불가능하다. 따라서 비교성을 보장하기 위하여 몇 가지 기본특성이나 변수의 분포가 양쪽 군에서 같도록 하는 방법을 사용하는 것이다.

셋째, 무작위배정은 통계분석의 전제조건을 만족시킴으로써 통계분석의 타당성을 보장하게 만든다는 장점이 있다. 무작위배정은 각 군 간의 기본변수들의 분포를 추가적으로 고려하지 않더라도 카이제곱검정이나 스튜던트 t검정을 가능하게 해 준다. 무작위배정이 아니라면, 각 그룹의 결과를 비교하기 위해서는 각 그룹 간의 비교가능성과 통계적 분석모델이 타당한가에 대한 추가적인 가설들이 필요할 것이며, 이러한 가설들을 검정하는 것은 쉽지 않은 일이며 때로는 불가능하다.

무작위배정 비교임상시험에서 연구자는 물론 피험자 본인이 어떤 군에 배정되어 앞으로 어떤 치료나 처치를 받게 될지 미리 알 수 없다. 무작위배정 과정이 윤리적으로 정당화되는 데 필요한 것은 어떤 군에서 받게 되는 치료나 처치가 환자에게 더 나은지 명확하지 않다는 진정한 불확실성이다. 만일 연구자가 어떠한 이유에서건 한쪽 치료방법이 환자에게 최선이라고 느낀다면, 환자의 치료에 그 치료방법을 선택해야 하고 임상시험에 참가하도록 권유해서는 안 된다. 새로운 치료법이 나왔을 때, 임상의들은 종종 증거가 부족함에도 불구하고 그 치료가 환자에게 이득이 된다고 믿을 때가 있는데, 이런 경우 이들은 환자가 무작위배정을 받음으로써 더 나은 치료를 받지 못하게 해서는 안 된다고 느낄 것이다. 이 같은 경우에 임상의는 무작위배정에도 불구하고 더 낫다고 생각되는 치료법을 배정받으리라는 희망으로 환자를 시험에 포함시켜서는 안 된다. 어떠한 임상시험이건 그것이 계획되는 이유는 새로운 치료법의 잠재적인 이득이 불확실하기 때문이나, 연구자의 측면에서도 어떠한 이유에서건 새로운 치료법이 이전의 치료법보다 낫거나 못하다고 굳게 믿는다면 임상시험에 참여해서는 안 된다. 이는 비윤리적이다.

23.3 눈가림법

피험자와 연구자에게서 일어날 수 있는 연구상의 비뚤림을 방지하기 위한 일반적인 방법으로, 임상시험 과정에 양측 모두에게 피험자가 어느 군으로 배정되었는지를 모르게 하는 것을 눈가림(blinded or masked)하였다고 한다. 연구자와 피험자 모두 배정결과를 알 수 없게 만드는 것을 이는 양측눈가림(double-blind)이라고 한다. 피험자에 대한 치료법의 배정뿐만 아니라 환자의 초기평가, 분류, 변수의 평가 등 여러 요소 또한 눈가림할 수 있다. 원칙적으로 임상연구는 자료를 모으고 평가하는 과정에서의 비뚤림을 방지하기 위하여 양측눈가림으로 설계되어야 한다.

서로 다른 수술방법을 비교하는 연구에서처럼 양측눈가림 적용이 불가능한 경우에는 다른 방법이 선택되지만 그에 따른 비뚤림의 가능성이 추가된다. 피험자와 연구자 모두 환자가 배정된 시험군과 치료 및 처치 내용을 알게 되는 것을 공개임상시험(open trial)이라 한다. 이 경우에는 양측눈가림연구에 비해 연구수행이 간단하고 연구자가 임상적인 결정을 내리는 과정이 편리하다는 장점이 있다. 그러나 피험자의 주관적인 증상이나 부작용의 보고로 인한 비뚤림의 영향을 받을 수 있고, 원하는 처치를 받을 수 있는 치료군에 포함되지 못한 피험자는 연구에 불만을 가지거나 조기에 임상시험 참여를 중단하려는 경향이 나타날 수 있다. 또한 피험자의 정보를 얻거나 결과를 측정하는 과정에서 영향을 받을 수 있으며, 임상시험과 연관된 보완적, 대체적인 치료를 행하는 데 영향을 받기도 한다. 단측눈가림(single-blind) 연구에서는 공개임상시험에 비하여 피험자에 의한 비뚤림은 막을 수 있다 하더라도 연구자에 의한 비뚤림은 막기 어렵다는 한계를 가진다.

양측눈가림연구에서는 눈가림상태를 유지하기 위하여 연구전반에 있어서 세심한 주의가 필요하다. 공개연구나 단측눈가림연구에서는 연구자가 맡았을 부분을 양측눈가림연구에서는 시행할 수 없는 경우가 있는데, 예를 들면 시험내용이 피험자에게 미치는 임상적 위해가 있는지 조사하고 자료를 모니터하는 책임을 연구자가 아닌 외부에서 맡아야 한다. 위약(placebo)을 이용할 경우 피험자가 투약의 정체를 알기 위하여 노력할 수 있다는 점을 고려해야 할 뿐만 아니라, 연구자가 가질 수 있는 호기심도 주의해야 할 요소다.

23.4 무작위배정 비교임상시험의 진행과 무작위배정 방법

무작위배정이 적절하게 시행되려면 연구자나 피험자 양측 모두 이번 환자가 어떤 군으로 배정되는지 미리 알 수 없어야 한다. 이를 위하여, 무작위배정을 결정하는 무작위배정표(randomization list)는 중립적인 제3자가 관리하는 것이 좋다. 대부분의 경우 피험자에게 동의서를 받은 후 연구를 담당하는 임상의가 적절한 방법을 통해 이 무작위배정표를 가지고 있는 협연센터와 연락을 취한다. 이는 전화, 팩스, 이메일을 통할 수도 있고, 웹 상의 데이터에 직접 접근할 수도 있다. 최근 정보기술의 발전으로 웹을 이용한 무작위배정이 보편화되고 있다.

실제 무작위배정 과정을 계획할 때에는 두 가지 비뚤림을 고려해야 한다. 첫 번째는 선택비뚤림으로, 배정의 과정이 예측가능할 때 일어날 수 있다. 따라서 무작위배정 방법은 가능하다면 언제나 예측 불가능하여야 한다. 두 번째는 우연에 의한 비뚤림으로, 연구결과에 영향을 미칠 수 있는 위험요인이나 예후인자 등이 양 군에 균등하게 나누어지지 않았을 때 발생할 수 있다. 이는 특히 피험자의 수가 적을 때 발생할 가능성이 높으나, 대규모연구에서는 무작위배정의 방법에 상관없이 이러한 비뚤림이 발생할 확률이 적다.

무작위배정의 방법은 크게 고정성 무작위배정(fixed randomization)과 적응성 무작위배정(adaptive randomization) 방법으로 나누어진다. 양 군으로 배정될 확률이 미리 결정되어 있을 때, 전자는 이 확률이 임상연구 과정에서 변하지 않는 것이고, 후자는 그 확률이 연구과정에서 변한다는 차이점이 있다. 대개의 경우 치료군과 비교군의 크기를 같도록 한다면, 각 군에 배정될 확률은 0.5가 될 것이다. 앞의 방법에서 한 번 정해진 0.5라는 확률이 모든 피험자들에 대해 변하지 않는 반면, 뒤의 방법에서 한 피험자가 각 군으로 배정되는 확률이 그 순간까지의 배정상태나 이전 피험자의 반응 등에 의하여 변화할 수 있다.

여기에서는 가장 흔한 경우인 두 군으로 나누어진 임상연구를 주로 다루었으나, 두 군 이상을 포함한 연구에서도 쉽게 일반화하여 적용할 수 있다.

가. 고정성 무작위배정

고정성 무작위배정(fixed randomization)방법 가운데 단순 무작위배정(simple randomization),

블록 무작위배정(block randomization), 층화 무작위배정(stratified randomization) 등에 대하여 기술한다.

1) 단순 무작위배정

동전을 던져 어느 면이 나오는가에 따라 피험자를 양쪽 군으로 배정하는 것과 같은 방법으로, 무작위배정의 가장 기본적인 형태다. 이 같은 방법을 통하여 한쪽 군에 포함되는 피험자는 전체의 약 절반이 될 것이다. 실제연구에서는 동전을 직접 던지기보다는 난수발생알고리즘(random number-producing algorithm)을 이용하여 편리하게 배정할 수 있다. 한 번 결정된 같은 난수발생기를 이용하여 매 피험자마다 0.0에서 0.999 사이의 난수를 발생시킨다. 이 난수의 범위에 따라 배정되는 군이 결정된다. 만일 양쪽 군의 크기를 같게 설계한 경우라면 0.0-0.499의 범위는 치료군, 0.500-0.999의 범위는 비교군이라는 식으로 무작위배정이 가능할 것이다. 각 군에 포함되는 범위를 조정하면 쉽게 두 군 이상이 포함된 임상시험의 경우에도 이용이 가능하다.

단순 무작위배정은 시행이 쉽다는 장점을 가진다. 그러나 어느 한순간에 각 군 간에 상당한 불균형이 생길 수 있다는 단점이 있다. 이런 문제는 임상시험의 규모가 작을 때 더 심각해진다. 예를 들면, 100명의 피험자가 포함된 연구에서는 60 : 40 이상의 차이가 난 채로 배정이 될 확률은 5%에 불과하나, 20명의 피험자가 양쪽 군에 같은 확률로 배정된다고 가정할 때, 결과적으로 12 : 8 이상의 차이가 난 채로 배정이 될 확률은 약 50%에 이르게 된다. 일단 이러한 불균형이 나타나면 통계분석이 타당성을 잃거나, 각 군 간 유의미한 결과를 찾기 어려워질 수 있다. 이와 같은 이유로 실제 연구에서 단순 무작위배정은 자주 쓰이지 않는다.

2) 블록 무작위배정

블록 무작위배정은 단순 무작위배정에서 발생할 수 있는 불균형이 발생하지 않게 하기 위하여 이용된다. 이 방법을 쓰면 어떤 순간에도 각 군 간에 생길 수 있는 불균형을 일정 정도 이하로 제한할 수 있다.

피험자를 두 군으로 같은 확률로 나누어 배정하는 무작위배정의 예를 들어보자. 각 군을 '치(치료군)'와 '비(비교군)'라고 부른다고 하자. 짝수로 된 블록의 크기를 결정하고(4, 6, 8 등) 그 절반은 '치', 나머지 절반은 '비'로 정한다. 각 블록 내에서 양쪽 군으로 정해지는 방법은 무작위로 결정된다. 4칸으로 된 블록의 예를 들면 블록 내에서 양쪽 군으로 배정되는 조합은 6가지가 될 것이다('치치비비', '치비치비', '치비비치', '비치비치', '비비치치', '비치치비'). 이들 중에 무작위로 결정된 한 조합에 따라 4명의 피험자가 각각 배정되고, 모든 피험자들이 배정될 때까지 이 같은 과정이 반복된다.

블록 무작위배정의 장점은 배정과정의 어느 순간에도 각 군의 차이가 크지 않게 된다는 것이다. 각 군의 차이는 항상 블록 크기의 절반 이하가 된다. 만일 피험자가 모집되는 과정에서 그 특징이 다소 변화한다고 할 때 블록 무작위배정은 각 군을 좀 더 비교 가능하게 해 줄 것이다. 또한 처음에 예상했던 피험자 모집이 끝나기 전에 임상연구가 종료되는 경우에도 각 군의 크기는 어느 정도 이상의 균형을 유지하게 된다. 한 가지 문제는 양측눈가림이 아닌 연구에서 블록의 크기가 알려졌을 때 발생하는데, 이 경우 연구자는 한 블록의 마지막에 배정되는 피험자의 배정을 미리 알 수도 있다. 예를 들어 블록의 크기가 4일 때, 첫 3명의 배정이 결정되면, 마지막 피험자의 배정이 미리 알려지게 된다. 이를 방지하기 위하여 무작위배정표를 블록의 크기가 4로 일정하게 구성하지 않고, 4 또는 6인 블록을 섞어서 작성한다.

3) 층화 무작위배정

연구자는 피험자의 반응이나 결과와 유의미한 연관이 있는 예후요인을 밝히기 위하여 각 군의 비교성을 확보하려고 한다. 이때 각 군 간 예후요인들이 균등하게 분포하도록 하는 것이 중요한데, 무작위배정은 기저치의 특징들이 비슷하도록 나누어 주는 경향이 있다. 그러나 특히 피험자의 수가 적은 연구에서는 각 군 간에 기저치의 특징들이 반드시 비교가능할 정도로 비슷하게 배정되리라는 보장이 없다. 이 문제를 해결하기 위하여 층화 무작위배정을 이용할 수 있다.

층화 무작위배정을 이용하려면 고려해야 할 예후요인들을 미리 측정할 필요가 있다. 예를 들어 나이라는 요인이 고려되는 경우에는 30-34세, 35-39세, 40-44세 등과 같이 적절한 수의 계층으로 나누는 것이다. 여러 요인이 고려되는 경우에는 각각의 요인들에 대하여 계층을 나누어야 한다. 결과적으로 각 계층의 수를 곱한 만큼의 소집단들이 만들어지면, 각각의 소집단 속에서 단순 혹은 블록 무작위배정을 시행하는 것이 층화 무작위배정이다.

너무 많은 층화는 각 소집단별로 배정되는 피험자의 수가 적어지게 하고 오히려 더 심한 불균형을 초래하여 유의미한 연구결과가 나오기 어렵게 만든다. 그러므로 중요한 변수들만을 선택하여 적은 수로 층화하는 것이 좋다.

나. 적응성 무작위배정

적응성 무작위배정에는 비뚤린동전법(biased coin method), 항아리모형(urn design), 반응적응성 무작위배정(response adaptive randomization) 등이 포함된다.

비뚤린동전법은 각 군 간의 차이가 일정 수준 이상으로 벌어졌을 때, 각 군으로의 배정 확률을 변화시키는 것이다. 예를 들면, 같은 크기의 치료군과 비교군으로 무작위배정을 시행하던 중 치료군의 수가 일정 수준보다 커진다면, 비교군으로 배정될 확률을 2/3로 조정하는 등의 방법이다.

항아리모형에서는 한 항아리 안에 같은 수의 비교군 공과 치료군 공이 있다고 가정하고, 한 피험자가 비교군의 공을 뽑아 비교군으로 배정되었다면, 뽑은 비교군공을 항아리에 돌려 놓음과 동시에 하나의 치료군 공을 추가한다. 다음번 피험자는 이 상태의 항아리에서 하나의 공을 뽑도록 함으로써 각 군 간에 배정된 피험자의 수가 큰 차이가 나지 않도록 하는 모형이다.

반응적응성 무작위배정은 이전 피험자가 임상시험을 통하여 어떤 반응을 보이느냐에 따라 다음 피험자의 배정을 결정하는 방법이다. 첫 번째 피험자가 무작위로 배정된 후, 시험과정에서 성공적인 임상반응을 보인다면 다음 피험자도 같은 군에 배정한다. 이 과정을 계속하고, 만일 임상반응이 실패로 나타나는 경우 다음 피험자를 다른 군에 배정하는 것이다. 이 방법은 보다 많은 수의 피험자를 더 나은 임상처치를 받을 수 있는 군으로 배정하여 무작위배정에 수반되는 윤리적 비판을 줄일 수 있다. 그러나 실제로는 임상반응을 즉각적으로 판정하기 어렵고, 통계적 검정력이 약해질 수 있다는 단점이 있어 많이 이용되지는 않는다.

무작위배정은 피험자를 배정하는 데 있어 연구자의 주관적 개입에 의한 비뚤림을 방지하고, 사전에 조사되거나 조사되지 않은 위험요인들이 비교하고자 하는 군 간에 균등하게 나누어져 배정된다는 측면에서 각 군을 비교가능하게 하며 통계적 분석의 타당성을 확립한다. 하지만, 무작위배정을 통해 결정되는 피험자들에 대한 임상적 처치들이 같은 정도로 적절해야 한다는 윤리적 제약이 따른다.

[무작위배정 비교임상시험의 예시]

새로운 항정신병제로 개발되고 있는 약물 A의 적절한 용량을 결정하기 위한 임상시험을 계획하였다. 30명의 정상 지원자들을 세 군으로 나누어 각기 다른 용량의 약물 A를 한 번 복용하게 한 뒤, 양전자방출단층촬영(positron emission tomography, PET)을 이용하여 기저핵에서의 약물 A의 작용을 측정하기로 하였다. 이 과정에서 약물 A의 부작용을 평가, 기록하는 것이 필요하였다. 지원자가 모집되고 임상의가 연구에 참가 가능하다고 평가하면, 본인의 자유의지에 의한 연구참여동의서를 받고 연구대상으로 확정되면 제3의 기관인 협연센터에서 10명의 지원자를 100mg 복용군 10명, 200mg 복용군 10명,

250mg 복용군 10명으로 무작위배정하였다. 약물 A의 3가지 복용량은 이전 연구에서 안전하다고 판명된 용량이었다. 그 후 동일한 외양의 약물 A(용량은 배정된 군에 따라 다른)가 협연센터로 전달되어 피험자에게 투여되었다. 이후 연구자는 각 피험자의 부작용을 평가하고 PET 스캔을 하였다. 이 과정에서 피험자와 연구자 모두 어떤 용량의 약물 A를 복용했는지 모르도록 양측눈가림이 유지되었다.

참고문헌

박병주. 임상시험의 수행. 대한소화관운동학회지 1998;4:238-50.

Piantadosi S. Clinical Trials: A Methodologic Perspective, 2nd ed. New Jersey: John Wiley & Sons, Inc.; 2005, pp. 331-53.

24. 약물경제학

학습목표

약물경제학을 정의하고, 약물에 대한 경제성 평가방법과 결과를 설명할 수 있다.
- 약물경제학의 정의 및 개념을 설명할 수 있다.
- 약물경제성 평가의 유형을 설명할 수 있다.
- 약물경제성 평가에서 비용 및 결과변수의 측정방법을 설명할 수 있다.
- 약물경제학의 활용분야를 열거할 수 있다.

24.1 약물경제학의 개념

정부는 그간 약물의 허가과정을 통하여 약물에 대한 접근을 규제하여 왔으며, 허가를 받기 위해서는 약물의 생산자가 품질, 안전성 및 효능을 입증하는 근거를 제출하도록 하여 왔다. 최근 보건의료비, 특히 약제비가 급격하게 증가함에 따라 신약에 대한 약품의 보험급여 여부 및 가격 결정과정에서 비용-효과(cost-effectiveness)를 입증하는 근거 제출을 추가로 요구하는 경향이 증가하고 있다. 제약업계에서는 이를 4번째 장애물(the fourth hurdle)이라고 부르고 있다. 이러한 보건의료환경의 변화로 인하여 약물의 비용-효과에 대한 사회적 관심이 증가함에 따라, 이 분야의 연구들이 크게 활성화되고 있다.

약물경제학(pharmacoeconomics)은 위키피디아에서 한 약물(요법)의 가치를 다른 약물(요법)의 가치와 비교하는 학문 분야, Berger 등은 보건의료에 사용되는 약물, 약제서비스 및 약품관련 프로그램의 전반적 가치를 평가하는 학문분야 등으로 정의되고 있다. 약물경제학은 건강 또는 보건의료 현상의 일부인 약물의 사용, 약물과 관련된 서비스 또는 사업을 대상으로 경제학적인 지식과 방법론을 적용한다는 점에서 보건경제학(health economics)의 한 세부분야로 분류되기도 한다. Drummond 등은 보건경제학 분야에서 경제성 평가를 여러 가지 대안들을 비용과 결과, 양 측면에서 비교하여 분석하는 것으로 정의하고 있다. 좁은 의미에서 약물경제학은 약물요법의 경제성 평가(economic evaluation of drug therapy)를 지칭하는 용어로 흔히 사용되고 있다.

24.2 약물경제성 평가의 유형

경제성 평가의 유형은 비용과 결과를 측정하고 가치를 평가하는 방법에 따라, 비용-최소화분석(cost-minimization analysis), 비용-효과분석(cost-effectiveness analysis), 비용-효용분석(cost-utility analysis), 비용-편익분석(cost-benefit analysis) 등으로 구분할 수 있다.

비용-최소화분석은 결과(효능, 부작용 등)가 유사한 두 가지 이상의 대안에 대하여 결과가 같다는 전제 하에 대안들의 비용만을 비교하는 분석방법이다. 이 분석방법은 생물학적 동등성과 같이 결과가 동일한 약물의 비교에만 제한적으로 사용할 수 있다. 비용-효과분석, 비용-효용분석과 비용-편익분석에서는 비용을 측정하여 화폐단위로 계량화한다는 공통점을 가지고 있으나, 결과의 측정 및 가치평가 측면에서 차이가 있다. 비용-효과분석에서는 결과를 자연단위로 표현하고, 비용-효용분석에서는 결과를 질보정생존년수(quality-adjusted life years, QALYs) 등과 같은 효용으로 나타내며, 비용-편익분석에서는 결과도 화폐단위로 계량화한다. 결과의 측정 및 가치평가방법상의 차이로 인하여, 비용-효과분석은 결과를 동일한 단위를 사용하여 측정한 경우에만 분석결과를 비교할 수 있다(예: 혈압강하제의 혈압감소치 비교). 비용-효용분석은 결과를 효용의 형태로 제시할 수 있는 대안들을 동시에 비교할 수 있다(예: 혈압강하제와 혈당강하제의 비교). 비용-편익분석은 비용과 결과 모두를 화폐단위로 환산하여 비교를 시행하므로 보건의료부문 이외의 사업들도 함께 비교할 수 있다(예: 고혈압관리사업과 도로건설사업의 비교).

24.3 약물경제성 평가의 수행과정

가. 평가의 틀 설계

경제성 평가의 틀을 설계하는 단계에서는 분석관점, 비교대안, 분석기간, 분석유형 등을 결정하여야 한다. 경제성 평가는 다루는 대안들이 효과가 있다는 것을 전제로 하여 대안들의 효율성을 비교하는 것이므로, 대안들의 효과에 대한 근거가 명확하여야 한다. 이 글에서 '지침'이라 함은 건강보험심사평가원이 제시한 〈의약품 경제성 평가지침〉을 뜻한다.

경제성 평가에서는 분석관점의 선택에 따라 비용 및 결과 요소 중 경제성 평가에 포함되거나 제외되는 요소들이 달라지게 되므로, 적절한 분석관점의 선택이 매우 중요하다. 경제성 평가결과의 활용분야에 따라 환자, 의료기관, 보험자, 사회 등의 관점을 선택할 수 있다.

지침 1. 분석관점
의약품에 대한 경제성 평가를 수행함에 있어 기본적으로는 사회적 관점을 취하여 비용과 결과를 평가하도록 한다. 다만, 보험등재와 관련한 의사결정자의 판단을 돕기 위해 보험자 관점에 입각한 분석결과를 추가로 제시하는 것은 바람직하다.

경제성 평가를 통하여 답을 얻을 수 있는 형태로 질문을 명확하게 정의하여야 한다. 각 대안의 비용과 결과를 모두 검토하여야 하며 관심을 가지고 있는 대안들이 모두 비교대상에 포함되어야 한다.

지침 2. 비교대상 선정
- 비교대상을 선정함에 있어 비교할 만한 등재의약품이 있는 경우는 이들 중 가장 많이 사용되고 있는 것을 비교대상으로 선정한다. 경우에 따라 한 가지 의약품만이 아닌 복수의 의약품과 비교할 수도 있으며, 비교할 만한 의약품이 없는 경우는 수술 등 다른 치료방법도 비교대상이 될 수 있다. - 어떤 비교대상을 선정하였건 선정사유에 대해서는 보고서에서 충분히 언급하여야 한다. 즉, 해당 질병 혹은 증상에 사용할 수 있는 의약품이나 치료법 중 신청약을 대신하여 사용할 수 있는 것으로는 어떤 의약품이 있으며, 왜 그중 특정 의약품(혹은 치료법)을 비교대상으로 선정하였는지 등을 상세히 기술하도록 한다. 비교대상으로 선정된 의약품에 대해서는 용법, 용량, 제형, 적응증, 부작용, 치료기간, 기타 1차약제로의 사용이 인정되는지 여부 등을 기술하도록 한다. - 비교대상으로 선정된 약의 단위비용과 관련하여, 동일성분의 다른 의약품이 등재되어 있지 않은 단독품목인 경우는 해당 약품의 가격을, 동일 성분의 의약품이 다수 있는 경우는 시장점유율을 이용한 가중평균가격을 비교약물의 단위비용으로 이용한다.

분석기간은 경제성 평가에서 다루는 질문의 내용에 따라 적절하게 설정하여야 한다. 분석기간이 긴 경우에는 비용과 결과의 발생시점의 차이를 보정할 필요가 있다.

지침 3. 분석기간
분석기간은 주요한 임상결과를 확인할 수 있을 정도로 충분히 긴 것이 좋다. 경우에 따라 모형 구축이 필요할 수도 있는바, 이 경우 모형이 필요한 이유와 모형의 구조 등에 대한 상세한 설명을 분석결과와 함께 제시하도록 한다.

약물의 경제성을 평가하려고 할 때는 경제성 평가의 구체적인 목적, 결과의 계량화방법, 자료의 입수가능성, 분석결과의 활용분야 등을 고려하여, 적절한 유형의 경제성 평가방법을 선택하여야 한다.

지침 4. 분석기법
- 비교대상약물과 신청약물의 효과가 동일하다는 것을 증명할 수 있다면 비용-최소화분석을 실시하고 비교대상약물과 등재 신청약물의 효과가 서로 다르다면 비용-효과분석 혹은 비용-효용분석을 실시하도록 한다. - 비용-편익분석은 비용-최소화분석이나 비용-효과분석, 비용-효용분석 결과를 제시한 후 추가적으로 실시할 수 있으나, 비용-편익분석만 실시하여 그 결과를 제출하는 것은 바람직하지 않다.

이 글의 예시에서는 Mark 등(1995)의 논문을 예로 들어 약물의 경제성 평가 방법을 설명하였다.

[예시] Mark DB, Hlatky MA, Califf RM, et al. Cost effectiveness of thrombolytic therapy with tissue plasminogen activator as compared with streptokinase for acute myocardial infarction. N Engl J Med 1995;332:1418-24.
- 평가의 목적: 급성 심근경색증환자에서 accelerated tissue plasminogen activator(t-PA) 요법과 streptokinase(SK) 요법의 비용-효과 비교
- 관점: 사회적 관점
- 비교대안: t-PA 요법과 SK 요법
- 분석기간: 환자의 생존기간
- 분석기법: 비용-효과분석, 비용-효용분석

나. 비용의 계량화

경제성 평가에서 비용의 계량화 과정은 관련 비용항목의 확인(identification), 측정(measurement) 및 가치평가(evaluation) 단계로 구분할 수 있다. 항목의 확인이란 경제성 평가를 위하여 수집할 필요가 있는 모든 유형의 비용을 찾아서 나열하는 것을 뜻하고, 측정이란 앞 단계에서 확인한 비용항목별 자원소모량에 대한 자료를 수집하는 것을 말하며, 가치평가는 자원소모량을 적절한 방법을 이용하여 화폐단위로 전환하는 것이다.

자원소모량을 측정하는 방법으로는 미시적 접근법과 거시적 접근법이 있다. 미시적 방법에서는 비용항목을 상세하게 나누어(예: 진찰, 검사, 의약품 등) 자원소모량을 측정하며, 거시적 방법에서는 자원소모량을 비용항목의 묶음(예: 외래방문건당 진료비, 질병군별 입원진료비, 재원일당 진료비, 입원건당 진료비, 연간진료비 등)의 형태로 자원소모량을 측정한다.

자원소모량의 가치평가는 적절한 2차자료가 있는 경우 이를 이용할 수 있으며, 경우에 따라서는 원가계산이 필요할 수도 있다. 원가계산을 하는 경우 공통비용(overhead cost)의 배분을 어떻게 할 것인가가 중요하다. 공통비용이란 여러 부서 또는 사업에서 함께 사용하는 자원을 뜻하는 용어다. 공통비용의 배분방식으로는 직접배분법, 단계별 배분법, 동시배분법 등이 있다. 구체적인 계산 방법은 Drummond 등(2005)을 참고하기 바란다. 또한 비용항목을 확인할 때, 관련 요소들의 범주를 보건의료부문(health sector), 환자/가족(patient/family), 생산성 손실(productivity loss), 기타 부문(other sectors)으로 구분하여 집계를 하면 유용하다.

지침 5. 비용

비용 산출과정은 의약품 치료와 관련된 적절한 비용항목을 열거하고, 열거한 항목에 대해서 자원소모량을 자연단위(예: 재원일수, 방문횟수 등)로 측정한 다음, 각 항목의 자원소모량에 단위비용을 곱하여 최종 비용을 산출하는 식으로 이루어진다.

지침 5-1. 비용항목

- 어떤 항목을 비용으로 포함시킬 것인지는 분석관점에 따라 달라진다. 사회적 관점을 취한다면 비용지불주체가 누구인지와 관련 없이 의약품 치료와 관련한 모든 적절한 비용을 분석에 포함되도록 한다. 사회적 비용에 포함되는 항목에는 직접 보건의료비용, 환자 및 가족(또는 간병인) 비용, 그 외 사회 다른 부문에 발생하는 비용 등이 있다.
- 그러나 이환 및 사망으로 인한 생산성 손실비용은 기본분석에는 포함하지 않고, 해당 항목을 별도 제시하도록 한다. 관련되지 않은 미래 의료비용(unrelated future medical cost) 역시 포함 여부와 관련하여 논란의 소지가 있기는 하나 기본분석에서는 포함하지 않는 것으로 한다.
- 임상시험 자체에 소요된 비용으로 실제 진료과정에서는 발생하지 않는 비용이나 이전비용 등은 개념상으로도 사회적 비용에 포함되지 않는바, 분석에서 제외한다.

지침 5-2. 비용 산출

- 비용은 비용으로 열거한 각 항목의 사용량(자연단위)에 단위비용을 곱하여 산출한다. 각 항목의 사용량을 어떤 단위로 측정했는지, 그리고 단위비용을 어떻게 산출했는지에 대해서 자세하게 기술해야 한다.

[예시]

- 이 연구에서는 사회적 관점에서 분석을 하고 있으나, 앞에서 분류한 비용항목의 범주들 중 보건의료부문의 비용만 포함되어 있으며, 환자/가족의 자원사용, 생산성 손실, 기타 비용 등은 비용항목에서 제외되어 있다. 제외된 비용의 크기가 무시할 만큼 작거나, 비교대안 사이에 차이가 없다면 분석결과에 큰 영향을 미치지 않겠지만, 그렇지 않은 경우에는 분석결과를 왜곡할 수 있다. 이와 같이 불확실성이 있는 경우에는 민감도분석이 필요하다.
- 항목 확인단계에서 찾아낸 주요 비용을 첫 입원기간, 퇴원 후 6개월, 퇴원 6개월 후에서 1년까지로 기간을 구분하여 각 기간별로 비용항목을 나열하고(확인단계), 대안별로 자연단위를 이용하여 측정한 자원소모량을 제시(측정단계)하고 있다. 자원소모량 자료(시술, 재원일수, 외래 내원횟수 등)에 단위비용을 적용하여 비용을 화폐단위로 계량화(가치평가단계)하였다.
- 자료원
  - 자원소모량: GUSTO trial에 등록된 미국환자 2만 3,105명(첫 입원기간), 미국환자표본 2,600명(퇴원 후 1년간)
  - 단위비용: Duke 원가회계시스템과 메디케어 진단명기준환자군(Medicare DRG) 수가

다. 결과의 계량화

경제성 평가에서 결과의 계량화 과정도 전술한 바와 같이 비용항목 확인, 측정 및 가치평가의 과정을 거치게 된다. 결과항목의 범주구분도 비용항목과 동일한 분류를 이용할 수 있다.

경제성 평가에 사용할 분석기법에 따라 결과의 계량화 방법이 달라지게 된다. 비용-효과분석에서는 결과를 비교하고자 하는 대안들에 공통된 효과를 자연단위로 측정한다. 효과의 자료원으로 흔히 무작위배정 비교임상시험 결과를 사용하고 있으나, 임상시험이라는 잘 통제된 상황에서 나타난 결과인 효능(efficacy)과 통상적인 상황에서 나타난 결과인 효과(effectiveness) 사이에 차이가 있을 수 있다는 점에 주의를 기울일 필요가 있다. 비용-효과분석에서 효능자료를 사용할 때는 이를 정당화할 수 있는 근거가 있어야 하며, 효능과 효과 사이에 상당한 차이가 있을 것으로 예상되는 경우에는 이에 대한 보정이 필요하다. 최근에는 건강 관련 삶의 질 측정도구(health related quality of life instrument)를 사용하여 효과를 측정하려는 시도들이 증가하고 있다. 기존에 개발되어 있는 건강관련 삶의 질 측정 도구들이 PROQOLID(http://www.proqolid.org/)에 잘 정리되어 있다.

비용-효용분석에서는 결과의 가치를 효용으로 계량화한다. 질보정생존년수(QALYs)가 비용-효용분석에서 효용측정치로 가장 널리 사용되고 있다. QALYs는 생존기간과 삶의 질을 통합한 단일지표로 두 값을 곱하여 계산한다. QALYs 계산에 사용하는 질 가중치(quality weight)는 연구대상으로부터 직접 측정할 수도 있으며, 건강관련 삶의 질 측정도구를 이용하여 파악한 건강상태를 이용하여 이를 질 가중치로 전환하는 방법을 사용할 수도 있다. 전자의 방법으로는 등급척도(rating scale), 비척도(ratio scale), 시간교환법(time trade-off), 사람교환법(person trade-off), 표준기회선택법(standard gambling) 등이 있다. 후자에 흔히 사용되는 도구로는 Quality of Well-Being(QWB), Health Utilities Index(HUI), EuroQo1-5 dimension(EQ-5D), Short Form 6dimension(SF-6D) 등이 있다. 이 도구 중 우리나라의 일반인구집단을 대상으로 시간교환법을 이용하여 EQ-5D 상태별 질 가중치를 제시한 강은정 등(2006), Jo 등(2008), Lee 등(2009)이 수행한 연구가 있다.

지침 6. 결과지침
지침 6-1. 결과지표

- 비용-효과분석을 실시함에 있어, 결과지표로는 최종결과(final outcome)를 사용할 것을 권고한다.
- 중간결과(intermediate outcome)는 최종결과에 가까울수록 유용하며, 이를 사용할 경우에는 이 지표와 최종결과 사이에 강한 연관관계가 있음이 입증되었거나, 적절한 결과 지표로서 공인된 것이어야 한다. 결과보고서에서는 이 점을 논증하여야 한다. 아울러 중간결과를 결과지표로 사용할 경우에는 효과 한 단위 증가가 어떤 임상적, 경제적 함의를 가지는지를 충분히 서술하도록 한다.

지침 6-2. 효용, 건강 관련 삶의 질

- 비용-효용분석의 결과지표로는 QALYs를 사용하도록 한다. QALYs를 제시할 때에는 질 가중치와 연장된 생존기간을 별도로 제시하고, 두 값의 결합방법도 구체적으로 기술하도록 한다. QALYs 계산에 필요한 질 가중치는 선호를 반영한 것으로, 죽음과 완전한 건강 상태를 기준으로 한 구간척도 상에서 측정된 값이어야 한다.
- 질 가중치 측정에 사용된 도구는 신뢰도, 타당도가 검증된 것이어야 하며, 외국에서 개발된 도구를 사용할 때에는 언어적 문화적 차이에 유념하여 국내에서 타당도 검증이 이루어진 도구를 사용하도록 한다. 또한 누구를 대상으로 선호를 평가하였는지를 명시하고, 직접적으로 선호를 조사한 경우라면 조사방법에 대해서도 상세하게 기술하도록 한다.
- 현재 질 가중치를 측정하는 여러 방법들이 소개되고 있는데, 어떤 방법으로 선호를 측정하였느냐에 따라 그 값이 조금씩 다르게 계산되므로, 연구자는 자신이 선택한 방법을 정당화하고 아울러 민감도분석 등을 통해 질 가중치의 불확실성이 결과에 미치는 영향을 검토하도록 한다.

[예시]

- 측정치
  - 효과: 증가한 생존기간(life-years saved)
  - 효용: 증가한 QALYs
- 자료원
  - 효과: GUSTO trial(1년 생존), Duke Cardiovascular Disease Database(장기 생존)
  - 삶의 질 가중치: GUSTO trial에 등록된 환자 중 표본 2,600명을 대상으로 시간교환법을 사용하여 측정

라. 할인

비교대안들의 모든 비용과 결과가 동일한 시점에 발생하지 않는다면, 이러한 시점의 차이에 대한 보정이 필요하다. 미래에 발생하는 비용과 결과를 현재시점에서의 가치로 환산하는 것을 할인(discounting)이라고 한다. 일반적으로 비용과 결과 모두를 할인하는 것을 권고하고 있으며, 아래와 같은 식을 이용하여 미래의 가치를 현재가치로 환산하게 된다.

$$\text{현재가치} = \Sigma C_n / (1+r)^n$$

C_n: n시점의 가치, r: 할인율

지침 7. 할인율

미래에 발생하는 비용과 결과를 현재 가치로 평가하기 위해 비용과 편익 모두 연간 5%의 할인율로 적용하도록 한다(기본분석). 더불어 비용과 결과 모두 할인하지 않은 경우(0%)와 3%, 7.5%의 할인율을 적용한 경우를 민감도분석을 통해 제시하도록 한다.

[예시]
할인: 비용과 생존기간 모두에 연 5%의 할인율을 적용하여 현재가치로 환산하였음.

마. 비용과 결과의 종합

경제성 평가 유형 중 비용-편익분석은 비용과 결과 모두가 화폐단위로 표현되므로, 총편익과 총비용의 차이(순편익, net benefit) 또는 비(편익-비용비, benefit-cost ratio)의 형태로 결과를 제시할 수 있다. 후자의 경우 비용의 절감분을 편익-비용비의 분자에 포함시킬 것인지 분모에 포함시킬 것인지에 따라 값이 변하게 되는 단점이 있다.

비용-효과분석이나 비용-효용분석에서는 비용과 결과의 단위가 다르기 때문에 비용과 결과의 비로 분석결과를 종합한다. 통상 비용-효과비(cost-effectiveness ratio, CER) 또는 비용-효용비(cost-utility ratio)의 형태로 표현하며, 이 값이 작은 대안이 상대적으로 효율적인 대안임을 뜻한다. 단위효과 또는 효용의 화폐가치 값이 주어지게 되면, 금전적 순편익(net monetary benefit) 또는 건강상 순편익(net health benefit)의 형태로 결과를 제시할 수도 있다.

비용-효과비는 평균비용-효과비(average cost-effectiveness ratio, ACER)와 점증적 비용-효과비(incremental cost-effectiveness ratio, ICER) 로 구분할 수 있으며, 아래와 같은 식에 따라 계산한다.

$$ACER_a = C_a / E_a \text{ vs. } ACER_b = C_b / E_b$$

$$ICER_{ab} = (C_a - C_b) / (E_a - E_b)$$

C_a: 대안 A의 비용, C_b: 대안 B의 비용

E_a: 대안 A의 효과, E_b: 대안 B의 효과

ACER은 서로 경쟁하지 않는 독립적인 대안의 비교(예: 혈압강하제와 소화제의 비교)에 사용하며, ICER은 서로 경쟁관계에 있는 배타적인 대안들을 비교(예: 동일 기전의 혈압강하제들 사이의 비교)할 때 사용하게 된다. ICER은 다른 대안 사이에 비용과 효과를 비교한다는 점에서, 동일 대안의 확대 또는 축소가 비용과 결과에 미치는 영향을 평가하는 데 사용되는 한계비용-효과비(marginal cost-effectiveness ratio, MCER)와 ICER은 서로 다른 개념이지만, 비용-효과비의 계산 방법은 동일하므로 이 글에서는 동일한 용어를 사용하였다.

지침 8. 분석결과 제시

비용－효과분석, 비용－효용분석의 최종결과는 점증적 비용－효과비(ICER)로 제시하도록 한다. ICER은 비교대안에 비하여 증가되는 효과 한 단위당 어느 정도의 비용이 추가로 소요되는지를 나타내는 지표다.
또한 ICER와 더불어 각 대안의 총비용과 총효과(혹은 효용)를 별도로 제시하여, 의사결정자로 하여금 비용과 효과의 전반적인 규모를 확인할 수 있도록 하고, 이후 다른 대안과의 비교도 가능하게 한다.

서로 경쟁적인 관계에 있는 배타적인 대안들을 비교하는 경우에는 절대적 우월(strong dominance) 현상과 상대적 우월(weak dominance, extended dominance) 현상이 있는 경우 열등한 대안들을 제외하고, ICER을 계산하여야 한다. 절대적 우월이란 하나의 대안이 비교대안에 비하여 비용을 덜 소요되면서 효과가 더 큰 경우를 말한다. 상대적 우월이란 서로 경쟁관계에 있는 비교대안들을 효과크기 순으로 나열하였을 때, 인접한 대안의 ICER가 그 다음 대안의 ICER에 비하여 더 높게 나타나는 경우를 말한다. 이를 가상적인 예를 통하여 설명하면 다음과 같다. 이 예에서 M2는 M3에 비하여 절대적으로 열등한 대안이며, M3는 M4에 비하여 상대적으로 열등한 대안이다.

표 24.1 절대적 우월과 상대적 우월의 예시

대안	결과 (QALYs)	총 비용 (100만 원)	ACER	ICER 1단계	ICER 2단계	최종 ICER	비고
독립적 대안							
Do nothing	0	0	–	–	–	–	
A	10	150	15	–	–	–	
B	12	200	16.67	–	–	–	
배타적 대안							
Do nothing	0	0	–	–	–	–	
M1	10	150	–	15	15	15	
M2	20	300	–	15	제외	–	절대적 우월
M3	25	250	–	－10	6.67	제외	상대적 우월
M4	40	325	–	5	5	5.83	

예산 제한이 있는 경우에는 ICER값이 작은 대안부터 차례로 선택하게 되면(표 24.1에서 M4, A/M1, B의 순), 주어진 예산범위 내에서 효과의 크기를 극대화할 수 있다. 고정된 예산이 없는 경우에는 효과 또는 효용 한 단위 개선에 대하여 사회적으로 지불할 용의가 있는 최대금액(willingness-to-pay threshold)을 기준으로 비용－효과 여부를 판단할 수 있다. 김윤희 등(2010)의 연구에서 우리나라 일반 국민들을 대상으로 조건부가치측정법을 이용하여 측정한 QALY당 지불용의는 1,050만 원 ~ 3,642만 원으로 추정되었다.

[예시]

표 24.2 비용, 효과 및 비용-효과 요약: t-PA와 SK 비교

	치료군		차이 (0% 할인)	차이 (5% 할인)
	t-PA	SK		
비용(US$)				
1년간 의료비(혈전용해제 제외)*	24,990	24,575	415	
혈전용해제 비용	2,750	320	2,430	
1년 총 비용	27,740	24,895	2,845	2,709.6
효과(년)				
생존기간	15.41	15.27	0.14	0.0829
ICER($/life year gained)			20,321	32,678

* 1년 이후에는 치료군 사이에 비용의 차이가 없는 것으로 가정하였음.
t-PA가 SK에 비하여 비용이 더 들지만, 환자의 생존기간을 더 증가시킨다. ICER는 SK 대신 t-PA를 사용하여 증가된 생존기간 1년에 대하여 지불하여야 할 비용으로 볼 수 있다. 이 값이 낮을수록 t-PA의 사용을 더 강하게 권장할 수 있을 것이다.

바. 민감도분석

경제성 평가에서는 여러 요인으로 인하여 분석결과에 불확실성이 나타날 수 있다. 분석에 사용하는 자료 또는 분석방법의 차이에 따라 발생할 수 있는 분석결과의 불확실성을 다루는 방법으로는 민감도분석(sensitivity analysis)과 표준적인 방법을 정하여 이에 따라 분석을 하는 표준사례분석(reference case analysis)이 있다.

민감도분석을 시행할 때는 불확실한 변수를 확인하여, 그 변수가 가질 수 있는 값의 범위를 정한 후, 여러 분석방법 중 적절한 방법을 선택하여 분석한다. 민감도분석에 사용되는 방법으로는 하나의 변수값만을 변화시키는 일원분석(one-way analysis)과 2개 이상의 변수값을 함께 변화시키는 다원분석(multi-way analysis), 시나리오분석(scenario analysis), 임계값분석(threshold analysis), 확률적 민감도분석(probabilistic sensitivity analysis) 등이 있다.

민감도분석을 하여 분석자료 또는 분석방법의 불확실성이 최종 분석결과에 큰 영향을 미치지 않으면 경제성 평가를 통하여 얻은 결론에 대하여 더욱 강력한 믿음을 가질 수 있으며, 최종 분석결과가 크게 달라지면 근거에 바탕을 둔 의사결정을 위해서는 불확실성 해소를 위한 노력(예: 추가적인 조사연구 등)이 필요함을 시사하는 것으로 판단한다.

지침 9. 불확실성

- 경제성 평가는 이용할 수 있는 자료의 부족과 단일한 방법론의 부재 등으로 어느 정도의 불확실성을 내포하게 된다. 따라서 경제성 평가를 수행할 때에는 불확실성의 문제를 분명히 검토함으로써 의사결정자로 하여금 평가결과가 어느 정도 안정적인지를 확인할 수 있도록 하여야 한다.
- 불확실성을 검토하는 가장 기본적인 수단은 민감도분석이다. 경제성 평가과정에서 사용한 모든 가정과 기타 불확실성을 초래하는 원천에 대하여 일원 민감도분석을 실시하도록 한다. 일원분석 결과, 결과지표에 민감한 영향을 미치는 변수에 대해서는 다원 민감도분석을 실시할 것을 권장한다. 그리고 민감도분석을 실시한 모든 변수와 민감도분석의 결과를 표나 그래프로 종합하여 제시함으로써 의사결정자가 불확실성의 정도와 양상을 검토할 수 있도록 한다.
- 최근에는 비용-효과비 추정 시 점추정뿐만 아니라 95% 신뢰구간을 함께 제시하고 있으며, 모형에 사용된 모수의 불확실성을 검토하는 수단으로 확률적 민감도분석을 실시하고 있는바, 이러한 접근방법도 시도해 볼 것을 권장한다.
- 또한 비용-효과분석의 결과를 비용-효과수용곡선(cost-effectiveness acceptability curve)으로 제시하는 것도 권장한다.

[예시]

- 이 연구에서 사용한 비용과 결과자료 중 불확실성이 있는 핵심적인 가정들(1년 생존율 차이, 장기생존율 차이, 첫 1년의 비용 차이, 1년 이후의 비용 차이, 삶의 질 가중치 적용, 뇌졸중 발생위험의 증가)에 대하여 일원 민감도분석 또는 임계값분석을 시행하였다.
- 일례로 기본분석에서는 t-PA군의 1년 생존율이 1.1% 증가하는 것으로 가정하여 분석을 시행하였으나, 민감도분석에서는 다른 변수를 고정한 상태에서 1년 생존율의 95% 신뢰구간[0.46%, 1.74%]을 적용한 결과, ICER가 증가한 생존기간 1년당 3만 655달러(기본분석)에서 7만 1,039달러와 1만 8,781달러로 변화되는 것으로 나타났다.
- 민감도분석 결과, 비용추정치의 변화에 대해서는 분석결과에 큰 변동이 없었으나 사망률 감소의 크기에 대해서는 ICER가 민감하게 반응하고 있었다

24.4 약물경제성 평가 방법론

약물의 경제성 평가에는 다양한 분석방법을 사용할 수 있다. 이 글에서는 임상시험과 동시에 수행하는 경제성 평가와 의사결정모형을 이용한 경제성 평가를 간략하게 소개한다. 상세한 내용은 Glick 등(2007)과 Brigg 등(2006)을 참고하기 바란다.

가. 환자수준자료를 이용한 경제성 평가

무작위배정 비교임상시험을 수행하면서 경제성 평가에 필요한 자료를 수집할 수 있다. 이러한 경제성 평가를 '임상시험과 함께하는 경제성 평가(economic evaluation alongside clinical trial)', '덤으로 하는 경제성 평가(piggyback economic evaluation)' 또는 '약물경제학적 임상시험

(pharmacoeconomic trial)'이라고 한다. 이 방법은 의사결정모형을 이용한 방법과 달리 경제성 평가에 필요한 1차자료를 임상시험 수행과정에서 수집하게 된다.

이러한 연구에서는 전향적으로 경제성 평가자료를 수집하기 때문에, 환자별로 비용과 결과 자료를 직접 구할 수 있어 분석의 내적 타당도를 높일 수 있으며 비용자료를 수집하는 데 필요한 비용을 줄일 수 있다는 장점이 있다. 그러나 대부분의 임상시험이 약물이 시판되기 이전에 이루어지므로 실제 진료상황에서의 자료수집이 불가능할 수도 있다. 비교대안의 선정이 경제성 평가에 적합하지 않을 수 있으며, 임상시험에서 결과를 측정하는 데 사용하는 방법이 실제상황과 다를 수 있고, 연구기간이 충분하지 못하여 최종결과가 아닌 중간결과만을 측정하는 경우가 흔히 있다는 점 등이 단점으로 지적되고 있다. 임상시험과 동시에 수행하는 경제성 평가는 다른 유형의 경제성 평가에 비하여 일반적으로 내적 타당도는 높은 반면, 외적 타당도가 낮게 나타나게 된다. 이 양자를 적절하게 조화시키는 접근법을 '실용임상시험(pragmatic clinical trial)'이라고 한다.

임상시험과 동시에 수행하는 경제성 평가에서는 환자별로 비용과 결과 자료를 수집할 수 있으므로, 통계적 분석에서 평균의 추정치에만 초점을 맞추고 추정치의 정밀도는 무시하고 분석을 하는 결정론적 분석(deterministic analysis)의 단점을 극복할 수 있다. 예를 들면 비용과 결과의 상호작용을 고려한 ICER의 신뢰구간 추정, 민감도분석 등에서 비모수적 부트스트랩(nonparametric bootstrap)과 같은 추계학적 분석(stochastic analysis)을 수행할 수 있다.

나. 의사결정분석모형을 사용한 경제성 평가

의사결정분석모형(decision analytic model)은 연구자가 가지고 있는 질문을 하나 이상의 자료원에서 나온 자료를 이용하여 검토하는 분석틀을 말한다. 의사결정분석모형은 직접적인 근거가 불완전한 경우에 의사결정에 필요한 정보를 제공해 줄 수 있다. 예를 들면 중간결과와 최종결과를 연결할 수 있으며, 다수의 관련대안들을 동시에 비교할 수 있다. 또한 여러 가지 자료원에서 나온 자료를 통합할 수 있으며, 분석대상기간을 확장할 수 있고, 비용과 결과의 불확실성을 함께 고려할 수 있다.

분석모형의 유형에는 역학적 모형(epidemiologic model), 외삽모형(extrapolation model), 의사결정나무(decision tree), 마콥모형(Markov model) 등이 있다. 역학적 모형은 중간결과를 최종결과에 연계시키는 데 사용하며(예: 혈중 콜레스테롤 농도와 관상동맥질환 발생률과의 관계), 외삽모형은 임상시험에서 얻은 단기결과를 이용하여 장기적인 결과를 추정하는 데 사용한다.

의사결정나무와 마콥모형은 복수의 자료원에서 나온 자료를 사용할 수도 있으며, 임상시험에서 나온 자료를 사용할 수도 있다. 의사결정나무는 상대적으로 만들기가 쉽고, 사용할 수 있는 건강상태의 수에 제한을 받고 분석대상기간이 짧아 급성질환에 주로 사용하며, 과거력에 따라 의사결정이나 결과가 달라진다는 특성을 가지고 있다. 마콥모형은 만들기가 복잡하며, 모형에 많은 건강상태를 사용할 수 있고 분석대상기간을 길게 할 수 있어 만성질환이나 재발하는 질환의 분석에 주로 사용하고 있다. 마콥모형에서는 각 건강상태 사이의 전이확률이 과거의 경험과 무관하게 현재의 건강상태에 따라 결정되는 것으로 가정하고 있다. 경제성 평가에서 다루고자 하는 문제의 성격에 따라 적절한 모형을 선택하여 분석하여야 한다.

참고문헌

강은정, 신호성, 박혜자 등. EQ-5D를 이용한 건강수준의 가치 평가. 보건경제와 정책연구 2006;12:19-43.

건강보험심사평가원. 의약품 경제성평가지침. 건강보험심사평가원; 2006.

김윤희, 신상진, 박선영 등. 건강개선 정도에 따른 지불의사금액 추정 연구. 보건경제와 정책연구 2010;16:79-100.

Berger ML, Bingefors K, Hedblom EC, et al., editors. Health care, cost, quality, and outcomes: ISPOR Book of Terms. Lawrenceville: International Society for Pharamcoeconomics and Outcomes Research; 2003. pp. 180-2.

Briggs A, Claxton K, Schulpher M. Decision Modelling for Health Economic Evaluation. Oxford: Oxford University Press; 2006.

Drummond MF, Sculpher MJ, Torrance GW, et al. Methods for the Economic Evaluation of Health Care Programmes, 3rd ed. Oxford: Oxford University Press; 2005.

Glick HA, Doshi JA, Sonnad SS, et al. Economic Evaluation in Clinical Trials. Oxford: Oxford University Press; 2007.

Jo MW, Yun SC, Lee SI. Estimating quality weights for EQ-5D health states with the time trade-off method in South Korea. Value Health 2008;11:1186-9.

Lee YK, Nam HS, Chuang LH, et al. South Korean time trade-off values for EQ-5D health states: Modeling with observed values for 101 health states. Value Health 2009;12:1187-93.

Mark DB, Hlatky MA, Califf RM, et al. Cost effectiveness of thrombolytic therapy with tissue plasminogen activator as compared with streptokinase for acute myocardial infarction. N Engl J Med 1995;332:1418-24.

Patient-Reported Outcome and Quality of Life Instruments Database [Internet]. Lyon: Mapi Research Institute; 2001 [cited 2011 Apr 6]. Available from: http://www.proqolid.org

Taylor RS, Drummond MF, Salkeld G, et al. Inclusion of cost effectiveness in licensing requirements of new drugs: The fourth hurdle. BMJ 2004;329:972-5.

Wikipedia contributors, Pharmacoeconomics [Internet]. Wikipedia, The Free Encyclopedia; 2010 [cited 2011 Apr 6]. Available from: http://en.wikipedia.org/wiki/Pharmacoeconomics

25. 약물유전체학

학습목표

약물유전체학을 정의하고, 연구수행의 필요성을 설명할 수 있다.
- 약물유전체학을 정의하고, 약물역학에서의 역할을 설명할 수 있다.
- 약물유전체학의 세부분야를 설명할 수 있다.
- 약물유전체학의 향후 연구방향에 대하여 설명할 수 있다.

동일한 의약품을 사용하더라도 사람에 따라 치료효과나 약물유해반응이 다르게 나타난다. 질병의 원인, 중증도, 병용약물 및 약물상호작용, 연령, 신기능, 간기능, 영양상태, 생활습관 등의 요인이 이러한 차이를 유발할 수 있으며, 그중에서도 특히 유전적 요인은 약동학, 약력학적 특성에 직접적으로 작용하여 약물의 치료효과 및 약물유해반응 발생에 가장 큰 영향을 미친다(그림 25.1).

약물유전체학(pharmacogenetics)은 유전체 수준에서 질병유전자와 새로운 약물반응표지자를 통해 약물의 흡수 및 대사, 약물표적 또는 질병발병경로를 연구하는 학문이다. 약물유전학(pharmacogenomics)은 약물복용 후 다양한 반응을 일으키는 유전적 변이에 대한 연구로서 약물수송체(transporter), 약물대사효소(drug metabolic enzyme), 약물수용체(receptor)의 유전적 다형성에 관한 연구가 이에 포함된다. 약물유전체학과 약물유전학은 약물반응의 개인간 변이를 예측하여 더 나은 약물치료를 가능하게 하고, 새로운 약물표적을 발견하는 데

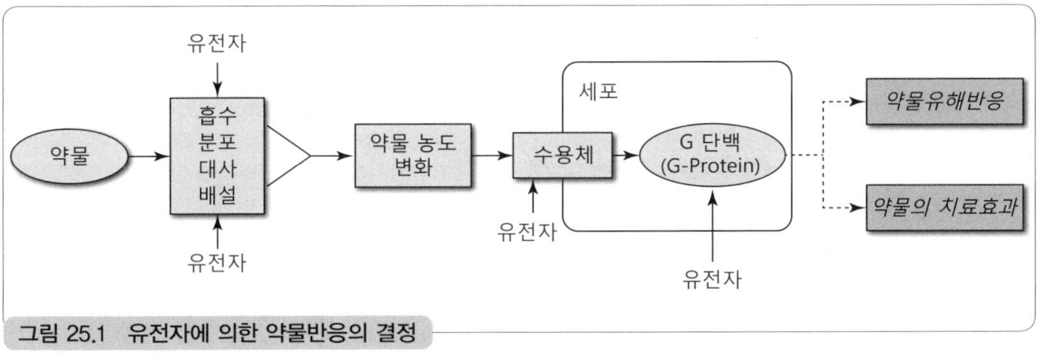

그림 25.1 유전자에 의한 약물반응의 결정

유전학적 정보들을 이용하는 연구분야다. 약물유전체학과 약물유전학에 대한 구분은 가변적이고 모호하여, 둘 간에 구분 없이 사용하기도 한다.

약물을 복용하는 일반인구집단에서 치료효과와 유해반응이 어떤 양상으로 나타나는지 파악하는 것은 약물역학의 중요한 분야로, 약물유전학 및 약물유전체학은 개개인에서 관찰되는 약물반응의 차이를 유전자 수준에서 설명해 줌으로써 약물역학연구에 있어서 중요한 도구가 될 수 있다.

25.1 약물유전체학의 역사

약물유전체학에 대한 연구는 1950년대 초반에 시작된 것으로 알려져 있으나, 그 이전에도 이미 사람에 따라서 약물의 반응이 매우 다르게 나타나는 현상을 관찰한 사례들이 있었다. 기원전 510년경에 피타고라스는 잠두(fava bean)에 의한 부작용인 용혈성 빈혈이 일부 사람에서만 나타나는 것을 관찰하였는데 이는 훗날 포도당-6-인산탈수소효소(glucose-6-phosphate dehydrogenase, G6PD)의 결핍에 의한 것으로 알려졌다. 약물에 대한 개인의 다양한 임상반응보고는 1940년대 후반에도 있었는데, 항결핵제인 이소니아짓(isoniazid)을 복용한 사람들 중 일부에서 말초신경염이 심각하게 나타나는 것으로 알려졌다. 이는 이후 N-아세틸기전이효소(N-acetyltransferase, NAT)의 결핍에 기인한 것으로 밝혀졌다. 한편, 제2차 세계대전 당시 G6PD에 의해 대사되는 프리마퀸 복용 후 용혈성 빈혈이 백인보다 아프리카계 미국인에서 훨씬 높은 빈도로 발생한다는 것이 보고되었다. 이러한 발견은 약물대사효소의 특정 유전자 변이수준이 인종에 따라 차이가 나타날 수 있다는 것을 의미한다. 이와 같이 특정 유전자 변이의 종류 및 빈도는 인종에 따라 달리 나타날 수 있으므로 각 인종집단마다 특히 빈번하게 발생하거나 임상적으로 중요한 결과를 야기하는 유전적 다형성을 구명할 필요가 있다.

25.2 약물유전체학의 세부분야

약물유전체학에서는 개개인의 약물반응에 차이가 나는 원인을 크게 4가지로 나누어 설명한다. 약물을 간에서 대사하는 효소, 약물의 흡수 또는 배설에 관여하는 약물수송체, 약물이 작용하는 세포의 수용체 및 세포 내 신호전달체 등이 그것이다.

가. 약물대사효소의 약물유전체학

약물대사효소를 담당하는 유전자에 변이가 있는 경우, 효소가 발현되지 않거나, 발현되더라도 그 효소의 양이 상대적으로 적거나 비정상적인 활성을 가진 효소가 생성되는 등의 결과를 초래할 수 있다. 약물대사효소의 유전적 다형성은 표현형(phenotype) 진단이나 유전자형(genotype) 진단을 통해 감별할 수 있다.

표현형 진단은 특정 약물대사효소의 활성을 지표할 수 있는 약물을 인체에 투여하여 대사율을 측정함으로써 개개인의 약물대사능력을 확인할 수 있는 간접적인 유전자 변이분석법이다. 표현형 진단 결과, 약물대사능에 따라 개개인을 느린 대사능력자(poor metabolizer, PM), 중간 대사능력자(intermediate metabolizer, IM), 빠른 대사능력자(extensive metabolizer, EM), 매우 빠른 대사능력자(ultra rapid metabolizer, UM)로 구분할 수 있다.

현재까지 유전적 다형성을 나타낸다는 것이 명확히 알려져 있는 대표적인 약물대사효소로는 사이토크롬 P450(cytochrome P450, CYP) 2C9, CYP 2C19, CYP 2D6, NAT2, 지오프린 메칠기전이효소(thiopurine methyltransferase, TPMT), 디하이드로피리미딘 탈수소효소(dihydropyrimidine dehydrogenase, DPD)가 있다. 이들 약물대사효소에 관하여서는 비교적 많은 정보가 축적되어 있고 유전자형 진단을 근거로 약물대사능을 어느 정도 판정할 수 있다고 추정되고 있다. 유전자형 진단에 의하여 약물대사효소의 약물대사능을 판정하기 위해서는 각각의 변이유전자가 생산하는 효소의 활성에 관한 정보가 필요하다. 그러나 위에서 언급한 약물대사효소들도 그 변이유전자의 효소의 활성정도가 완벽히 규명된 것은 아니다. 또한, 약물대사효소의 약물대사능은 유전자형에 의해 규정되는 선천적 요인 외에도 음식, 병용약물 등의 환경적 요인과 병리적 요인 등 후천적 요인에 의해서 유도되거나 억제될 수 있다는 점을 고려하여야 한다. 따라서 유전자형 진단을 임상에 응용하기 위해서는 후천적 요인에 비하여 선천적 요인의 비중이 크다는 전제 하에 유전자형으로부터 표현형을 예측할 수 있다는 것을 증명해야 한다. 즉, 환자의 유전자형 진단결과에 기초하여 이를 약물처방에 적용하기 위해서는 유전자형과 약물의 체내동태 또는 유전자형과 약물치료효과 간의 관련성에 관한 연구가 수행되어 근거가 뒷받침되어야 한다.

나. 약물수송체의 약물유전체학

약물수송체는 약물의 흡수, 분포, 대사 및 배설을 조절하는 데 중요한 역할을 하는 단백질로서, 약물대사효소와 함께 약물체내동태를 규정짓는 중요한 생체 내 인자다. 지금까지 가장 많이 연구된 약물수송체는 ABC family(adenosine triphosphate binding cassette)이다. ABC family에 속하는 대표적인 약물수송체인 P-당단백(P-glycoprotein, P-gp)은 약물을 세포막으로 투과시키는 데 ATP를 사용하는 ATP 의존성 배출펌프로서 ABCB1(혹은 MDR1으로 알려짐) 유전자에서 만들어진다. MDR1은 지금으로부터 약 25년 전 항암제에 내성을 보이는 암세포에서 최초로 발견된 이후 1990년대 들어 간, 신장, 뇌, 소화관, 고환 등의 정상 조직에서도 발견되었고, 위장관에서 약물의 흡수, 신장과 간에서 약물의 배설, 혈액-뇌관문에서 약물의 투과에 있어 중요한 역할을 담당한다는 것이 알려졌다. 일부 항암제, 강심배당체, 면역억제제, 당질코르티코이드, HIV단백질효소억제제 등의 약물들이 P-gp의 기질로 알려져 있으며, MDR1이 디곡신을 포함한 다수 약물의 체내동태와 상호작용을 결정한다는 것이 밝혀져 있다. 현재까지 P-gp와 같은 기능을 갖는 약물수송체가 다수 확인되었고, 사람에게는 약 500-1,200개의 약물수송체가 존재한다는 것이 유전체 서열로부터 추정되고 있다.

다. 약물수용체와 세포 내 신호전달체의 약물유전체학

약물수용체와 세포 내 신호전달체의 유전적 다형성은 약물대사효소에 비해서는 아직 많이 밝혀지지 않았으나, 최근 들어 약물의 효과에 크게 영향을 미친다고 보고되고 있다. 약물수용체의 유전적 다형성은 수용체를 경유하는 신호전달과정을 변화시킬 수 있다. 예를 들어, β_2-아드레날린 수용체(β_2-adrenergic receptor, ADRB2)는 G단백결합수용체(G protein-coupled receptor)의 하나로서, 구아닌 뉴클레오티드와 결합하여 다음 단계의 신호전달을 매개하는 역할을 한다. ADRB2 유전자의 유전적 다형성과 관련하여 주로 16, 27번 위치에서 아미노산이 치환되는 단일염기유전자다형성(single nucleotide polymorphisms)이 보고되고 있다. 16번 위치에서 아르기닌이 글리신으로, 27번 위치에서 글루타민이 글루타믹산으로 치환되며, 이러한 대립유전자(allele)의 발현빈도는 40-60%로 상당히 높다. 16번 위치가 글리신으로 치환된 경우 혈관평활근세포의 이완을 유발하는 β_2-항진제를 복용하였을 때 수용체가 하향조절(down regulation)되어 혈관의 반응성을 감소시키게 된다. 27번 위치가 글루타믹산으로 치환된 경우에도 글루타민이 있을 때보다 수용체의 하향조절을 유발하여 혈관의 반응에 더 저항성을 나타내는 것으로 알려졌다. 또한 히드로클로르치아짓 약물에 의해 이완기혈압을 조절하는 반응은 나트륨채널의 감마단위프로모터(sodium channel gamma-subunit promotor gene) 부위의 유전적 다형성과 관련이 있는 것으로 보고되었다.

25.3 약물유전체학연구에서 풀어야 할 과제

대부분의 약물반응은 약동학적 성질과 약력학적 성질에 영향을 주는 다양한 유전자들의 상호작용에 의해 결정된다. 따라서 최근에는 특정 유전자 하나만을 이용하여 개인의 다양한 약물반응을 해석하기보다는 유전체 차원에서 접근하는 방법이 점점 더 중요시되고 있다. 예를 들어 한 개인에서 약물의 활성화 정도에 영향을 미치는 단백질과 수용체의 민감도를 결정하는 단백질을 코딩하는 유전자가 다형성을 나타내는 경우, 약물의 활성화 정도에 영향을 미치는 유전적 다형성은 약물대사에 영향을 미쳐 약물의 혈중농도를 변화시키고, 수용체의 민감도를 결정하는 단백질의 유전적 다형성은 변화한 약물 혈중농도에서의 반응수준을 결정할 것이다. 따라서 유전적 다형성에 의한 상호작용은 단일유전자에 의한 효과에 비해 약물의 반응에 더 큰 영향을 미칠 수 있으나 연구를 통해 확인하기가 더 어렵다.

환경적인 요인에 대한 개인별 반응도 다형성 유전자에 의해 다양하게 나타날 수 있다. 이러한 유전자 변이의 대부분은 일반인구에서 상대적으로 드물게 나타나기 때문에 약물반응에 있어서 그들의 역할을 파악하고 임상적인 관련성을 확인하는 것이 어렵다.

뿐만 아니라 약물유전체학의 임상시험에서는 특히 서로 일관되지 않고 모순된 결과가 나오기도 하는데 그 원인은 다음과 같다.

1) 임상시험을 수행할 때 대상을 선정하는 진단기준이 엄격하지 않은 경우
2) 질병의 여러 가지 동등하지 않은 성질을 연구하는 경우
3) 약물의 효능 및 약물유해반응을 평가하는데 다른 연구에서 사용한 종료시점과 척도를 그대로 적용하는 경우
4) 알려지지 않은 환경적인 요인이 작용하는 경우
5) 약물반응이 여러 요인들의 복합적인 결과로 나타나는 경우

약물유전체학연구에서 연구대상자는 필요한 통계적 검정력을 얻을 수 있는 적절한 크기로 산출되어야 하며, 하나의 연구로는 충분하지 않고 비교성이 있는 다른 인구집단에서도 같은 결과가 나타나는지 철저하게 검증되어야 한다.

약물유전체학연구결과는 의약품의 개발에서부터 시판 후 안전하고 효과적인 사용에 이르기까지 전 과정에 영향을 미친다. 의사가 환자를 진단하는 경우에도 드러난 증상이나 징후뿐만 아니라 유전자형에 따른 질병의 메커니즘에 근거하여 진단할 수 있기 때문에 최적의 치료를 가능하게 한다. 개인의 유전적 특성에 맞추어 의약품과 용량을 선택함으로써 보다 효과적이고 안전하게 환자를 치료할 수 있다. 또한 질병을 일으키는 유전자를 가지고 있는 사람은 질병을 사전에 예방하거나 조기에 치료할 수 있다. 새로운 약물을

개발하는 경우에도 질병을 일으키거나 약물대사, 체내약물수송, 수용체에 영향을 줄 수 있는 유전적 다형성을 피하도록 설계할 수 있다.

현재까지 약물유전체학연구는 약물의 작용과 관련된 유전적 다형성을 확인하고 이를 분류하는 방향으로 수행되고 있다. 반면에 실제 인구집단에서 유전적 다형성과 임상적인 관련성을 검증하는 연구는 거의 이루어지지 않고 있다. 이로 인해 의료인들은 실제 진료에서 유전적 다형성이 평가되어야 한다는 사실과 이러한 평가가 어떻게 수행되어야 하는지에 대한 이해가 부족하다. 이러한 유전적 다형성이 있을 경우 약물처방을 중지해야 하는지, 해당 약물의 용량을 어떻게 변경해야 하는지에 대한 정보도 확보되어 있지 않다. 또한 유전적 다형성이 약물상호작용이나 약물-환경 상호작용을 유발하는지 등에 대한 근거도 부족하다. 이러한 질문에 대한 답을 줄 수 있으려면 적절한 인구집단에서 잘 설계된 임상시험이 수행되어야 하며, 이를 통해 얻어진 정보를 의료인들이 활용할 수 있도록 하여야 한다.

약물이 시판되면 약물의 효과와 약물유해반응에 대한 체계적인 자료가 지속적으로 수집되어야 하는데, 현재까지는 이러한 자료수집이 활발하지 않으며, 특정 유전자에 의한 약물반응의 차이와 다양성에 대한 연구는 아직 활발히 이루어지지 않고 있는 실정이다. 또한 여러 보건관련기구에서 개발한 표준진료지침에는 약물유전체학 관련 정보가 거의 포함되어 있지 않아서 의료인들이 약물유전체학 정보를 얻는 데 어려움이 있다. 표준진료지침에 약물유전체학 관련 정보가 포함되도록 연구를 활발히 수행하고, 근거수준을 강화하여야 한다. 뿐만 아니라 약물유전체학연구에 대한 전문가와 대중을 위한 교육이 수행되어야 할 필요성이 계속적으로 증대되고 있다. 소비자, 보건의료인, 제약회사, 정부기관을 대상으로 한 약물유전체학과 관련된 기초교육프로그램의 개발이 필요하다.

참고문헌

유경상, 약물유전체학: 보다 더 안전하고 효과적인 약물요법을 위한 도약. 병원약사회지 2006;23:79-84.

Green SA, Turki J, Innis M, et al. Amino-terminal polymorphisms of the human beta 2-adrenergic receptor impart distinct agonist-promoted regulatory properties. Biochemistry 1994;33:9414-9.

Hartzema AG, Tilson HH, Chan KA, editors. Pharmacoepidemiology and Therapeutic Risk Management. Cincinnati: Harvey Whitney Books Company; 2008. pp. 933-950.

Maitland-van der Zee AH, Turner ST, Schwartz GL, et al. A multilocus approach to the antihypertensive pharmacogenetics of hydrochlorothiazide. Pharmacogenet Genomics 2005;15:287–93.

Schwartz GL, Turner ST. Pharmacogenetics of antihypertensive drug responses. Am J Pharmacogenomics 2004;4:151–60.

Strom BL, editor. Pharmacoepidemiology, 4th ed. Chichester: John Wiley & Sons Ltd.; 2005. pp. 571–586.

V

약물역학연구에 이용가능한 자료원

26. 약물역학연구에서 전산자료의 이용
27. 약물역학연구를 위한 국외 자료원
28. 건강보험심사평가원자료
29. 한국암등록자료
30. 병원전자의무기록자료

26. 약물역학연구에서 전산자료의 이용

학습목표

약물역학연구에서 전산데이터베이스의 유용성과 장단점을 이해하고, 연구수행에 활용할 수 있다.
- 약물역학연구에서 전산데이터베이스의 유용성과 가치를 설명할 수 있다.
- 약물역학연구에 이용 가능한 데이터베이스를 열거할 수 있다.
- 건강보험데이터베이스와 병원데이터베이스의 특성 및 차이를 비교 설명할 수 있다.
- 대용량 전산데이터베이스의 자료처리 및 결과를 도출하는 과정과 방법을 설명할 수 있다.

대규모 전산화된 데이터베이스는 약물역학연구를 수행할 때 중요한 역할을 하고 있다. 약물역학연구에 사용되는 대규모 전산자료는 순수 연구목적으로 수집된 자료가 아니라 보험청구자료 등 행정목적의 데이터베이스로부터 유래하며, 의약품이 시판된 이후 드물게 나타난 유해사례의 인과관계를 평가하는 데 유용하게 이용할 수 있고, 필요한 경우 자료연계를 통해 종적 환자자료를 생성하는 등 자료수집을 단시간에 할 수 있어 경제적이다. 최근 국내외로 발전된 전산시스템과 전산자료를 이용하여 약물사용양상을 평가하고 약물과 유해사례 간의 관련성을 구명하고자 하는 약물역학연구가 활발히 수행되고 있다. 이에 약물역학연구에서 전산데이터베이스의 활용, 대표적인 데이터베이스 및 그 장단점 등을 알아보고자 한다.

26.1 약물역학연구와 전산데이터베이스

약물이 시판되기 전 임상시험 과정에서는 파악하지 못한 드물게 나타나지만 중증도가 심각한 약물유해반응을 효과적으로 파악하기 위해서는 대규모 인구집단을 대상으로 장기간에 걸쳐 정확하고 포괄적인 정보를 수집해야 한다. 이러한 약물역학연구를 수행할 때 이미 구축되어 있는 전산데이터베이스를 효과적으로 활용할 수 있다. 1980년대 후반부터 병원의 환자관리, 진료업무처리 등 복잡한 업무를 전산으로 처리하면서, 전산화된 데이터베이스가 구성되기 시작하였다. 건강보험심사평가원(이하, 심평원) 등 관련기관의 업무도 대부분 전산화되어 대규모 전산데이터베이스가 구축되면서, 기관에서는 업무를 효율적으로 처리할 수 있게 되었으며, 한 단계 더 나아가 이들 전산자료를 이용한 임상연구가 활발히 수행되고 있다. 특히 약물의 처방과 관련된 사항은 다른 부분보다 일찍부터 전산으로 처리하여 왔으며, 구축된 데이터베이스상에서 실제 처방된 의약품명, 성분명, 사용량 등을 파악할 수 있다. 이렇듯 의료부분에서 20여 년 간 축적된 전산데이터베이스는 약물역학연구에서 그 활용도가 대단히 크다.

26.2 약물역학연구에 이용가능한 전산데이터베이스

약물역학연구에 이용할 수 있는 데이터베이스로는 행정목적으로 개발되어 있는 생정통계자료 등의 데이터베이스, 의료보험단체에 청구된 진료명세서 데이터베이스, 의료기관에서 환자에 대한 각종 임상검사, 진단, 수술, 약물처방 등의 진료내용을 담은 데이터베이스 등이 있다. 또한 데이터베이스 간 자료연계를 통하여 개인별로 연결함으로써, 한 환자에서의 약물사용, 질병발생 등 다양한 정보를 통합한 종적 환자자료를 생성할 수 있다.

우리나라에서는 1993년부터 의료보험관리공단(현 국민건강보험공단)의 데이터베이스를 이용하여 능동적으로 약물유해반응을 모니터링하는 시스템을 구축하는 연구를 지속적으로 추진해 왔다. 또한 1977년 정부 주도의 의료보험제도를 도입한 이후, 1989년부터 전국민의료보험제도를 시행하고 있어, 전국 모든 건강보험지정 요양기관에서 해당 기관이 진료한 환자들에 대한 진료비명세서를 심평원에 청구함으로써 심평원데이터베이스로 축적되고 있다. 따라서 우리나라 심평원데이터베이스는 전 국민이 진료받은 내역을 포함하고 있어 약물역학연구의 귀중한 자료원이 될 수 있다.

약물사용양상을 조사하기 위하여 제약회사의 의약품 판매실적 자료나 특수한 목적으로 수행하는 약물사용모니터연구로 수집된 자료들을 이용할 수도 있다. 미국의 IMS Health에서는 지속적인 단면적 조사를 통하여 약물사용양상에 관한 데이터베이스를 구축하고 있으며, 미국 식품의약품안전국에서는 이러한 데이터베이스를 이용하여 전국적인 약물사용평가를 수행하기도 한다.

국외의 대표적인 데이터베이스로는 미국의 대표적인 건강보험조직인 건강협동조합(Group Health Cooperative, GHC), 카이저퍼머넌트(Kaiser Permanente medical care program), 유나이티드헬스그룹(United Health Group, UHG)와 영국 일차진료연구데이터베이스(The UK General Practice Research Database, GPRD) 등의 전산자료가 있다. 또한 미국 의료보호데이터베이스

(Medicaid database)나 캐나다의 싸스캐치완건강데이터베이스(Saskatchewan Health Databases)와 같은 보험청구데이터베이스도 약물역학연구에 광범위하게 활용되고 있다. 약물역학연구에서 건강결과를 나타낼 수 있는 자료로서 다양한 질병등록자료도 이용할 수 있는데, 오늘날 여러 국가에서 전체 국민을 대상으로 전산 암등록사업을 수행하므로 이와 같은 전국 규모의 자료를 이용할 수도 있다.

병원의 전자의무기록, 자발적보고 데이터베이스 등도 약물역학연구에 활용할 수 있는 자료원이다. 병원의 전자의무기록에는 환자의 임상상태에 대한 내용이 기록되어 있어, 유용한 자료로서 이용할 수 있다. 전자의무기록에는 환자의 입원, 외래, 응급실 및 정신질환 치료 기록, 임상검사, 방사선촬영검사, 투여된 의약품, 그리고 한약 등의 보완의약품에 관한 정보가 포함되어야 하며, 약물 사용 중에 나타난 유해사례에 대한 내용도 기록되어야 한다. 이러한 데이터베이스는 단독으로 혹은 다른 전산데이터베이스와의 연계를 통하여 약물역학연구의 자료원으로 활용할 수 있다.

26.3 약물역학연구를 위한 전산데이터베이스의 특성

전산데이터베이스를 활용한 약물역학연구에서 연구결과의 타당도를 확보하기 위해서는 전산데이터베이스의 질평가가 우선적으로 수행되어야 한다. 전산자료의 질을 평가할 때에는 내적 타당도, 외적 타당도 및 추적관찰 가능성을 고려해야 한다. 역학연구에서 내적 타당도는 연구결과 자체의 타당성에 관한 문제로 약물역학연구를 위한 전산데이터베이스에서는 전산자료의 포괄성, 타당도 및 신뢰도로 평가할 수 있다. 외적 타당도는 궁극적 연구대상으로부터 실제 연구대상을 선정하는 과정, 즉 연구대상집단이 모집단을 대표할 수 있도록 확률적으로 추출됨으로써 연구결과의 일반화가 가능할 것인지에 관한 사항이므로, 여기서는 정의된 인구집단에 대하여 전산데이터베이스 내 관찰자료가 갖는 대표성으로 측정할 수 있다. 또한 전산데이터베이스의 대상이 되는 인구집단을 계속하여 추적관찰할 수 있는지 여부는 전산자료의 내적 타당도 및 외적 타당도 모두에 영향을 미칠 수 있다.

가. 전산데이터베이스의 포괄성

전산데이터베이스의 내적 타당도의 한 측면인 포괄성은 전산데이터베이스가 포함하고 있는 정보로 평가할 수 있다. 이는 데이터베이스상의 약물노출 정보, 진단명 등의 건강결과 정보 및 약물유해반응의 인과관계를 파악할 때 필요한 다양한 교란변수들에 대한 정보 등을 의미한다. 예를 들어, 약물처방 정보만을 포함하는 데이터베이스와 비교하여 약물처방 및 질병진단 정보를 포함하는 데이터베이스가 보다 포괄성을 갖는다고 할 수 있다.

전산데이터베이스의 포괄성에 있어 자료가 포함하는 정보의 완전성 또한 중요한 요소이다. 이는 환자에 대한 약물처방정보, 환자의 진단명, 처방전 없이 구입할 수 있는 일반의약품에 대한 노출정보, 잠재적 교란변수 등이 전산데이터베이스에 변수로서 완전하게 구축되어 있는 정도를 의미한다. 전산데이터베이스의 포괄성을 평가하는 과정은 복잡하나, 충실한 약물역학연구의 수행을 위하여는 이 과정이 반드시 선행되어야 한다.

나. 전산데이터베이스의 타당도

전산데이터베이스에 저장된 약물노출자료와 질병발생 등의 건강결과자료들의 타당도는 이들 자료의 민감도와 특이도로 평가할 수 있다. 전산네이터베이스 내 약물노출정보의 민감도는 특정 약물에 노출이 있었던 환자들이 실제로 해당 약물에 노출되었음을 정확히 측정해 내는 정도를 의미한다. 약물노출자료에 대한 타당도 평가의 기준으로는 비교적 황금기준에 가깝다고 알려진, 직접설문조사와의 비교를 통한 평가가 많이 수행되고 있다. 반면 전산데이터베이스의 약물노출자료에 대한 특이도는 특정 약물에 노출이 없었던 환자들이 실제로 해당 약물에 노출되지 않았음을 정확히 측정해 내는 정도를 의미한다. 예를 들어, 요양급여청구 데이터베이스를 이용하여 분석할 때, 처방전 없이 구입할 수 있는 비급여 일반의약품에 대한 노출정보는 전산자료 내에서는 알 수 없으므로 이들 약물의 영향에 대하여 과소평가할 가능성이 있다.

전산데이터베이스 내 건강결과자료의 민감도는 실제로 건강결과가 발생한 환자를 데이터베이스상에서도 건강결과가 발생한 것으로 측정해 내는 정도로 정의한다. 전산데이터베이스 내 건강결과란 질병발생, 의원방문, 입원, 사망 등의 정보를 포괄한다. Quam 등(1993)이 의무기록자료와 환자면접조사 등을 통하여 청구데이터베이스상 고혈압 진단명의 타당도를 평가하였을 때, 약물처방정보와 진단정보 모두 갖고 있는 경우 96%의 높은 민감도를 나타내었다.

전산데이터베이스 내 건강결과자료의 특이도는 실제로 특정 건강결과가 발생하지 않은 환자들이 데이터베이스상에서도 건강결과가 발생하지 않은 것으로 측정해 내는 수준을 파악하여 평가할 수 있다. 데이터베이스 작성 시 질병 진단명의 분류체계가 부정확한 경우, 혹은 진단명의 분류에 오류가 발생한 경우 위양성이 발생할 가능성이 있으며, 이는 데이터베이스 내 건강결과자료의 특이도를 저해할 수 있다.

다. 전산데이터베이스의 신뢰도

역학에서 측정방법의 신뢰도란, '같은 내용에 대하여 반복측정했을 때 같은 결과가 나오는 정도'를 의미한다. 약물역학연구를 위한 전산데이터베이스의 신뢰도 역시 같은 의미로, 두 가지 측면에서 신뢰도를 평가할 수 있다. 첫 번째 측면은, 하나의 데이터베이스 내에서 반복적으로 수집된 정보의 일관성 정도다. 대부분 전산화된 데이터베이스는 컴퓨터 디스크 등의 하드웨어에 저장되므로, 입력되는 데이터 양식이 크게 변하지 않는 한 그 신뢰도의 수준은 완벽에 가깝다. 전산데이터베이스 신뢰도 평가의 두 번째 측면은, 전산자료로 얻을 수 있는 정보와 다른 자료원으로부터 얻을 수 있는 정보 간의 일치도다. 즉, 전산데이터베이스와 의무기록자료, 직접설문조사자료 혹은 다른 전산데이터베이스 등의 정보 간 일치도를 계산하는 것이다.

라. 전산데이터베이스의 대표성

전산화데이터베이스의 외적 타당도는 데이터베이스의 대표성, 혹은 일반화 가능성으로 평가할 수 있다. 이는 데이터베이스가 포함하는 인구집단이 전체 인구집단을 대표하는 정도를 의미하며, 전산데이터베이스를 이용한 약물역학연구를 수행할 때, 연구결과의 적용대상 인구집단에 대한 대표성을 점검해야 한다. 데이터베이스의 대표성을 평가할 수 있는 방법으로 두 가지를 제시할 수 있다. 첫 번째 방법으로, 전산데이터베이스 내 인구집단과 연구대상 표적집단 간의 인구학적 특성, 예를 들어 나이, 성별, 인종, 그리고 수입, 직업, 교육수준 등의 사회경제적 상태를 통계적으로 비교할 수 있다. 두 번째 방법으로, 전산데이터베이스의 구축을 위하여 원 작성기관에서 적용한 자격기준을 검토해 볼 수 있다. 예를 들어, 병원 내에서 작성된 데이터베이스의 경우 해당 병원에서 진단받은 환자만을 포함하므로 지역사회 인구집단에 대한 대표성을 확보하기에는 한계가 있을 수 있어, 선택비뚤림이 발생하여 연구결과의 외적 타당도를 저해할 수 있다. 연구대상 표적집단에 대한 대표성을 충분히 확보하지 못한 전산데이터베이스로 분석한 경우, 그 결과의 해석에 있어 주의를 요하며, 서로 다른 데이터베이스를 분석한 연구결과를 비교할 때에도 각 자료원의 일반화 가능성을 세심히 따져본 후 해석할 필요가 있다.

마. 추적관찰 가능성

약물역학연구에 이용한 전산데이터베이스에 포함된 인구집단에 대하여 추적관찰이 잘 이루어져 지속적으로 약물노출, 건강결과 등의 정보를 확보한다면 보다 높은 수준의 약물역학연구를 수행할 수 있다. 즉, 데이터베이스에서 추적조사 소실은 최소화될수록 좋으며, 추적관찰 기간이 길어질수록 통계적 검정력을 확보하기에 용이하다. 추적조사 소실에 대한 보완책으로, 외부자료원을 이용하여 생존여부를 파악할 수 있으며, 연구대상 선정 시 최소한의 추적조사기간을 갖는 대상들로 한정하는 방법을 고려할 수 있다. 또한 분석과정에서, 추적조사 소실에 따른 정보의 소실을 최소화하는 통계적 방법론을 적용할 수도 있다.

26.4 약물역학연구에서 전산데이터베이스의 장단점

가. 전산데이터베이스의 장점

약물역학연구의 수행에 있어 전산데이터베이스는 여러 장점을 갖는다. 전산자료는 비교적 대규모 인구집단을 대상으로 하므로, 드물게 발생하는 약물유해반응에 대한 약물역학연구의 수행을 가능하게 한다. 또한, 직접적으로 연구비용을 절약하고 연구기간을 단축할 수 있어, 짧은 시간 내에 적은 연구비로 대규모 인구집단을 대상으로 하는 경시적인 약물역학연구를 수행할 수 있다.

나. 전산데이터베이스의 단점

전산데이터베이스를 약물역학연구에 이용할 경우 많은 장점을 지니기도 하지만, 앞서 언급한 바와 같이 자료원 자체가 갖는 특성으로 인하여 내적, 외적 타당도 등이 떨어지는 경우가 발생할 수 있다. 약물복용과 유해반응 발생 간의 인과성을 평가할 때 중요한 교란변수로 작용할 수 있는 흡연 여부, 직업, 여성의 경우 초경과 폐경 등에 대한 정보가 없는 경우가 많아 이를 분석과정에서 고려하지 못하는 경우가 발생한다. 또한 전산데이터베이스상 약물처방에 대한 정보가 100% 약물을 복용하였다는 것을 의미하지는 않으므로, 약물복용에 대한 순응도가 떨어지는 경우 노출에 대한 평가가 부정확해질 수 있다.

26.5 전산데이터베이스의 분석

전산데이터베이스를 이용한 약물역학연구가 일반적인 자료조사와 다른 점은, 방대한 자료를 검색하여야 하므로 이를 처리하기 위하여 대용량의 자료처리방법을 적용하여야 한다는 것이다. 이에 통계처리프로그램인 SAS 등을 활용할 수 있는데, SAS프로그램은 용량이 큰 데이터베이스도 처리할 수 있어 많은 경우 이를 활용한다. 보다 적은 용량의 자료나 간단한 통계분석이 필요한 경우는 SPSS와 같은 통계프로그램을 효과적으로 활용할 수 있다.

처리방법이 복잡한 경우에는 데이터베이스 프로그램이 필요할 수도 있다. 대용량의 데이터베이스시스템(예: mySQL), 자료변환도구(예: mySQLGate) 및 데이터베이스 자료계산 처리가 가능한 데이터베이스프로그램 도구(예: Delphi) 등 3가지 유형의 도구가 필요하다. SQL에 의해 전산데이터베이스의 검토와 분석을 수행하는 경우는 대부분 자료의 용량이 큰 관계로 소요되는 시간이 길 수도 있다. 그러나 최근 전산데이터베이스와 관련하여 국내외로 발전된 컴퓨터시스템과 전산자료를 이용한다면 보다 효율적인 연구수행이 가능하다.

26.6 전산데이터베이스의 이용과 관계된 윤리적 고려사항

대규모 전산화된 데이터베이스에서 유래하는 건강관련 기록을 연구에 활용하는 것은 이전부터 수행되어 왔으나 사적인 정보에 대한 보안을 유지하는 것이 최근 중요한 문제로 부각되고 있다. 환자정보에 접근할 때 연구자는 반드시 윤리적인 문제에 대한 책임을 고려해야 한다. 국제약물역학회(International Society for Pharmacoepidemiology, ISPE)의 우수약물역학연구수행지침(Good Pharmacoepidemiology Practice, GPP)에서 행정목적의 데이터베이스나 개인식별번호를 포함하지 않은 자료를 이용할 경우에는 각 기관의 의학연구윤리심의위원회의 규정에 따라 신속심의를 받거나 정규심의를 면제받을 수 있다고 명시되어 있다. 싸스캐치완건강데이터베이스를 연구목적으로 활용하고자 할 때에는 환자 및 처방의사의 이름, 주소 등 개인식별이 가능한 정보에 대한 연구자의 접근은 불가능하며, 병원과 의사에 대한 정보와 환자 개인식별자 등은 특정 환경에서만 연계할 수 있도록 제한하고 있다. 또한, 싸스캐치완건강데이터베이스 자료접근위원회의 승인을 얻는 경우 의학연구윤리위원회 심의면제 대상인 연구로 분류된다.

영국에서는 1998년 개인정보보호법(Data Protection Act 1998, DPA98)과 인권법(Human Rights Act 1998), 2001년에 보건사회보호법 제60조, 2003년에 MRC Guideline 등 대규모 데이터베이스를 이용한 의학연구와 관련한 규정을 제정하였는데 개인정보보호법 및 보건사회보호법에서는 개인정보에 관한 정의를 하였으며, 익명화된 정보의 경우 사전동의를 받지 않고 연구를 진행할 수 있음을 명시하였다. 미국에서도 1996년 연방정부 차원에서 건강보험양도및책임에관한법(Health Insurance Portability and Accountability Act, HIPPA)을 제정하여 개인신원을 확인할 수 있는 보건의료정보에 대한 준수사항을 제정하였는데 자료의 이용과 공개에 대한 일반원칙에서 익명화된 정보는 개인식별이 가능한 보건의료정보로 간주하지 않는다고 명시하였다. 이에 따라 연구, 공중보건 또는 보건의료업무의 목적을 위해서는 정보주체의 동의 없이 일정한 요건하에 정보를 제공할 수 있게 되었으며, 의학연구윤리심의위원회 또는 이에 준하는 정보위원회의 승인을 받으면 약물역학연구 수행에 전산자료를 사용할 수 있게 하였다. 국내에서는 통계작성과 학술연구 등의 목적을 위한 경우로서 특정 개인을 식별할 수 없는 형태로 제공하는 경우 자료를 활용할 수 있음을 명기하고 있으나, 익명화된 자료를 연구목적으로 제공하는 경우 심의에 대한 공식적인 정의 및 심의절차와 관련한 사회적 합의 및 규율이 없는 실정이다.

약물역학연구에 전산자료의 활용은 가치 있는 결과를 생성할 수 있으며, 법적으로 개인정보보호를 위한 규제를 두는 것이 마땅하나, 이러한 규제로 인해 국민들에 도움을 줄 수 있는 공중보건학적으로 의미 있는 연구의 수행이 가로막혀서는 안 된다. 대규모 전산자료의 활용과 개인정보보호 사이에 균형 있는 시각으로 접근하여야 할 것이며, 익명화된 자료를 연구목적으로 제공하는 경우 심의에 대한 공식적인 정의 및 심의절차와 관련한 사회적 합의 및 규율 마련이 시급한 과제다.

참고문헌

박병주, 허대석, 안형식 등. 근거중심보건의료. 고려의학; 2009. pp. 62-3.

안윤옥, 유근영, 박병주 등. 역학의 원리와 응용. 서울대학교출판부; 2005. pp. 44-59.

Guidelines for good pharmacoepidemiology practices (GPP). Pharmacoepidemiol Drug Saf 2008;17:200-8.

Hartzema AG, Tilson HH, Chan KA, editors. Pharmacoepidemiology and Therapeutic Risk Management. Cincinnati: Harvey Whitney Books Company; 2008. pp. 519-44.

Quam L, Ellis LB, Venus P, et al. Using claims data for epidemiologic research. The concordance of claims-based criteria with the medical record and patient survey for identifying a hypertensive population. Med Care 1993;31:498-507.

Rawson NS. Ethical issues in pharmacoepidemiologic research using Saskatchewan administrative health care utilization data. Pharmacoepidemiol Drug Saf 2001;10:607-12.

27. 약물역학연구를 위한 국외 자료원

학습목표

약물역학연구에 활용되는 대표적인 국외 자료원의 유용성과 장단점을 이해하고, 특징에 따른 연구 설계를 설명할 수 있다.

- 미국 건강협동조합(Group Health Cooperative)자료의 특성을 알고 이를 이용한 연구를 설명할 수 있다.
- 유나이티드헬스그룹(United Health Group)자료의 특성을 알고 이를 이용한 연구를 설명할 수 있다.
- 카이저퍼머넌트(Kaiser Permanente Group)자료의 특성을 이해하고 이를 활용한 연구를 설명할 수 있다.
- 미국 의료보호데이터베이스(Medicaid database)의 특성을 알고 이를 이용한 연구를 설명할 수 있다.
- 영국 일차진료연구데이터베이스(General Practice Research Database)의 특성을 알고 이를 이용한 연구를 설명할 수 있다.

미국 건강유지조직(Health Maintenance Organizations, HMO)에서는 고정적인 연회비를 미리 지불하는 가입자에게 포괄적인 의료서비스를 제공하고 있다. 직업을 가진 대부분의 미국인은 HMO의 의료서비스를 이용하고 있는데 HMO는 계약을 맺은 의료인 네트워크를 통하여 의료서비스를 제공하고 있다. 시판 후 약물감시에 HMO 자료를 이용하는 것은 지속적인 관심이 되어 왔으며, 1980년 처방약사용에 관한 합동위원회(Joint Commission on Prescription Drug Use) 보고서가 발표된 이후 권고되고 있다. HMO 자료를 사용하여 연구를 수행할 때, 분모를 파악할 수 있고, 발생률과 유병률을 계산할 수 있다는 것이 대표적인 장점이다. 본 장에서는 장기간 의료서비스를 제공해 온 서구의 대규모 전산자료 구축과정과 약물역학연구 활용사례를 알아보고자 한다.

27.1 미국 건강협동조합

가. 미국 건강협동조합의 특성

미국 건강협동조합(Group Health Cooperative, GHC)은 1947년에 설립된 소비자 중심의 비영리HMO로서, 현재 워싱턴주의 약 58만 명에게 의료서비스를 제공하고 있다. 등록자의 75%는 GHC 지정의료기관에서 의료서비스를 제공받으며, 보장 제외사항은 등록자가 의뢰한 지역사회 의료인과 계약을 맺어 진료받는다. 2003년 워싱턴주의 거주자 중 약 10%가 GHC에 가입되어 있었으며, 대부분 직장보험 형태로 혜택을 받고 있다. 2003년 9월에 GHC에서는 약 5만 8,500명을 메디케어, 약 3만 명을 메디케이드, 약 1만 8,000명을 워싱턴주 기초의료보호수진자로 전환하였는데 이는 주 부설프로그램으로, 사보험에 가입하지 않은 저소득 거주자에게 의료보험을 제공하는 것이다.

GHC자료는 개인별 고유등록번호를 통하여 개별자료를 연계할 수 있기 때문에 많은 역학연구의 자료원으로 활용되어 왔다. 개인고유번호는 계약을 파기하거나 재등록하는 경우에도 각 등록자에 대하여 동일하게 유지된다. GHC자료는 다양한 정보를 담고 있다. 모든 등록자에 대한 개인고유번호, 보험가입번호, 생년월일, 성별, 1차의료제공자, 배정된 의원, 주소, 전화번호 등 환자의 특성들이 포함되어 있다. 약물자료는 1977년 3월 이후 GHC에 소속된 약국에서 조제된 자료를 포함하고 있다. 각 자료는 환자의 특성, 조제기록, 조제자에 대한 정보를 담고 있으며, 처방일수는 1996년 추가되었다. 입원데이터베이스는 1972년 1월 이후 GHC 소속 의료기관의 모든 입퇴원기록을 포함하며, 환자의 특성, 진단, 시술, 진단명기준환자군(Diagnosis Related Group, DRG; 환자의 진단명, 수술 등 진료내용이 유사한 질병군으로 분류하는 것을 의미함) 등의 정보를 담고 있다. 실험실검사 자료는 1986년부터 전산화되어 저장되고 있다. 모든 실험실검사에 개별환자에 대한 정보가 기록되며, 검사명, 검사의뢰일, 검체종류, 결과, 결과보고일 등의 변수가 포함되어 있다. 방사선검사기록은 1986년에 만들어졌고 CT, MRI를 포함하여 GHC 소속 의료기관에서 수행되는 모든 방사선검사들이 포함되며, 분리된 자료로 저장되다가 1995년 6월 이후, 외래진료자료에 결합되어 있다. 진단과 시술자료는 1991년에 시작하여 1992년에 완전히 데이터베이스에 포함되었다.

GHC은 1974년 이후로 미국암협회의 암등록사업(Surveillance, Epidemiology and End Results, SEER)프로그램에 참여하였는데 보건의료연구소는 13개 SEER 인구기반의 등록소 중 하나인 프레드허친슨암연구소의 암등록시스템으로부터 GHC 가입자의 암등록정보를 주기적으로 받고 있다. 환자의 인구학적 정보, 암의 해부학적 위치, 진단 시의 단계 및 암발생정보, 등록된 모든 생존환자의 진행상태, 추적관찰 시의 활력징후를 포함하고 있다. 또한,

워싱턴주의 생정통계자료를 연계하여 1977년부터 사망자료를 구축하고 있다.

GHC의 지역사회 보건의료부분은 가정간호, 호스피스, 노인간호프로그램, 요양소와 다른 지역사회 기반의 서비스로 구분되어 운영되며, 의료제공자의 형태, 시술형태, 진단, 의료기관, 비용과 지불정보가 포함되어 있다. 보건의료 이용과 의료비 정보에 대한 요구가 증가하면서 GHC는 1989년 의료이용 및 의료비관리 전산정보시스템을 개발하였다. 이 시스템을 사용하여 개인의 총 보건의료비용뿐만 아니라 1차진료, 약물처방, 정신보건서비스, 입원 등 개별의료비용까지 평가할 수 있다. 또한 등록된 모든 어린이에 대해 워싱턴주로부터 예방접종자료를 정기적으로 받아 모든 예방접종에 대한 기록을 포함하고 있다.

또한 1989년 이후 GHC에 소속되지 않은 의료제공자에게 받은 입원, 외래, 전원 등 외부 보건의료서비스에 대한 기록을 포함하고 있다. 이러한 자료는 HMO가 개별의료에 대한 완전한 보장을 제공하고자 하는 정책으로 인하여 더욱 중요하게 되었다. 또한, 40세 이상의 모든 여성은 유방암의 발병과 관련된 요소에 대한 설문지를 우편으로 받으며, 약 85%가 설문에 응답하고 있다. 유방암검진프로그램에서 얻어진 정보는 유방암의 위험을 개인수준에서 파악하고 위험집단에 대한 유방촬영술의 스크리닝 빈도를 결정하는 데 사용되었다.

나. 미국 건강협동조합자료의 장단점

GHC은 58만 명이 넘는 큰 인구집단을 대상으로 하므로 드물게 일어나는 약물유해사례에 대한 연구수행이 가능하다. 인구집단에 대한 연령, 성별, 거주지역, 회원자격 유지기간 등이 잘 정리되어 있으며, 회원자격변경은 연간 약 15% 정도로 장기간 추적관찰이 용이하며, 각 개인의 자료를 시간경과에 따라 연계할 수 있는 장점이 있다. GHC은 50년 이상 존속된 기관으로서, GHC에 수십 년 동안 등록된 사람에 대한 자료의 사용이 가능하므로 긴 추적관찰기간이 필요한 연구에 활용할 수 있다. 노출과 결과변수 사이의 시간적 간격이 긴 경우에 적합하며, 장기적인 추적관찰이 필요한 예로 홍역예방접종과 염증성 장질환 사이의 연관성에 대한 연구가 있었다. 약물복용이나 예방접종 등 노출정보를 전산자료에서 쉽게 확인할 수 있다. 이러한 자료는 진료과정에서 지속적으로 저장되므로, 별도의 비용 지출 없이 회상비뚤림 등에 의한 문제를 최소화하여 수집할 수 있으며, 필요한 경우 환자와 직접 접촉하여 추가정보를 확인할 수 있어 비뚤림이 적은 연구를 효과적으로 수행할 수 있다. 그 예로, HMO 내에서의 예방접종자료와 의원, 응급실, 병원에서의 자동화된 경련발작 진단자료를 연계하여 예방접종 이후 경련발작 위험에 대한 백신안전성자료연계연구(Vaccine Safety Datalink Project)가 수행되었다. 또한, HMO네트워크에 참여함으로써 미국의 다른 지역, 지리적으로 먼 거리의 인구집단에 대한 진료행태, 의료전달형태, 의료의 질 평가연구를 수행할 수 있다. 그러나 GHC자료는 인종, 흡연, 음주와 같은 중요한 교란변수를 포함하지 않고 있어 약물역학연구에 활용하는 데 어려움이 있을 수 있다. 임상결과정보에 대한 의무기록 확인이 필요할 수 있다. 일례로 당뇨병의 전산상 진단과 합병증, 동반질환에 대한 정확도를 평가한 결과, 전산자료는 당뇨병의 잠재적인 합병증을 동정하는 데에는 유용하지만, 연구목적으로 사용하기 위해서는 추가 확인절차를 거쳐야 하는 것으로 파악되었다. 보건산업의 경쟁적 환경으로 인해 가입자가 자유롭게 의료공급자를 선택할 수 있는 혼합형보험상품이 증가하였고, 보험적용이 되지 않는 의료서비스의 이용은 진료제공의 지속성을 저해하고, 전산자료의 완전성을 제한하는 문제가 있다. 예를 들어, GHC 외부에서 하는 검사의 경우 전산자료로 확인할 수 없으며, HMO 내에서 환자이동이 증가하는 것 역시 추적관찰기간이 감소하는 문제를 야기한다.

GHC에서는 시판 후 일정기간이 지난 약물만을 보장범위에 포함하여 신약 사용에 대한 제한을 두고 있으며, 동시에 처방된 약물 중 한 가지 상품명만을 선택적으로 기록하는 경우가 있어, 해당자료를 이용하여 연구를 수행하는 경우 약물노출을 정확하게 파악하기 어려울 수 있다. 또한, 노령층, 빈곤층의 경우 HMO에 가입되어 있지 않은 문제점이 있었으나, 1985년부터 제공된 메디케어 의료서비스로 인하여 이를 보완할 수 있게 되었다. GHC 가입자에게 처방된 약물 중 실제로 GHC 소속약국에서 조제하는 분율이 어느 정도이냐 하는 것 또한 문제다. 심혈관질환 전문의들은 GHC에서 발급된 처방전 중 어느 정도가 소속 약국에서 조제되는지 정기적으로 조사하였는데, 1994년 이전에 조사된 자료에서는 97%, 1994년 이후에는 95.5% 수준으로 나타났다. 약국조제자료에는 질병이나 적응증에 대한 기록이 없기 때문에 적응증 확인을 위해 의무기록을 활용하기도 한다. 이때 처방전에 기록된 적응증과 의무기록이 일치하지 않는 경우 문제가 될 수 있는데 조제자료와 의무기록 사이의 일치율은 89–100%로 보고되었다. NSAID 처방에 대한 적응증이 의무기록에 기재되어 있는지 평가하였을 때, 7%가 누락되거나 모호한 진단을 포함하고 있음을 발견하였으며, 불완전한 약물기록과 적응증 누락 사이에 상관관계가 있었다.

2003년 4월부터 건강보험양도및책임에관한법(Health Insurance Portability and Accountability Act, HIPAA)의 개인정보보호규칙이 시행되었다. 이 연방법은 환자의 진료정보를 보호하기 위한 것으로 성명, 진료날짜, 외무기록번호 등 넓은 범위를 포함하며, 임상연구센터를 비롯하여 건강보험제도, 진료공급자 등에게 적용되는 것으로 GHC 역시 이를 따라야 한다. 환자와 직접 접촉하는 연구에서 연구자는 환자로부터 자신의 정보를 공개한다는 내용에 동의하는 서명을 받아야 하며, 이때 환자는 서명을 거부하거나 취소할 권리를 가진다. 직접적으로 환자동의를 얻을 수 없는 연구의 경우에는 각 기관의 연구윤리심의위원회로부터 승인을 받아야 한다. 정보공개에 대한 환자동의를 얻지 못한 경우 HIPAA는 이용할 수 있는 자료를 제한하는 등의 방법을 이용하여, 연구에 필요한 최소한의 환자정보를 공개한다는 '최소필요'의 원칙을 고수하고 있다.

다. 미국 건강협동조합자료를 이용한 연구

GHC 자료를 이용한 임신부에서의 항우울제 사용이 영아에 미치는 영향에 관한 연구가 2002년 미국정신과학회지에 발표되었다. 출산 전후에 항우울제에 노출된 영아와 노출되지 않은 영아 사이에 선천적 기형 유무, 초기 성장 및 발달 등에 차이가 있는지 확인하기 위한 코호트연구가 수행되었다. 퇴원기록을 이용하여 1986년 1월 1일부터 1998년 12월 31일까지 출생한 영아를 모두 확인하였고, 종이의무기록과 전산자료를 모두 확인하기 위하여 GHC 소속병원에서 출산한 경우로 제한하였다. 산모들의 약물자료를 이용하여 출산 전 360일 이내에 삼환계항우울제 또는 선택적세로토닌재흡수억제제(selective serotonin reuptake inhibitor, SSRI)의 처방여부를 확인하였다. 출산 전 270일 이내에 항우울제 한 가지 이상을 처방받은 자를 노출군, 출산 전 360일 이내에 항우울제 한 가지 이상을 처방받지 않은 자를 비노출군으로 분류하였다(항우울제를 출산 전 270일에서 360일 사이에 처방받은 자는 분석에서 제외하였음). 항우울제 노출여부에 대한 완결성을 확인하기 위하여 대상자들을 출산 전 360일 이전에 GHC에 가입된 산모로 제한하였다. 연구결과 산모에서의 삼환계항우울제나 SSRI의 복용이 영아의 선천적 기형 유무, 초기 성장 및 발달 지연 등에 영향을 미치지 않음을 확인하였다. 그러나 임신 중의 SSRI 복용은 조산과 저체중아 출산의 위험을 높이고, 특히 임신 3기에 Apgar 점수를 낮추는 것으로 나타났으며, 삼환계항우울제에서는 통계적으로 유의한 결과가 관찰되지 않았다.

27.2 유나이티드헬스그룹

가. 유나이티드헬스그룹의 특성

유나이티드헬스그룹(United Health Group, UHG)은 미국 전역에서 1,300만 명 이상을 대상으로 의료서비스를 제공하는 회사이며, 자체적인 연구기관을 1989년 설립하였다. 이 연구기관은 UHG과 제휴한 연방정부, 주정부, 개인단위의 고객뿐 아니라 보건복지관련 기관 또는 기타 특성화된 기업에서 공익적인 연구수행을 촉진하는 목적을 갖고 있다.

UHG은 40개 이상의 보건복지정책, 그 전자기록데이터 등과 연계되어 있다. 보통 각각의 제휴된 보건정책은 의료서비스를 제공하는 의료진, 병원의 대단위 연계망과 계약을 맺고 있으며, 광범위한 인구를 대상으로 연구할 수 있는 기회를 제공한다. 연구기관에서는 보험청구자료, 연구데이터베이스 등을 이용하여 약물역학, 질평가, 성과연구, 건강결과, 비용-효과분석 등 다양한 연구를 수행할 수 있으며, 제약회사, 학계, 정부기관 등과 협력하여 연구를 수행하는 경우도 종종 있다. 1974년에 설립된 이후 1,300만 명의 사람들에게 보건의료서비스를 제공하고 있으며, 약 29만 명의 의료제공자, 3,050개 참여병원, 5만 3,000개 소매약국(대형 약국관리회사에 소속된 형태)을 포함한다. 가입회원수는 시기에 따라 다르며, 약 580만 명의 영리보험가입자, 50만 명의 메디케이드가입자, 45만 명의 메디케어가입자를 포함한다. 각 가입자는 고유한 식별번호를 부여받으므로 계약 해지나 재가입 시에도 추적이 가능하다.

보험정책및평가센터는 진료제공 개선, 공중보건 증진, 정책입안자, 보험기관, 정부기관 등에 공헌할 수 있는 객관적인 정보를 제공하고자 하는 독립적인 연구협의에 따라 1997년 UHG에 의해 재설립되었다. 우선, 센터는 의약품성과프로젝트(Medical Therapeutics and Outcomes Project, MTOP)를 통해 제약협회와 협력하여 청구자료와 의무기록정보의 정확성을 비교하였다. 센터의 다른 초기 연구 중 하나는 보험에서의 첫 번째 질관리시스템인 질보증관리시스템(Quality Screening Management, QSM)을 개발하는 것이었다.

연구데이터베이스는 UHG의 12개 제휴보험에 등록된 의료/약물청구자료로 이루어져 있다. 연구데이터베이스에 등록된 청구자료는 대규모의 장기 데이터를 포함하고 있는데, 1990년부터 현재까지 자료들로 구성되어 있다. 1997년에는 영리보험, 메디케어, 메디케이드에 가입한 약 350만 명의 회원과 260만 회원-년(member years)을 포함하였다. 시판 후 조사를 목적으로 하는 경우, 분석은 연구데이터베이스 중에 약물사용 정보를 포함하는 약 93%의 영리보험가입자, 대부분의 메디케이드가입자 등으로 제한된다. 메디케어가입자의 경우, 보험에 따라 약물보장범위가 달라 약물데이터베이스가 모든 처방약물을 포함하지 못하므로 약물사용내역 접근에 제한이 있다. 연구데이터베이스는 장기적으로 여러 파일을 연계하여 사용되며 다음과 같이 이루어져 있다. 회원 가입자료는 부양가족을 포함한 모든 보험가입자의 인구학적 정보가 저장된다. 생년월일, 성별, 직업군, 직장, 가입/재가입 날짜 등이 데이터에 포함된다. 각 회원에게 가입 시에 고유한 식별번호가 부여되며, 계약해지나 재가입 시에도 이 번호는 유지된다. 의무자료는 입원, 외래, 응급실, 수술실, 의원 등 모든 보건의료기관에서 특정치료/예방/기관관련치료 등 모든 범위에 걸쳐 수집된다. 보건의료제공자들은 청구자료를 서신이나 전자문서로 제출한다. 약물청구자료는 보통 처방과 동시에 약국에서 전자문서 형태로 제출된다. 청구내역은 보험에서 부담하는 모든 약물관련 서비스 내용을 포함하며, 가입자가 직접 기입하기도 한다.

환자 개개인의 ID번호 이외에 모든 약물청구자료는 약국, 약물명, 조제일, 조제약물용량, 처방일수, 조제량 등의 내용을 포함한다. 의료제공자자료는 보험참여의료진과 기타 보건의료제공자에 대하여 제공형태, 장소, 전문 · 부전문 과목 등의 내용이 포함되어 있다. 각 제공자에 대해서는 제공자와 기관에 유일한 ID 번호가 부여된다.

가입, 의료청구, 약물청구, 의료제공자 기록은 각 가입자의 개별적인 정보로 합산될 수도 있고, 입원/외래 청구자료를 약물청구자료와 연계하거나 모든 청구자료를 가입/의료제공자자료와 연계할 수도 있다. 이러한 연계를 통하여 진료분석, 치료과정연구 등을 거주지역에 관계없이 진행할 수 있다. 진단, 치료, 유해사례 발생 등에 대한 정보를 청구자료를 통해 시간을 거슬러 추적할 수 있다. 이러한 과정을 용이하게 하기 위해 센터에서는 여러 등록기간과 보험에 따른 여러 개의 ID 번호를 가지는 사람들을 추적하여 장기적 기록의 완결성을 확보하였다. 여러 개의 ID 번호를 가지는 의료제공자에 대해 합산자료를 만드는 프로그램도 개발되었다. 가입자료를 통하여 모든 가입자의 의무기록과 외래 약물처방서비스를 파악할 수 있다. 대상인구는 연령, 성별, 급부수준, 가입기간, 지역 등에 따라 세분화될 수 있다. 세분화된 대상인구는 의료/약물청구자료를 통해 특정 질병이나 치료법에 대한 유병률이나 발생률을 구하는 데 이용될 수 있다.

약물역학연구에서 치료법을 확인하고 추적하는 것은 아주 중요한 요소다. 처치코드를 사용하여 특정 시점에 특정 치료법이 사용되었는지를 확인할 수 있다. 보험급부 수준, 연령, 특정 기간 동안 지속적인 가입 유지여부, 의료/약물치료 보장범위 등과 같은 자격조건들에 따른 환자-대조군을 선정하는 데 필요한 프로그램이 개발되었다. 많은 연구에 있어서 가입자의 진료를 담당한 특정 의료진을 확인하는 것이 필수적인 경우가 있다. 예를 들어 연구자는 청구자료에 기록되지 않은 상세한 정보를 포함한 의무기록을 필요로 할 수 있다. 가입자들은 여러 의료제공자로부터 진료를 받기 때문에, 연구기간 동안 주요 진료/치료를 담당한 의사를 확인하는 과정이 개발되었다. 위험성이 있는 사람에 대한 인-시간 계산은 다음과 같은 요소들을 포함한다. (ⅰ) 처방일, 조제량, 투여일수, (ⅱ) 보험가입기간, 약효, 강도, 처방용량, 투여일수 등은 처방당 총투여량, 누적 투여량, 권장투여량초과위험시점 등을 결정하는 데 사용될 수 있다. 보험가입자에 대해 가입일수를 계산하는 소프트웨어도 개발되었다.

나. 유나이티드헬스그룹자료의 장단점

UHG 데이터베이스는 처방약물의 노출을 확인하고 연구하는 데 효과적이고, UHG 제휴보험 내에서의 약물사용양상과 유해사례는 일반 의료인구집단에서의 실제적인 상황을 반영한다. 다양한 지역과 인구 특성을 포함하고 있어 약물역학연구 수행에 매우 유용하다. 특히 어린이(100만 명 이상), 임신부(1997년의 경우 약 2만 7,000건의 출산), 노령층(약 20만 명의 65세 이상 인구) 등의 경우 연구데이터베이스를 이용하여 분석하기에 충분한 표본을 확보하고 있다. 또한 이러한 표준화된 데이터베이스를 사용하여 약물노출에 대한 분모와 분자를 파악할 수 있으며, 따라서 발생률과 유병률 등을 산출할 수 있다. 특히, 드물게 발생하는 노출과 결과(선천적 결손증 등)에 대한 적절한 규모의 데이터베이스도 확보 가능하다. UHG 데이터베이스에는 모든 처방약물청구자료에 접근할 수 없다는 구조적인 한계점이 있다. 다른 약물관리서비스 자료원과 마찬가지로, 입원환자에 대한 약물사용내역은 포함되어 있지 않다. 또한 부가적인 지불내역이 약물사용 요금보다 많은 경우에는 처방청구가 접수되지 않으므로 약물청구자료가 존재하지 않는다. 약물이 권장처방약물목록에 포함되지 않는다면, 그 특정 약물에 대한 노출을 연구하는 데에 제한점이 된다. 약물노출을 정의하는 데 있어서 청구자료의 또 다른 제한점은, 대상 치료법에 대한 환자의 순응도를 알 수 없다는 것이다. 처방전에 기입되는 몇몇 항목이 약물처방자료에 포함되는데, 처방일, 조제량, 투여일수 등이 순응도에 대한 대리척도로 사용된다. 데이터베이스의 완결성 측면을 고려해 보면, 다른 형태의 재정적 이득을 가지는 특정 보험이 상대적으로 완결성이 부족한 정보를 포함하는 경우가 많다. 만약 전문의료에 대한 배상이 부각되고 지불금에 대한 영수증을 제출할 필요가 없는 경우, 그 서비스 내용은 데이터베이스 내에 포함되지 않을 것이다. 이러한 제한점은 연구자료에서 소수의 보험을 제외시키는 결과를 낳을 것이다. 또 다른 한계점은, 인종에 관한 사항, 가입자의 사망여부 등 특정 변수들이 전자청구데이터베이스에 포함되지 않는다는 것이다. 이러한 정보가 필요한 경우 의무기록을 열람하여 정보를 얻는 방법이 있다. 하지만 의무기록은 표준화되어 있지 않기 때문에, 여전히 정보를 확인하기 어려울 수 있다. 청구기간 또한 제한점이 될 수 있다. 청구기간은 약물청구자료의 경우 1개월로 짧지만, 의료와 시설 청구의 경우 약 6개월 이상으로 길다. 따라서 청구기간은 연구설계 시에 반드시 고려되어야 하는 사항이다.

다. 유나이티드헬스그룹자료를 이용한 연구

알렌드로네이트는 1995년 9월에 FDA 승인을 받은 후 식도염, 식도궤양, 식도협착 등의 증례보고가 있었다. 1996년에는 제조사가 이러한 위험성을 제품안전성정보에 포함시켰다. UHG의 컴퓨터화된 약물청구자료에서 1,321명의 가입자가 1996년 1월 1일부터 8월 30일 사이에 알렌드로네이트를 처방받은 사실을 찾아내었다. 이 환자들에 대해 의료청구자료에서 알렌드로네이트 사용 후의 진단코드 중 식도/위 유해사례와 관계되는 식도염, 식도궤양, 식도천공, 위궤양, 위염 등을 검색하였다. 1,108명의 여성, 102명의 남성은 알렌드로네이트 사용 이전에 식도/위 증상 진단기왕력이 없었고, 39명은 대상 진단코드를 포함하였으며 그중 95%는 여성이었다. 이 환자들 중 13명은 내시경을 받았고, 5명은 입원하였다. 전체 상부위장관계 유해사례의 누적발생률은 여성에서 3.3%, 남성에서 2.0%, 전체에서 3.2%였다.

임신 중 항생제 클래리스로마이신 사용과 관련한 최기형성 가능성을 평가하기 위한 연구가 수행되었다. 동물실험에서 최기형성의 위험성이 높게 나타났으므로 클래리스로마이신은 FDA의 class C로 분류되었고, 따라서 임신부에게는 권장되지 않는 약물이었다. 이 연구의 목적은 임신 1기에 클래리스로마이신에 노출된 여성이 출산한 태아의 선천적 결손증 발생률과 특징을 평가하는 것이었다. 12개의 UHG 제휴보험상의 청구자료에서 1991–1995년 사이에 클래리스로마이신에 노출된 사람을 찾아내었다. 1991년에는 120만 명의 가입자가 노출되었으며, 그 수는 매년 증가하여 1995년에는 약 230만 명의 가입자가 노출군으로 정의되었다. 클래리스로마이신 노출을 판단하는 데에는 약물청구자료가 사용되었고 출산력은 의료청구자료를 사용하여 정의하였다. 가입 파일을 사용하여 어머니와 자녀를 짝지었다. 각각의 어머니와 자녀의 짝은 노출군으로 정의되었으며, 의료청구자료에 나타난 출산 당시의 진단이 불완전할 수 있으므로 의무기록을 이용하여 선천적 결손증 여부를 판단하였다. 결과적으로 91명(64%)의 노출된 여성이 임신한 사실을 알지 못했다고 추정되는 임신 1개월에 처방받은 것으로 나타났다. 자연치유 가능성이 있는 정류고환(n=4)을 제외하였을 때 출산 시 기형은 149명 중 8명이었으며, 전체적으로 선천적 기형률은 5.8%였다(비교성을 위해 쌍생아는 제외하였음). 흥미롭게도 이러한 분율이 국가 자료상에서 기대되는 4.5%의 분율과 통계적으로 유의한 차이가 없는 것으로 나타났다는 것이다. 5명의 주요 기형 중에서 기형 유형별로는 일관성이 없었다. 2명은 심장기형, 나머지는 각각 염색체이상, 위장관계, 생식계 기형이었다. 비록 약한 연관성이나 특이한 경과와의 연관성을 제외시키긴 했지만, 분석결과는 클래리스로마이신이 사람에서 주요 최기형성을 나타내지 않는 것으로 나타났다.

27.3 카이저퍼머넌트

가. 카이저퍼머넌트의 특성

카이저퍼머넌트(Kaiser Permanente)는 미국에서 가장 큰 HMO 가운데 하나로, 캘리포니아, 콜로라도남/북, 콜로라도 스프링스/콜로라도, 덴버/보울더, 조지아, 하와이, 매릴랜드/버지니아/워싱턴DC, 오하이오, 오레건/워싱턴 등 10개 지부로 구성되어 있다. 북서지부는 1964년에 설립되었으며, 워싱턴주와 오레건주의 45만 명이 가입되어 있다. 카이저퍼머넌트는 포트랜드 소재의 병원 1개소를 보유하고 있으며 20개 외래의료시설과 550명의 의사를 통해 의료서비스를 제공하고 있다. 등록자는 고유한 건강기록번호를 부여받으며, 진단기록은 질병등록, 임상 및 관리 데이터베이스에 저장된다. 카이저퍼머넌트의 각 지부에서는 체계적인 시스템을 통하여 대상자의 가입, 탈퇴에 관한 자료, 인구학적 자료, 진료자료, 응급실 이용자료, 암등록자료 등을 연계한 대규모 데이터베이스를 보유하고 있다. 카이저퍼머넌트병원 산하에 건강증진과 보건의료정책 결정의 근거 제시, 역학연구를 목적으로 1964년 보건의료연구소가 설립되었다. 이 기관은 비영리연구기관으로 의학, 약학, 간호학, 의학통계학, 치의학, 경제학, 역학, 유전학, 보건학, 사회심리학 등 여러 분야의 전문가가 공동으로 연구를 수행하고 있다. 이 기관에서는 1970년부터 외래이용 가입자 중 표본추출된 사람을 대상으로 가입자와 가족의 건강상태와 의료이용, 사회정신적 정보 등을 수집하였고, 생정통계자료를 확보하였으며, 1975년부터 가입자의 2%를 표본추출하여 건강상태, 행동습관, 의료이용 만족도 등을 설문조사하여 데이터베이스를 구축하였다. 이 센터에서는 향후 미국 전역의 HMO로부터 의료정보, 약물처방정보를 취합한 데이터웨어하우스 구축을 추진하고 있다.

나. 카이저퍼머넌트자료를 이용한 연구

센터 설립 초기인 1969-1973년에 약물사용과 질병발생 사이의 연관성에 대한 연구로 항생제인 클린다마이신 사용과 설사 발생에 대한 연구를 수행하였는데 연구수행과정에 진단정보가 기재되지 않은 자료가 많음을 발견하였고, 이러한 단점을 개선하기 위한 방안을 마련하였다. 또한, 1970년대에는 암, 심장병, 음주, 인플루엔자 등과 같은 역학적 이슈에 초점을 맞추어 연구하였고, 이때 암 발생에 대한 정보는 미국 암등록시스템(SEER)을 연계하여 획득하였다. 1980년대에는 건강행태개입연구의 전문성을 강화하였고 지역인구대상 건강행태개입의 경제적 분석 역량을 제고하였다. 1990년대에는 HMO 네트워크를 기반으로 미국 전역의 HMO에 등록된 의료정보를 활용하여 다수의 역학연구를 수행하였다. FDA와 제약회사의 후원을 받아 진행한 신경정신계 약물사용양상과 비용-효과분석을 수행하였으며, 최근에는 백신안전성자료연계연구(Vaccine Safety Datalink Project) 등 생물학적 제제와 의료기기 사용과 관련된 연구를 수행하였다.

27.4 미국 의료보호데이터베이스

가. 미국 의료보호데이터베이스의 특성

미국 의료보호데이터베이스(Medicaid database)는 외래처방약과 의료서비스를 모두 보장하는 미국 정부에서 출자한 가장 큰 공보험이며, 1980년대 초반부터 현재까지 약물역학연구에 활발히 활용되고 있다. 미국 연방정부에서만 출자하여 보건부에서 운영하는 노인의료보험(Medicare)제도와 달리 의료보호프로그램은 연방정부와 각 주정부가 연합하여 출자하고 연방정부 감독 하에 주별로 운영된다. 미국시민 외에도 저소득 임신부나 부양자녀가 있는 가족, 만성 장애인, 의료보호 혜택을 받고 있는 저소득노년층 등에 해당하는 이민자에게도 혜택을 제공한다. 2002년에는 미국인구의 16%에 달하는 5,100만 명이 의료보호를 통해 의료서비스를 제공받았다. 노인의료보험 및 의료보호 관리센터(Centers for Medicare and Medicaid Services, CMS)가 연구를 위한 주요 자료원이다. 개별 주로부터 자료를 받아 집중적으로 편집하고 범위를 정하며, 이전 자료와 비교하여 의료보호분석파일(Medicaid Analytic Extract, MAX file)을 구축하고, 오류가 없다고 확인되면 연구자에게 제공된다. 약물역학연구는 캘리포니아, 뉴저지, 뉴욕, 테네시주 등 개별 주로부터 직접 자료를 얻어 이루어지며, 자료의 상업적인 거래는 이루어지지 않는다.

나. 미국 의료보호데이터베이스의 장단점

의료보호데이터베이스의 주요 장점은 10개 이상의 주에서 100만 명 이상의 가입자가 있어 드물게 발생하는 질병에 대한 연구도 가능하다는 점이다. 또한, 외래방문날짜, 국가약물코드(National Drug Code, NDC), 조제용량 등 정보의 일치율이 높은 편이다. 이러한 정보가 약국에 지급하는 비용을 결정짓기 때문에, 정기적 감사를 통해 매우 정확하고 유효한 연구자료가 축적되고 있어 1980년대를 대상으로도 연구를 할 수 있다. 의료보호데이터베이스는 특정 집단에 대해서 매우 높은 대표성을 가진다는 장점이 있다. 다른 집단보다 특히, 임신부, 어린이, 흑인, 노인(수혜자의 11%가 노인임)을 대상으로 한 연구는 더욱 가치가 있다. 수혜자들은 연령, 인종, 수입, 장애 정도에 따라 일반적인 인구를 대표하지 않기 때문에 일부 연구결과를 일반화하는 데 어려움이 있다. 또한, 연구목적으로 구축된 자료체계가 아니기 때문에 의무기록을 검토해야 정확한 진단명을 판별할 수 있다. 진단이 의무기록에 있는 임상적 진단을 정확히 반영하는지, 진료의사에 의해 이뤄지고 기록된 진단명이 정확한지를 평가하여야 한다. 의료보호에 의해 수가지급이 되는 약물에 대한 연구만 가능하다. 다수의 약물이 비보험이고, 특히 출산, 체중감소, 발모, 화장효과 및 금연 등에 사용되는 약물은 완전히 제외된다. 보험급여약물의 목록 또한 일정하지 않고 주에 따라 매우 다양하다. 의료보호데이터베이스는 흡연, 운동, 음식요법, 환경노출, 약물사용, 음주, 직업, 가족력이나 여러 종류의 비처방약 사용 같은 다수의 잠재적이고 의미 있는 교란변수에 관한 정보가 부족하다. 의료보호에 등록되어 있는지 여부에 변동이 있을 수 있으므로 개인정보 요약파일을 사용하여 확인해야 한다.

다. 미국 의료보호데이터베이스를 이용한 연구

의료보호데이터베이스의 완결성에 대한 연구가 수행되었는데 처방기록이 간헐적으로 일부 주에서 소실되는 경우가 있었고, 입원환자에서도 그러한 경우가 있었으며, 65세 이상 환자의 입원정보도 누락되는 경우가 모든 주에서 나타났다. DosReis 등은 의료보호데이터베이스를 사용하여 정신분열증 환자에게 사용된 각기 다른 항정신병제의 양을 조사하여 효력이 높은 약은 729mg/d었던 반면, 효력이 낮은 약은 304mg/d였음을 알아냈다. Hennessy 등은 의료보호데이터베이스를 이용하여 3개 주에서 정신분열증으로 항정신병제를 복용하는 사람을 대상으로 항정신병제와 돌연사나 심실부정맥 발생의 연관성을 연구하였다. 치오리다진과 할로페리돌을 비교하였을 때, 치오리다진의 경우에는 용량-반응관계가 명확했으나 할로페리돌은 그렇지 않았다. 다수의 약물역학연구는 약물노출로 생긴 드문 질병이나 유해사례를 조사하기 때문에 상당히 큰 대상수를 필요로 한다. 만약 공공의 관심사가 얽힌 경우라면, 신속한 답변을 필요로 하므로 기존에 존재하는 데이터베이스를 사용하는 것이 선호된다. 또한 예산이 제한적이라면, 새로이 데이터를 수집하는 것보다 기존의 것을 활용하게 된다. 의료보호데이터베이스를 약물역학연구에 사용하는 것이 적절하지 않는 경우도 있다. 입원 시의 약물사용, 일반의약품에 대한 정보, 가벼운 오심이나 피부발진 등 의학적으로 주목받기 힘든 약물유해반응에 대해서는 충분한 정보를 얻기 어렵다.

27.5 영국 일차진료연구데이터베이스

가. 영국 일차진료연구데이터베이스의 특성

영국에서는 일반의가 국가보건의료서비스체계에서 1차적인 의료제공자 역할을 수행함으로써 개별환자들의 임상적인 기록을 관리할 수 있게 되었다. 1980년대 후반 상업적인 회사인 VAMP Health에서 일반의가 진료실 컴퓨터에서 개별적인 환자의 의학적인 정보를 광범위하게 기록할 수 있도록 전산시스템을 개발하였다. 이 시스템은 환자의 일반적 정보, 모든 처방내용, 환자진료에 있어 추가적으로 필요한 정보와 함께 모든 임상적인 진단을 기록할 수 있었다. Alan Dean 박사를 비롯한 VAMP 개발자들은 처음 시작부터 일반의들의 진료실 컴퓨터에 기록된 정보들이 일반적인 임상연구를 위해 특히 약물역학연구를 위해 매우 중요한 자원이 될 수 있음을 인식했다. 1994년 이래로 영국 일차진료연구데이터베이스(General Practice Research Database, GPRD)는 영국 보건부의 소유이고, 통계청(the Office of National Statistics, ONS)에서 관리하고 있으며, 연구윤리심의위원회(Scientific and Ethical Advisory Group, SEAG)에서 GPRD자료를 이용한 모든 연구에 대한 연구계획서를 검토하여 익명성을 포함한 자료의 윤리성, 과학적인 기준을 유지하고자 한다. GPRD는 자료입력과 질에 대한 교육을 받은 후에 일반의에 의해 입력된 전산화된 정보를 포함한다. GPRD 등록파일은 GPRD 자료파일이 포함하는 모든 개인의 등록상태에 대한 정보를 담고 있다. GPRD 등록파일은 다른 모든 파일로부터 정보를 연결할 수 있게 유일한 환자식별번호를 포함하며, 기관식별번호가 있다(기관식별번호는 비밀이 보장되고 자료를 관리하는 MCA와 의무기록검색서비스를 제공하는 Alan Dean's EPIC Research Unit의 제한된 사람만 볼 수 있음). 가족번호가 있으며 이를 이용하여 엄마와 아기 등 가족구성원들을 연결할 수 있다. 약물파일은 일반의에 의해 처방된 모든 약물에 대해 상세한 정보를 포함한다. 약물은 상업적인 조제품에 대한 특별한 코드인 PPA(Prescription Pricing Authority)시스템에 의해 입력된다. 각 약물이 처방된 날짜, 약물의 제형, 강도, 처방된 양, 용량 · 용법 등의 세부사항이 포함된다. 모든 임상적인 환자(외래, 입원)의 진단은 사례발생날짜에 따라 기록된다. 진료소의 일반적인 진료와 더불어 입원, 상담, 응급치료 후의 모든 진단들, 새로운 약물치료에 대한 적응증을 입력하고 있다. 또한 각 진단코드, 진료장소(진료소, 병원, 외래상담, 응급진료 등)를 나타내는 항목이 있다. 진단이나 사례들은 OXMIS(Oxford Medical Indexing System)를 사용해서 입력된다.

환자정보파일은 혈압, 키, 몸무게, 흡연상태, 음주력, 피임약사용, 자궁경부도말검사, 면역, 의학적 시술, 혈액검사결과, 사회적 요소 같은 환자의 정보를 포함한다. 전산자료에서 대부분의 정보를 이용할 수 있지만, 기록된 진단을 확인하고 입원하거나 이송된 의학적 사례에 대한 추가적인 상세정보를 얻으려면 원래의 의무기록을 확인하는 것이 필수적이다.

나. 영국 일차진료연구데이터베이스의 장단점

선택비뚤림을 최소화하고, 역학적 연구의 타당도를 증진할 수 있다. 영국 일반인구집단을 대표할 수 있으므로 연구결과의 일반화가 용이하다. 또한, 개인식별번호를 이용하여 개인별 건강효과평가가 가능하며, 엄마에서의 노출 또는 건강형태와 아이들에서의 건강효과를 연계하여 가족단위의 연구가 가능하다. 영국 전체인구의 5.5%를 포함하므로 연구결과의 일반화가 용이하며, 연간 980만 명의 환자가 3,700만 인-년(person year) 이상의 기간 동안 추적관찰되고 있어 1/10,000 이하로 발생하는 드문 질환에 대한 연구에도 충분한 통계적 검정력 확보가 가능하다.

전문의의 진단정보와 일반의 컴퓨터 입력기록을 비교하는 타당도 평가연구에서 1991년 87%, 1992년 90%, 1994년 95% 이상의 일치율을 보였다. 개인별 진단의 차이는 일반의에 대한 직접적 쿼리발송을 통해 확인하고 있으며, 약물정보의 경우 컴퓨터에 기록된 처방과 UK PPA기록 사이의 일치율이 90%를 넘는 것으로 보고되었다. GPRD 또는 영국 의약품및의료기기관리국(Medicines and Healthcare Products Regulatory Agency, MHRA)을 통해 환자의무기록의 익명 복사본과 환자의 건강정보를 검토할 수 있다. GPRD를 가지고 수행하는 연구들이 진료기록을 요구하는 경우 80% 이상의 반응률을 보이고 있으며, 일반의들의 적극적인 협조로 대부분 요청 후 3개월 이내에 전달된다. 또한, 기록되지 않은 필요한 정보는 일반의와 환자의 동의 후 설문지를 보낼 수 있다. 이때 모든 정보에서 환자개인식별정보는 삭제한다.

약 10%의 입원 또는 전문의 진료에 대한 자료가 누락된 것으로 파악되었는데 이는 결과가 드물게 발생하는 경우에 중요할 수 있다. 이러한 문제가 있는 경우 전문의와 의사소통, 병원으로부터 퇴원요약, 자료확보, 실험실적 검사자료 확보를 통해 보완할 수 있다. 추후 이러한 정보를 수기로 입력하는 과정에서 오류가 발생할 가능성이 있다. 또한 처방받지 않은 약물은 포함되지 않는다는 한계점이 있으며, 흡연, 음주, 체중, 신장 등 교란변수 정보를 70% 정도에서만 이용할 수 있다. 일반인구와 대상자의 일반적 특성에 차이가 파악되었는데 GPRD자료에서 흡연율이 일반인구에서의 흡연율보다 낮게 나타나 이에 대한 고려가 필요하다.

GPRD자료는 약물역학연구에 광범위하게 사용되어 왔고 정부당국이나 제약업계에서 결정을 내리는 데 기여하였으며, 여전히 약물역학, 질병역학, 약물경제학 등 다양한 분야에서 활용되고 있다. 수많은 연구들이 원래 진료기록에 충분한 접근과 일반의들의 협력뿐 아니라 GPRD에 기록된 정보의 완전성과 높은 질을 증명해 왔다. 추가적인 생활습관에 대한 정보와 다른 의학데이터베이스와 연결의 개선이 기대된다. GPRD는 일반의에 의한 진료환경에서 귀중한 연구자료가 수집될 수 있음을 보여 주었다. 이 거대한 전산데이터베이스의 잠재성은 아직 완전히 개척되지 않았다. 앞으로도 이들 데이터베이스의 활용을 통한 연구들은 계속될 것이며, 이 경험들은 또한 다른 나라에서 유사한 인구에 기반한 자료를 만들려는 노력에 자극제로서 기능할 것이다.

다. 영국 일차진료연구데이터베이스를 이용한 연구

GPRD를 사용해서 아목시실린과 클라불란산을 복합사용한 9만 명 이상의 사용자와 아목시실린만을 사용한 36만 명을 포함해서 대규모 코호트를 구축하고, 2년 동안 추적관찰하였다. 연구의 목적은 이들 두 항생제 사용자 사이에서 급성 간장애의 위험을 정량화하고 비교하는 것이었다. 원래의 진료기록을 검토한 후에 35 증례가 급성 간장애의 모든 진단기준에 맞았다. 아목시실린과 클라불란산의 복합사용과 아목시실린 단독사용과 관련된 급성 간장애의 절대위험도는 각각 1만 건당 1.7과 0.3이었다. 이 자료들은 고위험군 그룹에 대해 특성화할 수 있었다. 즉 아목시실린과 클라불란산 복합치료를 한 주기이상을 받은 노인환자들은 급성 간장애의 위험도가 1만 명당 10 이상이었다. 간장애의 임상적 특성은 진료기록으로부터 정보에 근거하여 상세하게 평가할 수 있었다. 이것들은 간장애가 주로 담즙정체 때문이고 가끔 복합요법 후에 나타나고, 개별 증례보고로 더 일찍 확인되었다. 이 연구결과를 근거로 영국과 해외에서 아목시실린과 클라불란산의 복합사용에 대해 허가사항을 개정했다.

칼슘채널차단제의 사용과 모든 암의 증가된 위험 사이의 연관성이 최근에 보고되었다. 기본 코호트는 베타차단제만을 사용하는 고혈압환자, 안지오텐신전환효소억제제만을 사용하는 환자, 칼슘채널차단제만을 사용하는 환자로 제한되었다. 코호트 내 환자-대조군 분석이 수행되었다. 총 446명의 암 환자와 1,750명의 비교군이 분석되었는데 흡연, 체질량지수, 혈압강하제의 변화, 고혈압유병기간, 이뇨제사용을 보정한 후에 모든 암에 대한 대응위험도는 베타차단제에 비해 상대적으로 칼슘채널차단제는 1.3(95% 신뢰구간 1.0–1.6), 안지오텐신전환효소억제제는 0.8(95% 신뢰구간 0.6–1.2)로 추정되었다. 특정한 암에 대한 소그룹분석은 칼슘채널차단제 사용과 관련해서 어떤 특별한 위치가 증가된 위험을 보여 주지 않았다. 저자는 베타차단제에 비해 칼슘채널차단제 사용과 관련되어 어떤 특정한 암의 발생위험도를 증가시키는 증거는 없다고 결론지었다. 뒤에 수행된 2개의

표 27.1 대규모 전산자료 활용의 장단점

장점	단점
• 큰 표본크기가 필요한 경우 • 발생률 산출을 위해 분모자료가 필요한 경우 • 진단명 타당도를 뒷받침할 수 있는 특정 약물 또는 수술요법이 존재하는 경우 • 객관적이고 실험실적 자료를 통하여 진단되는 경우 • 요인 질병 간 관련성 연구에 회상 또는 조사자에 의한 비뚤림이 영향을 미칠 수 있는 경우 • 시간과 예산이 제한적인 경우	• 의료기관을 방문할 정도의 질환이 아닌 경우 • 일부 약물이 데이터베이스에 포함되지 않은 경우 • 질병분류체계에 의해 정의되기 어려운 결과변수 • 직접조사가 필수적인 흡연, 음주, 직업력, 출산력 등의 교란변수 정보 수집 • 대상자가 치우친 분포를 가질 가능성 • 환자가 도중에 자격을 상실할 가능성

연구들도 칼슘채널차단제 사용자들 사이에서 위험의 증가를 증명하는 데 실패했다. 따라서 이러한 논쟁을 해결하기 위한 추가적인 연구가 필요하다.

약물역학연구를 위한 대규모 전산자료 활용의 장단점은 다음과 같이 요약할 수 있다(표 27.1). 향후 데이터베이스를 이용한 연구를 수행하기 위해서는 데이터베이스 내 잠재적 교란변수 정보를 확보하고, 필요한 경우 다른 정보원과 연계를 통해 확보해야 하며, 연구대상 질환의 진단을 신중하게 정의하고, 의무기록정보를 활용한 진단명의 타당도 평가가 선행되어야 할 것이다.

신약개발이 가속화되면서, 시판 후 의약품 안전성연구는 새로운 치료법에 대한 대중적인 관심과 균형을 이루려는 사회적인 노력으로 그 중요성이 부각되고 있다. 앞으로 국가보건의료시스템을 기반으로 한 약물역학연구에서 얻어진 정보가 약물안전성에 대한 대중의 관심과 지식수요를 충족시키는 것은 물론 환자를 진료하는 의사와 약사, 나아가 보건의료정책을 입안하는 행정전문가들에게도 도움을 줄 것이다.

참고문헌

Hartzema AG, Tilson HH, Chan KA, editors. Pharmacoepidemiology and Therapeutic Risk Management. Cincinnati: Harvey Whitney Books Company; 2008. pp. 476–93.

Mann RD, Andrews EB, editors. Pharmacovigilance, 2nd ed. Chichester: John Wiley & Sons Ltd.; 2007. pp. 341–60.

Strom BL, editor. Pharmacoepidemiology, 4th ed. Chichester: John Wiley & Sons Ltd.; 2005. pp. 223–94, 337–46.

28. 건강보험심사평가원자료

학습목표

약물역학연구에서 건강보험심사평가원자료의 유용성과 장단점을 설명하고, 연구수행에 활용할 수 있다.
- 건강보험심사평가원의 역할을 설명할 수 있다.
- 건강보험심사평가원자료의 수집절차, 내용 및 외부공개 절차를 설명할 수 있다.
- 약물역학연구 측면에서 건강보험심사평가원자료의 특성을 설명할 수 있다.
- 건강보험심사평가원자료를 활용한 약물역학연구 사례를 설명하고, 이를 수행할 수 있다.

건강보험심사평가원(이하 심평원)자료는 전 국민을 포함하는 대표성이 있는 대규모자료로 다양한 방법론을 적용하여 약물역학연구를 포함한 의학연구, 의료제도정책연구 등을 수행할 수 있다. 심평원자료는 개인이나 특정 조직을 위하여 구축된 것이 아닌 사회적인 자산으로, 현실에서 나타나는 효과를 규명하고자 하는 연구자에게 제공되어야 한다. 그러나 개인정보를 담고 있어 보호조치 마련이 필수적이다. 공공의 이익을 위한 근거생산과 개인정보보호 두 가지 가치의 균형을 유지하며, 자료에 대한 접근성을 확대하는 것이 매우 중요한 과제다.

28.1 건강보험심사평가원의 역할

1998년 의료보험조합의 통합이 추진됨에 따라 지역조합은 공무원교직원의료보험공단과 통합하였으며, 2000년 직장조합을 포함한 국민건강보험공단이 설립되어 전 국민 단일보험체계가 마련되었다. 이에 따라 요양급여비용의 심사를 전문적, 중립적으로 전담할 조직의 필요성이 대두되었으며, 요양급여의 적정성 평가기능을 공정하고 효율적으로 수행함으로써 국민보건의 향상과 사회보장의 증진에 기여함을 목적으로 심평원이 설립되었다(국민건강보험법 제1조 및 제55조). 심평원의 업무는 국민건강보험법 제43조의 2 및 제56조

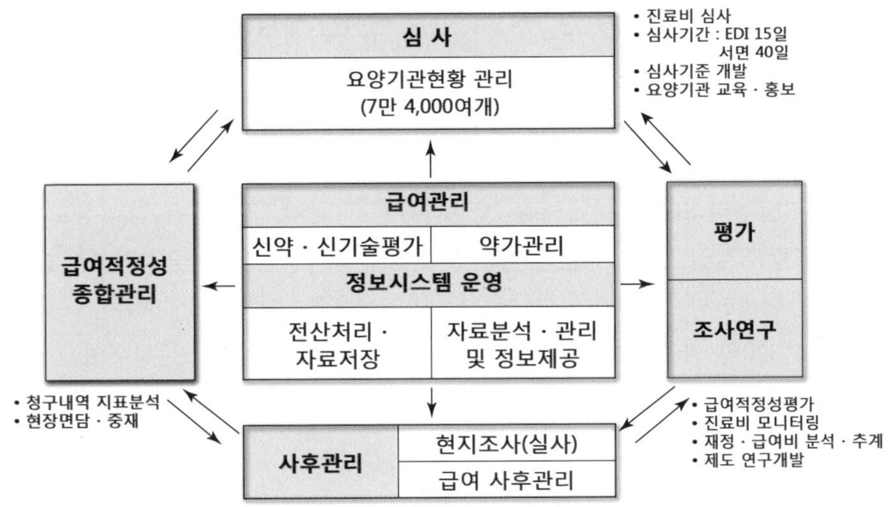

그림 28.1 건강보험심사평가원의 업무 흐름도

에 다음과 같이 규정되어 있으며, 업무 흐름도는 그림 28.1과 같다.

1) 요양급여비용의 심사
2) 요양급여의 적정성에 대한 평가
3) 심사 및 평가 기준의 개발
4) 심사 및 평가 업무와 관련된 조사연구 및 국제협력
5) 다른 법률의 규정에 의하여 지급되는 급여비용의 심사 또는 의료의 적정성 평가에 관하여 위탁받은 업무
6) 건강보험과 관련하여 보건복지부장관이 필요하다고 인정한 업무
7) 기타 보험급여비용의 심사 및 보험급여의 적정성 평가와 관련하여 대통령령이 정하는 업무

28.2 건강보험심사평가원자료의 일반적 특성

가. 자료수집 절차

요양기관에서 진료 후 발생하는 비용은 「요양급여비용 청구방법, 심사청구서, 명세서 서식 및 작성요령」에 따라 월별(일자별로 청구명세서를 작성하는 기관은 주단위별) 입원과 외래, 진료분야별(내과, 외과 등 종합병원의 6개 분야), 직접조제와 처방조제 등으로 구분하여

작성해 전자문서교환방식(Electronic Data Interchange, EDI), 전산매체(디스켓, CD 등), 서면 가운데 한 가지 방법을 선택하여 청구하며, 이는 심사를 담당하는 지원에서 접수 및 심사처리 절차를 거친다. 입원의 경우 입원기간의 요양급여내역을 동일한 명세서에 통합하여 작성하도록 하고 있으며, 다만 요양병원형 수가를 적용하는 수진자의 명세서는 정액수가 적용기간과 행위별수가 적용기간(특정기간)의 요양급여내용을 구분하여 작성한다. 외래의 경우 2007년 7월부터 요양급여내역을 방문일자별로 각각 구분하여 작성하도록 하고 있다. 약국의 처방조제인 경우 처방전별로 명세서를 각각 신청하며, 직접조제인 경우에는 방문일자별로 작성한다. 진료비 심사건수는 2008년 약 13억 건이었으며, 심사대상 진료비용은 44조 4,800억 원에 달하였으며, 최근 99.9%를 EDI 방식으로 청구하고 있다.

나. 자료 내용

심사를 위해 제출된 자료는 매우 다양하고 복잡하여 전체 자료는 명세서공통데이터베이스, 진료내역데이터베이스, 수진자상병데이터베이스, 처방전교부상세내역(외래 전산매체일 경우에만 해당) 등 몇 가지 데이터베이스로 구분하여 전산자료로 구축된다(표 28.1). 또한, 고유번호와 같은 역할을 하는 '테이블연결공통변수'를 이용하여 각 데이터베이스를 연결할 수 있다. '테이블연결공통변수'는 접수번호, 접수연도, 지원코드, 청구서일련번호(청일련), 명세서일련번호(명일련) 등 5개의 변수로 구성된다(표 28.2).

명세서는 요양개시일, 내원일수, 청구비용 등을 포함하고 있다. 요양개시일은 요양기관에 해당상병 진료를 위하여 월 중 최초내원일자, 조제투여일자, 최초내방일자를 의미한다. 내원일수는 수진자가 진료를 받기 위해 요양기관에 내원한 일수(초진 및 재진 포함) 또는 입원일수를 의미하며, 요양일수는 수진자를 진료한 총일수(투약일수 포함)이다. 진료비는 청구 요양급여비용 총액, 청구 본인부담금, 청구 보험자부담금으로 구분하여 기록된다. 그러나 건강보험에서 포괄하지 않는 비급여비용 및 항목은 심평원의 심사대상이 아니므로 개별 병원에서 자료를 보관하고 있다.

진료내역은 '분류유형'코드로서 수가(1), 약가(3), 수입 · 원료 · 조제 · 제제(4), 협약(7), 재료(8)로 구분하는데 이 가운데 수가, 약가, 재료가 주요 대상이다. 또한 수가, 약가, 재료에 대한 '일일투여량 또는 실시횟수', '총투여일수 또는 실시횟수'를 포함하고 있다.

진료내용은 진찰료, 입원료, 투약료, 주사료, 마취료, 이학요법료, 정신요법료, 처치 및 수술료, 검사료, 방사선진단 및 치료료 10항목으로 분류되어 청구된다. 진찰료의 경우 초진, 재진, 응급 및 회송료 등으로 구분한다. 입원료는 일반, 내과, 정신과, 만 8세 미만의 소아, 집중치료실, 격리병실, 기본식대, 가산식대, 기타 입원료로 구분하는데 이것은 이런 입원유형에 따라 비용이 다르기 때문이다. 투약료의 경우 내복약, 외용약, 처방전

표 28.1 건강보험심사평가원 데이터베이스별 변수

데이터베이스	변수	테이블연결 공통변수
명세서	심사연월, 청구형태(서면, 디스켓, EDI, DRG), 요양기호, 입원/외래 구분, 보험자코드(보험/급여), 사업장기호, 증번호, 가입자성명, 수진자성명, 수진자 주민번호, 주상병, 부상병, 수술여부, 진료과목코드, 요양일수, 내원일수, 초진횟수, 재진횟수, 내원일자, 투약일수, 총처방일수, 청구요양급여비용, 연령, 성별 등	접수번호, 접수 연도, 지원코드, 청구서일련번호, 명세서일련번호
진료내역	심사연월, 청구형태, 단가, 1일투여량 또는 실시횟수, 총투여일수 또는 실시횟수, 조제구분(대체, 수정, 변경), 요양종별, 요양개시일자 등	
청구삭감	줄번호, 줄번호당 조정번호, 1차 심사구분, 심사조정사유, 삭감조정금액, 증가조정금액 등	
상병	상병기호, 수술여부, 상해이인구분, 특정기호구분(인공신장투석, 복막관류술 등), 상병별 중증도(DRG 중증도에 영향을 주는 등급) 등	
급여변동	의료보호기관기호, 의료보호가격조정코드, 의료보호시설기호, 의료보호 종별코드 등	
처방전내역	처방전교부번호, 줄번호, 1회투약량, 1일투약량, 총투여일수 또는 실시횟수, 일반명코드, 분류코드(약물상품코드), 요양개시일자 등	
처방전내역요약	처방전교부번호, 처방전일련번호, 처방 투약일수, 처방전특정기호구분, 사용기간, 조제투약일자 등	
약가마스터	약품코드, 급여적용개시일자 및 종료일자, 품명, 규격, 단위, 제조회사명, 약효분류번호(복지부효능코드), 투여경로(내복, 주사, 외용), 급여구분(급여, 삭제, 전액본인 등), 임의조제불가구분, 일반명코드, 단가 등	
요양일반	요양기호, 지역코드, 우편번호, 요양기관명칭, 종별코드, 지역형태코드, 지정일자, 취소일자, 주소, 전화번호, 개설일자, 사업자등록번호 등	

표 28.2 건강보험심사평가원 데이터베이스 테이블연결 공통변수의 구성

변수명(칼럼명)	변수 정의
접수번호(RECV_NO)	요양급여비용청구서 접수 시 부여하는 일련번호
접수연도(RECV_YYYY)	해당 청구서를 접수한 연도
지원코드(BRCH_CD)	심평원 지원코드
청구서일련번호(BILL_SEQ_NO)	접수번호당 분리 지급 시 부여한 일련번호
명세서일련번호(SPEC_SEQ_NO)	요양기관에서 요양급여비용 명세서 작성 시 부여하는 일련번호

으로 구분된다. 처치 및 수술료는 처치 및 수술, (치과)보통처치외 처치항목, (치과)절개외 수술항목, 캐스트, 치과 기타 등으로 구분된다. 이외에도 고가검사인 CT진단료, MRI진단료, 특수장비검사에 대한 항목과 법정비급여에 해당하는 전액 본인부담에 대한 항목도 포함하고 있다.

처방전내역은 처방전교부번호, 줄번호, 1회투약량, 1일투약량, 총투여일수 또는 실시횟수, 일반명코드, 분류코드(약물상품코드), 요양개시일자 등을 포함하고 있어 약물의 투약량에 대한 정보를 얻을 수 있다.

다. 외부공개 정책 및 절차

심평원은 진료내역에 대한 방대한 자료를 구축하고 있어 다양한 기관에서 자료공개 및 협조요청을 하고 있다. 보건복지부를 포함한 정부 내 부처는 정책수립에 필요한 기초자료의 산출, 국회는 국정감사를 위한 기초자료 수집, 언론기관은 국민에게 필요한 자료를 제공하기 위한 목적으로 자료를 요청하는 등 여러 기관에서 자료요청이 이루어지고 있다. 또한, 보건의료관련 연구기관 및 학회, 연구자들도 연구수행 목적으로 자료를 요청하고 있다. 연구자료 요청건에 관련된 업무의 처리는 심사평가정책연구소 정책연구실의 통계 · 정보공개부가 담당하고 있다. 통계 · 정보공개부는 이외에도 주요 통계의 산출 및 통계정보의 관리와 기획에 관한 사항, 주요 통계의 대외공개 · 제공 등 정보공개업무의 총괄 조정 · 운영에 관한 사항, 대외공개용 통계정보 구축과 관리에 관한 사항, 정기 · 수시 질병통계집, 통계연보 등 통계자료 제작 등에 관한 사항, 기타 수시통계 작성을 담당하고 있다. 심평원자료를 이용하기 위해서는 아래의 절차(그림 28.2)와 같이 자료를 이용하기 원하는 사람이 요청자료를 보내기 전에 자료이용 목적, 자료 내용 및 범위 등에 대한 사전상담을 통해 자료획득가능여부, 획득기간, 기타 협조사항 등에 관한 것을 확인한 후 요

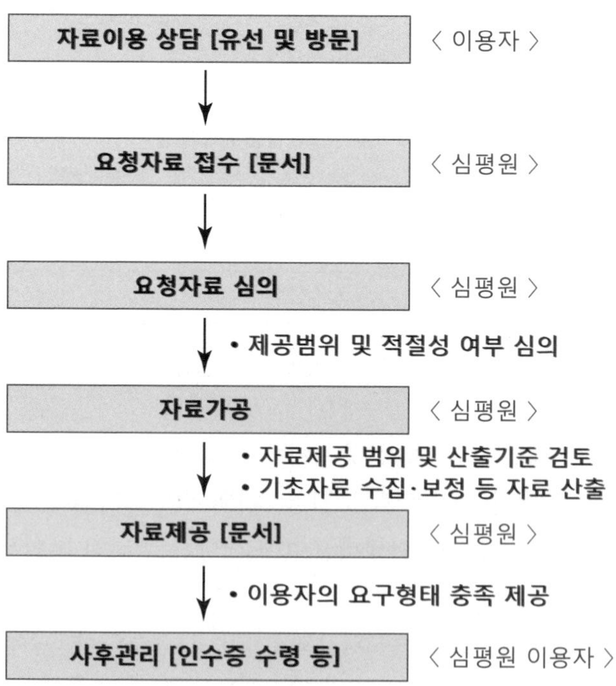

그림 28.2 건강보험심사평가원자료 외부공개 절차

청자료를 접수하는 것이 필요하다.

일반적 통계자료는 요구처와 관계없이 자료를 생산하여 제공한다. 그러나 원시청구명세서 형태의 경우 요청 자격이나 범위에 제한이 있다. 자료를 요청할 수 있는 기관, 연구자는 다음에 해당되어야 한다. 국가·행정기관에서 업무수행과 관련하여 요청하는 경우, 국가·행정기관에서 의뢰한 연구에 따른 용역수행기관(보건의료연구기관, 대학연구소, 학회 등)에서 요청하는 경우, 비영리 학술·연구 또는 공익기관에서 학술·연구 등 목적으로 소속기관장의 확인을 받아 자료를 요청하는 경우, 기타 공공기관의 장이 보건의료분야의 공공복리 증진을 위하여 순수한 연구목적으로 요청하는 경우에 자료를 얻을 수 있다. 이상의 요청자격을 갖추지 않고 교수·교사 또는 학생 등 일반인이 개인자격으로 교육자료나 논문작성을 목적으로 요청하는 경우는 제공대상에서 제외하고 있다. 위에 해당하는 경우라 하더라도 자료제공범위는 제한되어 있다. 제공되는 자료는 주민등록번호, 성명, 요양기관 명칭 등 개인정보 및 개별 법인·단체 등의 정보가 식별 불가능한 형태로 가공한다. 동일환자 여부를 구분하기 위한 목적이 인정될 때에는 별도 색인코드를 부여하여 제공되며, 연구자가 기존에 확보한 자료와 연계하여 분석하고자 하는 경우에는 추후 개인식별의 가능성이 있어 자료제공이 제한된다.

28.3 약물역학연구 측면 건강보험심사평가원자료의 특성

가. 건강보험심사평가원자료의 특징

심평원자료에는 우리나라 사회의 전반적인 변화와 건강보험제도 관련 특성이 반영되어 있으므로 이러한 특성을 이해하는 것은 효율적인 자료활용에 도움이 될 것이다. 첫째, 우리나라의 급속한 정보화가 심평원자료의 축적을 가능하게 하였다. 2000년 이후 대부분 병의원·약국의 전산화가 이루어졌으며, 이러한 전산기반의 확대에 따라 EDI청구가 증가하였으며, 효율적인 자료의 보관, 축적 및 활용이 가능하게 되었다. 극히 일부 의료기관에서 서면청구를 하는 경우가 있는데, 이 경우 자료가 전산화되지 않아 활용이 불가능하다. 또한, 정보화사회에 들어서면서 개인정보 보안에 대한 관심이 빠르게 증가하고 있어, 개인정보를 보유하고 있는 기관의 자료관리에 대한 기준과 절차는 점차 엄격해지고 있으며 자료제공범위와 이용자 자격기준이 더욱 강화되고 있다. 둘째, 건강보험제도는 전국민을 대상으로 단일보험체계로 운영되고 있다. 일부 의료급여대상이 있기는 하나, 전 국민에 대한 급여기준, 범위 등에 일관성이 있고, 이로 인하여 동일한 형태의 자료산출이 가능하다. 또한, 일부 일당정액제방식을 제외하고 행위별수가제의 보수지불제도를 채택하고 있으므로 개별행위, 비용 등에 대한 정보를 가지고 있다. 그러나 의료서비스 제공결과에 대한 자료가 포함되어 있지 않아 임상결과에 대한 정보를 획득하기 위해서는 별도의 의무기록조사 또는 개별병원에서의 자료제공이 이루어져야 한다. 또한, 건강보험 급여정책에 따라 급여범위가 변화되고, 비급여에 해당하는 행위, 약제, 치료재료의 경우 기본정보를 가지고 있지 않다는 제한점이 있다. 셋째, 심평원자료의 변수에는 가입자의 사회경제적 특성에 대한 정보가 없다. 국민건강보험공단의 경우 가입자에 대한 관리기능이 있어 사회경제적 특성에 대한 정보 접근이 가능하며, 보험료 산정을 위한 개인소득수준, 재산, 가족관계 등에 관한 정보를 연구에 활용할 수 있다. 그러나 심평원자료에는 건강보험가입자와 피가입자에 대한 자료가 없다. 향후 국민건강보험공단과 심평원의 조직적인 협력을 확대하여 자료 교환 및 연계가 가능하도록 노력해야 할 것이다.

나. 건강보험심사평가원자료의 상병기호 일치도

의약분업이 시행되기 전 1990년 한 해 동안 동일한 질환으로 복수의 의료기관을 이용한 건으로 추정되는 5만 5,120건을 대상으로 의료보험진료비청구명세서에 기재된 상병명의 일치도를 분석한 결과 10대 다빈도 질환의 경우에는 일치율이 15.8%, 6대 주요 만성질환의 경우에는 11.6%에 불과하다고 보고되었다. 서울특별시의 대학병원 한 곳을 대상으로 1994년 6월 입원진료청구분 중 계통 추출한 112건의 의무기록을 대상으로 청구명세서와 의무기록에 기재된 상병코드를 비교한 결과, 청구명세서와 의무기록자료의 3단위 제1진단 코드 일치율이 58.0%임이 보고되었다. 이와 같이 심평원자료에 기록되어 있는 질병코드와 의무기록에서 확인할 수 있는 질병코드의 일치율이 낮아 연구에 직접 사용하기 어렵다는 우려의 목소리가 높았다.

지난 2003년 전국의 종합병원(전문종합), 병원, 의원급 의료기관을 모두 포함하여 1999년도 및 2001년도 심평원자료를 대상으로 심평원 건강보험청구자료의 상병기호 일치도를 평가하는 연구가 수행되었다. 연구대상은 의료기관을 내원한 환자 가운데 다단계층화확률추출법에 의하여 선택된 대표성 있는 표본을 추출하되 전체 질환을 포괄하면서 주요 질환군별 가중치를 적용하여 선정하였다. 주요 질환은 뇌졸중, 천식, 간질, 류머티스관절염, 암, 심장질환, 입원다빈도 질환 등이었다. 추출결과 약 100개 의료기관에서 청구한 1만여 건의 청구건이 연구대상 표본으로 선정되었다. 일치도 평가에서 최종 결과판정은 맞음/판단근거 부족/틀림의 3가지로 구분하였다. 주상병은 주상병 기재원칙에 따라 재코딩된 의무기록상의 주진단과 일치하는지를 확인하여 판단하였다. 부상병은 해당 부상병이 의무기록 전체에서 부여할 수 있는 질병코드인지 여부를 판단하여 일치여부를 결정하였다. 특수한 경우를 제외하고는 ICD 코드의 세 자리 일치여부로 일치도를 산출하였다.

표 28.3 건강보험심사평가원자료의 상병기호 · 자리 주상병명 및 부상병명의 의무기록과의 일치도

병원규모	주상병	부상병	입원	외래
전문종합	75.60%	56.90%	70.50%	44.90%
종합병원	62.50%	44.90%	60.40%	36.50%
병원	67.20%	45.10%	59.10%	41.90%

표 28.4 건강보험심사평가원자료의 상병기호 3자리 주상병명의 주요질환군별 일치도

질환군별	일치(%)		불일치(%)		판단불가(%)		합계
악성종양	2,408	(75.1)	697	(21.7)	103	(3.2)	3,208
관상동맥질환	309	(47.4)	261	(40.0)	82	(12.6)	652
뇌졸중	295	(64.8)	143	(31.4)	17	(3.7)	455
류머티스 관절염	771	(56.1)	545	(39.6)	59	(4.3)	1,375
천식	230	(36.0)	328	(51.3)	81	(12.7)	639
손상	811	(79.7)	188	(18.5)	18	(1.8)	1,017
간질	367	(50.6)	296	(40.8)	63	(8.7)	726
입원다빈도질환	2,519	(72.4)	899	(25.8)	60	(1.7)	3,478

심평원자료 주상병명의 3자리 ICD-10 코드와 의무기록의 일치도는 69.7%, 부상병명은 44.9%로 나타났고, 주상병명의 병원규모별 일치도는 전문종합병원에서 75.6%, 종합병원에서 62.5%, 병원에서 67.2%로 나타났다(표 28.3). 심평원자료 주상병명의 주요질환군별 일치도는 손상의 경우 79.7%로 가장 높았고, 그 다음은 악성종양 75.1%, 입원다빈도질환 72.4%, 및 뇌졸중 64.8%의 순으로 나타났다(표 28.4).

연구결과 심평원의 청구진단명 가운데 외래 상병명보다는 입원 상병명이, 부상병명보다는 주상병명이 의무기록상의 진단명과 비교적 높은 일치도를 보이는 것으로 나타났다. 심평원에 청구된 상병명이 최종 확진된 진단명과 차이가 있을 가능성이 있으며, 향후 보다 최신자료를 통하여 정확한 진단명의 타당도를 평가해야 하겠지만, 위 연구에서와 같이 청구진단명이 의무기록상의 진단명과 비교적 높은 일치도를 보이는 것이 확인됨으로써 심평원자료를 이용하여 특정 약물로 인한 중대한 부작용의 발생이 사회적인 문제로 부각될 때 신속하게 대략적인 인과성 평가를 위한 약물역학연구에 활용할 가치는 충분히 있는 것으로 판정되었다.

다. 건강보험심사평가원자료의 장점

심평원자료는 많은 장점이 있다. 첫째, 전국민을 대상으로 하여 2000년 의약분업 이후 약 10여 년 동안 전산자료가 구축되어 있어 대규모 표본의 확보가 가능하다. 표본을 추출하여 분석하는 것보다 대표성을 지닌 자료로 전체 환자를 포괄하여 분석하는 데 어려움이 없으므로, 희귀질환에 대한 연구수행이 가능하다. 둘째, 연구설계의 측면에서 다양한 방법론의 선택이 가능하다. 기술적 연구는 물론이고, 분석적 연구인 환자-대조군연구, 코호트연구, 환자-교차연구 등을 수행할 수 있다. 기술적 연구의 예로 특정검사, 시술, 투약 등에 대한 지속적인 이용양상을 파악할 수 있으며, 남녀별 및 연령군별 의료이용양상, 계절변이, 지역 간 차이, 요양기관 간 차이 등을 파악할 수 있다. 또한, 제도나 정책이 시행되기 전후 변화비교 및 장기간 추세파악 등 시계열적 분석이 가능하다. 앞으로 심평원데이터베이스의 축적기간이 연장될수록 그 가치가 더욱 커지겠지만 장기간 추세파악의 경우 건강보험청구의 전산화가 이루어지기 이전인 2000년 이전의 자료는 이용하기 어렵다는 제한점이 있다. 환자-대조군연구로 특정 질병의 발생 여부에 따라 과거의 질병, 투약 등에 대한 현황을 파악하여 분석할 수 있으며, 코호트연구로 특정 위험요인(특정 약물)에 노출된 집단이 노출된 이후 특정 질병(부작용)이 어느 정도 수준으로 발생하였는지를 분석할 수도 있다. 이러한 연구는 독자적으로 수행할 수 있는 것이 아니라, 심평원 내부뿐만 아니라 통계청, 국립암센터, 한국보건의료연구원 등 관련기관과의 상호협력을 바탕으로 장기간에 걸쳐 수행하게 된다. 셋째, 연구추진과정에서 다른 정형화된 연구에 비하여 자료수집 및 분석에 상대적으로 적은 비용과 시간을 투자하여 훌륭한 결과를 얻을 수 있다. 연구에 필요한 자료와 정보가 존재하고 획득가능성이 확보되면 상대적으로 짧은 시간에 많은 결과를 산출할 수 있으며 이것을 통해 빠른 시간 내에 연구성과를 달성할 수 있다.

라. 건강보험심사평가원자료의 단점

심평원자료가 갖는 단점 또한 적지 않다. 첫째, 연구기초자료로서의 불완전성이다. 연구대상 질병의 선정에 있어 질병 정의는 매우 중요하다. 심평원자료는 보험급여심사를 위해 제출한 자료로서 의료기관의 청구진단명을 이용할 수밖에 없다. 의료기관은 가능한 한 심사에 의한 조정을 적게 받기 위하여 확진되지 않은 진단명을 첨부하여 청구할 수 있어 실제 환자의 주진료내용에 해당되지 않는 과거질병명이나 검사결과 확인을 위해 의심된 진단명을 포함하기도 한다. 둘째, 연구설계에 있어 특정 진료, 처방, 검사, 수술 등 의학적 중재에 의한 결과를 확인하기 어렵다는 점이다. 심사를 위한 자료이므로 진료 이후의 결과에 대한 자료는 없는 실정이다. 특정 검사결과자료, 진료결과, 임상적 측정치와 결과지표 자료가 제공되지 않으므로 성과연구를 수행하는 데 기본적인 제약이 있다. 따라서 이를 보완하기 위한 의무기록조사와 같은 추가적인 자료수집이 필요하다. 또한 건강보험급여에 해당하지 않는 비급여에 속하는 검사나 치료의 경우는 비록 환자가 해당 검사와 치료를 받았더라도 심사대상이 아니므로 심평원에 청구하지 않고 따라서 이에 대한 자료는 심평원데이터베이스에서 확인할 수 없다. 건강보험제도는 정책적 영향을 많이 받는다. 보장성 강화를 통한 급여범위 확대, 도덕적 해이 및 불필요한 재정지출을 감소하기 위한 심사기준 변화와 같은 급여기준의 변화에 따라 의료이용은 직접, 간접적으로 영향을 받는다. 즉 이런 제도, 정책적 변화로 인해 서비스 제공량, 행태에 변화가 발생하므로 이런 외부환경의 변화를 고려하여 결과를 해석하는 데 유의하여야 한다. 셋째, 연구추진과정에서 행정적인 제약 및 자료접근성의 제약을 받을 수밖에 없다. 심평원의 연구개발사업은 점차 확대되어 가지만, 이 조직은 연구를 1차적인 사명으로 하는 조직은 아니며, 심사와 평가를 핵심적인 업무로 하고 있다. 연구자가 자유롭게 자료를 이용하는 데 적지 않은 한계가 있으며, 청구원시자료 획득 시 내부 통계담당인력 및 연구인력의 지원이 필수적이다.

28.4 건강보험심사평가원자료를 활용한 약물역학 연구사례

가. 보험정책변화에 따른 영향 모니터링연구

심평원의 심사평가연구실은 보건복지부의 보험정책변화에 따른 영향을 모니터링하는 연구를 수행하고 있다. 2006년 11월 일반의약품 복합제 중 24개 약효군의 727품목을 건강보험 비급여품목으로 전환한 효과를 분석한 연구로서 시계열분석을 통해 정책의 변화가 의약품 사용에 어떤 영향을 미쳤는지 분석하였다. 정책시행시점을 전후하여 효과분석기간은 정책시행 전인 2005년 1월부터 2006년 10월까지 22개월, 정책시행 후인 2006년 11월부터 2007년 8월까지 10개월로 설정하고 건강보험심사지급이 완료된 의료기관의 전산청구자료를 구축하였으며, 구간별 시계열분석을 통해 비급여전환정책으로 약품비 절감효과가 있었는지 분석하였다. 연구결과 비급여전환 후 총약품비, 24개 약효군 약품비, 24개 외의 약품비에 대한 수준변화 및 추세변화는 모두 유의하지 않았다(그림 28.3). 요양기관 종별로 약품비 절감효과는 종합전문병원과 병원에서 유의하게 나타나지 않았다. 그러나 의원에서 24개 약효군의 약품비는 비급여전환 시점 전의 증가추세가 개입 이후 감소추세로 변하여, 정책의 영향이 가장 직접적으로 나타나고 있음을 알 수 있었다. 24개 약효군별 세부적인 경향분석을 시행한 결과, 약효군별로 비급여전환의 효과가 다르게 나타났다.

소화성궤양용제는 비급여전환 이전부터 급격히 증가하였으며 비급여전환 이후에도 지

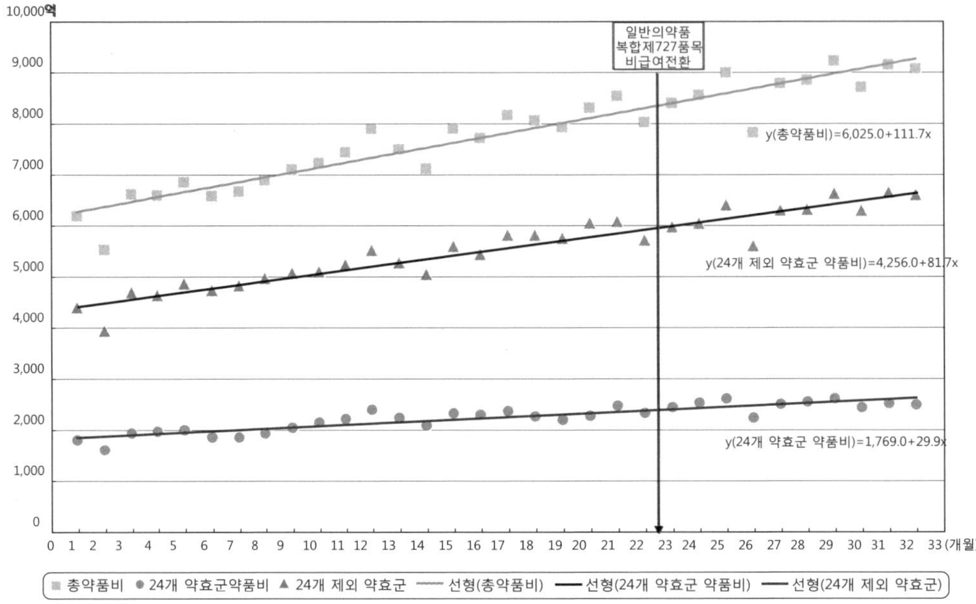

그림 28.3 건강보험 비급여품목 전환에 따른 약효군 시계열분석

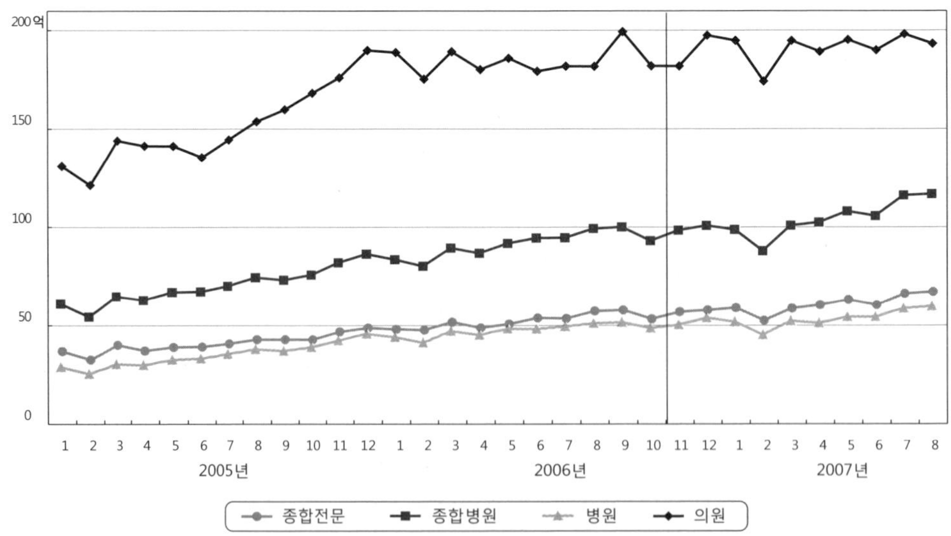

그림 28.4 건강보험 비급여품목 전환에 따른 소화성궤양용제의 의료기관종별 시계열분석

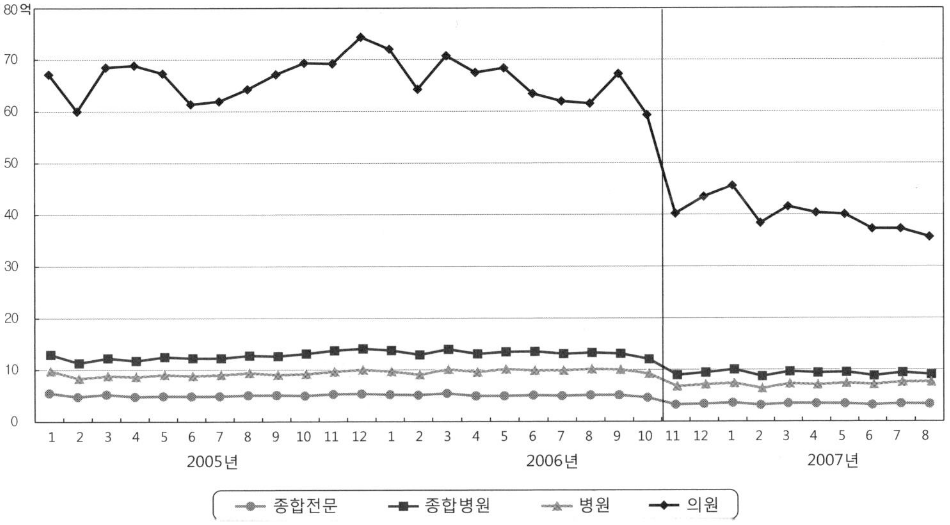

그림 28.5 건강보험 비급여품목 전환에 따른 제산제의 의료기관종별 시계열분석

속적으로 높은 수준을 보이고 있다(그림 28.4). 제산제의 경우 비급여전환 정책 이후 감소하여 감소경향이 지속적으로 유지되고 있었다(그림 28.5).

나. 병용 · 연령 금기 및 치료역이 좁은 의약품, 취약군 · 특정 질환자에 대한 의약품의 사용양상 모니터링

2007년 심평원에서는 약물처방양상의 문제점을 도출하고 이를 개선하기 위한 방안을 도출하기 위한 연구로 「병용 · 연령 금기 및 치료역이 좁은 의약품, 취약군 · 특정 질환자에 대한 의약품의 사용양상 모니터링」을 수행하였다. 심평원자료를 이용하여 의약품사용 데이터베이스를 구축한 후 병용 · 연령 금기 및 치료역이 좁은 의약품, 취약군(노인, 소아, 임신부), 특정 질환자(간질환, 신질환)의 의약품사용 기초현황을 분석하였다. 분석을 위하여 요양급여비용명세서건을 인별 자료로 전환하였으며, 동반상병을 파악하기 위하여 인별 자료에 주상병명과 부상병명으로 청구되는 모든 상병내역을 병합하였다. 또한, 진료내역과 처방전세부내역을 병합하여 약물처방정보를 파악하였다. 진료내역은 원내에서 투여된 자료를 포함한 자료로 주로 주사제 혹은 원내투약약물이 포함되어 있으며, 처방전세부내역은 처방전이 발행되어 약국에서 조제된 내역으로, 대체로 경구제형이 포함되어 있다. 외래진료의 경우 원내에서 투여한 약물과 처방된 약물을 모두 포괄하여 분석해야 하므로, 진료내역서식과 처방전세부내역서식을 모두 사용하여 분석데이터베이스를 구축하

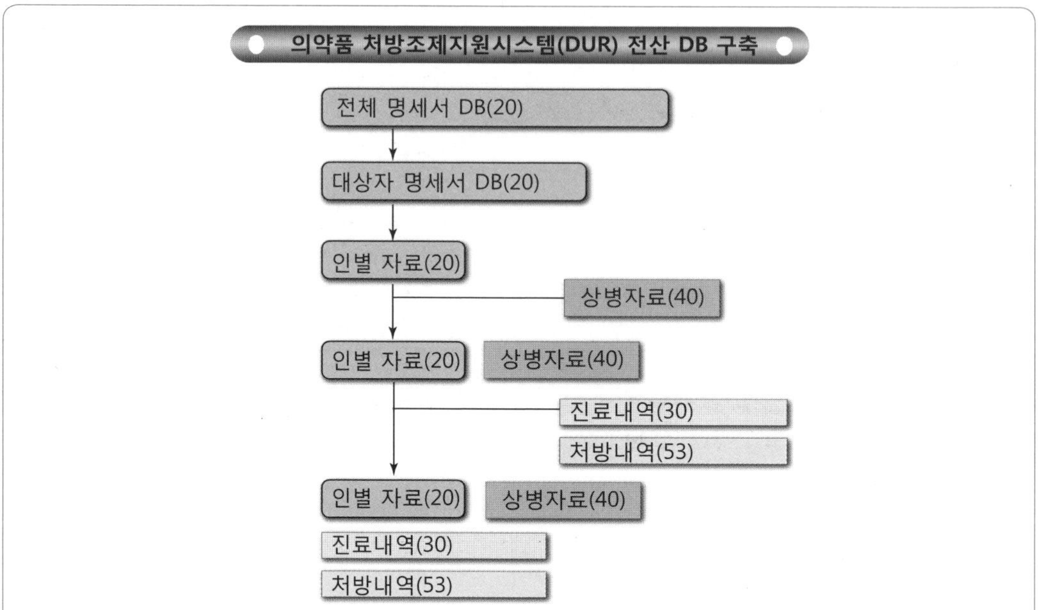

그림 28.7 약물사용평가를 위한 건강보험심사평가원자료 구축과정

였다(그림 28.7).

2005년 1월부터 2006년 6월 사이 전국 의료기관을 1회 이상 방문한 65세 이상 노인 전

표 28.5 2005년 1월 - 2006년 6월 전국 의료기관 방문 65세 이상 노인환자에게 외래 처방된 노인 신중투여약물 처방환자 분율 및 처방률

순위	약물	처방환자수	처방환자 분율	처방건수	처방률
1	Diazepam	1,535,968	40.62	10,139,785	6.34
2	Amitriptyline	364,614	9.64	1,513,237	0.95
3	Ketorolac	96,542	2.55	160,040	0.10
4	Alprazolam > 30일	65,330	1.73	260,087	0.16
5	Lorazepam > 30일	19,643	0.52	70,807	0.04
6	Triazolam > 30일	12,899	0.34	54,739	0.03
7	Flurazepam	12,651	0.33	133,198	0.08
8	Chlordiazepoxide	10,565	0.28	64,800	0.04
9	Piroxicam > 30일	10,245	0.27	30,916	0.02
10	Naproxen > 30일	6,769	0.18	22,377	0.01
11	Indomethacin	7,238	0.19	14,408	0.01
12	Oxaprozin > 30일	969	0.03	3,292	0.00
	전체 노인환자	3,781,000	100.00	159,946,176	100.00

처방환자 분율(%)=해당 약물이 처방된 노인환자수/전체 노인환자수×100
처방률(%)=해당 약물이 처방된 처방건/전체 처방건수×100.

수를 대상으로 노인에서 신중투여약물의 외래 처방건수와 1회 이상 해당약물을 처방받은 환자수를 분석하였다(표 28.5). 전체 환자 중 40.62%(153만 5,968명)가 1회 이상 디아제팜을 외래처방받은 것으로 나타났고, 9.64%(36만 4,614명)가 1회 이상 아미트리프틸린을 외래처방받은 것으로 나타났다. 다른 국외 연구결과에 비하여 반감기가 긴 약물인 디아제팜의 처방분율이 비교적 높은 것으로 나타났으며, 2급아민 삼환계항우울제에 비하여 유해사례 발생위험이 유의하게 높은 것으로 보고되어 사용이 권고되지 않는 아미트리프틸린의 처방분율이 높게 나타나 이와 관련한 약물역학적 연구수행이 필요한 것으로 평가되었다.

심평원자료의 구축과정과 장단점, 연구사례에 대한 이해를 통해 자료의 활용을 극대화하려는 노력이 필요하다. 또한, 심평원자료 활용의 제한점을 인식하고 이를 개선하기 위한 꾸준한 노력이 자료의 가치와 접근성을 향상시킬 것이다.

참고문헌

건강보험심사평가원. 병용 · 연령 금기 및 치료역이 좁은 의약품, 취약군 · 특정 질환자에 대한 의약품의 사용양상 모니터링. 식품의약품안전청; 2007.

문옥륜, 김창엽, 김명기. 동일 질환에 대한 상병분류기호의 의료기관별 변이에 관한 연구. 보건행정학회지 1992;2:66-79.

박병주, 성주헌, 박기동 등. 건강보험 질병코드의 타당도 제고방안 및 자료의 활용방안 수립. 서울대학교 의과대학; 2003.

박찬미, 김동숙. 일반의약품의 비급여 전환에 따른 약품비 변화. HIRA정책동향 2008;8:28-40.

보건복지부. 국민건강보험법. 법률 제10366호; 2010.

이건세. 의무기록과 의료보험 청구명세서의 진단코드 일치에 대한 연구. 서울대학교; 석사학위논문; 1995.

29. 한국암등록자료

학습목표

약물역학연구에서 한국암등록자료의 유용성과 장단점을 설명하고, 실제 연구수행에 활용할 수 있다.
- 한국암등록사업을 설명할 수 있다.
- 한국암등록자료의 특성과 활용범위를 설명할 수 있다.
- 약물역학연구 측면에서 한국암등록자료의 장단점을 설명할 수 있다.
- 암등록자료를 활용한 약물역학 연구사례를 설명하고, 이를 수행할 수 있다.

악성신생물(이후 암)은 1980년대 이후 사망원인 1위를 고수하고 있으며, 향후에도 지속적으로 증가할 전망이다. 이에 국민적 부담이 매우 큰 암을 체계적으로 관리하기 위하여 국가차원에서 전국민을 대상으로 암발생자에 대한 암등록사업을 수행하고 있다. 암을 최종 결과로 삼은 약물역학연구를 수행한다면 암등록자료를 활용하는 것을 우선적으로 고려할 필요가 있다. 이에 한국암등록자료의 구축과정과 특성을 알아보고자 한다.

29.1 암등록사업의 정의와 활용

암등록사업은 특정 지역이나 국가를 대상으로 암발생 수준을 파악하고 이를 관리할 목적으로 암발생에 관련한 자료를 지속적이고 체계적으로 수집하는 과정을 일컫는다. 주목할 점은 자료수집이 일회성에 그치지 않고, 지속적으로 이루어져야 한다는 것과 사전에 정의된 코딩내역(예: ICD-Oncology 3)에 맞추어 암발생정보를 체계적으로 수집한다는 것이다. 이러한 암등록사업은 대상자가 병원에 내원하는 환자인 병원암등록사업과 특정 지역의 주민을 대상으로 하는 지역암등록사업으로 대별할 수 있다. 자료를 등록하는 방법은 병원암등록사업과 지역암등록사업에서 거의 동일하나 암등록 대상과 사업소의 위치가 다르다는 차이점이 있다. 병원암등록사업은 특정병원에 내원하여 진료받는 모든 암환자를 병원이 자체적으로 등록하는 사업이며, 지역암등록사업은 주로 지리적 또는 행정적으로 구획된 일정 지역의 인구집단을 대상으로 새로이 발병한 암환자를 확인하여 등록하는 사업이다. 암등록사업이 암발생률을 산출하는 것을 1차목적으로 한다는 점에서 지역주민을 대상으로 하는 지역암등록사업은 협의의 암등록사업이라 할 수 있으며, 병원암등록사업은 특정 병원에 내원하여 진단받은 암환자들만을 등록하기 때문에 암종별 발생률을 구할 수 없다는 단점을 가진다.

암등록사업으로 구축되는 암발생등록자료는 궁극적으로 암을 관리할 목적으로 활용되는 가장 중요한 자료원이 되며, 활용범위는 다음과 같다. 첫째, 암발생률을 비롯하여 생존율, 유병률 등 암과 관련한 통계를 산출하여 제시하는 데 이용한다. 둘째, 지리적 암발생률 차이를 분석하고, 시계열변화 추이 등을 파악하여 암발생과 관련한 위험요인을 구명하는 데 활용된다. 셋째, 연구대상자의 암발생정보를 제공하고 추적관찰 결과를 확인할 수 있어 암과 관련한 연구자료로 활용된다. 이러한 이유로 암등록자료를 약물역학연구의 자료원으로 활용할 수 있다. 넷째, 새로운 암 예방, 진단 및 치료프로그램의 비용-효과분석 등을 수행하면서 보건행정당국이 암관련사업을 추진하는 데 필요한 핵심적인 근거자료를 제공한다. 다섯째, 의무기록에서 암관련정보를 추출하고 이를 전산코딩하며, 구축된 자료의 질관리 교육에 활용할 수 있다. 여섯째, 해당 지역주민들에게 암에 대한 홍보자료로 활용할 수 있다.

29.2 한국암등록사업의 역사

한국의 암등록사업의 역사는 한국중앙암등록본부 운영사와 맥을 같이한다. 1978년 세계보건기구가 지원하고 보건복지부가 주관한 '한국암관리워크숍'을 계기로 1980년 7월 전국 47개 전공의수련병원이 참가한 중앙암등록사업을 보건복지부 주관으로 시작하였다. 이후 1989년 6월 28-29일에 한국의학회와 보건복지부가 공동주최한 '중앙암등록사업의 문제점 및 개선점' 심포지엄에서 향후 인턴수련병원까지 참여병원을 확대하자는 건의에 따라 1990년 6월 15일 '암등록사업 실무자 워크숍'을 통하여 인턴수련병원까지 참여병원을 확대하였다. 그러나 수련병원에서 등록하는 중앙암등록체계는 병원중심의 암등록사업이기 때문에 전 국민을 대상으로 한 암발생률을 구할 수 없었다.

중앙암등록사업이 병원중심의 등록자료에 따른 한계점을 극복하고자 1991년 서울지역암등록사업과 연계를 모색하였다. 이후 2007년 말까지 8개 지역암등록본부, 즉 서울, 부산, 대구, 광주, 인천(강화도 포함), 대전, 울산, 제주도를 포함하는 체계로 확대되었다. 지역암등록본부는 중앙암등록자료를 위시하여 국민건강보험공단의 수진자료, 통계청 사망

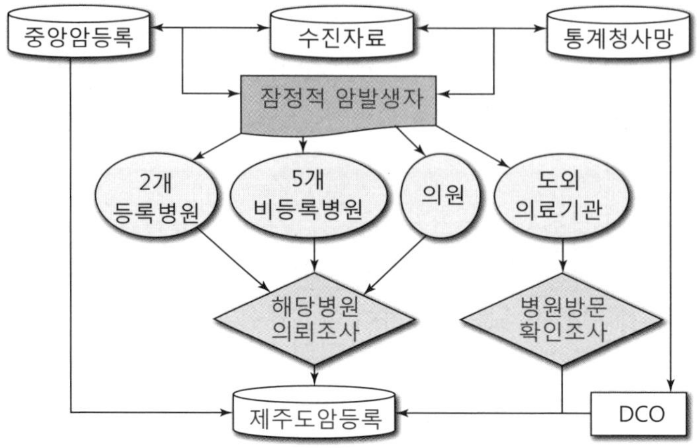

* DCO: 사망진단서상 암사망자

그림 29.1 제주도 지역암등록본부의 암등록체계

자료를 활용하여 암초진자로 의심되는 대상자들의 수진의료기관을 방문하여 의무기록을 요약하고, 확인작업을 거쳐 암등록자료를 구축하고 있다. 그림 29.1은 제주도 지역암등록본부가 수행하는 암등록체계다.

지역암등록사업이 활성화되는 것과 함께 중앙암등록본부는 지역암등록사업에서 구축된 자료를 기반으로 전국민 대상 국가 암발생률을 2002년 처음으로 추정하여 발표하였다. 이후 중앙암등록본부는 8개 지역암등록본부가 구축한 자료를 중심으로 전국 수련병원에서 등록하여 얻어진 중앙암등록자료, 임상전문가들이 주축이 되어 구축한 암종별 암등록사업자료, 국민건강보험공단 암발생추정자료에 대한 의무기록확인조사자료, 통계청 암사망자료 중 암등록이 되지 않은 자료들을 통합하여 국가암발생자료(Korea National Cancer Incidence database, 이하 KNCI DB)를 구축하고 있다. 이 KNCI DB로부터 얻어진 한국인 암발생률통계는 8개 지역의 1998-2002년 암발생등록자료와 함께 국제암연구소(International Agency for Research on Cancer, IARC)가 2007년 발간한 세계암발생통계(Cancer Incidence in Five Continents, 이하 CI5) 9집에 게재되었다.

29.3 한국암등록자료의 특성

전 국민을 대상으로 중앙암등록본부가 구축한 KNCI DB는 전국에서 발생하는 암환자에 관한 정보를 중앙암등록본부지침에 맞추어 등록하고 있으며, 지역암등록본부도 중앙

표 29.1 지역암등록본부가 중앙암등록본부로 송부하는 변수명 및 내역

변수명	형식	자리수	설명
HOSP	Character	8	요양기관번호
HCODE	Character	3	등록병원 - 등록병원코드, 비등록병원은 지역관리코드 또는 중앙관리코드
HNAME	Character	30	병원이름
PTNO	Character	10	환자번호
AGE	Character	3	나이
REGNO	Character	11	주민등록번호(11자리까지 제공)
NAME	Character	12	이름
주진단	Character	30	- R/O cancer: 주진단이나 기타진단 뒤에 'R'을 붙임(예: C169R) - 암이 아닌 일반질병: KCD - 4(한국표준질병사인분류 4차 개정판) 사용 - 기타진단은 정보가 있는 경우 2개까지 기입
기타진단	Character	30	주진단과 동일
ID	Character		지역암등록 일련번호
SERIAL	Character	9	중앙암등록 일련번호
SOURCE	Character	1	확인자료원(1: 중앙암등록, 2: 지역조사, 3: DCO, 4: 충실도)
SEX	Character	1	성별(1: 남자, 2: 여자)
FRG	Character	1	외국인 여부(1: 외국인, 0: 내국인, 9: 모름)
HMLS	Character	1	행려환자 여부
JOB	Character	2	직업(암등록지침서(2004) 참조)
ADR1	Character	40	주소(시, 구, 군, 동)
ADR2	Character	40	주소(번지)
ZIP	Character	6	우편번호
FDX	Character	8	초진 연월일
TCODE	Character	4	원발부위(ICD - O - 3) - C169, 자료구조에 맞지 않는 코드 예시) C16.9, 169
MCODE	Character	5	조직학적 진단명(ICD - O - 3) - 80003 자료구조에 맞지 않는 코드 예시) 8000/3, M80003
EXPIRE	Character	8	사망 연월일
METHOD	Character	1	진단방법(DCO인 경우는 0)
METHOD2	Character	4	진단방법이 임상진단"2"인 경우의 세부사항표시부분 CT, SONO, MRI, 기타 순으로 4자리로 기입(1: 시행, 0: 시행 안함) 예) 1111, 1010
TX	Character	5	치료 - 수술, 화학, 방사선, 면역요법, 호르몬요법 순으로 5자리로 기입 예) 11110: 호르몬요법을 제외한 모든 치료를 시행함
REGYEAR	Character	2	출생연도의 앞 두 자리(18: 1800년대, 19: 1900년대, 20: 2000년대)
SEERCODE	Character	1	요약병기
SEERNAME	Character	80	요약병기설명
STAGEDESC	Character	20	병기종류
STAGECODE	Character	40	병기
YEAR	Character	4	사업연도

암등록본부 등록지침에 맞추어 암발생정보를 수집하고 있다. 표 29.1은 지역암등록본부가 중앙암등록본부로 송부하는 변수명과 내역이다.

표 29.1에서 제시한 변수 중 성별, 나이, 주민등록번호(11자리까지 제공), 주소(연구내용에 따라 심의를 거쳐 제공할 수도 있음), 초진일, 원발장기명, 조직학적 진단명, 사망일, 암의 최종진단방법, 치료에 대한 정보들 가운데 약물역학연구를 위해 필요하다고 판단되는 정보를 중앙암등록본부에 요청할 수 있다. 신청절차는 국립암센터 홈페이지(http://www.ncc.re.kr)의 중앙암등록본부 부분에 자세히 나와 있다. 물론 지역암등록자료도 정보요청이 가능하다.

그런데 약물역학연구에서 KNCI DB를 활용하고자 할 때 제한점은 2002년까지의 암발생자료가 가장 최신정보라는 점이다. 이는 암이 진단되고 치료를 받는 과정이 장시간 소요되면서, 뒤늦게 등록되고 있기 때문이다. 암등록사업의 1차적 목적이 보다 안정적인 암발생통계를 산출한다는 점에서 등록과정에 충분한 시간을 필요로 하기 때문이다. 따라서, 시급을 요하는 약물역학연구 주제에 있어서는 KNCI DB가 결과변수로서 암발생 여부를 추적하는 데 완전한 자료원이 되지 못한다는 점을 염두에 둘 필요가 있다.

29.4 암등록자료를 약물역학연구에 활용하는 방안

가. 암등록자료를 활용한 약물역학연구의 예시

PubMed에서 'Pharmacoepidemiology', 'Registries' 그리고 'Neoplasms'의 3가지 MeSH를 AND로 적용하였을 때, 검색결과 얻어진 논문 중에서 Dalton 등(2000)의 연구는 항우울제 사용자에서 비호치킨임파종, 흡연관련암종의 관련성을 분석한 결과를 제시하였다. 덴마크에서 수행된 이 연구는 1989년 1월부터 1995년 12월까지 7년 동안 North Jutland 지역 약물처방자료에서 항우울제 사용을 확인하여 3만 9,807명의 코호트를 구축하였고, 덴마크암등록사업소(Danish Cancer Registry)에서 암발생정보를 알아보았다. 평균 3.2년 동안 추적관찰한 결과, 삼환계항우울제를 5회 이상 처방받은 군에서 비호치킨임파종의 표준화 발생비가 2.5(95% 신뢰구간, 1.4-4.2)로 발생위험을 높이는 것으로 보고되었다. 이처럼 약물역학연구에서 암등록자료는 암이란 결과의 발생을 확인하고, 관련 정보를 확보하는 데 활용할 수 있어, 비용-효과적으로 의미가 큰 자료원이다.

나. 약물역학 연구 수행을 위한 암등록자료의 요건

암등록자료를 약물역학연구에 활용하고자 할 때에는 다음 3가지 조건을 만족시켜야 한다. 첫째, 등록자료의 질적 수준이 높아야 한다. 등록자료의 질적 수준을 평가하는 지표들을 활용하여 해당 자료가 정확하며 완전한지를 확인할 수 있으며, 연구에 필요한 정보들을 포함하고 있는지도 중요하다. 현재 한국암등록자료에는 약물처방력에 대한 정보가 없기 때문에 이들을 따로 확보해야만 한다(표 27.1). 둘째, 해당 자료의 지속적인 등록 여부이다. 특정 기간만 등록을 한 뒤 중단한 암등록자료는 암발생등록에 있어 완전성이 떨어질 뿐만 아니라, 추적조사가 불완전하기 때문에 중단된 암등록자료의 활용에 신중해야 한다. 셋째, 해당 암등록자료가 연구대상자를 포함하는 지역암등록자료이면서, 개별 대상별로 암발생정보들이 연결될 수 있어야 한다. 한국인은 성명과 13자리의 주민등록번호를 가지고 있어 이를 활용할 수 있다면 암등록자료 활용에 큰 어려움은 없겠으나, 최근 개인정보보호법이 제정됨에 따라 주민등록번호를 사용할 수 없는 상황이 되면서 개인식별을 위한 추가적인 정보, 즉 생년월일, 성별, 주소 등이 필요할 수 있다. 미국과 같은 선진국에서도 공중보건학적 측면에서 필요한 경우에는 개인정보를 철저히 보호하는 동시에 의료보험자료를 적극적으로 활용하는 것을 권장하고 있음을 감안하여 우리나라에서도 보건의료연구에 암등록자료의 활용을 활성화하는 방안이 강구되어야 할 것이다.

암등록자료가 구축되는 궁극적인 목적이 암발생률을 산출하는 것이라는 점에서 약물역학연구의 1차자료원이 되기에는 제한점이 존재할 수 있다. 그러나 암등록자료는 약물역학연구의 대상이 되는 지역사회주민들에서의 암발생여부를 비용-효과적으로 확인할 수 있을 뿐만 아니라, 연구분석에 필요한 다른 정보도 일부 확보할 수 있다는 점에서 적극적으로 활용할 가치가 있다.

참고문헌

국립암센터 [Internet]. 국립암센터; [cited 2011 Apr 6]. Available from: http://www.ncc.re.kr

안윤옥. 암 등록사업의 현황과 추진방향. 대한예방의학회지 2007;40:265-72.

통계청. 2007년 사망원인통계연보 (전국편). 통계청; 2008.

Curado MP, Edwards B, Shin HR, et al., editors. Cancer incidence in five continents, Vol. 9. IARC Scientific Publication No.160. Lyon: International Association of Cancer Registries; 2007.

Dalton SO, Johansen C, Mellemkjaer L, et al. Antidepressant medications and risk for cancer. Epidemiology 2000;11:171-6.

Hartzema AG, Tilson HH, Chan KA, editors. Pharmacoepidemiology and Therapeutic Risk Management. Cincinnati: Harvey Whitney Books Company; 2008. pp. 519-44.

Weiss SR, McFarland BH, Burkhart GA, et al. Cancer recurrences and secondary primary cancers after use of antihistamines or antidepressants. Clin Pharmacol Ther 1998;63:594-9.

30. 병원전자의무기록자료

학습목표

약물역학연구에서 병원전자의무기록자료의 유용성과 장단점을 설명하고, 연구수행에 활용할 수 있다.
- 약물안전성 증진에 있어 병원정보 전산화가 가지는 의미를 설명할 수 있다.
- 병원자료의 특성과 활용절차를 설명할 수 있다.
- 약물역학연구 측면에서 전산화된 병원자료의 장단점을 설명할 수 있다.
- 전산화된 병원자료를 활용한 약물역학연구 사례를 설명하고, 이를 수행할 수 있다.

전자의무기록과 임상데이터웨어하우스가 병원에 보급됨에 따라 전산화된 임상정보가 빠른 속도로 쌓이고 있다. 1차자료인 병원전자의무기록자료(hospital electronic medical record database)는 상대적으로 저렴한 비용으로 많은 대상자에 대한 자세한 자료를 제공하며, 고속연산을 통해 광범위한 분석을 자동화할 수 있기 때문에, 약물역학연구에서 점차 그 중요성이 부각되고 있다. 본 장에서는 약물역학연구에 병원전자의무기록자료를 활용하기 위해 필요한 병원정보시스템의 기본개념과 병원전자의무기록의 특성, 활용절차, 그리고 연구방법론을 다룬다.

30.1 병원정보시스템

가. 개요

정보기술의 발전은 의료정보시스템의 기본적인 구조와 기능을 변화시켰다. 1965년경부터 의료환경에 기반을 둔 정보시스템이 개발되기 시작하였다. 초창기의 의료정보시스템들은 주로 환자등록이나 병원비청구를 목적으로 개발되었지만 1970년대와 1980년대를 거치면서 약국, 검사실, 영상의학과 등 특정 부서를 위한 시스템들이 기존 시스템에 추가되었다. 이러한 개별 전산시스템들은 어느 정도 독립적으로 기능을 하는 동시에 하나의 큰 시스템으로 통합되었고, 이렇게 통합된 시스템을 병원정보시스템(Hospital Information

System, HIS)이라고 한다. 외국과 우리나라 HIS의 큰 차이점은 외국의 경우 각 요소 정보시스템이 독립적으로 개발되고, 순차적으로 도입되어서, 여러 단위시스템들이 상호 인터페이스를 통해서 정보가 교류되는 데 반하여, 우리나라는 단일업체가 한 병원의 모든 정보시스템을 한꺼번에 개발하여 운영하는 방식이라서 구축비와 운영비가 적게 드는 장점이 있지만, 여러 병원 간 정보교환이 어려운 단점이 있다. 약물역학연구를 위해 여러 의료기관의 자료를 표준화하여 공유할 필요가 있는데, 이러한 턴키방식(turn-key system)의 정보시스템은 정보교류에 불리한 면이 있다.

나. 처방전달시스템

국내에서는 Order Communication System(OCS)이라는 이름으로 불리고 있지만, Computerized Physician Order Entry(CPOE)가 국제적인 표준용어다. 최근에는 Computerized Provider Order Entry라고 표기하기도 한다. CPOE는 의료진이 환자진료와 관련된 각종 처방을 전산시스템을 통해 입력하고 타 부서에 전달하는 시스템을 말한다. 전산화된 처방은 네트워크를 통해 다른 부서와 쉽고 빠르게 의사소통할 수 있으며, 수기작성으로 인한 처방오류를 예방할 수 있는 장점이 있다. 또한 임상전문가의 의사결정을 도와주는 의사결정지원시스템(Clinical Decision Support System, CDSS) 등 다른 정보시스템과의 상호연동도 가능하다.

다. 검사정보시스템

병리정보시스템(Pathology Information System, PIS), 진단검사정보시스템(Laboratory Information System, LIS), 방사선정보시스템(Radiology Information System, RIS) 등이 검사정보시스템에 해당한다. LIS는 임상병리와 관련된 처방을 검사실로 전달하고, 검사결과를 관련된 의료진이 조회할 수 있도록 하는 시스템이다. 현대식 진단검사의학장비들은 검사결과값을 수치형태로 출력하기 때문에 일부를 제외하고 대부분의 검사결과값들이 LIS로 직접 전달된다. RIS는 영상의학과에서 행해지는 모든 정보처리업무를 수행할 수 있는 시스템이다. LIS는 검사의 종류나 결과가 비교적 잘 규격화되어 있음에 비하여, PIS나 RIS는 조직 유리슬라이드나 방사선사진을 해당 분야의 전문의가 직접 판독하여 그 결과를 자유기술문 형태로 입력하므로, 표준화나 규격화가 상대적으로 어렵다. PACS(Picture-Archiving and Communication System)는 초기에는 방사선 영역의 영상자료를 표준화하여 획득, 저장하고 검색 및 판독하기 위하여 개발되었으나, 근래에는 병원에서 생성되는 거의 모든 영상자료를 보관, 검색하는 통합영상정보시스템으로 활용되고 있다.

라. 전자의무기록, 전자건강기록

전자의무기록(Electronic Medical Record, EMR)과 전자건강기록(Electronic Health Record, EHR)은 모두 전산화된 의무기록이지만 용어가 의미하는 뜻이 다르므로 둘을 구분할 필요가 있다. 먼저 EMR은 하나의 의료기관에서 기록된 전산화된 의무기록을 말하며, HIS와 연계되어 작동한다. 따라서 해당 의료기관에서 환자의 상태를 기록하고 관리하기 위한 용도로 사용된다. 반면 EHR은 환자가 거주하는 지역 혹은 국가의 여러 병원들의 EMR이 모인 전자기록으로 환자의 투약내역, 검사결과, 치료내역, 환자의 건강상태 등의 내용이 포함된다. 따라서 환자들은 EHR을 통해 병원에 상관없이 자신의 의료정보를 관리할 수 있게 된다. 국내에서는 이 두 가지를 별도로 구별하지 않고 사용하는 경우가 많다.

마. 임상데이터웨어하우스

최근에 EMR을 도입하는 병원들이 증가하고 있으며, 그에 따라 누적되는 임상정보의 양도 증가하고 있고, 이러한 데이터를 이용하여 연구, 교육, 경영 등에 이용할 필요성이 증가하고 있다. 그러나 병원정보시스템에 누적되는 임상자료는 실제 진료가 이루어지는 운영데이터베이스에 저장되므로 복잡한 검색을 수행할 경우 병원정보시스템 자동에 크게 영향을 미치게 된다. 따라서 누적된 임상정보에 대한 복잡한 검색은 제한적으로만 허용된다. 임상데이터웨어하우스(Clinical Data Warehouse, CDW)는 병원정보시스템에서 운영하고 있는 데이터베이스를 분석목적에 맞도록 데이터를 추출, 변형 및 적재하여 분석목적에 맞게 재설계된 데이터베이스다. 운영데이터베이스와 물리적으로 분리되어 있으므로 운영계에 영향을 주지 않고 복잡한 분석을 수행할 수 있도록 구축한 시스템이라고 할 수 있다. 약물역학연구에서와 같이 대량의 자료에 대한 복잡한 분석을 위해서는 CDW의 구축과 이용이 필수적이라고 할 수 있다.

30.2 병원전자의무기록자료의 특성

가. 자료의 이질성, 고차원성 및 복잡성

의료영역에서 다루는 자료는 저차원의 데이터로부터 매우 고차원의 추상화 데이터까지 다양하고 이질적인 자료로 구성된다. 키나 체중과 같은 단순한 수치데이터나, 환자감시장치나 생체모니터에서 연속적으로 생성되는 생체신호, 환자의 진술, 면담자료, 전문가의 임상소견, CT나 MRI와 같은 정지영상데이터, 초음파와 같은 동영상데이터 등 전혀 다른 속성을 가진 자료가 혼재되어 있기 때문에, 복잡할 뿐만 아니라 처리해야 할 데이터의 양도 많다. 병원에서 수시로 반복 측정되는 검사값들의 경우 대표값 선정에 어려움이 발생하는데, 특정 시점의 값을 이용할 것인지, 평균값이나 중앙값을 사용할지 등 명확한 기준을 잡기가 어려운 경우가 많다. 다양한 표현을 용인함에 따라 사용하는 용어가 기관 간은 물론이고, 심지어 같은 부서 내에서도 동일한 개념에 대하여 서로 다른 용어를 사용하는 경우를 흔하게 볼 수 있다.

나. 자료의 부정확성과 오류, 불완전성과 중복

일상적인 의료행위 중에 수집되는 임상자료는 불완전하거나 오류를 포함하는 경우가 많다. 한 환자에 대해 수행되는 동일한 검사라 할지라도 상황에 따라 서로 다른 결과값을 보이는 경우가 흔하다. 혈압측정의 예를 본다면, 환자의 체위나 안정상태에 따라 측정값에 차이가 나타날 수 있으며, 혈압을 측정하는 의료인, 또는 측정에 사용되는 혈압계에 따라서도 다른 값이 측정될 수 있다. 잘못된 입력값이나 결측값도 자주 관찰할 수 있는데, 결측값의 발생이 우연에 의한 것인지, 또는 의도적으로 누락된 것인지 알기 어렵다. 방사선소견 또는 병리소견을 복사하여 EMR에 중복하여 기록하는 경우와 같이 동일한 자료가 반복적으로 기록되는 경우 또한 흔하다.

다. 외래기록과 입원기록

병원에서 기록하는 의무기록은 크게 외래기록과 입원기록으로 나눌 수 있다. 이 두 가지는 쓰는 형식과 내용에서뿐만 아니라 대상질병과 기록간격도 다르다. 외래기록의 경우 급성기를 지난 만성질환이나 경증의 질병이 대상이 되며, 진료시간이 5분 미만으로 짧기 때문에 핵심적인 내용만 간결하게 기록하는 경향이 있다. 검사나 처방이 대상 질병에 관련된 것으로만 제한된다. 처방한 약물의 투약유무를 알 수 없으며, 객관적 관찰기록이 거의 없다. 환자들이 한 병원만을 다니지 않기 때문에 타 병원을 방문하는 등 외래방문 사이에 발생한 실제 진료상태를 정확히 파악하기 어렵다. 처방전을 필요로 하지 않는 일반의약품이나 건강기능식품 등의 복용 여부와 그로 인한 영향을 알 수 없다. 하지만 질병에 대한 장기간 경과를 관찰할 수 있으며 대상자가 많다는 장점이 있다. 이에 비하여 입원기록은 급성기 질환이나 심각한 질병일 경우가 많으며, 입원기간 동안에 집중적인 관찰과 검사가 이루어진다. 해당 질병에만 국한하지 않고 전반적인 신체상태에 대한 검사와 관찰기록을 확보할 수 있다. 또한 투약여부가 상대적으로 정확하지만, 대상자가 적다는 단점이 있다. 입원기록은 인과성을 평가하기에 유리하지만, 민감도가 떨어지며, 외래기

표 28.1 외래의무기록과 입원의무기록의 차이

기준	외래의무기록	입원의무기록
대상질병	경증, 만성질환	중증, 급성질환, 만성질환의 급성악화
진단명의 신뢰도	낮음	높음
기록 시간, 양	짧은 시간, 소량핵심적인 요약	상대적으로 긴 시간, 대량, 자세한 기록, 가능한 모든 관찰
검사의 범위	질병상태에 국한된 최소 검사	전반적 건강상태에 대한 검사 포함
투약정보	처방정보를 알 수 있으나, 투약유무, 투약시간은 알 수 없음	투약유무, 투약내용, 투약시간 기록됨
대상자	많음	적음
ADR인과성평가	어려움	상대적으로 유리함

록은 인과성을 평가하기가 어렵지만 드물게 발생하는 증례를 찾아낼 가능성이 더 높다(표 28.1).

30.3 병원자료 활용절차

가. 의학연구윤리심의위원회 심사

의무기록은 개인의 민감한 건강문제를 포함하고 있기 때문에 그 관리와 이용에 대하여 고도의 윤리성을 전제로 할 뿐 아니라, 법률상의 규제도 받고 있다. 따라서 보안과 개인정보보호에 대한 각별한 주의가 필요하다. 병원전자의무기록자료를 이용한 약물역학연구 역시 의학연구윤리심의위원회의 심의를 필요로 한다. 다만, 최소위험자료인 경우 환자의 정보보호를 위한 충분한 절차와 개인정보를 제거하는 적절한 방법을 제시하면 의학연구윤리심의위원회 심의면제의 대상이 될 수 있다. 최소위험자료란 해당 데이터가 환자의 일상적인 진단과 치료과정 중에 수집되어, 환자의 치료나 관리에 어떤 영향도 끼치지 않고, 특정 치료의 수용이나 거부에 대한 어떤 압력도 없으며, 추가적인 정보수집을 위하여 환자나 가족들에게 정보를 요청하는 일이 없는 자료로 환자에 대한 기밀성만이 문제가 되는 자료를 말한다.

나. 익명화

연구대상자의 개인정보보호를 위하여 연구대상자료에 대한 익명화 또는 개인식별정보의 삭제가 필요하다. 익명화된 데이터는 개인과 개인의 기록을 연결하는 모든 식별정보를 비가역적으로 제거한 것으로서 개인과 기록 간의 연결을 다시 수립하는 것이 거의 불가능한 상태의 데이터를 말한다. 하지만 이런 익명화 데이터는 자료의 오류를 검사하거나 추가적인 자료를 수집할 수가 없어서 연구목적으로는 부적절한 경우가 많다. 개인식별정보가 제거된 자료는 초기 수집단계에서는 개인식별정보가 있지만, 적절한 단계에서 개인식별정보를 제거한 것이다. 이때 주의할 것은 데이터 내 각 필드가 개별적으로는 신상정보가 아니지만 여러 필드의 정보를 조합하면 대상자를 좁힐 수 있는 정보가 포함된 경우는 개인식별정보가 제거된 자료라고 할 수 없다. 미국의 '건강보험양도및책임에관한법(Health Insurance Portability and Accountability Act, HIPAA)'의 개인정보보호규정에 의하면 주민등록번호, 병원등록번호, 이름, 주소, 우편번호 뒷자리, 날짜(생일, 입원일 등), 전화번호, 팩스번호, 이메일, 계좌번호, 면허번호, 얼굴사진과 같은 정보를 포함하지 말 것을 규정하고 있다. 그러나 우편번호 앞자리나 날짜 중 연도에 해당하는 정보는 포함할 수 있다. 미국의 HIPAA 규정을 국내 여건에서 완전히 반영하는 것이 타당할지에 대해서는 논란의 여지가 있다. 기본적으로 정보보호에 대한 물리적 및 기술적 방법론을 정립하고, 데이터를 다루는 연구자들에 대하여 정보보호에 대한 문서화된 서약을 주기적으로 받는 것이 바람직하다.

다. 데이터마트 구축

데이터마트(data mart)란 운영데이터베이스나 CDW로부터 연구 및 분석, 의사결정 등 다양한 목적을 위하여 만들어진 특화된 시스템이라 말할 수 있다. 원천자료로부터 사용목적에 맞도록 필요한 테이블 및 컬럼들을 분석하여 추출함으로써 데이터의 양을 축소하고, 데이터의 형태 변환, 테이블 구조의 변환, 테이블 간 연결을 수행하여 연구용 데이터베이스에 적재하는데, 이러한 일련의 작업을 ETL(Extraction, Transformation, Loading)이라고 한다. 데이터웨어하우스가 있을 경우에는 데이터마트 구축의 상당부분을 데이터웨어하우스가 담당하게 된다. 데이터웨어하우스와 데이터마트의 경계가 모호한 경우도 있지만 데이터웨어하우스가 범용의 분석시스템 및 자료원이라면 데이터마트는 특정 연구목적에 맞춘 특화된 자료원이라고 볼 수 있다. 데이터마트를 구축함에 있어서 업무에 대한 이해가 필수적이다. 예를 들어 약처방의 경우 투여된 약품의 용량을 계산할 때 반환된 약물을 고려하지 않을 경우 과처방으로 계산될 수 있으므로 주의하여야 한다. 반환처방의 경우 병원정보시스템마다 다르겠으나 투여된 약물용량이 음수이며, 원처방에 대한 고유번호를 가지고 있게 되므로, 원처방번호를 찾아서 상계하여야 한다. 또는 간호실시기록을 이용하여 실제 환자에게 투여되었는지 유무를 확인할 수도 있다. 연구대상 도메인에 대한 전문적 지식과 임상상황에 대한 이해도 필요하다. 예로서, 프로트롬빈시간 국제표준화비(international normalized prothrombin time ratio, INR)는 중풍이나 부정맥 등으로 경구항응고제를 복용하는 환자의 혈액응고상태를 감시하기 위한 검사방법이다. INR의 목표치는 통상 2-3 사이이나 당일에 반복측정한 검사값에서 8 이상의 높은 값이 기록되고 연이어 검사한 두 번째 측정치는 2-3 사이의 목표치를 보이는 경우가 있다. 이 경우는 과다한 경구항응고제 투여상태를 되돌리기 위한 해독제인 비타민K가 투여되었을 가능성을 고려하여야 한다. 만일, 해독제가 투여된 상황에서 당일 측정된 여러 검사값의 평균을 취할 경우 당시 임상상황을 전혀 다르게 해석할 수 있다. 미묘한 임상상황에 대한 이해를 위해서 관련 전문가와 충분한 의사소통을 하는 것이 중요하다.

라. 전처리

병원정보시스템을 기반으로 데이터마트를 구축한 후에는 반드시 전처리작업이 필요하다. 전처리작업은 전체 연구과정에서 60% 이상의 시간과 노력이 소모되는, 가장 힘이 많이 들시만 한편으로는 가장 중요한 과정이다. 전처리작업에는 데이터 요약, 정제, 통합 및 전환, 축소, 이산화 등이 포함된다. 데이터정제는 잡음 섞인 데이터를 평활화하고 이상치를 발견하여 제거하는 작업이다. 데이터들을 일일이 눈으로 확인하여 정제하는 방법을 고려해 볼 수 있겠지만, 병원전자의무기록자료를 이용한 연구의 경우 대상 데이터가 수십만, 수백만, 심지어 수억 건이 넘는 경우도 있기 때문에, 수작업만으로는 곧 한계에 부딪히게 된다. 자동화된 방법과 수작업을 병용하여 반복적으로 작업하는 것이 일반적인 과정이다. 이상치 검출을 위하여 상자그림과 같은 그래프를 이용한 방식과 통계적 방법이 같이 사용된다. 이상치의 경우 임상적인 의미를 파악하여야 하므로 임상적 지식이 필요하다. 이상치를 파악할 때, 변수 하나만을 대상으로 분석하기보다는 여러 변수를 조합해서 찾는 경우가 유리하다. 예로서 '키'를 조사할 경우 '67(cm)'이라는 값 하나만으로는 이상치 유무를 판단할 수 없기 때문에(어린아이일 수 있으므로), 키나 체중, 연령을 혼합하여 비율을 계산하거나 조건식을 이용하면 상대적으로 쉽게 이상치를 파악할 수 있다. 전처리는 단속적인 과정이라기보다는 전체 연구에서 지속적, 반복적으로 수행되는 과정이라고 보아야 한다.

마. 데이터마이닝

EMR의 도입 증가로 진료활동의 부산물로서 환자자료가 급격히 쌓이고 있기 때문에, 그 속에 담긴 숨겨진 사실을 뽑아내어 구조화시킴으로써, 기존에 알려지지 않았거나 발견하지 못했던 새롭고 유용한 지식을 창조할 필요성이 증가하고 있다. 데이터마이닝은 '대량의 데이터에서 새롭고 유용한 지식을 창출하는 것'으로서, '데이터에서 지식을 캔다'

는 의미에서 'knowledge discovery from data, KDD'라고도 불린다.

데이터마이닝은 데이터처리, 데이터요약, 기계학습, 패턴인식, 시각화기술, 통계학, 지식추출기술 등 다양한 분야의 다학제적 기술을 필요로 한다. 기계학습은 데이터마이닝의 주된 기술적 기반으로서 데이터베이스의 원천데이터로부터 정보를 추출하는 방법론을 제공한다. 데이터마이닝에 주로 사용되는 기계학습방법으로 로지스틱회귀분석, 신경망, 서포트벡터머신(Support Vector Machine, SVM), 의사결정나무, 베이지안네트워크, 연관성규칙, K-평균, 코호넨네트워크 등과 그 외 다양한 비교사 학습방법(unsupervised learning)들이 있다.

데이터마이닝의 수행절차는 Cios 등의 6단계 분류에 의하면 1) 대상 영역의 이해, 2) 데이터의 이해, 3) 데이터 준비, 4) 데이터마이닝, 5) 평가, 6) 발굴한 지식의 사용으로 나눌 수 있으며, 한 번의 흐름으로 수행된다기보다는 전체 과정을 지속적으로 반복하는 일련의 과정으로 볼 수 있다.

30.4 병원전자의무기록자료의 장단점

가. 장점

병원전자의무기록자료는 많은 자료가 지속적으로 생산되기 때문에 표본크기가 크다. 이런 점은 큰 표본크기가 필요한 약물역학연구에 매우 유리하다. 더욱이, 표본크기의 규모에 비하여 자료를 구하기가 상대적으로 쉽고 비교적 저렴하다. 이것은 병원전자의무기록자료가 일상적 진료활동의 부산물이며, 자료를 모으고 관리하기 위한 추가적인 비용이 거의 들지 않기 때문이다. 병원전자의무기록자료는 환자들에 대한 임상적 특성을 대부분 내포하고 있기 때문에 유용한 임상지식의 보고로 볼 수 있다. 또한 EMR의 보급으로 과거 CPOE형태의 병원정보시스템에서 얻지 못하던 자세한 임상정보도 얻을 수 있게 되었다. 그리고 환자의 기억이나 면접조사원에 의존하지 않기 때문에 직접 사람을 대상으로 수행하는 약물역학연구에서 문제가 되는 회상비뚤림이나 면접비뚤림이 발생하지 않아서 연구결론의 타당성이 높아진다.

나. 단점

병원전자의무기록자료의 가장 큰 약점은 진단자료의 타당도가 불확실하다는 것이며, 이러한 약점은 특히 외래자료에서 두드러진다. 이것은 정교한 설계에 의하여 조직화된 데이터라기보다는 환자진료과정의 부산물로서, 전체적으로 보험청구를 중심으로 업무와 데이터 흐름이 설계되어 있어 보험급여제도의 영향을 받아 실제 환자의 임상상황을 정확히 반영하지 못하는 경우가 발생하기 때문이다. 하지만, 입원자료는 상대적으로 타당도가 높다. 병원전자의무기록자료는 데이터의 생성과 측정 및 수집과정에 오류가 발생하거나 일관성이 결여되어 신뢰성이 낮은 결과를 도출할 가능성이 있다. 환자의 전체 의료정보 중에서 특정 병원에 내원한 시점의 자료만 존재하므로, 환자가 여러 곳의 의료기관을 방문하였을 경우 특정 병원이 아닌 나머지 의료기관을 이용한 정보는 알기 힘들다는 단점이 있다. 또한, 의사의 처방 없이 구매할 수 있는 일반의약품에 대한 정보를 알기 어렵다.

30.5 병원전자의무기록자료를 이용한 약물역학연구방법

가. 개요

시판 후 약물감시에서 약물유해반응을 조사하기 위한 연구방법은 크게 기술적 연구와 분식직 연구로 나눌 수 있다. 기술직 연구로는 자빌직부작용보고, 집중모니터링, 환자군 연구 및 단면연구 등이 있다. 분석적 연구는 환자-대조군연구, 코호트연구, 임상시험 등 다양한 방법으로 가능하다. 후향적 코호트연구와 환자-대조군연구를 위해서는 정규적으로 그리고 신뢰할 만한 방법으로 모은 자료가 필요한데, 이런 면에서 병원전자의무기록은 훌륭한 자료원이 된다.

자발적부작용보고자료는 약물부작용 보고의 많은 부분을 차지하는 중요한 자료원으로서 비교적 비용이 적게 들 뿐 아니라 매우 드물게 나타나는 중대한 부작용을 찾아낼 수 있는 장점이 있다. 하지만, 아직 우리나라는 부작용 보고율이 높지 않아서 실제 발생한 부작용 중 소수만 보고되는 경향이 있으며, 인과관계를 정확하게 평가하기 어렵고, 전체 약물복용자와 발생건수가 불명확하여 부작용의 발생률을 계산할 수 없다는 단점이 있다. 최근에 전국에 지역약물감시센터가 지정되어 활발히 활동함에 따라 보고건수가 점차 증가하고 있다. 집중모니터링은 관찰적 환자군연구로서, 특정 약물을 처방한 의료진에게 처방받은 환자들에서 발생한 모든 유해사례에 대한 조사를 진행하는 방식이다.

의무기록조사는 미리 정한 기준을 이용하여 대량의 의무기록을 직접 조사하는 것으로서 약물부작용 발생률을 조사하는 중요한 수단이 된다. 약물부작용 발생률을 구할 수 있고, 약물투여와 부작용 간의 인과관계를 평가할 수 있다는 장점이 있지만, 상당한 비용과 시간이 투입된다는 단점이 있다.

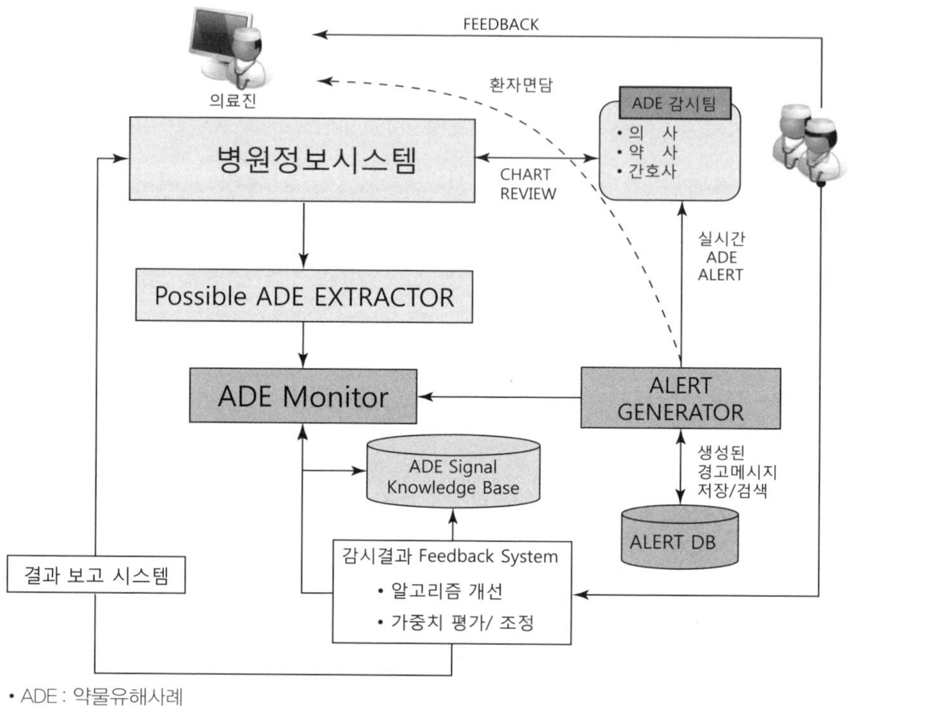

그림 30.1 전자약물유해사례감시시스템의 개념도

병원전자의무기록자료는 기술적 연구와 분석적 연구 모두에 활용할 수 있다. 병원전자의무기록자료를 대상으로 기존의 전통적 약물역학연구방법을 적용하여 각 단계를 수작업으로 진행하는 방법과 전 과정 또는 일부를 자동화하려는 시도가 병행되고 있다. 전자약물유해사례감시시스템(Computerized Adverse Drug Event Surveillance System, CADESS)은 규칙기반의 자동화된 약물유해사례 또는 약물유해반응 감시시스템으로서 CPOE나 EMR에 실시간으로 연동되어 유해사례의 발생을 예방하거나, 발생한 유해사례를 즉각 감지하기 위한 시스템이다(그림 30.1). 미리 정한 약물유해반응 실마리정보를 이용하여 과거의 유해반응 경험유무를 조사하거나, 또는 현재 발생하는 유해반응을 실시간으로 찾을 수 있는 방법이다. 하지만 아직까지 표준화된 실마리정보가 부족하고, 판매되고 있는 CADESS가 없기 때문에 시스템을 새로 개발하여 구축하는 데 많은 노력과 비용이 소요된다는 단점이 있다. Jha 등(1998)이 자발적보고, 의무기록조사, CADESS 간의 유해사례보고율을 비교한 결과 CADESS가 자발적보고에 비하여 50배 높은 유해사례감지율을 보였다.

나. 실마리정보의 종류

병원전자의무기록자료를 이용한 CADESS에 포함되는 정보는 투약정보, 검사결과, 진단명, 환자의 증상, 징후와 관련된 기록을 들 수 있다.

1) 투약정보

투약정보는 환자에게 투여된 약물의 투약용량과 시간, 투약간격, 병용투여약물 등의 모든 정보를 얻을 수 있기 때문에 약물역학연구의 가장 기본이 되는 정보다. 투약정보 자체는 실마리정보보다는 약물역학연구의 출발점과 기본근거로 활용되지만, 드물게 실마리정보로 활용되기도 한다. 예로서, 디펜히드라민이나 날록손, 플루마제닐, 비타민K와 같은 약물의 경우, 타 약물이 과량투여된 상황을 해소하기 위한 해독제로 투여되는 경우가 많은데, 이를 이용하여 보고되지 않은 약물유해사례를 추적할 수 있다. 단순히 해독제만을 실마리정보로 활용하기보다는 약물유해사례를 유발하는 약물과 해독제를 짝지어 쌍으로 비교하는 방법이 특이도를 높일 수 있다. 예를 들어 Jha 등(1998)의 연구에서 혈전을 방지하는 와파린과 비타민K 투여를 같이 묶어 실마리정보로 할 경우 양성예측도가 13%에서 46%로 증가하였다. 해독제 투여 이외에, '처방중지'나 '약물용량 조정'과 같은 사건을 실마리정보로 활용할 수도 있다.

2) 검사결과

각종 검사결과는 병원자료에서 가장 정확하고 유용한 자료다. 결과값이 수치형이기 때문에 부작용이라고 할 만한 기준을 정해서 그 기준을 충족하는 경우를 비교적 쉽게 찾아낼 수 있다. 검사결과를 실마리정보로 활용하는 방법은 크게 '약물에 대한 검사결과의 경향'을 감시하는 방법(예: 약물투여 후 혈소판 감소), 비정상 수치의 감시(예: *Clostridium difficile toxin* 양성), 또는 혈중 약물치의 상승유무를 감시하는 방법이 있다. 기본적으로 검사결과

표 30.2 약물유해사례조사에 실마리정보로 쓰이는 검사 및 수치의 예

실마리정보	판단기준
무과립구증	Neutrophils$<500/mm^3$, hemoglobin$\geq$10g/dL, and platelet$\geq 100,000\times 10^9$/L
범혈구감소증	White blood cell count$\leq 3.5\times 10^9$/L, hemoglobin$\leq$10mg/dL, and platelet count$\leq$ 50,000$\times 10^9$/L
저혈소판증	Platelet count$<20,000\times 10^9$/L
간손상	GPT (ALAT)×3 ULN* or APL×2 ULN or GGT×2 ULN or Bil × 2 ULN
저나트륨혈증	Sodium<116 mEq/L
횡문근융해증	Creatine kinase (CK)×5 ULN with CK-MB<10% of CK

* ULN: upper limit of normal

의 이상은 질병 자체 또는 질병의 2차적인 영향에 의한 것이 대부분이라는 점을 염두에 두어야 한다.

3) 증상, 징후 관련 기록

EMR에서 증상이나 징후를 기록하는 방법은 사용자가 마음대로 입력할 수 있는 자유진술문 형태와 미리 정의되고 코드화된 용어를 선택하여 입력하는 방식으로 구분할 수 있다. 코드화된 용어는 자료를 입력할 당시의 의도와 정황이 명확하기 때문에 실마리정보로서의 가치가 매우 높다. 이에 반해서 자유진술문은 당시의 정황이 명확하지 않아 앞뒤의 문맥을 파악하여야만 하므로 정확한 정보를 얻기가 힘들다. 예를 들어 흔히 관찰되는 피부발진의 경우 약물부작용용어체계인 MedDRA에서는 '[10037844]'로 또는 범용 보건의료용어체계인 SNOMED CT에서는 'rash(disorder): 64144002로 정의되고 있으나, 자유진술문으로 나타나는 발진은 발적과 혼용되어 사용되면서 "발적 없음", "우발적으로 chest tube 제거됨", "skin rash 사라짐", "No itching rash", "skin rash 좋아짐" 등 다양하게 사용되어 발진의 유무를 컴퓨터 수준에서 파악하기가 어렵다. 한편 이런 자유진술문에 대하여 자동화된 처리를 수행하기 위하여 '자연어처리'에 대한 연구가 많이 시도되고 있지만 여전히 많은 한계를 가지고 있다.

4) 진단명

환자의 상태 또는 부작용 관련 진단을 찾기 위하여 진단명을 이용할 수 있다. 진단코드로 흔히 사용하는 ICD-10의 경우 'L27: Dermatitis due to substances taken internally', 'Y44.5: (Complications of medical and surgical care by) Thrombolytic drugs'와 같이 그 의미가 명확하여 약물역학연구에 사용할 수 있는 코드가 존재하지만, 실제로 해당 코드가 기록되는 경우는 거의 없다. 또한 ICD코드가 질병보고의 목적으로 개발되었고, 현재는 주로 보험청구를 위해 사용하기 때문에 실제 환자의 질병상태를 정확히 표현하지 못하는 경우가 많다.

30.6 병원자료를 활용한 약물역학연구 사례

[예시 30-1]
Park 등(2009)은 병원전자의무기록자료와 CDW를 이용하여 약물부작용을 자동으로 발굴할 수 있는 'CADESS'에 필요한 알고리즘을 제시하였다. 대상 약물의 투약 전-후 특정

검사치의 값을 비교한 것으로, 1,000병상 규모의 한 종합전문요양병원의 14년간 병원전자의무기록자료를 이용한 예비연구에서 항암제인 시스플라틴의 투여 전-후 혈청 크레아티닌(Cr)검사값을 비교한 결과, 약물투여 전-후 Cr의 평균값은 각각 6.6㎎/dL과 5.5㎎/dL로서 전후 평균값 및 부작용빈도에서 통계적으로 유의한 차이가 있었다($p<.001$). 약물과 부작용발생 간 관련이 제시된 바 없는 레보플록사신과 Cr검사치 비교에서는 대상환자 2,274명이 선정되었고, 약물투여 전-후 Cr의 평균값과 빈도분석에서 통계적으로 유의한 차이를 보이지 않았다. 연구자들은 CDW로부터 조합가능한 약물-검사치 쌍을 검색하여 고속연산이 가능한 클러스터 서버를 이용하여 자동 및 지속적으로 분석하는 시스템을 개발 중에 있다.

[예시 30-2]

Zhang 등(2007)은 일본의 돗토리대학병원에서 CDW를 이용히여 약물유헤반응을 평가하는 방법론을 제시하였으며, 예로 아미노글라이코사이드와 세팔로스포린의 단독투여 또는 병용시 신독성 발생 여부를 조사하여 기술하였다. 제시한 방법과 절차는 다음과 같다: 1) 조사대상 기간 중의 조사대상약물을 X, ADR을 Y, 검사수치를 Z라고 하고; 2) Z값이 사전에 정의된 값을 초과하거나 없을 경우에 증례를 제외; 3) 환자군을 X에 대한 노출군과 비노출군으로 분리; 4) 층화 및 무작위배정을 통하여 두 그룹 환자들 간의 특성을 짝지음; 5) 노출-비노출군 간에 부작용 Y의 빈도를 비교하였다. 제시한 방법의 유용성을 검증하기 위하여 아미노글라이코사이드 세팔로스포린과 관련된 소아입원환자의 신독성에 대하여 조사를 수행한 결과 세팔로스포린 단독 혹은 아미노글라이코사이드와 병용투여한 소아환자에서 신독성의 빈도가 증가함을 보고하였다. 연구자들은 CDW가 약물역학연구에 유용한 수단이 될 것이라고 전망하였다.

1차 원천자료인 병원전자의무기록자료를 이용한 약물역학연구는 아직 그 초기단계에 있다. 과거의 병원전자의무기록자료는 보험청구 중심의 제한된 정보만을 가지고 있었으나, EMR과 CDW의 보급으로 자세한 임상정보가 대량으로 쌓이고 있다. 병원전자의무기록자료를 이용한 약물역학연구는 향후 빠르게 증가할 것으로 보인다. 하지만 표준화되지 않은 자유기술문의 경우 분석에 활용하기 어렵기 때문에, 질 좋은 정보가 진료업무의 부산물로 축적될 수 있도록 EMR도입과 운영과정에서 지속적으로 노력하여야 할 것이다. 분석대상이 되는 의료자료를 잘 이해하면서 또한 동시에 고도의 정보학적 분석능력을 보유하기란 쉬운 일이 아니므로, IT실무자, 데이터마이닝 전문가, 임상전문가, 그리고 약물역학전문가들 간의 긴밀한 협조가 필수적이다.

참고문헌

박만영, 이영호, 김은엽 등. 임상데이터 웨어하우스 기반 후향적 시판 후 부작용 조사: Fluoxetine 대상 적용 가능성 연구. 대한의료정보학회지 2009;15:191-9.

이선미, 박래웅. 임상에서의 데이터마이닝 개념과 원칙. 대한의료정보학회지 2009;15:175-89.

Cios KJ, Pedrycz W, Swiniarski RW, et al. Data Mining: A Knowledge Discovery Approach. New York: Springer; 2007.

Harmark L, van Grootheest AC. Pharmacovigilance: Methods, recent developments and future perspectives. Eur J Clin Pharmacol 2008;64:743-52.

Jha AK, Kuperman GJ, Teich JM, et al. Identifying adverse drug events: Development of a computer-based monitor and comparison with chart review and stimulated voluntary report. J Am Med Inform Assoc 1998;5:305-14.

Sheen SS, Choi JE, Park RW, et al. Overdose rate of drugs requiring renal dose adjustment: Data analysis of 4 years prescriptions at a tertiary teaching hospital. J Gen Intern Med 2008;23:423-8.

Shortliff EH, Cimino JJ, editors. Biomedical Informatics: Computer Applications in Health Care and Biomedicine, 3rd ed. New York: Springer; 2006.

Silver M, Sakata T, Su HC, et al. Case study: How to apply data mining techniques in a healthcare data warehouse. J Healthc Inf Manag 2001;15:155-64.

Wang X, Hripcsak G, Markatou M, et al. Active computerized pharmacovigilance using natural language processing, statistics, and electronic health records: A feasibility study. J Am Med Inform Assoc 2009;16:328-37.

Zhang Q, Matsumura Y, Teratani T, et al. The application of an institutional clinical data warehouse to the assessment of adverse drug reactions (ADRs). Evaluation of aminoglycoside and cephalosporin associated nephrotoxicity. Methods Inf Med 2007;46:516-22.

Zupan B, Keravnou ET, Lavrac N. Intelligent data analysis in medicine and pharmacology. Boston: Kluwer Academic Publishers; 1997. pp.1-13.

VI

약물역학연구에 필요한 통계분석

31. 약물역학연구자료의 일반적 통계분석기법

학습목표

약물역학연구로 얻어지는 자료의 성격을 파악하고, 적절한 통계분석기법을 적용할 수 있다.
- 약물역학연구설계의 종류를 파악하고, 연구설계별로 수집되는 연구자료를 요약정리할 수 있다.
- 약물역학연구결과의 요약통계량으로서, 상대위험도(relative risk) 및 대응위험도(odds ratio) 등의 개념을 설명할 수 있다.
- 약물역학연구결과의 분석기법으로서, 카이제곱검정, 피셔정확검정 및 로지스틱회귀분석 등의 개념과 분석방법을 이해하고, 적절히 적용할 수 있다.

약물역학연구는 일반적으로 관찰연구와 실험연구로 구별되는데, 약물 시판 후 수행되는 전형적인 약물역학연구는 흔히 관찰연구로서 수행된다. 본 장에서는 관찰적 약물역학연구의 대표적 연구설계인 환자-대조군연구 및 코호트연구의 기본 특성과 연구자료의 요약지표인 상대위험도, 대응위험도에 대하여 알아보고, 그 통계적 분석기법에 대해 기술한다.

31.1 약물역학연구의 연구설계 및 자료의 요약

약물 복용과 유해사례 발생 간의 관련성을 평가하기 위해서는 두 가지 접근방식이 가능하다. 유해사례 발생 여부를 중심으로 연구하는 방식과, 약물복용 여부를 중심으로 연구하는 방식이다. 전자의 경우 약물유해사례가 발생한 사람과 약물유해사례가 발생하지 않은 사람을 연구대상자로 선정한 후, 이들이 유해사례 발생 이전에 특정 약물을 복용하였는지 여부를 파악하게 된다. 반면 후자의 연구에서는 약물복용자와 약물비복용자를 각각 연구대상자로 선정한 후, 이후 약물유해사례의 발생 여부를 추적 조사하게 된다. 각각 후향적, 전향적 접근방식이라 할 수 있다.

가. 환자 - 대조군연구

약물역학분야에서 환자-대조군연구는 이미 유해사례가 발생한 경우를 환자군으로 선정하고, 유해사례가 발생하지 않은 사람 중 일부를 대조군으로 선정함으로써 시작된다. 두 집단 각각에서 과거에 특정 약물을 복용하였는지 조사하고, 그 결과를 바탕으로 약물복용과 유해사례 발생 간의 관련성을 평가하게 된다. 표 31.1에 가상적인 환자-대조군연구 자료를 제시하였다.

표 31.1 가상적인 환자-대조군연구 자료

	유해사례 발생(환자군)	유해사례 비발생(대조군)	계
약물복용	20 (20%)	20 (10%)	40(13.3%)
약물비복용	80 (80%)	180 (90%)	260(86.7%)
계	100(100%)	200(100%)	300 (100%)

환자군과 대조군의 약물복용률은 각각 20%(0.20)와 10%(0.10)이다. 즉 대조군에 비하여 환자군의 약물복용률은 2배이다. 이러한 결과로부터 환자군에서 약물복용이 흔하며, 약물복용이 유해사례 발생의 위험요인이라 추측할 수 있다. 환자군과 대조군에서의 약물유해사례 발생위험을 비교할 때는 오즈(odds)를 일반적으로 사용한다. 약물복용률은 전체 대상자 중 약물복용자의 분율로 정의되며, 오즈는 약물복용자와 비복용자의 비로 정의한다. 환자군의 경우 약물복용에 대한 오즈는 약물복용자의 숫자인 20을 약물비복용자의 숫자인 80으로 나눈 값, 즉 0.25(=20/80)이다. 약물복용률 값인 0.20보다 약간 높은 값으로 계산되었다. 대조군의 약물복용 오즈는 0.11(=20/180)이다. 대응위험도는 환자군과 대조군 간 "약물복용에 관한" 오즈의 비로서 정의되는데, 표 31.1의 경우 0.25/0.11, 즉 2.25로 계산된다.

나. 코호트연구

약물역학분야에서 코호트연구는 일정한 인구집단을 선정한 후, 약물복용 여부에 따라 연구대상자를 약물노출군과 비노출군으로 분류한다. 각 집단에 대해 전향적으로 추적조사하여 특정 유해사례의 발생 여부를 파악한다. 전향적인 추적조사를 통해 유해사례 발생위험도의 정량화 지표인 발생률을 추정할 수 있으며, 약물노출군과 비노출군의 유해사례 발생률을 비교함으로써, 약물이 유해사례 발생에 미치는 영향을 평가할 수 있다. 코호트연구 결과로 표 31.2와 같은 가상적인 자료를 제시하였다.

표 31.2 가상적인 코호트연구 자료

	약물복용(노출군)	약물비복용(비노출군)	계
유해사례 발생	10(1%)	100(0.1%)	110(0.109%)
유해사례 비발생	990(99%)	99,900(99.9%)	100,890(99.9%)
계	1,000(100%)	100,000(100%)	101,000(100%)

약물노출군과 비노출군의 유해사례 발생률은 각각 0.01과 0.001이다. 따라서 약물비노출군에 비하여, 노출군의 경우 유해사례 발생위험이 10배 높은 것으로 추정되며, 해당 약물복용 시 유해사례 발생위험이 10배로 증가한다고 해석할 수 있다. 약물노출군의 유해사례 발생률을 비노출군의 유해사례 발생률로 나눈 값을 상대위험도로 정의하며, 약물의 영향을 평가하는 유용하고도 타당한 요약통계량이다.

31.2 약물역학연구에 사용되는 통계분석방법

의학연구에서는 연구자료의 형태나 특성에 따라 적용 가능한 통계적 기법들을 적절하게 선택하여 사용한다. 이러한 연구에서 사용되는 통계분석방법으로는 연속형 자료에서 두 평균을 비교하는 t검정 또는 Z검정, 3개 이상의 평균을 비교하는 분산분석, 범주형 자료에서 두 분율을 비교하는 카이제곱검정 또는 피셔정확검정, 두 변수 간의 관련성을 분석하는 상관분석 또는 회귀분석, 그리고 생존자료 분석방법 등이 있다.

가. 연속형 자료의 평균값 비교

연속형 자료에서 서로 독립적인 두 표본의 평균값이 통계적으로 유의한 차이가 있는지를 평가하기 위해서는 Z검정이나 t검정이 이용된다. 서로 독립적인 표본 A와 B에서 얻은 두 평균의 차이에 대한 가설검정에서 귀무가설은 '두 표본평균은 같은 모평균에서 출현한 것이다.'이다. 이에 대해 모평균의 차이가 0인 모집단 상황에서 실제 연구를 수행하면서 표본에서 얻은 자료에서 구해진 표본평균의 차이가 출현할 확률을 구한다. 표본평균의 차이에 대한 가설검정에서는 Z검정으로 그 출현확률을 구할 수 있는데, 여기서 Z의 절대값이 1.96보다 크면 그 출현확률이 5%보다 낮다는 결과를 얻게 되고 이를 근거로 귀무가설을 기각하여 "두 평균의 차이는 통계적으로 유의하다."라고 판정한다. 반대로 1.96보다 작으면 p-value>0.05가 되므로 귀무가설을 채택하여 "두 평균의 차이는 통계적으로 유의하지 않다."라고 판정하게 된다.

약물복용 전후의 맥박수를 비교하는 경우 등 짝지은 자료에 있어서는 두 확률표본추출과정이 서로 독립이 아니다. 두 표본이 독립적 표본이 아니기 때문에 독립적인 두 표본평균을 비교하는 방법인 Z검정이나 t검정을 이용할 수가 없다. 이런 경우 짝지은 한 쌍 내의 두 표본평균은 서로 종속적이지만 두 표본평균의 차이들로 만든 새로운 변수는 독립된 하나의 표본을 이룬다. 이 값은 자유도 $n-1$인 t분포를 하게 되고 이를 통해 모평균에 대한 통계적 추론이 가능해진다. 짝지은 자료를 사용했을 때의 t검정은 짝지은 t검정이라고 부른다.

3개 이상의 독립적인 표본이 동일한 모집단에서 출현한 것인지를 분석하는 통계적 방법이 분산분석이다. 이는 각 집단의 표본평균들이 가지는 표본분산과 각 집단 내에서 개별 관측치들의 표본분산의 비를 F분포에 적용하는 방법이다. 표본평균들이 가지는 분산이 개별 관측치들이 가지는 분산에 비하여 현저히 크다면, 그 표본평균들이 같은 모집단에서 출현했을 확률은 매우 낮을 것이다. 분산분석에서 산출한 F 값이 α=0.05에 해당되는 값보다 클 경우는 표본평균들이 가지는 분산이 개별 관측치들이 가지는 분산보다 현저히 크다는 것을 나타내고 이는 곧 표본평균들이 멀리 흩어져 있는 것을 의미하며, 따라서 독립적인 표본들이 같은 모집단에서 출현했을 확률이 낮은 것으로 간주하고 귀무가설을 기각하게 된다. 귀무가설이 기각되어 표본평균들이 같은 모집단에서 출현한 것이 아니라고 판정하면, 그 다음 단계로 표본평균들을 개별 비교한다. 흔히 표본평균치의 범위를 이용하는 검정을 적용하는 방법을 사용한다. 요즈음에는 통계패키지에 표본평균치들을 개별비교하는 통계적 기법이 분산분석프로그램 내에 내장되어, 분산분석에서 귀무가설이 기각되면 자동적으로 개별비교까지 시행한 결과가 출력되고 있다.

나. 카이제곱검정과 피셔정확검정

표 31.1과 같이 환자-대조군연구의 자료가 얻어졌을 때, 약물복용과 유해반응 발생과의 관련성은 대응위험도로 요약할 수 있다. 또한 관찰된 관련성이 통계적으로 유의한 수준인지 판단하기 위해서는 통계적 검정이 필요한데, 두 가지 변수(약물복용과 유해반응) 발생이라는 이분형 변수 간의 통계적인 관련성을 검정하는 기법으로 카이제곱검정 또는 피셔정확검정이 사용된다.

통계적 검정을 위해서는 두 변수 간의 관련성이 없다는 귀무가설이 필요한데, 이때 귀무가설은 "약물복용과 유해사례 발생이 서로 독립적인 현상이다."라고 할 수 있다. 두 현상이 서로 독립적이라면 전체 대상자의 약물복용률인 13.3%가 환자군, 대조군 모두에서 적용되어야 할 것이다. 따라서 환자군 100명에 13.3%의 전체 약물복용률이 적용된다면, 환자군 중 13.3명이 약물을 복용하였을 것으로 기대된다. 이 값을 기대치(expected value)라 한다. 반면 실제 약물을 복용한 사람의 숫자, 즉 관찰치(observed value)는 20명이다. 카이제곱검정에서는 관찰치와 기대치 간 편차가 얼마나 큰지를 이용하여 가설을 검정한다. 이 편차를 환자군이면서 약물복용, 환자군이면서 약물비복용, 대조군이면서 약물복용, 대조군이면서 약물비복용의 4가지 조합에 대해 각각 구한다. 이 네 편차의 합은 언제나 0이 되므로, 편차는 가설을 검정하기 위한 지표로 적절하지 않다. 따라서 편차의 제곱을 구하여 그 값을 모두 더하게 된다. 또한 이러한 편차제곱은 대상자의 규모에 의해 결정되므로, 대상자 규모를 보정한 편차제곱을 구하게 되는데, 카이제곱검정에서는 (관찰치−기대치)^{2}을 기대치로 나눈 값을 사용한다. 4가지 조합에 대해 (관찰치−기대치)^{2}을 기대치로 나눈 값을 구하고 그 값을 모두 더하여 구한 통계량을 카이제곱통계량이라 한다. 카이제곱통계량은 자유도를 가지는데, 두 변수의 가능한 값이 모두 2개일 경우, 자유도는 (2−1)×(2−1), 즉 1이다. 자유도가 1인 카이제곱분포에서 5% 유의수준에 해당하는 카이제곱값은 3.84이므로, 위의 표에서 구한 카이제곱통계량의 값이 3.84를 초과할 때, "유의수준 5%에서 유의한 관련성이 있다."라고 판정하게 된다. 표 31.1의 예에서 카이제곱통계량은 5.77이다. 관찰치를 O, 기대치를 E라 할 때 카이제곱통계량은 $\chi^2 = \sum \frac{(O_{ij} - E_{ij})^2}{E_{ij}}$이다. i, j는 각각 약물 사용과 유해사례 발생을 지칭하는 첨자다.

카이제곱검정은 근사적인 통계분석기법인 반면, 피셔정확검정은 p값을 직접 계산하는 방법으로 특히 대상자의 규모가 작을 때, 예를 들어 각 조합의 기대치 중 5 미만인 값이 있을 때 유용하다. 흔히 피셔정확검정은 피험자 규모가 적을 때만 사용하는 것으로 오해하기 쉽지만, 규모가 클 때에도 사용가능하다. 피셔정확검정의 자세한 내용은 생략한다.

다. 로지스틱회귀분석

환자−대조군연구 결과의 요약자료인 대응위험도의 추정, 카이제곱검정 및 피셔정확검정에 대한 기술에서는 약물복용이라는 위험요인과 유해사례 발생이라는 질병 현상에만 국한하였다. 그러나 약물복용과 유해사례 발생 간의 관련성에 영향을 미치는 다른 요인을 고려할 필요가 있다. 예를 들어 약물을 복용한 집단은 주로 고령층이고, 약물을 복용하지 않은 사람은 주로 청장년층이라 하자. 환자−대조군연구 결과, 약물복용집단에서 비복용집단에 비해 뇌출혈의 대응위험도가 2.0으로 두 배 높다고 분석되었다면, 이러한 증가가 약물복용에 기인한 것인지, 연령의 효과로 인해 발생한 것인지 구별할 수 없다. 즉 연령은 약물복용과 뇌출혈 발생의 관련성을 교란하는 요인, 즉 교란변수다. 한편 연령이 높은 환자에서는 약물과 유해반응의 관련성이 있더라도, 소아에서는 관련성이 존재하지 않을 가능성도 있다. 이때 연령은 약물과 유해사례의 관련성을 변화시키는 요인으로 작용하며, 효과변경인자(effect modifier)라 한다.

이러한 교란변수 및 효과변경인자는 약물역학연구에서 흔히 관찰되며, 이를 감안한 분석이 필요하다. 이전에 기술한 카이제곱검정이나 피셔정확검정은 약물과 유해반응의 일차원적인 관련성을 평가하는 기법, 즉 단변량분석기법(univariate analysis)이며, 교란변수를 보정하려면 다변량분석기법(multivariate analysis)이 필요하게 된다. 다변량분석기법은 분석의 초점이 되는 변수의 성격에 따라 결정되는데, 약물역학연구에서 유해반응 발생에 분석의 목적을 두는 경우 이분형 변수를 위한 다변량분석기법이 적용되어야 하는데, 로지스틱회귀분석이 대표적이다.

로지스틱회귀분석은 측정된 값, 유해사례의 발생 여부를 직접 분석하지 않고, 그 확률을 이용하여 분석한다. 유해사례의 발생 확률은 0 - 1의 값을 가지므로, 그 범위를 확장하기 위해 확률 p의 로짓변환한 값을 사용한다. 로짓변환은 확률 p의 오즈, 즉 유해사례 발생 확률 p를 유해사례가 발생하지 않을 확률 $(1-p)$로 나눈 값에 자연로그를 취한 것이다.

$$\log\left(\frac{p_x}{1-p_x}\right) \tag{1}$$

x는 유해사례 발생에 영향을 미치는 독립변수로서, 약물복용 여부 및 연령 등을 의미한다. 즉 위의 식은 독립변수 값 x를 가진 대상자의 유해사례 발생확률의 로짓값을 나타낸다. 로짓변환된 "유해사례의 대응위험도"에 대해 아래와 같이 회귀식(각각 식 1과 2)을 구성한다.

$$\begin{aligned}\log\left(\frac{p_x}{1-p_x}\right) &= \beta_0 + \beta_1 x_1 + \beta_2 x_2 + \cdots\cdots \\ \frac{p_x}{1-p_x} &= \exp(\beta_0 + \beta_1 x_1 + \beta_2 x_2 + \cdots\cdots)\end{aligned} \tag{2}$$

위의 식을 이용하여, 연구자료를 회귀분석하면 표 31.3과 같은 분석결과가 얻어진다. 아래의 분석결과는 유해사례의 발생(유해사례의 발생률이 그리 높지 않은 경우라면, 유해사례의 발생확률과 비슷한 값으로 생각할 수 있다.)에 각 위험요인(연령, 체질량지수, 콜레스테롤, 본 연구에서 파악하고자 하는 해당 약물복용 등)이 미치는 영향력을 평가하는 것이다. AGE_G는 연령을 의미하며, 연령군별 효과를 각각 AGE_G(1), AGE_G(2), AGE_G(3)의 변수로 평가하였으며, BMI는 체질량지수, CHOL은 콜레스테롤, FH(1)은 약물복용을 의미한다. 아래 표 31.3에서 B로 표시된 열은 위 식에서 β를 의미한다. 식 2에서 $\frac{p_x}{1-p_x}$은 유해사례 발생의 대응위험도, Exp(B)로 표시된 열은 위 식에서 exp(β), 즉 대응위험도에 해당한다. FH(1), 즉 약물복용에 따른 유해사례 발생의 대응위험도는 1.775이며 그 95% 신뢰구간은 1.209에서 2.605까지다. 그 통계적 유의성은 유의확률로 표시된 값, .003으로서 p - value < 0.01을 의미한다. 즉 유의수준 1%에서 통계적으로 유의한 관련성을 확인할 수 있다.

표 31.3 로지스틱회귀분석의 분석결과 예시

	B	S.E.	Wald	자유도	유의확률	Exp(B)	Exp(B)에 대한 95.0% 신뢰구간	
							하한	상한
AGE_G			1.960	3	.001			
AGE_G(1)	.408	.223	3.042	1	.081	1.504	.951	2.378
AGE_G(2)	.908	.263	11.923	1	.001	2.480	1.481	4.153
AGE_G(3)	1.161	.359	10.444	1	.001	3.193	1.579	6.457
BMI	.132	.032	17.107	1	.000	1.141	1.072	1.214
CHOL	.005	.002	4.654	1	.031	1.005	1.000	1.009
FH(1)	.574	.196	8.586	1	.003	1.775	1.209	2.605
상수	−6.881	.823	69.892	1	.000	.001		

라. 생존분석

특정 약물의 효과를 판정하는 연구에서 예후의 지표로써 약물복용 후의 생존율 또는 재발률 등을 산출하게 되는데 이러한 연구에서는 대상환자들을 장기간 동안 추적관찰하면서 생존 또는 재발여부를 확인하는 과정이 필수적이다. 그러나 환자를 직접 대상으로 하는 연구에서는 대상환자 개인별로 그 추적관찰 개시시점은 물론 관찰종료시점, 추적관찰기간 등이 각기 다를 수밖에 없다. 또한 생존여부를 확인하기 위한 추적관찰이 모두 성공적으로 이루어지지 못하는 경우가 생길 수 있어서 이러한 각기 다른 관찰기간과 관찰종료형태를 어떻게 취급하는가에 따라 몇 가지 종류의 생존율 산출 및 분석기법이 있다.

누적생존율을 산출하는 비모수적 방법 중 가장 보편적으로 사용되는 생명표법은 관찰기간을 일정단위로 나누어 각 구간마다의 구간생존확률을 구하고, 이들의 누적으로서 일정기간까지의 누적생존율을 구하는 방법이다. 생명표법에 의한 누적생존율을 추정하기 위해서는 먼저 관찰기간을 일정 단위의 구간으로 구획하여야 한다. 각 구간에서의 생존율은 구간 중의 유효사망수와 유효관찰수를 통하여 산출한다. 일정기간까지의 누적생존율은 그 전구간의 구간생존율을 누적해서 곱하여 구하게 된다.

생명표법은 연구대상표본의 크기가 최소한 50은 넘어야 합당한 추정이 가능한 것으로 인정되기 때문에 표본의 크기가 50 이하인 경우에는 카플란-마이어법을 널리 적용한다. 카플란-마이어법에 의한 누적생존율 추정은 사망이 일어난 시점에서의 생존율들을 구하고, 이들의 누적으로서 누적생존율을 산출하는 것이다. 먼저 관찰기간이 짧은 순서로 나열한 후 각각의 사망이 일어난 시점에서의 생존율을 그 시점 이후까지의 생존수와 그 시점 이후까지의 관찰수의 비로 구하게 된다. 이후 이를 누적하여 곱하여 일정기간까지의 누적생존율을 구하게 된다. 카플란-마이어법에 의한 누적생존율의 산출은 그 계산과정이 간단하고, 이해하기가 쉬울 뿐 아니라 중도탈락이나 관찰중단예에 대한 취급이 간편하여 널리 적용되고 있다.

한편, 매 시점에서의 순간사망률, 즉 위험률(hazard rate)은 시간경과 이외에 여러 가지 다른 요인에 의해서도 변동된다. 예를 들어 환자의 발병연령, 성별, 질병의 중증도, 치료방법 등은 환자의 생존율에 영향을 미치게 되므로 이에 대한 보정이 필요하다. 이러한 소위 '예후인자'들에 대한 분석을 하는 방법의 하나가 바로 콕스비례위험모델(Cox's proportional hazard model)이다. 이 분석법에서는 생존율에 영향을 미칠 수 있는 각각의 인자들이 위험률에 미치는 영향을 보정하기 위한 다변량분석방법을 적용하여 분석하게 된다.

약물의 유해사례 발생위험을 평가하기 위해 관찰적 연구와 실험적 연구가 수행되는데, 시판 후에 수행되는 약물의 안전성에 관한 연구는 대부분 관찰적 연구로서 환자-대조군 연구와 코호트연구가 대표적이다. 코호트연구는 유해사례의 발생률 및 상대위험도를 직접 계산할 수 있는 장점이 있지만, 드물게 발생하는 유해사례를 평가하는 경우나 교란변수 정보를 정확히 수집하여야 하는 경우에는 환자-대조군연구가 유용하다. 관찰적 연구자료의 분석지표에서는 대응위험도 및 상대위험도가 대표적인데, 그 통계적 유의성은 Z 검정, t검정, 카이제곱검정, 로지스틱검정 및 생존분석법 등으로 평가한다.

참고문헌

박병주, 허대석, 안형식 등. 근거중심보건의료. 고려의학; 2009. pp. 71-8.

안윤옥, 유근영, 박병주 등. 역학의 원리와 응용. 서울대학교출판부; 2005.

안윤옥, 유근영, 박병주. 실용의학통계론. 서울대학교출판부; 2005.

Merlo J, Ranstam J, Liedholm H, et al. Incidence of myocardial infarction in elderly men being treated with antihypertensive drugs: Population based cohort study. BMJ 1996;313:457-61.

Wanning B, Montague M. Pharmacoepidemiology Principles and Practice. New York: McGraw-Hill Medical; 2000. pp. 45-78.

32. 표본크기 산출

학습목표

약물역학연구에서 표본크기 산출의 필요성을 이해하고 연구주제와 연구설계방법 그리고 결과변수의 형태에 따른 적절한 표본크기 산출법을 설명할 수 있다.
- 표본크기 산출에 필요한 통계적 개념을 설명할 수 있다.
- 연구주제에 따른 표본크기 산출의 목적을 설명할 수 있다.
- 표본크기 산출에 요구되는 사전 정보의 필요성과 종류를 설명할 수 있다.
- 연구설계와 결과변수에 따른 표본크기 산출법을 설명할 수 있다.

약물역학연구의 주요 관심영역은 시판 중인 약물의 사용과정에서 관찰되는 이롭거나 해로운 결과와 의심 약물 간의 관련성에 대한 분석이다. 이를 감안할 때 약물역학연구에 필요한 표본크기는 약물이 시판허가를 받기 위해 수행되었던 임상시험에서의 표본크기보다는 클 것임을 쉽게 예측할 수 있다. 통상적으로 시판전 임상시험에서 적게는 500명에서 많게는 3,000명 사이의 대상자들이 약물에 노출된다. 이는 현재 시판 중인 약물의 복용으로 인해 적어도 0.006 이상의 확률로 발현되는 유해사례들은 95% 이상의 유의수준으로 시판 전 임상시험에서 관찰된다는 것을 의미한다. 즉, 시판 전 임상시험에서 나타난 것 이상으로 드물게 발생하는 유해사례를 파악할 수 있는 의미 있는 약물역학적 결과를 관찰하기 위해서는 규모가 매우 큰 표본이 요구된다. 예상되는 또는 유의한 연구결과를 일정수준 이상의 확률로써 관측하기 위해 필요한 표본의 크기를 계산하는 식은 연구설계 및 통계적 연구가설의 형태, 1차결과변수(primary endpoint)의 종류 등 연구의 구체적인 방법이 무엇인가에 따라 영향을 받는다. 표 32.1은 표본크기를 계산하기 전에 구체화되어야 할 연구방법의 내용을 정리한 것이다.

본 장에서는 약물역학연구에 자주 사용되는 연구범주인 연구설계에서는 코호트연구, 환자-대조군연구 및 환자군연구, 가설검정에서는 동등성 검정, 1차결과변수는 이분형 변수일 때의 표본크기 산출방법에 대해 살펴본다. 보다 다양한 연구형태에 대한 표본크기의 계산은 Chow 등(2003)을 참조하기 바란다.

표 32.1 표본크기 계산 전에 구체화되어야 할 연구방법의 범주와 내용

범주	내용
연구설계	실험적 연구 vs. 관찰적 연구 실험적 연구: 평행설계, 교차설계, 순차설계 등 관찰적 연구: 환자군 연구, 코호트연구, 환자-대조군연구 등
가설검정	동등성 검정, 비열등성 검정, 우월성 검정 등
1차결과변수	연속형 변수, 이분형 변수, 사건까지의 시간변수 등

약물역학연구에서 주요 관심은 대부분의 경우 시판 중인 약물로 인한 특정 유해사례의 발생여부이므로 1차결과변수는 이분형 변수가 된다. 환자군연구는 약물에 노출된 집단에서 특정 유해사례 발생률(p_1)의 신뢰성 있는 추정을 주요 목적으로 하며, 코호트연구나 환자-대조군연구는 약물노출군의 유해사례 발생률(p_1)과 대상 약물에 노출되지 않은 집단의 유해사례 발생률(p_0)의 차이에 대한 통계적 검정을 주요 목적으로 한다. 한편, 약물역학연구에서와 같이 유해사례의 발생률이 아주 작은 경우($p_0 \approx 0$) 집단 간 발생률의 비교는 검정결과에 대한 해석의 용이성과 적절성을 감안하여 발생률의 직접 비교보다는 상대위험도(relative risk, RR) $RR=p_1/p_0$ 또는 대응위험도(odds ratio, OR) $OR=[p_1(1-p_0)]/[p_0(1-p_1)]$에 기초한 비교가 선호된다.

32.1 표본크기 계산을 위해 필요한 정보

표본의 크기를 계산하기 위해서는 연구자가 사전에 결정해야 하는 내용과 문헌조사나 소규모 예비조사를 통하여 수집해야 하는 정보들이 있다. 이에 대하여 환자군연구, 코호트연구, 환자-대조군연구 순으로 살펴본다.

환자군연구의 주요 목적은 약물노출군의 특정 유해사례 발생률을 신뢰성 있게 추정하는 것으로 통상적으로 표본조사를 통하여 수행된다. 하지만 표본조사는 전체 연구대상집단인 모집단의 일부 표본을 조사하여 모집단의 특성값(모수, parameter)을 추론하는 것이므로 어떤 표본이 선택되느냐에 따라 모수의 추정치는 변화한다. 이러한 변화를 표본변이라고 하며 만약 모집단을 모두 조사한다면 표본변이는 사라지게 된다. 표본조사를 통한 연구결과에서는 이러한 표본변이를 감안하여 모수에 대한 $100(1-\alpha)\%$ 신뢰구간과 같은 구간추정치를 점추정치와 함께 제시한다. 이때 신뢰구간의 길이가 상대적으로 짧다면 제시된 추정치가 더 신뢰성 있다고 할 수 있다. 유해사례 발생률과 같은 분율에 대한 신뢰구간의 길이는 제시하는 신뢰구간의 신뢰수준 정도와 실제 분율값에 의해 결정된다. 환자군연구에서 표본크기는 연구결과로 얻어지는 유해사례 발생률의 추정치에 대한 신뢰

표 32.2 통계적 가설검정에서 발생하는 오류의 종류

실제 상황 \ 검정결과	차이가 있다고 주장 못함	차이가 있다고 주장함
차이가 없다	바른 결정	제1종 오류(type Ⅰ error)
차이가 있다	제2종 오류(type Ⅱ error)	바른 결정

성을 어느 정도 보장할 것인가에 따라 달라진다. 즉, 환자군연구에 필요한 표본크기를 계산하기 위해서는 추정하고자 하는 유해사례 발생률에 대한 100(1−α)% 신뢰구간의 길이, 예를 들면 유해사례 발생률에 대한 95% 신뢰구간 길이를 0.001 이내로 할 것인지 또는 0.003 이내로 할 것인지를 사전에 결정해야 하며 이때 유해사례 발생률에 대한 예상치도 요구된다.

코호트연구의 목적은 약물노출군과 약물비노출군에서 관심 유해사례 발생률 간에 차이가 있는지를 통계적으로 검정하는 것이다. 하지만 통계적 가설검정은 선택된 표본을 사용하여 진행되기 때문에 표본변이로 인한 오류의 발생가능성은 항상 존재한다. 이들 오류에는 두 종류가 있는데 그 첫 번째는 제1종 오류로 이는 두 집단의 유해사례 발생률의 차이가 실제로는 없는데 검정결과 차이가 있다고 결론을 내리는 오류다. 두 번째는 제2종 오류로 두 집단의 유해사례 발생률에 실제 차이가 있음에도 불구하고 검정결과에서 차이가 없다라고 주장하는 경우에 발생하는 오류다(표 32.2).

통계적 가설검정은 결국 내재하는 이러한 두 종류의 오류를 적절한 수준에서 관리하면서 결론에 도달하는 일련의 추론과정으로 이해될 수 있다. 통계적 가설검정에서 미리 설정한 제1종 오류의 허용한계를 유의수준(significance level)이라고 하며 α로 표기한다. 즉, 유의수준 α=0.05라는 것은 제1종 오류를 범할 가능성을 5%까지는 허용하겠다는 것을 의미한다. 제2종의 오류의 크기는 β로 표기하며 1−β를 검정력(power)이라고 한다. 즉, 검정력은 두 집단 간에 차이가 실제로 존재할 때 미리 주어진 유의수준에서 이를 올바르게 결론 내릴 수 있는 확률을 의미한다. 통계적 가설검정에서 검정방법과 표본의 크기가 주어진 경우, 유의수준을 크게 하면 검정력은 증가하고 반대로 유의수준을 작게 하면 검정력은 감소한다. 하지만 연구자의 입장에서 원하는 바람직한 통계적 가설검정은 유의수준은 작으면서 즉, 제1종 오류가 발생할 가능성은 낮으면서 검정력은 높은 검정일 것이다. 불행하게도 검정방법이 정해진 상황에서는 연구자가 바라는 이러한 검정은 표본의 크기를 증가시키는 것을 통해서만 달성될 수 있다. 이는 역으로 생각하면 코호트연구에 필요한 표본의 크기를 미리 계산해 보기 위해서는 제1종 오류의 크기인 유의수준 α와 연구에서 달성하고자 하는 검정력 1−β을 미리 설정해야 한다는 것을 의미한다. 유의수준 α와 검정력 1−β 값의 결정에 정해진 원칙은 없지만 유의수준 α의 값으로는 0.05 또는 0.01이, 검정력 값으로는 0.8에서 0.95 사이의 값이 자주 사용된다.

코호트연구의 표본크기 계산에 필요한 두 번째 요소는 두 집단에서 유해사례 발생률이 어느 정도일지를 예상하는 것이다. 이는 약물비노출군의 발생률 p_0와 상대위험도 $RR=p_1/p_0$를 예상하는 것과 같다. 두 집단 사이의 상대위험도가 2일 때와 4일 때인 두 가지 경우가 있다고 가정해 보자. 이 두 경우에서 나머지 통계적 상황이 동일하다면 상대위험도가 4인 경우가 2인 경우보다 두 집단의 발생률에 차이가 있다는 검정결과를 얻을 가능성이 높다. 즉, 상대위험도가 4인 경우에 보다 작은 규모의 표본크기로도 상대위험도가 2인 경우와 같은 검정력을 확보할 수 있다는 것을 의미한다. 그러므로 앞에서 언급한 검정의 유의수준 및 검정력과 함께 상대위험도의 크기와 약물비노출군에서 예상되는 유해사례 발생률은 코호트연구에서 표본크기를 계산하는 데 반드시 필요한 사전정보가 된다. 약물비노출군의 유해사례 발생률과 상대위험도 등은 연구를 통하여 구명하고자 하는 내용으로 이를 연구수행 전에 예상하는 것은 논리적으로 모순일 수 있다. 하지만 연구의 타당성, 신뢰성, 정확성을 확보하기 위해서는 관련 문헌검색, 전문가 의견 등과 같은 예비조사를 통하여 이들 값을 보다 객관적으로 예측하고 표본크기 계산에 사용하는 것이 필요하다.

코호트연구에서 표본크기 계산에 필요한 나머지 하나는 약물비노출군 크기를 약물노출군에 비하여 어느 정도로 예측할 것인가이다. 예를 들면 1 : 1로 할 것인지 아니면 2 : 1의 비로 할 것인지 등이다. 표본의 전체 크기가 일정하고 표본크기의 비를 제외한 나머지 정보가 동일한 경우, 검정력은 두 집단의 표본크기가 같을 때 즉, 비가 1 : 1일 때 가장 높다. 하지만 충분한 표본크기의 약물노출군을 확보하는 것이 상대적으로 어려울 경우 약물비노출군의 표본크기를 증가시킴으로써 필요한 검정력을 확보하기도 한다. 한편 약물비노출군의 유해사례 발생률이 매우 낮은 경우에는 약물노출군보다 상대적으로 큰 표본크기를 통하여 적절한 유해사례 발생 수를 확보해야 할 필요가 있다. 검정력 측면에서 약물비노출군 표본크기 비를 증가시키는 경우에 1 : 4를 넘지 않는 것이 적절하다. 왜냐하면 이것을 초과하는 표본크기 비의 증가는 표본의 크기를 증가시키는 것만큼 연구수행부담이 늘어나는 데 비하여 검정력에서 얻는 이득이 크지 않기 때문이다.

환자–대조군연구의 목적은 코호트연구에서와 동일하게 약물노출군과 약물비노출군의 유해사례 발생률 간에 차이가 있는지를 검정하는 것이지만, 표본추출 대상집단과 조사내용의 차이로 이를 상대위험도의 비교가 아닌 대응위험도 $OR=[p_1(1-p_0)]/[p_0(1-p_1)]$의 비교를 통하여 수행한다. 즉, 환자–대조군연구의 표본추출 대상집단은 코호트연구에서와 같은 약물노출군과 약물비노출군이 아니라 유해사례가 발생한 집단(환자군)과 발생하지 않은 집단(대조군)이며, 조사내용은 각 군에서의 관심 약물에 대한 노출수준인 약물노출률이다. 그러므로 환자–대조군연구에서 표본크기 계산에 필요한 내용은 코호트연구에서

표 32.3 연구의 종류에 따라 표본크기 계산에 필요한 정보

환자군연구	코호트연구	환자-대조군연구
(1) 약물노출군의 유해사례 발생률에 대한 예상치 (2) 달성하고자 하는 신뢰구간의 폭	(1) 유의수준 (2) 검정력 (3) 약물비노출군의 유해사례 발생률 (4) 예상되는 상대위험도 (5) 약물노출군에 대한 약물비노출군의 표본크기 비	(1) 유의수준 (2) 검정력 (3) 대조군의 약물노출률 (4) 예상되는 대응위험도 (5) 환자군에 대한 대조군의 표본크기 비

처럼 제1종 오류의 허용한계 α와 검정력 $1-\beta$의 크기를 미리 결정하는 것은 동일하지만, 약물노출군과 약물비노출군의 유해사례 발생률에 대한 예상치 대신에 환자군과 정상대조군의 관심약물에 대한 노출률의 예상치가 필요하다. 이는 코호트연구에서 상대위험도의 크기를 미리 가정하는 것과 같다. 또한 코호트연구에서와 유사하게 두 군 간의 표본크기 비가 필요한데, 환자-대조군연구에서는 환자군의 표본크기에 대한 대조군의 표본크기의 비가 필요하다. 환자-대조군연구에서 환자군보다는 대조군의 확보가 상대적으로 용이하기 때문에 종종 대조군의 표본크기를 증가시킴으로써 필요한 검정력을 확보하고자 한다. 이 경우 코호트연구에서와 마찬가지로 1 : 4의 비를 넘지 않는 것이 검정력의 이득 측면에서 적절하다. 각 연구에서 표본크기 계산에 필요한 정보를 정리하면 표 32.3과 같다.

32.2 코호트연구에서 표본크기 산출

코호트연구에서는 대상 약물의 노출 여부에 따른 유해사례의 발생률을 전향적으로 관측하며, 상대위험도 $RR=p_1/p_0$에 근거한 다음의 가설설정 (1) 또는 (2)를 통하여 두 집단 간의 유해사례 발생률 차이에 대한 통계적 가설검정을 수행한다.

$$\text{귀무가설}(H_0)\text{: } RR=1 \text{ versus 대립가설}(H_1)\text{: } RR\neq 1 \tag{1}$$

$$\text{귀무가설}(H_0)\text{: } RR=1 \text{ versus 대립가설}(H_1)\text{: } RR>1 \tag{2}$$

이때 가설 (1)을 검정하는 것을 양측검정(two-sided test)이라 하고 가설 (2)를 검정하는 것을 단측검정(one-sided test)이라고 한다. 통계적 가설검정에서 대립가설은 연구자가 연구를 통하여 증명하고자 하는 가설로 (1)과 같이 "… 다르다(≠)" 또는 (2)와 같이 "… 크다(>) 또는 작다(<)"로 설정된다. 만약 연구자가 대립가설을 "… 같다"로 설정했다면 엄격한 의미에서 통계적 가설검정을 통하여 이 가설을 증명할 수 없다. 왜냐하면 통계적 가설검정

은 표본조사라는 귀납적 방법에 근거하기 때문에 연구자가 표본으로부터 증명해야 할 대립가설을 "… 같다"로 설정하는 것에는 논리적 모순이 발생한다. 귀무가설은 연구결과로부터 대립가설을 옳다고 주장할 수 없을 때 대립가설을 증명하지 못한 이전 상태의 가설이다. 여기서 주의해야 할 것은 통계적 가설검정에서 대립가설을 옳다고 증명하지 못한 것이 귀무가설을 옳다고 증명하는 것이 아니라는 것이다. 대립가설을 옳다고 증명하지 못한 것은 단지 현재의 표본에서 대립가설이 옳다고 주장할 수 있는 통계적으로 유의한 증거를 찾지 못했다는 것을 의미할 뿐이다.

표본의 크기는 나머지 통계적 요소들이 동일할 때 단측검정을 설정하는 경우가 양측검정을 설정하는 경우보다 작게 계산된다. 왜냐하면 양측검정 (1)의 대립가설에서는 상대위험도가 1보다 작을 수도 있고 클 수도 있다는 것이 가정되었지만, 단측검정 (2)의 대립가설에서는 상대위험도가 1보다 작을 수 있다는 가능성이 원천적으로 배제되었기 때문이다. 그러므로 가설 (2)의 단측검정 설정이 타당한지는 상대위험도가 1보다 작을 수 있다는 가능성을 원천적으로 배제한 것이 객관적 근거에 기반한 것인지에 대한 평가를 통해 검토되어야 할 내용이다. 현실적으로 단측검정 설정에 대한 타당성 검토는 어려우며 대부분의 연구에서는 양측검정을 설정하게 된다.

표 32.3에 정리되어 있듯이 코호트연구의 표본크기 계산에는 5가지의 정보가 사전에 필요하다. 유의수준과 검정력, 약물비노출군의 유해사례 발생률, 예상되는 상대위험도, 그리고 약물노출군에 대한 약물비노출군의 표본크기의 비이다. 이들 정보가 주어지면 연구에 필요한 최소 표본크기를 계산할 수 있는데, 문헌에 따라 약간 다른 계산식들을 제시하고 있으며 그 결과 또한 약간의 차이가 나타난다. 여기서는 Schlesselman(1974)이 제안한 아래 계산식 (3)을 이용하여 코호트연구의 표본크기 산출방법을 알아보기로 한다. 양측검정에서 유의수준이 α이고 검정력의 크기가 $1-\beta$일 때 약물노출군의 표본크기 N_e에 대한 계산식은

$$N_e = \frac{1}{(p_0 - p_1)^2}\left[Z_{\alpha/2}\sqrt{\left(1+\frac{1}{K}\right)\overline{p}\,(1-\overline{p})} + Z_\beta\sqrt{p_1(1-p_1)+\frac{p_0(1-p_0)}{K}}\,\right]^2 \quad (3)$$

이고, 여기서 각 문자에 대한 정의는 아래와 같다.

N_e : 약물노출군의 표본크기

p_0 : 약물비노출군에서 예상되는 관심 유해사례의 발생률

R : 약물비노출군에 대한 약물노출군의 관심 유해사례 발생의 상대위험도

$p_1 = p_0 \times R$: 약물노출군에서 예상되는 관심 유해사례의 발생률

표 32.4 표준정규분포의 대표적인 분위수

p	$(1-p)$분위수 Z_p	p	$(1-p)$분위수 Z_p
0.005	2.576	0.100	1.282
0.010	2.326	0.200	0.842
0.025	1.960	0.300	0.524
0.050	1.645	0.400	0.253

$K = \dfrac{N_c}{N_e}$: 약물노출군의 표본크기(N_e)에 대한 약물비노출군의 표본크기(N_c) 비

$\bar{p} = \dfrac{K \times p_0 + p_1}{K+1}$

Z_p : 표준정규분포의 $(1-p)$ 분위수(quantile)로 표본크기의 계산에 자주 사용되는 대표적 값들이 표 32.4에 제시되어 있다.

유의수준이 α인 단측검정에서는 식 (3)의 $Z_{\alpha/2}$값 대신에 Z_α를 사용한다. 다음 예제를 통하여 계산식 (3)과 표 32.4의 사용방법을 살펴본다.

예제 32.1 최근에 시판된 새로운 비스테로이드성 소염제 A에 대하여 간독성이 의심되고 있다. 약물비노출군에서 간염 발생률은 0.0005 정도이며 소염제 A의 복용으로 인한 간염 발생의 상대위험도는 3 이상일 것으로 예측되고 있다. 유의수준 0.05에서 이 상대위험도를 80% 이상의 검정력으로 가설검정을 하고자 하며, 약물노출군과 약물비노출군의 표본 크기 비는 1 : 2로 하고자 한다.

① 양측검정일 때 필요한 최소 표본크기는 얼마인가?

② 단측검정일 때 필요한 최소 표본크기는 얼마인가?

풀이

① 먼저 주어진 정보에서 표본크기 계산식 (3)에 필요한 값으로 정리하면 아래와 같다.

p_0 : 약물비노출군에서 예상되는 관심 유해사례의 발생률=0.0005

R : 약물비노출군에 대한 약물노출군의 유해사례 발생의 상대위험도=3

$p_1 = p_0 \times R = 0.0005 \times 3 = 0.0015$: 약물노출군에서 예상되는 유해사례의 발생률

$K = \dfrac{N_c}{N_e}$: 약물노출군의 표본크기(N_e)에 대한 약물비노출군의 표본크기(N_c)의 비=2

$\bar{p} = \dfrac{K \times p_0 + p_1}{K+1} = \dfrac{2 \times 0.0005 + 0.0015}{2+1} = 0.000833$

$Z_{\alpha/2}=Z_{0.05/2}=Z_{0.025}=1.96$: 양측검정에서 유의수준 $\alpha=0.05$에 대응하는 표준정규분포의 분위수

$Z_{\beta}=Z_{0.2}=0.842$: 검정력 $1-\beta=0.8$에 대응하는 표준정규분포의 분위수

$$\begin{aligned} N_e &= \frac{1}{(p_0-p_1)^2}\left[Z_{\alpha/2}\sqrt{\left(1+\frac{1}{K}\right)\bar{p}(1-\bar{p})}+Z_{\beta}\sqrt{p_1(1-p_1)+\frac{p_0(1-p_0)}{K}}\right]^2 \\ &= \frac{1}{0.001^2}\left[1.96\times\sqrt{\left(1+\frac{1}{2}\right)0.000833\times 0.999167}\right. \\ &\quad \left.+\,0.842\times\sqrt{0.0015\times 0.9985+\frac{0.0005\times 0.9995}{2}}\right]^2 \\ &\approx 10914 \end{aligned}$$

이고, 약물비노출군의 표본크기 $N_c=2\times N_e=2\times 10914=21828$명이 된다.

② 단측검정이므로 ①의 계산에서 $Z_{\alpha/2}=Z_{0.05/2}=Z_{0.025}=1.96$ 대신에 $Z_{\alpha}=Z_{0.05}$를 대입하여 구하면, 약물노출군의 표본크기는

$$\begin{aligned} N_e &= \frac{1}{(p_0-p_1)^2}\left[Z_{\alpha}\sqrt{\left(1+\frac{1}{K}\right)\bar{p}(1-\bar{p})}+Z_{\beta}\sqrt{p_1(1-p_1)+\frac{p_0(1-p_0)}{K}}\right]^2 \\ &= \frac{1}{0.001^2}\left[1.645\times\sqrt{\left(1+\frac{1}{2}\right)0.000833\times 0.999167}\right. \\ &\quad \left.+\,0.842\times\sqrt{0.0015\times 0.9985+\frac{0.0005\times 0.9995}{2}}\right]^2 \\ &\approx 8712 \end{aligned}$$

이고, 약물비노출군의 표본크기는 $N_c=2\times 8712=17424$명이 된다.

부록 표 A.1에 예제 32.1의 표본크기를 구하는 SAS프로그램 코드가 제시되어 있다. 표 A.1의 SAS프로그램 코드에 있는 예제 32.1의 5가지 정보를 현재 수행하고자 하는 코호트연구에서 가정한 해당 정보로 바꾸면 연구에 필요한 최소 표본크기를 얻을 수 있다.

32.3 환자–대조군연구에서 표본크기 산출

환자–대조군연구에서는 코호트연구에서 대상약물의 노출여부에 따른 유해사례의 발생률을 관찰하는 대신에 환자군의 대상약물노출률 p_1'과 대조군에서의 대상약물노출

률 p_0'을 관찰하게 된다. 대응위험도는 약물노출여부에 따른 유해사례 발생률의 대응위험도 $OR=[p_1(1-p_0)]/[p_0(1-p_1)]$와 유해사례 발생여부에 따른 약물노출률의 대응위험도 $OR'=[p_1'(1-p_0')]/[p_0'(1-p_1')]$가 일치한다. 또한 대부분의 경우 약물역학연구에서 관심의 대상이 되는 유해사례는 그 발생률이 매우 작기($p_0\approx0$, $p_1\approx0$) 때문에 결국 아래 식

$$OR'=[p_1'(1-p_0')]/[p_0'(1-p_1')]=[p_1(1-p_0)]/[p_0(1-p_1)]=OR\approx\frac{p_1}{p_0}=RR \qquad (4)$$

가 성립되어, 약물노출률의 대응위험도 OR'의 추론을 통하여 약물에 따른 유해사례 발생률의 차이를 검정할 수 있게 된다. 즉, 환자-대조군연구에서는 약물노출률의 대응위험도를 사용하여 설정한 아래 가설 (5) 또는 (6)으로부터 대상약물의 노출 여부에 따른 유해사례 발생률의 차이를 통계적으로 검정할 수 있다.

$$\text{귀무가설}(H_0):\ OR'=1 \text{ versus } \text{대립가설}(H_1):\ OR'\neq1 \qquad (5)$$

$$\text{귀무가설}(H_0):\ OR'=1 \text{ versus } \text{대립가설}(H_1):\ OR'>1 \qquad (6)$$

이때 가설 (5)와 (6)은 2절에서 언급하였듯이 각각 양측검정과 단측검정이 된다.

환자-대조군연구의 표본크기를 계산하기 위해서는 표 32.3에 정리되어 있는 것처럼 코호트연구에서와 유사하게 5가지의 정보—유의수준, 검정력, 대조군에서의 약물노출률, 예상되는 유해사례 발생률의 상대위험도 또는 대응위험도, 그리고 환자군에 대한 대조군의 표본크기 비—가 필요하다. 여기서 유해사례 발생률의 대응위험도를 예측하는 것과 상대위험도를 예측하는 것은 엄밀한 의미에서 차이가 있지만 유해사례 발생률이 0에 가까운 경우 식 (4)로부터 대응위험도의 예측과 상대위험도의 예측은 거의 동일한 의미임을 알 수 있다. 즉, 대응위험도보다는 그 의미를 이해하기 쉬운 상대위험도를 예측하여 이를 대응위험도 대신에 사용한다. 위의 5가지의 정보가 주어지면 연구에 필요한 최소 표본크기를 아래 계산식 (7)을 사용하여 구할 수 있다. 양측검정에서 유의수준이 α이고 검정력의 크기가 $1-\beta$라고 하면 환자군의 표본크기 N_e'은 다음과 같이 계산된다.

$$N_e'=\frac{1}{(p_0'-p_1')^2}\left[Z_{\alpha/2}\sqrt{\left(1+\frac{1}{K}\right)\overline{p}'(1-\overline{p}')}+Z_\beta\sqrt{p_1'(1-p_1')+\frac{p_0'(1-p_0')}{K}}\right]^2 \qquad (7)$$

여기서 각 문자에 대한 정의는 아래와 같다.

N_e' : 환자군의 표본크기

p_0' : 대조군에서 예상되는 대상약물의 노출률

R : 대상약물 비노출군에 대한 약물노출군의 유해사례 발생의 상대위험도

$p_1' = \dfrac{p_0' R}{1 + p_0'(R-1)}$: 환자군에서 예상되는 대상약물의 노출률

$K = \dfrac{N_c'}{N_e'}$: 환자군의 표본크기(N_e')에 대한 대조군의 표본크기(N_c') 비

$\overline{p'} = \dfrac{K \times p_0' + p_1'}{K+1}$

Z_p : 표준정규분포의 $(1-p)$ 분위수

유의수준이 α인 단측검정에서는 식 (7)의 $Z_{\alpha/2}$ 값 대신에 Z_α를 사용한다. 다음 예제 32.2는 예제 32.1의 코호트연구 상황을 환자-대조군연구 상황으로 바꾸어 본 것이다. 이를 통하여 환자-대조군연구의 표본크기 계산식 (7)을 적용해 본다.

예제 32.2 비스테로이드성 소염제 A로 인한 간염 발생이 의심되고 있어 이에 대한 환자-대조군연구를 수행하고자 한다. 간염이 없는 대조군에서 해당 소염제의 노출률은 0.015 정도로 예상되며, 해당 소염제 복용으로 인한 간염 발생의 상대위험도는 3 이상일 것으로 예측되고 있다. 이 상대위험도에 대하여 유의수준 0.05에서 80% 이상의 검정력을 유지하길 원하며, 환자군과 대조군의 표본크기 비는 1 : 2로 하고자 한다.

① 양측검정일 때 필요한 최소 표본크기는 얼마인가?

② 단측검정일 때 필요한 최소 표본크기는 얼마인가?

풀이

① 먼저 제시된 정보로부터 표본크기 계산식 (7)에 필요한 값을 정리하면 아래와 같다.

p_0' : 대조군에서 예상되는 대상약물의 노출률=0.015

R : 약물비노출군에 대한 약물노출군의 유해사례 발생의 상대위험도=3

$p_1' = \dfrac{p_0' R}{1 + p_0'(R-1)} = \dfrac{0.015 \times 3}{1+0.015 \times (3-1)} = 0.0437$: 환자군에서 예상되는 대상약물의 노출률

$K = \dfrac{N_c'}{N_e'}$: 환자군의 표본크기(N_e')에 대한 대조군의 표본크기(N_c') 비=2

$\overline{p'} = \dfrac{K \times p_0' + p_1'}{K+1} = \dfrac{2 \times 0.015 + 0.0437}{2+1} = 0.02457$

$Z_{\alpha/2} = Z_{0.05/2} = Z_{0.025} = 1.96$: 양측검정에서 유의수준 $\alpha=0.05$에 대응하는 표준정규분포의 분위수

$Z_\beta = Z_{0.2} = 0.842$: 검정력 $1-\beta=0.8$에 대응하는 표준정규분포의 분위수

계산식 (7)에 이 값들을 대입하여 환자군의 표본크기 N_c'를 계산하면

$$N_e' = \frac{1}{(p_0' - p_1')^2}\left[Z_{\alpha/2}\sqrt{\left(1+\frac{1}{K}\right)\overline{p'}(1-\overline{p'})} + Z_\beta\sqrt{p_1'(1-p_1') + \frac{p_0'(1-p_0')}{K}}\right]^2$$

$$= \frac{1}{(0.0287)^2}\left[1.96\times\sqrt{\left(1+\frac{1}{2}\right)0.02457\times0.97543}\right.$$

$$\left. +0.842\times\sqrt{0.0437\times0.9563 + \frac{0.015\times0.985}{2}}\right]^2$$

$$\approx 379$$

이 되고, 대조군의 표본크기는 $N_c' = K\times N_e' = 2\times379 = 758$명이다.

② 단측검정이므로 위 ①의 계산식에 있는 $Z_{\alpha/2}$을 $Z_\alpha = Z_{0.05} = 1.645$로 대체하면 단측검정에서 환자군의 표본크기 N_e'를 아래와 같이 계산할 수 있다.

$$N_e' = \frac{1}{(p_0' - p_1')^2}\left[Z_\alpha\sqrt{\left(1+\frac{1}{K}\right)\overline{p'}(1-\overline{p'})} + Z_\beta\sqrt{p_1'(1-p_1') + \frac{p_0'(1-p_0')}{K}}\right]^2$$

$$= \frac{1}{(0.0287)^2}\left[1.645\times\sqrt{\left(1+\frac{1}{2}\right)0.02457\times0.97543}\right.$$

$$\left. +0.842\times\sqrt{0.0437\times0.9563 + \frac{0.015\times0.985}{2}}\right]^2$$

$$\approx 302$$

또한, 대조군의 표본크기는 $N_c' = K\times N_e' = 2\times302 = 604$명이다.

부록 표 A.2에 예제 32.2의 표본크기를 구하는 SAS프로그램 코드가 제시되어 있다. 표 A.2의 SAS프로그램 코드에 있는 예제 32.2의 5가지 정보를 현재 수행하고자 하는 환자-대조군연구의 해당 정보로 바꾸면 필요한 최소 표본크기를 얻을 수 있다. 환자-대조군연구의 표본크기는 대상약물의 노출률이 적당한 범위(5~20%) 내에 있으면 코호트연구의 표본크기와 비교할 때 상대적으로 매우 작다. 예제 32.2에서 대조군에서 대상약물의 노출률이 15%로 높아지면 양측검정의 경우 환자군의 표본크기는 $N_e' = 54$, 대조군의 표본크기는 $N_c' = K\times N_e' = 2\times54 = 108$이 되어 코호트연구에서의 전체 표본크기와 비교하면 상대적으로 매우 작은 표본크기가 된다.

32.4 환자군연구에서 표본크기 산출

환자군연구는 약물노출군에서만 관심 유해사례의 발생을 관측하기 때문에 코호트연구나 환자-대조군연구에서와 같이 대상 약물노출과 관심 질병발생과의 연관성을 추론할

수는 없다. 이러한 단점에도 불구하고, 코호트연구나 환자-대조군연구와 같은 보다 과학적이고 규모가 큰 연구의 필요성을 사전에 검토할 필요가 있거나, 한정된 연구비로 정상대조군을 확보하는 데 어려움이 있을 때 환자군연구가 수행된다.

환자군연구의 목적은 약물노출군의 유해사례 발생률을 보다 신뢰성 있게 추정하는 것이다. 통계적 신뢰성은 일반적으로 모수에 대한 $100(1-\alpha)\%$ 신뢰구간의 길이로 표현될 수 있으며 유의수준 α가 주어졌을 때 신뢰구간의 길이가 짧을수록 제시된 모수 추정치는 보다 높은 신뢰성을 가진다고 인정된다. 한편 분율에 대한 신뢰구간은 제시되는 신뢰수준의 정도와 분율의 실제값에도 영향을 받는다. 표 32.3에 제시되어 있는 약물노출군에서 예상되는 유해사례 발생률 p_1과 이에 대한 $100(1-\alpha)\%$ 신뢰구간의 길이 d를 사전에 설정하면 환자군연구에서 필요한 최소 표본크기 N은 아래 식 (8)로부터 구할 수 있다.

$$N = \frac{4 \times Z^2_{\alpha/2} \times p_1(1-p_1)}{d^2} \tag{8}$$

연구를 통하여 추론하고자 하는 약물노출군의 유해사례 발생률 p_1을 연구 전에 미리 예측한다는 것이 논리적으로 모순일 수도 있다. 하지만 연구에 필요한 표본크기를 보다 완전하게 추정하기 위해서는 현재 연구와 관련 있는 기존연구나 사례보고와 같은 객관적인 자료에 근거한 유해사례 발생률의 사전예측이 필요하다. 이와 같은 관련 자료를 전혀 구할 수 없을 때는 연구자의 자의적 판단으로 결정할 수도 있지만, 이 경우에도 사용되는 예측값의 타당성을 확보하기 위하여 노력해야 한다.

예제 32.3 비스테로이드성 소염제 A로 인한 간기능장애가 의심되어 환자군연구를 수행하여 비스테로이드성 소염제 A 복용집단의 간기능장애 발생률을 추론하고자 한다. 간기능장애 발생률에 대한 95% 신뢰구간의 길이를 0.001 이하로 하고자 하며, 예상되는 간기능장애 발생률은 0.0015 정도다. 필요한 최소 표본크기는 얼마인가?

풀이

신뢰수준이 95%이므로 $\alpha=0.05$이고 이에 해당하는 표준정규분포의 분위수는 $Z_{\alpha/2}=1.96$이다. 예상되는 간기능장애 발생률은 $p_1=0.0015$, 95% 신뢰구간의 길이 $d=0.001$이다. 이를 표본크기 계산식 (8)에 대입하면 필요한 표본크기 N은 아래와 같다.

$$N = \frac{4 \times Z^2_{\alpha/2} \times p_1(1-p_1)}{d^2} = \frac{4 \times 1.96^2 \times 0.0015 \times 0.9985}{0.001^2} \approx 23016$$

부록 표 A.3에 예제 32.3의 표본크기를 구하는 SAS프로그램 코드가 제시되어 있다. SAS프로그램 코드에서 예제 32.3의 표본크기 계산에 사용된 정보를 수행하고자 하는 환자군연구의 해당 정보로 바꾸면 필요한 표본크기를 계산할 수 있다.

환자군연구에서는 약물노출군의 유해사례 발생률 p_1에 대한 점추정과 함께 이에 대한 구간추정을 하게 된다. 점추정치는 유해사례 발생도수를 전체 관측도수로 나눈 표본분율(sample proportion)이 되며, 구간추정치는 유해사례 발생률에 대한 $100(1-\alpha)\%$ 신뢰구간이 된다. 발생률의 신뢰구간 추정에 대한 몇 가지 방법이 존재하지만 여기서는 Ulm(1990)이 제안한 정확포아송신뢰구간추정법을 사용한다.

연구기간 동안 관측한 약물노출의 전체 건수를 n이라 하고 이들 중 유해사례 건수를 y라고 하자. 유해사례 발생률 p_1에 대한 $100(1-\alpha)\%$ 신뢰구간의 하한값 P_L과 상한값 P_U은 각각 다음과 같다.

$$P_L = \frac{\chi^2_{2y,\alpha/2}}{2n}, \qquad P_U = \frac{\chi^2_{2(y+1),1-\alpha/2}}{2n} \tag{9}$$

여기서 $\chi^2_{v,p}$ 는 자유도가 v인 카이제곱분포의 p 분위수다.

예제 32.4 비스테로이드성 소염제 A의 지난 2년 복용건수를 조사하였더니 1만 건이었고 이 중 15건에서 간염이 발생하였다. 간염 발생률과 이에 대한 95% 신뢰구간을 추정하라.

풀이

예제로부터 식 (9)에서 n=10000, y=15, α=0.05이므로 발생률의 추정치 $\hat{p}_1$과 95% 신뢰구간의 하한값 P_L과 상한값 P_U를 구하면 아래와 같다.

$$\hat{p}_1 = \frac{15}{10000} = 0.0015$$

$$P_L = \frac{\chi^2_{2y,\alpha/2}}{2n} = \frac{\chi^2_{30,0.025}}{2\times 10000} = \frac{16.791}{20000} = 0.00084,$$

$$P_U = \frac{\chi^2_{2(y+1),2-\alpha/2}}{2n} = \frac{\chi^2_{3.2,0.975}}{2\times 10000} = \frac{49.480}{20000} = 0.00247$$

그러므로 95%의 신뢰도로 비스테로이드성 소염제 A를 복용한 집단에서의 간염 발생률은 1만 복용 건당 8.4건과 24.7건 사이에 있다고 말할 수 있다.

부록 표 A.4에 예제 32.4의 발생률과 $100(1-\alpha)\%$ 신뢰구간을 추정하는 SAS프로그램

코드가 제시되어 있다. 이 SAS프로그램 코드에 있는 예제 32.4의 내용을 실제 환자군연구에서 관측된 내용과 필요한 유의수준으로 바꾸면 발생률과 해당 신뢰구간의 추정치를 구할 수 있다. 한편 실제 연구에서는 비록 상당히 큰 약물노출건수를 조사했더라도 관심 유해사례의 발생률이 상대적으로 낮아 해당 유해사례를 관찰하지 못하는 경우가 종종 있다. 이 경우에도 발생률의 신뢰구간 추정은 필요한데 이는 현재 관측한 발생률의 추정치 0은 실제 발생률이 0이 아니라 매우 낮은 발생률로 인한 결과일 수 있기 때문이다. 환자군연구에서 n건의 약물노출을 관측했음에도 불구하고 관심 유해사례의 발생이 없을 때 발생률에 대한 95% 신뢰구간의 상한을 제시하는 방법으로 '3의 규칙(rule of three)'이라는 것이 있다. 이 방법은 유해사례 발생 건수가 0일 때 발생률의 95% 신뢰구간의 상한으로 $3/n$값을 사용한다. 예를 들어 5,000건의 약물노출에서 유해사례의 발생을 관측하지 못했다면, 95%의 신뢰수준으로 이 사건의 발생률은 3/5000=0.0006보다 작다고 할 수 있다. 이 값은 식 (9)에서 구한 95% 신뢰구간의 상한값 $3.689/n=0.0007$보다는 자지만 포아송 분포의 우도함수(likelihood function)로부터 구한 95% 신뢰구간의 상한값 $1.921/n=0.0004$보다는 크게 된다.

지금까지 약물역학연구에서 자주 사용되는 이분형 변수를 가지는 코호트연구, 환자-대조군연구 및 환자군연구에서의 표본그기 계신방법과 이와 관련한 통계적 내용들을 살펴보았다. 연구에 필요한 표본크기를 미리 계산해 보기 위해서는 사전에 연구자가 설정해야 하는 5가지의 정보—환자군연구에서는 두 가지—가 있었다. 이들 정보 중 제1종 오류의 허용한계인 유의수준 α와 두 집단 사이에 일정 크기의 차이가 존재할 때 이를 검정할 수 있는 검정력 $1-\beta$ 그리고 두 집단의 표본크기의 비는 연구자가 연구의 성격에 따라 적절히 설정할 수 있다. 반면에 두 집단 사이의 상대위험도와 약물비노출군의 유해사례 발생률 또는 대조군의 약물노출률에 대한 가정은 연구자의 자의적 판단보다는 객관적인 자료에 근거해야 한다. 실제 연구상황에서 이러한 정보를 예측하는 것이 쉽지 않지만 이전의 유사한 국내외 연구결과나 관련 전문가 또한 전문기관의 의견수집 등을 통하여 타당하게 가정되어야 한다. 비록 표본계산에 필요한 모든 정보가 수집되었다 하더라도 연구에 필요한 표본크기는 한 번의 계산으로 결정되는 경우는 거의 없다. 많은 경우 이들 정보의 변화가능성과 이에 따른 표본크기의 변화, 그리고 계산된 표본크기에서 연구수행의 가능성 등을 검토한 후에 최종 결정된다.

종종 한 연구에서 두 가지 이상의 유해사례가 동일한 비중으로 관심의 대상이 되기도 한다. 이 경우 표본크기는 모든 연구대상 사건에서 계획된 검정력을 확보할 수 있는 크기여야 한다. 그러므로 개별 유해사례에 대하여 구한 표본크기 중 가장 큰 것이 연구에 필요한 표본크기가 될 것이다. 한편 어떤 연구에서는 수집된 전체 연구집단뿐만 아니라 특정 소그룹의 추론도 동일한 수준으로 중요할 수 있다. 이때 전체 표본크기는 적절한 검정력을 가지는 소그룹의 크기를 확보할 수 있을 정도로 충분히 커야 한다.

표본크기 계산에서 중요하게 인식해야 하는 또 하나의 사항은 현재 계산식에서 구한 표본크기는 가정한 두 집단의 특성이 모두 사실일 때 목표한 검정력을 달성할 수 있는 최소한의 표본크기라는 것이다. 예를 들면, 상대위험도를 3으로 가정하고 구한 표본크기는 실제 상대위험도가 2.5인 경우에는 계획한 검정력을 보장하지 못한다. 연구자는 종종 표본크기 계산에 필요한 정보를 자신의 현재 연구에서 나타날 수 있는 최선의 결과에 근거하여 가정하곤 한다. 하지만 실제의 상황은 표본크기 계산에서 가정한 최선의 내용에서 언제든지 벗어날 수 있으며 이러한 이탈은 검정력의 하락을 초래하고 결국 연구결과에서 통계적 유의성을 관측하기 어렵게 한다. 그러므로 이러한 경우 계획한 검정력을 확보하기 위해서는 연구여건이 허락하는 한 실제 표본크기를 계산된 표본크기보다 크게 하는 것이 필요하다.

참고문헌

Agresti A. Categorical data analysis, 2nd ed. New Jersey: John Wiley & Sons Ltd.; 2002. pp. 9-14.

Chow SC, Shao J, Wang H. Sample size calculations in clinical research, 2nd ed. Florida: Chapman and Hall/CRC; 2008.

Schlesselman JJ. Sample size requirements in cohort and case-control studies of disease. Am J Epidemiol 1974;99:381-4.

Strom BL, editor. Pharmacoepidemiology, 4th ed. Chichester: John Wiley & Sons Ltd.; 2005. pp. 29-36.

Ulm K. A simple method to calculate the confidence interval of a standardized mortality ratio(SMR). Am J Epidemiol 1990;131:373-5.

부록

표 A.1 코호트연구의 표본크기 계산을 위한 SAS 코드

```
Options Ls=100 Ps=5000 Nodate;
/*___________________________________________________________*/
Title 코호트연구의 표본크기;
/*___________________________________________________________*/

Data s_size_cohort (Keep=p0 alpha power R K Ne Nc Test_type);
/*___________________________________________________________*/
/*표본크기 계산에 필요한 해당정보를 입력하세요*/
/*___________________________________________________________*/

one_or_two=2;              /* 단측검정=1,양측검정=2 */
p0=0.0005;                 /* 비노출군의 유해사례 발생률 */
alpha=0.05;                /* 유의수준 : 제1종오류의 허용한계 */
power=0.8;                 /* 검정력: 1-b */
R=3;                       /* 비노출군에 대한 노출군의 상대위험도 */
K=2;                       /* 노출군에 대한 비노출군의 표본크기의 비율 */

/*___________________________________________________________*/
/*___________________________________________________________*/

Lable     p0 = '비노출군의 유해사례 발생률'
          alpha='유의수준 : 제1종오류의 허용한계'
          power='검정력'
          R ='비노출군에 대한 노출군의 상대위험도'
          K= '노출군에 대한 비노출군의 표본크기의 비율'
          Ne='노출군의 표본크기'
          Nc='비노출군의 표본크기';

p1=p0*R;
p_bar=(K*p0 + p1)/(K+1);
i_term1=((K+1)*p_bar*(1-p_bar)/K)**0.5;
i_term2=(p1*(1-p1)+p0*(1-p0)/K)**0.5;
If one_or_two=1 Then Do;
          z_a=int(1000*probit(1-alpha)+0.5)/1000;
          z_b=int(1000*probit(power)+0.5)/1000;
          i_term=(Z_a*i_term1 + Z_b*i_term2)**2;
          Ne=int(i_term/(p0-p1)**2 + 1);
          Nc=K*Ne;
          Test_type='One-sided Test'; end;
else do;
          z_a=int(1000*probit(1-alpha/2)+0.5)/1000;
          z_b=int(1000*probit(power)+0.5)/1000;
          i_term=(Z_a*i_term1 + Z_b*i_term2)**2;
          Ne=int(i_term/(p0-p1)**2 + 1);
          Nc=K*Ne;
                    Test_type='Two-sided Test'; end;
Run;
Proc Print Data=s_size_cohort label noobs; Run;
```

표 A.2 환자-대조군연구의 표본크기 계산을 위한 SAS 코드

```
Options Ls=100 Ps=5000 Nodate;
/* ________________________________________________ */
Title 환자-대조군연구의 표본크기;
/* ________________________________________________ */

Data s_size_case_control(Keep=p0 alpha power R K Ne Nc Test_type) ;
/* ________________________________________________ */
/* 표본크기 계산에 필요한 해당 정보를 입력하세요*/
/* ________________________________________________ */

one_or_two=2;          /* 단측검정=1,양측검정=2 */
p0=0.015;              /* 대조군에서 약물에 대한 노출경험률 */
alpha=0.05;            /* 유의수준 : 제1종오류의 허용한계 */
power=0.8;             /* 검정력: 1-b*/
R=3;                   /* 비노출군에 대한 노출군의 상대위험도 */
K=2;                   /* 환자군에 대한 대조군의 표본크기 비율 */

/* ________________________________________________ */
/* ________________________________________________ */
Lable     p0 = '대조군에서 약물에 대한 노출경험률'
          alpha='유의수준 : 제1종오류의 허용한계'
          power='검정력'
          R ='비노출군에 대한 노출군의 상대위험도'
          K= '환자군에 대한 대조군의 표본크기 비율'
          Ne= '환자군의 표본크기'
          Nc= '대조군의 표본크기';

p1=(p0*R)/(1+p0*(R-1));
p_bar=(K*p0 + p1)/(K+1);
i_term1=((K+1)*p_bar*(1-p_bar)/K)**0.5;
i_term2=(p1*(1-p1)+p0*(1-p0)/K)**0.5;
If one_or_two=1 Then Do;
          z_a=int(1000*probit(1-alpha)+0.5)/1000;
          z_b=int(1000*probit(power)+0.5)/1000;
          i_term=(Z_a*i_term1 + Z_b*i_term2)**2;
          Ne=int(i_term/(p0-p1)**2 + 1);
          Nc=K*Ne;
          Test_type='One-sided Test'; end;
else do;
          z_a=int(1000*probit(1-alpha/2)+0.5)/1000;
          z_b=int(1000*probit(power)+0.5)/1000;
          i_term=(Z_a*i_term1 + Z_b*i_term2)**2;
          Ne=int(i_term/(p0-p1)**2 + 1);
          Nc=K*Ne;
                    Test_type='Two-sided Test'; end;
Run;
Proc Print Data=s_size_case_control label noobs; Run;
```

표 A.3 환자군연구의 표본크기 계산을 위한 SAS 코드

```
Options Ls=100 Ps=5000 Nodate;
/* ______________________________________________________________ */
Title 환자군연구의 표본크기;
/* ______________________________________________________________ */

Data s_size_case_series (Keep=p1 s_level d N) ;
/* ______________________________________________________________ */
/* 표본크기 계산에 필요한 해당 정보를 입력하세요*/
/* ______________________________________________________________ */

p1=0.0015;                  /* 약물노출군의 유해사례 발생률 예상치 */
alpha=0.05;                 /* 유의수준 : 제1종오류의 허용한계 */
s_level=100*(1-alpha);      /* 100(1-a)% 신뢰수준         */
d=0.001;                    /* 100*(1-a)% 신뢰구간의 길이 */

/* ______________________________________________________________ */
/* ______________________________________________________________ */
Lable     p1 = '약물노출군의 유해사례 발생률 예상치'
          s_level = '신뢰수준(%)'
          d='100*(1-a)% 신뢰구간의 길이'
          N='한자군연구에 필요한 표본크기';

   z_a=int(1000*probit(1-alpha/2)+0.5)/1000;
   N=int((4*Z_a**2*p1*(1-p1))/d**2 +1);
Run;
Proc Print Data=s_size_case_series label noobs; Run;
```

표 A.4 환자군연구에서 발생률의 100(1 − α)% 신뢰구간 추정을 위한 SAS 코드

```
Options Ls=120 Ps=5000 Nodate;
/*_____________________________________________________________*/
Title 환자군연구에서 발생률의 100*(1 - alpha)% 신뢰구간 구하기;
/*Based on exact Poisson confidence limits (Ulm, 1990, AJE) */
/*_____________________________________________________________*/

Data cl_a(Keep=N y incdnc con_level lower_limit upper_limit);
/*_____________________________________________________________*/
/* 관측 자료와 신뢰수준을 입력하세요 */
/*_____________________________________________________________*/

N=10000;            /* 약물노출 건수 */
y=15;               /* 관측한 사례 발생 건수 */
alpha=0.05;         /* 100*(1 - alpha)% 신뢰수준 */

/*_____________________________________________________________*/
/*_____________________________________________________________*/
incdnc=y/N;
con_level=100*(1 - alpha) ;
Lable N='약물노출 건수'
      y='사례 발생 건수'
      incdnc='발생률 추정치'
      con_level='신뢰수준(%)'
      lower_limit='신뢰구간 하한'
      upper_limit='신뢰구간 상한';

   lower_limit = (CINV (alpha/2,2*y)/2)/N;
   upper_limit= (CINV (1 - alpha/2,2*(y+1))/2)/N;
Run;
Proc print data=cl_a label noobs; Run;
```

33. 약물유해반응 실마리정보 검색을 위한 데이터마이닝기법

학습목표

실마리정보를 검색하는 데 필요한 정보원과 그 장단점을 파악하고, 실마리정보를 검색하는 데이터마이닝기법을 이해하고 적용할 수 있다.

- 약물부작용감시에서 데이터마이닝과 실마리정보의 정의를 설명하고, 데이터마이닝기법을 통해 검색된 실마리징보의 의미를 올바르게 해식할 수 있다.
- 자발적부작용보고자료에서 실마리정보 검색을 위한 데이터마이닝지표로써 보고분율비, 보고오즈비, 상대보고비, 정보성분 등을 설명할 수 있다.
- 실마리정보 검색에서의 자발적부작용보고자료의 한계를 설명할 수 있다.

데이터마이닝(data-mining)은 대규모 데이터베이스에서 전산화된 알고리즘을 통하여 숨겨진 패턴이나 예측하지 못한 관련성을 찾아내는 것이다. 다양한 분야에서 데이터마이닝이 적용되고 있지만, 약물감시 분야에 적용된 것은 1990년대 후반으로 비교적 최근에 도입되었다. 실마리정보(signal)란 인과관계가 알려지지 않았거나 입증자료가 불충분하지만 그 인과관계를 배제할 수 없어 계속적인 관찰이 요구되는 정보다. 규제당국이나 약물부작용모니터링센터 등은 자발적부작용보고자료 등에 데이터마이닝기법을 적용하여 특정 약물에 의한 실마리정보를 찾고자 노력하고 있다.

33.1 자발적부작용보고자료에서 실마리정보 검색

자발적부작용보고제도는 드물게 발생하는 약물유해반응을 시판 후 조기에 발견하기 위하여 의사, 약사 및 환자들이 복용한 약물과 의심되는 유해사례를 행정당국이나 관련 약물감시센터 등에 신고하는 제도다. 이를 통하여 초기 임상시험이나 시판 전 임상시험에서 감지하지 못한 드문 약물유해반응의 위험성을 경고하고, 알려진 심각한 약물유해반응의 위험집단, 위험요인 및 임상양상 등에 대하여 중요한 정보를 제공하여 준다. 미국, 유럽, 일본, 중국뿐 아니라 우리나라에서도 자발적부작용보고자료를 이용하여 약물유해반응의 실마리정보를 검색하고 보고건을 평가하여 약물의 안전한 사용을 위한 정책수립 등의 근거로 활용하고 있다.

가. 자발적부작용보고자료 재구성

각 국가 및 센터별로 자발적부작용보고자료에 축적되어 있는 정보의 종류와 입력형태가 다르지만, 대부분 다음과 같은 변수를 포함하고 있다. 유해사례가 발생한 환자의 기본정보인 연령과 성별, 환자와 보고자가 다른 경우 보고자 정보, 질병명, 의심약물정보로서 상품명, 일반명, 사용용량, 처방기간, 유해사례 정보, 약물노출과 유해사례 발생 간의 시간관계, 병용약물, 적응증, 기타 유병질환 등에 관한 정보다.

데이터마이닝기법을 적용하기 위해서는 우선 자발적부작용보고자료를 분석가능한 형태로 재구성해야 한다. 즉, 하나의 보고건에 한 개 이상의 의심약물과 유해사례가 포함된 경우에는 자료의 한 행당 하나의 의심약물과 하나의 유해사례가 포함되도록 약물과 유해사례 조합을 생성하여 재구성해야 한다. 예를 들어 한 사람이 약물 A를 복용한 후 유해사례로 여드름, 발진, 기미가 발생한 것으로 보고하였다면, 해당 보고건에 대하여 '약물A-여드름', '약물 A-발진', '약물 A-기미'의 3가지 약물-유해사례 조합을 생성해야 한다. 한 사람이 약물 A와 약물 B를 함께 복용한 후 유해사례로 경련, 언어장애가 발생한 것으로 보고한 경우에는, 해당 보고건에 대하여 '약물 A-경련', '약물 A-언어장애', '약물 B-경련', '약물 B-언어장애'의 4가지 약물-유해사례 조합을 생성한다. 한 사람이 약물 B, C, D를 복용한 후 발생한 유해사례가 두통 한 가지인 것으로 보고한 경우에는, 해당 보고건에 대하여 '약물 B-두통', '약물 C-두통',' 약물 D-두통'의 3가지 약물-유해사례 조합을 생성한다(표 33.1, 표 33.2).

자발적부작용보고자료에서 표 33.2와 같은 약물과 유해사례 조합이 생성되면, 전체 신고자료에서 특정 약물과 특정 유해사례가 보고된 빈도를 표로 나타낼 수 있다(표 33.3).

표 33.1 자발적부작용보고 예

보고번호	의심약물	유해사례
1	가	여드름, 발진, 기미
2	가, 나	경련, 언어장애
3	나, 다, 라	두통

표 33.2 자발적부작용보고자료에서 약물과 유해사례 조합 재구성 예

보고번호	약물-유해사례 번호	의심약물	유해사례
1	1	가	여드름
1	2	가	발진
1	3	가	기미
2	1	가	경련
2	2	가	언어장애
2	3	나	경련
2	4	나	언어장애
3	1	나	두통
3	2	다	두통
3	3	라	두통

표 33.3 실마리정보 검색을 위하여 재구성된 자발적부작용보고자료 형식

	유해사례$_1$	유해사례$_2$	유해사례$_3$	.	.	유해사례$_j$
약물$_1$	N_{11}	N_{12}	N_{13}			N_{1j}
약물$_2$	N_{21}	N_{22}	N_{23}			N_{2j}
약물$_3$	N_{31}	N_{32}	N_{33}			N_{3j}
약물$_4$	N_{41}	N_{42}	N_{43}			N_{4j}
.						
.						
약물$_i$	N_{i1}	N_{i2}	N_{i3}			N_{ij}

나. 데이터마이닝지표

실마리정보를 검색하기 위한 데이터마이닝기법은 대부분 불균형측정(measure of disproportionality)에 기반을 두고 있다. 즉, 특정 약물과 유해사례 조합이 보고된 빈도를 데이터베이스의 다른 약물-유해사례 조합으로부터 기대되는 빈도와 비교함으로써 특정 약물과 유해사례 간의 관련성을 측정하는 것이다. 이러한 지표들은 각각의 약물-유해사례 조합의 빈도를 표시한 표 33.3을 기반으로 표 33.4와 같은 2×2 표의 각 셀에 해당하는 빈도를 통하여 계산된다.

표 33.4 불균형측정에 기반을 둔 데이터마이닝지표 산출을 위한 2×2 표

	특정 유해사례	그 외 보고된 모든 유해사례
특정 약물	a	b
그 외 보고된 모든 의심약물	c	d

1) 보고분율비

보고분율비(proportional reporting ratio, PRR)는 1974년 Finney에 의해 처음 제시되었으며, 이후에 Evans 등에 의해서 변형된 방법으로 적용되었다. PRR은 2×2 표에서 특정 약물 보고건의 특정 유해사례 분율을 다른 약물 보고건의 특정 유해사례 분율로 나눔으로써 산출된다.

$$PRR = \left(\frac{a}{a+b}\right) \Big/ \left(\frac{c}{c+d}\right)$$

PRR 값이 크면 실마리정보의 강도도 큰 것이다. 각 값에 대한 통계적 관련성은 95% 신뢰구간과 자유도 1에서의 피셔정확검정 또는 카이제곱검정과 같은 방법을 이용하여 평가된다. 일반적으로 PRR이 2 이상, 카이제곱통계량이 4 이상, 특정 약물에 의한 특정 유해사례 보고건수가 3 이상이면 실마리정보로 판단하게 된다. 이 지표는 주로 영국의 황색카드데이터베이스(Yellow Card database)와 처방사례모니터링데이터베이스(Prescription-Event Monitoring database)에서 실마리정보를 검색하는 데 활용되고 있다.

2) 보고오즈비

보고오즈비(reporting odds ratio, ROR)는 전통적인 대응위험도와 같은데, 발생률이 낮은 약물유해반응의 경우에는 발생률의 비와 같은 의미를 가진다. ROR은 특정 약물에 의해 발생한 유해사례의 오즈를 그 약물이 아닌 다른 약물로 인하여 발생한 유해사례의 오즈를 나눈 것과 같다. 이 지표는 네덜란드 약물감시재단(Pharmacovigilance Foundation)에서 주로 사용되고 있다.

$$ROR = (a/b)/(c/d)$$

ROR은 특정 약물 또는 특정 유해사례의 과소보고에 의한 영향을 덜 받는다고 알려져 있다. Rothman 등은 ROR은 이론적으로 다른 불균형 측정 지표보다 비뚤림을 적게 받는 지표라고 주장한 바 있지만, 다른 연구자들은 PRR과 ROR을 실제로 적용하였을 때 거의 유사한 값을 얻게 된다고 하였다.

3) 베이지안신뢰전달신경망

베이지안통계학이란 주어진 자료를 통하여 관심의 대상이 되는 모수의 불확실성을 확률로 나타내는 방법이다. 일반적인 개념의 확률은 객관적 확률이고 상대도수적 개념의 확률이다. 즉, 일정한 반복을 통해 사실상 일어날 확률을 나타낸다. 그러나 베이지안통계학에서의 확률은 주관적 확률을 의미하며, 사건이 일어날 경우가 동일하지 않거나 오직 한 번의 실행으로 상대도수적 개념을 적용하지 못하는 경우에 모수를 하나의 값으로 나타낼 수 없어 불확실성이 포함된 확률로 표현하는 방법이다. 베이지안통계학에서는 모수의 주관적인 견해의 불확실성이 포함된 확률로 표현하는 방법을 사전확률로 정의하고 사전확률과 확률시험의 결과로 얻어진 새로 구해진 모수의 분포를 사후확률로 산출한다. 1998년부터 세계보건기구 웁살라모니터링센터(Uppsala Monitoring Centre)에서는 베이지안 추론에 의하여 실마리정보를 확인하고 있는데, 베이지안신뢰전달신경망(Bayesian Confidence Propagation Neural Network, BCPNN)방법에서는 실마리정보 검색지표로 정보성분(information component, IC)을 사용하고 있다. IC는 약물과 특정 유해사례가 서로 관련이 없어서 독립적으로 발생하는 경우에 약물과 특정 유해사례가 함께 발생할 확률[P(AE, Drug)]을 약물복용의 확률과 특정 유해사례가 발생할 확률의 곱[P(AE)P(Drug)]으로 나눈 값에 로그를 취한 값이다. IC 값이 양수이면 해당 결합이 해당 데이터베이스에서 통계적으로 기대되는 값보다 많이 보고된다는 의미이며, 값이 클수록 실마리정보일 가능성이 높다는 의미다.

$$IC=\log_2\{a\times(a+b+c+d)\}/\{(a+c)(a+b)\}$$

세계보건기구의 자발적부작용보고데이터베이스에서 IC를 후향적으로 적용하여 기존에 알려진 약물과 유해사례 조합을 적절히 찾아내는지 관찰하였다. 그 예로, 캅토프릴과 기침의 관련성은 시간이 지남에 따라 IC 값이 0보다 크고, 신뢰구간도 좁아져서 통계적 유의성을 보였으므로, ACE억제제의 한 종류인 캅토프릴이 기침을 유발할 수 있다고 밝혔다. 반면 디곡신과 피부발진은 시간이 지남에 따라 IC 값이 0보다 작은 쪽으로 수렴하게 되어 서로 관련이 없는 것으로 나타났다(그림 33.1). 이 연구에서 데이터마이닝지표인 IC를 이용하여 ACE억제제의 잘 알려진 기침이라는 약물유해반응을 효과적으로 검색하였고, 초기에 논란이 되었으나 관련성이 거의 없다고 알려진 디곡신과 발진에 대한 관련성을 바르게 보여 주어 IC의 유용성을 입증하였다.

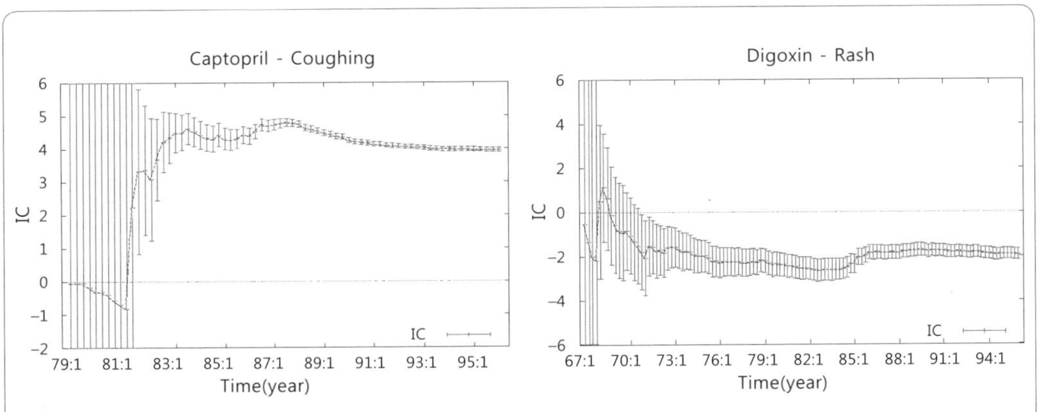

그림 33.1 WHO 데이터베이스에서 IC 값의 변화(Lindquist et al., 2000)

표 33.5 데이터마이닝지표의 정의와 확률적 해석

지표	수식	확률적 해석
보고분율비(PRR)	$\frac{a/(a+b)}{c/(c+d)}$	$\frac{P(AE \mid Drug)}{P(AE \mid \overline{Drug})}$
보고오즈비(ROR)	$\frac{a/b}{c/d}$	$\frac{P(AE \mid Drug)/P(\overline{AE} \mid Drug)}{P(AE \mid \overline{Drug})/P(\overline{AE} \mid \overline{Drug})}$
정보성분(IC)	$\log_2 \frac{a \times (a+b+c+d)}{(a+c)(a+b)}$	$\log_2 \frac{P(AE, Drug)}{P(AE)P(Drug)}$

4) 표준화보고비

표준화보고비(standardized reporting ratio, SRR)는 자발적으로 보고된 실제 유해사례 수가 우연에 근거한 예상 증례수를 초과하는지 확인하기 위하여 같은 의약품에 대한 유해사례 예상발생건수와 비교한다. 예상되는 증례의 수는 의약품을 사용하고 있는 환자집단에서 적합한 배경발생률을 적용하여 산출한다. 반면에 배경발생률은 증례가 충분히 확인된 자료원으로부터 나와야 하고, 보고된 증례처럼 배경증례가 낮게 보고되는 것을 가정하여 수정할 수 있다.

$$SRR = \text{the case reporting rate} / \text{the background incidence rate}$$

SRR 계산 시 사용되는 방법은 자발적 발생률비 또는 총체적 수치 비교(gross numerical comparison)로 분류된다. 자발적 발생률비는 실제 포아송모델을 사용하여 보고된 증례수와 발생증례의 예상되는 수를 비교한다. 총체적 수치 비교는 연구자가 보고된 증례와 예상되는 증례들을 비통계적으로 해석한다. SRR은 자발적으로 보고된 증례(분자)와 외부적으로 유도된 발생률(분모)에 근거하므로, 만약 증례정의가 타당하지 않거나, 사용가능한 외부 자료원이 없다면 이 방법은 사용할 수 없다.

33.2 자발적부작용보고데이터베이스의 한계점

자발적부작용보고자료는 시판된 약물에 대한 실마리정보의 확인에 중요한 역할을 한다. 그러므로 초기 임상시험이나 시판 전 연구에서 감지하지 못한 드문 약물유해반응을 신속하게 파악할 수 있다는 장점이 있다. 그러나 이러한 자발적부작용보고자료는 보고된 진단명을 확인할 수 없고, 각 진단명에 대한 진단기준이 부정확하며, 신고자의 주관적 판단에 따라서 유해사례가 보고된다는 제한점이 있다. 그리고 보고되는 자료의 질이 일정하지 않아서 결측치가 많고, 유해사례가 발생하였지만 보고되지 않는 건이 매우 많아서 과소보고가 문제된다. 또한 약물유해반응에 대한 매스컴의 보도나 소문 등에 의하여 보고양상이 영향을 크게 받아서 불균형측정에 기반을 두고 있는 데이터마이닝지표들이 현실을 제대로 반영하지 못할 수 있다. 또한, 전체 약물처방정보를 알 수 없기 때문에 부적절한 분모정보를 가지고 있으며, 다른 약물복용에 대한 정보가 충분하지 않고, 적절한 비교군이 없다는 제한점이 있다.

33.3 약물감시에 활용가능한 자료원

신약이 시판되기 전에 미처 파악되지 못하였던 희귀하지만 중증의 약물유해반응을 효과적으로 파악하기 위해서는 대규모 인구집단을 대상으로 장기간에 걸쳐 약물복용과 유해사례 발생에 관한 정확하고 포괄적인 정보를 수집할 수 있어야 한다. 약물감시 목적으로 사용할 수 있는 자료원으로는 자발적부작용보고자료와 영국의 처방사례모니터링데이터베이스, 행정목적으로 개발되어 있는 행정통계자료, 건강보험기관에 청구된 진료비 및 약제비 데이터베이스, 의료기관에서 환자를 대상으로 시행한 각종 임상검사와 방사선검사 등의 결과, 수술 및 약물치료내용, 경과 등의 진료내용을 담은 데이터베이스 등을 들 수 있다.

최근에는 전 세계적으로 자발적부작용보고자료의 한계점으로 인하여 전산화된 보험청구자료를 이용하여 실마리정보를 파악해야 한다는 주장이 제기되고 있다. 현재 약물 안전성에 대하여 활발히 연구하고 있는 선진국들도 전 국민을 대표할 수 있는 대규모 보험청구데이터베이스가 구축되어 있지 않은 실정이지만, 우리나라는 전 국민이 건강보험에 가입되어 있으며 약제비 및 진료비 청구가 대부분 전산화되어 있어 심사평가원의 대규모 약물청구데이터베이스를 이용하여 약물감시를 수행할 수 있는 기반이 마련되어 있다. 자발적부작용보고제도는 약물로 인하여 발생하는 유해반응을 조기에 발견할 수 있는 매우 경제적이고 좋은 제도임에도 불구하고 우리나라에서는 아직 인식부족, 홍보부족 및 제도적 뒷받침의 미비 등으로 인하여 활성화되지 못한 실정이므로, 실마리정보의 효율적 확인을 위해서는 대규모 보험청구자료를 이용한 능동적 약물감시를 활성화해야 한다. 사전에 구축되어 있는 대규모 전산자료를 이용한 약물감시는 약물노출정보를 수집하는 데 비뚤림이 개입될 가능성이 없고, 유해사례 검색 시 주관적인 판단이 개입되지 않는다는 장점이 있다. 게다가 전산데이터베이스 형태로 이미 저장되어 있는 자료를 이용함으로써 시간과 비용을 절약할 수 있고, 대규모 정보를 활용함으로써 상대적으로 드물게 사용되는 약물에 의한 유해사례 검색도 가능하다.

33.4 대규모 보험청구자료에서 실마리정보 검색

현재까지 널리 알려져 있는 데이터마이닝지표들은 대부분 자발적부작용보고자료에서 실마리정보를 확인할 목적으로 개발되었으며, 대규모 보험청구자료에서는 실마리정보 검색을 위한 데이터마이닝지표에 대한 연구가 거의 수행된 바 없었다. 이에 최근 국내에서 대규모 보험자료에서 실마리정보를 확인할 수 있는 데이터마이닝기법에 대한 연구가 수행되었는데, 보험청구자료를 이용하면 약물처방 환자에 대한 분모자료를 이용할 수 있다는 것을 주안점으로 하여 실마리정보를 검색하였다. 즉, 연구대상 약물을 복용한 전체 환자에서의 유해사례 발생률과 비교하고자 하는 다른 약물복용자에서의 유해사례 발생률의 비인 상대위험도(relative risk, RR)를 데이터마이닝지표로 활용하여 실마리정보를 검색하였다. 또한 자발적부작용보고사례에서는 보고자가 주관적으로 유해사례라고 판단한 것을 유해사례 코딩체계에 의하여 보고하지만, 보험청구 목적으로 구축된 심사평가원의 약물청구데이터베이스에는 예기치 않은 입원이나 입원기간의 연장을 중대한 유해사례로 간주하기 때문에 유해사례 발생에 대한 정보를 입원진단명 등으로 활용할 수 있다.

RR은 표 33.6에서 특정 약물처방환자 전체에서 발생한 특정 유해사례 발생률을 비교대상 약물을 처방받은 환자 전체에서 특정 유해사례 발생률을 나눔으로써 산출된다.

PRR, ROR, IC 등과 같이 RR 값이 크면 실마리정보의 강도도 큰 것이고, RR의 95%신뢰구간의 하한치가 1보다 클 경우 실마리정보로 간주할 수 있다.

의미 있는 실마리정보를 조기에 발견하는 것은 약물안전성 확보를 위한 약물감시에서 매우 중요하다. 우리나라에서도 자발적부작용보고건수가 최근 급증하고 있어 축적된 자료를 통하여 실마리정보를 검색할 수 있는 기반이 마련되고 있다. 또한 대규모 보험청구자료를 이용하여 능동적 약물감시를 시도함으로써 국제적인 주목을 받고 있다. 그러나 데이터마이닝을 통하여 검색된 실마리정보는 유해사례가 해당 약물과 관련하여 차별적으로 보고된다는 의미이지, 차별적으로 발생한다는 것을 의미하지는 않는다. 즉, 자발적부

표 33.6 대규모 보험청구자료에서 데이터마이닝지표 산출을 위한 2×2 표

	특정 유해사례(특정 입원진단명)	약물처방 대상
특정 약물처방	a	T_1
비교대상 약물처방	c	T_2

$RR=(a/T_1)/(c/T_2)$

작용보고자료는 발생률과 같은 정밀한 추정치를 제공하는 수단이 아니라 단지 실마리정보를 제공할 수 있는 환자사례로서 간주되며 일반적인 가설을 검정하는 약물역학연구와는 구분된다. 따라서 관련 분야의 전문가들로 실마리정보평가위원회를 구성하여 검색된 실마리정보를 체계적으로 검토하고, 최신의 약물안전성정보를 보다 적극적으로 공유하여 위해정보교류에도 힘써야 할 것이다.

참고문헌

성종미, 최남경, 정선영 등. 식품의약품안전청에 신고된 약물유해사례 자료분석, 1988-2006. 약물역학위해관리학회지 2008;1:67-74.

Bate A, Lindquist M, Edwards IR, et al. A data mining approach for signal detection and analysis. Drug Saf 2002;25:393-7.

Choi NK, Chang Y, Choi YK, et al. Signal detection of rosuvastatin compared to other statins: Data-mining study using national health insurance claims database. Pharmacoepidemiol Drug Saf 2010;19:238-46.

Evans SJ, Waller PC, Davis S. Use of proportional reporting ratios(PRRs) for signal generation from spontaneous adverse drug reaction reports. Pharmacoepidemiol Drug Saf 2001;10:483-6.

Finney DJ. Systemic signalling of adverse reactions to drugs. Methods Inf Med 1974;13:1-10.

Hauben M, Patadia V, Gerrits C, et al. Data mining in pharmacovigilance: The need for a balanced perspective. Drug Saf 2005;28:835-42.

Hauben M, Zhou X. Quantitative methods in pharmacovigilance: Focus on signal detection. Drug Saf 2003;26:159-86.

Heeley E, Wilton LV, Shakir SA. Automated signal generation in prescription-event monitoring. Drug Saf 2002;25:423-32.

Lindquist M, Stahl M, Bate A, et al. A retrospective evaluation of a data mining approach to aid finding new adverse drug reaction signals in the WHO international database. Drug Saf 2000;23:533-42.

Rothman KJ, Lanes S, Sacks ST. The reporting odds ratio and its advantages over the proportional reporting ratio. Pharmacoepidemiol Drug Saf 2004;13:519-23.

van der Heijden PG, van Puijenbroek EP, van Buuren S, et al. On the assessment of adverse drug reactions from spontaneous reporting systems: The influence of under-reporting on odds ratios. Stat Med 2002;21:2027-44.

van Puijenbroek EP, Bate A, Leufkens HG, et al. A comparison of measures of disproportionality for signal detection in spontaneous reporting systems for adverse drug reactions. Pharmacoepidemiol Drug Saf 2002;11:3-10.

34. 성향점수를 이용한 분석기법

학습목표

약물역학연구에서의 성향점수분석기법을 이용한 인과성 효과 추론방법을 설명할 수 있다.
- 약물역학연구에서 인과성 평가 및 반사실적 조건의 개념을 설명할 수 있다.
- 성향점수분석기법의 이론적 개념과 방법론적인 내용을 설명할 수 있다.
- 성향점수의 장단점을 설명할 수 있다.
- 실제 적용사례 및 활용방안을 설명할 수 있다.

임상연구에서 무작위배정 비교임상시험(randomized controlled trial, RCT)은 인과관계를 밝히는 최상의 연구설계로 여겨진다. 하지만 RCT는 연구대상 배정과 관련된 윤리적 문제라든지, 시간이나 비용 등의 이유로 현실적 수행이 불가능한 경우도 있으며, 또한 연구주제에 따라서는 RCT가 최선의 연구설계가 아닐 수도 있다. 약물의 안전성을 다루는 약물역학 분야나 건강의 사회적 결정요인을 다루는 사회역학 분야 등에서는 이러한 특징이 더욱 두드러지며, 관찰자료를 이용한 연구들이 주를 이루고 있다. 보편적으로 관찰연구는 교란변수(confounding variable)를 통제하기 어려우므로 의학적 근거의 수준이 낮은 것으로 알려져 있다. 이 때문에 실험연구에 비해 관찰연구는 상대적으로 낮은 평가를 받는다. 그렇다면, 관찰연구에서 밝혀진 인과성(causality)에 대한 근거수준을 강화할 방법은 없는가? 이 물음에 대하여 통계적 분석방법 중의 하나인 성향점수(propensity score) 분석기법이 답이 될 수 있다.

34.1 반사실적 조건의 이해

그림 34.1에서 연구대상 표적집단(target population)의 질병발생률을 R=Y/N라고 정의했을 때, 노출효과는 노출상태에 따른 질병발생률($R_1=Y_1/N_1$, $R_2=Y_2/N_2$)의 상대위험도(relative risk), 대응위험도(odds ratio) 등으로 정의될 수 있다. R_1과 R_2 사이의 차이는 하나의 대상인

구집단에서 단일한 기간 동안, 오로지 노출상태의 차이 때문에 나타나는 것이며, 따라서 인과성 효과라고 할 수 있다.

그러나 현실적으로는 동일한 기간 동안 단일한 대상이 서로 다른 노출상태를 동시에 경험할 수는 없다. 현실은 그림 34.2처럼 대상자가 노출상태1에 놓이는 경우('factual') 그들의 노출상태2는 실제로 관찰될 수 없으며('counterfactual'), 반대로 노출상태2인 경우에는 노출상태1을 관찰할 수 없다.

따라서, 우리가 실제로 인과성 효과를 측정하는 방법은 관찰되지 않은 대상인구집단의 반사실적 조건 대신 그림 34.3과 같이 대체집단을 사용하는 것이다. 이제 인과성 효과는 동일한 인구집단에서 각기 다른 노출상태를 경험했었다면 관찰되었을 잠재적 결과의 비교에 의해 확인된다.

여기서, 대체집단을 통한 추론이 타당하려면 관찰된 대체집단이 관찰되지 않은 대상인구집단의 반사실적 조건과 이론적으로 동일한 노출상태를 경험해야 하며, 이는 원래 대상집단과 대체집단 사이에 비교성의 보장을 뜻한다.

무작위배정 비교임상시험이 인과성 추정에서 최상의 방법으로 여겨지는 이유는 확률

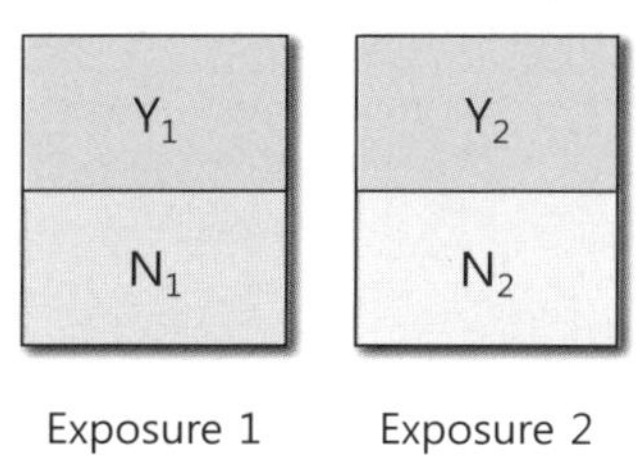

그림 34.1 연구대상 표적집단에서의 노출과 결과

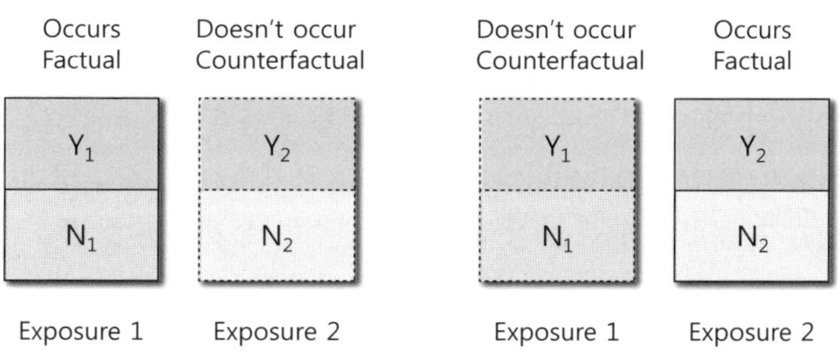

그림 34.2 연구대상 표적집단에서의 사실적(factual) vs. 반사실적(counterfactual) 조건

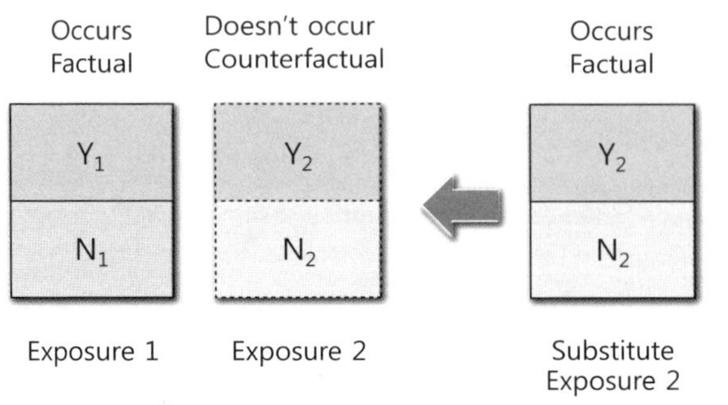

그림 34.3 연구대상 표적집단에서의 반사실(counterfactual)의 대체

배정을 통해 군 간의 비교성을 보장해 주기 때문이다. 기존 관찰적 연구들은 비교성을 보장하는 방편으로 다중회귀모형과 같은 통계모형으로 교란변수들의 영향을 보정한 후 노출변수와 결과변수 간의 인과성을 추론해 왔다. 하지만 보정하여야 할 교란변수의 수가 많을 경우 통계모형적합에서 과도적합, 다중공선성 등의 문제가 발생할 수 있으며, 이러한 문제들은 인과성에 대한 잘못된 추론의 원인이 될 수 있다. 예를 들어, 자료분석 시 집단 간 비교성이 올바르게 고려되지 않아 치료군의 치료효과가 실제로는 없는데 있는 것으로, 또는 반대의 경우로 오판된다면, 임상연구의 결과는 윤리적 · 경제적으로 심각한 문제를 야기할 것이다.

34.2 성향점수 분석방법

그림 34.4에서 치료군(T=1)과 비교군(T=2)의 군 간 비교성은 치료군과 비교군이 결과변수에 미치는 효과 차이를 평가할 때 다른 제3의 변수의 영향을 받지 않는 경우에 보장된다. 즉, ③의 효과를 보고자 할 때 ①의 영향력은 있을 수 있지만 ②의 영향력은 배제되어야 하는 것이다. 무작위배정 비교임상시험에서는 ②의 효과를 확률에 근거한 무작위배정을 통해 제어하지만 그 외의 경우는 ②의 효과를 어떻게 통제하느냐에 따라 군 간의 비교성 및 내적 타당도의 정도가 결정된다. ②의 효과를 통제하는 전통적 방법으로는 자료수집단계에서 짝짓기나 층화배정 등을 통해 제3의 변수를 통제하는 방법과, 분석단계에서 다변량분석과 같은 통계모형으로 보정하는 방법이 있다.

하지만 이러한 방법들이 ②의 효과를 통제함으로써 군 간 비교성을 확보한다고는 하지만 다음과 같은 문제점이 있다.

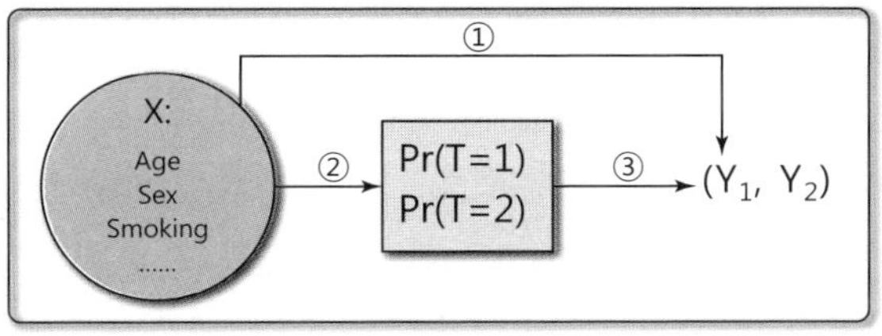

그림 34.4 치료군과 비교군이 결과변수에 미치는 효과 차이 평가

(1) 짝짓기/층화분석: 고려하여야 할 제3의 변수의 개수나 차원(dimensionality)이 매우 다양하다면 현실적으로 거의 불가능함.
(2) 다변량분석: 모형의 과도적합 및 보정변수 간 다중공선성의 문제가 있을 수 있고, 군 간 비교성이 매우 결여된 제3의 변수가 있는 경우 심각한 외삽(extrapolation)의 문제가 발생할 수 있음.

군 간의 비교성은 인과성 판단의 핵심요인이라고 할 수 있다. 이는 연구가설의 주 치료요인을 제외한 나머지 변수들이 치료군과 비교군 사이에 고르게 분포하고 있어야 함을 뜻한다. 1983년 로젠바움과 루빈에 의해 성향점수 개념이 처음 소개되었는데, 이는 비교성을 확보할 수 있는 비교군 설정의 한계를 극복하는 하나의 방법으로써 최근 국내외 많은 임상연구자료 분석에 사용되고 있다. 성향점수는 '관찰된 공변량 x의 집합이 주어졌을 때 각 개체가 치료를 받게 될 조건부확률'로 정의된다. 성향점수 즉, 조건부확률은 다양한 방법에 의해 추정될 수 있는데, 보편적으로 두 집단 간의 비교관찰연구에서는 로지스틱모형을 이용한 방법이 많이 사용된다. 예를 들어, 심장질환자에서 개흉수술과 스텐트시술 간의 생존율에 차이가 있는지를 알고자 한다면, 처치요인은 스텐드시술(D=1)과 개흉수술(D=0)로 구분되며, 성향점수는 '시술 혹은 수술 당시 주어진 인구학적 변수 및 기저변수들 하에서 환자가 스텐트시술을 받을 기대확률'로 정의할 수 있다. 즉, 인구학적 변수 및 기저변수들의 집합을 X로 정의할 때, 성향점수는 확률 $p(D=1|X)$가 되며, 로지스틱모형, 즉 $\text{logit}(p)=\Sigma\beta X$로부터 추정될 수 있다. 여기서 추정된 성향점수가 가치가 있으려면 적어도 적합된 모형의 예측능력이 보장되어야 한다. 모형의 예측능력은 조정능력(calibration)과 판별능력(discrimination)으로 판단하는데, 로지스틱회귀모형에서는 보편적으로 호스머와 렘쇼 검정을 통한 조정능력을, c-통계량을 통한 판별능력을 판단한다. 각 개체 혹은 피험자별 고유한 성향점수 값이 추정된 다음에는, 이를 토대로 성향점수가 비슷한 집단끼리 층화하거나, 개별짝짓기를 하여 치료효과를 추정할 수 있으며, 성향점수를

하나의 공변량으로 포함한 회귀분석을 실시할 수도 있다. 짝짓기의 경우, 허용폭(caliper)이 넓을수록 짝을 찾을 가능성이 높아져 표본수는 늘어나는 반면 비교성이 떨어질 수 있고, 반대로 이를 좁게 만들 경우 비교성은 높아지지만 가용한 표본수가 줄어드는 문제점이 있다. 한편, 본격적인 치료효과 추정에 앞서 성향점수를 이용한 층화나 짝짓기 과정을 통해 실제로 공변량들이 균형을 이루었는지, 즉 비교가능한 표본이 되었는지 점검하는 것이 필요하다.

34.3 성향점수 분석기법 적용 시 주의점

성향점수 분석기법을 이용해 독립변수와 종속변수의 인과성을 파악하기 위해서는 다음의 가정들이 필요하다. 첫째, 관찰된 공변량 X 외에는 더 이상의 관찰되지 않은 교란변수가 없어야 한다. 둘째, 성향점수를 추정하기 위한 모형의 예측능력이 보장되어야 한다. 셋째, 치료군과 비교군 사이의 관측된 공변량 X들이 균형을 이루어야 한다. 이러한 가정들이 잘 유지된다면 성향점수를 이용한 분석기법은 처리변수와 결과변수 간의 인과성 효과에 대한 공변량의 교란을 통제할 수 있게 된다.

성향점수 분석기법은 이론적으로는 독립변수가 범주형이든 연속형이든 상관없이 사용이 가능하다. 하지만 실제 적용의 현실적 문제에 있어서 이분형 변수만이 많이 사용되고 있다.

34.4 성향점수 분석기법을 이용한 실제 연구사례

Seung 등(2008)에 의해 발표된 논문의 내용을 토대로 성향점수 분석기법을 이용한 실제 연구사례를 소개한다. 관상동맥질환은 중요한 사망원인 중 하나이며 해부학적 부위에 따라 임상사건 발생의 위험성이 매우 다르다. 좌주간부란 대동맥에서 시작되는 관상동맥이 처음 출발하는 부위를 말하는데, 심장혈관 가운데 가장 중요한 부위다. 따라서 좌주간부 관상동맥에 동맥경화성 질환이 발생할 경우 다른 관상동맥 부위에 비하여 상대적으로 심장사건 발생의 위험성이 더욱 크다고 할 수 있다. 현재까지 좌주간부 협착이 발생한 경우 관상동맥우회술이 표준치료로 사용되고 있다. 최근 들어 좌주간부 관상동맥질환에 대한 스텐트시술이 국내뿐만 아니라 전 세계적으로 사용되어 왔으며 이에 대한 시술 용이성 및 유효성은 어느 정도 인정받고 있는 추세였다. Seung 등의 연구는 '좌주간부 관상동맥질환 환자에서 경피적 관상동맥확장술과 관상동맥우회술의 장기결과를 비교'한 것으로 2000년 1월부터 2006년 6월까지 전국의 대학병원 12곳의 좌주간부협착환자 2,240명을 조사한 결과다. 구체적으로 관상동맥우회술과 스텐트시술 사이의 사망률, 복합임상사건 발생률(사망, Q파 심근경색, 또는 뇌졸중)과 목표혈관재시술률의 차이가 있는지를 분석하였다.

성향점수를 이용한 분석은 다음과 같이 3단계로 구성된다.

1 단계: 성향점수 추정

2 단계: 성향점수 짝짓기/층화 및 군 간 비교성 확인

3 단계: 짝지어진 자료를 토대로 결과 분석

가. 1 단계: 성향점수 추정

성향점수는 개별환자가 특정치료를 받게 될 확률로서 성향점수의 추정은 로지스틱회귀분석을 통해 이루어졌다. 종속변수가 환자가 받는 치료인 관상동맥우회술 또는 스텐트시술이고, 독립변수에는 각 환자의 인구학적 특성(성, 연령 등), 심장질환 등의 동반질환, 혈관조영술적 특성 등이 포함되었다. 성향점수 추정은 치료군 간 관측된 공변량 X의 균형을 맞추기 위한 단계로서 보형 적합 시 모형의 예측능력에 문제가 없어야 한다. 로지스틱회귀분석을 통한 모형의 예측능력은 일반적으로 조정능력과 판별능력 기준으로 판단한다. Seung 등의 연구에서는 조정능력 측면에서 호스머와 렘쇼 검정에서 $\chi^2=13.12$, $df=8$, p-value=0.108, 판별능력의 평가지표인 c-통계량 값이 0.76으로서 모형의 예측능력에는 별 문제가 없었다. 만약 성향점수 추정에 있어서 위의 두 가지 지표가 만족되지 않을 경우에는 2차 교호작용, 3차 교호작용 등의 공변량들을 모형에 추가하여 예측능력이 만족될 때까지 모형을 찾아야 한다. 최종모형을 찾는 과정에서 과도적합 문제라든지 다중공선성의 문제는 생각할 필요가 없다. 왜냐하면 각 공변량에 대한 회귀계수 추정이 관심이 아니라, 특정 치료를 받게 될 조건부확률, 즉 성향점수 추정에 관심이 있기 때문이다.

나. 2 단계: 성향점수 짝짓기/층화 및 군 간 비교성 확인

개별 성향점수의 추정이 이루어진 후, 성향점수 추정치에 대하여 각 치료군 간 상자그림 등을 통하여 성향점수 추정치의 분포를 확인한다(그림 34.5). 두 군 간의 성향점수 추정치가 겹쳐지는 부분이 많으면 짝짓기방법을 통하여, 그렇지 않으면 층화 혹은 공변량방법을 통하여 분석을 시행한다.

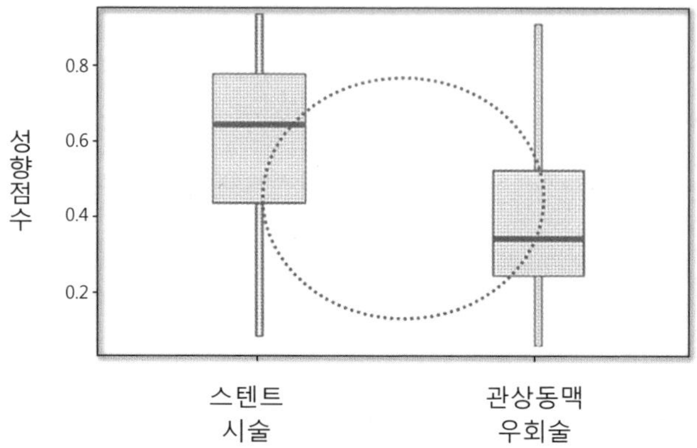

그림 34.5 상자그림을 통해 확인한 치료군 간 성향점수 추정치의 분포

Seung 등의 연구에서는 그리디(greedy)법을 사용하여 스텐트시술군에 대한 관상동맥우회술의 성향점수 추정치의 차이가 10^{-8}부터 시작해서 10^{-1}에 이를 때까지 비교를 반복하여 더 이상 적합한 짝이 없을 때까지 1 : 1 짝짓기를 시행하였다. 그 결과 그림 34.6에서 보는 바와 같이 542명의 짝을 찾아내었다.

짝을 찾은 후 처치군 간의 관측 공변량 *X*들의 균형이 맞는지를 확인하기 위하여, 연속형 변수는 대응표본 *t*검정 혹은 윌콕슨 순위합 검정을, 범주형 변수는 맥네머검정 혹은 주변동질성검정을 시행하였다(Seung 등의 논문 표 2 참조).

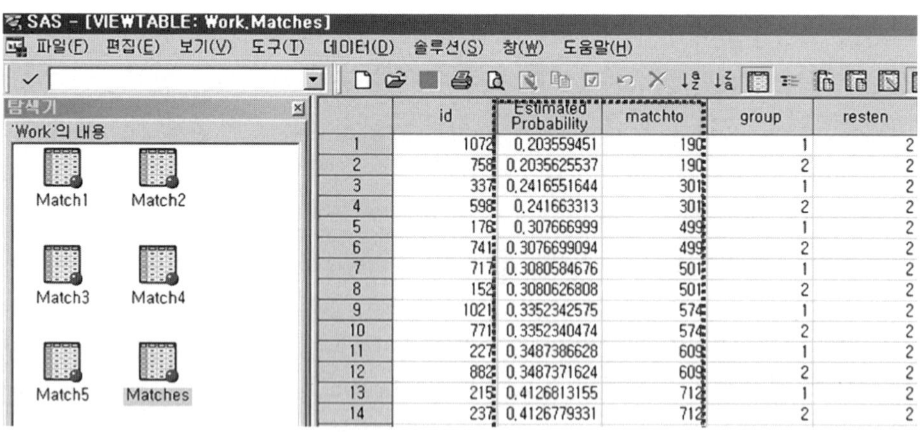

그림 34.6 성향점수를 이용하여 치료군 간 짝짓기 시행 결과

나. 3 단계: 결과 분석

짝지어진 자료를 토대로 관상동맥우회술과 스텐트시술 간의 사망률, 복합임상사건 발생률(사망, Q파 심근경색, 또는 뇌졸중)과 목표혈관재시술률에 있어서 차이가 있는지를 알아보고자 강건표준오차방법을 이용한 콕스생존분석을 시행하여 표 34.1과 같은 결과를 얻었다.

평균 3년의 임상관찰기간 동안 사망률(상대위험도 1.18, 95% 신뢰구간 0.77–1.80) 및 복합임상사건 발생률(상대위험도 1.10, 95% 신뢰구간 0.75–1.62)은 스텐트시술군 및 관상동맥우회술 양 군에서 통계학적으로 유사하였다. 하지만 재시술률은 관상동맥우회술군에 비하여 스텐트시술군에서 유의하게 높았다(상대위험도 4.76, 95% 신뢰구간 2.80–8.11). 임상적 의미에서 볼 때 현재까지 심장의 좌주간부가 막혔을 경우에는 수술이 원칙이었지만, 최근 그물망시술이 늘어나면서 이 부위에도 수술 대신 그물망시술법으로도 치료가 가능하다는 근거를 마련한 것이라 볼 수 있다. 그물망시술법이 개흉을 하지 않고 국소마취로 진행되기 때문에 환자들의 심리적 부담감을 줄여 주고 입원기간을 단축시키는 등의 장점이 있으나, 재시술률은 수술에 비하여 유의하게 높은 것으로 나타나 본 연구를 바탕으로 향후 스텐트시술과 관상동맥우회술의 장기 성과를 비교하는 대규모 임상연구가 필요할 것으로 생각된다.

표 34.1 관상동맥우회술과 스텐트시술 간의 인과성 효과 차이에 대한 콕스생존분석 결과

결과변수	전체 환자(N=542쌍)		
	위험비(hazard ratio)	(95% 신뢰구간)	p-값
사망	1.18	(0.77-1.80)	0.45
복합 결과변수(사망, Q파 심근경색, 뇌졸중)	1.10	(0.75-1.62)	0.61
목표혈관재시술	4.76	(2.80-8.11)	<0.001

참고문헌

D'Agostino RB, Jr. Propensity score methods for bias reduction in the comparison of a treatment to a non-randomized control group. Stat Med 1998;17:2265–81.

Maldonado G, Greenland S. Estimating causal effects. Int J Epidemiol 2002;31:422–9.

Resenbaum PR, Rubin DB. The central role of the propensity score in observational studies for causal effects. Biometrika 1983;70:41–55.

Rosenbaum PR, Rubin DB. Reducing bias in observational studies using subclassification on the propensity score. J Am Stat Assoc 1984;79:516–24.

Seung KB, Park DW, Kim YH, et al. Stents versus coronary-artery bypass grafting for left main coronary artery disease. N Engl J Med 2008;358:1781–92.

35. 도구변수를 이용한 분석기법

학습목표

도구변수를 이용한 분석기법을 이해하고, 약물역학 분야에서 이를 활용할 수 있다.
- 도구변수를 정의할 수 있다.
- 도구변수를 이용한 연구모형과 분석기법을 설명할 수 있다.
- 도구변수 분석기법의 장단점을 설명할 수 있다.
- 도구변수를 선정하고 이를 이용한 분석기법의 활용방안을 설명할 수 있다.

도구변수(instrumental variable, IV)를 이용한 대표적인 분석사례는 COX-2억제제와 비선택적 비스테로이드성 소염제의 약물유해반응 비교에 대한 연구다. 류머티즘 질환뿐 아니라 각종 염증성 질환에 사용되는 소염진통제는 염증과 통증을 완화시켜 주지만 위궤양, 위출혈과 같은 위장장애의 약물유해반응이 있다. 이러한 약물유해반응을 줄이기 위해 COX-2억제제가 개발되었으며, COX-2억제제의 약물유해반응 발생위험이 낮다는 임상시험 결과가 있었다. 그러나 관찰연구를 통한 일부 연구에서는 오히려 COX-2억제제의 약물유해반응 발생위험이 높았다. 이러한 연구설계 및 분석방법에 따른 연구결과의 차이가 나는 이유는 무엇일까?

35.1 도구변수를 이용한 방법의 소개

인과관계를 연구할 때 가장 좋은 연구방법은 무작위배정 비교임상시험(randomized controlled trial, RCT)이다. 그러나 무작위배정 비교임상시험은 많은 경우 윤리적, 현실적 문제로 인해 실시하는 데 어려움이 있을 수 있다. 특히 약물역학 분야에서는 관찰연구가 많이 이루어지는데, 관찰연구로 얻어진 결과에서 가장 큰 문제는 교란변수로 인해 독립변수-종속변수 관계에 대한 추정치의 비뚤림(bias)이 발생할 수 있다는 점이다. 측정된 교란변수의 효과를 통제하기 위해서는 다중회귀분석, 성향점수(propensity score)를 이용한 방법 등을 사용할 수 있으나, 측정되지 않는 교란변수가 있는 경우 이들 방법은 제한점이 존재할 수 있다. 결론적으로 측정되지 않은 교란변수가 존재하는 경우, 이들의 영향을 통제하고 독립변수-종속변수 간의 참 관련성을 알기 위해 도구변수를 이용한 방법을 사용할 수 있다. 도구변수를 이용한 방법은 주로 경제학 분야에서 사용되어 오다가 최근 의학과 역학 등의 다양한 분야에 적용되기 시작하였다.

35.2 도구변수의 정의와 이론적 모형

도구변수를 이용한 분석방법의 기본적인 이론모형은 그림 35.1과 같다.

측정된 교란변수는 기존의 방법과 같이 회귀분석모형에 독립변수로 추가하여 그 효과를 통제하면 되므로 본 장에서는 측정되지 않은 교란변수에 대해서만 이론적 모형을 설명한다.

그림 35.1의 모형이 의미하는 것은 연구대상 독립변수 *X*와 종속변수 *Y*의 관계에서 측정되지 않는 교란변수 *U*가 존재하며, 또한 측정되지 않는 교란변수 *U*와는 관련성이 없는 *Z* 변수(도구변수)가 존재하고, *Z* 변수는 독립변수인 *X*에 영향을 미치고 있음을 알 수 있다. 이 모형으로부터 독립변수의 참 효과인 β_1의 값을 추정하고자 한다. 다음과 같은 세 가지 가정을 만족하는 변수 *Z*를 도구변수라고 정의한다.

[가정 1] 도구변수 *Z*는 독립변수 *X*와 관련성이 있어야 한다.

[가정 2] 도구변수 *Z*는 독립변수 *X*와 종속변수 Y의 관계에 대하여 측정되지 않는 교란변수 *U*와는 관련성이 없어야 한다.

[가정 3] 도구변수 *Z*와 종속변수 *Y*는 독립변수 *X*와 교란변수 *U*가 주어졌을 때 서로 관련성이 없어야 한다. 즉, 도구변수 *Z*는 독립변수 *X*를 통해서만 종속변수 *Y*에 영향을 미쳐야 한다.

도구변수를 이용한 분석방법의 개념적인 모형은 다음과 같다.

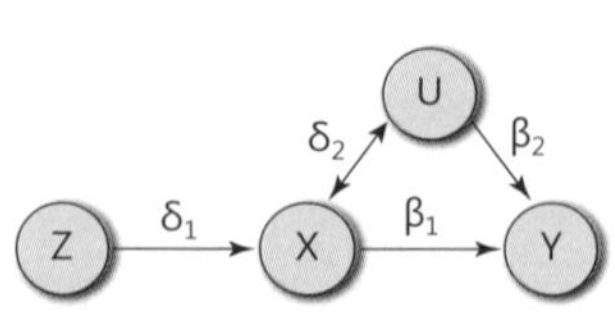

그림 35.1 도구변수를 이용한 분석방법의 이론적 모형

[모형 1] $Y=\beta_0+\beta_1X+\beta_2U+\varepsilon_Y$

[모형 2] $X=\delta_0+\delta_1Z+\delta_2U+\varepsilon_X$

여기서는 β는 회귀계수를 의미하고 $\varepsilon_Y, \varepsilon_X$는 해당 모형의 오차항이다.

35.3 도구변수를 이용한 모형의 회귀계수 추정

[모형 1]에서 독립변수와 종속변수의 참 관련성의 크기인 β_1은 어떻게 추정할 수 있을까? 앞서 언급한 가정이 만족되면 β_1의 추정은 2단계 최소제곱추정법(2-stage least squares)에 의해 구할 수 있다. 2단계 최소제곱추정법의 수식적 이해는 행렬을 이용한 수식적 전개과정을 이해하여야 하므로 본 장에서는 그 의미만을 서술하기로 한다.

[1단계] 도구변수 Z를 독립변수로, 독립변수 X를 종속변수로 하는 회귀분석 모형을 통해 X의 예측값($\hat{X}$)을 추정한다.

[2단계] [1단계]에서 예측된 $\hat{X}$을 독립변수로, Y를 종속변수로 하여 회귀모형을 구축한다.

[2단계]에서 $\hat{X}$에 대응하는 회귀계수의 추정치가 독립변수 X와 종속변수 Y의 관계에 대한 도구변수를 이용한 방법의 회귀계수 추정치가 된다. 여기서 [1단계]와 [2단계]의 회귀모형을 구축할 때 측정된 교란변수들은 이들 모형에 각각 포함하여 분석할 수 있다.

이러한 도구변수를 이용한 2단계 최소제곱추정법에 의해 추정된 회귀계수는 앞서 설명한 3가지 가정이 만족되면, 측정되지 않은 교란변수가 있는 경우에도 독립변수와 종속변수의 관계에 대하여 비뚤림 없는 추정치가 된다. 이러한 도구변수를 이용한 2단계 최소제곱추정법은 SAS나 SPSS 등 통계프로그램을 이용하여 분석할 수 있다.

35.4 도구변수 선택

가. 도구변수 선택방법

3가지 조건을 만족하는 도구변수를 어떻게 찾을 수 있는가? 적합한 도구변수를 찾는 것이 이 분석방법의 사용 여부에 가장 중요한 관건이다. 먼저 연구의 독립변수와 종속변수의 관계에서 무작위배정과 유사한 역할을 할 수 있는 변수를 생각해 볼 수 있다. 예를 들면, CRP(C-reactive protein) 수준과 대사증후군과의 관계를 알아보고자 관찰연구를 수행하여 자료를 수집하였다고 하자. 이 경우 CRP 수준은 부모로부터 물려받은 CRP 수준에 관여하는 유전자(CRP gene)에 의해 영향을 받는다. 한편, CRP에 관계하는 유전자의 대립유전자는 각 개인이 부모로부터 물려받을 때 랜덤하게 물려받으므로(Mendelian randomization), CRP 수준과 대사증후군의 관련성에 관계할 수 있는 모든 가능한 교란변수들과 관련성이 없을 것이다. 즉, 이 경우 CRP 수준에 관계하는 유전자는 도구변수의 세 가지 조건을 모두 만족한다고 생각할 수 있다. 또 다른 방법은 독립변수와 종속변수의 관계에 대한 분석단위가 개인인 경우, 한 단계 상위수준인 특성변수를 고려해 볼 수 있다. 이에 대한 것은 다음에서 설명하는 도구변수의 예에서 좀 더 다루기로 한다. 그렇다면 연구자가 선택한 도구변수가 타당한지의 여부는 어떻게 검정할 수 있을까?

나. 도구변수의 타당성 검정

분석에 사용된 도구변수가 앞서 기술한 3가지 가정을 만족한다면 도구변수의 선택이 타당하다고 할 수 있다.

첫 번째 가정인 도구변수가 독립변수와 관련성이 있는지는 F값을 통해 확인할 수 있다. [1단계]에서 도구변수를 포함한 완전모형(full model)과 도구변수를 포함하지 않은 축소모형(reduced model)에 대하여 다음과 같이 계산되는 F값이 큰 값(일반적으로 10 이상)을 갖는다면 첫 번째 가정을 만족한다고 할 수 있다.

$$F\text{값} = \frac{(SSR_F - SSR_R)/m}{MSE_F}$$

여기서, SSR_F와 SSR_R은 각각 완전모형과 축소모형에서 설명되는 회귀모형의 제곱합이고 MSE_F는 완전모형에서의 평균 잔차제곱합을 의미한다. 그리고 m은 도구변수의 개수다. 이론적으로 보면 도구변수 Z가 독립변수 X에 미치는 관련성의 강도가 커질수록 도구변수를 이용한 방법의 추정치가 안정적이 되고, 관련성의 강도가 낮으면 추정치의 표준오차는 매우 커지게 되므로 주의를 하여야 한다.

두 번째 가정인 도구변수가 교란변수와 관련이 없다는 것은 직접적으로 검정할 수 없고 Sargan 검정과 같은 간접적인 방법으로 검정할 수 있으며, 이에 대한 자세한 이론적 내용은 참고문헌을 참조하기 바란다.

마지막 세 번째 가정에 대한 검토는 도구변수 Z가 종속변수 Y에 미치는 직접효과는 없고 단지 독립변수 X를 통한 간접효과만 있다는 것을 보이는 것이므로 기존의 경로분석과 같은 방법을 이용하여 검토할 수 있으며 또한 이론적인 검토를 통해 추가로 확인할 수 있다.

다. 도구변수를 이용한 실제 연구사례

앞서 언급한 COX-2억제제와 NSAID의 약물유해반응 발생에 차이가 있는가에 대한 Brookhart의 연구에서 어떤 변수가 도구변수로 사용되었을까? 이 연구에서는 도구변수로서 각 환자들에게 약물을 처방한 의사들의 두 약품 선호도를 선택하였으며 선호도는 다음과 같이 정의하였다. 만약 A라는 의사에게 COX-2억제제를 처방받은 환자가 있다면, 이 환자의 도구변수 값은 이 환자 이전에 마지막으로 A 의사를 방문한 환자의 치료제가 도구변수의 값이 된다. 즉, 이전 환자가 COX-2억제제를 처방받았다면 이 환자의 도구변수 값은 COX-2억제제이고, NSAID를 처방받았다면 도구변수 값은 NSAID이다. 의사의 선호도는 치료제가 약물유해반응(종속변수)을 일으키는 것과는 무관하며, COX-2억제제를 선호하는 의사는 다음에도 COX-2억제제를 처방하리라 예상할 수 있으므로 치료제 선택(독립변수)과 관련성이 있다고 볼 수 있다. 논문에서 COX-2억제제 선호 의사에게서 COX-2억제제를 처방받은 환자는 77%이고 NSAID 선호 의사에게서 COX-2억제제를 처방받은 환자는 55%로 의사의 선호가 치료제 선택과 관련이 있음을 보이고 있다.

표 35.1은 위의 연구자료에서 기존의 회귀분석법으로 분석한 결과와 도구변수를 이용한 분석방법의 결과를 비교하고 있다.

여기서, VIGOR 임상시험은 류머티스관절염환자를 대상으로 COX-2억제제와 NSAID의 위장관 독성을 평가하기 위해 시행된 무작위배정 비교임상시험이다. 위험도 차이는 COX-2억제제 투여집단의 위장장애 발생위험(60일, 120일, 180일 이내 위장장애 발생)과 NSAID 투여 집단의 위장장애 발생위험의 차이를 의미한다. 60일과 120일 이내의 경우, 도구변수를 이용한 결과가 무작위배정 비교임상시험의 결과와 값의 차이는 다소 있으나, COX-2억제제가 NSAID에 비해 약물유해반응 발생 위험이 통계학적으로 유의하게 감소한다는 동일한 결론을 보이고 있다. 그러나 다중회귀분석에 의한 경우, 위험이 감소하는 정도도 매우 적으며 또한 통계학적으로 유의하지 않다. 즉, 임상시험의 결과와 비교해 볼 때 기존의 회귀분석방법에 의한 결과보다 도구변수를 이용한 방법의 결과가 더 유사함을

표 35.1 도구변수를 이용한 결과와 기존 회귀분석방법을 적용한 경우의 결과 비교

	환자 100명당 위험도 차이(95% 신뢰구간)		
	60일	120일	180일
기존의 회귀분석	-0.04 (-0.20 to 0.10)	-0.06 (-0.26 to 0.14)	-0.03 (-0.26 to 0.19)
도구변수를 이용한 분석	-1.02 (-1.88 to -0.16)	-1.31 (-2.42 to -0.20)	-1.21 (-2.46 to 0.04)
임상시험(VIGOR)의 결과	-0.47 (-0.83 to -0.12)	-0.65 (-1.08 to -0.22)	-1.07 (-1.57 to -0.57)

알 수 있다. 이러한 결과의 차이를 볼 때 측정되지 않은 교란변수들의 효과를 통제하기 위해 기존의 회귀분석방법보다는 적절한 도구변수를 이용하는 분석방법을 사용하는 것이 약물-약물유해반응 발생 간의 관계에 대한 약물역학연구에 더 적합할 수 있음을 예시로 보여 준다.

도구변수를 이용하여 분석한 연구들을 살펴보면, Setoguchi는 항정신병제에 의한 사망률 증가에 대한 연구에서 의사의 선호도를 도구변수로 사용하였고, Brookhart도 신경이완제에 의한 사망률 연구에서 의사의 선호도를 도구변수로 사용하였다. 또한 환자수준이 아닌 환자의 지역별 특성 등의 변수들을 도구변수로 선택한 연구들도 있다. 앞으로 도구변수를 이용한 분석방법이 약물역학연구에 빈번히 사용될 것으로 생각되며 이 분야에서 어떤 특성의 변수가 도구변수로 사용될 수 있을지에 대한 계속적인 연구가 필요할 것이다.

약물역학연구에서 도구변수를 이용한 방법이 사용되기 시작한 것은 그리 오래되지 않았으나 앞으로 이 방법이 약물역학연구에서 많이 사용될 것으로 생각된다. 이러한 이유는 최근 청구자료를 이용하여 약물사용과 약물유해반응 발생의 모니터링 및 이들의 관련성을 밝히고자 하는 연구분위기가 크게 조성되고 있기 때문이다. 이 경우 청구자료에는 의사의 특성 및 환자의 특성에 대한 정보가 부족하여 측정되지 않는 교란변수로 인해 그 관련성이 왜곡될 가능성이 많다. 비록 도구변수를 찾는 것이 어려울 수 있으나, 가정을 만족하는 도구변수를 찾을 수 있다면 약물사용과 약물유해반응 발생 간의 관련성에 대한 보다 정확한 추정치를 얻을 수 있을 것이다.

참고문헌

Bombardier C, Laine L, Reicin A, et al. Comparison of upper gastrointestinal toxicity of rofecoxib and naproxen in patients with rheumatoid arthritis. VIGOR Study Group. N Engl J Med 2000;343:1520-8.

Brookhart MA, Rassen JA, Wang PS, et al. Evaluating the validity of an instrumental variable study of neuroleptics: Can between-physician differences in prescribing patterns be used to estimate treatment effects? Med Care 2007;45:S116-22.

Brookhart MA, Wang PS, Solomon DH, et al. Evaluating short-term drug effects using a physician-specific prescribing preference as an instrumental variable. Epidemiology 2006;17:268-75.

Grootendorst P. A review of instrumental variables estimation of treatment effects in the applied health sciences. Health Serv Outcomes Res Methodol 2007;7:159-79.

James PA, Li P, Ward MM. Myocardial infarction mortality in rural and urban hospitals: Rethinking measures of quality of care. Ann Fam Med 2007;5:105-11.

Kasliwal R, Layton D, Harris S, et al. A comparison of reported gastrointestinal and thromboembolic events between rofecoxib and celecoxib using observational data. Drug Saf 2005;28:803-16.

Martens EP, Pestman WR, de Boer A, et al. Instrumental variables: Application and limitations. Epidemiology 2006;17:260-7.

Sargan JD. The estimation of economic relationships using instrumental variables. Econometrica 1958;26:393-415.

Setoguchi S, Wang PS, Alan Brookhart M, et al. Potential causes of higher mortality in elderly users of conventional and atypical antipsychotic medications. J Am Geriatr Soc 2008;56:1644-50.

Silverstein FE, Faich G, Goldstein JL, et al. Gastrointestinal toxicity with celecoxib vs nonsteroidal anti-inflammatory drugs for osteoarthritis and rheumatoid arthritis: The CLASS study: A randomized controlled trial. Celecoxib Long-term Arthritis Safety Study. JAMA 2000;284:1247-55.

36. 주변구조적 모형을 이용한 분석기법

학습목표

주변구조적 모형의 의미를 이해하고, 실제 적용사례를 설명할 수 있다.
- 주변구조적 모형의 개념을 설명할 수 있다.
- 처리에 대한 역-확률 가중추정법에 근거한 주변구조적 모형의 적용방법을 설명할 수 있다.
- 주변구조적 모형의 장단점을 설명할 수 있다.
- 간단한 사례의 자료를 이용해 주변구조적 모형의 분석방법을 이해하고, 그 분석결과와 기존의 통계적 모형에 기초한 분석결과와의 차이점을 설명할 수 있다.

36.1 주변구조적 모형의 개념

가. 개인별 인과효과

말기 간암환자 A는 지난 10월 1일에 간이식수술을 받았다. 하지만 5일 후 A는 사망하였다. 만일 A가 10월 1일에 간이식수술을 받지 않았었더라면 5일 후에 사망하지 않았을 것이라고 가정해 보자. 이 정보를 알고 있는 사람은 간이식수술이 A의 사망원인이라고 간주할 것이다. 즉, 간이식수술은 환자 A가 5일 후 사망하게 되는 원인적 요인이 된다. 반면 10월 1일에 간이식수술을 받은 또 다른 환자 B가 있다고 하자. B는 5일 후에도 여전히 생존하였다. 만일 환자 B가 10월 1일에 간이식수술을 받지 않았었더라도 5일 후에 여전히 생존한다면 환자 B의 경우 간이식수술은 사망에 대한 원인적 요인이 되지 않는다. 결국 어떤 원인과 결과 간 인과성에 관한 추론은, 다른 공변량들이 동일한 상태에서, 해당 원인에 노출된 경우의 결과와 노출되지 않은 경우의 결과를 상호 비교하는 경우에만 가능해진다는 의미다. 만약 이 두 결과가 서로 다르다면 해당 원인적 요인은 결과에 대해 인과적 연관성을 가지게 될 것이고, 두 결과가 서로 같다면 해당 원인적 요인은 결과에 대해 아무런 인과적 연관성을 가지지 않게 된다.

위의 내용을 통계적으로 모형화하기 위해 다음과 같은 수학적 표현을 사용하기로 하자. 이분형 원인변수 X(1=처리를 받음, 0=처리를 받지 않음)와 이분형 결과변수 Y(1=사망, 0=

생존)가 있는 경우를 고려하자. 변수 X와 Y는 확률변수(random variable)다. 즉, 변수 X와Y에 대해 각 사람(관찰값)들은 서로 다른 값들을 가질 수 있다. $Y^{x=1}$는 각 사람의 원인변수에 해당하는 값이 $x=1$인 경우에 관찰되는 Y변수의 내용을 나타내고, $Y^{x=0}$는 이 사람의 원인변수에 해당하는 값이 $x=0$인 경우에 관찰되는 Y변수의 값을 나타낸다. 그러면 위에서 언급한 환자 A의 경우에는 간이식수술을 받은 경우에 사망하였고, 간이식수술을 받지 않았었더라면 생존하였을 것이기 때문에, A는 두 가지 결과변수, 즉, $Y^{x=1}=1$과 $Y^{x=0}=0$을 가지게 될 것이다. 반면 환자 B는 간이식수술을 받았는데 생존했고 받지 않았다 하더라도 생존했었을 것이기 때문에 B의 결과변수는 $Y^{x=1}=0$ 및 $Y^{x=0}=0$이다.

그렇다면 각 '개인별 인과효과(individual causal effect)'는 다음과 같이 정의될 수 있다. 만일 $Y^{x=1}-Y^{x=0}\neq 0$이라면 해당 원인(X)은 결과(Y)에 대한 개인별 인과효과를 가지게 되고, $Y^{x=1}-Y^{x=0}=0$이라면 개인별 인과효과를 가지지 않는다. 다시 말해 환자 A의 경우에는 $(Y^{x=1}=1)\neq(Y^{x=0}=0)$이기 때문에 이 환자에게 있어서 간이식수술 여부는 사망에 대한 개인별 인과효과가 된다. 그러나 환자 B의 경우에는 $(Y^{x=1}=0)=(Y^{x=0}=0)$이므로 이 환자에게 있어서 간이식수술 여부는 사망에 대한 개인별 인과효과가 아니다.

사실 $Y^{x=1}$과 $Y^{x=0}$ 중 하나는 실제로 관찰된 결과이지만, 나머지 하나는 우리가 실제로 관찰하지 못하는 반사실적인 결과, 즉, 실제로 일어나지 않은 상황 하에서 관찰되어야 할 잠재적인 결과에 해당한다. 예를 들어 간이식수술을 받은 환자 A의 경우 $Y^{x=1}$는 실제로 관찰된 결과에 해당하지만, 만일 간이식수술을 받지 않았을 경우의 결과, 즉, $Y^{x=0}$는 환자 A의 잠재적인 결과다. 개인별 인과효과를 평가하는 데 필요한 이들 두 결과($Y^{x=1}$과 $Y^{x=0}$), 즉, 실제자료와 가상자료를 '반사실적 실제결과(counterfactual outcome)' 또는 '반사실적 실제자료(counterfactual data)'라 하고, 이 자료들에 대한 변수 Y^X을 '반사실적 실제변수(counterfactual variable)'라 한다. 개인별 '반사실적 실제결과' 중 하나는 해당 개인에게서 실제로 관찰되는 결과다. 예를 들어 환자 A는 실제로 간이식수술을 받았기 때문에(X=1) 환자 A의 반사실적 실제결과인 $Y^{x=1}=1$과 $Y^{x=0}=0$ 값 중 $Y^{x=1}=1$이 환자 A에게서 실제로 관찰된 결과인 $Y=1$과 같다. 다시 말해 $(Y^{x=1}=1)\equiv(Y=1|X=1)$이다(여기서 수직선(|)은 조건부사건(conditional event)을 의미하는 기호다). 그러나 또 다른 반사실적 실제결과 $Y^{x=0}=0$은 실제로는 관찰되지 않은 결과다.

위에서 언급했듯이 각 개인의 반사실적 실제결과들 간 차이를 사용하면 개인별 인과효과를 평가할 수 있다. 그러나 실제 현실에서는 이 반사실적 실제결과들 중 단지 하나만이 관찰되게 되고 다른 하나는 관찰되지 않은 결측값에 해당하게 된다. 이 결측값 때문에 일반적으로 개인별 인과효과는 평가할 수 없다.

나. 평균인과효과

개인별 인과효과는 확인할 수 없기 때문에, 확인가능한 인과효과인, 모집단에서의 '평균인과효과(average causal effect)'에 대해 알아보기로 하자. 이를 정의하기 위해서는 다음과 같은 3가지 정보가 필요하다: (1) 관심 결과변수 Y, (2) 원인변수 X, 그리고 (3) 각 개인들의 특징이 잘 나타난 모집단. 참고로 본 장에서는 X와 Y 모두 이분형 변수라고 가정하기로 하자.

표 36.1은 간이식수술을 받기 위해 대기 중인 환자모집단 중 20명 표본의 간이식을 받은 경우와 받지 않은 경우에 대한 반사실적 실제결과들에 대한 표다. 이 표의 두 번째 열은 20명의 환자들이 간이식수술을 받지 않았을 경우인 $Y^{x=0}$에 대한 결과를 나타낸다. 이 경우 환자들 중 10명이 사망하였다. 따라서 환자들이 간이식수술을 받지 않는 경우($X=0$)에 사망($Y=1$)할 확률은 $\Pr[Y^{x=0}=1]=10/20=0.5$이다. 표의 세 번째 열은 환자들이 간이식수술을 받았을 경우인 $Y^{x=1}$에 대한 결과다. 간이식수술을 받는 경우에는 20명의 환자 중 절반인 10명이 사망하였다. 따라서 환자들이 간이식수술을 받는 경우($X=1$)에 사망($Y=1$)할 확률은 $\Pr[Y^{x=1}=1]=10/20=0.5$이다.

$\Pr[Y^{x=1}=1]$과 $\Pr[Y^{x=0}=1]$의 값이 다르면, 즉, $\Pr[Y^{x=1}=1]-\Pr[Y^{x=0}=1]\neq 0$이면 원인변수 X는 결과변수 Y에 대해 '모집단에서 평균인과효과가 있다'라고 정의한다. 이 정의에 따르면 위의 간이식수술을 대기 중인 환자모집단에서 원인변수인 간이식수술은 결과변수인 사망여부에 대해 평균인과효과를 가지지 않는다. 왜냐하면 환자들이 간이식수술을 받는 경우의 사망위험 $\Pr[Y^{x=1}=1]$과 간이식수술을 받지 않는 경우의 사망위험 $\Pr[Y^{x=0}=1]$이 둘 다 0.5로 같기 때문이다. 이와 같이 모집단에서의 평균인과효과가 없는 경우를 '인과적 귀무가설'이라고 정의한다. 한편 이분형 변수의 경우에는 발생위험을 평균으로 표현할 수도 있다. 이에 따라 $E[Y^{x=1}]-E[Y^{x=0}]\neq 0$인 경우를 모집단에서 평균인과효과가 있는 경우로 정의한다.

원인변수 X가 결과변수 Y에 대해 평균인과효과가 없다 하더라도 이것이 개인별 인과효과가 없다는 것을 의미하는 것은 아니다. 표 36.1에서 볼 수 있듯이 간이식수술은 사망여부에 대해 평균인과효과는 없지만 20명의 환자들 중 12명에게서는, 반사실적 실제자료인 $Y^{x=1}$과 $Y^{x=0}$의 값이 서로 다르기 때문에, 개인별 인과효과를 보이고 있다. 그러나 모든 사람들에 대해 개인별 인과효과가 없는 경우에는 모집단에서의 평균인과효과 역시 없으며, 이런 경우를 '엄밀한 인과적 귀무가설(sharp causal null hypothesis)'이라고 정의한다. 즉, 엄밀한 인과적 귀무가설은 인과적 귀무가설을 포함하지만 인과적 귀무가설은 엄밀한 인과적 귀무가설을 포함하지 않는다.

표 36.1 개인별 반사실적 실제자료(individual counterfactual data)

환자	$Y^{x=0}$	$Y^{x=1}$
A	0	1
B	1	0
C	0	0
D	0	0
E	0	0
F	1	0
G	0	0
H	0	1
I	1	1
J	1	0
K	0	1
L	1	1
M	1	1
N	0	1
O	0	1
P	0	1
Q	1	1
R	1	0
S	1	0
T	1	0

개인별 인과효과와는 달리 평균인과효과의 존재 여부는 주변구조적 모형과 같은 통계적인 방법을 사용해 평가할 수 있다.

다. 인과성과 연관성

현실에서는 각 사람들에 대한 반사실적 실제자료 중 하나만 관찰되기 때문에 반사실적인 상황에 대한 자료인 표 36.1보다는 표 36.2의 자료가 얻어지게 된다. 표 36.2에 따르면 간이식수술을 받은(X=1) 환자 13명 중 7명이 사망하였다. 즉, 관찰된 자료에서 간이식수술을 받은 환자들의 사망위험은 $\Pr[Y=1 \mid X=1]=7/13$인 조건부확률에 해당한다.

이와 같이 실제 현실에서 관찰되는 자료를 사용해서는 주변확률(marginal probability)이 아닌 조건부확률을 계산할 수밖에 없기 때문에 연관성(association)에 관한 추론은 가능하지만 인과성(causation)에 대한 추론은 할 수 없다. 따라서 실제 수술을 받은 환자들의 사망위험인 $\Pr[Y=1 \mid X=1]$과 실제로 수술을 받지 않은 환자들의 사망위험인 $\Pr[Y=1 \mid X=0]$이 다른 경우, 즉, $\Pr[Y=1 \mid X=1]-\Pr[Y=1 \mid X=0]\neq 0$인 경우, “원인변수 X와 결과변수

표 36.2 실제자료

환자	X	Y
A	0	0
B	0	1
C	0	0
D	0	0
E	1	0
F	1	0
G	1	0
H	1	1
I	0	1
J	0	1
K	0	0
L	1	1
M	1	1
N	1	1
O	1	1
P	1	1
Q	1	1
R	1	0
S	1	0
T	1	0

Y는 서로 종속적이다." 혹은 "상호 연관되었다."라고 표현한다. 만일 $\Pr[Y=1|X=1]-\Pr[Y=1|X=0]=0$이면 X와 Y는 독립적이라고 한다. 표 36.2 자료의 경우, 위의 조건부확률은 각각 $\Pr[Y=1|X=1]=7/13$과 $\Pr[Y=1|X=0]=3/7$이고, 따라서 간이식수술과 사망여부는 서로 연관성을 가진다고 말할 수 있다. 모집단에서의 이분형 결과변수에 대한 발생확률(위험)은 평균(혹은 기대값)과 같기 때문에 $E[Y=1|X=1]-E[Y=1|X=0]\neq 0$인 경우 모집단의 X와 Y는 상호 연관되어 있다고 정의한다.

인과성과 연관성에 대한 개념적 차이의 핵심은 다음과 같다. 인과성은 모든 연구대상자들이 처리를 받았을 때의 결과인 $E[Y^{x=1}]$과 모든 연구대상자들이 처리를 받지 않았을 때의 결과인 $E[Y^{x=0}]$ 간의 차이로 정의되는 반면, 연관성은 연구대상자들 중 처리를 받은 환자들의 결과인 $E[Y|X=1]$과 처리를 받지 않은 환자들의 결과인 $E[Y|X=0]$ 간의 차이로 정의된다. 즉, 연관성은 조건부기대값(conditional expectation)들 간의 차이지만, 인과성은 주변기대값(marginal expectation)들 간의 차이를 의미한다. 이를 그림으로 표현하면 그림 36.1과 같다.

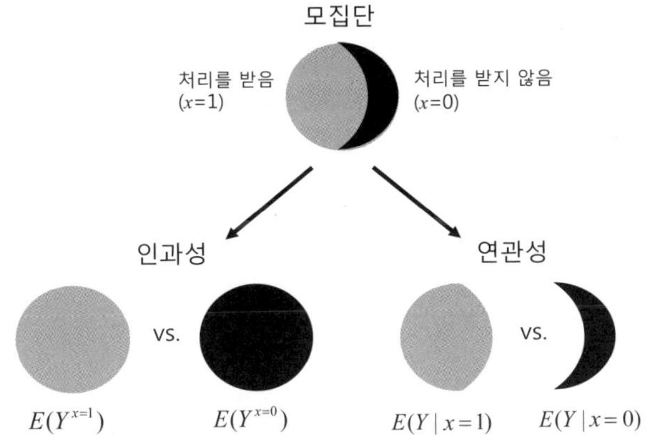

그림 36.1 인과성과 연관성

일반적으로 연관성이 인과성을 의미하는 것은 아니다. 위의 간이식수술 예에서 볼 수 있듯이 간이식수술을 받은 환자들의 사망위험(7/13)은 간이식수술을 받지 않은 환자들의 사망위험(3/7)보다 크기 때문에 간이식수술과 사망 여부는 서로 연관되어 있지만(표 36.2), 모든 환자들이 간이식수술을 받았을 때의 사망위험(10/20)과 모든 환자들이 간이식수술을 받지 않았을 때의 사망위험(10/20)은 같기 때문에 간이식수술과 사망 여부 간에는 인과성이 존재하지 않는다(표 36.1). 이와 같이 연관성과 인과성이 동일하지 않다는 것은 처리를 받은 집단과 처리를 받지 않은 집단 사이에 서로 다른 특징들이 반드시 존재한다는 의미다. 즉, 다른 공변량들에 의한 교란이 처리를 받은 집단과 받지 않은 집단 간에 존재하는 것이다.

무작위배정 비교임상시험의 경우에는 연구대상자들을 처리집단과 비처리집단에 무작위로 배정하기 때문에 두 집단 간에 공변량들에 의한 교란이 존재하지 않게 된다. 그러나 윤리적인 문제나 시간 또는 비용 등의 이유로 인해 무작위배정 비교임상시험을 실시하기가 현실적으로 불가능한 경우에는 관찰연구를 수행할 수밖에 없게 되는데, 이 경우에는 공변량들에 의한 교란이 항상 존재하게 된다. 따라서 선형회귀모형이나 로지스틱회귀모형과 같은 일반적인 통계적 모형으로는 원인변수와 결과변수 간의 연관성은 확인할 수 있지만 인과성은 평가할 수 없다. 이와 같이 공변량들에 의한 교란이 존재하는 관찰연구의 경우 결과변수에 대한 원인변수의 인과성을 확인할 수 있는 통계적인 모형으로 '주변구조적 모형'이 있다.

라. 주변구조적 모형

2개의 반사실적 실제결과에 대한 확률인 $\Pr[Y^{x=1}=1]$과 $\Pr[Y^{x=0}=1]$에 대해 선형모형, 로그-선형모형, 선형로지스틱모형 등을 사용하면 각각 인과적 위험도 차이(causal risk difference), 인과적 위험비(causal risk ratio), 인과적 대응위험도(causal odds ratio) 등을 모형화할 수 있다.

$$\Pr[Y^{X=x}=1]=\Psi_0+\Psi_1 x \tag{1}$$
$$\log \Pr[Y^{X=x}=1]=\theta_0+\theta_1 x \tag{2}$$
$$\text{logit} \Pr[Y^{X=x}=1]=\beta_0+\beta_1 x \tag{3}$$

각 모형에서 인과적 위험도 차이는 Ψ_1, 인과적 위험비는 e^{θ_1}, 그리고 인과적 대응위험도는 e^{β_1}가 된다. 이 모형들을 주변구조적 모형(marginal structural model, MSM)이라 한다. 이 모형이 주변모형인 이유는 반사실적 실제변수 $Y^{x=1}$과 $Y^{x=0}$ 간의 결합분포(joint distribution)가 아닌 주변분포(marginal distribution)를 사용해 인과성에 관한 모형화를 실시하기 때문이다. 또한 앞 절에서 설명했듯이 연관성을 파악할 수 있게끔 해 주는 조건부확률을 사용하는 것이 아니라 인과성을 파악할 수 있게끔 해 주는 주변확률을 사용하는 것이기 때문이다. 구조적 모형이라고 하는 이유는 반사실적 실제변수를 사용해 모형화하는 경우를 계량경제학 및 사회과학 등의 연구에서 일반적으로 구조적 모형이라고 부르기 때문이다.

한편 관찰된 자료에 근거한, 보정되지 않은 위험도 차이(unadjusted risk difference), 보정되지 않은 위험비(unadjusted relative risk) 그리고 보정되지 않은 대응위험도(unadjusted odds ratio) 등은 각각 관찰된 결과변수 Y에 대한 선형모형, 로그-선형모형, 선형로지스틱모형 등의 형태로 다음과 같이 표현할 수 있다.

$$\Pr[Y=1 \mid X=x]=\Psi_0'+\Psi_1' x \tag{4}$$
$$\log \Pr[Y=1 \mid X=x]=\theta_0'+\theta_1' x \tag{5}$$
$$\text{logit} \Pr[Y=1 \mid X=x]=\beta_0'+\beta_1' x \tag{6}$$

여기서 보정되지 않은 위험도 차이는 Ψ_1', 보정되지 않은 위험비는 $e^{\theta_1'}$, 그리고 보정되지 않은 대응위험도 $e^{\beta_1'}$가 된다.

만일 결과변수 Y에 대한 원인변수 X의 효과가 공변량에 의해 교란되어 있다면 연관성 모형 (4)~(6)의 모수와 주변구조적 모형 (1)~(3)의 모수는 서로 다르게 된다. 즉,

공변량에 의한 교란이 존재하는 경우 일반적인 통계분석방법은 연관성 모형 (4)~(6)의 모수에 대한 (점근적) 불편추정치(unbiased estimate)를 제공하게 되지만, 주변구조적 모형 (1)~(3)의 인과적 모수에 대해서는 편향된 추정치(biased estimate)를 제공하게 된다. 물론 원인변수의 효과가 공변량에 의해 교란되지 않았을 때에는 두 모형의 모수추정량은 같아지게 되며, 이는 곧 인과적 모수에 대한 불편추정량이 된다.

36.2 처리에 대한 역-확률 가중추정법

결과변수 Y에 대한 원인변수 X의 효과가 공변량 L에 의해 교란되어 있지 않다면 인과적 모수에 대한 불편추정치를 구하기 위해 연관성 모형 (4)~(6)을 사용할 수 있다. 예를 들어 결과변수 Y가 이분형 변수인 경우에는 일반적인 통계소프트웨어인 SAS program의 GENMOD procedure를 사용해 모형 (4)~(6)을 적합시킬 수 있다. 이때 Ψ_1'을 추정하기 위해서는 항등연결(identity link)을, θ_1'을 추정하기 위해서는 로그연결(log link)을, 그리고 β_1'을 추정하기 위해서는 로짓연결(logit link)을 설정하면 된다. 하지만 만일 처리변수가 공변량에 의해 교란되어 있는 경우라면 주변구조적 모형인 (1)~(3)을 사용해 인과적 모수를 추정할 수 있다. 주어진 자료에 대한 주변구조적 모형의 적합방법은 다음과 같다.

만일 교란변수인 공변량 L외에 다른 관찰되지 않은 교란변수는 더 이상 없다고 가정한다면, 주변구조적 모형의 인과적 모수 Ψ_1, θ_1, β_1에 대한 불편추정량은, 먼저 자료의 각 관찰값에 가중치를 부여해 의사모집단(pseudo-population)을 구축한 뒤, 구축된 의사모집단을 대상으로 일반적인 통계분석 방법, 즉, GENMOD procedure를 적용해 추정할 수 있다. 이때 가중치로는, 각 사람 i에 대해, 자신이 속하는 공변량의 수준 $L=l_i$이 주어진 경우 처리 $X=x_i$를 받게 될 조건부확률의 역수, 즉, $w_i=1/\Pr[X=x_i \mid L=l_i]$를 사용한다. 여기서 l_i는 사람 i에 대한 공변량 L의 관찰된 값이다. 물론 가중치의 참값 w_i는 알 수 없다. 따라서 공변량 L에 대한 처리변수 X의 로지스틱회귀분석을 실시해 w_i을 추정한다.

$$\text{logit} \Pr[X=1 \mid L=l]=\alpha_0+\alpha_1 l \tag{7}$$

즉, 처리변수 X와 공변량 L을 사용해 일반적인 로지스틱회귀분석을 실시하여 모수 (α_0, α_1)에 대한 추정치 $(\hat{\alpha}_0, \hat{\alpha}_1)$을 구한다. 그러면 $L=l_i$에 속하는 피험자들 중 $X=0$에 해당하는 사람의 가중치 $w_i=1/\Pr[X=0 \mid L=l]$는 $\hat{w}_i=1/[1/\{1+\exp(\hat{\alpha}_0+\hat{\alpha}_1 l_i)\}]$, 즉, $\hat{w}_i = 1+\exp(\hat{\alpha}_0+\hat{\alpha}_1 l_i)$로 추정된다. 그리고 $L=l_i$에 속하는 피험자들 중 $X=1$에 해당하는 사

람의 가중치 $\hat{w}_i=1/\Pr[X=1 \mid L=l_i]$는 $\hat{w}_i=1/[\exp(\hat{\alpha}_0+\hat{\alpha}_1 l_i)/\{1+\exp(\hat{\alpha}_0+\hat{\alpha}_1 l_i)\}]$, 즉, $\hat{w}_i=1+\exp(-\hat{\alpha}_0-\hat{\alpha}_1 l_i)$로 추정된다.

이를 요약하면 다음과 같다. 주어진 공변량 L 외에 자료에서 관찰되지 않은 더 이상의 교란변수는 없다고 가정하는 경우, 결과변수 Y에 대한 처리변수 X의 인과적 효과를 평가할 때, 각 사람이 속하는 공변량의 수준 $L=l_i$ 하에서 자신이 처리 $X=x_i$을 받게 될 조건부확률의 역수를 각 사람에 대한 가중치로 사용하면 공변량 L에 의한 교란효과를 통제할 수 있다. 이 가중치를 이용해 추정되는 통계량을 '처리에 대한 역-확률 가중추정량(Inverse-Probability-of-Treatment Weighted estimator, IPTW estimator)'이라 한다.

각 관찰값에 IPTW 방법을 통해 얻어지는 가중치를 부여한다는 의미는 관찰된 자료 및 가중치에 근거해 의사모집단을 구성한다는 의미다. 즉, 이 의사모집단은 연구대상자 자신 및 자신에 관한 w_i-1개의 반사실적인 사람들로 구성되게 된다. 이 새로운 의사모집단은 다음의 두 가지 중요한 성질을 가진다. 첫째, 의사모집단에서는 실제 관찰된 모집단과는 달리, 결과변수 Y에 대한 처리변수 X의 효과가 관찰된 공변량 L에 의해 교란되지 않는다. 둘째, 의사모집단에서의 $\Pr[Y^{x=1}=1]$ 및 $\Pr[Y^{x=0}=1]$는 실제 관찰된 모집단에서의 $\Pr[Y^{x=1}=1]$ 및 $\Pr[Y^{x=0}=1]$과 동일하다. 즉, 인과적 위험도 차이, 인과적 위험비, 그리고 인과적 대응위험도는 이들 두 모집단에서 동일하기 때문에 이들 인과적 모수에 대한 불편추정치를 구하기 위해서는 의사모집단을 사용해 단순분석을 실시하면 된다.

관찰된 공변량 L 외에 더 이상의 관찰되지 않은 교란변수는 없다는 가정은 관찰연구결과를 가지고 인과적 추론을 하기 위해 허용되어야 할 기본적인 조건에 해당한다. 하지만 관찰연구에서는 이 가정이 만족됨을 보장할 수 없고, 또한 자료를 통해 이를 검정할 수도 없기 때문에 관찰연구의 자료를 가지고 인과적 추론을 하는 것은 사실상 매우 위험하다고 할 수 있다. 따라서 관찰연구를 수행하는 경우에는 관찰되지 않은 교란변수는 없다는 가정을 유지하기 위해 충분한 수의 공변량들을 수집해야 하고, 이에 더불어 민감도분석을 통해 이 가정에 대한 확인을 해야 한다.

36.3 주변구조적 모형의 장단점

IPTW 추정법에 근거한 주변구조적 모형을 사용해 평균인과효과를 정확히 파악하기 위해서는 다음의 가정들이 필요하다. 첫째, 위에서 언급한 바와 같이 관찰된 공변량 L 외에는 더 이상의 관찰되지 않은 교란변수가 없어야 한다. 둘째, 결과변수 Y에 대한 처리변수 X의 인과적 효과를 보기 위한 주변구조적 모형(예를 들어 모형 (1)~(3) 등)이 정확하게 설정되어야 한다. 셋째, 가중치를 추정하기 위한 모형(예를 들어 모형 (7))이 정확하게 설정되어야 한다. 이 가정들이 잘 유지된다면 IPTW추정법을 이용한 주변구조적 모형을 통해 처리변수 X와 결과변수 Y 간의 인과적 효과에 대한 공변량 L의 교란을 통제할 수 있게 된다.

IPTW방법을 사용한 가중치의 추정은 처리변수 X가 이분형이거나 순서형인 경우 또는 연속형인 경우에 상관없이 가능하다. 주변구조적 모형은 결과변수 Y의 형태에 상관없이 적합이 가능하다. 주변구조적 모형은 또한 시간-의존적 공변량이 존재하는 경우에도, 인과적 모수에 대해 편향된 추정치를 제공하는 일반적인 통계모형과는 달리, IPTW추정법을 사용해 시간-의존적 공변량의 교란을 통제할 수 있기 때문에 인과적 모수에 대한 불편추정치 및 일치추정치를 제공하게 된다.

하지만 주변구조적 모형의 IPTW추정방법을 사용할 수 없는 경우가 있다. 첫째, 직업 코호트연구 등과 같이 의사모집단을 구축할 수 없는 경우다. 예를 들어, 처리변수 X가 염화비닐과 같은 공업용 화학물질에의 노출여부이고, 공변량 L은 근로자의 결근여부, 즉, 근로자가 결근하면 $L=1$, 그 외의 경우이면 $L=0$이라고 하자. 그러면 결근을 한 근로자는 공업용 화학물질에 노출되지 않을 것이기 때문에 $L=1$인 근로자들은 모두 $X=0$이 된다. 따라서 $L=1$이면서 $X=1$인 근로자는 존재하지 않을 것이며(즉, $\Pr[X=1|L=1]=0$), 이에 따라 인과적 추론을 할 수 있는 의사모집단을 만들 수 없고, 결과적으로 인과적 위험도에 관한 IPTW추정량은 편향되게 된다. 둘째, 시간-의존적인 공변량에 의해 시점 k에서 처리변수에 대한 피험자들의 노출수준이 달라지는 경우, 즉, 역동적 처리요법(dynamic treatment regime)의 경우다. 예를 들어, 선별검사가 자궁경부암으로 인한 사망률 감소에 얼마나 효과적인지를 알아보기 위한 연구를 생각해 보자. 이 경우, 시점 k에서 자궁절제술을 받은 여성들은(이들은 $L_k=0$이 된다) 해당 시점에서 처리변수, 즉, 선별검사를 받을 수 없기 때문에 주변구조적 모형을 사용할 수 없게 된다. 또 다른 예로 AIDS 환자들을 대상으로 처리변수 지도부딘 약물의 투여가 환자들의 감염이나 사망을 얼마만큼 지연시키는지에 대한 관찰연구를 생각해 보자. 만일 연구등록 후 2주 동안 피험자를 관찰하면서 공변량인 백혈구 수치(WBC)가 600WBC/mm^{3}을 넘는 경우에만 처리약물 지도부딘을 복용하게 한다면 이때 처리변수 지도부딘은 역동적 처리요법이 된다. 이와 같은 경우에는 IPTW방법에 기초한 주변구조적 모형을 사용할 수 없다.

하지만 주변구조적 모형을 적용할 수 없는 경우에도 다른 인과성 파악 모형인 구조적 지분모형(structural nested model, SNM)의 g-estimation을 사용해 인과적 추론을 할 수 있다. 그러나 IPTW추정법에 기초한 주변구조적 모형은 많이 사용되는 통계모형(예를 들면 로지스틱회귀모형 등)을 사용하기 때문에 이해하기 쉽다는 점, 그리고 모형적합 시 계산적인 부담이 덜하다는 점 등이 SNM과 비교되는 장점들이다.

36.4 예제

표 36.3은 이분형 처리변수 X와 이분형 결과변수 Y 간의 관련성에 관한 2×2 분할표다. 이들 두 변수 간의 연관성 여부를 파악하기 위해 X변수의 각 값에 따른 Y의 조건부확률을 구해 보면 $\Pr(Y=1|X=1)=\frac{128}{410}=0.312$, $\Pr(Y=1|X=0)=\frac{64}{90}=0.711$이고, 따라서 연관성 모형 (4)-(6)에 근거한, 보정되지 않은 위험차는 $\Psi_1'=-0.399$, 보정되지 않은 위험비는 $e^{\hat{\theta}_1'}=\frac{0.312}{0.711}$=0.439, 그리고 보정되지 않은 대응위험도는 $e^{\hat{\beta}_1'}=\frac{0.312(1-0.312)}{0.711(1-0.711)}=$ 0.184로 추정된다.

만일 표 36.3의 자료가 실제로는 이분형 공변량 L에 의해 표 36.4와 같이 층화되어 있다고 하자. 즉, 표 36.4는 관찰된 공변량 L의 각 수준별 한 시점에서 관찰된 이분형 처리변수 X와 이분형 결과변수 Y 간의 관계에 관한 자료다. 만일 이 공변량 L이 교란변수로 의심되고, 또 공변량 L 이외에 더 이상 관찰되지 않은 교란변수는 없다고 가정한다면 처리변수 X와 결과변수 Y 간의 인과성을 평가하기 위해서는 반사실적 실제자료에서 관찰될 발생확률을 비교해야 할 것이다. 반사실적 실제자료에서 처리를 받는 경우($X=1$)에 결과가 발생($Y=1$)할 위험 $\Pr(Y^{x=1}=1)$은 관찰된 모집단에서 각 층별 해당 발생위험을, 공변량인 L의 분포에 비례하는 가중치를 사용해 가중평균한 값에 해당한다.

즉, $\Pr(Y^{x=1}=1)=\sum_{l=0}^{1}\Pr(Y=1|X=1,\ L=l)\Pr(L=l)=\frac{108}{360}\left(\frac{4}{5}\right)+\frac{20}{50}\left(\frac{1}{5}\right)=0.32$이다. 한편 $\Pr(Y^{x=0}=1)=\sum_{l=0}^{1}\Pr(Y=1|X=0,\ L=l)\Pr(L=l)=\frac{24}{40}\left(\frac{4}{5}\right)+\frac{4}{5}\left(\frac{1}{5}\right)=0.64$이 된다. 따라서 모형 (1)~(3)에 근거한 인과적 위험차이는 $\hat{\Psi}_i=0.32-0.64=-0.32$, 인과적 위험비는, $e^{\hat{\theta}_1}=\frac{0.32}{0.64}=0.5$, 그리고 인과적 대응위험도는 $e^{\hat{\beta}_1}=\frac{0.32(1-0.32)}{0.64(1-0.64)}=0.265$로 추정된다. 결과적으로 모형 (4)~(6)으로부터 얻어지는 보정되지 않은 연관성 추정값들과 반사실적 실제자료에 근거해 모형 (1)~(3)으로부터 얻어지는 인과성 추정값들이 서로 다르며, 따라서 이 자료는 결과변수 Y에 대한 처리변수 X의 효과가 공변량 L에 의해 교란되어 있다

표 36.3 한 시점에서 관찰된 이분형 처리변수 X와 이분형 결과변수 Y 간의 관련성

	X=1	X=0
Y=1	128	64
Y=0	282	26
Total	410	90

표 36.4 한 시점에서 관찰된, 공변량 L에 의해 교란된 이분형 처리변수 X와 이분형 결과변수 Y 간의 관련성

	L=1		L=0	
	X=1	X=0	X=1	X=0
Y=1	108	24	20	40
Y=0	252	16	30	10
Total	360	40	50	50

고 할 수 있다.

주변구조적 모형을 사용한 인과관계의 평가방법에 대해 좀 더 자세히 알아보기 전에 먼저 공변량 L의 효과를 통제하기 위해 일반적으로 사용되는 코크란-만텔-헨젤(Cochran-Mantel-Haenszel, CMH) 층화분석 및 성향점수를 이용한 층화분석 결과를 간단히 살펴보기로 하자.

표 36.4의 자료에 대한 CMH 분석결과, 만텔-헨젤 방법으로 추정된 공통위험비(common risk ratio) 추정값은 0.483이고 공통대응위험도(common odds ratio) 추정값은 0.233이다. 이 추정값들은 SAS의 FREQ procedure를 사용한 분석결과이며, 이를 위해 TABLES statement에서 CMH option을 사용하였다. 사실 코크란-만텔-헨젤의 공통대응위험도 추정값은 각 층별 대응위험도를 가중평균한 값에 해당한다. 좀 더 정확히 말하자면 각 층별 로그-대응위험도에 대한 점근적 분산추정값의 역수를 가중치로 사용하면서 각 층별 로그-대응위험도를 가중평균한 뒤, 이를 다시 역-로그변환한 값이다. 이는 공통위험비의 경우에도 마찬가지다.

성향점수란 공변량 L의 각 층별로 처리변수의 관심값(X=1)이 관찰될 조건부확률, 즉, $\Pr(X=1 \mid L=l_i)$이다. 따라서 성향점수를 이용한 분석방법은 얻어진 성향점수들의 크기에 따라 먼저 자료들을 층화한 뒤, 각 층 내에서 얻어지는 분석결과들을 가중평균하는 통합분석을 실시하는 방법이라고 볼 수 있다. 표 36.4 자료에 대해 계산된 성향점수가 표 36.5의 5번째 열에 주어져 있다(표 36.5의 첫 네 열은 표 36.4의 자료를 재구성한 것이다.). 성향점수 분석법에 의해 계산된 대응위험도 추정값은 0.236이다. 이 추정값은 SAS의 LOGISTIC procedure를 사용해서 조건부 로지스틱회귀분석을 실시한 분석결과다.

성향점수를 이용한 분석결과와 CMH 층화분석결과가 서로 유사함을 볼 수 있는데 그 이유는, 표 36.4 자료의 경우, 계산된 성향점수가 공변량 L의 각 수준별로 동일하기 때문에 결과적으로 두 분석방법이 동일한 형태의 층화분석을 수행하게 되었기 때문이다.

위에서 언급했듯이 표 36.5의 자료는 결과변수 Y에 대한 처리변수 X의 효과가 공변량 L에 의해 교란되어 있는 경우다. 이 경우 교란변수의 효과를 통제하면서 인과적 모수를 추정하기 위해 IPTW에 기초한 주변구조적 모형을 적합시킨다는 의미는, 좀 더 쉽게 설

표 36.5 처리에 대한 역-확률 가중추정량(IPTW)(ω) 및 의사모집단의 구축 내용

L	X	Y	N observed population	Propensity score $Pr(X=1 \mid L=l_i)$	$Pr(X=x \mid L=l_i)$	IPTW($\hat{\omega}$) $1/Pr(X=x \mid L=l_i)$	N* pseudo-population
1	1	1	108	0.9	0.9	1.11	120
1	1	0	252	0.9	0.9	1.11	280
1	0	1	24	0.9	0.1	10.00	240
1	0	0	16	0.9	0.1	10.00	160
0	1	1	20	0.5	0.5	2.00	40
0	1	0	30	0.5	0.5	2.00	60
0	0	1	40	0.5	0.5	2.00	80
0	0	0	10	0.5	0.5	2.00	20
			500				1,000

명하면, 얻어진 모집단자료의 각 관찰값에 IPTW를 부여해 의사모집단을 만든 뒤, 이 의사모집단자료를 대상으로 교란변수를 고려하지 않는 분석을 실시한다는 의미와 일맥상통한다. 왜냐하면 모집단자료의 각 관찰값에 처리에 대한 역-확률 가중을 실시해 만들어지는 의사모집단자료는 교란변수의 효과가 통제된 자료가 되기 때문이다. 또한 이 의사모집단자료는 각 관찰값들에 대한 실제자료와 가상자료가 함께 존재하는 반사실적 실제자료가 된다.

표 36.5의 7번째 열은 주변구조적 모형 (1)~(3)에서 사용될 IPTW추정값을, 그리고 맨 마지막 열은 추정된 IPTW를 사용해 새로 구축된 의사모집단자료를 나타낸다. 표 36.6과 표 36.7은 이 의사모집단자료를 표 36.3 및 표 36.4의 형태로 재구성한 표다.

표 36.7에서 볼 수 있듯이 의사모집단자료에서는 처리변수 X와 결과변수 Y 간의 관계가 공변량 L에 의해 교란되어 있지 않기 때문에 더 이상 X와 L은 관련이 없게 된다. 따라서 이 의사모집단자료에 대해 조건부확률을 계산하면 $Pr(Y=1 \mid X=1)=\frac{160}{500}=0.32$ 그리고 $Pr(Y=1 \mid X=0)=\frac{320}{500}=0.64$이 되고, 이 값들은 표 36.4에서 계산된 가상적 실제자료의 확률 $Pr(Y^{x=1}=1)$ 및 $Pr(Y^{x=0}=1)$과 동일함을 알 수 있다.

결론적으로, 관찰된 공변량 L 이외에 더 이상의 관찰되지 않은 교란변수가 없다면,

표 36.6 표 36.5에서 IPTW 가중으로 구축된 의사모집단 자료에 대한 이분형 처리변수 X와 이분형 결과변수 Y 간의 관련성

	X=1	X=0
Y=1	160	320
Y=0	340	180
Total	500	500

표 36.7 표 36.5에서 IPTW 가중으로 구축된 의사모집단 자료에 대한, 공변량 L에 의해 교란된 이분형 처리변수 *X*와 이분형 결과변수 *Y* 간의 관련성

	L=1		L=0	
	X=1	X=0	X=1	X=0
Y=1	120	240	40	80
Y=0	280	160	60	20
Total	400	400	100	100

IPTW방법을 이용해 구축된 의사모집단자료로부터 얻어지는 보정되지 않은 연관성 모수들은 관찰모집단자료로부터 얻어져야 할 인과적 모수들과 동일하게 된다. 이와 같은 통계적 모형을 주변구조적 모형이라 한다.

참고문헌

Fewell Z, Hernan MA, Wolfe F, et al. Controlling for time-dependent confounding using marginal structural models. Stata Journal 2004;4:402-20.

Halloran ME, Berry D, editors. Statistical Models in Epidemiology: The Environment and Clinical Trials. New York: Springer; 1999. pp. 95-134.

Lunceford JK, Davidian M. Stratification and weighting via the propensity score in estimation of causal treatment effects: A comparative study. Stat Med 2004;23:2937-60.

Resenbaum PR, Rubin DB. The central role of the propensity score in observational studies for causal effects. Biometrika 1983;70:41-55.

Robins JM. Association, causation, and marginal structural models. Syntheses 1999;121:151-79.

Robins JM, Hernan MA, Brumback B. Marginal structural models and causal inference in epidemiology. Epidemiology 2000;11:550-60.

Robins JM. Marginal structural models. In: 1997 proceedings of the Section on Bayesian Statistical Science. Alexandria, VA: American Statistical Association; 1998. pp. 1-10.

37. 체계적 문헌고찰과 메타분석

학습목표

체계적 문헌고찰의 개념과, 실제 수행단계 및 메타분석을 이용한 분석과정에서 고려해야 할 점들을 이해하고 활용할 수 있다.

- 체계적 문헌고찰의 정의와 필요성을 설명할 수 있다.
- 체계적 문헌고찰 수행의 각 단계별 과정을 설명할 수 있다.
- 체계적 문헌고찰의 분석방법으로서 메타분석을 이해하고 결과를 해석할 수 있다.

동일한 주제에 대해 기존에 수행된 여러 1차연구의 결과문헌들이 서로 상반된 결론을 내렸거나 명확한 결론을 내리지 못한 경우, 존재하는 모든 1차연구들을 모아서 체계화된 기준에 의해 문헌을 선별하고, 질을 평가하고, 최종적으로 정리, 분석한 결과를 통해 비뚤림을 최소화한 종합적인 결론을 이끌어 내는 것은 임상적인 결정이나 의료정책수립 등의 의사결정에 있어 매우 중요하다. 체계적 문헌고찰(Systematic Review)은 약물역학연구 방법론 중 가장 최상의 설득력을 가지는 것으로 의사결정을 위한 종합적 근거를 제시하는 데 중요성을 갖는다.

37.1 체계적 문헌고찰의 정의와 필요성

체계적 문헌고찰이란 체계적인 방법론을 사용한, 기존에 수행된 1차연구들에 대한 종합적인 문헌분석방법이라고 정의할 수 있다. 여기서 '체계적'이라는 의미는 여타 1차임상연구들과 마찬가지로 연구목적, 연구재료 및 연구방법을 명시한 구체적인 연구계획서에 의해 수행되며, 명백하고 추시가능한 방법론을 사용하여 연구가 수행된다는 뜻이다.

체계적 문헌고찰을 통해 방대한 기존 문헌정보를 과학적으로 정리하고, 1차연구들의 결과들이 서로 일관성을 보이는지 확인할 수 있으며, 현존하는 모든 상황을 객관적으로 고려한 결과를 통해 비뚤림이 최소화된 정보를 제공할 수 있고, 메타분석을 사용함으로써 개별적인 1차연구 분석결과가 확보하지 못한 검정력을 확보할 수 있는 장점이 있다.

37.2 체계적 문헌고찰의 각 과정

체계적 문헌고찰은 1. 연구주제와 결과변수를 정의, 2. 문헌검색, 3. 검색된 문헌의 질 평가, 4. 자료의 추출, 5. 결과의 통합분석(메타분석), 6. 연구맥락에 맞도록 분석결과를 제시하는 절차로써 수행된다. 연구결과 도출에 유입될 수 있는 비뚤림을 최소화하기 위해서는 방법론적인 접근계획을 각 단계별로 구체적으로 수립해야 하고, 계획단계에서 미리 연구수행과정에 대한 모든 결정을 내려야 한다. 분석결과를 일단 본 후에 연구의 선정/제외기준, 질평가 기준 등을 결정하는 것은 연구결과에 상당한 비뚤림을 초래할 수 있다.

가. 핵심질문의 정의와 결과변수

연구주제가 될 핵심질문을 구체화하고 형식화하여 명확하게 정의하는 것은 자료의 효과적인 검색과 평가 및 체계적인 자료정리와 분석을 가능하게 한다. 임상적인 문제와 관련된 질문은 나음 4가지 요소에 의해 구체화될 수 있다. 첫째는 연구대상 환자집단을 어떻게 정의할 것인가(Patient), 둘째는 어떠한 중재법(Intervention)에 대한 결과를 평가하고자 하는가, 셋째는 무엇과 비교하여 결론을 내릴 것인가(Comparator), 끝으로 결과(Outcome) 측정방법을 어떻게 정할 것인가 등이다. 이들의 앞 글자를 따서 관심질문을 구체적으로 정의하는 것을 'PICO'의 설정이라고도 한다. 또한 1차문헌의 발표시점(Time)을 추가하여 'PICOT'를 선정하여 핵심질문을 구체화하거나, 연구설계(Study design)를 추가하여 'PICOS'를 설정하기도 한다. 물론 의료에 관련된 모든 문제가 치료나 중재에 관한 것은 아닐 수 있으며, 반드시 비교를 통하여 문제제기가 이루어지는 것은 아니다. 따라서 핵심질문의 종류와 내용에 따라서 PICOT에 상응하는 설정의 형태가 아래 표 37.1과 같이 이루어질 수 있다.

환자집단의 정의에서는 관심 질병을 포함한 환자의 특성을 설정하며, 성별, 인종, 병기

표 37.1 핵심질문의 정의

구분	Patient	Intervention	Comparator	Outcome	Time
내용	결과를 적용하고자 하는 관심 환자 집단	노출(Exposure) 진단법(Diagnostic procedure) 예후요인(Prognostic factor) 치료법(Therapeutic intervention)	진단법 또는 치료법에 대하여 비교를 통한 상대적인 결과가 관건일 때 고려되는 대체 진단 혹은 치료법	관심 질문을 통해 확인하고자 하는 결과치	연구논문 발표기간 연구수행기간

등을 설정할 수도 있다. 관심 중재법으로는, 평가하고자 하는 치료법에 대한 구체적인 정의 또는 질병에 대한 진단법이나 노출요인 등이 해당될 수 있다. 비교대상의 설정에서는 일차연구에서와 마찬가지로 위약이나 표준치료법 등이 설정될 수 있으나, 상황에 따라서는 비교가 불가능한 경우도 있으므로 반드시 비교대상이 있어야 하는 것은 아니다. 결과변수로는 연구에서 기대하는 특정 치료효과를 어떠한 변수를 통하여 측정할 것인지에 대한 내용이 포함되어야 한다.

나. 문헌검색

문헌검색은 우선 설정한 핵심주제를 다룬 기존의 체계적 문헌고찰이 존재하는지 검색하고 중복 연구수행을 피할 수 있도록 검색전략을 설정하는 것이 필요하다. 중복된 체계적 문헌고찰이 존재하지 않는다면 본격적으로 문헌검색을 수행하기 위해 연구계획서에 기술된 문헌선정기준을 이용하여 이를 충족시키는 기존 1차연구들을 검색하게 된다.

문헌검색을 수행하기 위해서는 먼저 평가질문의 각 요소들, 즉 Population, Intervention, Outcomes을 자세히 분류하여 각 요소에서의 주요 개념어들을 추출한다. 주요 개념어는 메드라인의 경우 의학주제용어(Medical Subject Headings, MeSH)의 개념을 사용하게 되는데 이는 표준화된 의학용어나 구의 형태로 문헌의 주요 내용을 표현한 것이다. 추출한 주요 개념어와 관련된 용어들의 목록을 작성한 후, 정교한 검색어들을 불리언연산자를 사용하여 최종적인 검색전략을 구축한다.

체계적 문헌고찰에서 검색의 편중을 최소화하는 가장 일반적인 검색원으로 메드라인과 엠베이스, 코크란 라이브러리가 추천된다. 이러한 검색엔진을 주로 활용하여 문헌을 검색하되 데이터베이스화되어 있지 않은 자료들이 존재할 수 있으므로 도서관에서의 검색 및 관련분야의 전문가 접촉 등을 통해 출판되지 않은 문헌을 찾는 과정 또한 중요하다. 논문으로 발표되거나 출판된 연구들만을 분석대상으로 하게 될 경우 통계적으로 유의한 결과를 보인 연구들이 많이 포함되게 되어 출판비뚤림(publication bias)이 발생할 가능성이 크다. 그러므로 미발표된 연구를 포함하려는 노력과 그러기 위해서 그 분야의 연구자 및 전문가들과 접촉하여 체계적 검토를 수행하여야 비뚤림을 최소화한 결과를 도출할 수 있다. 또한 중복 출판되거나 발표될 연구들이 있을 수 있으므로 이를 고려해야 한다. 뿐만 아니라 영어로 출판되지 않은 문헌의 검색도 고려하여야 한다.

표 37.2 메드라인을 통한 문헌검색 예시

메드라인(MEDLINE)을 통한 알부민의 치료효과에 관한 무작위배정 비교임상시험 결과문헌 검색
exp Fluid Therapy/
((fluid adj5 therap*) or (fluid adj5 restor*) or (fluid adj5 substitut*) or (fluid adj5 resuscitat*) or (fluid adj5 replac*)).ti,ab.
((volume adj5 therap*) or (volume adj5 restor*) or (volume adj5 substitut*) or (volume adj5 resuscitat*) or (volume adj5 replac*)).ti,ab.
or/1 – 3
exp Albumins/
exp Plasma Substitutes/
exp Isotonic Solutions/
exp Colloids/
(colloid* or albumin* or dextran* or gelatin* or gentran* or h?emaccel* or pentastarch* or pentaspan* or hetastarch*).ab,ti.
(crystalloid* or ringer* or hartman* or sodium* or potassium* or salin*).ab,ti.
(ppf or (plasma adj3 protein*)).ab,ti.
or/5 – 11
4 and 12
randomi?ed.ab.
randomized controlled trial.pt.
controlled clinical trial.pt.
placebo.ab.
clinical trials as topic.sh.
randomly.ab.
trial.ti.
or/14 – 20
humans.sh.
21 and 22
13 and 23

다. 문헌선정 및 근거의 질 평가

문헌검색을 통해서 파악된 다수의 문헌을 대상으로 다단계 과정을 통하여 분석에 최종 포함될 문헌을 선정하는 과정이 이루어진다. 우선, 여러 검색엔진을 통해 중복검색된 문헌을 서지정리프로그램(Reference Manager, Endnote, Procite 등)을 사용하여 정리한 뒤, 제목과 초록을 바탕으로 해당 문헌이 연구대상 주제와 명확히 관련이 없는 문헌을 먼저 배제시킨다. 예를 들어, 산부인과 관련 체계적 문헌고찰에서 안과, 피부과 등의 문헌은 제목으로부터 명확히 배제시킬 수 있다. 남은 문헌에 대해 전문을 구하여 문헌선택기준에 따라 문헌배제가 타당할 경우 배제한다. 연구계획단계에서 정해 놓은 선택기준은 모두 만족해

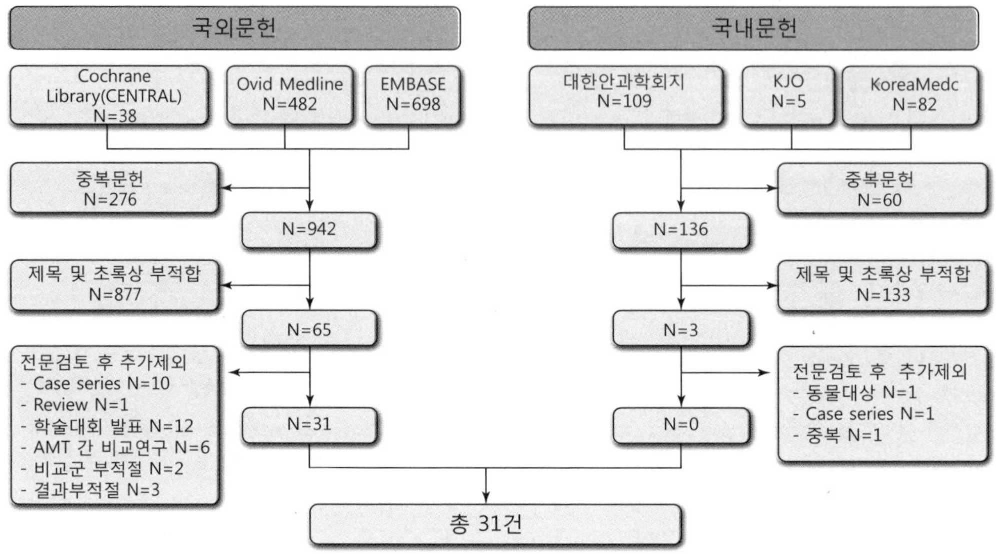

(출처: 건강보험심사평가원. 안구표면 양막이식술의 상병별 유효성 및 안전성 평가. 2008.)

그림 37.1 체계적 문헌고찰에 포함시킬 문헌선정과정

야 선정될 수 있고 배제기준 중 하나라도 해당되면 배제한다. 이때, 적어도 2명의 연구자가 독립적으로 평가를 수행하여 관련 문헌들이 배제될 가능성을 줄이는 것이 필요하다. 문헌선정 과정은 그림 37.1과 같이 보고서에 제시하고 배제된 문헌에 대해서는 배제 이유를 확인할 수 있는 목록을 작성하여 문헌선택 과정에 대한 명확성과 투명성을 확보하는 것이 중요하다. 문헌선택 과정의 상세한 현황은 객관성과 투명성 및 재현성 확보를 위해 보고서에 기술한다.

문헌검색 및 선정과정을 통해 잠재적으로 포함가능성이 확인된 연구들에 대하여 질 평가가 수행되어야 한다. 선정기준에 적합한지, 보고된 내용은 적합한 것인지, 수행된 연구의 질은 어떤지, 혹은 선정된 연구로부터 추출하게 될 정보에 따르는 비뚤림의 정도는 얼마나 되는지 등을 평가하며 최종적으로 문헌의 선정 혹은 제외 여부 판별에 명확하고 적절한 가이드라인을 사용하여 평가하여야 한다. 가이드라인은 기존의 수십 종의 평가도구들 중에서 연구설계에 적절한 도구를 선택하여 사용할 수도 있으며, 기존의 도구를 연구에 적합하게 수정하고, 새로 설계하여 사용할 수도 있다.

라. 문헌의 요약

선정된 문헌들을 출판연도, 연구설계, 대상피험자, 임상적 중재, 대조적 중재, 결과변

표 37.3 체계적 문헌고찰에 포함된 연구들의 특성

Author, Year	Setting (study design)	Gestation age in weeks	Scanning regime		Level of operator skills	Ultrasound transducer frequency	Follow up duration	Study population	No. of cases	Prevalence of congenital heart disease per 1000 pregnancies	Quality score (%)
			Prenatal	Postnatal *							
Rustico et al., 1995 Italy	TRC † (Prospective)	20 - 22	Basic	N/paediatric examination, autopsy (neonatal echo, ECG)	III	5/3.5 MHz	24 months	Low risk	7024	9.3	48
Anandakumar et al., 2002 Singapore	TRC † (Retrospective)	21 - 22	Basic/ Extended	N-examination §	II	5/3.5 MHz	6 months	Unselected	39,808	7.6	37
Hafner et al., 1998 Austria	DGH ‡ (Prospective)	22 and 34	Basic/ Extended	N-examination § (neonatal echo)	II	-	At birth	Low risk	6541	13.6	37
Achiron et al., 1992 Israel	TRC † (Prospective)	18 - 24	Basic/ Extended	N-examination, § autopsy (neonatal echo)	I	5/3.5 MHz	At birth	Low risk	5347	4.3	38
Stümpflen et al., 1996 Austria	TRC † (Prospective)	18 - 28	Extended	N-examination, § autopsy (diagnostic investigations)	I	3.5 MHz	At birth	Low risk	2181	7.8	40

* Postnatal = postnatal reference standard and when in brackets was only used in suspected cases.
† TRC = tertiary referral centre.
‡ DGH = district general hospital.
§ N-examination= neonatal examination.

(출처: Randall P, Brealey S, Hahn S, et al. Accuracy of fetal echocardiography in the routine detection of congenital heart disease among unselected and low risk populations: A systematic review. BJOG 2005;112:24-30.)

수, 질평가 등 자료에 대한 전반적인 파악이 가능하도록 표로 요약한다. 기존 연구들이 사용한 방법과 내용을 한눈에 파악할 수 있도록 정리하여 연구의 질이나 연구 간 동질성에 대한 대략적인 평가가 가능하도록 한다. 표지자를 설정하여 각 연구를 표시하고(주로 저자명이나 연구수행지와 연구출판연도를 활용하여 설정), 표 37.3에서 보는 바와 같이 연구에 포함된 개별 연구들의 대략적인 내용을 파악할 수 있도록 한다. 연구별로 포함된 연구대상수가 몇 명이고, 임상적 중재는 무엇을 사용했으며, 비교군이 있다면 무엇이었는지, 추적관찰 기간과 측정된 평가변수 등을 제시하고, 연구의 질평가 결과를 요약하여 표에 함께 정리하기도 한다. 이와 같이 정리된 표를 통해 기존연구들의 전반적인 윤곽을 파악할 수 있게 한다.

마. 메타분석을 통한 결과의 통합분석

메타분석(Meta-analysis)이란 여러 개의 연구결과를 요약하여 종합적인 추론을 이루기 위한 통계적 방법이다. 반드시 메타분석을 포함해야만 체계적 문헌고찰이 되는 것은 아니지만 일반적으로 체계적 문헌고찰은 메타분석을 사용한 정량적인 접근을 통해 수행하게 된다.

1) 메타분석의 개요

메타분석은 기존의 연구들로부터 공통적인 치료효과를 확인하고 결과를 종합할 수 있게 하여 더욱 명확한 결과를 제시할 수 있게 된다. 또한 모든 가능한 자료를 망라하여 사용함으로써 결과추정치의 정밀도를 높일 수 있는 장점이 있다. 그러나 메타분석을 수행하기 위해서는 환자와 치료법 및 결과변수에 있어서 연구들 간에 충분한 동질성 확보가 우선되어야 한다.

메타분석을 수행하기 위해서는 먼저 자료의 내용을 표로 요약하고 그래프로 정리하는 과정이 선행되어야 한다. 분석을 수행한 후에는 연구 간의 동질성을 확인하고 만약 동질성이 위배된다면 동질성을 저해하는 요인이 무엇인지 탐색하여 설명하는 과정이 필요하다. 최종적으로 연구에서 유도된 결론이 미칠 수 있는 영향을 검토해 보고 출판비뚤림을 살펴보아야 한다.

연구결과들을 시각적으로 제시하는 효과적인 방법으로, 메타분석에서 가장 흔히 사용되는 결과표현방식은 숲그림(forest plot)이다. 이는 각각의 연구로부터 얻어진 결과의 점추정치와 신뢰구간을 제시하고, 종합적인 요약추정치를 평행하게 그려 나감으로써, 총체적인 치료효과의 크기에 대한 가늠뿐만 아니라 개별 연구결과들의 동질성 정도를 시각적으로 대략적인 평가가 가능하도록 한다.

구체적인 메타분석의 방법은 결과변수의 특성에 따라 결정한다. 혈압과 같은 연속형 변수는 평균차 또는 표준화된 평균차 등 평균에 기반한 결과요약치를 이용하고, 사망여부와 같은 이분형 자료의 경우는 상대위험도(relative risk), 대응위험도(odds ratio), 절대위험도 차이(absolute risk difference) 등을 효과크기 측정에 흔히 이용한다. 무질병 생존기간과 같은 생존형 자료는 생존분석결과를 이용한 위험비(hazard ratio)로써 군 간 상대적인 치료효과크기를 요약한다. 그 외 진단법 평가연구의 경우는 진단법의 민감도(sensitivity)와 특이도(specificity)를 통합하거나 SROC(Summary Receiver Operating Characteristic) 곡선으로 결과를 요약할 수 있다. 구체적으로 어떤 세부내용을 기존의 연구결과보고서로부터 추출해야 할 것인지는 어떤 결과변수를 통해 연구결과를 측정하고 어떤 척도를 통해 효과를 요약할 것인지를 통해 결정되며, 이에 따른 자료추출 내용과 세부방식을 담은 자료추출양식을 설계하여야 자료추출에 따를 수 있는 오류와 비뚤림을 최소화하고 오류 발생 시 추적이 가능하다.

2) 통합치료효과의 추정

여러 연구결과들을 통합하여 산출하는 통합적인 치료효과 추정치는 각각의 개별적인 연구결과들의 가중평균으로 얻을 수 있으며, 이는 아래와 같은 산술식으로 표현할 수 있다. 아래 식은 n개의 연구결과를 통합한다고 할 때, 치료효과추정치의 분산의 역수를 가중치로 설정하여, 더 정밀한 추정치를 제공한 연구에 더 많은 가중치를 두어 가중평균을 산출함으로써 통합추정치를 얻는 것이라고 이해할 수 있다.

$$\bar{y} = \frac{\sum_{i=1}^{n} y_i \omega_i}{\sum_{i=1}^{n} \omega_i} \quad \text{where} \quad \omega_i = \frac{1}{\mathrm{Var}(y_i)}$$

(y_i=i 번째 연구의 치료효과측정치, w_i= i 번째 연구에 부여할 가중치)

만약 여러 연구들의 치료효과에 동일한 가중치를 준다고 한다면, 즉 ω_i=1이라고 설정한다면 위 식은 $\bar{y} = \sum_{i=1}^{n} y_i / n$가 되어, 우리가 흔히 알고 있는 산술평균임을 알 수 있다. 통합치료효과크기라는 것은 직관적으로는 여러 연구들로부터 얻어진 치료효과크기들의 '평균'을 의미한다. 다만, 각 개별연구는 통합추정치에 동일하게 공헌을 하는 것이 아니라, 더 신뢰할 만한 연구결과에 가중치를 더 많이 두고, 그렇지 못한 연구에는 가중치를 적게 두어 통합치료효과를 추정하고자 하는 것이 메타분석의 원리라고 할 수 있다. 다시 말하면 각 개별연구로부터 제공받은 치료효과에 대한 추정치들을 특정 방식으로 평균을 내어 통합적인 효과추정치를 산출하되, 오차가 작은 추정치를 제공한 연구결과에는 큰

Study or subgroup	albumin n/N	control n/N	Risk Ratio M-H, Fixed, 95% CI
03 hypoalbuminaemia			
Bland 1973	9/50	12/50	0.75 [0.35, 1.62]
Bland 1976	4/14	1/13	3.71 [0.47, 29.06]
Brown 1988	6/34	15/50	1.46 [0.45, 4.70]
Dubois 2006	12/50	12/50	0.80 [0.42, 1.53]
Foley 1990	7/18	6/22	1.43 [0.58, 3.49]
Golub 1994	12/116	6/103	1.78 [0.69, 4.56]
Greenough 1993	6/20	4/20	1.50 [0.50, 4.52]
Kanarek 1992	3/12	2/12	1.50 [0.30, 7.43]
Nilsson 1980	1/29	0/30	3.10 [0.13, 73.14]
Quinlan 2004	4/10	4/10	1.00 [0.34, 2.93]
Rubin 1997	2/16	1/15	1.88 [0.19, 18.60]
Wojtysiak 1992	0/15	0/15	Not estimable
Subtotal (95% CI)	**384**	**373**	**1.20 [0.87, 1.64]**

Total events: 66 (albumin), 55 (control)
Heterogeneity: chi² = 5.82, df = 10, (P=0.83); I² = 0.0%
Test for overall effect z = 1.11 (P= 0.27)

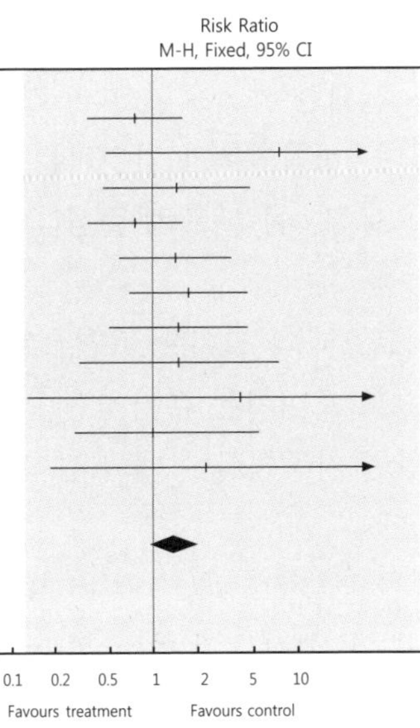

(출처: Alderson P, Bunn F, Lefebvre C, et al. Human albumin solution for resuscitation and volume expansion in critically ill patients. Cochrane Database Syst Rev 2004;18(4):CD001208.)

그림 37.2 체계적 문헌고찰에서 연구의 요약에 사용되는 숲그림

가중치를 두고 오차가 큰 추정치를 제공한 연구결과에는 적게 가중치를 두어 평균을 얻는다는 개념이다. 반드시 그런 것은 아니지만 일반적으로 연구대상수가 큰 연구로부터 얻어진 추정치는 정밀한 추정결과를 제공하게 되어 상대적으로 큰 가중치가 할당되게 된다.

인간혈청알부민의 투여효과에 대한 체계적 문헌고찰에서 나온 그림 37.2의 숲그림에서, 메타분석결과로서 통합하여 제시된 위험비는 1.20으로 알부민 처치군에서 비교군보다 사망률이 높게 나타났다. 그러나 95% 신뢰구간은 0.87−1.64로서, 1을 포함하기 때문에 유의수준 5%에서 통계적인 유의성을 확보하지 못하였다.

3) 고정효과모형과 랜덤효과모형

각각의 연구로부터 산출된 치료효과추정치를 통합하여 통합적인 치료효과를 산출할 때, 각각의 연구에서 가정한 실제효과 크기가 고정되어 있을 것이라고 가정하는 모형을 고정효과모형(fixed effect model)이라 한다. 즉, 각각의 연구는 같은 모집단에서 얻어졌다는 동질성을 가정하며, 각 연구결과가 서로 조금씩 상이한 것은 표본추출에서 생기는 표본간 변동 때문이라고 생각하는 것이다. 앞서 제시한 통합추정치 산출과정방식이 바로 고정효과모형을 가정하고 통합치료효과를 추정하는 방법이다. 만약 동질성이 위배되었다면 공통적인 치료효과가 존재한다고 말하기 어려우며, 이때 이러한 가정 하에 산출된 통합적인 치료효과에 대한 추론은 적절하지 않을 수 있다.

랜덤효과모형(random effect model)이란, 각 연구가 가정하고 있는 실제효과크기가 고정되어 있지 않다는 것을 전제한 분석모형이다. 각 연구가 가정하는 실제효과크기는 각 연구별로 상이할 수 있으며, 개별연구가 가정하는 실제효과크기들 또한 특정 변동을 갖는 분포에서 얻어지는 값으로써, 이 분포의 중심값이 되는 평균이 곧 '통합효과추정치'라고 가정을 하는 것이다.

이때 각 연구별 치료효과의 크기는 표본으로 인한 연구대상들 간의 변동뿐 아니라 각 연구들 간의 이질성으로 보여지는 추가적인 변동을 따른다고 가정하는 것이므로, 이러한 추가적인 변동을 감안한 가중치를 아래와 같이 재설정하게 된다.

$$Weight = \frac{1}{Var_w + Var_b}$$

(Var_w=연구 내 연구대상들 간 변동, Var_b= 치료효과의 연구들 간의 변동)

이와 같이 추가적인 변동을 더하게 된다는 것은, 그만큼 추정치에 확신을 낮춘다는 의미가 되며, 이러한 불확실성이 반영된 신뢰구간은 그림 37.3에서 보여지듯 고정효과모형에서 얻어지는 신뢰구간보다 넓어지게 되며, 검정의 측면에서는 보다 보수적인 검정을

Review: Reduced osmolarity oral rehydration solution for treating cholera(version 04)
Comparison: 01 Reduced osmolarity ORS(glucose based) vs. standard ORS
Outcome: 05 Duration of diarrhea

Study or sub-category	Treatment N	Treatment Mean (SD)	Control N	Control Mean (SD)	WMD(fixed) 95% CI	Weight %	WMD(fixed) 95% CI
Punjabi 1995	82	44.40(13.30)	78	42.70(13.50)		6.14	1.70 [−2.45, 5.85]
Faruque 1996	34	49.90(18.70)	29	57.10(17.90)		1.29	−7.20 [−16.25, 1.85]
Bhattachaya 1998	33	37.20(9.90)	30	46.90(11.90)		3.59	−9.70 [−15.14, −4.26]
Alern 1999	147	46.00(18.20)	153	43.00(18.60)		6.11	3.00 [−1.16, 7.16]
Alern 2000	19	21.44(1.32)	16	19.97(1.99)		81.35	1.47 [0.33, 2.61]
Dutta 2000	19	33.89(16.40)	20	38.47(17.40)		0.94	−4.58 [−15.19, 6.03]
Choice 2001	26	82.90(27.50)	32	78.60(24.50)		0.58	4.30 [−9.26, 17.86]
Total(95% CI)	360		358			100.00	1.02 [−0.01, 2.05]

Test for heterogeneity Chi^2=20.97, df=6(P=0.002), I^2=71.4%
Test for overall effect Z=1.95(P=0.05)

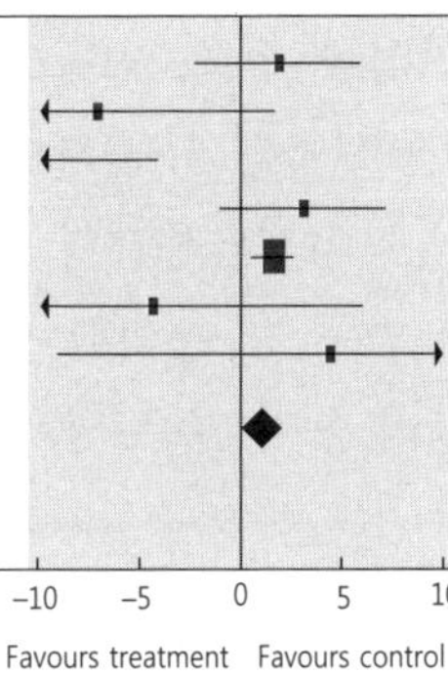

Review: Reduced osmolarity oral rehydration solution for treating cholera(version 04)
Comparison: 01 Reduced osmolarity ORS(glucose based) vs. standard ORS
Outcome: 05 Duration of diarrhea

Study or sub-category	Treatment N	Treatment Mean (SD)	Control N	Control Mean (SD)	WMD(random) 95% CI	Weight %	WMD(random) 95% CI
Punjabi 1995	82	44.40(13.30)	78	42.70(13.50)		18.67	1.70 [−2.45, 5.85]
Faruque 1996	34	49.90(18.70)	29	57.10(17.90)		9.39	−7.20 [−16.25, 1.85]
Bhattachaya 1998	33	37.20(9.90)	30	46.90(11.90)		15.72	−9.70 [−15.14, −4.26]
Alern 1999	147	46.00(18.20)	153	43.00(18.60)		18.65	3.00 [−1.16, 7.16]
Alern 2000	19	21.44(1.32)	16	19.97(1.99)		24.69	1.47 [0.33, 2.61]
Dutta 2000	19	33.89(16.40)	20	38.47(17.40)		7.61	−4.58 [−15.19, 6.03]
Choice 2001	26	82.90(27.50)	32	78.60(24.50)		5.27	4.30 [−9.26, 17.86]
Total(95% CI)	360		358			100.00	−1.08 [−4.58, 2.41]

Test for heterogeneity Chi^2=20.97, df=6(P=0.002), I^2=71.4%
Test for overall effect Z=1.95(P=0.05)

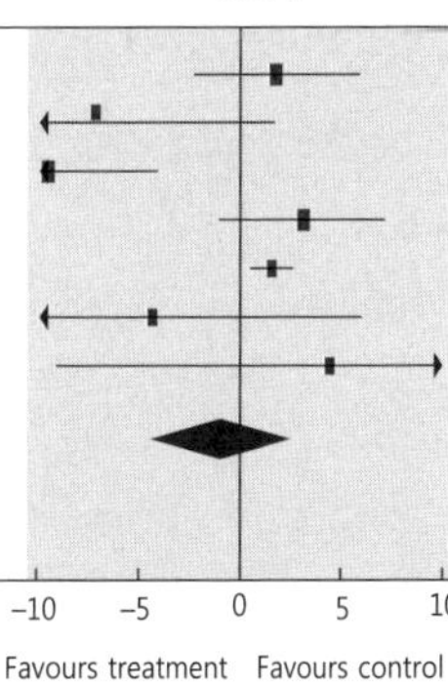

(출처: Hahn S, Kim Y, Garner P. Reduced osmolarity oral rehydration solution for treating dehydration due to diarrhea in children: Systematic review. BMJ 2001;323:81–85.)

그림 37.3 고정효과모형과 랜덤효과모형

수행하게 된다.

4) 연구 간의 동질성 확인

치료효과가 연구 간에 상당한 정도로 상이하여 동질성 위배의 가능성이 보이면 공통적인 통합치료효과를 산출하여 제시한다는 것은 적절하지 못할 수 있고 통합추정치를 해석하기에도 어려움이 있다. 연구결과가 달라질 수 있는 이유는 연구대상의 상이성, 임상적 중재방식의 차이, 병용요법 사용여부나 차이, 결과변수의 측정방식의 차이, 연구설계상의 차이, 연구의 질 등에서 비롯될 수 있으며 파악되지 않는 다른 요인들이 있을 수도 있다.

개별연구들이 제시하고 있는 연구결과의 크기가 연구 간 상이한 정도는 그래프를 통해 시각적으로 확인할 수 있고, 실제 동질성에 대한 가설을 설정한 후 이에 위배되는지를 방법론적으로 검정하여 확인할 수도 있다. 치료효과의 동질성이 위배되는 경우 각 연구들에서 나오는 치료효과가, 산출된 공통치료효과로부터 많은 변동을 갖게 될 것이고, 이를 이론적으로 계산한 것이 카이제곱통계량이다.

카이제곱검정을 통해 연구 간 유의한 상이성을 확인하고자 하는 경우, 검정대상이 되는 1차연구들의 수가 그리 많지 않은 경우가 대부분이기 때문에 자연히 검정력이 부족하게 되어 유의하지 않은 결론을 도출하기가 쉽다. 그러므로 카이제곱검정을 시행할 경우 유의수준을 5%보다는 10%로 설정하여 동질성 검정을 시행하는 것이 일반적이다.

앞의 그림 37.2에서 제시된 인간혈청알부민의 예를 살펴보면, 그림에서 제시된 카이제곱검정 값은 5.82로서 카이제곱분포로부터 자유도 10(= 분석에 포함된 연구수−1), 계산된 p 값은 0.83으로 제시되었다. 검정에 의해 동질성에 대한 귀무가설이 통계적으로 기각되지 않음을 알 수 있으며, 실제 그림상으로 관찰되는 바로도 포함된 문헌들 간에 일관된 연구결과들이 제시되고 있음을 볼 수 있다.

Long courses of low dose corticosteroids				
Bollaert 1998	7/22	12/19	9.84	0.50 (0.25 to 1.02)
Briegel 1999	3/20	4/20	3.05	0.75 (0.19 to 2.93)
Chawla 1999	6/23	10/21	7.98	0.55 (0.24 to 1.25)
Annane 2002	82/151	91/149	69.96	0.89 (0.73 to 1.08)
Yildiz 2002	8/20	12/20	9.16	0.67 (0.35 to 1.27)
Subtotal (95% CI)	236	229	100.00	0.80 (0.67 to 0.95)
Total events: 106 (treatment), 129 (control)				
Test for heterogeneity: χ^2=3.94, df=4, P=0.41, I^2=0%				
Test for overall effect: z=2.49, P=0.01				
Short courses of high dose corticosteroids				
Klastersky 1971	22/46	18/39	11.47	1.04 (0.66 to 1.63)
Schumer 1976	9/86	33/86	19.43	0.27 (0.14 to 0.53)
Lucas 1984	5/23	5/25	2.82	1.09 (0.36 to 3.27)
Sprung 1984	33/43	11/16	9.44	1.12 (0.77 to 1.61)
Bone 1987	65/191	48/190	28.34	1.35 (0.98 to 1.84)
VASSCSG 1987	23/112	24/111	14.20	0.95 (0.57 to 1.58)
Luce 1988	22/38	20/37	11.94	1.07 (0.72 to 1.60)
Slusher 1996	6/36	4/36	2.36	1.50 (0.46 to 4.87)
Subtotal (95% CI)	575	540	100.00	0.99 (0.83 to 1.17)
Total events: 185 (treatment), 163 (control)				
Test for heterogeneity: χ^2=18.92, df=7, P=0.008, I^2=63.0%				
Test for overall effect: z=0.14, P=0.89				

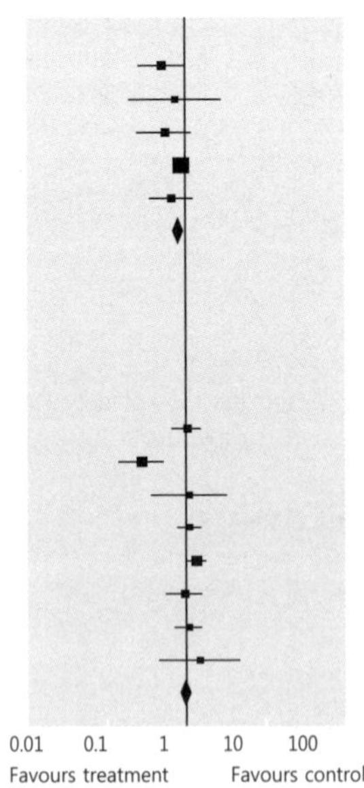

(출처: Annane D, Bellissant E, Bollaert PE, et al. Corticosteroids for severe sepsis and septic shock: A systematic review and meta-analysis. BMJ 2004;329:480.)

그림 37.4 약물투여방식에 따른 소그룹분석

만약 동질성 검정을 통해 동질성이 위배되었다면 동질성 위배의 요인을 찾는 것이 중요하다. 물론 이때는 연구들의 결과를 통합하여 종합적인 결론을 내리는 것이 타당할 것인지 어떠한 해석을 내려야 할 것인지 등에 보다 세심한 주의가 요구된다. 동질성 위배의 요인을 찾기 위한 방법으로는 소그룹분석(subgroup analysis), 민감도분석, 메타회귀분석(meta-regression) 등이 있다. 그중 소그룹분석이 가장 용이하므로 통상적으로 많이 사용하는 방법이다.

그림 37.4는 스테로이드 투여방식에 따른 소그룹분석의 예이다. 전반적으로 존재하던 통계적 결과의 이질성이 저용량 장기투여방식과 고용량 단기투여방식으로 나누어 분석해 보았을 때에는 다르게 나타났다. 저용량 장기투여군에서는 연구 간 결과의 이질성이 더 이상 보이지 않았으며, 소그룹 간 결과의 방향성이 다른 경향을 나타내었다. 고용량 단기투여군에서는 하나의 연구가 다른 연구들과 매우 다른 결과를 보이고 있는바, 아마도 이 연구를 배제한다면 해당 소그룹 내 연구 간 이질성도 사라질 것으로 예상되며, 전반적인 결론은 투여방식에 따라 효과가 다를 가능성에 대한 가설이 제기될 수 있다고 하겠다.

4) 출판비뚤림

통계적 유의성을 제시하는 연구결과는 '흥미로운' 혹은 '유의미한' 연구결과로 인식되는 경우가 많으며, 따라서 연구자의 출판의도를 높이고 학술지 측의 게재승인 가능성 또한 높일 수 있다. 출판과정이 갖는 이러한 성향과 특성은 이미 출판된 연구결과를 재분석하는 메타분석에서는 분석결과가 실제보다 확대되어 추정될 수 있는 결과를 낳을 수 있다. 이는 전통적인 출판비뚤림 현상이다.

통계적으로 유의한 결과를 보인 자료가 메타분석을 위한 문헌검색과정에서 검색될 확률이 높아지고, 출판되지 못하고 사장되어 버린 통계적인 유의성을 보이지 못했던 연구결과들이 배제된 상태에서 분석이 이루어지는 경우, 실제보다 훨씬 더 부풀려진 결과를 제시하는 것으로 비뚤림이 나타날 수 있으므로 메타분석에서 매우 주의 깊게 다루어야 할 부분이다.

출판비뚤림의 개입 여부를 1차적으로 탐색하는 방법은 깔때기그림(funnel plot)을 통해 시각적으로 판단하는 것이다. 깔때기그림은 그림의 형태가 깔때기를 뒤집어 놓은 것처럼 보인다고 해서 붙여진 이름으로, 가로축에는 각 연구로부터 얻어진 대응위험도와 같은 치료효과의 추정치를, 세로축에는 제공된 추정치의 정밀도를 나타내는 표준오차나 연구대상수 등을 설정하여 그린 산점도를 일컫는다.

통계적인 기본이론을 따르자면, 정밀도가 높은 연구결과들은 실제값에 가까운 수치 주위로 모여서 분포하게 될 것이고, 정밀도가 낮아질수록 연구결과가 갖는 표본오차도 커

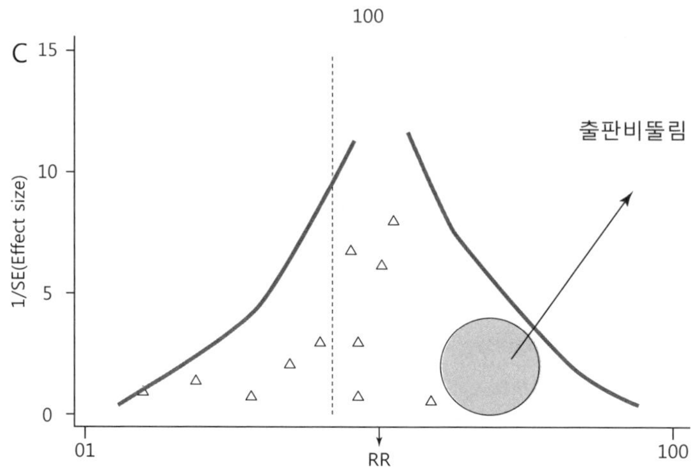

(출처: Manzoli L, Schioppa F, Boccia A, et al. The efficacy of influenza vaccine for healthy children: A meta-analysis evaluating potential sources of variation in efficacy estimates including study quality. Pediatr Infect Dis J 2007;26:97-106.)

그림 37.5 깔때기그림을 통한 출판비뚤림의 파악

지므로 여러 방향의 결론을 도출할 수 있게 되어 제시된 추정치들 간의 변동이 커지고 결과가 연구 간에 서로 다른 양상을 보이게 될 것이다. 따라서 그림 37.5와 같이 위로 갈수록 특정 값 주변으로 수렴하며 분포하고 아래로 갈수록 널리 퍼지는 그림의 형태를 보이게 되어 깔때기를 뒤집어 놓은 것과 같은 형태를 띠게 된다는 것이다. 만약 출판비뚤림이 존재한다면 그림이 이와 같은 형태를 벗어나거나 어느 한 부분에 공백이 생기거나 양쪽으로 대칭되지 못하는 형태로 나타나게 될 것이므로, 그림의 패턴이 깔때기모양으로부터 얼마나 벗어나고 있는지로써 출판비뚤림을 살펴볼 수 있는 것이다.

그러나 메타분석에 포함된 연구의 수는 그리 많지 않은 경우가 대부분이므로 산점도의 형태로 깔때기모양의 패턴을 파악하기는 쉽지 않은 경우가 많으며, 포함된 연구의 수가 많지 않은 메타분석에서 깔때기그림으로 출판비뚤림을 알아보기에는 한계가 있다. 또 그림형태의 대칭되는 정도에 대한 판단 또한 매우 주관적일 수 있고, 보는 사람에 따라 달라질 수 있는 문제여서 이를 통계적 검정을 통해서 확인하는 방법도 있다. 예를 들어, 에거의 검정법 등을 이용할 수 있다. 그러나 이 방법 또한 앞서 언급한 동질성 검정에서와 마찬가지로 메타분석에 포함된 연구의 수가 적을 경우 검정력이 낮아지는 문제가 발생한다.

체계적 문헌고찰을 통해 제시되는 근거는 현재까지 존재하고 있는 근거들을 총망라하여 제시할 수 있는 '최선의 근거'를 의미하는 것이며, 근거의 '정답'을 의미하는 것은 아니다. 체계적이고 엄격한 방법론에 따라서 문헌고찰 및 분석을 수행하는 것도 중요하겠으나 체계적 문헌고찰을 통해 제시된 결과를 제대로 해석하고 받아들이는 과정도 상당히 중요하다. 때로는 현재까지는 의존할 만한 충분한 근거가 없음을 제시하는 것이 체계적 문헌고찰의 매우 중요한 역할이나 결론이 될 수 있다.

참고문헌

건강보험심사평가원. 안구표면 양막이식술의 상병별 유효성 및 안전성 평가. 2008.

박병주, 허대석, 안형식 등. 근거중심보건의료. 고려의학; 2009.

Achiron R, Glaser J, Gelernter I, et al. Extended fetal echocardiographic examination for detecting cardiac malformations in low risk pregnancies. BMJ 1992;304:671-4.

Alderson P, Bunn F, Lefebvre C, et al. Human albumin solution for resuscitation and volume expansion in critically ill patients. Cochrane Database Syst Rev 2004;(4):CD001208.

Anandakumar C, Nuruddin M, Wong Y, et al. Routine screening with fetal echocardiography for prenatal diagnosis of congenital heart disease. Ultrasound Rev Obstet Gynecol 2002;2:50-55.

Annane D, Bellissant E, Bollaert PE, et al. Corticosteroids for severe sepsis and septic shock: A systematic review and meta-analysis. BMJ 2004;329:480.

Egger M, Smith GD, Altman D, editors. Systematic Reviews in Health Care: Meta-Analysis in Context, 2nd ed. London: BMJ Books; 2001.

Glasziou P, Irwiq L, Bain C, et al. Systematic reviews in health care: A practical guide. New York: Cambridge University Press; 2001.

Hafner E, Scholler J, Schuchter K, et al. Detection of fetal congenital heart disease in a low-risk population. Prenat Diagn 1998;18:808-15.

Hahn S, Kim Y, Garner P. Reduced osmolarity oral rehydration solution for treating dehydration due to diarrhoea in children: Systematic review. BMJ 2001;323:81-5.

Higgins JP, Thompson SG, Deeks JJ, et al. Measuring inconsistency in meta-analyses. BMJ 2003;327:557-60.

Higgins JP, Thompson SG. Quantifying heterogeneity in a meta-analysis. Stat Med 2002;21:1539-58.

Khan KS, Kunz R, Kleijnen J, et al. Systematic Reviews to Support Evidence-Based Medicine: How to Apply Findings of Healthcare Research. London: Royal Society of Medical Press Ltd.; 2003.

Manzoli L, Schioppa F, Boccia A, et al. The efficacy of influenza vaccine for healthy children: A meta-analysis evaluating potential sources of variation in efficacy estimates including study quality. Pediatr Infect Dis J 2007;26:97-106.

Mulrow C, Cook D, editors. Systematic reviews: Synthesis of best evidence for health care decisions. Philadelphia: Americal College of Physicians; 1998.

Randall P, Brealey S, Hahn S, et al. Accuracy of fetal echocardiography in the routine detection of congenital heart disease among unselected and low risk populations: A systematic review. BJOG 2005;112:24–30.

Rothstein HR, Sutton AJ, Borenstein M, editors. Publication bias in meta-analysis: Prevention, assessment and adjustments. Chichester: John Wiley & Sons Ltd.; 2005.

Rustico MA, Benettoni A, D'Ottavio G, et al. Fetal heart screening in low-risk pregnancies. Ultrasound Obstet Gynecol 1995;6:313–9.

Stumpflen I, Stumpflen A, Wimmer M, et al. Effect of detailed fetal echocardiography as part of routine prenatal ultrasonographic screening on detection of congenital heart disease. Lancet 1996;348:854–7.

Sutton AJ, Abrams KR, Jones DR, et al. Methods for meta-analysis in medical research. Chichester: John Wiley & Sons Ltd.; 2000.

38. 성과연구

학습목표

약물역학연구에서 성과연구 방법론을 이해하고, 실제 연구수행에 활용할 수 있다.
- 성과연구의 정의를 설명할 수 있다.
- 약물역학연구에서 성과의 범위와 측정법을 설명할 수 있다.
- 약물역학연구에서의 성과연구의 수행 내용을 설명할 수 있다.
- 성과연구를 적용한 약물역학연구 사례들을 통해 활용방안을 제시할 수 있다.

비소세포폐암 치료제로 개발된 이레사(Iressa®)에 대한 3상 임상시험결과, 치료군의 생존기간이 5.6개월로, 위약군의 생존기간 5.1개월과 차이가 있는 것으로 나타났다. 그런데 통계적 유의성 측면에서 해당 약물의 효능(efficacy)이라고 보는 0.5개월, 즉 보름의 생존기간 연장이 해당 환자에게 과연 어떤 의미가 있을까? 이를 대단한 효과로 보고 환자는 적지 않은 추가비용을 흔쾌히 감수할 것인가? 이런 예를 통해, 약물의 득(benefits)과 실(risk)을 평가하여 실제 효과를 알아보는 성과연구를 이해할 필요가 있다.

38.1 성과연구의 정의

성과연구와 관련된 연구활동이 다학제적으로 진행되어 온 까닭에 광범한 연구주제와 다양한 연구방법 모두를 만족시키는 정의를 내리기는 어렵다. 그러나 약물을 포함한 의료기술의 효능을 보는 임상시험과 동물을 대상으로 한 실험실적 연구는 성과연구에서 제외된다는 점에 있어서는 공감대가 형성된다.

1996년 미국 의학연구소(Institute of Medicine)는 성과연구를 '환자를 포함한 국민의 건강과 안녕을 위한 보건의료의 제공체계와 과정에 의한 최종 산물(the end results of the structure and processes of health care on the health and well-being of patients and population)'을 연구하는 것으로 정의하였다. 같은 해 출판된 Medical Outcome & Guidelines Sourcebook에서는 '진료

과정의 다양성을 알아내고, 그로 인한 질병결과를 기술(to describe a particular line of health services research that focused on identifying variations in medical procedures and associated health outcomes)' 하는 것으로 정의하였다. 이후 연구주제별(quality of care, decision making, prediction rules, effectiveness), 연구방법별(database analysis, decision analysis), 최종결과산물별(health-related quality of life, costs)로 다양한 개념들이 성과분석이라는 하나의 용어 속에 들어오게 되었다(umbrella term). 이런 복잡하고 혼재된 개념을 반영하듯이, PubMed의 MeSH용어집에는 성과연구를 보건의료서비스연구(health service research)와 성과평가(outcome assessment)로 나누고 있다.

38.2 약물역학연구에서 성과의 범위와 측정

성과연구는 약물처방을 위시하여 실제 임상진료 현장에서 벌어지는 진료행위에 대한 득과 실을 알아보는 것이므로, 처방약물의 효과(effectiveness)라는 임상적 결과의 양적 측면뿐만 아니라, 삶의 질(quality of life) 향상, 사회적 적응 및 역할수행 정도 등 질적 측면도 성과에 포함된다. 또한 경제성 분석과 환자 자신의 만족도까지도 고려한다는 점에서 성과의 범위는 매우 다양하고 넓다. 표 38.1은 성과연구에서 다루는 일반적인 성과들이다.

또한, 연구대상 질병, 대상자 특성에 따라 측정할 성과내용은 달라진다. 예를 들어 대상 질병이 암일 경우라면 암의 영향에서 벗어난 기간(cancer free survival time)이 중요할 것이며, 대상자가 소아라면 발달장애 여부가 중요한 결과가 될 것이다.

더욱이 특정약물의 효과와 안전성을 확인하기 위해 수행하는 약물역학의 성과연구라면, 해당 약물에 대해 이미 알려진 작용기전, 효능, 유해사례 등에 맞추어 평가할 성과내용이 결정될 것이다. 만약 혈압강하제의 효과로 1차결과변수를 관상동맥질환 발생률 감

표 38.1 성과연구의 성과 종류

사망(Death)
생존기간(Length of life)
질병의 합병증(Complication of disease)
의료이용의 합병증(Complication of medical care)
신체활동(Physical function)
정신사회적 활동(Psychosocial function)
일상활동(Role function)
삶의 질(Quality of life)
비용(Cost of care)
의료기관이용(Service utilization)
환자의 선호(Patient preferences)

표 38.2 삶의 질 측정도구의 예

1. 전반적 측정도구	Medical Outcome Study (MOS) SF-36
	EuroQOL (EQ-5D)
	Quality of Well-Being Scale (QWB)
	Sickness Impact Profile (SIP)
2. 증상 측정도구	Brief Pain Inventory (BPI)
	Brief Fatigue Inventory (BFI)
3. 심리 진단도구	Beck Depression Inventory
	Hospital Anxiety and Depression Scale
	General Health Questionnaire

소로 볼 경우, 2차결과변수는 뇌혈관질환, 심부전, 말초혈관질환 발생률 감소로 정할 수 있다.

다양한 성과내용 중, 질적 측면의 성과측정에 대하여는 측정할 개념에 맞추어 다양한 설문도구가 개발되어 있고, 또한 개발 중에 있다. 이에 관하여는 PROQOLID(patient-reported outcomes and quality of life instrument database)의 홈페이지가 도움이 되며, 표 38.2는 삶의 질 측정도구의 예 일부다.

38.3 성과연구의 수행내용

약물역학 분야에서의 성과연구는 연구 목적 및 내용에 따라 크게 아래의 4가지 유형으로 정리할 수 있다.

가. 관심약물 복용의 득실 평가용 코호트연구

특정 질환을 가진 환자를 대상으로 코호트를 구축한 뒤, 충분한 추적관찰기간을 거쳐 관심약물 복용에 의한 득과 실 — 즉 실제 효과와 위해 — 을 비교 평가하는 것이다. 이때 연구대상자의 비교성이 확보될 수 있도록 노력해야 한다. 또한, 약물복용 여부와 복용결과에 영향을 미칠 것으로 예상되는 잠재적 교란변수에 대한 측정이 이루어져야 한다. 특히 약물역학에서는 해당 질병의 중증도, 이환된 질병 여부 등이 교란변수로 작용할 수 있어 이에 대한 추가적인 정보를 확보해야 한다.

이상의 연구내용은 기존의 코호트연구방법을 이용한 시판 후 조사와 동일하지만, 성과연구는 약물복용에 따른 질병 치료효과 이외에도, 삶의 질, 일상생활기능, 비용 등의 다양한 질적 측면들도 결과변수로 삼는다는 점에서 차이가 있다. 한 예로는 전립선암으로 안드로겐 박탈치료를 받은 환자에 있어, 후향적 코호트연구를 진행해서, 암의 재발 여부뿐 아니라, 요로 및 성적 기능, 전신적 기력 정도를 성과결과로 같이 평가하는 것이다.

나. 관심약물의 실제 효과 비교용 실용임상시험

시판 전 임상시험은 대상자 수가 제한되고 관찰기간이 짧다는 한계를 가지고 있어서, 여기서 알아내지 못한 드문 유해사례를 알아보는 것이 시판 후 조사의 주요 목적이다. 반면 성과연구는 이상적인 진료환경에서 시행한 시판 전 임상시험으로 얻어낸 특정 약물의 효능이 실제 진료환경에서 정말 효과로 이어지는지를 알아보는 것을 목적으로 한다.

또한 시판 전 임상시험에서 파악되지 않아서 허가사항에 포함되지 않았던 것 가운데, 시판 후에 알게 된 허가사항 외(off-label) 효능에 대하여 효과 여부를 판정할 필요가 생기게 된다. 이를 위해 실제 임상진료를 하면서, 무작위배정을 통해 약물투여의 실제 효과를 비교 분석하는 것을 실용임상시험(pragmatic clinical trial, PCT)이라 한다. 한 예로 여성의 폐경기증후군을 완화하기 위해 호르몬대체요법(hormone replacement therapy, HRT)을 처방한 이후 축적한 자료로부터 HRT가 관상동맥질환을 예방한다는 새로운 관찰연구결과를 얻어내었다. 그러나 무작위배정을 수행한 실용임상시험에서는 HRT가 관상동맥질환의 예방효과가 없는 것으로 나타났다.

다. 약물안전성 평가 및 임상지침 제공

약물의 성과라는 개념에는 유효성뿐 아니라 안전성과 비용도 포함된다. 시판 전 임상시험의 한계로 인하여 중대하지만 드문 약물유해반응을 다 알지 못하는 상황에서 약물처방이 이루어지기 때문에, 보고된 문헌의 체계적 고찰을 통해 해당 약물의 유효성과 함께 안전성을 평가하고 이를 임상진료지침 개발에 적용할 수 있게 하는 것은 매우 중요하다.

앞서 소개한 예로 HRT는 폐경증상을 완화하고, 골다공증에 의한 골절위험도를 감소하며, 갱년기 여성의 삶의 질 개선에 긍정적 영향을 미치는 것으로 나왔다. 반면 유방암, 자궁내막암, 담낭질환, 정맥혈전증, 출혈성 뇌졸중 위험성도 같이 보고되어 왔다. 이에 Furness 등은 체계적 문헌고찰을 통해 폐경기 여성에서 치료 효과를 얻어내면서 자궁내막증식위험을 최소화할 수 있는 약물과 용량을 제시하였다.

라. 근거-처방 간격 분석용 단면조사

성과연구는 환자에 대한 보건의료서비스가 실제로 과학적인 근거를 바탕으로 이루어지고 있는지를 살펴보고, 그렇지 못하다면 그 이유가 무엇인지를 분석하는 데 활용된다.

다시 말해서, 성과연구는 약물을 포함하여 진료서비스 전반에 대한 현황을 알아보고, 다양한 변이를 일으키는 요인을 알아보는 것이다. 약물역학 측면에서는 약물처방의 다양성을 진료의사별, 의료기관별, 지역별, 국가별로 분석하여서, 약물처방의 질적 수준을 향상시킬 목적으로 수행된다. 이런 점에서 약물역학의 약물사용평가(drug utilization review, DUR)와 유사하다. 다만, DUR이 개개 의사가 양질의 처방을 하도록 도모하는 것에 더 역점을 둔다면, 성과연구는 의료기관, 지역, 나아가 국가 간 처방양상의 차이를 살펴보아서, 보건의료의 제도적 개선을 도모하는 것에도 관심을 가지고 수행된다는 점에서 차이가 있다.

시판 전 임상시험의 여러 한계들을 극복하기 위하여, 시판 후 약물역학연구의 필요성이 강조되어 왔다. 특히 시판 후 조사는 시판 전 임상시험에서 얻을 수 없는 약물의 유해사례에 대한 정보—즉 안전성을 평가하는 것을 주요 목표로 하고 있다. 반면, 시판 전 임상시험의 결과는 이상적인 진료환경에서의 효능을 나타낸다는 점에서, 시판 후 실제로 진료현장에서 사용할 경우의 안전성과 함께 효과를 같이 평가할 필요가 있다. 이에 특정 약물의 안전성과 함께 실제 효과에 대한 가치를 평가하는 성과연구가 약물역학연구 차원에서 적극 수행되어야 할 것이다. 이러한 성과연구 결과는 임상진료지침 개발을 통해 의사의 약물처방에 영향을 줄 뿐만 아니라, 국가적 약물정책과 의료보험정책 의사결정에도 반영될 수 있는 과학적 근거가 되는 것이다.

참고문헌

박병주, 허대석, 안형식 등. 근거중심보건의료. 고려의학; 2009. pp. 273-301.

Brownson RC, Petitti DB, editors. Applied epidemiology: Theory to practice. New York: Oxford; 1998. pp. 249-297.

Etminan M, Gill S, Fitzgerald M, et al. Challenges and opportunities for pharmacoepidemiology in drug-therapy decision making. J Clin Pharmacol 2006;46:6-9.

Furness S, Roberts H, Marjoribanks J, et al. Hormone therapy in postmenopausal women and risk of endometrial hyperplasia. Cochrane Database Syst Rev 2009;2:CD000402.

Grady D, Herrington D, Bittner V, et al. Cardiovascular disease outcomes during 6.8 years of hormone therapy: Heart and Estrogen/progestin Replacement Study follow-up (HERS II). JAMA 2002;288:49-57.

Helms PJ. 'Real world' pragmatic clinical trials: What are they and what do they tell us? Pediatr Allergy Immunol 2002;13:4-9.

Lee SJ, Earle CC, Weeks JC. Outcomes research in oncology: History, conceptual framework, and trends in the literature. J Natl Cancer Inst 2000;92:195-204.

Lubeck DP, Grossfeld GD, Carroll PR. The effect of androgen deprivation therapy on health-related quality of life in men with prostate cancer. Urology 2001;58:94-100.

Major outcomes in high-risk hypertensive patients randomized to angiotensin-converting enzyme inhibitor or calcium channel blocker vs diuretic: The Antihypertensive and Lipid-Lowering Treatment to Prevent Heart Attack Trial(ALLHAT). JAMA 2002;288:2981-97.

Patient-Reported Outcome and Quality of Life Instruments Database [Internet]. Lyon: Mapi Research Institute; 2001 [cited 2011 Apr 6]. Available from: http://www.proqolid.org

Schneeweiss S. Developments in post-marketing comparative effectiveness research. Clin Pharmacol Ther 2007;82:143-56.

Thatcher N, Chang A, Parikh P, et al. Gefitinib plus best supportive care in previously treated patients with refractory advanced non-small-cell lung cancer: Results from a randomised, placebo-controlled, multicentre study (Iressa Survival Evaluation in Lung Cancer). Lancet 2005;366:1527-37.

Velikova G, Stark D, Selby P. Quality of life instruments in oncology. Eur J Cancer 1999;35:1571-80.

39. 의약품부작용보고자료의 분석

학습목표

식품의약품안전청 의약품부작용보고자료의 특성을 이해하고 분석과정과 분석실례를 설명할 수 있다.
- 식품의약품안전청 의약품부작용보고자료의 특성을 설명할 수 있다.
- 식품의약품안전청 의약품부작용보고자료의 분석방법을 설명할 수 있다.
- 국내 의약품부작용보고자료 분석실례와 결과 활용방안을 설명할 수 있다.
- 우리나라 의약품부작용보고자료 수집 및 분석의 발전방향을 설명할 수 있다.

자발적약물부작용보고자료는 시판 후 드물게 발생하는 약물유해반응을 조기에 발견하는 데 중요한 역할을 하며, 이를 위해서는 약물부작용보고건을 수집하고, 축적된 보고건을 체계적으로 관리하고 분석하는 과정이 필수적이다. 미국과 유럽 등의 선진국에서는 물론 일본, 중국, 인도 등 여러 아시아 국가에서도 자발적부작용보고자료를 이용하여 약물유해반응의 실마리정보를 검색하고 보고건을 평가하여 약물의 안전한 사용을 위한 정책수립의 근거자료로 활용하고 있다.

우리나라에서도 1985년에 자발적약물부작용보고제도를 도입한 이후 식품의약품안전청(이하 식약청)에서 1988년부터 보고건을 수집하기 시작하였다. 1990년대 말까지는 보고건수가 극히 적었으나, 2000년 이후 제약회사와 약국으로 하여금 부작용을 의무적으로 보고하도록 제도를 개선하고, 2006년부터 2008년까지 3년간 매년 3개소씩 지역약물감시센터를 지정하였으며, 2009년에는 전국 15개의 지역약물감시센터를 포함하여 보다 포괄적인 약물감시체계수립을 위한 약물감시연구사업단 발족으로 인하여 약물부작용 보고건이 기하급수적으로 증가하고 있어, 축적된 보고자료를 이용하여 의미 있는 실마리정보를 검색할 수 있는 기반이 마련되었다.

39.1 식품의약품안전청 의약품부작용보고자료의 특성

현재 우리나라의 약물부작용보고제도는 의사, 약사 및 소비자들이 그림 39.1과 같이 의약품등유해사례보고양식을 작성하여 우편 또는 팩스로 신고하거나, 식약청 ezdrug 홈페이지를 통해 신고하도록 되어 있다. 약물부작용보고제도 시행 초기에는 식약청으로 접수되는 보고건이 적었으며, 보고서 양식으로 접수되어 데이터베이스화되지 않은 보고건도 있었다. 이를 체계적으로 정리하기 위한 노력으로 2006년 식약청 용역연구과제를 통해 연구수행 당시까지 수집된 약물부작용 보고건들을 마이크로소프트 엑셀에 입력하고 정리하여 관리하기 시작하였다. 2008년에는 의약품등안전성정보관리규정을 개정하여 제조업자와 약사 의무보고 시 기존의 보고양식과 함께 전자파일(그림 39.2)을 제출하도록 하였고, 최근 보고건수가 늘어나면서 홈페이지를 통한 보고가 권장되고 있다. 홈페이지를 통한 부작용보고 시 입력항목은 의약품등유해사례보고양식에 준하여 구성되어 있다. 의약품부작용보고는 환자의 기본정보와 복용약물, 유해사례명에 대한 정보를 입력하게 되며, 전문가에 의한 보고의 경우 유해사례에 대한 전문가 소견을 함께 입력하도록 권고하고 있다. 이러한 과정을 거쳐 수집된 자발적부작용보고자료에는 보고건의 일반적인 특성으로 보고일자, 조치일자, 보고자 및 환자 정보(성별, 연령, 입원·외래 구분)가 포함되어 있으며, 의심약물에 대한 정보로 성분명, 상품명 및 약효군에 대한 정보가 포함되어 있다. 보고된 유해사례 항목에는 질병명 또는 증상에 대한 서술 또는 비정상 검사수치에 대한 내용이 포함되어 있으며, 일부 인과성 평가정보도 포함되어 있다.

약물부작용보고자료는 약물이 처방된 환자들에 대한 분모정보가 없기 때문에 특정 유해사례의 보고건수가 곧 실제 유해사례의 발생률을 반영하는 것은 아니다. 따라서 이 자료만으로는 특정 유해사례의 발생률을 구하거나, 약물의 복용과 유해사례 간의 인과성에 대해 수준 높은 연구를 수행하기는 어렵다. 그러나 데이터마이닝기법을 통해 약물유해반응에 대한 실마리정보를 조기에 발견하거나 약물과 유해사례 간의 관련성에 대한 가설을 도출하는 데 유용하게 활용할 수 있다.

[별지 제1호 서식] (/ 쪽)

의약품등 유해사례 보고서 | 식약청 관리번호:

발생 인지일 :____년__월__일 | 보고서 작성일: _____년__월__일

□최초보고 □추적보고(___번째 보고, 최초보고일:_____년___월___일)

환자 정보

성명(Initial):	나이(발생당시): _____또는 생년월일:_____년___월___일	성별: □남 □여	체중: kg

유해사례 정보

유해사례명(코딩명이 있는 경우 병기):	증상발현일 :____년___월___일 증상종료일 :____년___월___일 □ 현재 진행중	유해사례로 인한 결과의 중대성 (해당되는 경우 모두 표시): □사망 사망일:_____년__월__일 부검여부: □유 □무 □불명 사망당시 보고된 사망원인: 부검시 입증된 사망원인: □생명위협 □입원 또는 입원기간 연장 □중대한 불구나 기능저하 □선천적 기형 초래 □기타 의학적으로 중요한 상황
유해사례의 내용(유해사례와 관련된 환자의 상태, 진행과정, 특이사항 등):		
검시치(유해시례와 관련된 경우의 검시항목, 검시일, 수치 등):		

합병증·과거병력 등(해당되는 사항 모두 표시):
□알러지 □음주 □흡연 □임신(___주) □합병증(___________) □과거질환(________________)
*상세내용:

담당의사 등 의약전문가 의견(유해사례와 해당 의약품등과의 인과관계에 대한 소견 등):

의심되는 의약품등 정보 (가능하면 제품명으로 기록하여 주십시오)

제품명(성분명 포함)	1일 투여량	투여경로	투여기간 (투여일수)	투여목적	투여 중지시 유해사례 여부	재투여시 유해사례 여부
			____년__월__일 ~ ____년__월__일 (총____일)		□종료 □종료안됨 □투여중지 안함	□발현 □발현안됨 □재투여하지 않음
			____년__월__일 ~ ____년__월__일 (총____일)		□종료 □종료안됨 □투여중지 안함	□발현 □발현안됨 □재투여하지 않음

병용 의약품등 정보 (유해사례의 치료에 사용된 의약품등은 제외하십시오)

제품명(성분명 포함)	투여기간(투여일수)	투여목적
	____년__월__일 ~ ____년__월__일 (총____일)	
	____년__월__일 ~ ____년__월__일 (총____일)	

보고자 (식약청 또는 제조/수입회사에 유해사례를 보고하시는 분을 말합니다)

□의사·한의사 □약사·한약사 □간호사 □소비자 □기타_________		성명:
보고기관명:	전화번호:	E-mail:
식약청 이외에 동일사례를 보고한 기관: □제조/수입회사 □의료기관 □약국 □기타________		

그림 39.1 의약품등유해사례보고양식

[별지 제2호 서식]

의약품등 유해사례 보고서

식약청 관리번호	발생 인지일	보고서 작성일	제조/수입회사								추적보고			보고자						환자 정보						
			회사명	보고서 관리번호	전화번호	E-mail	보고원	계획서 번호	동일사례 보고여부	영문 보고서식	추적보고여부	추적보고 시 몇번째	최초 보고일	구분	성명	보고 기관명	전화번호	E-mail	동일사례 보고기관	성명	나이	생년월일	성별	체중	합병증 과거 병력등	병력등 상세 내용

의심되는 의약품등 정보								병용 의약품등 정보				유해사례 정보						중대한 유해사례					인과관계 평가		허가사항 반영여부
제품명	성분명	1일 투여량	투여경로	투여기간	투여목적	투여중지시 유해사례여부	재투여시 유해사례 여부	제품명	성분명	투여기간	투여목적	증상 발현일	증상 종료일	현재 진행중	유해사례명	유해사례내용	검사치	결과의 중대성	사망일	부검여부	사망당시 보고된 사망원인	부검 시 입증된 사망원인	회사 의견	의약 전문가 의견	

* 작성시 참고사항

1. [별지 제1호 서식]을 엑셀 형식의 전자적기록매체(CD·디스켓 등)로 작성하기 위한 서식입니다.
2. 작성시 세부내용은 [별지 제1호 서식]을 참고하시기 바랍니다.

그림 39.2 의약품등유해사례보고서 전자문서 양식

39.2 의약품부작용보고자료 분석을 위한 데이터베이스 재구축

가. 약물 – 유해사례 조합 생성

의약품부작용보고자료를 분석하기 위해서는 먼저 중복보고(보고일자, 환자정보, 의심약물, 유해사례가 모두 같은 경우) 및 추적보고(추적관찰한 신고 건의 경우)에 대한 확인이 필요하다. 보고건의 일반적인 특성, 의심약물 및 유해사례 정보에 대하여 분석가능한 통일된 양식의 데이터베이스로 재구성해야 한다. 하나의 보고 건에 한 개 이상의 의심약물과 유해사례가 포함된 경우에는 한 행당 한 개의 의심약물과 한 개의 유해사례가 포함되도록 약물과 유해사례 조합을 생성하는 과정이 필요하다. 이에 대한 구체적인 기술은 33장에서 다루었으므로 여기에서는 생략하도록 한다.

나. 의심약물의 코딩

우리나라 자발적부작용보고자료는 의심약물에 대한 정보가 통일되지 않은 형태로 입력되어 있는 실정이다. 예를 들면 'A', 'A정', 'A정100밀리그람', 'A정50밀리그람', 'A정25밀리그람', 'A정 염산염', 'A정 서방정' 등과 같이 용량, 염, 제형에 따라 서로 다른 형태로 입력되어 있어 이들을 같은 성분의 약물로 인식할 수 없다. 따라서 성분명을 기준으로 한 분석이 필요한 경우 각각의 보고건에 포함된 의심약물에 대한 정보를 성분명을 기준으로 코딩하는 과정이 필요하다. 식약청 의약품민원홈페이지에서 제공하고 있는 의약품정보 중 제품정보의 성분명을 기준으로 의심약물을 통일한 바 있다. 통일된 성분명을 의심약물에 대한 정보로 이용하였고, 복지부 약효분류체계를 이용하여 의심약물을 약효군별로 분류하여 자발적부작용보고자료를 분석할 때 이용할 수 있다.

외국에서는 의심약물 코딩 시 Anatomical Therapeutic Chemical (ATC) 분류코드가 보편적으로 사용되고 있다. 그러나 우리나라에서 사용되고 있는 약물 중에는 ATC 분류코드가 부여되지 않은 약물이 있어 이를 이용하여도 우리나라 자발적부작용보고자료의 의심약물을 모두 코드화하기는 어렵다. 보건복지부 보험코드가 있으나 보험적용이 되지 않는 약물에 대한 코드는 없는 실정이다. 이전 연구에서는 의약품정보를 성분명을 기준으로 통일하고 복지부 약효분류체계를 이용하여 약효군별로 분류하여 사용하였으나 이 역시 한계가 있어 우리나라에서 사용되는 약물을 모두 포함하는 체계적이고 포괄적인 약물 분류체계를 마련하는 것이 시급한 실정이다.

다. 유해사례의 코딩

우리나라 식약청 자발적부작용보고자료의 유해사례는 WHO-ART로 코딩되어 있다. WHO-ART는 32개의 System-Organ Classes (SOC), 180개의 High Level Terms (HLT), 2,085개의 Prefered Terms (PT), 3,445개의 Included Terms (IT) 등 4가지로 구성되어 있는데, 그중 PT를 유해사례명으로 사용하여 자발적부작용보고건을 분석하는 것이 보편적이다. 예를 들어, 신고된 유해사례가 여드름, 여드름모양피부염, 여드름악화인 경우 모두 해당 유해사례의 PT인 여드름을 유해사례명으로 사용하는 것이다. 탈모, 원형탈모증, 모발손실, 모발손실악화 등이 유해사례로 보고된 경우에는 모두 PT인 탈모를 유해사례명으로 사용한다.

현재 식약청 ezdrug홈페이지를 통한 유해사례 보고의 경우에는 보고자가 유해사례 내용을 검색하면, 관련 WHO-ART용어가 보고화면에 나타나고 그중에서 해당 유해사례를 선택하여 입력하게 되므로 유해사례에 대한 별도의 코딩과정을 거치지 않아도 된다. 그러나 의약품등유해사례보고양식을 통해 신고받은 경우에는 보고자가 유해사례를 직접 기술하게 되므로, 유해사례명을 WHO-ART 용어로 코딩하는 과정이 필요하다.

39.3 식품의약품안전청 의약품부작용보고자료의 분석

가. 보고양상 분석

자발적부작용보고자료를 이용하여 실마리정보 검색을 수행하고 임상적으로 의미 있는 유해사례를 확인하기 위해서는 보고된 자료의 특성 및 보고양상의 파악이 선행되어야 한다. 1988년부터 2006년 6월까지 식약청에 수집된 우리나라 자발적부작용보고자료의 특성과 보고양상을 파악한 연구가 있다. 이 연구에서는 성별, 연령별, 보고원별 보고건수 및 분율, 보고건수의 연도별 추이, 보고원별 연도별 보고건수 및 분율 추이, 최다빈도 보고약효군 및 성분명, WHO-ART의 SOC에 따른 다빈도 유해사례 보고건 및 분율 등을 분석하였다.

1988년부터 2006년 6월까지 보고된 자발적부작용보고자료 중, 중복보고와 추적보고를 제외한 보고건 총 4,592건에 대하여 분석한 결과 의심약물에 의한 유해사례를 경험한 것으로 보고된 환자의 성별은 남자 51.1%, 여자 40.7%였으며 성별 정보가 누락된 경우가 8.2%로 나타났다. 연령별로는 성인(25-64세)에서 2,237건(48.7%)이 보고되었고, 그 다음으로 노인(65세 이상)에서 732건(15.9%)이 보고되었다. 제약회사에서 보고한 건이 전체보고건의 56.7%를 차지하였으며, 병원에서 보고한 경우는 29.3%였다(표 39.1).

표 39.1 우리나라 자발적부작용보고건(1988.12 - 2006.6)의 특징

보고건 특성		보고건수	(%)
성별	남	2,348	(51.1)
	여	1,867	(40.7)
	미상	377	(8.2)
연령	0 - 14	238	(5.2)
	15 - 24	187	(4.1)
	25 - 64	2,237	(48.7)
	65+	732	(15.9)
	미상	1,198	(26.1)
보고자	병원	1,346	(29.3)
	제약회사	2,603	(56.7)
	약국	187	(4.1)
	환자	86	(1.9)
	기타	44	(0.9)
	미상	326	(7.1)
총		4,592	(100.0)

(출처: 성종미 외. 식품의약품안전청에 신고된 약물유해사례 자료분석, 1988 - 2006. 약물역학위해관리학회지 2008;1:68 - 74.)

의심약물로 보고된 약물은 717개의 성분, 총 4,916건으로 파악되었고, 하나의 보고건에 포함되어 있는 의심약물의 수는 평균 1.1개였다. 성분명별로는 실데나필이 801건(16.3%)으로 가장 많았고, 다음으로 도세탁셀 118건(2.4%), 리스페리돈 111건(2.3%)으로 확인되었다. 하나의 보고건에 평균 1.8개, 중위수 1개의 유해사례가 포함되어 있었는데, 다빈도 보고 유해사례는 홍조, 복통, 두통, 발진, 가려움증 등으로 경미한 유해사례가 많은 것으로 나타났다.

의심약물 또는 유해사례에 대한 정보가 누락되어 보고내용이 불완전한 경우가 있어 보고양상 분석대상에서 제외되었으며, 유해사례에 대한 정보가 불충분하여 정확히 코드화할 수 없는 경우도 있었다. 또한 분석대상 보고건 중에서도 성별에 대한 정보를 알 수 없는 경우가 377건(8.2%), 연령을 알 수 없는 경우가 1,198건(26.1%), 보고자를 알 수 없는 경우가 326(7.1%)건으로 나타났다. 우리나라 자발적부작용보고자료의 완전성과 정확성을 확보하기 위한 노력이 필요하다.

나. 실마리정보 검색

우리나라의 자발적약물부작용보고자료를 이용해 데이터마이닝기법을 적용한 연구로 2009년의 실데나필의 약물유해반응 실마리정보 검색연구가 있다. 해당 연구는 1988년부

터 2006년 6월까지의 보고자료를 대상으로 하였고, 발기부전치료제인 실데나필을 연구대상 약물로 하여 실데나필 이외에 식약청에 부작용 발생 의심약물로 보고된 다른 모든 약물을 비교대상약물로 선정하였다. 실마리정보 검색을 위한 데이터마이닝지표로는 33장에 소개된 보고분율비, 보고오즈비, 정보성분 3가지 지표를 사용하였다. 이 중 한 가지 이상의 지표에서 실마리정보라고 판정된 유해사례를 실데나필의 약물유해반응 가능성이 있는

표 39.2 실데나필의 실마리정보로 검색된 유해사례와 데이터마이닝지표값 및 사용상 주의사항 포함여부

Adverse events	No. of reports	PRR	ROR	IC 95% LCI	Drug label**
Flushing	336	33.83*	46.01*	2.36*	Y
Headache	127	3.57*	3.86*	1.09*	Y
Conjunctivitis	71	9.53*	10.05*	1.68*	Y
Vision abnormal	60	6.84*	7.13*	1.45*	Y
Rhinitis	45	16.99*	17.59*	1.82*	Y
Palpitation	22	2.33*	2.36*	0.33*	Y
Hypertension	16	3.33*	3.36*	0.56*	Y
Chromatopsia	11	33.22*	33.51*	1.46*	Y
Priapism	11	16.61*	16.75*	1.30*	Y
Glaucoma	9	5.44*	5.47*	0.70*	N
Skeletal pain	9	4.94*	4.97*	0.63*	Y
Dysphagia	7	5.29*	5.31*	0.56*	Y
Myocardial infarction	7	4.02*	3.03*	0.16*	Y
Haematuria	7	5.29*	5.31*	0.56*	Y
Retinal haemorrhage	6	18.12*	18.20*	1.00*	Y
Cerebral hacmorrhage	5	3.78*	3.79*	0.18*	Y
Blindness	4	–	–	0.99*	Y
Flatulence	4	8.05*	8.08*	0.49*	N
Ejaculation disorder	4	–	–	0.99*	Y
Vasodilatation	3	6.04*	6.05*	0.20*	Y
Oesophagitis	3	4.53*	4.54*	0.05*	Y
Genital oedema	3	6.04*	6.05*	0.20*	Y
Penis disorder	3	18.12*	18.16*	0.56*	Y
Muscae volitantes	3	–	–	0.77*	N
Ejaculation failure	2	–	–	0.46*	Y
Viral hepatitis	2	12.08	12.10	0.20*	N
Penile haemorrhage	2	–	–	0.46*	N

PRR: proportional reporting ratio, ROR: reporting odds ratio, IC 95% LCI: information component lower limit of 95% confidence interval. Emdash indicates no signal was found or not applicable. *Detected signal by each indices, PRR, ROR, or IC. **Y: The AE which was listed on drug labels, N: The AE which was not listed on drug labels.

(출처: 성종미 외. 자발적약물부작용신고자료를 이용한 실데나필 약물유해반응 실마리정보 검색. 약물역학위해관리학회지 2009;2:38-44)

실마리정보로 확인하였으며, 이에 대하여 실데나필 사용상 주의사항의 유해사례란에 기재되어 있는 것인지를 확인하였다.

1988년 12월부터 2006년 6월까지 식약청에 보고된 자발적약물부작용보고자료 총 4,592건 중 실데나필에 의해 발생한 유해사례로 보고된 건은 800건(17.4%)이었다. 다빈도로 보고된 상위 10개의 유해사례명은 홍조, 두통, 결막염, 시각이상, 복통, 코염, 어지러움, 두근거림, 가슴통증, 소화불량 등으로 나타났다. 총 27가지 유해사례가 실데나필의 실마리정보로 검색되었으며, 이 중 사용상 주의사항에 포함되어 있지 않은 유해사례는 녹내장, 위창자내공기참, 비문증, 바이러스성 간염, 음경출혈 등의 5가지로 나타났다. 이러한 연구를 통해 우리나라 자발적약물부작용보고자료에 데이터마이닝기법을 적용한 실마리정보 검색의 수행가능성을 확인할 수 있었다.

39.4 우리나라 의약품부작용보고자료 수집 및 분석의 발전방향

의미 있는 실마리정보를 조기에 발견하는 것은 약물안전성 확보를 위한 약물감시에서 매우 중요하다. 지금까지 수행된 자발적부작용보고자료 분석연구를 통해 나타난 우리나라 의약품부작용보고자료 수집 및 분석 시 제한점들을 개선하여 실마리정보를 효과적으로 검색할 수 있는 기반을 마련하고, 정기적으로 실마리정보를 검색하는 체계를 구축하려는 노력이 필요하다.

최근 우리나라에서 자발적부작용보고건이 급증하고 있다. 2005년까지 자발적부작용보고 건수는 연간 1,000례 정도이었는데, 2006년부터 지역약물감시센터의 활동이 시작되면서 연간 3,000례 정도로 증가하였다. 2009년 6월에 약물감시연구사업단이 발족하고 지역약물감시센터가 전국 15개로 늘어나면서, 2009년 7월부터 6개월 간 보고건 수는 1만 2,761건으로 급증하였다. 이처럼 보고건이 급증하였지만 여전히 미국, 유럽 등 약물감시 선진국가와 비교해 볼 때 우리나라의 약물부작용 보고건은 많지 않은 수준이다. 따라서 향후 지역약물감시센터를 확대 · 운영하여 자발적부작용보고를 더욱 활성화시키는 것이 필요하다. 인구 6,100만 명인 프랑스의 경우 전국에 31개의 지역약물감시센터가 설치되어 있는 것을 감안하면 우리나라에는 25개 이상의 지역약물감시센터가 지정되어 전 국민을 대상으로 한 약물감시사업을 수행할 수 있어야 할 것이다. 또한 부작용 보고의 활성화를 위하여 지속적인 교육과 홍보가 이루어져야 하며, 보고자에 대한 인센티브 제공 및 부작용피해구제제도의 실질적인 가동과 같은 관련 제도의 정비가 필요하다.

이전에 우리나라의 부작용보고자료를 분석하여 수행된 연구에서 보면 보고된 진단명을 확인할 수 없고, 각 진단명에 대한 진단기준이 부정확하며, 보고되는 자료의 질이 일정하지 않아서 결측치가 많아 정확한 결론을 내기 힘든 한계가 있었다. 현재 식약청으로 직접 보고되는 자발적부작용보고건은 보고자가 식약청에 제출한 내용을 그대로 데이터베이스에 입력하여 관리하고 있는데, 수집된 보고 건은 내용의 완전성이 검토된 후 약물 성분명이나 유해사례가 표준화되고 체계적인 구조로 데이터베이스에 입력되어야 할 것이다. 이를 위하여 의심약물 및 유해사례에 대한 정보가 정확하게 입력되고 적절하게 코드화되었는지 등을 검토할 수 있도록 식약청에서 별도의 전문인력을 두어 보고자료를 관리하도록 해야 한다.

지금까지의 우리나라 의약품안전성 관련정책은 외국에서 이루어진 조치를 따르거나, 문헌정보를 토대로 이루어졌던 것이 대부분이었다. 그러나 최근 우리나라에서도 자발적 약물부작용보고건수가 급증하고 있어, 향후 축적된 보고자료를 이용하여 의미 있는 실마리정보를 효과적으로 검색할 수 있는 기반이 마련되고 있다. 따라서 식약청에서는 빠른 시일 내에 정기적으로 자발적약물부작용보고자료 분석을 통해 실마리정보를 조기에 발견하고 이를 정책에 반영할 수 있는 체계를 구축하여야 할 것이다. 검색된 실마리정보를 그래프 등으로 시각화할 수 있는 방법을 개발하여, 지속적으로 검색되는 실마리정보를 보다 효율적으로 확인하고, 그 패턴을 파악하고 해석할 수 있어야 한다. 아울러 관련 분야의 전문가들로 실마리정보평가위원회를 구성하여 검색된 실마리정보를 체계적으로 검토할 수 있어야 하며, 식약청 및 관련 학회 등 관련 단체에서 주최한 워크숍에서 실마리정보 검색 및 평가 결과를 발표하여 최신의 약물안전성정보를 보다 적극적으로 공유하는 위해정보교류에도 힘써야 할 것이다.

자발적부작용보고자료는 자료 자체만으로는 약물의 노출 규모, 즉 약물복용자인 분모에 대한 정보가 없기 때문에 잘못된 해석이 가능하며 유해사례의 발생빈도를 산출할 수 없다. 우리나라는 건강보험심사평가원의 대규모 약물청구데이터베이스를 이용하여 보다 정확한 분모자료를 파악할 수 있으며, 실제로 이를 이용하여 실마리정보를 검색하는 일이 시도되고 있다. 자발적부작용보고자료의 분모자료로 해당 약물의 판매량, 처방량 및 조제량 등을 분모자료의 대안으로 사용할 수 있고, 건강보험심사평가원의 대규모 보험청구자료를 이용하여 보다 정확한 약물 처방량을 파악할 수 있다. 그 밖에도 통계청 사망자료, 국립암센터 암등록자료 등을 자발적부작용보고자료와 연계하여 약물로 인한 건강영향에 대하여 보다 타당성 높은 약물역학연구를 수행할 수 있다.

참고문헌

성종미, 최남경, 정선영 등. 식품의약품안전청에 신고된 약물유해사례 자료분석, 1988-2006. 약물역학위해관리학회지 2008;1:68-74.

성종미, 최남경, 정선영 등. 자발적 약물부작용 신고자료를 이용한 실데나필 약물유해반응 실마리정보 검색. 약물역학위해관리학회지 2009;2:38-44.

최남경, 박병주. 우리나라 약물유해반응 감시체계. 예방의학회지 2007;40:278-84.

최남경. 의료보험자료를 이용한 새로운 약물유해반응 실마리정보 검색지표 개발. 서울대학교; 박사학위논문; 2007.

Olsson S. The role of the WHO programme on International Drug Monitoring in coordinating worldwide drug safety efforts. Drug Saf 1998;19:1-10.

Shalviri G, Mohammad K, Majdzadeh R, et al. Applying quantitative methods for detecting new drug safety signals in pharmacovigilance national database. Pharmacoepidemiol Drug Saf 2007;16:1136-40.

Waller PC, Coulson RA, Wood SM. Regulatory pharmacovigilance in the United Kingdom: Current principles and practice. Pharmacoepidemiol Drug Saf 1996;5:363-75.

Ⅶ

적용대상별 약물역학

40. 노인 약물역학

학습목표

노인에서 약물사용의 특수성과 약물역학연구의 필요성을 이해하고, 이를 활용할 수 있다.
- 노인에서 약물사용의 특징을 설명할 수 있다.
- 노인을 대상으로 하는 약물역학연구의 필요성을 설명할 수 있다.
- 노인에 대한 약물역학연구 사례를 설명하고, 실제 적용할 수 있다.

지속적인 경제성장으로 인한 영양상태와 주거환경의 개선, 의료기술의 발달로 말미암아 국민들의 평균수명이 연장됨과 함께 노인인구가 크게 늘어나고 있다. 2000년에 65세 이상 노인인구가 전체 인구의 7.1%로 고령화 사회에 진입하였으며, 2005년에는 노인인구가 9.1%를 차지하였다. 2018년에는 65세 이상의 노인인구가 전체 인구의 14.3%로 고령사회에 진입하고 2026년에는 20.8%로 본격적인 초고령사회에 도달할 것으로 전망되고 있다.

노인은 여러 개의 만성 퇴행성 질환에 동시에 이환될 가능성이 크고, 그에 따라 약물처방 빈도도 높아지게 된다. 또한 우리나라에서는 노인환자들이 처방약물뿐 아니라 일반의약품과 한약을 함께 복용하는 경우가 많아 이러한 약물들 간의 상호작용으로 인하여 부작용이 발생할 위험성이 높다. 노인들이 효과적이고 안전하게 약물을 사용할 수 있도록 노인에서 약물사용의 특수성을 이해하고 약물역학연구의 필요성과 연구사례에 대하여 소개하고자 한다.

40.1 노인 약물사용의 특징

가. 노인에서의 약물대사

노화에 따른 인체의 생리적 변화는 복용한 약물의 약동학적 · 약력학적 변화를 초래하여 약물의 흡수, 분포, 대사 및 배설에 큰 영향을 미친다. 또한 약물의 작용부위에서의 반응성 및 체내 항상성 유지에도 많은 변화가 발생한다(표 40.1).

1) 약동학적 변화

연령이 약물의 인체 내 약동학에 미치는 영향을 일률적으로 일반화하기는 어려우나, 대체로 연령의 증가에 따라 체내 수분과 근육량이 감소하여 수용성 약제의 경우 약물의 분포용량이 감소되어 혈중농도가 상승하고, 반면에 체지방은 증가되어 체내의 지방에 분포하는 약물은 분포용량이 증가하여 약물의 반감기는 연장된다. 또한 간 크기 및 간혈류량 감소에 의한 약 제거율의 저하, 신사구체수 감소 및 신혈류량 감소로 인한 신장배설기능 저하로 약물의 혈중농도가 상승될 수 있다.

2) 약력학적 변화

약력학적 변화로는 약물의 수용체수 및 친화력 변화로 수용체 민감성이 변화할 수 있고, 2차 전령물질 기능 및 세포반응성 변화로 인한 세포 내 진도성 변화로 약물에 대한 과대반응 또는 과소반응이 나타날 수 있다.

나. 노인 질환의 특성

노인은 몸의 여러 기관과 기능이 퇴행성 변화를 겪고 있어 일반 성인과 달리 다양한 증상과 여러 질병들이 다발적으로 발생하거나, 복합적으로 존재하고 있는 경우가 많다. 우리나라 65세 이상 노인의 86.7%는 하나 이상의 만성질환을 앓고 있고, 30%는 3개 이상의 만성질환을 가지고 있는 것으로 알려져 있다. 연령별로는 연령이 증가할수록 만성질환 유병률이 증가하고 있어 65-69세 노인의 85.2%, 70-74세 노인의 87.6%, 75세 이상 노인의 87.8%가 만성질환을 가지고 있었다. 여러 가지 질병이 공존하는 경우 각각의 질병이 서로 작용하여 질병의 임상적 표현, 발견 및 치료에 영향을 미친다. 또한 각각의 질병에

표 40.1 약물반응과 관련된 노화에 따른 생리적 변화와 의미

약동학적 과정	생리적 변화	임상적 의미
흡수	흡수면적 감소, 내장 혈류량 감소, 위산도 증가, 위장관 운동변화	연령 증가에 따른 흡수 차이는 없음
분포	체내 총 수분량 감소, 체질량 감소, 체지방 증가, 혈청 알부민 감소, 단백결합 변화	체액 내 약물농도 증가, 지용성 약물의 반감기 및 분포 증가, 일부 단백결합 약물의 유리형 증가
대사	간 중량 감소, 간 혈류량 감소, 청소율 감소	1차 통과 대사 감소, 약물의 생물학적 전환 감소
배설	신장 혈류량 감소, 사구체여과율 감소, 세뇨관 분비기능 감소	신장의 약물 제거능력 감소, 약물제거의 개인 차 증가
수용체 감수성	수용체 수의 변화, 수용체 결합 변화, 2차 전령물질 기능의 변화, 세포 및 핵의 반응 변화	약물에 대한 과대반응 또는 과소반응

대한 치료를 위하여 별도의 약물처방이 이루어짐으로써 복용하여야 할 약물의 종류와 수가 많아진다.

다. 다약제요법

다약제요법(polypharmacy)은 단순히 여러 약물을 처방하는 것이라는 의미보다는 약물을 부적절한 개수, 빈도, 용량으로 처방하거나 불필요한 약물을 처방하는 것을 의미하는 경우가 많다. 임상적 적응증에 해당하지 않는 한 개 이상의 불필요한 약제가 포함되거나, 6개 이상의 약물을 동시에 투여할 때를 의미하는 것으로 정의하기도 한다. 다약제요법은 약물유해반응 발생과 강한 관련성이 있는 것으로 알려져 있다.

노인은 두 가지 이상의 만성질환을 가지는 경우가 많고, 노화로 인한 생리약동학적 변화로 약물의 흡수, 분포, 대사, 배설 과정이 성인과는 달라 다약제요법에 의한 약물 간 상호작용, 약물-음식 상호작용, 이로 인한 약물유해반응 등의 문제가 발생할 가능성이 높아진다

라. 약물상호작용

약물상호작용이란 한 약물의 효과가 앞서서 혹은 동시에 투여된 다른 물질(다른 약물, 음식물 등)에 의해 변화되는 것을 말한다. 약물상호작용은 약물유해반응의 원인으로 알려져 있으나, 약물상호작용이 발생하는 모든 경우에 약물유해반응이 야기되는 것은 아니다. 약물투여용법을 잘 조정하여 사용하면 약물치료에 오히려 더 좋은 결과를 초래할 수 있다. 그러므로 약물요법의 치료효능을 좀 더 증대시키고 약물유해반응 발생을 최소화하기 위하여 약물상호작용의 기전을 잘 이해하고, 각 약물 사용 시 발생 가능한 약물상호작용에 대한 지식을 충분히 습득할 필요가 있다.

약물상호작용의 유형은 약물-질병 상호작용, 약물-약물 상호작용, 약물-한약 상호작용 및 약물-음식물 상호작용 등이 있다. 각각에 대한 자세한 예시는 47장을 참고하도록 한다.

40.2 노인 대상 약물역학연구의 필요성

신약의 시판 전 임상시험에서는 윤리적인 측면에서 취약한 대상인 노인을 배제하고 성인을 대상으로 하므로, 노인에서의 안전성과 효능은 시판 전에 충분히 검증하기 어렵다.

성인과 다른 노인의 특징은 노인인구에서의 특수한 약물요법을 필요로 하나, 우리나라 노인인구에 대한 약물사용정보는 대단히 부족한 실정이다.

노인은 노화에 따른 약물대사 기능의 저하, 높은 약물처방빈도와 다약제요법 등으로 인하여 다른 인구집단에 비하여 약물유해반응이 더욱 흔히 발생할 수 있다. 실제로 많은 연구에서 노인의 10–35%에서 약물유해사례가 발생하고, 노인입원환자의 3–12%가 약물유해반응과 관련이 있는 것으로 보고된 바 있다.

약물유해반응은 불필요한 약물사용, 약물상호작용, 특정 환자에서 금기약물의 처방 등이 위험요인으로 알려져 있어, 약물치료의 선택이 약물유해반응 발생에 큰 영향을 미친다. 적절한 약물사용을 위하여 노인에서 약물처방 시 고려해야 할 지침서들이 개발되었는데, 대표적으로 1990년대에 Beers 등이 노인에게 사용할 때 효과가 없거나 약물유해반응 발생위험이 높고, 안전한 대체약물이 있어서 노인환자에게 처방하는 것이 부적절한 약물의 목록을 제시한 바 있다. 한 번 개발된 지침서는 보다 실정에 맞는 내용으로 지속적으로 개정되고 있으며, 이러한 지침들을 기준으로 약물처방양상을 평가하고 있다. 노인을 대상으로 지속적인 약물사용평가가 필요하며, 부적절한 처방이 의심되는 경우에는 노인환자의 임상적 상태를 고려한 심층평가를 통하여 처방의 적절성을 재검토하여야 하며, 나아가 이러한 부적절한 처방의 건강성과(health outcome)를 평가하는 추적관찰연구를 통해 과학적인 근거를 확보함으로써 노인들이 안전하게 약물을 사용할 수 있도록 노력하여야 한다.

또한 노인은 다른 연령집단에 비하여 의료에 대한 의존도가 높으며 의료기관 이용도가 높다. 노인인구집단에서 사용하는 의료비용도 높은 수준으로, 총 의료비에서 노인인구에 대한 의료비가 차지하는 비중은 1990년 12.5%에서 2003년에는 21.3%로 급증하였다. 따라서 노인인구에서의 안전하고 합리적인 의약품 사용을 위하여 약물사용평가를 포함한 약물역학연구가 활발히 수행되어야 한다.

40.3 노인에 대한 약물역학연구 사례

노인에서 약물사용의 이득과 위해에 대한 정보를 생산하고, 이를 적절히 평가하기 위하여 약물사용평가, 성과연구 등 노인을 대상으로 한 다양한 약물역학연구들이 수행되고 있다.

가. 약물사용평가와 Beers criteria

노인에서의 약물사용평가는 부적절한 의약품 사용을 최소화하고, 의약품의 오남용을 막고, 약물유해반응을 예방하는 등 의약품 적정사용을 유도하여 환자진료의 질을 향상시키는 데 중요한 기초자료를 제공한다. 노인을 대상으로 신중히 투여하여야 할 약물들의 목록으로서 약물사용평가의 기준으로 국내외에서 활용되고 있는 것으로 Beers criteria, Zhan's classification 등이 있다. Beers criteria를 적용하여 노인에서 부적절한 약물사용양상을 파악한 연구결과 노인환자의 23.5%가 부적절한 약물을 처방받은 것으로 나타났다. 가장 흔하게 처방되는 부적절한 약물은 장기작용 벤조디아제핀, 디피리다몰, 프로폭시펜, 아미트리프틸린 등이었다.

또한 최근에는 Beers criteria에 의하여 부적절한 것으로 나타난 약물사용이 건강효과에 미치는 영향에 대한 연구도 수행되고 있다. 부적절한 약물사용과 약물유해반응, 외래 및 응급실 방문, 의료비용, 입원 및 사망과의 관련성에 대한 연구가 있었으며, 각 연구마다 연구방법 및 관련성의 정도에 차이가 있었으나 부적절한 약물사용이 약물유해반응 발생과 의료비용을 증가시키며 입원위험을 높이는 것으로 나타났다. 이에 부적절한 약물사용을 줄이고 Beers criteria 등 지침서의 타당도를 높이기 위한 지속적인 노력이 필요함을 강조하였다. 국내에서도 2004년에 2개의 종합병원을 대상으로 65세 이상의 외래환자 또는 입원환자들에 대하여 원내 전산프로그램과 의무기록자료를 이용하여 Beers criteria를 적용한 약물사용 현황분석 및 적절성 평가가 수행된 바 있다. 이 연구에서 입원환자 4,519명 중 2,592명(57.3%)이 부적절한 약물을 처방받은 것으로 나타났으며, 부적절한 처방을 받은 노인환자에 대하여 임상적 상태를 고려한 심층평가와 건강효과를 평가하는 추가연구의 필요성이 제기되었다.

나. 의료보험청구자료 이용 연구

의료보험청구자료를 이용한 노인 약물역학연구도 국내외에서 활발하게 이루어지고 있다. 노인을 대상으로 한 대표적인 의료보험프로그램으로 미국 메디케어(Medicare)가 있는데, 메디케어는 미국 정부기금으로 운영되며 1) 65세 이상의 노인, 2) 65세 이하이나 장애자 3) 신장병 말기로서 영구적으로 신장기능을 상실한 자를 대상으로 각종 의료혜택을 제공하는 프로그램이다. 이는 메디케어 및 메디케이드관리센터(Centers for Medicare and Medicaid Services, CMS)에서 운영하며, CMS에서 메디케어프로그램으로부터 환자정보, 의료이용 및 약물처방 정보 등을 수집하여 관리하면서 학술연구를 위한 자료를 제공하고 있다. 메디케어자료를 이용한 연구 예로 항간질제에 대한 약물사용평가에서, 기존에 사용되고 있던 페니토인, 페노바르비탈보다 부작용이 적은 것으로 알려져 있는 가바펜틴, 라모트리진 등 새로운 항전간제 사용이 권장되는데, 그럼에도 불구하고 페니토인이 가장 흔하게 처방되고 있는 것으로 나타나 이에 대하여 의사들이 더욱 주의하도록 권유하였다. 그 밖에도 의료이용 및 치료지속성 연구, 치료효과 향상과 의료비용 절감을 위한 재입원 빈도 및 양상 분석연구 등이 이루어지고 있다.

우리나라는 전 국민이 의료보험에 가입되어 있어 건강보험심사평가원(이하 심평원)의 보험청구자료를 이용한 약물역학연구 수행이 가능하다. 최근 심평원 보험청구자료를 이용한 노인 약물역학연구가 다수 수행되어 안전한 약물사용을 위한 노력을 기울이고 있다. 2005년 1월부터 2006년 6월까지의 심평원자료를 이용한 약물사용평가가 수행되었는데, 항우울제 중 항콜린성 작용과 진정작용이 강하여 노인에서 신중투여가 권고되는 삼환계항우울제의 처방률이 높게 나타났고, 그중에서도 아미트리프틸린은 전체 노인환자의 9.6%가 1회 이상 처방받은 것으로 파악되어 신중투여약물 처방 상위 2위를 차지하였다. 노인환자에서 아미트리프틸린을 사용할 경우 2급아민 삼환계항우울제인 노르트립틸린이나 데시프라민에 비하여 약물유해사례 발생위험이 유의하게 높은 것으로 보고되어 있어 사용이 권고되지 않는 실정으로, 아미트리프틸린과 2급아민 삼환계항우울제 사용군 간의 약물유해반응 발생위험을 비교평가하는 약물역학연구가 필요한 것으로 나타났다. 벤조디아제핀 처방양상 분석결과에서는 반감기가 긴 벤조디아제핀의 경우 노화에 따른 체지방의 증가로 약물의 분포가 증가하고, 간 혈류량의 감소로 대사가 지연됨으로써 약물이 축적되는 효과가 나타날 수 있어 반감기가 짧은 약물의 처방이 권고되는데, 연구대상 노인환자의 40.6%가 1회 이상 반감기가 긴 벤조디아제핀으로 분류되는 디아제팜을 처방받은 것으로 나타나 보다 주의하여 처방해야 함을 권고하였다. 또한 반감기가 긴 벤조디아제핀의 처방률이 의료기관 종별, 지역별로 차이를 보였다. 의료기관 처방양상을 보았을 때 의원과 보건소에서의 반감기가 긴 벤조디아제핀 처방률이 각각 56.1%, 58.3%로 반감기가 짧은 벤조디아제핀 처방률 43.9%, 41.7%보다 높았다. 지역별로는 대구, 광주, 대전, 충청, 경상, 전라 및 제주 지역에서 반감기가 긴 약물의 처방률이 반감기가 짧은 약물의 처방률에 비해 높은 것으로 나타났다. 의료기관 종별, 지역별 노인환자의 특성 차이 등에 대한 추가연구가 필요하며, 벤조디아제핀에 대한 표준진료지침을 개발하여 배포하는 등의 교육과 홍보를 통한 처방표준화 노력이 이루어져야 할 것으로 파악되었다.

다. 노인약물역학코호트연구

국내에서 1993년에 부산지역 의료보험관리공단(현 국민건강보험공단)의 피보험자 및 피부양자 자격을 갖추고 있는 사람들 가운데 65세 이상의 노인들을 대상으로 하여 한국노인약물역학코호트(Korean Elderly Pharmaco-epidemiology Cohort, KEPEC)가 구축되었다. 의료보험관리공단의 보험청구자료에 포함된 약물처방정보, 설문조사를 통한 음주, 흡연 등 생활습관에 관한 자료, 병원방문조사를 통한 진단명 확인자료, 통계청 사망자료 등을 이용하여 주요 약물들에 대한 약물사용평가, 암 발생률 및 사망률 분석, 코호트 내 환자-대조군연구, 코호트연구 등의 다양한 약물역학연구들이 수행되었다. 노인에서 향정신성의약품 사용과 근위대퇴골 골절 발생 위험에 대한 코호트연구에서는 향정신성의약품을 복용한 노인에서 사용하지 않은 노인보다 근위대퇴골 골절 발생위험이 4.24배 높은 것으로 나타나 향정신성의약품 사용이 근위대퇴골 골절의 중요한 위험요인인 것으로 파악되었다.

환자의 질병을 치료하기 위한 약물을 선택할 때 객관적인 근거에 기반한 의사결정이 요구되고 있으나, 노인들을 대상으로 하는 약물사용에 대한 이득과 위해에 대한 객관적인 근거자료는 매우 부족한 실정이다. 노인은 노화로 인하여 약물대사가 변화하고, 여러 개의 만성 퇴행성 질환을 앓고 있을 가능성이 높아 약물처방빈도가 높고 다약제요법을 받을 가능성이 크다. 그러므로 이로 인한 약물유해반응이 흔하게 발생할 수 있다. 따라서 급증하는 노인들에 대한 안전한 약물사용을 위하여 노인을 대상으로 한 약물역학연구가 활발히 수행되어야 하고 그 결과로 생성된 객관적인 근거를 기반으로 표준약물처방지침서를 개발하여야 한다. 이러한 지침서를 의사들에게 배부하여 약물처방을 표준화하고 약물의 오남용과 상호작용으로 인한 부작용을 예방하기 위하여 노력하여야 한다. 이러한 노력이 성과를 거두려면 노인환자를 진료하는 의사들의 적극적인 관심과 참여가 필수적이지만 이와 함께 의약품안전관리의 책임을 맡고 있는 주무기관인 식약청과 보건복지부의 실질적이고 효과적인 행정적 뒷받침이 반드시 수반되어야 한다.

참고문헌

건강보험심사평가원. 병용 · 연령 금기 및 치료역이 좁은 의약품, 취약군 · 특정 질환자에 대한 의약품의 사용양상 모니터링. 식품의약품안전청; 2007. pp. 211-98.

대한노인병학회. 노인병학. 의학출판사; 2005.

장래인구추계 결과 [Internet]. 통계청; 2006 Nov [cited 2011 Apr 6]. Available from: http://kostat.go.kr/portal/korea/kor_nw/2/2/6/index.board?bmode=read&aSeq=64678&pageNo=&rowNum=10&amSeq=&sTarget=&sTxt=

Aparasu RR, Mort JR. Inappropriate prescribing for the elderly: Beers criteria-based review. Ann Pharmacother 2000;34:338-46.

Bae JM, Koo HW, Jung KO, et al. A cohort study on the association between psychotropics and hip fracture in Korean elderly women. J Korean Med Sci 2002;17:65-70.

Choi NK, Hahn S, Park BJ. Increase in mortality rate following coprescription of cisapride and contraindicated drugs. Ann Pharmacother 2007;41:667-73.

Fick DM, Cooper JW, Wade WE, et al. Updating the Beers criteria for potentially inappropriate medication use in older adults: Results of a US consensus panel of experts. Arch Intern Med 2003;163:2716-24.

Jano E, Aparasu RR. Healthcare outcomes associated with beers' criteria: A systematic review. Ann Pharmacother 2007;41:438-47.

LeSage J. Polypharmacy in geriatric patients. Nurs Clin North Am 1991;26:273-90.

Mann RD, Andrews EB, editors. Pharmacovigilance, 2nd ed. Chichester: John Wiley & Sons Ltd.; 2007. pp. 515-32.

Triller DM, Clause SL, Hamilton RA. Risk of adverse drug events by patient destination after hospital discharge. Am J Health Syst Pharm 2005;62:1883-9.

41. 소아 약물역학

학습목표

소아에서 약물사용 특수성과 약물역학연구의 필요성을 이해하고, 이를 활용할 수 있다.
- 소아에서 약물사용의 특징을 설명할 수 있다.
- 소아 대상의 약물역학연구의 필요성을 설명할 수 있다.
- 소아에 대한 약물역학연구사례를 설명하고, 실제 적용할 수 있다.

41.1 소아에서 약물사용의 특징

가. 소아환자의 특성 및 약물사용의 문제점

1) 소아환자의 생리학적 특성

소아는 신체적 성장발육이 왕성하게 이루지면서 동시에 생리적으로도 급변하는 시기여서 연령과 성장발달의 정도에 따라 적정약물 투여용량, 투여방법이 달라져야 하고, 약물에 대한 반응도 다양하게 나타난다. 신생아, 영아, 소아, 청소년 등 시기에 따라 개별 약물에 대한 약동학적, 약력학적 특성이 성인과 다르게 나타난다. 즉 연령에 따라 약물의 흡수, 분포, 대사 및 배설 등의 약물동태학적 변화가 크게 달라지기 때문에 약물에 대한 반응이 단순히 체중에 비례하지 않으며 성인과는 매우 다른 양상을 보인다(표 41.1). 따라서 소아의 특성을 한 마디로 요약하면 소아는 단순히 작은 성인은 아니라는 것이다.

2) 소아환자에서 의약품사용의 안전성 문제

소아의 약물사용에는 근본적인 두 가지 문제가 있다. 첫 번째 문제는 소아에게 처방하는 대부분의 의약품이 소아가 아니라 성인을 위하여 개발되었다는 것이다. 그 결과 소아를 대상으로 직접 임상시험을 수행하여 적정치료용량을 결정하기 위한 과학적인 근거를 확보하지 않고 치료반응에 대한 성인과의 차이점에 대한 지식도 없이 성인에서 파악된 치료용량과 용법을 동일한 질환이나 유사한 증상이 있는 소아에게 적용하고 있는 실정이다.

두 번째 문제는 불확실하거나 알려지지 않은 위험으로부터 소아를 보호하려고 하는 연

표 41.1 소아에서 생리학적 차이 및 약물 성질에 미치는 영향

<table>
<tr><th>생리학적 기능</th><th>성인과 소아의 차이점</th><th>약물 성질에 미치는 영향</th></tr>
<tr><td rowspan="6">흡수</td><td>위산 생성 감소
위산도 감소</td><td>약물의 생체이용률 증가 및 감소, 산성 약물 흡수속도 저하</td></tr>
<tr><td>위배출률 증가 또는 감소</td><td>약물 흡수 증가 또는 감소</td></tr>
<tr><td>담즙생성 감소</td><td>약물 흡수 감소</td></tr>
<tr><td>췌장효소 생성 감소</td><td>지용성 약물의 흡수 저하</td></tr>
<tr><td>피부 투과력 증가</td><td>약물의 피부 및 피하 흡수 증가</td></tr>
<tr><td>근육량 감소
근육혈류의 변이성</td><td>근육 내 흡수의 변화</td></tr>
<tr><td rowspan="3">분포</td><td>혈청 결합 단백질 감소
단백질 결합 약물의 치환</td><td>유리약물농도 증가</td></tr>
<tr><td>수용체 부위에 대한 친화력의 변화, 수용체 부위 수 변화</td><td>약물 효과 변화</td></tr>
<tr><td>총신체수분량 증가
세포 외 수분량 증가
체지방 감소</td><td>수용성 약물의 분포용적 증가
지용성 약물의 분포용적 감소</td></tr>
<tr><td>대사</td><td>간효소 활성도 감소
담즙배설 감소
간생체 내 변화 경로 활성화</td><td>약물대사 감소
약물 반감기 연장</td></tr>
<tr><td>배설</td><td>신장혈류 감소
사구체여과율 감소
세뇨관 분비, 재흡수 감소</td><td>신장으로 배설되는 약물과 그 대사물의 배설 감소
약물 반감기 연장</td></tr>
</table>

구윤리 차원에서의 배려에서 기인한다. 이와 같은 배려 때문에 새로운 치료제를 개발하고 평가하는 과정에 수행하는 임상시험에서 취약한 대상인 소아를 배제하는 것이 관행으로 이루어져 왔고, 그 결과 대부분의 의약품은 소아에서 광범위하게 사용되고 있음에도 불구하고 소아들에 대한 치료용량 결정의 직접적인 근거가 없고 또한 소아에서의 유해사례에 대한 정보도 거의 없는 실정이다.

나. 외국의 소아용 의약품 사용에 대한 정책

1) 외국에서 소아 의약품의 사용정책

미국 FDA의 설립은 소아에서 발생한 대규모 약화사고가 발단이 되었다고 할 수 있다. 1938년 설파닐아미드 엘릭서에 사용된 디에틸렌글리콜 용매가 100명이 넘는 소아에서 신부전과 사망을 초래한 사건이 발생하였으며, 이를 계기로 신약을 시판하기 전에 안전성을 입증해야 하는 법령을 공포하였다. 1960년대 탈리도마이드를 복용하였던 산모의 신생아에서 선천성 기형인 사지결손증을 초래하는 약화사고가 발생하였고, 클로람페니콜을 투여한 영아에서 회백증후군에 의한 사망을 초래하는 사고가 발생하였다. 이는 의약품의 기형유발 가능성이나 적절한 용량에 대한 지식 없이 소아용 의약품을 개발 사용할 경우 치명적인 약화사고를 일으킬 수 있다는 것을 보여준 사례다. 이를 계기로 1962년 키포버-해리스 수정법안이 통과되어 의약품은 허가된 적응증에서 안전성과 유효성을 모두 입증할 것을 요구하게 되었다.

1997년 미국에서는 FDA 근대화법(Modernization Act, FDAMA)을 발표함에 따라 그동안 약물정책에서 소외되었던 소아환자들에 대한 대책을 마련하였다. 많은 소아용 제제들이 시판되어 사용되고 있었음에도 불구하고 소아에게 사용되고 있는 약물들의 소아환자에서의 적응증 및 허가와 관련된 법령 제정의 필요성이 소아과 전문의들에 의해 지속적으로 지적되어 왔으며, 이에 대한 결과로 1998년 소아환자규정(The Pediatric Rule)을 발표하였다. 2002년 소아약물안전을 위한 법(Best Pharmaceuticals for Children Act)을 공포하여 소아용 의약품의 개발이나 소아에서 임상시험을 적극 권장하는 정책을 추진하기 시작하였다. 즉, 신약허가를 위한 임상시험을 신청하는 약물의 경우 소아에 대한 임상자료를 포함하도록 하였고, 소아용 의약품 제형이 없는 경우 임상시험단계부터 이를 제조하여 연구에 도입하도록 규정하였다.

2) 소아에서의 약물사용평가

Conroy 등의 보고에 의하면 영국, 스웨덴, 독일, 이태리, 네덜란드 5개국을 대상으로 조사한 결과 46%가 소아에 대한 적응증 없이 약물이 사용되고 있었고, 유럽도 미국과 같은 정책적 조치가 필요하다고 보고하였다. 또한 정제를 정부로부터 허가받지 않고 가루로 만들거나 액체로 만들어서 사용하는 분율이 전체의 16%나 되었다고 발표하였다.

항생제는 소아에서 사용하기 부적절한 경우가 많고 오남용의 가능성이 큰 의약품으로 약물사용 적절성 평가의 주 대상약물이 되고 있으며, 특히 감기와 같은 바이러스성 호흡기 질환에서의 항생제 오남용에 대한 평가가 매우 중요하게 간주되고 있다. Nyquist 등은 미국의 의원급 의료기관에서 감기 및 상기도 감염으로 치료받은 소아환자 중 항생제의 적응증이 없는 44%의 감기환자와 75%의 기관지염환자가 항생제를 처방받았다고 발표하여 소아에서 항생제 오남용의 심각성을 확인하였다. Jhaj 등은 인도에서 감기치료를 받는 소아환자들을 대상으로 약물사용을 평가한 결과 18.2%의 소아에서 처방이 금기이거나 추천되지 않는 약물이 사용되었고 약 8%의 환자에서 항생제가 처방되었다고 발표하였다.

소아에서는 처방과오도 빈번히 나타나는 것으로 알려져 있다. Folli 등은 6개월 동안 소아에게 처방된 소아처방전들은 분석한 결과 1,000건의 약물처방당 4.5-4.9건의 처방과오를 발견하였고, 이 중 30.3%가 환자에게 영향을 미칠 수 있는 과오였으며, 5.6%는 환자의 생명과 연관이 있을 수준의 과오라고 보고하였다. Grinder 등은 4개월 동안 미국에서 처방된 소아처방전을 분석한 결과 1,000건당 약 10건의 처방전에서 문제점이 발견되었다고 보고하였다.

다. 우리나라 소아 의약품의 사용적절성 평가 현황

우리나라의 경우 성인에서는 약물사용평가가 미미하게나마 이루어지고 있는 반면 소아환자를 대상으로 한 약물사용평가는 거의 전무한 실정이다. 전국에서 약국을 대상으로 제형에서의 문제점을 조사하기 위해 소아처방전을 분석한 결과 6세 미만 소아환자의 경우 시럽제가 없는 관계로 일반적으로 안전성자료 없이 정제를 가루로 만들어 분할 투여되고 있는 것(unlabelled use)으로 분석되었으며 소수의 시럽제가 있는 경우에도 정제가 사용되고 있는 것으로 보고되었고, 전체 처방건수 중 진해거담제(28%), 항생제(15%), 항히스타민제(15%) 순으로 처방빈도가 나타났으며, 54.7%가 일반의약품 성분제제로 분석되었다. 최근 건강보험심사평가원 자료를 분석한 '소아에서 의약품 사용양상평가' 결과에서 소아환자를 대상으로 한 약물사용양상에 대한 정보를 체계적으로 제공하고 있다.

41.2 소아에서 약물역학연구의 필요성

소아에서 약물의 안전성에 관련된 정보는 약물이 시판되기 전에는 거의 알려지지 않고 있는데, 이는 다음과 같은 특성에 기인한다.

1) 소아를 대상으로 한 임상시험이 성인 대상 임상시험과 비교하여 가장 큰 차이점은 대상환자수가 매우 적은 것이다. 이는 소아질환의 유병률이 낮기 때문에 임상시험에 적합한 수의 환자를 포함하기보다는 실제적으로 연구기간 내에 등록이 가능한 수의 환자를 대상으로 임상시험이 진행되기 때문이다.
2) 일반적으로 초기 1상의 약동학과 안전성 연구 및 2상의 용량결정과 안전성 연구에 포함되는 소아환자의 수는 매우 적다. 따라서 소아의 대규모 3상 임상시험은 대부분 성인에서 얻어진 정보를 기반으로 기획되며, 극히 일부에서 소아의 약동학자료가 활용되고 있는 실정이다.
3) 소아는 연령에 따라 약동학적 특성에 본질적인 변이가 있다. 소아연령군에 따라 약물의 흡수, 대사, 분포 및 배설에 차이가 있기 때문에 소아용 의약품을 개발하기 위해서는 연령별 적정용량의 변화를 확인하기 위한 전략이 대단히 중요하다. 따라서

일부 소아연령층에서의 결과는 다른 연령층에서의 치료에 대한 반응과 다를 수도 있다. 즉, 소아 임상시험에 포함된 특정 연령층 환자의 수가 매우 제한적이기 때문에 시판 후 소아에서 대규모로 사용되기 전에 실질적인 유해사례의 빈도를 확인하는 것이 매우 어렵다.

4) 소아연령층에서는 많은 의약품들이 허가되지 않은 용법으로 광범위하게 사용되고 있다. 이와 같이 허가사항 외(off-label) 용법은 소아의 일부 연령층에서 얻어진 자료만으로 다른 연령층에서 사용하는 것과 소아에서는 임상시험 없이 성인을 대상으로 시판된 약물을 소아에서 사용하는 것이 대표적이다.
5) 소아는 산전 태내에서와 산후 모유수유로 인해 약물에 노출되는 독특한 특성이 있다. 일반적으로 소아에서 모유에 의한 약물의 효과는 거의 평가되지 않고 있는 실정이다. 기형유발에 대한 판정을 위해 동물모델을 이용한 실험을 하고 있으나, 이 경우에도 기형유발인자가 아니라는 것을 입증하는 데는 많은 제한이 있다.
6) 소아용으로 적절하게 조제된 의약품이 부족하여 생체이용률이나 약물상호작용 및 약물-음식 상호작용에 대한 평가도 없이 복합제제나 특별조제한 제제들이 소아에서 빈번히 사용되고 있다. 이와 같은 제제들은 부형제를 함유하고 있는데, 이것에 대한 위험성이 알려져 있지 않으며, 용량설정과 약물방출에 오류를 초래하거나 유해사례를 발생시키기도 한다.
7) 성장과 발달이라는 소아의 특성은 신체적인 성장, 사춘기에 따른 성적 발달, 인지능력 및 기타 발달지표에 미치는 약물의 영향에 주의를 기울이게 한다. 대부분의 소아 임상시험은 특정 연령대 또는 발달기간에 해당되는 질병에 대한 약물의 효과와 안전성을 규명하기 위한 것이다. 특정 연령층에서 발생한 모든 유해사례가 소아의 다른 연령층에서도 발생할 것이라고는 기대할 수 없다. 따라서 특정 약물에서 소아의 성장, 발달 및 인지능력에 미치는 지연된 효과를 확인하기 위해서는 잘 기획된 장기간의 추적연구나 집중적인 약물감시가 필요하다.

이상과 같은 특성은 소아에서 특이적이고 집중적이며 능동적인 시판 후 조사의 필요성을 더욱 증대시킨다.

41.3 소아에서 약물역학연구 사례

[예시 41-1]
미국 FDA 소아자문위원회는 2003~5년에 소아에서 사용이 허가된 12개 치료영역에서 50개 의약품의 안전성을 검토한 결과 7개 의약품에 대해 추가연구, 허가사항의 개선 또는 추가 안전성 검토를 권고하였다.

상기 7개 의약품을 치료영역별로 분류하면 다음의 4가지로 분류된다.

1) 마약성 경피제제(펜타닐 패취)와 관련된 오남용, 사망 또는 심각한 약물유해반응
2) 선택적세로토닌재흡수억제제(selective serotonin reuptake inhibitors, SSRI)인 서트랄린, 파록세틴의 태내 노출과 관련된 신생아 금단증후군
3) 항우울제(서트랄린, 파록세틴, 벤라팍신, 네파조돈, 시탈로프람)와 관련된 자살경향성
4) 주의력결핍과잉행동장애치료제(메틸페니데이트, 암페타민)와 관련된 정신의학적 또는 심혈관계 유해사례

[예시 41-2]
건강보험심사평가원자료를 토대로 조사한 요양기관별 소아환자에 처방한 약물의 수

소아환자들이 각 요양기관을 외래 방문하여 처방받은 평균 약물의 수를 분석한 결과, 의원이 5.4±2.6개, 병원은 5.2±3.0개, 종합병원은 4.7±2.9개, 보건기관은 3.6±1.6개, 종합전문병원은 3.4±2.5개로서 의원이 가장 많은 수의 약물을 처방하였고, 종합전문병원이 가장 적은 수의 약물을 처방하였다(표 41.2). 종합전문병원은 약물을 1개 처방한 경우가 28.7%로 다른 요양기관에 비해 그 처방률이 높았으며, 의원의 경우 약물을 5-10개 처방한 경우가 58.3%였고, 보건기관의 경우 약물을 2-4개 처방한 경우가 61.5%로 다른 요양기관에 비해 그 분율이 높았다.

표 41.2 요양기관별 소아환자에 처방한 의약품의 수

의약품의 수	총 의약품 수(%)	의약품의 수(%)				
		종합전문	종합병원	병원	의원	보건기관
평균 의약품 수 (평균±표준편차)	5.4 ±2.7	3.4 ±2.5	4.7 ±2.9	5.2 ±3.0	5.4 ±2.6	3.6 ±1.6
중앙값 [최소값, 최대값]	5 [1, 36]	3 [1, 27]	4 [1, 29]	5 [1, 32]	5 [1, 36]	4 [1, 11]
1	402,505 (5.7)	29,490 (28.7)	39,302 (12.5)	22,061 (8.5)	310,171 (4.8)	1,481 (10.4)
2~4	2,337,414 (33.0)	45,498 (44.3)	122,749 (39.0)	97,135 (37.3)	2,063,258 (32.2)	8,774 (61.5)
5~10	4,024,090 (56.7)	26,139 (25.5)	138,933 (44.2)	126,508 (48.5)	3,728,499 (58.3)	4,011 (28.1)
11~20	324,055 (4.0)	1,546 (1.5)	13,379 (4.3)	14,804 (5.7)	294,322 (4.6)	4 (0.03)
≥ 21	3,094 (0.04)	13 (0.01)	122 (0.04)	242 (0.1)	2,717 (0.04)	0
총	7,091,158	102,686	314,485	260,750	6,398,967	14,270

[예시 41-3]
건강보험심사평가원자료를 토대로 조사한 소아환자에서 처방금기의약품의 처방실태

식약청 고시 제2007-68호에 제시된 특정연령대(소아)에서의 금기의약품에 대해, 각 금기연령별로 사용된 약물의 수를 조사한 결과, 전체 23종의 약물성분 중에서 부적절하게 사용된 적이 한 건이라도 있는 약물은 총 13종이었다. 총 34,494건의 처방에서 특정연령대에서 금기인 의약품이 사용되었으며 남아의 경우 1만 9,476건(56.8%), 여아의 경우 1만 4,854건(43.2%)으로 남아가 여아보다 조금 더 높은 분율로, 의료기관 종별로는 의원급이 32,338건(94.2%)으로 특정연령대에서 금기인 의약품이 가장 높은 분율로 처방되었다. 가장 많이 처방된 약물은 옥시테트라사이클린이었으며, 로라타딘(시럽), 모메타손푸로에이트(외용), 테트라사이클린 순으로 약물이 부적절하게 처방되었다(표 41.3).

표 41.3 요양기관별 소아환자에 대한 처방금기의약품 처방실태

연령	의약품	성별(환자수)		의료기관 종별					총 부적정 사용	적정 사용
		남	여	종합 전문	종합 병원	병원	의원	보건 기관		
1세 미만	clemastine fumarate	319	298	2	15	2	598	0	617	10,798
	sodium ferric gluconate complex	2	0	0	2	0	0	0	2	68
2세 미만	alclometasone dipropionate (0.05%, 외용)	214	172	0	0	13	373	0	386	842
	loratadine(시럽)	2,443	2,009	43	154	94	4,128	33	4,452	37,322
	mometasone furoate(외용)	2,197	1,907	28	123	99	3853	1	4,104	54,709
	promethazine	118	136	0	0	1	253	0	254	3,043
	tacrolimus hydrate(외용)	12	14	4	8	2	12	0	26	819
3세 미만	benztropine mesylate	1	0	0	0	0	1	0	1	3,829
12세 미만	doxycycline	833	941	12	7	18	1735	2	1,774	6,948
	minocycline HCl	145	244	22	12	5	350	0	389	2,003
	oxytetracycline HCl	11,435	7,805	285	485	406	18,056	8	19,240	2,178
	tetracycline HCl	1,754	1,325	11	72	18	2,978	0	3,079	1,362
총		19,464	14,851	407	878	658	32,337	44	34,324	123,921

참고문헌

건강보험심사평가원. 병용 · 연령 금기 및 치료역이 좁은 의약품, 취약군 · 특정 질환자에 대한 의약품의 사용양상 모니터링. 식품의약품안전청; 2007. pp. 303-93.

Conroy S, Choonara I, Impicciatore P, et al. Survey of unlicensed and off label drug use in paediatric wards in European countries. European Network for Drug Investigation in Children. BMJ 2000;320:79-82.

Folli HL, Poole RL, Benitz WE, et al. Medication error prevention by clinical pharmacists in two children's hospitals. Pediatrics 1987;79:718-22.

Grinder DE, Massanari M. Verifying the appropriateness of dosages prescribed in a pediatric hospital. Am J Hosp Pharm 1992;49:2778-9.

Jhaj R, Bhargava VK, Uppal R, et al. Use of cold medications for upper respiratory tract infections in children. Pharmacoepidemiol Drug Saf 2001;10:323-7.

Mann RD, Andrews EB, editors. Pharmacovigilance, 2nd ed. Chichester: John Wiley & Sons Ltd.; 2007. pp. 497-506.

Nyquist AC, Gonzales R, Steiner JF, et al. Antibiotic prescribing for children with colds, upper respiratory tract infections, and bronchitis. JAMA 1998;279:875-7.

U.S. Food and Drug Administration. Best Pharmaceuticals for Children Act of 2002. Pub. L. No. 107-9;

2002.

U.S. Food and Drug Administration. Drug Amendments of 1962. L. No. 87–781, 76 Stat. 780; 1962.

U.S. Food and Drug Administration. Federal Food, Drug and Cosmetic Act. Pub. L. No. 75–717, 52 Stat. 1040; 1938.

U.S. Food and Drug Administration. Food and Drug Administration Modernization Act of 1997, Pub. L. No. 105–15; 1997.

42. 임신부 약물역학

학습목표

임신 분기별로 사용된 약물이 태아 및 기형아 출산에 미치는 영향을 평가하기 위한 약물역학연구의 필요성을 알고, 활용할 수 있다.

- 임신 중 약물사용이 임신 분기별로 미치는 영향을 태아의 기관발생 시기와 연관하여 설명할 수 있다.
- 약물로 인한 선천성 기형의 연구의 필요성을 설명할 수 있다.
- 임신부 대상 약물역학연구에서 미국 식약청과 오스트레일리아의 임신 중 약물 분류의 활용방안을 설명할 수 있다.
- 임신부 대상 약물역학연구 사례를 설명하고, 연구에 활용할 수 있다.

건강한 아이를 낳아 기르는 것은 한 가족뿐 아니라 사회적으로도 매우 중요한 일이다. 임신여부가 확인되지 않은 임신초기에 약물을 복용한 경우에는 이런 약들이 태아에게 영향을 미치지 않았을까 하는 두려움으로 임신기간 내내 불안해하기도 하고, 심지어 임신중절까지 생각하는 경우도 볼 수 있다. 따라서 임신기간 내에 미치는 약물 효과를 확인하는 것은 매우 필요한 일이다. 하지만 임신부를 대상으로 약물역학연구, 특히 기형유발 가능성을 연구한다는 것은 윤리적인 문제가 있어 이에 대한 연구자료가 국내외적으로 부족하여, 임신 중 복용한 약물이 태아에 어떠한 영향을 미치는지에 대해서는 전문인조차 정확하고 명료한 자료와 해답을 제시하기 어렵다.

태아기형은 그 원인이 밝혀지는 경우도 있지만 원인을 알 수 없는 경우가 대부분이다. 신생아의 약 3%가 선천성 이상을 가지고 태어나는 것으로 알려져 있는데 유전적 원인이 4%, 모체의 기형에 의한 것이 7%, 약물 등의 화학물질에 기인하는 기형이 약 1% 정도이며 65%는 원인을 알 수 없는 것으로 보고하고 있다.

임신 전 기간 동안 한 번 이상 약물을 복용하는 여성은 약 35% 정도인데, 진통제, 항생제 및 제산제 등이 가장 흔히 사용되는 약물이다. 임신부에 대한 약물투여는 태아에 미칠 위험보다 모체가 얻는 이득이 더 크다고 판단되는 경우에만 하여야 하며 임신부에게 약물을 사용하는 경우에는 임신부에서 투여경험이 확립된 약물을 우선적으로 선택하여야 하며, 새로이 도입되는 약물은 피하는 것이 좋다.

42.1 임신 중 약물사용에 관한 위험도 평가기준

가.임신 중 약물사용에 대한 분류 및 가이드라인

FDA 약제태아위험도 분류기준(FDA Pregnancy Category)은, 미국 FDA에 의해 규정된 태아에 대한 약의 위험도를 나타내는 평가기준이다. A, B, C, D, X의 5단계 카테고리로 구성되며, A의 거의 안전으로부터 X의 절대금기까지 위험도가 분류되고 있다(표 42.1). 일부 약은 임신시기, 복용기간, 복용량에 따라 위험도가 다를 수 있다. 이 기준은 치료상의 유익성이 고려된 것이며 우발적인 복용 등에 대한 사후의 대응에 관한 것은 아니다.

호주에서는 호주 의약품평가위원회 선천성이상분회에서 임신 중 약물사용에 관하여 분류한 호주 약제태아위험도 분류기준(An Australian categorization of risk of drug use in pregnancy)을 사용한다. 미국 FDA 기준과 같이 A, B, C, D, X의 5단계 카테고리로 분류된다. A

표 42.1 FDA 약제태아위험도 분류기준

분류 군	해석	평가기준
A	임상시험에서 위험성이 발견되지 않음.	사람의 임신 초기 3개월간의 임상시험에서, 태아에 대한 위험성은 증명되지 않고, 또 그 후의 임신기간 중에도 위험이라고 할 수 있는 증거도 없는 것을 말한다.
B	사람에서 위험성의 증거는 없음.	동물생식시험에서는 태아에서의 위험성은 없으나, 임신부에 대한 임상시험은 실시되어 있지 않은 것을 말한다. 혹은, 동물생식시험으로 유해한 작용(또는 출생수의 저하)이 증명되고 있지만, 사람에서 초기 임신 3개월의 임상시험에서는 그 위험이 증명되지 않은, 또 그 후의 임신기간이라도 위험이라고 할 수 있는 증거도 없는 것을 말한다.
C	위험성을 부정할 수 없음.	동물생식시험에서는 태아에 기형유발, 태아독성, 그 외의 유해작용이 있는 것이 증명되고 있으나 사람에서의 임상시험이 실시되어 있지 않은 것. 혹은, 사람, 동물 모두 시험이 실시되어 있지 않은 것을 말한다. 주의가 필요하지만 투약의 이익이 위험보다 높을 가능성이 있다(여기로 분류되는 약제는, 잠재적인 이익이 태아에 대한 잠재적 위험성보다 큰 경우에게만 사용하는 것).
D	위험성을 나타내는 확실한 증거가 있음.	사람의 태아에게 분명하게 위험하다는 증거가 있지만, 위험해도, 임신부에게 사용하여 이익이 용인되는 일도 있을 수 있다(예를 들면, 생명이 위험에 처해지고 있을 때, 그 약제를 사용할 필요가 있는 경우).
X	임신 중 사용금기	동물 또는 사람에서의 시험에서 태아이상이 증명되고 있는 경우, 혹은 사람에서의 사용 경험상 태아에 대한 위험성의 증거가 있는 경우, 또는 그 양쪽 모두의 경우로, 이 약제를 임신부에게 사용하는 것은, 다른 어떤 이익보다 분명하게 위험성이 큰 것. 여기에 분류되는 약제는, 임신부 또는 임신할 가능성이 있는 여성에게는 금기다.

카테고리는 거의 안전하게 이용할 수 있는 약제이며, B는 사용경험이 적고, 사람에서의 위험성을 나타내는 증거가 아직 밝혀지지 않은 것이며 동물실험 결과에 의해, B1, B2, B3로 세분한다. 또, 기형유발은 없으나 태아나 신생아에 대한 유해작용(태아독성)이 있는 약은 C로 분류한다. 따라서 C에 해당하는 약이 B보다 위험하다는 것은 아니다. D로 분류되는 약은 위험성이 있어도, 치료를 위해서 사용할 수 있다. X는 위험도가 높은 약으로 절대금기에 해당한다(표 42.2).

일본 도쿄의 토라노몬병원에서는 임신 중에 사용한 약의 위험도를 독자적으로 평가해 점수화하고 있다. 첨부 문서나 미국 FDA 기준은 치료상의 중요도가 고려된 처방판단기준이 되지만, 토라노몬병원의 기준은 약의 위험도에 주목해 평가하고 있다. 분류는 역학조사를 중시하며 증례보고, 동물실험(생식시험)의 순서로 가중되고 있다. 게다가 복용시기가 점수화되어 이러한 점들에 의한 종합적인 위험도 평가를 가능하게 하고 있다.

우리나라에서는 2007년 식품의약품안전청에서 발행한 『의약품적정처방안내서: 임신부』가 있는데 이는 통상 임상에서 널리 쓰이는 미국 FDA 기준에 따라 5개의 영역으로 나누고 이를 우리말로 동시표현하는 것을 제안하였다. 이러한 평가기준은 약 자체의 위험도와 함께 치료상의 유용성도 고려되어, 의사가 임신을 알고 있는 상태에서 처방할지를 판단하는 기준이 된다. 임신 중 약물사용에 금기로 표기되는 이유는 위험성과 함께 그 약

표 42.2 호주 약제태아위험도 분류기준

카테고리	평가 기준
A	다수의 임신부 및 임신가능연령의 여성에게 사용되어 온 약으로, 약물에 의한 태아기형의 빈도나 태아에 대한 직접 · 간접의 유해작용의 빈도가 증가한다는 어떠한 증거도 관찰되어 있지 않다.
B_1	임신부 및 임신가능연령의 여성에 대한 사용 경험은 아직 한정되어 있지만, 이 약에 의한 기형이나 사람 태아에게의 직접 · 간접적 유해작용의 발생빈도 증가는 관찰되어 있지 않다. 동물을 이용한 연구에서도, 태아장애의 발생이 증가했다는 증거는 나타나지 않았다.
B_2	임신부 및 임신가능연령의 여성에 대한 사용경험은 아직 한정되어 있지만, 이 약에 의한 기형이나 사람 태아에게의 직접 · 간접적 유해작용의 발생 빈도의 증가는 관찰되어 있지 않다. 동물을 이용한 연구는 불충분하거나 없지만, 태아장애의 발생이 증가했다는 증거는 나타나지 않았다.
B_3	임신부 및 임신가능연령의 여성에게의 사용경험은 아직 한정되어 있지만, 이 약에 의한 기형이나 사람 태아에게의 직접 · 간접적 유해작용의 발생빈도 증가는 관찰되어 있지 않다. 동물을 이용한 연구에서는, 태아장애의 발생이 증가한다는 증거가 얻어지고 있다. 그러나 이것이 사람에 관해서 어떠한 의의를 갖는지는 불분명하다.
C	기형유발은 없지만 그 약리효과에 의해서 태아나 신생아에게 유해작용을 일으키는 약, 또는 그럴 가능성이 있는 약이며 이러한 효과는 가역적인 경우도 있다.
D	사람 태아의 기형이나 불가역적인 장애의 발생빈도를 높이거나 높인다고 의심된다. 또는 그 원인이라고 추측되는 약, 이러한 약에는 유해한 약리작용이 있을 가능성이 있다.
X	태아에게 영구적인 장애를 일으킬 위험이 높은 약이며, 임신 중 혹은 임신의 가능성이 있는 경우는 사용해서는 안 된다.

의 치료상 중요성도 감안하여 결정된다. 금기로 지정되는 것에는, 치료상의 중요도가 그만큼 높지 않고, 그 밖에 대체약물이 있는 것 등도 고려되어 금기로 하고 있다. 다른 치료법이나 치료약이 없고, 약이 가져오는 위험성보다 치료상의 유익성 쪽이 훨씬 크다고 의사가 판단했을 경우 그 약은 사용할 수 있다. 제약회사에서 제공하는 약품첨부문서에는 판매 전략상의 문제 등으로 금기로 정하는 것이 적절하지 않은 경우도 있어 첨부문서의 금기정보만을 이유로, 임신을 중단하는 일은 있어서는 안 된다.

단 지침서는 지침서일 뿐으로 임신 시 약물복용의 결정은 임신부의 기저질환의 정도와 중증도에 근거하여 주치의와 임신부가 결정해야 하며 필요시 각 질환별 전문가의 자문을 받아서 결정해야 한다.

나. 한국 임신여성에게 처방된 약의 위험등급과 미국과 호주의 임신 중 약물사용 분류 비교

2007년 식약청과제로 진행된 취약군(임신부)에 대한 의약품사용 모니터링에서 2005년 7월 1일부터 2006년 6월 30일 사이에 건강보험심사평가원에 분만으로 청구된 43만 922건의 분만건에 대한 처방내역을 추출하여 DB를 구축하였고 임신 중 사용한 모든 약에 대해서 전수분석하였다. 이 기간 동안 임신 중 사용된 1,110개의 약물 중 504개의 약인 45.4%가 두 개의 분류체계 모두에서 분류가 안 되는 신약이었으며 나머지 약제에 대한 두 분류체계를 비교하였다. 임신 중에 사용된 약물의 분류 중 가장 널리 쓰이는 FDA 약제태아위험도 분류기준과 호주 약제태아위험도 분류기준의 차이를 교차표를 만들어 비교해 보았다(표 42.3). 호주의 약제태아위험도 분류기준으로 분류되지 않은 약 636개 중 20%에 해당하는 132개의 약물이 FDA 약제태아위험도 분류기준으로 분류되어 있었으며 FDA 약제태아위험도 분류기준으로 분류되지 않은 약 622개 중 19%에 해당하는 118개의 약물이 호주

표 42.3 임신 중 처방된 약에 대한 미국 식품의약품안전국과 호주의 약제태아위험도 분류기준의 일치도 분석을 위한 교차표

		호주 분류						
		A	B	C	D	X	분류 없음	합계
FDA 분류	A	2	0	0	0	0	6	8
	B	36	66	21	0	0	48	171
	C	23	81	61	19	0	62	246
	D	0	1	14	16	0	10	41
	X	0	1	1	8	5	6	22
	분류 없음	28	54	20	12	1	504	622
전체		89	203	117	55	6	636	1110

약제태아위험도 분류기준으로 분류되어 있어 분류되지 않은 약에 대해 상호 보완적인 역할을 할 수 있을 것으로 생각된다.

두 분류체계 모두에서 분류되는 것은 355개의 약으로 32.3%였는데 그중 두 분류체계가 같은 등급으로 분류된 것은 135개(38.0%)여서 두 분류체계가 많이 다름을 알 수 있었다(표 42.3).

42.2 약물에 의한 기형유발 작용

임신 중에 노출된 약의 위험도는, 약 자체에 의한 위험도만이 아니며 사용시기, 사용기간, 사용량, 사용경로(내복, 주사, 외용), 병용약 등도 영향을 미친다. 임신 중에 약을 사용하는 경우는, 이러한 위험요인을 줄여서 안전성을 보다 높여야 한다.

가. 기형유발 약물반응

임신은 모체 내 한 개의 수정란이 분화, 발생을 반복해서 태아가 형성되어 출생하는 전 과정을 말한다. 이처럼 모체 내 수징란으로부터 시작되어 배아기, 태아기를 거쳐서 나타나는 약물의 영향은 어느 시기에 약물에 노출되었는지에 따라 유발되는 기형의 종류와 부위가 다르므로 기형 추정에 가장 중요한 인자는 약물에 노출된 태령이다. 주요 기형이 발생되는 시기는 약물에 따라 다소 차이가 있지만 대개 태아의 기관이 가장 활발히 발생되고 형성되는 임신 3–8주에 일어난다. 기형유발물질에 민감한 이 시기를 임계기(critical period)라고 하며 태아의 각 기관에 따라 각각 고유의 임계기를 갖는다. 탈리도마이드는 짧은 기간 동안 노출되어도 사지발달에 큰 영향을 줄 수 있지만 팔과 다리가 발달하는 시기인 임신 4–7주 동안 약물에 노출된 경우에만 기형작용을 나타낸다.

나. 기형유발 기전

다양한 약물에 의한 기형발생기전은 아직 잘 알려져 있지 않으며, 아마도 복합적인 요인에 의할 것이라고 생각된다. 어떤 약물은 모체조직에 직접 작용을 나타내면서 이차적 또는 간접적으로 태아조직에 영향을 미칠 수 있다. 어떤 약물은 태반을 통한 산소 및 영양분의 통과를 방해하여 빠르게 대사가 일어나는 태아조직에 영향을 줄 수 있다. 또한 발생 중인 조직의 분화과정에 중요한 직접작용을 나타내기도 한다. 예를 들어, 비타민A(retinol)는 정상조직의 분화과정에서 중요한 작용을 담당하므로, 여러 비타민A 유도체

(isotretinon, etretinate)는 정상 분화과정에 변화를 일으켜 강력한 기형유발약물로서 작용할 수 있다. 마지막으로 어떤 필수적인 물질의 부족으로도 기형이 유발될 수 있다. 예를 들어 임신 중 엽산을 보충하면 이분척추와 같은 신경관결손 발생률이 저하된다. 기형유발물질에 만성적으로 노출되면 축적효과가 나타나거나 각기 다른 발생단계에 있는 여러 기관에 복합적인 영향을 줄 수 있다. 임신 동안 특히, 임신 초기와 중기에 고용량의 알코올을 만성적으로 섭취한 경우 태아알코올증후군이 유발되어 중추신경계, 성장 및 안면 발달에 이상이 나타날 수 있다.

다. 기형유발 물질의 정의

태아에서 기형을 유발하는 물질 또는 과정은 다음과 같이 정의된다. 첫째, 특정 표적 기관에 선택성을 보이는 특징적인 기형군을 유발하여야 하며, 둘째, 태아 발달과정 중 특정 단계, 즉 특정 기관의 기관생성시기에 국한되어 그 효과가 나타나야 하고, 셋째, 용량 의존적인 발생 빈도를 보여야 한다. 사람에 있어서 기형유발작용이 가장 뚜렷한 약물로는 혈관생성을 억제하는 탈리도마이드, 항경련제인 페니토인, 트리메타디온, 디페닐히단토인, 발프로산, 그리고 성호르몬제와 와파린 등이 있다. 최근에는 베트남전쟁에서 사용된 고엽제에 함유되어 있는 다이옥신과 만성적인 임신부의 음주 시 알코올이 대표적인 기형유발약물로 주목되고 있다. 또한 사람에서는 기형유발이 확인되지 않았으나, 동물실험 등에서 기형유발이 의심되는 약물은 매우 많아서 이들 약물을 임신 3–8주의 태아기에 투여하는 것은 피해야 한다.

라. 기형유발 위험성에 대한 상담

탈리도마이드 재앙 이후 임상에서는 마치 모든 약물이 기형을 유발할 가능성이 있는 것처럼 취급되었으나, 실제 30가지 미만의 약물만이 기형유발약물로 규명되었을 뿐 수백여 가지의 약물이 태아에서 안전하다는 것이 증명되었다. 그러나 많은 임신부들이 불안해하며 계획되지 않은 임신이 많은 점을 감안하면 매년 수천 명의 여성들이 여러 가지 약물, 화학물질 및 방사선에 태아가 노출된 문제에 대하여 상담이 필요한 실정이다. 상담을 하는 의사들은 그들이 주는 정보가 최신 지견이며 확실한 증거에 기초한 것이라는 것과 어떠한 기형유발물질에도 노출되지 않은 경우라도 신생아에서 이상이 발생할 위험(기저 기형유발 위험)이 약 3%라는 것을 임신부에게 이해시킬 필요가 있다.

마. 임신 중 약물노출과 관련된 위험

1) 약에 의한 위험도

약에 의한 위험도는 약 그 자체가 가지는 기형유발, 태아독성, 혹은 임신부에 대한 약물유해반응 등을 의미한다. 위험성의 정도는 동물실험, 증례보고, 임상시험, 역학조사 등에 의해서 평가된다. 위험도가 높다고 평가되는 것은 극히 일부이지만, 임신 중에도 완전히 안전하다고 할 수 있는 약도 적다.

2) 사용시기

약물이 태아에 미치는 영향은 사용시기에 따라서 다르다. 기형유발이 가장 우려되는 기간은 아기의 형태가 만들어지는 임신초기다. 임신후기에는 기형의 가능성은 적어지나, 아기의 발육이나 기능에 나쁜 영향을 미치는 태아독성이 문제가 된다. 따라서 기형유발이 있는 약은 임신초기에 위험성이 높고, 임신후반기에는 위험성이 낮아진다. 반대로, 태아독성이 있는 약은 임신후기부터 말기에 걸쳐 오히려 위험성이 높아진다. 따라서 가능하다면 약물에 따라 약의 영향이 큰 시기는 피하여 사용한다. 태아의 혈관을 수축시키거나 신장의 기능을 나쁘게 하는 작용이 있다고 알려져 있는 진통제는 임신후기의 태아독성이 문제가 된다.

3) 사용기간

당연히 단기간 사용하는 쪽이 영향이 적다.

4) 사용량

약의 위험도는 사용량에 크게 의존한다. 일반적으로는 사용량이 많을수록 위험도가 높아진다.

5) 사용경로

경구약과 주사약은 전신작용이 있으므로 임신 중 신중하게 이용하도록 한다. 진통제, 좌약 등 일부의 외용약도 전신작용이 있으므로 똑같이 주의가 필요하다.

42.3 임신 중 약물사용에 관한 기존 연구

가. 임신 중 약물사용

1990년 보나티 등이 미국과 유럽에서 나온 13개의 논문을 종합하여 임신 중 약물사용은 1인당 평균 4.7개(3-11개)로 알려져 있고 2007년 식약청 과제로 시행한 병용금기, 연령금기 및 치료역이 좁은 의약품, 취약군, 특정 질환자에 대한 의약품의 사용양상모니터링에 의하면 임신부 1인당 15.1건의 청구건이 확인되었으며, 그중 경구약은 1인당 1.22건 주사제는 0.31건으로 전신에 영향을 줄 수 있는 약물 사용건수는 임신부 1인당 1.53건이었다.

임신 중 약물사용은 프랑스의 연구에서 임신여성의 99%가 하나 이상의 약물을 처방받았고 임신 동안 평균 사용한 약은 13.6개였다. 철분제와 비타민제를 제외하고 미국 임신부의 64% 특히 첫 임신 삼분기에 39% 임신부가 약물을 복용한 것으로 보고하고 있으며, 한국에서 35%에서 약물을 사용하여 임신 중 약물복용이 흔하다는 것이 사실이다. 더욱이 처방 없이 살 수 있는 약들까지 포함하면 그 수는 더 많을 것으로 생각된다. 또한 미국의 경우 임신 중 56%가 계획하지 않은 임신이라고 보고하고 있어서 특히 약물의 위험에 취약한 4-6주를 포함한 임신초기에 모르고 약물을 사용하였을 가능성이 크다.

나. 수유 중 약물사용

임신 중 약물사용에 관한 연구보다는 수유 중에 관한 연구가 보다 용이하며 미 식약청은 모든 새로운 약물에 대해서 일상적으로 이를 실시하도록 하고 있다. 수유 중 사용이 절대금기인 약은 거의 없으나 간혹 아이에게 약물유해반응을 일으키는 약이 있어서 수유 중 약물사용에 대해서 수유와 적합(compatible with breast feeding), 가능하면 회피(avoid if possible), 수유금지(avoid breast feeding), 근거 없음(no data available) 등으로 권고하고 있다.

다. 임신부의 배우자가 사용한 약물의 약물유해반응

신약이 개발되면 고환이나 정자에 미치는 영향을 알아보기 위하여 동물에서 생식에 관련된 실험을 실시하는데 이를 근거로 남성 생식기능에 약물이 유해한지를 평가한다. 그러나 배우자가 사용한 약물이 정액이나 체액 등을 통하여 여성이나 태아에 미치는 영향에 대한 연구는 거의 없어 보다 많은 연구가 필요하나 실제 연구수행에 어려움이 있다.

리바비린은 C형 간염치료에 알파-인터페론과 병용해서 사용되는데 약물 중단 후 6개월 이내에 임신 중이거나 임신 가능성이 있는 여성이나 배우자에게 사용이 금지되어 있어 이 약물을 사용 중인 부부에게 피임을 권고하고 있다. 리바비린은 심각한 정도의 기형유발과 태아사망효과가 있는데 표준용량의 1/20에서도 이러한 약물유해반응이 나타난다.

라. 임신 중 약물사용 관련 유용한 웹페이지

임신 중 사용한 모든 약물이 태어나지 않은 아이에게 위험한 것은 아니지만 만일의 위험이 있을 수 있으므로 임신 중의 약물 처방과 비처방약의 사용은 신중하게 고려하여야 하므로 임신기간 내에 미치는 약물효과를 확인하는 것은 매우 필요한 일이다. 이에 대해 도움을 주는 웹페이지로 캐나다 토론토의 어린이병원에서 운영하는 Motherisk와, 임신 수주 전부터 임신 중, 수유 중에 안전한 약물사용을 위한 www.perinatology.com이 있다. 이들 웹페이지에서 약제효능별로 찾을 수 있으며 적절한 참고문헌과 관련 연구들을 연결하여 볼 수 있다. 그러나 약물에 대한 정보가 일치하는 것은 아니므로 결국 임신부와 의사가 의사결정을 할 때 신중하여야 한다. 그 외 국내 식약청의 임신 중 약물가이드라인, 위에 언급하였던 미국과 호주의 임신 중 약물사용가이드라인 등이 임신 중 약물사용을 판단하는 데 도움이 되지만 각각의 가이드라인은 모든 약에서 일치하지 않으므로 신중하여야 한다.

또 한 가지 'Organization of Teratology Information Services'는 미국, 캐나다, 영국, 이스라엘 등에서 사용하며 임신 중 약물치료에 대한 연구와 정보에 대한 데이터를 통합해 준다. 유럽의 Eurocat(European network of population based registries for congenital anomalies: European Network of Teratology Information)은 유럽에서 태어나는 아이들의 29%에서 얻은 선천성 기형에 대한 역학조사를 통하여 인구기반등록사업으로 만들어진 네트워크(http://www.eurocat.ulster.ac.uk)이다.

임신부에게 있어서 어떠한 약이 영향을 미치는지를 연구할 때 전향적인 연구는 불가능하다. 따라서 약물 간, 약물과 음식 간, 약물과 알코올 간의 영향을 파악하기 위해서는 잘 설계된 후향적 연구의 수행이 필요하다.

42.4 임신 중 약물사용이 생식 및 발생에 미치는 영향

가. 임신 중 약물사용이 생식 및 발생에 미치는 영향에 관한 시판 전 연구

약물이 개발되어 시판되기 전에 임신을 한 동물실험을 통하여 사람에 있어서 임신부가

이 약물을 사용하였을 경우 그 결과 및 가능한 약물유해반응에 대한 정보를 얻는다. 그러나 동물실험에서 태아에 영향을 미치지 않았어도 사람에서는 약물유해반응이 나타나는 경우도 있어 사람에게 사용한 결과가 확실하기 전에 임신부에게의 사용은 금기가 된다. 윤리적 이유로 임신부에서 임상시험을 실시할 수는 없으므로, 의약품의 안전성 및 유효성에 대한 검토를 하는 제1, 2, 3상 임상시험을 통해서는 발암성과 생식, 발생독성 등을 사람에서 확인할 수 없다. 사람에서 생식, 발생독성은 의약품이 허가된 후 유해사례 모니터링을 통해서 임신부가 우연히 복용하여 나타나는 결과들에 의존하여 확인하게 되는데 이를 통하여 임신부가 특정 약물에 노출되었을 때 생길 수 있는 결과에 대한 정보를 얻지만 실제로 이와 같은 사례는 매우 적다고 O'Quinn 등이 보고하였다. 따라서 생식발생 독성시험자료는 사람에게 사용하는 용량보다 아주 높은 용량을 동물에 투여하여 나타나는 결과이지만, 사람에서의 임상시험결과와 동등할 정도로 중요성을 지닌다.

의약품등독성시험기준에 따르면, '생식발생독성시험'이란 시험물질이 포유류의 생식발생에 미치는 영향을 평가하는 시험을 말하며 '수태능 및 초기배 발생시험', '출생 전후 발생 및 모체기능시험', '배태자 발생시험' 등이 있다고 규정되어 있다. 고시가 개정되기 이전에는 '수태능 및 초기배 발생시험'이란 암수동물에 대하여 교배 전부터 교미, 착상까지 시험물질을 투여할 때 나타나는 독성 및 장애를 검사하는 시험이며, '출생 전후 발생 및 모체기능시험'은 암컷에 착상부터 이유기까지 시험물질을 노출시켜 임신수유기의 암컷, 수태산물 및 출생자의 발달에 미치는 독성을 검사하는 시험이다. '배태자 발생시험'은 착상부터 경구개가 닫히는 시기까지 암컷에 시험물질을 노출시킬 때 임신동물 및 배태자의 발생에 미치는 영향을 검사하는 시험을 말한다. 용어는 경우에 따라 약간씩 다르게 표현되지만, 생식발생독성시험은 실험동물을 이용하여 약물이 남성과 여성의 생식능에 미치는 영향과, 임신상태에서 약물을 복용했을 때 태아에 미치는 영향을 검사하는 것이다. 태아에 미치는 영향에 대한 검사항목에는 신체적인 기형 여부와 출생 후 발육 및 성장발달과 성기능에 미치는 영향까지 검사하도록 되어 있다. 또한, 동물시험에서 얻은 결과를 이용하여 사람에 미치는 위험성을 예상하고 독성발현기전을 이해하기 위하여, 약물의 혈중농도나 노출량, 체내동태를 평가하기도 한다.

나. 임신 중 약물사용이 생식 및 발생에 미치는 영향에 관한 시판 후 연구

약물이 시판되면 다양한 관찰자료를 다음과 같은 방법으로 얻게 된다.

1) 임상의 증례보고

특정 약물에 임신 중 노출된 임신부에서 태어난 아이 중 이상이 있는 예의 보고를 통해 약물의 유해반응을 아는 방법이다. 약물에 의해 나타난 이상이 이소트레티노인의 경우와 같이 특정 약물에 의한 것으로 판단할 수 있을 만큼 특이한 경우는 약물과 기형과의 인과관계를 적용할 수 있으나 일반적으로 노출되지 않은 경우보다 노출된 경우 기형이 더 많다는 것을 정의하기 어렵다.

2) 중앙집중형 약물유해사례보고시스템

중앙집중형 약물유해사례보고시스템(Centralized adverse event reporting system)은 다양한 정보제공처로부터 얻어진 증례를 체계적으로 구축해 놓은 것이다. 2002년 미국 FDA에서는 제약회사에 임신 중 노출된 모든 약제와 임신결과에 대하여 적극적으로 정보를 모아 등록하도록 하였다. 예를 들면 미국 FDA에 접수된 약물유해사례, 미국 FDA 약물유해반응신고시스템(MedWatch program)과 같이 보건의료서비스제공자의 자발적보고체계, 소비자가 직접 제약회사나 FDA에 제보한 내용들을 수집한 것이다. 이 방법은 사람에게 있어서 새로운 기형유발물질을 알아내기는 어렵지만 이미 태아에 영향이 있다고 알려진 기형유발물질에 대해 약물노출과 임신 사이의 특성을 어느 정도 구체화해서 찾는 데는 도움이 된다. 또한 자발적보고에 의존하기 때문에 드물거나 중대한 유해사례의 보고보다 흔하거나 미묘한 유해사례는 상대적으로 보고가 적을 우려가 있다. 또한 약물에 노출된 전체 임신수를 분모로 하여 빈도를 계산해야 하는데 이에 대한 정보를 얻기 어렵다는 한계점이 있다.

3) 임신부약물노출등록

임신부약물노출등록체계(pregnancy drug exposure registry)은 전향적, 관찰적 노출등록사업으로서 추적관찰연구의 일종이다. 약물에 노출되자마자 임신결과를 알기 전에 능동적으로 자료수집체계에 등록한 후 임신결과를 보고하고 신생아에서 기형이 발생되었는지를 지속적인 추적을 통해 조사한다. 이는 임신의 결과를 알기 전에 등록하는 방식이기 때문에 약물유해반응 등 다른 방식에 비해 비뚤림을 줄일 수 있는 장점이 있다.

미국의 경우 FDA 여성건강관리관련 웹페이지(http://www.fda.gov/ScienceResearch/SpecialTopics/WomensHealthResearch/ucm134848.htm)에 임신 중 약물에 노출된 경우를 등록하고 있다. 아직 분만을 하지 않은 여성이 약물에 노출된 경우를 등록하여 후향적으로 관찰하고 있어, 노출된 수와 기형아를 출산한 수를 파악하여 보다 정확한 정보를 제공할 수 있다.

특정 약물에 노출된 집단에서 일반인보다 기형이 더 많이 발생되는 양상이 보이면 그 특정 기형과 약물과의 연관성에 대해 더 연구를 하여 인과관계를 확실히 평가해야 한다. 어떤 등록시스템에서는 특정 질환에 있어 다른 약물을 사용하는 경우 두 그룹 간의 기형

발생빈도를 비교분석하기도 한다. 그러나 자발적인 현 등록시스템은 선택비뚤림의 문제가 있으며 표본크기 산정에 문제가 있다.

현재 임신부약물노출등록체계에서는 가임기 여성이 사용할 가능성이 높은 약제의 임신 중 부주의하게 노출된 약물이나 생백신 혹은 약독화백신을 맞아서 감염의 위험이 높은 임신부나 태아에게 준 약물 등을 등록하여야 하고 전신으로 노출되지 않았거나 가임 여성이 사용할 가능성이 거의 없는 약은 등록하지 않는다. 이 등록은 약제가 생산되는 한 유지되며 객관적이고 공개적인 감시체계의 일종으로서 등록 시 대상, 노출, 표본수, 정보의 출처와 내용, 발견된 기형, 의학연구윤리심의위원회, 피험자동의 등이 포함된다. 그러나 이들을 임상에서 참고할 때는 일반 여성에서 전체 임신의 62%만이 생존아를 출산하고, 22%는 인공유산을, 16%는 태아사망으로 임신이 종결됨을 염두에 두어야 한다. 선천성 기형은 생존아 25명 중 하나에서 자연적으로도 흔하게 나타나므로 약물에 의한 것과 구분하기 어렵다. 이러한 약물등록에는 임상시험 중 나타나는 약물유해사례 등이 반드시 보고되어야 한다. 이런 예들은 심각하면서도 예측이 불가능하고 약물에 의하여 나타났을 개연성이 높은 경우에 보고되어야 하며 매년 FDA에 연차보고를 하여야 한다. 임신 중 기형을 유발할 가능성이 있는 새로운 약물을 연구하거나 마케팅하는 경우에는 안전성의 문제가 있는지에 대하여 적절한 데이터를 구하고, 이미 알려져 있는 안전성의 문제가 있다면 이를 정량화하고 추적하면서 위험을 최소화시켜야 한다.

4) 선천성 기형의 모니터링 및 감시체계

선천성 기형의 모니터링 및 감시체계(birth defects, monitoring or surveillance systems)는 인구집단 혹은 병원 기반으로 기형의 경향이나 기형이 집단적으로 나타나는지 등을 알아내는 방법이다. 예를 들면 새로운 약물이 시판되어 널리 사용되고 난 후에 어떤 특정 기형이 증가했거나 시간적인 관련성을 두고 나타난다면 이런 감시체계가 조기경보의 기능을 담당할 수도 있다.

선천성 기형은 이런 시스템 하나로 감시하기에는 그 빈도가 낮고 양상이 흔하지 않으므로 여러 기관이 협조하는 시스템을 갖추면 더 효과적이다.

5) 선천성 기형의 환자-대조군연구

또 하나의 선천성 기형에 관한 연구방법으로 환자-대조군연구가 있는데 특정 위험인자와 기형과의 연관성을 알기 위한 연구설계로서 가설을 검증하고 적절한 통계적 검정력을 얻기 위한 적절한 대조군과 표본크기를 선택하여 진행한다. 약물에 의해 유발되는 선천성 기형에 대한 환자-대조군연구는 미리 정해진 가설 및 기간에 제한 없이 거대한 데이터베이스를 구축하여 위험 노출에 대한 정보와 가능한 교란요인에 대한 정보를 광범위하게 수집하여 나중에 가설을 만들어 연구할 수도 있다. 이 연구방법은 주어진 표본크기에서 유의한 관련성 여부를 알아내는 데 통계적 유의성을 강화시킬 수 있으나 특정 기형과 중등도 이하의 기형유발물질에 노출된 것을 검출하는 데 적합한 방법이다. 그러나 후향적인 자료수집방법이며 대조군 선택의 문제가 있을 수 있다. 임신이 종료되어 기형아를 출산한 경우 임신초기에 복용한 약물에 대해 기억이 확실치 않을 수도 있으며 정상아를 분만한 여성보다 기억을 되살리는 과정에 비뚤림이 작용할 가능성이 있다. 광범위한 자료원에서 기형아 그룹을 포함한 여러 개의 다양한 대조군 그룹을 가지면 이를 극복할 수 있다. 환자-대조군연구는 새로 시판된 약과 기형과의 연관성을 알아낼 수 있으나 유발된 기형이 매우 드물거나 임신부의 면접내용에 포함이 되지 않는 경우 이를 알아내지 못할 수 있다. 또한 민감도에 제한이 있어서 약물이 드물게 사용되거나 기형과의 연관성이 약하거나 중등도일 경우 이를 감지하지 못할 수 있다. 그러나 약물을 임신여성의 1% 이상에서 사용하거나 일반 인구집단에서 드물게 나타나는 기형이 있는 경우는 매우 강력한 방법이다.

6) 거대 코호트연구

거대 코호트연구(large cohort study)는 인구집단기반, 병원기반 혹은 건강보험에 기반한 들고나는 코호트 혹은 고정코호트 모두를 포함할 수 있다. 스웨덴 선천성기형등록자료에는 스웨덴에서 출생하는 신생아 거의 전부인 연간 12만 명을 포함하며 25년간 지속되어 온 것으로 조산원이 임신부들이 임신 전반 삼분기에 복용한 약과 모든 의무기록을 전향적으로 기록하는 코호트이다. 스웨덴 외에도 미국이나 덴마크 등에도 유사한 코호트가 있다. 이 방법은 비교적 표본크기가 크고 다양한 교란요인에 대한 정보를 포함하고 있으며 장기간 동안 관찰하여 정보를 얻을 수 있다는 장점이 있다. 약물에 노출된 여성과 노출되지 않은 여성 모두 코호트에 포함되어 있으므로 미리 정하지 않은 가설에 대해서도 분석할 수 있다. 그러나 이 연구방법도 충분한 수의 임신부가 약물에 노출되었을 경우에 의의가 있다.

7) 소규모 코호트연구

미국과 유럽에서는 특정 약물에 중점을 둔 최기형성 정보제공서비스(Teratology Information Services, TIS)를 두고 있어 임신 중 사용한 약물의 안전성에 관한 상담을 한 임신부들의 임신결과를 추적하고 있다. 이러한 방법은 약물 특히 신약에 노출된 임신부를 빨리 알아내고 약물뿐 아니라 다른 위험요소들에 대해서도 전향적인 정보를 얻을 수 있다는 장점이 있다. 노출된 임신부를 추적하면서 동시에 같은 질병이 있으나 같은 약물을 사용하지 않은 임신부, 질병이 없는 임신부를 비교군으로 하여 추적하여 그 결과를 비교하고 있다.

이 방법은 비교적 표본크기가 적다는 단점이 있으나 다기관공동연구를 통해 이 단점을 극복할 수 있다. 또 약물에 노출된 임신부 스스로 등록을 한 경우에만 대상이 되기 때문에 선택비뚤림이라는 문제를 갖고 있다.

TIS는 주어진 약물노출 후에 다양한 임신결과의 스펙트럼을 평가할 수 있으며 심한 기형이나 비교적 경미한 기형까지도 체계적으로 평가할 수 있다.

8) 자료연계연구

이는 보험청구자료 같은 대규모 데이터베이스를 이용하여 임신 중 약물이 처방된 임신부와 태어난 아이의 청구내역으로 기형여부를 연관지어 알아내는 방법이다. 임신을 정확하게 진단하는 방법, 약물복용시기, 임신결과 등을 알 수 있도록 알고리즘을 만들어 조사하면 좋은 결과를 얻을 수 있을 것으로 기대된다. 비교적 많은 수의 대상과 특정 약물에 노출된 것과 임신결과의 일시적 관계를 쉽게 파악할 수 있으며 선택비뚤림을 피할 수 있다는 장점이 있다. 그러나 임신부와 직접적인 접촉을 할 수 없기 때문에 기형이 생길 위험이 큰 시기에 실제로 처방된 약을 처방된 대로 복용하였는지 확실하지 않다는 제한점이 있는데 이를 의무기록 열람이나 임신부와의 면담 등을 통해 보완한다면 좋은 결과를 얻을 수 있다. 발생한 기형에 대해서도 이를 진단하거나 제외하는 기준 등에 대한 기록의 질적인 문제를 보완하여야 좋은 결과를 얻을 수 있다.

9) 알려진 기형유발물질에 대한 임신 중 노출 방지

탈리도마이드나 이소트레티노인과 같이 이미 사람에게 기형을 유발한다고 알려진 약물에 임신부들이 노출되는 것을 방지하는 노력으로 S.T.E.P.S. program(System for Thalidomide Education and Prescription Safety)과 iPLEDGE 등이 있다.

임신 중 약물사용에 관한 국내 연구

건강보험심사평가원 청구자료를 이용하여 임신 중에 사용된 의약품의 사용양상을 분석하기 위한 의약품 사용 데이터베이스를 구축하였다.

1. 먼저 2005년 7월 1일부터 2006년 6월 30일 사이에 심평원에 분만으로 청구된 43만 922건의 처방내역을 추출하였다. 이 중 포괄수가제(Diagnosis Related Group, DRG) 8만 4,849건과 서면청구자료를 제외한 후 중복을 삭제하여 33만 7,515명에 대한 처방데이터를 구축하였다. 분만을 하면서 사용한 약제를 제외하기 위하여 분만일 기

준으로 7일 이전에 처방된 건수를 제외하고 분만일 이전 273일부터의 처방전 509만 7,385건으로 데이터베이스를 구축하였다. 이 데이터베이스를 활용하여 임신부의 의약품 사용양상을 분석하였다.

본 연구 결과

1. 복지부 의약품 분류에 의한 대분류로 볼 때 항생제가 가장 많았으며 그 다음으로 소화기관에 사용하는 약, 외용약 등이 다빈도로 처방되었다.
2. 복지부 의약품 중분류로 세분화한 효능별로 보았을 때 가장 많이 사용된 약은 효능코드 618(그람양성 음성균에 작용하는 것)이었다.
3. 단일 약제로 가장 다빈도로 처방되는 약은 해열진통제인 아세트아미노펜제제였으며 상위 10 이내의 약들은 모두 category B나 C로서 임신 중에는 대부분 안전한 약들이 사용되고 있었다.
4. 다빈도로 사용된 약은 항생제와 해열진통제, 질염약 등 가벼운 질환에 사용하는 약들이었다.
5. 임신 분기별로는 임신 후기에 처방된 약이 가장 많았고 초기에 가장 적었다.
6. FDA 기준에서 B인 약이 30만 1,515(35.2%)건으로 가장 많이 사용되었으며 임신 중 사용된 약의 50% 정도가 임신 중 약물 사용분류가 되어 있지 않아 실제로 임신부에게 약물처방을 할 때 참고할 자료에 한계가 있다.
7. 약제태아위험도 분류기준 D나 X인 약이라도 임신부의 질환치료에 필수적인 약은 사용하여야 한다.
8. FDA와 호주의 약물분류는 차이가 많았으며 FDA 분류가 호주의 분류에 비해 X등급이 많았으며 위해가 아닌 치료상의 유익성을 고려하여 분류된 경우가 있어 호주의 약물분류가 임상에 실질적으로 유용하였다.

임신 중 약물사용에 관한 국외 연구

안드레이드 등은 미국에서 임신 중 처방된 약을 분석하였다. 1996년부터 2000년 사이에 분만한 여성 중에서 분만 1년 전에 약 처방을 받은 여성을 대상으로 하였으며 분만 270일 전부터 임신기간이 시작되는 것으로 하여 이 기간 동안 외래와 입원 진료 시 처방되었던 모든 약들을 FDA 기준에 따라 분류하였다.

총 15만 2,531 분만 중 64%에서 비타민이나 미네랄 이외의 약을 처방받았으며 첫 산전관리 후에 59%가 비타민이나 미네랄 이외의 약을 복용하였으며 그중 3.4%가 category D의 약을, 1.1%가 category X인 약을 복용하였다.

국내 연구에서는 category D약은 1.7%, X는 0.5%에서 사용되어 미국의 경우보다 적게 사용되었다.

미국에서 가장 흔히 사용된 category D 약은 여성호르몬과 배란유도제, 아테놀롤, 세코바비탈, 독시사이클린, 로라제팜, 클로나제팜 등이었다. 국내 연구에서 가장 많이 사용된 category D 약은 미세화된 프로게스테론으로서 3,770건(71.02%)이 처방되었다. 미세화된 프로게스테론은 적응증에 황체형성 부전으로 인한 절박유산 및 습관성 유산의 예방에 사용한다고 되어 있으며 임신이 시작된 경우 50일까지 사용한다고 되어 있어 category D라는 구분에 모순이 있다. KIMS online의 약제태아위험도 분류기준에서 미세화된 프로게스테론이 성분명으로는 D로 약품명으로는 X로 되어 있어 분류에 혼돈이 있었다. 호주의 분류에서는 분류가 유보되어 있는 상태로서 진료현장에서 혼선을 빚게 하고 있다.

국내 연구에서 category D 약 중 두 번째로 흔히 사용된 약은 갑상선기능항진증에 사용하는 프로필티오우라실이었는데 이는 분류가 D라고 해도 임신부가 갑상선기능항진증이 있으면 이를 조절하지 않아서 생기는 임신 중 합병증이 약물사용에 의한 위험성보다 크므로 사용하여야 하는 약제다.

그 외에 성호르몬인 프로게스테론, 히드록시프로게스테론 등이 다빈도로 처방되었으며 디아제팜, 알프라졸람, 클로나제팜 등의 신경안정제나 수면유도제가 처방되었으며 혈압조절에 사용되는 아테놀롤이 3번째로 많이 처방되는 약이었다.

미국에서 가장 흔히 사용된 category X 약은 여성호르몬과 배란유도제, 테마제팜, 플루라제팜, 테스토스테론, 미소프로스톨, 트라졸람 등이며, 이 중 미소프로스톨을 사용한 13명 중 12명은 임신 제3분기에 자궁경관 숙화(cervical ripening)를 위하여 사용하였다.

임신부에서 약물투여는 태아에 미칠 위험보다 모체가 얻는 이득이 더 크다고 판단되는 경우에만 하여야 한다. 또한 임신부에게 약물을 사용하는 경우에는 임신부에서 투여경험이 확립된 약물을 우선적으로 선택하여야 하며, 새로이 도입된 약물은 피하는 것이 좋다. 많은 여성들이 임신 중에 약물복용을 지속해야 하기 때문에 그 자신이나 태아에 약물유해반응의 위험이 있다. 임신 중 불필요한 약이나 태아에게 심각한 영향을 미치는 약은 사용을 금해야 하며 같은 효능을 가지면서 보다 안전한 약으로 대치할 수 있는지를 신중히 검토하여야 한다. 그러나 약물의 위해만을 너무 염려하여 치료가 필요한 임신부의 치료를 늦추거나 안한다면 임신부 및 태아에게 질병의 악화로 인한 또 다른 위험을 초래할 수 있다는 것도 고려하여 늘 임신 중 약물사용의 이익-위험을 신중히 고려하여 진료에 임해야 한다.

42.5 향후 발전 방향

현재 사용되고 있는 임신 중 약물사용과 관련된 약물감시방법은 새로 나온 약제의 기형유발가능성을 발견하는 데 한계가 있다. 더욱이 임신부들이 잘 사용하지 않는 약이거나 기형유발을 할 가능성이 낮은 경우, 연관된 기형이 특이하지 않아 출생 시 진단이 어려운 경우는 더욱 큰 한계를 보인다. 임신 중 신약의 사용으로 인한 기형발생이 의심되는 경우에는 이를 확인하기 위하여 잘 설계된 약물역학연구를 추가적으로 수행하여야 한다.

시판 전 생식독성연구에서 종 간의 민감도를 증가시킨다면 사람들이 임신 시에 이들 약물에 노출되는 것을 피할 수 있다. 또한 청구자료 같은 대규모 데이터베이스를 이용하면 비용을 절감하면서 새로운 약이나 이미 사용한 지 오래된 약들의 기형유발효과의 징후를 효과적으로 감지할 수 있으며, 강력히 의심되는 경우 환자-대조군연구나 소규모 추적연구들을 통하여 이러한 징후를 확인할 수 있다. 단일 연구방법으로는 새로운 기형유발물질을 알기는 어렵기 때문에 대규모 데이터베이스와 임신부등록사업을 포함한 다양한 약물역학연구로 포괄적이고 체계적인 감시체계를 구축하여야 한다.

참고문헌

식품의약품안전청. 임부에 대한 의약품 적정사용 정보집. 2010.

Andrade SE, Gurwitz JH, Davis RL, et al. Prescription drug use in pregnancy. Am J Obstet Gynecol 2004;191:398-407.

Australian Drug Evaluation Committee. Prescribing medicines in pregnancy, 4th ed. [Internet]. Woden ACT: Therapeutic Goods Administration, Australian Drug Evaluation Committee; 1999 [updated 2007 Feb 14; cited 2011 Apr 6]. Available from: http://www.tga.gov.au/docs/pdf/medpreg.pdf

Bonati M, Bortolus R, Marchetti F, et al. Drug use in pregnancy: An overview of epidemiological (drug utilization) studies. Eur J Clin Pharmacol 1990;38:325-8.

Chambers CD, Braddock SR, Briggs GG, et al. Postmarketing surveillance for human teratogenicity: A model approach. Teratology 2001;64:252-61.

Ericson A, Kallen B, Wiholm B. Delivery outcome after the use of antidepressants in early pregnancy. Eur J Clin Pharmacol 1999;55:503-8.

Hardy JR, Holford TR, Hall GC, et al. Strategies for identifying pregnancies in the automated medical records of the General Practice Research Database. Pharmacoepidemiol Drug Saf 2004;13:749-59.

Holmes LB, Wyszynski DF, Lieberman E. The AED (antiepileptic drug) pregnancy registry: A 6-year experience. Arch Neurol 2004;61:673-8.

Khoury MJ, Botto L, Mastroiacovo P, et al. Monitoring for multiple congenital anomalies: An international perspective. Epidemiol Rev 1994;16:335-50.

Khoury MJ, Botto L, Waters GD, et al. Monitoring for new multiple congenital anomalies in the search for human teratogens. Am J Med Genet 1993;46:460-6.

Lacroix I, Damase-Michel C, Lapeyre-Mestre M, et al. Prescription of drugs during pregnancy in France. Lancet 2000;356:1735-6.

Moore JA, Daston GP, Faustman E, et al. An evaluative process for assessing human reproductive and developmental toxicity of agents. Reprod Toxicol 1995;9:61-95.

O'Quinn S, Ephross SA, Williams V, et al. Pregnancy and perinatal outcomes in migraineurs using sumatriptan: A prospective study. Arch Gynecol Obstet 1999;263:7-12.

U.S. Food and Drug Administration. Federal Food, Drug and Cosmetic Act. Pub. L. No. 75-717, 52 Stat. 1040; 1938.

U.S. Food and Drug Administration. Food and Drug Administration Modernization Act of 1997, Pub. L. No. 105-15; 1997.

43. 피부 약물유해반응

학습목표

피부 약물유해반응의 특성, 약물역학연구의 필요성을 이해하고 이를 활용할 수 있다.
- 피부 약물유해반응의 특성을 설명할 수 있다.
- 피부 약물유해반응에 대한 약물역학연구 필요성을 설명할 수 있다.
- 피부 약물유해반응에 대한 약물역학연구 사례를 설명하고, 연구에 활용할 수 있다.

약물에 의한 유해반응은 인체의 모든 기관에서 나타날 수 있지만 피부에 나타나는 경우가 매우 흔할 뿐 아니라 0.1-0.3% 정도의 빈도를 보이는 심각한 약물유해반응이 피부 증상과 함께 나타나므로 피부 약물유해반응의 특성과 피부 약물유해반응에 대한 약물역학연구의 필요성을 이해하고 이를 활용할 수 있어야겠다.

43.1 피부 약물유해반응의 특성

가. 정의

약물에 의한 피부 유해반응이란 경구, 주사, 좌약 또는 경피 등의 방법으로 투여된 약물에 의하여 예기치 못하였거나 원하지 않는 피부발진이 나타나는 것으로서 약물발진이라고도 한다.

나. 발생빈도

육안으로 볼 수 있으므로 인체의 다른 장기를 침범한 경우보다 진단이 쉽다는 이점이 있기도 하지만 실제로 약물유해반응 중에서 흔하게 나타나며, 환자의 2% 정도에서 발생한다.

다. 유발요인

1) 원인 약물

시기와 장소에 따라 차이가 있으나 비스테로이드성 소염제(non-steroidal anti-inflammatory drugs, NSAIDs), 항생제, 향정신성의약품이 흔한 원인이다. 특정한 약물이 특정형태의 병변을 유발할 수 있으므로 이를 알아두면 진단이나 원인 규명에 도움이 될 수 있으나, 새로운 약물이 끊임없이 개발되고 자주 사용하는 약물이 때와 장소에 따라 변하므로 원인 약물도 변한다는 사실을 염두에 두어야 한다.

2) 위험요인

투여용량이 많고, 투약기간이 길며, 투여빈도가 잦을수록, 여러 가지 약물을 한꺼번에 복용하는 경우, 그리고 나이가 들수록 유해반응의 발생이 증가한다. 여자는 남자보다 35% 가량 더 흔하며 유전적 소인, 동반질환, 후천성면역결핍증후군도 빈도를 높이는 요인이 된다. 유전적 소인은 개인과 인종 간의 약물에 대한 반응차를 설명하는 데 도움이 될 수 있어서 최근 들어 약물유전학 연구에 대한 관심이 높아지고 있다.

3) 발생기전

면역기전에 의한 것과 비면역기전에 의한 것 또는 예측 가능한 것과 불가능한 것으로 분류할 수 있다. 다행히 80% 정도는 예측이 가능하며, 비면역기전에 의한 불내성(intolerance)과 특이반응(idiosyncrasy) 및 면역학적 약물반응(immunologic drug reactions) 등은 예측이 불가능하다.

라. 임상증상

대칭적으로 광범위하게 분포하고 다른 전신 장기의 침범은 피부의 병변에 비하여 경하며 약물의 섭취와 관련이 있으므로 투약을 중단하면 호전되는 특성을 지닌다. 그러나 증상이 매우 다양하여 다른 피부질환과의 감별을 요하며, 피부에만 국한되어 나타나는 경우와 여러 기관을 동시에 침범하여 심각한 반응을 유발하는 경우로 나눌 수 있다.

1) 피부에 주로 발생하는 약물발진

가) 발진성 약물발진

증상: 홍반성 반점이나 구진이 전신에 대칭적으로 발생되는 형태로 약물발진 중에 가장 흔하다(그림 43.1.A). 대개 소양감을 호소하며 홍역, 풍진 등의 바이러스에 의한 발진(그림

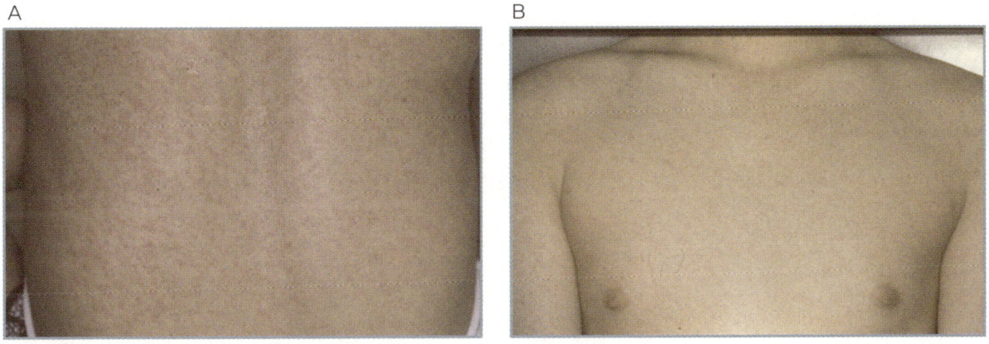

그림 43.1 발진성 약물발진(A): 전신에 밀집하거나 합쳐진 작은 홍반성 반점과 구진으로 풍진(B)과 유사

43.1.B)과 성홍열 등의 박테리아에 의한 발진과 감별을 요한다.

진단: 피부반응검사는 낮은 경우 음성을 보이므로 확진을 하려면 의심되는 약물을 이용한 전신유발검사가 필요하다.

원인약물: 암피실린이나 페니실린, 페닐부타존 또는 기타 피라졸론계 약물, 설폰아마이드계 약물, 페니토인, 카바마제핀, 금 등이 흔한 원인약물이다.

나) 두드러기양 약물발진

증상: 벌레에 물린 듯이 피부가 일시적으로 부풀어오르는 담마진 또는 팽진의 양상으로 발생한다.

진단: 비만세포의 직접 자극에 의한 매개물 분비, 아나필라톡신의 활성화, 프로스타글란딘 합성효소 억제 등의 비면역기전에 의한 경우는 의심되는 약물을 직접 투여하여 원

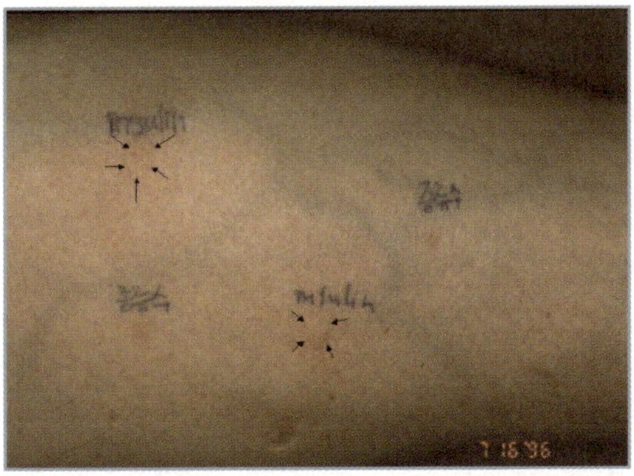

그림 43.2 인슐린에 의한 아나필락시스의 피부반응검사: 단자검사 수 분 내에 발생한 담마진(증류수는 음성대조군)

인을 확인할 수 있다. 반면에 면역글로불린 E(그림 43.2) 또는 면역복합체 등의 면역기전에 의한 경우는 피부반응검사로 진단할 수 있고, 이 중 면역글로불린 E 항체에 의한 경우는 수동전달검사(P-K 검사) 양성인데 심한 경우 아나필락시스를 유발할 수 있으므로 주의하여야 한다.

원인약물: 동물혈청, 백신, 덱스트란, 효소, 폴리펩티드호르몬, 페니실린이나 세팔로스포린계 항생제, 조영제 등이 흔하다.

다) 고정 약물발진

증상: 원인약물에 의하여 동일한 부위의 피부나 점막에 유사한 병변이 발생되는 약물발진으로 치유 후 대부분 과색소침착을 남기므로 진단하기 어렵지 않다(그림 43.3).

진단: 치유된 병변에 첩포검사를 시행할 수 있다.

원인약물: 테트라사이클린, 설폰아마이드, 바비튜레이트, 옥시펜부타존, 아세틸살리실산 등에 의하여 흔히 발생한다.

2) 여러 기관에 동시에 발생하는 경우

가) 아나필락시스

두드러기에서 함께 기술하였음.

나) 과민증후군

증상: 원인약물을 투여한 후 대개 2주에서 8주 사이에 발열, 피부발진, 내부장기 침범의 3대 증상을 보이는 심한 형태의 약물유해반응이다. 내부장기 침범에 의한 증상으로는 림프선병증(lymphadenopathy), 혈액 이상(호산구 증가 또는 이상림프구 발현), 간염, 심장염, 신장염, 폐침범(interstitial pneumonitis) 등이 나타나는데 간의 침범이 가장 흔하다. 피부발진은

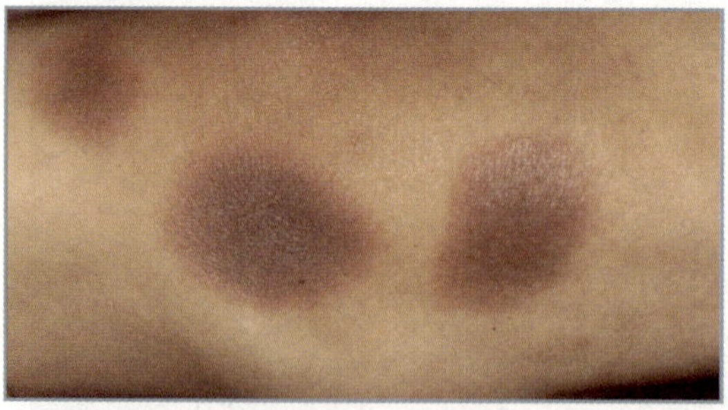

그림 43.3 고정 약물발진: 전신유발검사에서 소양감을 동반한 홍반성 반점이 병변이 치유된 후 과색소침착을 보이던 부위에 일치하여 발생

경한 홍역상발진, 성홍열상발진, 지속적인 홍반과 부종성판, 침윤성구진, 얼굴부종, 다형홍반, 독성표피괴사융해증, 박탈피부염 등으로 다양하게 나타난다.

진단: 일반혈액, 간기능, 요(尿), 혈중 크레아틴 등을 반드시 검사하여야 하고, 적혈구혈침속도, 면역글로불린, 흉부방사선, 말초혈액도말 등을 시행할 수 있다. 약물을 이용한 첩포검사 등이 도움이 될 수 있으나 전신유발검사는 질환의 심각성을 고려할 때 바람직하지 못하다.

원인약물: 항경련제, 특히 방향족인 페니토인, 페노바르비탈, 카바마제핀, 프리미돈 등이 흔하고 교차반응도 드물지 않다. 비방향족인 라모트리진도 흔하나 방향족 약물과 교차반응은 불확실하다. 그 밖에 설폰아마이드계 항생제, 답손, 피록시캄, 알로푸리놀, 미노사이클린, 터비나핀, 아자티오프린 등이 알려져 있다.

다) 스티븐스-존슨증후군/독성표피괴사융해증

증상: 감기와 같은 전구증상 후에 피부병변이 대칭적으로 발생한다. 각각의 병변은 경계가 불분명한 창백한 납빛의 반(spots), 표적과 유사하나 거무스름한 중심을 보이는 반(flat atypical targets)이나 융기된 병변(raised atypical targets) 또는 전통적인 표적병변을 보인다(그림 43.4). 표적병변은 명확한 경계를 가지며, 중앙부에 거무스름한 홍반성 병변, 그 주변부에 창백한 부종성 고리, 가장자리에 홍반성 경계로 구성된 적어도 3가지 정도의 각각 다른 색조대로 이루어진다. 개개의 병변이 합쳐져서 커다란 병변을 이루고 표피괴사나 표피가 종이처럼 벗겨지는 표피융해 및 니콜스키징후(Nikolsky's sign)가 나타나나, 소수의 독성표피괴사융해증에서는 반이 선행되지 않고 경계가 불분명한 광범위한 홍반 위에 수포들이 생길 수 있다. 국제적 기준에 따라 수포성다형홍반, 스티븐스-존슨증후군, 스티븐스-존슨증후군과 독성표피괴사융해증의 겹침, 반점을 지닌 독성표피괴사융해증, 반점이 없는

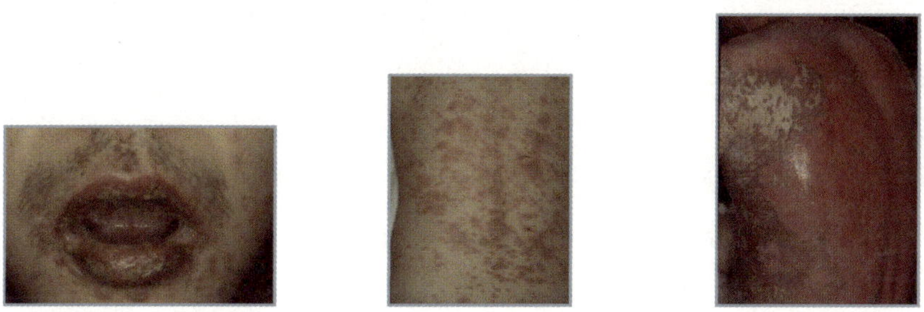

(왼쪽) 스티븐스-존슨증후군: 입술과 구강점막 피부에 물집과 표피까짐이 동반된 비전형적 표적이 관찰되고 일부 피부병변은 가볍게 밀었을 때 피부가 밀리는 니콜스키징후를 보인다.
(오른쪽) 독성표피괴사융해증: 대부분의 표피가 괴사하여 표피까짐을 보인다.

그림 43.4 스티븐스-존슨증후군과 독성표피괴사융해증

표 43.1 수포성다형홍반, 스티븐스-존슨증후군 및 독성표피괴사용해증의 분류

	수포성 다형홍반	스티븐스-존슨 증후군	중복	독성표피괴사용해증	
				반점+	반점-
표피이탈	<10%	<10%	10-30%	>30%	>10%
전형적 표적	+	-	-	-	-
비전형적 표적	올라옴	편평	편평	편평	-
반	-	+	+	+	-
사망률	1%	6%	25%	45%	

독성표피괴사용해증의 5가지로 분류한다(표 43.1).

후유증은 점막에 흔한데 특히 눈점막이 흔하고 심각하여 영구적인 시력손실이나 실명을 초래할 수 있다. 기도나 식도, 항문, 요도 등의 점막 후유증은 드물고, 영구적인 조갑소실, 반흔성 탈모 등을 초래할 수 있다.

진단: 특별한 방법이 아직 없다.

원인약물: 설폰아마이드, 항경련제, 옥시캄계 NSAIDs, 알로푸리놀, 클로르메자논, 이미다졸계 항진균제 및 세팔로스포린제, 퀴놀론제, 테트라사이클린제 또는 아미노페니실린제 등의 비설폰아마이드 항생제(non-sulfonamides antibiotics) 등이 알려져 있다.

43.2 피부 약물유해반응에 대한 약물역학연구 필요성

가. 피부 약물유해반응의 중요성

피부 약물유해반응의 빈도가 매우 높아 약물유해반응의 많은 부분을 차지한다는 점은 이에 대한 관심을 촉구하고, 정확하고 신속한 진단법을 개발하고 효과적인 예방대책을 수립하기 위한 연구의 필요성이 큼을 의미한다. 더욱이 여러 기관에 동시에 유해반응을 유발하여 생명을 위협할 수 있는 심각한 약물유해반응의 경우 대부분 피부증상을 동반한다는 것은 피부 약물유해반응을 제대로 이해하는 것이 얼마나 중요한가를 알 수 있다. 다행스러운 점은 다른 기관에 발생하는 약물유해반응에 비하여 육안으로 확인이 가능하여 환자 스스로 진단은 못하더라도 병의원을 찾게 되어 비교적 진단을 빠르게 내릴 수 있다는 것이다.

나. 진단

다른 기관에 발생한 유해반응보다는 쉽지만 피부에 발생한 약물발진도 진단이 쉽지 않다. 유해반응을 유발하기 쉬운 약물이 있지만 이름만으로 약물발진의 원인을 단정지을 수는 없고 인과관계 확인을 위한 체계적인 접근이 필요하다.

1) 환자의 병력 청취

환자가 약물을 사용한 시기와 피부병변과의 관련성을 평가하기 위하여 병력청취는 매우 중요하다. 약물유해반응에 대한 인식이 아직은 미흡하기 때문에 환자 스스로 사용한 약물에 대하여 언급하는 경우는 많지 않다. 약물복용 중에 병변이 발생되기도 하지만 끊고 나서 발생하는 경우도 있으므로 주의하여야 한다.

2) 의심되는 약물의 사용 중지

의심되는 약물을 제거하여 병변이 소실되면 약물발진을 의심할 수 있으나 한 번으로는 확진할 수 없고 약물을 끊은 뒤 병변이 지속된다 하더라도 소량의 약물은 오랜 기간 몸 안에 남아 있을 수 있기 때문에 원인이 아니라고 할 수 없다는 문제점이 있다.

3) 피부반응검사

피부는 면역반응을 유발할 수 있는 세포들이 존재하여 알레르기반응이 호발하고 약물발진의 많은 형태가 알레르기 기전에 의한 것으로 추측되므로 약물발진의 진단에 피부반응검사가 시도되고 있다. 그러나 아직은 피부반응검사를 위한 항원이 불확실하여 위양성이나 위음성의 결과가 나타날 수 있으므로 주의하여야 한다. 피부반응검사는 개방검사(open test)를 우선 시행하여 음성이면 첩포검사를 하고 이에 음성이면 단자검사, 피내검사 등의 순서로 진행하는 것이 안전하다.

4) 전신유발검사

가장 정확한 진단방법은 의심되는 약물을 재투여하여 동일한 병변을 유발하는 방법이다. 그러나 상당한 위험이 따를 수 있으므로 스티븐스-존슨증후군, 독성표피괴사용해증인 경우는 금기로 되어 있고, 아나필락시스의 경우도 자제하여야 한다. 또한 불응기(refractory period)에 시행하면 위음성이 나올 수 있으므로 주의를 요한다.

5) 유전자변이 검사

관련 유전자변이를 약물사용 전에 검사함으로써 10-20%의 유해반응을 예방할 수 있으므로 진단보다는 예방에 바람직하다. 유전자변이에 의한 약물유해반응은 피부반응검사에 의하여 원인을 규명하기 어렵다.

6) 실험실 내 검사법

약물특이 면역글로불린 E를 측정하는 radioallergosorbent test(RAST) 방법이 페니실린, 인슐린, 부신피질자극호르몬(adrenocorticotropic hormone, ACTH) 등에 한정적으로 사용되는데, 페니실린 부결정기(minor determinant)는 이 방법으로 측정할 수 없다. 기타 방법들은 연구 목적으로 사용되고 있다.

43.3 피부 약물유해반응에 대한 약물역학연구 사례 및 활용

가. 심각한 약물유해반응에 대한 역학연구 사례

2003-2005년에 걸쳐 발생된 대표적인 심각한 약물유해반응인 과민증후군, 스티븐스-존슨증후군과 독성표피괴사융해증에 대한 역학조사를 시행하였다. 전향적인 방법과 후향적인 방법을 혼합하여 시행하였는데, 비교적 약물유해반응 환자를 많이 진료하는 대학병원 피부과 3곳(서울, 일산, 광주광역시)과 분당에 있는 알레르기내과 한 곳이 공동연구에 참여하였다. 두 질환의 발생빈도는 환자 1만 명당 7-8명이었는데, 서울과 광주에 있는 대학병원 피부과의 경우 스티븐스-존슨증후군과 독성표피괴사융해증이 각각 11례와 12례로, 과민증후군의 4례와 1례에 비하여 월등히 많았는 데 반하여, 전향적인 연구를 수행한 분당의 알레르기내과와 일산의 피부과의 경우는 과민증후군이 각각 10례로, 1례와 6례의 스티븐스-존슨증후군과 독성표피괴사융해증에 비하여 많았다. 원인약물로는 카바마제핀이 두 질환 모두에서 가장 흔하였으나 과민증후군의 비교적 흔한 원인약물인 알로푸리놀은 스티븐스-존슨증후군과 독성표피괴사융해증을 유발하지는 않았는데, 전자는 환자의 절반 정도에서 약물투여 4주 이후에 증상이 발생하였는데 반하여 후자의 경우 한 달 이내에 나타났다. 두 질환 모두 전신스테로이드제 또는 면역글로불린 정맥주사 등으로 치료하였는데 스티븐스-존슨증후군과 독성표피괴사융해증의 경우 28명 중 2명이 사망하였고, 과민증후군의 경우 25명 모두가 생존하였으나 두 질환 간의 통계적으로 유의한 차이는 없었다.

나. 연구에의 활용

약물유해반응의 발생빈도, 원인, 특성 등은 이러한 반응의 예방을 위하여 중요하다. 특히 생명을 위협하는 심각한 약물유해반응의 경우는 더욱 그러하다. 여러 나라에서 약물유해반응에 대한 연구결과들이 보고되고 있지만, 약물유해반응의 종류, 발생빈도, 원인 등은 지역이나 시대, 흔히 사용하는 약물의 종류 및 인종 등에 따라 차이가 나타난다. 따라서 외국에서 이미 보고된 자료가 있더라도 국내에서 한국인을 상대로 수집한 자료가 필요하며 더욱이 일정한 시간간격을 두고 보완해 나가는 것이 중요하다. 상기 역학연구는 일부 지역에서 시행한 것으로 우리나라 국민을 대표할 수는 없지만 생명을 위협하는 약물유해반응의 원인, 특성 및 예후 등을 짐작케 하는 근거자료로서의 가치는 있다. 우리나라도 식약청에서 지원하는 지역약물감시센터의 설립과 더불어 약물유해반응에 대한 보고가 늘고 있는데 특정질환에 대한 전향적인 공동역학연구를 통하여 유용한 결과를 얻는다면 약물유해반응의 효과적인 예방이 가능하리라 예상된다.

참고문헌

Bernstein JA. Nonimmunologic adverse drug reactions. How to recognize and categorize some common reactions. Postgrad Med 1995;98:120–2, 5–6.

Champion RH, Burton JL, Ebling FJG, editors. Textbook of dermatology, 5th ed. Oxford: Blackwell Scientific Pub.; 1992.

Denham MJ. Adverse drug reactions. Br Med Bull 1990;46:53–62.

Gould JW, Mercurio MG, Elmets CA. Cutaneous photosensitivity diseases induced by exogenous agents. J Am Acad Dermatol 1995;33:551–73.

Kauppinen K, Alanko K, Hannuksela M, et al., editors. Skin Reactions to Drugs. Boca Raton: CRC Press LLC.; 1998. pp. 17–24, 97–109.

Knowles SR, Shapiro LE, Shear NH. Anticonvulsant hypersensitivity syndrome: Incidence, prevention and management. Drug Saf 1999;21:489–501.

Lee AY. Topical provocation in 31 cases of fixed drug eruption: Change of causative drugs in 10 years. Contact Dermatitis 1998;38:258–60.

Phillips KA, Veenstra DL, Oren E, et al. Potential role of pharmacogenomics in reducing adverse drug reactions: A systematic review. JAMA 2001;286:2270–9.

Roujeau JC, Bioulac–Sage P, Bourseau C, et al. Acute generalized exanthematous pustulosis. Analysis of 63 cases. Arch Dermatol 1991;127:1333–8.

44. 위장관 약물유해반응

학습목표

위장관 약물유해반응의 특성, 약물역학연구의 필요성을 이해하고 이를 활용할 수 있다.
- 위장관 약물유해반응의 특성을 설명할 수 있다.
- 위장관 약물유해반응에 대한 약물역학연구 필요성을 설명할 수 있다.
- 위장관 약물유해반응에 대한 약물역학 연구사례를 설명하고, 연구에 활용할 수 있다

위, 소장 및 대장은 경구약제가 우선적으로 접촉하는 장기로, 약제로 인한 유해반응이 흔히 발생하는 장기이다. 발병 양상은 직접적인 장기손상과 더불어 2차적인 변화까지 다양하다. 또한 원인이 되는 약제의 종류도 매우 많은 것이 특징이다. 경구약제를 포함하여 비경구약제도 유해반응을 일으킬 수 있으나, 그 빈도는 현저히 차이가 난다. 이러한 위장관 약물유해반응을 체계적으로 살펴보고, 이에 대한 위해관리의 필요성을 이해하며, 나아가 약물역학연구의 방향과 효과에 대해서도 이해하여야 한다.

44.1 위장관 약물유해반응의 특성

위장관 유해반응은 다양한 종류의 약제에 의하여 발생한다. 30년 전 보고에 의하면 병원에서 모니터링한 약물부작용의 20-40%는 위장관에서 발생되었다. 그러나 입원환자의 약물유해반응 발생률 혹은 약물유해반응 때문에 입원한 환자의 발생률을 위장관에 국한하여 파악한 연구는 제한적이다.

미국에서 4,000명 이상의 입원환자를 대상으로 수행한 연구에서 207명의 환자에서 247건의 약물유해반응이 발생한 것으로 보고되었다. 장기계통별 조사에서는 주로 구역, 구토, 항생제 관련 설사 등의 위장관 관련 약물유해반응이 18%로 나타났다. 미국의 내과병동환자 1,024명을 대상으로 한 관찰연구에서도 거의 동일한 발생률을 보였다. 위장관계 약물유해반응은 전체 약물유해반응의 17.8%를 차지하였다.

프랑스의 전향적 연구에서는 위장관계 유해반응이 약물유해반응으로 입원한 환자의 가장 흔한 원인이었다. 100명의 입원환자에서 27명이 위장관계 유해반응을 보였으며, 그 중 13명은 항응고제에 의한 위장관출혈이었고, 9명은 비스테로이드성 소염제(non-steroidal anti-inflammatory drug, NSAID) 복용에 의한 것이었다.

1988년부터 1996년 사이 호주에서 유해반응 관련 입원에 대한 검토를 시행하였다. 분석대상이 된 14개의 연구 중에 이용가능한 자료는 5개에 불과하였다. 가장 흔한 증상 중의 하나인 위장관출혈은 와파린이나 NSAIDs 치료와 관련되어 있었다.

많은 약제들이 위장관계 유해반응을 유발하는 것으로 알려져 있는데 그 종류로는 위장관운동 변화, 위배출시간의 변화, 영양분 흡수장애, 항생제 관련 대장염, 위막성 대장염 등이 확인되어 있다. 게다가 약제로 인한 병변은 염증, 협착형성, 출혈, 궤양, 천공 등과 같은 다양한 병태생리학적인 과정들을 포함하며 위장관계 전 영역에서 발현될 수 있으며, 기저 병리학적 소견 없이도 구역 및 구토, 설사, 변비 등의 증상도 생긴다.

이처럼 위장관 약물유해반응은 매우 흔히 발생하고, 다양한 약제와 관련되어 있으며, 위장관 병변 역시 다양한 형태로 나타날 수 있기 때문에 약물유해반응을 조사하고 연구하는 데 가장 중심적인 요소 중 하나이지만, 인과성 평가 등의 약물역학적 판단을 하기에는 매우 어려운 분야다.

44.2 위장관 약물유해반응에 대한 연구현황과 약물역학연구 필요성

현재까지 위장관 약물유해반응에 대한 연구는 NSAIDs에 관련된 문헌이 주를 이루고 있다. 아주 오래전부터 이 약제의 효과에 대하여 주로 연구되었으나, 상부위장관 유해반응의 위험요인으로 인지되면서 최근 10여 년 전부터 비로소 체계적으로 연구되기 시작하였다. 같은 시기에 소장과 대장에서도 이 약제가 유해반응을 일으킨다는 것이 명백하게 밝혀졌다. 이 장에서는 NSAIDs의 위장관 유해반응에 관한 과거 10년 동안의 자료를 검토하여, 다양한 약물감시기법을 이용하여 위장관 약물유해반응을 밝힌 중요한 문헌을 요약하였다.

식도는 생리학적인 방어기능에도 불구하고, 다양한 종류의 약제에 의해서 손상을 받을 수 있다. 약물에 의한 식도손상 혹은 식도염은 30년 전에 처음으로 기술되었는데 대부분 직접적인 식도손상이 원인이며 일반적으로 치료를 중단하면 가역적으로 좋아지고 종종 역류성 식도질환으로 오진되는 경우가 많다. 약 1,000편의 약인성 식도염에 대한 문헌에서 약 100개의 다양한 약제들이 관련되어 있는 것으로 관찰되었다. 약인성 식도염을 일으

표 44.1 약인성 식도염을 흔히 유발하는 약제

항생제(독시사이클린, 테트라사이클린, 옥시테트라사이클린, 피브메실리남)
염화칼륨
알렌드로네이트
황화철, 숙신산철
퀴니딘
나프록센
아스피린
브롬화에메프로늄
브롬화피나베리움
알프레놀롤

키는 가장 흔한 약물(10례 이상)은 표 44.1과 같다.

일반적으로 NSAIDs는 상부소화기관에서 소화성궤양과 관련이 있으며, 합병증으로 출혈과 천공을 일으킨다. NSAIDs처럼 상부위장관출혈을 일으킬 수 있는 약물로는 SSRI도 있다. 지원자를 대상으로 한 연구에서 비스포스포네이트의 한 종류인 알렌드로네이트는 급성 위점막손상과 위궤양을 일으켰다. NSAIDs는 또한 소장에 경도의 장병증(low grade enteropathy)를 일으킨다. 게다가 소장과 대장의 협착, 출혈, 천공 등과 관련이 있다.

최근 어린이에서 로타바이러스백신과 장중첩증 발생 간에 관련성이 있는 것으로 보고되었으며, 섬유성 대장병증(fibrosing colonopathy)은 어린이와 낭종성 섬유증이 있는 성인에서 췌장효소보충제 사용과 연관이 있는 것으로 보고되었다. MMR백신이 염증성 장질환을 일으키는 위험요인일 가능성에 대해서는 현재 논쟁 중이다.

수많은 약제들이 위장관폐쇄의 원인으로 보고되었다. 급성 대장가성폐색증은 임상적이나 방사선학적으로 기계적 폐색소견을 보이는 심한 대장의 확장으로 특징지어지지만, 1차적인 대장의 병리학적인 소견은 없다. 기저질환의 병리적인 기전은 잘 알려져 있지 않

표 44.2 대장가성폐색증과 관련된 약물

클로니딘
이미프라민
아미트리프틸린 단독 혹은 리튬병용투여
니모디핀
마그네슘 및 니페디핀 정주 자궁이완치료
인터루킨-2
딜티아젬
모르핀
플루다라빈
테오필린과 복용치료를 위한 활성탄 단독 및 솔비톨과 파파베레툼 병합 장관투여

지만 수술, 외상, 전해질 불균형, 신경학적 질병, 심한 전신질환과 연관되어 나타난다. 과거 수십 년 동안의 보고에 의하면 대장가성폐색증과 다양한 종류의 약제가 관련되어 있다(표 44.2).

이처럼 현재까지의 연구결과를 토대로 새로운 약제에 의한 위장관 유해반응을 찾아내고, 또한 다양한 약물역학적 기법들을 도입하여 보다 체계적으로 인과성을 평가하여 과학적인 증거를 확보하여야만 효과적인 위해관리체계를 구축할 수 있다.

44.3 위장관 약물유해반응 각론

가. 비스테로이드성 소염제

약제의 세통별로 분류하였을 때, NSAIDs는 모든 약제 중 가장 흔하게 처방되는 약물이다. 영국에서는 단독으로 1만 2,000건 이상의 처방전이 발부되고, 미국에서는 매일 200만-300만 명의 환자들이 복용하며, 전 세계적으로는 매일 3,000만 명의 사람들이 복용하는 것으로 추정되었다. 1970년 이후 꾸준히 NSAIDs의 복용은 증가하고 있는데, 복용자들은 거의 노인들로서, 50% 이상이 60세 이상이다. NSAIDs는 통증과 염증을 감소시키고, 염증성 질환을 가진 환자들의 삶의 질을 향상시키지만, 위장관계 손상의 위험성 역시 널리 알려져 있다. 상부위장관의 심각하지 않은 혈액손실이나 가벼운 미란성 변화로부터 출혈이나 천공을 일으킬 수 있는 깊은 궤양까지 다양한 병변을 일으키며, 소장과 대장에서도 무증상의 장질환부터 궤양, 출혈, 천공, 협착 등의 심각한 부작용까지 일으킬 수 있다.

1) 상부위장관

NSAIDs 사용과 관련된 상부위장관출혈은 매년 10만 명당 50-150건으로 보고되며, 만성적인 NSAIDs 사용자의 1-4%는 위십이지장 천공, 궤양, 출혈 등을 경험하게 된다. 미국에서는 매년 NSAIDs에 의한 위장관 손상으로 대략 10만 7,000명이 입원하고 1만 6,500명이 사망하는 것으로 추정되었다. 영국에서는 NSAIDs의 사용으로 매년 1만 2,000명이 응급 입원하고 이 중 2,200명 이상이 사망하였다.

NSAIDs를 복용하는 관절염환자에 있어서 소화성궤양의 유병률에 대한 연구를 조사하였더니 위궤양과 십이지장궤양 각각의 조유병률은 13%와 11%였다. 1,800명 이상의 류머티스관절염과 퇴행성관절염환자를 대상으로 한 내시경검진연구에서도 14.8%의 환자에서 위궤양이, 10.2%의 환자에서 십이지장궤양이 존재하여 비슷한 결과를 나타내었다.

수많은 연구자들이 NSAIDs의 상대적인 위장관계 독성에 대한 의문을 품었고 이에 대한 대부분의 평가는 환자-대조군연구로 이루어졌다. 여러 인구집단에서 다양한 적응증과 용량으로 NASIDs를 사용하였기 때문에 자료의 해석이 어려움에도 불구하고, 몇몇 명확한 차이가 발견되었다. 일반적인 연구에서는 이부프로펜과 디클로페낙이 상부위장관 유해반응 발생위험도가 가장 낮으며 피록시캄과 아자프로파존이 발생위험도가 높은 것으로 일치하고 있다. 이런 연구를 포함하여 NSAIDs와 관련된 심각한 위장관계 부작용의 상대위험도를 평가하기 위한 체계적 문헌고찰이 수행되어 개별적인 NSAIDs 사이에 위장관 출혈 및 궤양, 천공의 발생위험도에 차이가 상당히 크다는 것을 보여 주었다. 결론적으로 이부프로펜이 가장 낮은 상대위험도를 보이며, 그 다음으로 디클로페낙으로 드러났다. 상대위험도가 높은 것으로 톨메틴, 피록시캄, 케토프로펜, 상대위험도가 가장 높은 것은 아자프로파존으로 나타났다.

또한 체계적 문헌고찰의 결과 오랜 동안의 아스피린 치료가 위장관출혈의 발생률을 상당히 증가시키는 것으로 나타났다. 위약군에서 1.42% 발생한 것과 비교하여 아스피린을 복용한 군에서 2.4% 발생하였으며 용량을 감소시키거나, 서방형제제를 사용한 경우에도 위장관출혈의 발생률은 감소하지 않았다.

NSAIDs를 사용한 기간 역시 소화성궤양과 합병증 발생의 위험요인으로 관련되어 있기는 하나, 사용기간에 상관없이 NSAIDs를 사용한 첫 한 달이 가장 위험한 것으로 보고되었다. 또한 단기간 동안의 NSAIDs 노출도 소화성궤양 발생의 상대위험도를 증가시키는 것으로 보고되었다. 총 사용기간이 30일 이하의 그룹, 31-89일인 그룹, 90일 이상인 그룹에서 각각 상대위험도가 7.2배, 3.7배, 3.9배로 관찰되었으며, 체계적 문헌고찰에서도 NSAIDs 사용기간이 1개월 이내인 경우 위장관 유해반응의 상대위험도가 가장 높은 것으로 나타났다.

고용량의 NSAIDs는 위십이지장출혈 및 상부소화기 유해반응의 발생위험을 증가시킨다. NSAIDs 용량과 소화성궤양 발생의 상대위험도를 분석하기 위하여 미국의 메디케이드프로그램에 가입되어 있는 65세 이상 1,400명의 환자를 대상으로 환자-대조군연구가 시행되었다. 소화성궤양으로 확진되어 입원한 환자들을 7,000명의 대조군과 소화성궤양의 발생위험을 비교한 결과 NSAIDs 용량을 증가시킬수록 상대위험도가 증가하여 낮게는 2.8배, 높게는 8.0배로 나타났다. 영국에서도 비슷한 연구결과가 보고되었는데, 소화성 궤양 및 출혈로 입원한 환자 중 이전 달에 NSAIDs를 사용한 60세 이상 환자 1,144명을 대조군과 비교해 보았더니 NSAIDs 복용량이 증가할수록 궤양 합병증의 상대위험도는 증가하는 것으로 나타났다.

과거 위장관질환의 병력이 있는 환자의 경우 NSAIDs 사용으로 인한 위장관 유해반응이 더 쉽게 나타나는 것으로 관찰되었다. NSAIDs를 복용 중인 환자 중 이전에 소화성궤양이 있었던 사람들에서 이전에 병력이 없던 사람보다 3-4배 높은 다른 상부위장관출혈의 상대위험도를 나타내었다.

노인 여성들은 대개 NSAIDs와 관련된 소화성궤양의 합병증의 위험도가 특히 높은 것으로 알려져 있다. 노인들이 젊은 사람들보다 위험도가 더 높은 것은 확인되었으나, 성별의 효과는 덜 명확하여 몇몇 연구에서는 남성과 여성에서 거의 비슷한 수준의 심각한 소화기 부작용이 보고되었고, 또 다른 연구에서는 여성에서 위장관 유해반응의 위험도가 약간 높은 것으로 나타나는 등 성별의 영향에 대해서는 연구결과가 일치하지 않는다.

NSAIDs와 스테로이드의 병용은 NSAIDs 단독사용보다 약 2-3배 높은 위장관 유해반응 발생 위험도를 나타낸다. NSAIDs와 스테로이드의 병용은 노인인구에서 위십이지장 질환에 의한 입원의 상대위험도를 증가시킨다. 입원의 상대위험도는 스테로이드 단독사용 시 1.1배, NSAIDs 단독사용 시 4.1배 증가하였으나 둘을 병용했을 경우 15배 이상 증가하였다. 소화성궤양은 스테로이드 단독치료의 드문 유해반응으로 알려져 있다. 또한 NSAIDs와 SSRI를 병용하는 것은 NSAIDs와 항응고제를 병용할 때만큼이나 위장관출혈의 위험성을 증가시키는 것으로 알려져 있다.

NSAIDs는 cyclo-oxygenase(COX)를 저해하여 프로스타글란딘 생성을 억제해 염증성 질환의 치료에 작용한다. COX는 두 종류로 COX-1과 COX-2가 있으며 그 대사물인 프로스타글란딘은 손상으로부터 상부위장관점막을 보호하지만 그 효소들은 통증과 염증을 매개하는 다른 종류의 프로스타글란딘 생성을 유도한다. 비선택적인 NSAID의 치료효과가 COX-2의 저해에 의하여 나타나는 반면, 상부위장관에 대한 독성효과는 COX-1억제의 결과이기 때문에 셀레콕시브나 로페콕시브와 같이 COX-2를 선택적으로 억제하는 NSAIDs의 개발은 항염증제를 필요로 하는 환자의 위장관 문제를 감소시킬 것으로 기대되었다. 그러나 COX-2억제제는 일반적인 NSAIDs와 비교하여 상부위장관 천공, 궤양, 출혈 등의 발생률을 낮추지 못하였다.

2) 소장

소장에서의 NSAIDs는 경도의 장병증(소장의 투과성 증가, 혈액과 단백질 손실을 동반한 염증) 및 협착, 출혈, 궤양, 천공 등을 일으킬 수 있다. 700명 이상의 전향적인 부검연구를 통하여 NSAIDs에 의한 소장병변의 이환율을 추정한 결과, 비특이적 소장궤양은 NSAIDs를 사용하지 않는 464명 중 0.6%에서 발생하였으나, NSAID 사용자에서는 249명 중 8.4%에서 발생하였다. 또 비특이적 소장궤양이 단기간 사용군에서는 6.3% 발생하였으나 장기간 사용군에서는 13.5%로 높았으며, 장기간 사용군 중 4.1%(3명)는 비특이적 소장궤양이 천공되어 복막염으로 사망하였다.

NSAIDs의 복용은 또한 대장궤양, 대장천공, 출혈, 게실합병증(천공, 누공, 출혈) 그리고 염증성 장질환의 재발과도 관련이 있으며 지난 수십 년간 디클로페낙, 인도메타신, 설린닥, 페닐부타존, 이부프로펜, 에토돌락 등을 복용한 환자들에서는 NSAIDs와 관련된 대장협착 및 대장-횡경막질환의 발생이 증가하였다.

또 NSAIDs는 호산구성, 위막성 및 콜라겐성 대장염을 일으킬 수 있으며, 특히 메페남산과 플루페남산과 같은 페넴산은 조직학적으로 경하지만 직장염부터 전대장염까지 모두 유발할 수 있다.

나. 비스포스포네이트

비스포스포네이트계통의 약제는 파젯병과 골다공증 등 골흡수가 증가하는 질환의 치료에 사용된다. 골다공증의 치료에 사용되는 알렌드로네이트는 식도와 위장에 부작용을 일으킬 수 있으며 파미드로네이트 또한 식도염과 관련이 있는 것으로 보고되었다. 알렌드로네이트는 식도염, 식도궤양, 식도협착에 대한 사례가 보고되었으며 지원자를 대상으로 한 내시경연구에서는 식도손상뿐만 아니라, 리세드로네이트와 같이 급성 위점막 손상과 위궤양을 일으킬 수도 있는 것으로 보고되었다. 미국의 유나이티드헬스그룹(United Health Group)의 전산화된 약제청구자료에 의해 알렌드로네이트 사용자의 위장관 부작용 발생률을 평가한 결과, 처방을 받은 1,400명 이상의 환자 중 이전에 식도나 위에 질병이 없는 사람들을 대상으로 상부위장관 질환의 누적발생률을 추정한 결과 여자에서 3.3%, 남자에서 2%, 전체 3%로 나타났다. 여기에는 식도염 22명, 식도궤양 2명, 위궤양 1명, 위염/십이지장염 15명이 포함되어 있었다.

다. 선택적세로토닌재흡수억제제

최근에는 선택적세로토닌재흡수억제제(selective serotonin reuptake inhibitors, SSRI) 역시 상부위장관출혈과 관계가 있다고 알려졌다. 영국의 일차진료연구데이터베이스(General Practice Research Database, GPRD)자료를 이용하여 SSRI 처방 환자 1만 명을 나이와 성별을 짝지어 대조군과 비교한 결과 위장관출혈 1,651건이 확인되었고, 출혈 30일 이내 SSRI 복용환자에서의 상부위장관출혈은 3.1%로 대조군의 1%와 비교하여 높은 것으로 관찰되었다. 상대위험도는 성별, 나이, 투여용량이나 투약기간에는 영향을 받지 않는 것으로 나타났으며, 절대적인 상부위장관출혈의 위험도는 8,000건의 처방 중 1건이거나 1,300명의 사용자 중 1건으로 추정되었다. 또, NSAIDs 혹은 저용량의 아스피린을 같이 사용하면 상부위장관출혈 발생의 상대위험도가 상승한다는 보고도 있었으며 이런 사실들을 증명하기 위해서는 잘 설계된 약물역학연구의 수행이 필요하다.

라. 췌장효소보충제

낭종성 섬유증환자의 90%는 외분비췌장 부전의 증상을 치료하기 위해 췌장효소보충제를 복용한다. 이 약제는 지방변을 감소시킴으로써 환자의 영양상태를 호전시킨다. 췌장효소보충제로는 췌장추출물이 오랫동안 사용되었으나, 1994년 췌장추출물을 사용하던 낭종성 섬유증 어린이 5명에서 상행결장의 협착이 보고되었고, 추가적인 증례에서도 고농도의 췌장보충제와 협착이 시기적인 관련이 있는 것으로 나타났다. 미국 낭종성섬유증 재단에서는 이러한 보고들과 이 재단에 보고된 35례의 대장협착으로 인하여 낭종성 섬유증환자에서 췌장효소의 사용에 대한 협의회를 개최하였고, 이 회의에서 많은 양의 췌장효소 복용과 관계된 병변을 기술하기 위해 섬유성 대장병증(fibrosing colonopathy)이라는 용어를 사용하였다 섬유성 대장병증은 대장협착으로 진행하며, 이 질환은 12세 이하의 환자이거나, 체중 1kg당 6,000리파제단위 이상의 약제를 6개월 이상 복용한 경우, 과거력상 태변에 의한 장폐쇄, 원위부 장질환, 소장수술 혹은 염증성 장질환의 과거력이 있는 경우 위험성이 높았다.

처음에는 고농도의 췌장효소만이 섬유성 대장병증을 일으킨다고 생각하였지만, 나중에는 저용량의 췌장효소를 복용한 낭종성 섬유증 어린이에서도 대장병증이 보고되었다. 섬유성 대장병증의 위험은 췌장효소의 용량이 많을수록 증가하였다.

영국과 미국에서 새로운 형태의 췌장효소제제 도입 이후, 섬유성 대장병증과의 인과관계를 분석하는 연구에서 췌장효소의 사용행태와 섬유성 대장병증의 발병은 장용 코팅성분인 메타크릴산 중합체(methacrylic acid co-polymer)가 원인이라고 유추하였는데 이는 메타크릴산이 섬유성 대장병증의 가장 중요한 발병원인일 것이라는 이전의 연구결과와 일치하는 것이었다.

최근에도 췌장효소 공급을 받은 2명의 어른에서 섬유성 대장병증이 발생하였다. 첫 증례는 하루 체중 1kg당 17,000 unit의 췌장효소를 공급받은 지 수개월 후 섬유성 대장병증 증상이 발생한 25세 여자환자였고, 둘째 증례는 내시경으로 담관석을 제거한 후 담석증 때문에 담낭절제술을 시행한 20대 후반 여자환자였다. 이 환자는 후에 유문보존췌장십이지장절제술을 시행하였고, 거의 7년 동안 고량의 췌장효소보충제를 투여받은 후 대장폐색이 생겨 오른쪽 결장 반절제술을 시행받았으며 조직학적으로 상행결장과 맹장에서 섬유성 대장병증이 진단되었다.

마. 로타바이러스백신

로타바이러스(Rotavirus) 감염증은 전 세계적으로 매년 125만 건이 발생하고 80만 명 이상이 사망하며 어린이에서 발생하는 심각한 탈수를 일으키는 설사의 주요한 원인이다. 미국에서 로타바이러스는 매년 5만-6만 5,000명의 입원 및 20-70명의 사망을 일으키는 어린이에서 심각한 위장염의 흔한 원인이다.

1998년 원숭이에서 만든 로타바이러스백신이 유아들을 위해 미국에서 허가되었고 그 후 11개월 동안 예방접종을 받은 아이들에서 15건의 방사선검사로 확진된 장중첩증이 미국 예방접종후유해사례보고체계에 보고되었다. 15건 중 대부분(87%)에서 3차에 걸친 백신 스케줄 중 1차 예방접종 후 장중첩증이 발생하였다. 8명의 아이들에서 수술적 치료가 필요하였고, 한 명에서 회장 원위부와 근위부 대장을 절제하였다. 자료를 분석한 결과 로타바이러스 예방접종 후에 장중첩증의 발생빈도가 상당히 증가하는 것으로 확인되었고, 이 후 미국에서 유아의 로타바이러스백신 예방접종에 대한 권고가 철폐되었다.

장중첩증과 로타바이러스 예방접종의 관련성에 대하여 1998년 11월 1일부터 1999년 6월 30일 사이 미국의 19개 주에 입원하였던 최소 1개월 이상 12개월 이하의 유아들을 대상으로 추가적인 조사를 실시하였다. 446명의 장중첩증 환아 중 환자-대조군연구를 하기에 적합한 429명을 대조군 1,763명과 짝지어 비교하였고, 더불어 432명의 유아들은 사례연구를 시행하였다. 그 결과 장중첩증이 발생한 환자의 17.2%가 로타바이러스 예방접종을 받았고, 대조군에서는 12.8%가 로타바이러스 예방접종을 받았으며($p=0.02$), 1차 예방접종을 받은 후 3-14일 동안 장중첩증의 위험도가 가장 높았다. 사례연구에서는 1차 접종보다 작긴 하나, 2차 접종에서도 위험도가 높아지는 것으로 관찰되었으며, 이러한 결과들로부터 로타바이러스 예방접종과 장중첩증 사이에 밀접한 관계가 존재하는 것으로 결론지었다.

바. MMR백신

1995년도에 런던의 왕립자유병원(Royal Free Hospital)의 염증성 장질환 연구그룹은 MMR백신(Measles-Mumps-Rubella Vaccine) 접종 후 크론병과 궤양성 대장염의 발병위험이 증가한다는 연구결과를 발표하였다. 이 근거가 된 3개의 코호트는 다음과 같다.

(a) 1964년 홍역 예방접종을 받은 3,545명의 그룹

(b) 1958년에 태어나 나이 때문에 예방접종을 받지 않은 1만 1,407명의 대조군으로, 이들은 11세까지 89%에서 홍역이 보고되었다.

(c) 2차 대조군으로 백신접종을 받은 사람들의 배우자 2,541명으로, 이전 예방접종력을 모르는 사람들

질병 유병률에 관한 자료는 우편설문조사로 수집하였으며 예방접종군과 그들의 배우자들에게 크론병, 궤양성대장염, 복강질환, 소화성궤양이 있었는지 문의하였고, 예방접종을 받지 않은 군에서는 정기적인 건강관리, 만성질환의 존재, 장애, 허약체질, 외래예약, 입원 등에 대하여 문의하였다. 크론병과 궤양성대장염의 보고는 예방접종군과 비예방접종군에서 의사에 의해 확진되었다. 염증성 장질환으로 추정된 응답자들에는 그들이 보고한 진단이 의사에 의하여 오진으로 밝혀지지 않는 이상 확인을 할 수 없었던 경우도 포함되었다.

크론병과 궤양성대장염은 대조군보다 홍역 예방접종군에서 더 자주 보고되었는데, 염증성 장질환의 유병률은 비예방접종군과 비교해서 예방접종군에서 현저하게 높았다. 출생코호트와 비교하였을 때, 예방접종군에서 크론병 발생의 상대위험도는 3.01(95% 신뢰구간: 1.45-6.23), 궤양성대장염 발생의 상대위험도는 2.53(95% 신뢰구간: 1.15-5.58)으로 보고되었으며, 소장질환은 차이가 없었다.

반면에 영국에서 83명의 크론병환자를 포함하여 140명의 염증성 장질환 환자를 대상으로 시행한 환자-대조군연구에서는 홍역 예방접종과의 연관성을 보여 주지 못했다.

1998년 염증성장질환연구모임에서 MMR백신과 흡수장애, 신경장애 및 자폐증을 초래하는 소화기질환과의 연관성을 제안하는 또 다른 연구결과를 보고하였다. 3-10세 사이의 어린이 12명이 정상적인 발육을 하다가 후천적 수기습득장애와 설사 및 복통으로 소아 소화기전문가에게 의뢰되어 소화기학, 신경과적 발달 평가, 발달력에 대한 기록을 검토하였더니, 12명의 어린이들 모두 소장에 이상이 있었으며, 10명에서는 림프구결절성증식증이 있었다. 조직학적으로는 11명에서 대장의 부분적 만성 염증소견을 보였고, 7명에서는 반응성 회장 림프구증식증을 보였으나, 육아종 소견은 없었다. 임상적으로는 9명의 어린이들에서는 자폐증, 1명에서는 붕괴정신병, 2명에서는 바이러스성 후 뇌염 혹은 예방접종 후 뇌염을 포함하는 행동장애가 관찰되었고 행동장애증상은 12명 중 8명에서는 MMR백신을 맞은 후, 1명에서는 홍역 감염 후, 또 1명은 중이염이 있은 후 시작되었다는 부모와 담당의사의 보고가 있었고, 행동장애증상의 시작시기는 MMR백신접종 후 평균 6.3일(범위 1-14일) 후였다. 그러나 어린이들이 용변교육을 받지 못하였거나, 증상에 대해서 대화를 할 수 없어, 복부증상의 시작 시각을 부모들이 판단하기 어려웠다는 한계가 있었다.

핀란드에서는 MMR백신을 접종한 어린이들에 대한 장기 추적조사 중에 상반되는 결과가 보고되었다. 핀란드에서는 MMR백신접종프로그램이 시작된 1982년에 중증 유해반응을 파악할 수 있는 국가감시시스템을 구축하였는데, 잠재적인 중증 유해반응은 MMR접종과 관련하여 시간관계에 제한을 두지 않고 잠재적으로 생명을 위협할 수 있는 질병상태, 예방접종에 의해 촉발될 수 있는 만성질병의 가능성 및 MMR예방접종에 의해 입원한 환자 등의 경우로 정의하였다. 1982년부터 1996년까지, 약 180만 명에게 시행된 300개의 예방접종에 대한 자료를 모든 병원과 의료센터로부터 수집하여, 예방접종 후 24시간 이상 지속되는 소화기 증상을 일으킨 어린이들의 건강상태를 조사하였고 증례가 처음 보고된 시기로부터 조사를 지속한 기간은 1년 4개월에서 15년이었다(평균 9년 3개월). 31명의 어린이들이 위장관증상이 있었고, 그중 20명이 병원에 입원하였으며 가장 흔한 증상은 설사였다(55%). MMR접종부터 증상발현시점까지의 시간은 26시간에서 15일 사이로 분포하였고 증상은 일반적으로 1주일 이내에 좋아졌다. MMR과 염증성 장질환 혹은 발달장애와의 연관성에 대한 증거는 없었다. 핀란드의 14년 동안의 감시프로그램에서 관찰한 모든 중증 유해반응을 분석한 결과, MMR예방접종과 관련된 심각한 부작용은 드물었으며, 염증성 장질환은 1례도 관찰되지 않았다.

크론병 혹은 자폐증과 MMR백신 사이에 관련이 없다는 다른 연구들도 있지만, 영국의 부모들은 의심을 가지고 자녀들의 예방접종을 하지 않는 상황에서, 예방접종과 관련하여 제기된 합병증에 대한 독립적이고 전향적인 약물역학연구들은 여전히 절실히 필요하다.

참고문헌

Bakowski MT, Prescott P. Patterns of use of pancreatic enzyme supplements in fibrosing colonopathy: Implications for pathogenesis. Pharmacoepidemiol Drug Saf 1997;6:347–58.

Bates DW, Leape LL, Petrycki S. Incidence and preventability of adverse drug events in hospitalized adults. J Gen Intern Med 1993;8:289–94.

Castell DO, Richter JE, editors, The Esophagus. Philadelphia: Lippincott Williams & Wilkins; 1999. pp. 527–37.

Davies DM, Ferner RE, de Glanville H, editors, Davies's Textbook of Adverse Drug Reactions, 5th ed. London: Chapman & Hall Medical; 1998. pp. 259–74.

de Abajo FJ, Rodriguez LA, Montero D. Association between selective serotonin reuptake inhibitors and upper gastrointestinal bleeding: Population based case-control study. BMJ 1999;319:1106–9.

Elliman D, Bedford H. MMR vaccine: The continuing saga. BMJ 2001;322:183–4.

Gabriel SE, Jaakkimainen L, Bombardier C. Risk for serious gastrointestinal complications related to use of nonsteroidal anti-inflammatory drugs. A meta-analysis. Ann Intern Med 1991;115:787–96.

Iredale JP, George CF. Drugs causing gastrointestinal obstruction. Adverse Drug React Toxicol Rev 1993;12:163–75.

Murphy TV, Gargiullo PM, Massoudi MS, et al. Intussusception among infants given an oral rotavirus vaccine. N Engl J Med 2001;344:564–72.

Wolfe MM, Lichtenstein DR, Singh G. Gastrointestinal toxicity of nonsteroidal antiinflammatory drugs. N Engl J Med 1999;340:1888–99.

45. 혈액 약물유해반응

학습목표

혈액 약물유해반응의 특성, 약물역학연구의 필요성을 알고, 약물역학연구에 활용할 수 있다.
- 혈액 약물유해반응의 특성을 설명할 수 있다.
- 혈액 약물유해반응에 대한 약물역학연구 필요성을 설명할 수 있다.
- 혈액 약물유해반응에 대한 약물역학연구 사례를 설명하고, 연구에 활용할 수 있다.

혈액 약물유해반응은 백혈구, 적혈구, 혈소판 등 말초혈액에서 발견되는 혈액세포와 이들 세포가 생성되는 골수, 그리고 지혈과 관련된 인자에 대한 반응으로 임상에서 흔히 경험할 수 있다. 예측불가능한 B형 약물유해반응(예: 클로자핀 사용 후 호중구감소증)과 예측가능한 A형 약물유해반응(예: 항암제 사용 후 호중구감소증)으로 나누어볼 수 있으며 별다른 조치가 필요하지 않고 가역적인 경증부터, 생명을 위협할 수 있는 중증까지 다양하게 나타날 수 있다. 다른 약물유해반응과 마찬가지로 혈액 약물유해반응 또한 조기에 발견하여 원인 약물의 투여를 중단하는 것이 치료의 가장 근간이 되며 중증도에 따라 적절한 치료를 시행하여야 한다. 임상의는 흔히 혈액 약물유해반응을 초래할 수 있는 약을 잘 알고 세심하게 모니터링하여야 한다. 심한 혈액 약물유해반응으로 인해 많은 약들이 시장에서 철수되어 왔으며 혈액 약물유해반응의 양상에 대해서는 지속적으로 감시하고 관리할 필요성이 있다.

45.1 발생기전에 따른 혈액 약물유해반응의 분류와 대표적인 약제

가. 골수억제

1) 세포독성약물

항암제로 대표되는 대부분의 세포독성약물은 예측가능한 반응으로 골수억제(myelosuppression) 반응(type A)을 보인다. 이는 세포독성약물이 DNA 생성을 직접 억제하거나 DNA에 손상을 주어 증식을 어렵게 하기 때문이다. 약물에 따라서는 유사분열방추(mitotic spindle)를 공격하거나 단백합성, 세포분화를 억제한다. 따라서 체내에서 가장 활발하게 유사분열을 하는 정상세포가 있는 골수억제반응이 약물투여용량에 따라 나타나게 된다.

드물게는 간접적으로, 이전에 사용한 세포독성약물 또는 기타 약물로 인한 유전자 손상으로 인해 후에 골수이형성증 또는 백혈병이 초래되며 약물로 인한 골수억제가 나타나는 경우도 있다.

2) 재생불량성 빈혈

말초혈액 소견으로 백혈구, 적혈구, 혈소판이 모두 감소되는 범혈구감소증을 보이며 골수검사에서는 저세포충실성골수(hypocellular marrow) 소견을 보인다.

대표적인 약물로 항말라리아제인 퀴나크린을 들 수 있다. 퀴나크린은 재생불량성 빈혈과의 통계적인 관련성이 입증된 최초의 약물로 1940년대 중반까지 말라리아 유행지역에 근무하는 미군에서 예방약으로 사용되었으며 말라리아 비유행지에서 근무하여 퀴나크린을 복용하지 않은 경우 연간 10만 명당 1-2명이 발생한 데 비해 연간 10만 명당 7-28명이 발생하였다. 종종 특징적인 피부발진이 혈액학적 이상이 초래되기 전에 먼저 나타난다.

또 다른 대표적인 약물로 클로람페니콜을 들 수 있다. 광범위 항생제로 사용되었지만 임상적으로 사용되기 전에도 호중구감소증과 관련이 있었던 해열제인 아미도피린과 화학적 구조가 유사하여 혈액학적 독성에 대한 이론적인 가능성이 제기되었다. 이 약을 오래 사용하는 경우에는 가역적인 조혈기능장애가 비교적 자주 발생하며, 이는 주로 철의 대사를 변화시키는 미토콘드리아의 영향으로 판단된다. 증례보고와 이에 따른 역학조사 결과 재생불량성 빈혈과의 관련성이 밝혀졌으며 클로람페니콜의 투여량이나 투여기간과는 상관없이 발생함이 밝혀졌다. 결막 감염에서 클로람페니콜을 국소적으로 사용하기도 하는데 이 경우에도 재생불량성 빈혈이 초래될 것인지에 대해서 논란이 있었다. 몇몇 증례보고가 있기는 하지만 현재까지는 유의하게 발생률을 증가시키지 않았으며, 한 연구에서는 국소적 투여 1-2주 후에도 혈청에서 클로람페니콜을 발견할 수 없었다고 한다. 영국에서는 국소 점안액의 경우 의사처방 없이 구입이 가능하다.

관절염에 2차 약제로 사용하는 금과 페니실라민으로 재생불량성 빈혈이 초래되는 경우도 있으나 비교적 드물며 보통 호중구감소증이나 혈소판감소증이 선행되기에 모니터링을 잘 하여 조기에 끊으면 재생불량성 빈혈까지 진행하지 않는 경우가 많다.

페닐부타존은 강력한 비스테로이드성 소염제로 재생불량성 빈혈의 발생빈도가 높은 약으로 사용이 제한적이다.

그 외에도 재생불량성 빈혈이 잘 초래되는 예로, 항생제로는 코트리목사졸, 설폰아마이드, 니트로푸란토인, 지도부딘, 아모디아퀸, 메파크린, 피림타민, 클로로퀸, 메벤다졸, 류머티스 약제로 인도메타신, 디클로페낙, 나프록센, 옥시펜부타존, 피록시캄, 설파살라진, 설린닥, 알로푸리놀, 항전간제로 페니토인, 카바마제핀, 펠바메이트, 향정신성의약품으로 페노티아진, 도티에핀, 미안세린, 심혈관계 약물로 캅토프릴, 리시노프릴, 항히스타민제로 씨메티딘, 라니티딘, 클로페니라민, 기타 약물로 톨부타미드, 아세타졸라마이드, 알파-인터페론 등을 들 수 있다.

3) 진성적혈구계 빈혈

재생불량성 빈혈과는 달리 적혈구만 선택적으로 생성이 억제되며 말초혈액소견으로 적혈구 감소, 그물적혈구감소증(reticulocytopenia)을 보이며 골수소견에서는 비정상적인 골수의 적혈구전구체가 발견된다.

에리스로포이에틴은 만성신부전환자에서 적혈구 생성을 촉진하기 위해 투여하는데 1993년에서 1998년 사이에 에리스로포이에틴 피하주사 후 이에 대한 중화항체가 생기며 진성적혈구계 빈혈(pure red cell aplasia)이 발생하는 증례가 산발적으로 보고되었다. 1998년에서 2000년 사이에 프랑스에서 발생빈도가 높게 보고되었고 13명 중 12명의 환자가 특정 에리스로포이에틴 제품인 피하주사용 에프렉스(Eprex®)를 투여받은 경우에 발생하였다. 결과적으로 2002년에 몇몇 유럽 당국에서는 에프렉스®의 피하주사를 금지하고 정맥투여를 하라고 결정하였다. 미 FDA와 제조사는 1998년부터 2004년 4월까지 발생한 증례들을 면밀히 분석하여 2004년 New England Journal of Medicine에 그 결과를 보고하였다. 단백질을 피하주사하면 이에 대한 항체가 생길 가능성이 높아지며 에프렉스®피하주사제의 경우에는 에리스로포이에틴 자체보다는 주사충전포장(prefilled syringed preparation)에 사용된 안정제와 윤활유가 원인인 것으로 파악되었다. 이는 약물유해반응에 대한 위해관리의 대표적인 사례로 꼽힌다.

그 외 진성적혈구계 빈혈을 일으키는 약물로 아자티오프린, 말로프림, 발프로산 등을 들 수 있다.

4) 거대적혈모구 빈혈

말초혈액에 빈혈, 큰적혈구증가증(macrocytosis)의 소견이 있으면서 골수에서 거대적혈모구 적혈구생성(megaloblastic erythropoiesis)이 일어난다.

대표적인 약물은 메토트렉세이트, 트리메토프림, 페니토인, 아자티오프린, 히드록시카바마이드, 플루오로우라실, 시타라빈, 지도부딘 등이다.

5) 철적모구 빈혈

철적모구 빈혈(Sideroblastic anemia)은 말초혈액에서 빈혈소견을 보이며 골수에서 환상철적모구(ring sideroblasts)가 관찰된다.

대표적인 약물은 이소니아짓, 피리독신, 클로람페니콜, 사이클로세린, 페니실라민, 페나세틴, 리네졸리드 등이 있다.

나. 골수억제와 말초혈액세포의 파괴

1) 과립구감소증

호중구감소증은 특히 말초혈액 호중구수가 1.5×10^9/L 이하가 되면 감염의 위험이 의미 있게 증가하므로 매우 주의하여야 한다. 말초혈액 호중구수가 0.5×10^9/L 미만일 경우는 무과립증(agranulocytosis)이라 한다.

약물로 인한 호중구감소증은 대개 면역학적 기전으로 발생하며 골수에서 호중구의 생성이 억제될 뿐 아니라 말초혈액에서도 호중구의 파괴가 일어난다. 골수의 세포충실성, 조기골수세포의 대표성 정도는 회복속도와 세포군자극인자(colony-stimulating factor, CSG)에 대한 반응을 예측하는 데 도움이 될 수 있다.

원인약제는 재생불량성 빈혈의 원인약물과 중복되는 경우가 많다.

클로자핀은 1960년대 도입된 약물로 정신분열증 치료에 있어 다른 주요 약물과는 달리 추체외로 부작용 없이 치료할 수 있고, 다른 약제에는 듣지 않는 경우에도 효과를 보이는 장점이 있다. 그러나 1975년에 핀란드에서 클로자핀을 복용하던 16명의 환자에서 호중구감소증이 발생하였다. 발생빈도는 2% 정도로 추정되었고 그중 절반이 감염 합병증으로 사망하였다. 그러나 약제 고유의 장점으로 인해 시장에서 퇴출되지는 않았으며 최초 제조사인 노바티스에서 운영하는 클로자핀사용자모니터링서비스(Clozaril Patient Monitoring Service, CPMS)에 등록을 한 환자만 사용할 수 있도록 사용에 제한을 두었다. 등록 후 CPMS의 중앙검사실로 환자의 혈액을 정기적으로 송부하여 말초혈액 총 백혈구 수 3.0×10^9/L 이상, 호중구 수 1.5×10^9/L 이상이 되는지, 또 백혈구와 호중구수의 감소 추세를 파악하여 그 이하로 떨어지지 않도록 확인한다. 따라서 클로자핀 투여 후 나타나는 과립구감소증에 대한 데이터가 꾸준히 축적되었으며 대규모 역학조사 결과 발생빈도는 약 1% 정도로 보고되었다. HLA-B38, HSP70(heat shock protein)의 특정 유전자형 등이 위험요인으로 보고되었다. 조기에 발견하여 약물을 빨리 끊는 것이 가장 중요하며 이를 통해 무과립구증과 같은 심한 약물유해반응과 이로 인한 사망률을 줄일 수 있다.

항갑상선제인 프로필티오우라실, 카비마졸, 메티마졸(카비마졸의 활성대사물)을 투여하는 경우 연 10만 명당 3명 정도로 무과립구증이 발생된다. 대부분 투여 초기 3개월 이내에 발생하므로 주의를 요한다.

설파살라진은 투여 초기 3개월 이내에 700명당 1명 정도로 무과립구증이 발생할 수 있다.

다. 말초혈액세포의 파괴로 생존기간이 줄어드는 경우

약물 자체 또는 단백질과 결합한 합텐에 대한 항체가 생기면서 제2형 과민반응인 항체의존세포독성(antibody dependent cytotoxicity)으로 인해 세포파괴가 일어난다. 적혈구, 과립구 또는 혈소판에 모두 해당할 수 있고 대부분 한 가지 세포에 대한 반응으로 일어난다. 용혈성 빈혈은 특히 유전적으로 포도당-6-포스페이트 탈수소효소(glucose-6-phosphate dehydrogenase, G6PD) 결핍이 있는 환자에서 잘 일어나며 이는 산화스트레스에 의해 매개됨이 알려져 있다.

혈관내피세포의 손상으로 혈관 내 혈장응고가 일어나는 경우 적혈구의 생존기간이 짧아질 수 있고, 범발성 혈관 내 응고가 일어나며 혈소판 응집이 일어나거나 혈전 저혈소판혈증 자색반병의 경우에는 혈소판의 생존이 감소될 수 있다.

1) 자가면역성 용혈빈혈

말초혈액에서 빈혈, 그물적혈구증식증, 비결합 고빌리루빈혈증, 그리고 직접 쿰즈검사 양성 등의 소견을 보이며 대표적인 약물로는 메틸도파, 메페남산, 노미펜신 등을 들 수 있다.

노미펜신은 1976년 이전 약제에 비해 항콜린성 및 졸림 등의 부작용이 적은 삼환계항우울제로 유럽에 도입된 약물이다. 판매 전 임상시험에서는 자가면역성 용혈성 빈혈이 관찰되지 않았는데 1978년에서 1979년 사이 영국에서 4증례가 보고되었다. 당시 발생빈도는 매우 낮은 것으로 생각하였지만 1983년에서 1986년 사이 사망례를 포함한 보고들이 증가하면서 제조사가 이 약제를 시장에서 철수시켰다.

2) 비면역성 용혈

빈혈, 그물적혈구증식증, 비결합고빌리루빈혈증의 소견은 유사하나 쿰즈검사 음성의 소견을 보인다. 대표적인 약물은 답손, 프리마퀸, 니트로푸란토인, G6PD결핍환자에서 항말라리아제를 사용하는 경우 등이다.

3) 면역 혈소판감소 자색반

임상적으로 혈소판감소증이 있으며 혈장응고계와 골수는 정상소견을 보인다.

헤파린을 투여하면 많은 환자에서 임상적으로 중요하지 않을 정도로 일시적인 경증의 비면역학적 기전의 혈소판감소증이 나타난다. 그러나 드물게 면역학적인 기전에 의해 혈소판감소증이 일어나며 헤파린과 혈소판 표면에 있는 단백질인 혈소판인자4(PF4)의 복합체를 인지하는 IgG 항체에 의해 일어난다. 대개 헤파린 투여 7–10일 후에 나타나며 이전에 헤파린에 노출된 적이 있으면 보다 빨리 나타날 수 있다. 비분획헤파린에서 더 잘 생기지만 저분자량헤파린을 투여하는 경우에도 나타날 수 있다. 다른 약물에 의한 면역학적 혈소판감소증과는 달리 매우 심한 혈소판수의 감소는 초래되지 않는 것이 보통이며 대개 혈소판이 50×10^9/L 이하로는 떨어지지 않는다. 그렇지만 면역매개성 혈소판 활성화로 혈전이 잘 생성되는 조건이 된다. 약 50%의 증례에서 새로운 정맥 또는 동맥 내 혈전이 발생하며 높은 이환율과 사망률이 보고되었다. 따라서 헤파린을 투여받는 환자에서는 정기적으로 혈소판수를 모니터링하여야 한다. 헤파린을 투여하는 환자에서 의미있는 혈소판 감소증이 있거나 새로운 혈전색전증이 발생하는 경우에는 헤파린을 반드시 끊고 혈소판/PF4에 대한 항체를 측정한다. 만약 항응고치료가 계속 필요하다면 히루딘이나 아가트로반 등 직접 트롬빈을 억제하는 약제를 사용하는 것이 적절하다.

4) 혈전 저혈소판혈증 자색반병

혈소판감소증, 빈혈, 그물적혈구증식증, 황달, 정상 혈장응고소견을 보이며 혈액도말검사에서 미세혈관병 소견을 보인다. 티클로피딘이 대표적인 약제다.

라. 약물유해반응으로 혈장응고계의 이상

1) 혈소판 감소증: 위에서 기술한 내용 참조

2) 혈소판 기능 이상

임상적으로 멍이 잘 들고 잇몸, 코 등 점막에서 피가 잘 난다. 혈소판수는 정상이며 혈장응고인자 또한 정상소견을 보인다.

대표적인 약물로는 아스피린, 비스테로이드성 소염제, 프로스타사이클린, 테오필린, 카페인, 덱스트란, 고용량 페니실린 등을 들 수 있다.

3) 저프로트롬빈혈증

저프로트롬빈혈증(hypoprothrombinemia)은 임상적으로 멍이 잘 들고 프로트롬빈시간이 증가되어 있다. 대표적인 약물로는 세파계 항생제를 들 수 있다.

4) 범발성 혈관 내 응고

임상적으로 출혈, 응고시간지연, 피브리노겐의 감소, 혈소판감소 등이 나타난다. 대표적인 약물은 아스파라지네이즈다.

5) 활성화된 Protein C에 대한 저항성 증가

임상적으로 정맥 혈전색전성 질환이 증가한다. 대표적인 약물은 에스트로겐을 함유하는 약물로서 피임약, 여성호르몬제 등을 들 수 있다.

6) 루푸스항응고인자

루푸스항응고인자는 임상적으로 활성화부분트롬보플라스틴시간이 길어지고 정맥 혈전색전성 질환의 위험이 높아진다. 대표적인 약물로 프로게인아미드, 귀니딘, 알파-인터페론 등을 들 수 있다.

45.2 혈액학적 약물유해반응의 치료

혈액학적인 약물유해반응이 의심되면 원인을 파악하고 원인으로 의심되는 모든 약제를 끊는 것이 중요하며, 필요한 전문적인 지지요법을 제공하는 것이 중요하다.

가. 원인 파악과 원인약물의 중단

골수억제를 초래할 가능성이 있는 모든 약제를 끊는 것이 가장 중요하다. 항암제 등 세포독성약물을 투여하는 경우에는 원인 파악이 쉽고 기존에 연관성이 알려진 골수억제와 관련된 약물이 투여되었다면 이를 의심하여 끊어 볼 수 있다. 관련성이 알려지지 않았던 약이나 새롭게 시판허가를 받은 약이 투여되고 있고 그 밖의 다른 이유로 골수억제 등이 설명되지 않는다면 이 약물 또한 원인약물로 의심하고 끊어야 한다.

나. 지지요법

특히 호중구감소증 등 혈구감소증은 생명을 위협할 수 있으므로 이에 대한 최선의 치료를 제공할 수 있는 전문의에게 의뢰하는 것이 바람직하다. 호중구감소증에서 발열이 나며 감염의 징후를 보이는 환자에 대한 항생제치료원칙이 잘 개발되어 있다. 빈혈이 심한 경우 적혈구 수혈, 혈소판감소증이 심하면 혈소판 수혈을 할 수 있다. 과립구-세포군 자극인자나 에리스로포이에틴 등 재조합성장인자를 투여하여 호중구감소증 또는 빈혈의 중증도나 기간을 단축시킬 수도 있다. 원인약물을 끊은 후에도 골수억제가 계속 지속되고 회복되지 않는 경우에는 면역억제제의 투여 또는 동종골수이식을 고려할 수 있다.

45.3 혈액학적 약물유해반응의 발견과 예방법

가. 환자 개인별 모니터링

예측가능한 반응을 초래할 수 있는 세포독성항암제를 투여할 경우에는 정기적인 전체 혈구검사가 필요하다. 예측이 불가능한 경우에는 예방보다는 조기에 발견하고 약을 끊는 것이 목표가 된다. 금, 염류, 페니실라민, 아자티오프린, 설파살라진, 클로자핀, 카비마졸, 메티마졸, 티오우라실, 아지도티미딘, 알파-인터페론 등은 비세포독성 약물이지만 위에서 기술한 대로 골수억제의 빈도가 비교적 높기에 정기적으로 혈구수를 모니터링하는 것이 좋다.

금이나 페니실라민의 예에서 알 수 있듯이 경증의 혈구감소증단계에서 약제를 끊어 미리 차단하면 중증의 혈구감소증을 막을 수 있지만, 모니터링을 자주 하는 사이에도 갑자기 무과립구증이 생기기도 하는 항갑상선제의 예로 알 수 있듯이 모니터링 자체로는 갑자기 발생하는 무과립구증을 예방하기에는 한계가 있다.

따라서 감염, 출혈, 빈혈을 시사하는 증상의 중요성에 대해 환자와 보호자에게 잘 교육하는 것도 매우 중요하며, 일어날 수 있는 합병증에 대해 환자에게 잘 교육하고 자주 혈구수를 모니터링함으로써 조기발견할 가능성을 보다 높여야 한다.

항갑상선제를 투여할 때 매번 모니터링을 시행하여야 하는지에 대해서는 다소 논란이 있다. 일본에서 시행한 한 전향적 연구에서 메티마졸과 프로필티오우라실을 투여하였을 때 3개월 이내에 0.4%의 빈도로 발생하며 55명 중 43명이 증상 발생 전 정기적인 검사에서 조기발견되었다. 모든 환자에서 혈구수가 회복되었으며 29명에서는 전혀 감염이 일어나지 않았다. 이 연구에서는 정기적인 모니터링이 일부 환자에서 분명히 위험한 합병증이 초래되는 것을 막을 수 있다는 것을 잘 보여 주었지만 약물경제학적으로 정당화될 수 있는지 논란의 소지가 있다.

나. 개별적 위험요인 파악

혈구수의 정기적인 모니터링 외에도 치료 전에 개별적 위험요인을 파악할 수 있는 경우가 있다.

6-메르캅토푸린(6-MP)은 소아급성림프구성백혈병에 광범위하게 사용되는 티오푸린이며 아자티오프린은 6-MP의 전구약물로 다양한 자가면역질환에서 면역억제제로 광범위하게 사용되고 있다. 6-MP는 티오푸린메틸전이효소(thiopurine methyl transferase, TPMT)에 의해 불활성화된다. 6-MP와 아자티오프린을 투여하는 경우 예측하지 못한 심한 골수억제현상과 TPMT의 특정 유전자다형이 연관되어 있음이 밝혀졌다. 따라서 아자티오프린 또는 6-MP의 치료 전에 TPMT의 효소활성도나 유전자다형을 검사하여 TPMT의 활성이 저하되어 약물대사가 지연됨으로써 골수억제가 발생할 가능성이 높은 환자를 선별하는 방법으로 활용할 수 있다.

메토트렉세이트(MTX)는 디하이드로폴레이트환원효소억제제로서 림프계 등 악성종양의 치료에, 그리고 류머티스관절염 등 여러 염증성 질환의 치료제로서 면역억제제로 사용된다. 메틸렌테트라히드로폴레이트(Methylenetetrahydrofolate, MTHFR)의 유전적 다형성이 류머티스관절염 환자에서 MTX의 치료효과와 독성과의 상관성을 보인 바 있어 MTX 치료 전 MTHFR 상태를 검사할 수 있겠다.

향후 지속적인 연구를 통해 약물유전학적인 지식과 관련 기술 및 정보가 증가하면서 점차 약물별로 개별적 위험요인을 파악할 수 있는 가능성이 높아질 것으로 기대한다.

다. 자발적보고

골수억제 등 혈액학적 약물유해반응의 원인으로 의심되는 약제를 사례와 함께 약물감시연구사업단을 통하여 식품의약품안전청에 신고하는 것이 혈액학적 약물유해반응을 예방하는 데 큰 도움이 된다. 특히 신약에 있어서 자발적인 유해사례보고의 역할은 매우 중요하다. 우리나라에서는 약물감시연구사업단 홈페이지(http://pvnet.or.kr 또는 http://pharmacovigilance.or.kr) 또는 식약청 홈페이지(http://ezdrug.kfda.go.kr)를 통해 직접 유해사례를 신고할 수 있다.

혈액학적 약물유해반응은 생명을 위협할 수 있는 합병증을 초래할 수 있다. 약물투여 중인 환자에서 흔하지 않은 감염 증상, 빈혈이나 출혈 등이 발생한다면 혈액학적 약물유해반응 발생을 의심하고 전체혈구계산 등의 선별검사를 시행하여야 한다. 의미 있는 수준의 혈구감소증이 발생한 경우에는 원인으로 의심되는 약제를 모두 끊는 것이 중요하며 해당 분야의 전문의에게 의뢰하여 치료를 받게 하는 것이 중요하다.

참고문헌

Amsler HA, Teerenhovi L, Barth E, et al. Agranulocytosis in patients treated with clozapine. A study of the Finnish epidemic. Acta Psychiatr Scand 1977;56:241-8.

Andersohn F, Konzen C, Garbe E. Systematic review: Agranulocytosis induced by nonchemotherapy drugs. Ann Intern Med 2007;146:657-65.

Bhatt V, Saleem A. Review: Drug-induced neutropenia-Pathophysiology, clinical features, and management. Ann Clin Lab Sci 2004;34:131-7.

Dale DC. Advances in the treatment of neutropenia. Curr Opin Support Palliat Care 2009;3:207-12.

Gafter-Gvili A, Ram R, Raanani P, et al. Management of aplastic anemia: The role of systematic reviews and meta-analyses. Acta Haematol 2011;125:47-54.

Mann RD, Andrews EB, editors. Pharmacovigilance, 2nd ed. Chichester: John Wiley & Sons Ltd.; 2007. pp. 419-28.

Pichler WJ, editor. Drug Hypersensitivity. Basel: Karger; 2007. pp. 306-20.

Risks of agranulocytosis and aplastic anemia. A first report of their relation to drug use with special reference to analgesics. The International Agranulocytosis and Aplastic Anemia Study. JAMA 1986;256:1749-57.

Stonier PD. Nomifensine and hemolytic anaemia-experience of a post-marketing alert. Pharmacoepidemiol Drug Saf 1992;1:177-85.

U.S. Food and Drug Administration. Food and Drug Administration Modernization Act of 1997, Pub. L. No. 105-15; 1997.

46. 간 약물유해반응

학습목표

간 약물유해반응의 기전, 분류, 진단, 치료, 예방을 설명할 수 있다.
- 간 약물유해반응의 기전을 설명할 수 있다.
- 간 약물유해반응의 분류를 설명할 수 있다.
- 간 약물유해반응의 진단과 치료를 이해하고 응용할 수 있다.
- 간 약물유해반응의 예방의 중요성을 설명할 수 있다.

의학의 발전에 따라 질병을 치료하기 위한 치료약제의 사용이 늘어나면서 이전에 접하지 못한 물질(xenobiotics)의 배설을 위한 기관으로서 간에 대한 유해반응이 늘어나는 것은 당연한 결과로 생각된다. 현재 사용되는 대부분의 약제에 의해 간효소치의 상승이 가능한 것으로 알려져 있고 600여 개 이상의 약제에서 간기능 이상이 보고되어 있는 실정이다. 하지만 개개의 약제에 의해 일어나는 간장애의 정확한 기전은 잘 알려져 있지 않고, 95% 이상이 특이반응(idiosyncracy)에 의한 것이어서 예측이 어려우며, 약제를 사용한 사람에서 실제 간장애가 일어나는 빈도가 높지 않아(표 46.1) 임상에서 모든 환자에 대해 이를 예측하고 간기능검사를 실시하면서 추적 관찰하는 데에는 무리가 있어서 조기진단과 치료가 어렵다. 또한 간기능 이상을 조기에 발견하더라도 여러 약제를 동시에 사용하는 경우가 많아 원인 약제를 찾는 데 어려움이 있다. 하지만 지역 사회에서 발생하는 급성 간염이나 황달의 약 5%가 약제에 의한 것으로 알려져 있고 병원에 입원하는 간염환자의 경

표 46.1 약제에 의한 간 유해반응의 빈도

빈도	약제
5 – 20/1,000	이소니아짓, 클로르프로마진, 댄트롤린
1 – 2.5/10,000	에스트로겐
0.5 – 20/10,000	케토코나졸
1 – 10/100,000	디클로페낙, 설린닥, 페니토인, 플루클록사실린
0.5 – 3/100,000	아목시실린 – 클라불란산, 니트로푸란토인, 터비나핀, 디클록사신
1 – 10/1,000,000	미노사이클린

우에는 약 10-40%가 약제에 의한 것으로 알려져 있어 적지 않은 부분을 차지하며 이러한 환자의 조기진단과 원인약제의 조기중단이 환자의 예후에 지대한 영향을 미치므로 임상에서 치료제의 선택에 있어 간장애의 가능성에 대해 숙지하는 것이 반드시 필요하다. 따라서 이 장에서는 지금까지 알려진 간 약물유해반응의 기전과 분류, 진단, 치료, 흔히 사용되는 각 약제들에 의한 간질환의 임상양상 등을 기술하고자 한다.

46.1 약물의 대사와 약제 유발성 간장애의 기전

약제의 흡수, 분포, 대사, 배설에 있어서 간은 위장관에 흡수된 소수성(hydrophobic) 약제를 친수성(hydrophilic) 물질로 바꾸어서 담즙이나 소변으로 배설하는 기관이다. 이와 같은 일련의 과정을 요약하면 간세포 내로 유입, 간세포 내 대사 및 간세포 밖으로 유출되는 3가지 과정으로 나눌 수 있다(그림 46.1). 유입과 유출 과정에 세포막수송단백질이 관여한다. 간세포 내에서 일어나는 대사과정은 I상 반응과 II상 반응이 있으며 대사된 물질을 수송단백질을 통해 간세포 밖으로 유출시키는 과정을 III상 반응이라 한다. I상 반응에는 산화, 환원 및 가수분해가 있는데 이 중 간세포의 세포질내망계에 존재하는 사이토크롬 P450(cytochrome P450) 효소군에 의해 물질을 산화시켜 히드록실기를 만드는 반응이 대표적이다. I상 반응의 대사산물은 극성물질로서 대부분 작용이 약하게 되거나 없어지

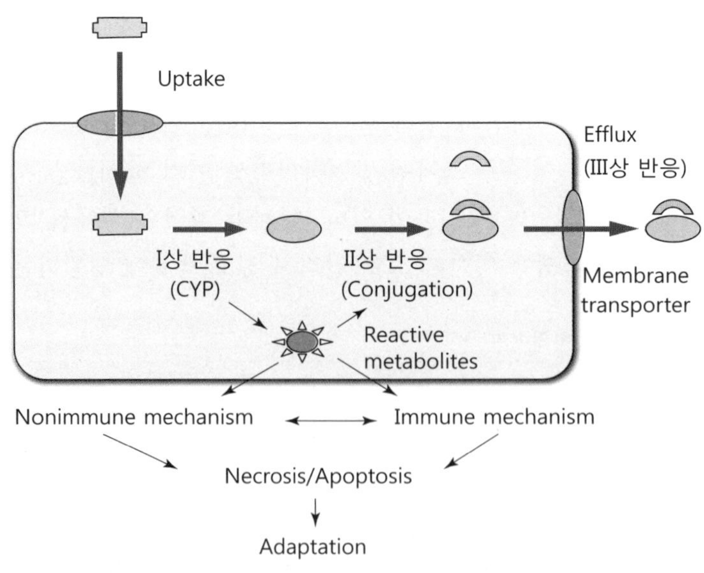

그림 46.1 약물의 대사경로와 간독성 약제에 의한 간장애 기전

지만 반대로 불활성물질이 활성물질로 변하기도 한다. II상 반응은 약물 또는 대사산물이 내인성 물질과 결합하는 과정으로서 uridine 5'-diphophate(UDP) glucuronosyltransferase, sulfotransferase, glutathione S-transferase(GST), epoxide hydrolase 등에 의해 글루쿠론산, 황산염, 글루타치온 등을 포함시키는 반응이며 대부분의 약제는 이에 의해 친수성 물질이 된 후 간세포막에 존재하는 수송단백질에 의해 안전하게 제거된다(III상 반응). 하지만 이 전체과정 중 일부에서는 반응성 대사산물이 형성되며 이것이 간 약물유해반응의 주된 원인물질로 작용한다.

간장애를 유발하는 약물은 크게 간장애를 예측할 수 있는 내인성 간독성약제(intrinsic hepatotoxin)와 간장애를 예측하기 어려운 특이반응 간독성약제(idiosyncratic hepatotoxin)로 분류된다. 내인성 간독성약제는 실험동물에서 간독성을 쉽게 유발할 수 있고, 투여용량에 따라 간독성이 증가하며, 사람에서 발생빈도가 비교적 높으며, 잠복기간이 비교적 짧고 일정한 것이 특징인 반면 특이반응약제는 실험동물에서의 재현성이 없으며, 용량과의 상관관계가 없고, 발생빈도가 낮고, 잠복기가 일정하지 않다는 점들이 특징이다. 용량의존성 간장애는 아세트아미노펜, 사이클로포스파미드, 부설판, 카무스틴(bis-chloronitrosourea, BCNU), 아모디아퀸 등 일부의 약제에서만 일어나는 현상으로 대개는 약제의 개발단계에서 확인되어 치료용량에서 이러한 반응이 일어날 경우 그 약제의 개발이 중단되므로 흔히 접하기 어렵다. 하지만 약물유해반응의 대부분을 차지하는 반응성 대사산물의 생성과 이에 대한 민감도는 숙주요인에 의해 달라지는 경우가 많고, 같이 사용하는 약제나 알코올 섭취, 영양상태 등에 의해 치료용량에서도 간장애가 일어날 수 있다. 용량이 증가함에 따라 모든 환자에서 간장애가 일어나고 약물투여 후 수일 내에 장애가 발생하는 용량의존성 간장애와는 달리 특이반응 간장애는 약물의 투여용량과는 상관없이 대개 투여 후 수 주에서 수개월 후 발생하는 것으로 민감한 일부 환자를 제외한 대부분의 환자에서는 유해반응을 일으키지 않으나, 일단 발병하면 심한 간기능장애를 일으킬 수 있다.

특이반응간장애는 피부발진, 발열 및 호산구증가 등의 과민반응 유무에 따라서 각각 면역학적(immunoallergic hypersensitivity)과 대사성(metabolic) 특이반응으로 분류할 수 있는데, 일부 약제에서는 두 가지 기전이 모두 작용하기도 한다. 각각의 임상적 특성은 표 46.2와 같다. 특이반응간장애가 투여용량과 상관관계가 없이 약제에 노출된 환자 중 극히 일부에서만 발생하는 이유는 아직 잘 알려져 있지는 않으나, 일부에서는 약제대사에 관여하는 각종 효소(사이토크롬 P450)의 유전적 다형성이 개인마다 다르기 때문으로 추정하고 있다. 또한 면역학적 특이반응간장애의 경우에는 약제 대사산물에 의해서 사이토크롬 P450 효소의 일부가 주조직적합성항원분자와 같이 세포막에 노출되어 자가항원으로서 각종 면역반응을 유발하는데, 이 경우 노출된 환자의 일부에서만 간장애가 초래되는 이유는 사

표 46.2 특이반응 약제에 의한 간장애 – 면역학적 및 대사성 특이반응의 비교

특성	면역학적 특이반응	대사성 특이반응
빈도	1만 명당 1명 미만	0.1 – 2%
성별	여성 > 남성	여성 > 남성
잠복기	2 – 10주, 비교적 일정함	4 – 24주, 매우 다양함
약제 중단 후 경과	즉각적인 호전	서서히 호전됨, 일부 더 악화됨
재투여 시의 반응	12 – 72시간 내 발현	수 일 혹은 수 주 지나서 발현
발열	흔함	간혹 나타남
발진, 관절통, 임파선 종대	흔함	매우 드묾
호산구증가 – 혈액	20 – 70%	<10%
– 조직	흔함, dominant cell type	관찰될 수 있으나, minor cell type
육아종	흔히 관찰됨	매우 드묾
자가 항체	간혹 발견됨	매우 드묾

이토크롬 P450의 다형성뿐만 아니라 주조직적합성항원분자의 다형성이 개인마다 다르기 때문인 것으로 추정하고 있다.

대사성 특이반응은 약제대사 시 발생하는 반응성 대사산물, 간의 에너지대사에서 발생하는 반응성 산화물, 간세포 자체의 항산화세포보호과정 등의 차이에 의해 일어나며 간세포독성이 일어나는 면역학적, 대사성 기전을 요약하면 다음과 같다.

1) 사이토크롬 P450에 의해 생성된 반응성 대사산물이 세포 내 단백질과 공유결합을 하고 이에 의한 세포 내 단백질의 기능이상으로 세포 내 칼슘 항상성에 장애가 일어나 간세포 표면에 있는 actin fibril이 분리되어 세포막이 파열된다. 2) 약제에 의한 담즙정체성 질환에서는 약제나 반응성 대사산물이 multidrug-resistance-associated protein 3(MRP3)와 같은 미세담관에 있는 담즙산운반단백과 결합하거나 미세담관 주변에 있는 actin fibril을 분리하여 담즙정체를 주로 일으킨다. 위의 두 가지 기전(1, 2)이 같이 일어나게 되면 간세포 내에 독성 담즙산이 축적되고 담도주변세포가 손상되어 임상적으로 vanishing bile duct injury를 일으키게 된다. 약제나 그 대사산물은 크기가 작아서 그 자체로는 면역반응을 일으키지 않으나, 3) 사이토크롬 P450과 같은 효소와 공유결합을 하여 그 효소의 기능을 억제하기도 하고, 4) 사이토크롬 P450과 결합된 채로 세포표면으로 이동하여 면역원으로서 세포독성 T세포의 반응을 유도하기도 한다. 이때 2차적인 사이토카인에 의해 중성구매개 간독성이 나타날 수 있다. 이러한 면역매개간독성에는 5) tumor necrosis factor-α(TNF-α)와 Fas 경로에 의한 세포자멸사가 역할을 할 수 있다. 이외에도 약제유발간장애의 기전에 있어 미토콘드리아 관련 기전이 비교적 자세히 알려져 있는데 아스피린, 발푸로산, 테트라사이클린 등과 같은 일부 약제는 미토콘드리아에서 지방산의 β-산화와 호흡효소를 억제하여 지방산의 축적과 혐기성 대사, 산화물 스트레스의 증가를 가져오며 중성지방의

축적에 의한 소수포성 지방증, 지방간염 등을 일으킨다. 간세포 외의 다른 세포들도 약제에 의한 간질환 발생에 관여하는데 쿠퍼세포는 사이토카인을 통해 손상을 증폭시키고 성상세포와 대식세포는 간 섬유화와 육아종 형성에 역할을 한다. 항암제는 정맥동 내피세포에 손상을 일으켜 정맥폐쇄성질환을 일으킬 수 있으며 호르몬치료 시에는 간세포의 탈분화를 일으켜 양성 선종이나 드물게 간세포암을 일으키기도 한다. 그 외에도 핵수용체인 PXR(pregenane X receptor)과 CAR(constitutive androstane receptor) 등이 약물과 독성물질에 의해 활성화되어 수송단백질과 사이토크롬효소를 발현시켜 외부로부터 유입된 독성물질을 간세포 밖으로 내보내는 방어기전에 중요한 전사조절인자가 없거나 억제되는 경우에도 간손상이 일어나게 된다.

46.2 간 약물유해반응의 분류, 진단, 치료, 예방

가. 간 약물유해반응의 분류

약제에 의한 간장애는 조직학적으로 크게 간세포성(hepatocellular), 순수 담즙정체성(pure cholestatic), 혼합형(mixed)의 3가지로 분류한다. 즉, 1) 간세포성 간손상은 알라닌아미노전이효소(alanine aminotransferase, ALT)치가 정상상한치의 2배 이상이거나 알칼라인포스파타제(alkaline phosphatase, AP)에 대한 ALT의 활성도 비가 5 이상일 때로, 2) 순수 담즙정체성 간손상은 AP치가 정상상한치의 2배 이상이거나 AP에 대한 ALT의 활성도 비가 2 이하일 때로 정의하고, 3) ALT치와 AP치가 모두 정상상한치의 2배 이상이면서 AP에 대한 ALT의 활성도 비가 2에서 5 사이일 때는 혼합형 간손상으로 정의한다.

그러나 실제 임상에서 간조직검사를 시행하는 경우는 거의 없으므로, 약제 유발성 간장애를 생화학적 간기능검사의 결과에 따라 간손상 및 생화학적 이상으로 나누어 정의한다. 간 약물유해반응 중 간손상은 ALT치나 포합빌리루빈치가 정상상한치의 2배 이상 상승하거나, 아스파테이트아미노전이효소(aspatate aminotransferase, AST), AP 및 전체빌리루빈(total bilirubin, TB)치가 함께 올라가 있으면서 그중 하나가 정상상한치의 2배 이상 상승된 경우로 정의하고, 이러한 기준에 못 미치는 간기능검사의 이상은 생화학적 이상으로 정의한다. 임상경과에 따라서는 생화학적 간손상이 3개월을 기준으로 그 이하의 기간 동안 지속될 때는 급성으로 그 이상일 때는 만성 간손상으로 정의하며, 전격성 간손상은 증상이 나타난 지 4주 이내에 간성뇌병증과 응고병증이 발생하는 경우로 정의한다.

나. 간 약물유해반응의 진단

간 약물유해반응의 진단에 있어서 이를 위한 특이한 검사법이나 진단기준이 없다. 현재까지 인정되는 약제유발성 간손상 진단의 황금기준진단법은 재투여 시의 악화 유무인데 이는 윤리적으로 불가능하다. 따라서 임상적으로 의심하여, 약제복용력을 철저히 조사하고, 인과관계를 규명하고자 하는 노력이 가장 중요한 진단법이라고 하겠다. 간 약물유해반응의 진단을 위해서는 바이러스성 간질환, 허혈성 간질환, 알코올성 간질환, 자가면역성 간질환, 윌슨씨병과 같은 대사성 간질환, 담도폐쇄의 원인이 되는 다른 질환 등을 배제하고 약제투여 후 발병하는 시간적 관계와 약제중단 후 호전되는 현상 등을 종합하여 추정한다. 간 약물유해반응의 진단에 가장 중요한 것은 약제섭취와 증상발현의 시간적 관계인데 아세트아미노펜과 같이 용량의존성 간독성의 경우는 약제섭취 후 수 시간에서 수 일 내에 간기능의 이상이 나타나게 되나 면역학적 특이반응에 의한 간염, 육아종성 간염, 약제에 의한 담즙정체 등에서는 3/4 이상에서 2주 내지 10주의 잠복기를 가지며 때로는 아목시실린-클라불란산에서 보이는 것처럼 약제를 끊고 6주가 지난 뒤 증상이 나타나기도 한다. 대사성 특이반응에 의한 간질환의 경우에는 이보다 잠복기가 더 길 수 있어서 약제를 처음 섭취한 지 6주 내지 26주가 지난 뒤 발현될 수 있고, 만성 간염이나 지방간염, 혈관손상에 의한 간질환의 경우에는 증상발현까지 6개월에서 1년이 걸리기도 하므로 진단에 유의하여야 한다. 대부분의 약제유발성 간질환은 약제를 끊으면 수 일에서 수 주 내에 간기능의 호전을 보이나 케토코나졸, 트로글리타존, 쿠마롤, 에트레티네이트, 아미오다론, 미노사이클린과 같은 일부 약제는 간기능의 호전에 수개월이 걸리기도 한다.

진단의 부족한 객관성을 보완하기 위해 1989년 국제의학기구협회(Council for International Organizations of Medical Sciences, CIOMS)의 주최로 열린 합의도출회의에서 인과관계 추정을 위한 평가체계가 발표되었고(표 46.3), 이후 Maria VAJ, Victorino RMM에 의해 또 다른 진단기준이 발표되었다(표 46.4). 그 내용을 보면 이러한 기준 역시 약제투여 후 발병하는 시간적 관계와 약제중단 후 호전되는 현상, 면역학적 특이반응을 시사하는 간외증상, 약제재투여 시의 반응, 다른 원인질환의 배제 등이 그 기준으로 이전에 임상적으로 사용하던 방법과 다르지 않고 임상적으로 약제에 의한 간독성으로 확진된 환자를 대상으로 두 기준을 각각 적용한 연구에 따르면 환자의 약 13%와 34%가 'unlikely or excluded'로 판정되어 이 기준들이 임상에서 널리 사용되기에는 아직 보완할 부분이 있는 실정이다. 하지만 현재로서는 확률적인 판정을 내리는 방법으로 이 두 척도가 가장 널리 쓰이고 있는 것 또한 현실이다.

표 46.3 국제의학기구협회에 의한 진단 척도

	간세포형		담즙정체형과 혼합형		평가	
1. 증상발현까지 시간					점수	증례
합당치 않음	투여시작 전 증상발현 종료 15일 후 증상발현 (서서히 대사되는 약제 제외)		투여시작 전 증상발현 종료 30일 후 증상발현 (서서히 대사되는 약제 제외)		관련 없음	
알 수 없음	증상발현까지의 시간에 대한 정보가 없을 때				불충분한 자료	
투여시작부터 시간	최초투약	재투약	최초투약	재투약		
a. 시사적임	5-90일	1-15일	5-90일	1-90일	+2	
b. 합당함	<5일, >90일	>15일	<5일, >90일	>90일	+1	
투여종료부터 시간	최초투약	재투약	최초투약	재투약		
a. 합당함	15일 이하	15일 이하	30일 이하	30일 이하	+1	
2. 경과	ALT최고치와 ULN과의 차이		AP(TB)최고치와 ULN과 차이			
약물투여 종료 후						
a. 대단히 시사적임	8일 이내에 50% 이상 감소		적용사항 없음		+3	
b. 시사적임	30일 이내에 50% 이상 감소		180일 이내에 50% 이상 감소		+2	
c. 합당함	적용사항 없음		180일 이내에 50% 미만 감소		+1	
d. 결정하기 힘듬	정보가 없거나 30일 이후 50% 이상감소		지속되거나 증가 또는 정보 없음		0	
e. 약제역할에 반함	30일 이후에 50% 미만 감소 또는 재증가		적용사항 없음		-2	
투여지속 시 결정불가	모든 상황		모든 상황		0	
3. 위험인자	알코올(존재, 결여)		알코올 또는 임신(존재, 결여)		+1, 0	
	환자나이 55세(이상, 미만)		환자나이 55세(이상, 미만)		+1, 0	
4. 동반투여약물						
동반약물에 대한 정보가 없거나 증상발현 시점과 맞지 않는 시간적 간격					0	
동반약물이 있으며 증상발현과 시사적이거나 합당한 시간적 간격					-1	
간독성이 알려진 동반약물이며 증상과는 시사적이거나 합당한 시간적 간격					-2	
동반약물이 있으며 간독성 역할의 증거가 밝혀짐(양성 재투여반응 및 기타증거)					-3	
5. 약물 이외의 간손상 원인조사						
1군(6대원인)=IgM anti HAV, IgM anti HBc Ab, anti HCV Ab, 담도폐쇄, 알콜리즘, 최근 저혈압 2군=기저질환의 합병증;CMV, EBV, HSV의 시사소견			1군과 2군을 전부 배제		+2	
			1군의 6대원인을 배제		+1	
			1군의 4-5원인을 배제		0	
			1군의 4가지 미만의 원인 배제		-2	
			비약물성 원인의 강력 의심 시		-3	
6. 약물의 간독성에 대해 알려진 기정보						
제품에 간독성에 대한 경고가 표시되어 있을 때					+2	
간독성에 대한 문헌보고는 있으나 제품에 표시되지 않았을 때					+1	
간독성에 대해 알려진 바가 없을 때					0	
7. 재투여에 대한 반응						
양성반응	약제로 ALT가 2배 이상 상승		약제로 AP(TB)가 2배 이상 상승		+3	
합당한 소견	첫 투약 시보다 2배 이상 상승		첫 투약 시보다 2배 이상 상승		+1	
음성반응	상승폭이 N이나 1차 시보다 적을 때		상승폭이 N이나 1차 시보다 적을 때		-2	
미실시 또는 해석불가	모든 상황		모든 상황		0	

판정: 확정적 ≥ 9, 가능성 높음 6-8, 가능성 있음 3-5, 가능성 희박 1-2, 진단배제 ≤ 0

표 46.4 Maria and Victorino scale (clinical diagnostic scale, CDS) 진단척도

1) 약제투여와 임상양상과의 시간적 관련성
A. 약제투여 후 첫 증상 혹은 간기능검사치 이상까지의 기간
4일에서 8주(재투여 시에는 4일 이내): 3점
4일 이내 혹은 8주를 초과한 경우: 1점
B. 약제투여 중단 후부터 첫 증상 혹은 간기능검사치 이상까지의 기간
0에서 7일까지: 3점
8에서 15일까지: 0점
15일을 초과한 경우: −3점
C. 약제투여 중단 후부터 간기능검사치 호전까지의 기간
6개월(담즙정체성 혹은 혼합형) 혹은 2개월(간세포성) 이내: 3점
6개월(담즙정체성 혹은 혼합형) 혹은 2개월(간세포성) 초과: 0점
* 간기능검사치의 호전은 ALT치(간세포성 손상의 경우) 혹은 AP치(담즙정체성 혹은 혼합형 손상의 경우)가 정상상한치의 2배 이하로 감소하는 경우로 정의하였다.
2) 약제 이외의 다른 원인 배제
바이러스성 간염(HAV, HBV, HCV, CMV, EBV), 알코올성 간질환, 담도폐색, 기존의 간질환, 기타(임신, 급격한 혈압강하 등)
모든 가능성이 배제된 경우: 3점
일부만 배제된 경우: 0점
다른 원인에 의한 간손상의 가능성이 있는 경우: −1점
다른 원인에 의한 간손상이 강력히 의심되는 경우: −3점
3) 간외 증상의 유무
발진, 발열, 관절통, 호산구 증가(> 6%), 세포감소증
4개 이상: 3점
2−3개: 2점
1개: 1점
모든 증상이 없는 경우: 0점
4) 의도적 혹은 우연한 재투여 시의 재현성 유무
양성: 3점
음성 혹은 재투여하지 못한 경우: 0점
5) 기존의 동일한 약제에 의한 간손상의 보고 유무
있는 경우: 2점
없는 경우(약제가 시판된 후 5년 이내인 경우): 0점
없는 경우(약제가 시판된 후 5년을 초과한 경우): −3점

Definite (>17); Probable (14−17); Possible (10−13); Unlikely (6−9); Excluded (<6).

간손상과 약제사용의 인과관계 판정은 1989년 합의도출회의에서 제시한 CIOMS 척도에 의하면 'suggestive, compatible, incompatible'의 3가지로 분류하며, 3가지 요소로 구성된다. 간세포성 간손상의 경우에는, 첫 번째 간손상이 나타나기까지의 기간으로서 약제투여 후 5−90일 사이에 간손상이 나타나면 'suggestive'로, 잠복기가 5일 미만이거나 90일 이상인 경우는 'compatible'로, 그리고 약제투여 이전에 간손상이 증명된 경우는 'incompatible'로 정의한다. 약제를 끊은 지 15일 이내에 간손상이 나타나면 'compatible'하며, 15일 이후에 간손상이 나타나면 'incompatible'하다. 두 번째 요소는 간손상 발생 후 약제를 끊고 난 후의 반응으로서 약제를 끊은 후 8일 이내에 ALT치가 50% 이상 감소하고 한 달 내에 다시 상승하지 않을 경우는 'very suggestive course'로, 1개월 내에 50% 이상 감소한 경우는 'suggestive course'로 정의한다. 그리고 이러한 경우에 해당하지 않을 경우를 'suggestive'하지 않은 것으로 정의한다. 세 번째 요소는 약제 재투여 시의 반응으로서 약제를 재투여하여 ALT치가 2배 이상 상승하는 경우는 양성이고, 전과 같은 방식으로 약제를 재투여하였음에도 불구하고 ALT치가 정상상한치 이상으로 증가하지 않는 경우는 음성이다. 인과관계 규명을 위하여 약제를 재투여하는 것은 비윤리적이기 때문에, 간손상을 모르고 우연히 재투여하였을 때 사용할 수 있는 판정기준이다.

담즙정체성 및 혼합형 간손상의 경우 진단기준치는 간세포성 간손상의 경우와 차이가 있으나 근본원리는 동일하다. 즉, 약제투여 후 5-90일 사이에 간손상이 나타나면 'suggestive'로, 잠복기가 5일 미만이거나 90일 이상인 경우는 'compatible'로, 그리고 약제투여 이전에 간손상이 증명된 경우는 'incompatible'로 정의한다. 약제를 끊은 지 한 달 이내에 간손상이 나타나면 'compatible'하며, 1개월을 초과하면 'incompatible'하다. 간손상 발생 후 약제를 끊고 난 후의 반응으로서 약제를 끊은 후 6개월 이내에 AP 혹은 TB치가 50% 이상 감소하면 'suggestive'로, 6개월 이내에 AP 혹은 TB치가 감소하지만 그 정도가 50%를 넘지 못하면 'intermediate'로, AP 혹은 TB치가 감소하지 않는 경우는 'inconclusive'로 정의한다. 세 번째 요소는 약제 재투여 시의 반응으로서 약제를 재투여하여 AP치가 2배 이상 상승하는 경우는 양성이고, 전과 같은 방식으로 약제를 재투여하였음에도 불구하고 AP치가 정상상한치 이상으로 증가하지 않는 경우는 음성이다.

이상과 같은 인과관계의 규명과 동시에 약제 이외의 다른 간질환의 가능성을 배제하여야 하는데, 바이러스성 간질환 이외에도 자가면역성, 혈관성 및 대사성 간질환도 고려하여야 한다. 한편, 일부 자가항체 형성을 동반한 약제유발성 만성 간염은 만성 자가면역성 간염과 유사한 임상상을 나타내는데, 이러한 경우에도 약제 복용시기와의 연관관계를 규명할 경우 진단에 도움을 받을 수 있으며, 특히 약제중단 후의 호전 여부나 우연한 재투여 시의 악화 유무로 진단에 이를 수도 있다. 담즙정체성 간질환 환자에서는 담도확장이 없을 경우에 약제에 의한 경우를 반드시 고려하여야 한다. 피부발진, 발열 및 호산구증가 등의 과민반응이 나타날 경우 약제유발성 간손상을 더욱 시사하는 소견이지만 이러한 반응이 나타나지 않는 경우가 더 흔하므로 과민반응이 없는 경우 약제유발성 간손상의 가능성이 적다고 판단하지 말아야 한다. 일부에서는 간조직 소견이 진단에 도움을 줄 수 있는데, 특히 zonal necrosis, 소수포성 지방증, 담관손상, 혈관병변 및 호산구침윤 등의 소견이 나타날 경우 약제유발성 간손상일 가능성이 높다.

다. 간 약물유해반응의 예방 및 치료

약제에 의한 간장애를 예방하기 위해서는 우선 꼭 필요한 경우에만 적절한 용량의 약물을 사용하여야 하고 가능하면 여러 약제를 동시에 투여하는 것을 피해야 한다. 간독성이 있는 약제를 장기간 사용할 때 주기적으로 간기능검사를 하는 것이 추천될 수 있으나 이에 의해 심한 약제유발 간질환이 예방되었다는 증거는 거의 없다. 주기적인 검사의 비용과 불편함, 4주마다 시행하는 검사가 약제유발 간질환을 예방하기에는 너무 길다는 측면 외에도 약제를 중단하는 기준치가 확립되어 있지 않아서 일반적으로 적용하기에는 무리가 있다. 그럼에도 불구하고 케토코나졸, 에트레티네이트, 미노사이클린, 메토트렉세이트, 이소니아짓, 합성레티노이드제제, 항암제 등 일부 약제는 간기능검사가 추천되며 일반적으로 ALT치가 정상상한의 5배를 넘거나(약 250 U/L) 혈청빌리루빈 또는 알부민 치의 이상, 프로트롬빈 시간의 이상이 있을 때 약제를 중단할 것이 추천된다.

약제유발 간장애의 치료에서 가장 중요한 것은 조기진단과 원인약제의 중단이다. 아세트아미노펜, 중금속, 독버섯의 경우는 흡수되지 않은 위내 약제의 제거를 위해 위세척을 시행할 수 있으나 독버섯의 경우를 제외하면 활성탄, 삼투성 하제 등은 도움이 되지 않는다. 또한 활성탄을 통한 혈액투석이나 이뇨제에 의한 이뇨, 킬레이팅 레진 등도 도움이 되지 않는 것으로 알려져 있다. 현재 약제유발 간장애에 특이한 해독제로 알려진 유일한 것은 아세트아미노펜 독성에 사용하는 엔-아세틸시스테인이며 이외에 사용할 수 있는 치료제로는 코티코스테로이드와 UDCA가 있다. 하지만 코티코스테로이드와 UDCA의 명확한 사용지침은 아직 없는 실정이며 코티코스테로이드의 경우 알로푸리놀, 설폰아미드에 의한 혈관염 관련 간질환과 일부 만성 간염에 효과적이라는 보고가 있으며 UDCA의 경우는 아목시실린-클라불라네이트, 플루클록사신, 플루타미드, 사이클로스포린의 사용시 나타나는 담즙정체성 간질환에 효과적이었다는 보고가 있다.

46.3 흔히 쓰는 약물에서의 약제유발성 간질환

가. 심혈관계 약제

1) 혈압강하제

가) 안지오텐신전환효소억제제

안지오텐신전환효소억제제와 연관된 간장애는 드물지만 많이 처방되는 약제라는 면에서 주의할 필요가 있다. 캅토프릴이나 에날라프릴에 의한 간장애로 보고된 것을 보면 주로 담즙정체성이지만 간세포성 장애도 동반될 수 있으며 캅토프릴의 경우 발열, 발진, 호산구증과 같은 과민반응의 증상을 동반한다. 대부분 원인약제를 끊으면 호전되나 완전회복까지 6개월이 걸린 경우도 있다. 이외에 리시노프릴에 의한 전격성 간염의 보고와 포시노프릴에 의한 담즙정체의 보고가 있다.

나) 베타차단제

베타차단제에 의한 간독성은 아주 드물지만 아세부톨롤, 프로프라놀롤, 메토프롤롤에 의한 간세포성 간장애와 아테놀롤에 의한 담즙정체성 간장애가 보고되어 있다. 리베탈롤의 경우는 11례 이상의 급성 간염이 보고되어 있는데 이 중 3례는 치명적이었다.

다) 칼슘채널차단제

베라파밀에 의한 간세포성 간장애와 딜티아젬에 의한 육아종성 간염, 니페디핀에 의한 지방간염이 보고되어 있지만 칼슘채널차단제에 의한 간장애는 흔하지 않다.

라) 이뇨제

클로살리돈, 히드로클로르치아짓에 의해 드물게 담즙정체가 보고되어 있고, 스피로노락톤에 의한 급성 간염이 몇 예에서 보고되어 있다. 티크리나펜의 경우는 일부에서 치명적인 자가면역성 간염을 일으켜 허가가 취소되었다.

마) 기타

메틸도파는 내과보다 산부인과에서 많이 사용되는 약제로서 사용환자의 약 10-30%에서 아미노기전이효소(aminotransferase)의 상승이 있을 수 있으나 대부분에서 계속 사용하여도 간기능이 호전된다. 사용환자의 0.1% 이하에서 오심, 구토를 동반하는 바이러스성 급성 간염의 형태로 나타날 수 있는데 황달을 동반하는 경우 치사율이 10%에 이른다. 이외에도 처음 발현하는 증상이 만성 간염이나 간경변의 형태로 나타날 수 있으므로 가능성을 염두에 두어야 한다. 히드랄라진에서는 약제유발성 전신성 홍반성 낭창의 일환으로 급성 간염, 육아종성 간염, 담즙정체성 간질환의 보고가 있다.

안지오텐신수용체차단제 중에서는 이베사탄에 의한 담즙정체와 칸데사탄에 의한 급성 간염이 보고되어 있다. 로사탄에 의한 간세포 손상의 보고는 있으나 심하지 않은 것으로 알려져 있다.

2) 항부정맥제

아미오다론은 사용환자의 약 25%에서 아미노기전이효소가 정상상한치의 5배까지 상승할 수 있으며 0.6%에서 임상적으로 의미 있는 간질환이 나타난다. 이때는 주로 지방간염의 형태로 나타나며 이 환자의 15-50%에서 대결절성 간경변이 발생한다. 이외에도 육아종성 간질환, 담관염, 급성 간염의 보고가 있는데 주사 후 수 시간에서 수 일 내에 치명적인 급성 간염이 발생한 보고도 있다. 아미오다론을 1년 이상 사용하였을 때 발생할 수 있는 만성 간염은 흔히 피로감, 오심, 구토 등을 동반하며 심한 경우 황달, 알부민 저하, 프로트롬빈시간 연장을 동반할 수 있다. 심하지 않은 간장애의 경우는 약제를 끊으면 2주에서 4개월에 걸쳐 간기능이 호전되나 간경변으로 진행한 심한 경우는 예후가 좋지 않다. 퀴니딘에 의한 간장애는 드물지만 약제투여 1주 내지 6개월 내에 발열 등 과민반응을 동반하는 간기능장애가 발생할 수 있으며 약제를 끊으면 호전된다. 프로케인아미드는 간육아종, 간세포성 간장애, 담즙정체에 대한 보고가 있으며 프로파페논은 4례의 담즙정체성 황달의 보고가 있으나 약제중단 후 호전되었다.

3) 항응고제

비분절 헤파린과 저분자량 헤파린은 투여환자에 있어서 아미노기전이효소의 상승을 일으킬 수 있으며 비분절헤파린에 의한 담즙정체의 보고도 있다. 와파린의 경우도 간세포손상과 담즙정체를 모두 일으킬 수 있는 것으로 알려져 있다.

4) 지질강하제

HMG Co-A 환원효소억제제(HMG Co-A reductase inhibitor)의 사용 시 1-3%에서 아미노트렌스파제의 상승이 관찰될 수 있으나 약제의 중단을 고려해야 할 간독성은 극히 드물다. 다만 로바스타틴, 프라바스타틴, 아토바스타틴, 심바스타틴의 사용과 연관된 담즙정체성 간염이 보고되어 있다. 이들 약제와 겜피브로질을 같이 사용하는 경우 근육염의 증가를 일으킨다는 보고는 있으나 간손상을 증가시킨다는 보고는 없다. 니아신은 용량의존성 간장애를 일으키는 약제로 잘 알려져 있어서 주로 2g/d 이상의 용량에서 급성 간염의 형태로 발현되며 생체이용률이 높은 서방형제제의 경우에는 500mg/d의 용량에서도 간기능장애가 나타날 수 있으며 잠복기는 1주에서 4년까지 다양하다. 이러한 간장애는 설포닐유레아를 같이 사용하거나 기존에 간질환이 있던 사람에서 더 많이 발생하며 일부에서는 치명적이므로 주의를 요한다. 니아스핀은 새로 개발된 니코틴아미드제제로서 아직은 간장애의 보고가 없지만 추후 관찰이 필요하다.

비알코올성 지방간염의 경우 많은 환자에서 비만과 지질대사의 이상이 관찰되고 따라서 ALT가 상승되어 있는 환자에서 스타틴을 사용해야 하는 임상적인 경우가 있다. 이 경우에도 스타틴의 사용은 비교적 안전한 것으로 알려져 있어 관상동맥질환 등의 고위험군에서는 지방간염을 동반하더라도 스타틴을 사용할 수 있다고 하겠다.

5) 항혈소판제

아스피린은 용량의존성 간장애를 일으키고 종종 아미노기전이효소의 상승이 일어나나 이러한 환자에서도 황달은 드물며 약제를 중단하면 즉시 호전되고 저용량으로 다시 투여하여도 재발하지 않는 경우가 많다. 하지만 1례의 치명적인 사례보고가 있고 소아 열성 환자에서 라이증후군(Reye's Syndrome)을 일으킬 수 있으므로 주의를 요한다. 약 30례의 간독성의 보고가 있는 티클로피딘의 경우는 용량 비의존성이며 주로 담즙정체성으로 나타나며 약제 시작 2-12주 내에 증상이 나타나며 약제중단 시 대개 회복된다. 클로피도그렐은 티클로피딘에 의한 담즙정체 환자에서 대체하여 사용할 수 있으나 이것 역시 간세포성-담즙정체성 간장애의 보고가 있다.

나. 내분비계약제

1) 경구 혈당강하제

트로글리타존은 1997년 FDA에서 승인된 티아졸리딘디온계 약제로 시판 후 75례 이상의 치명적인 간독성이 보고되어 1999년 승인이 취소되었다. 1999년 승인된 로시글리타존과 피오글리타존은 각각 현재까지 2례와 1례의 급성 간세포손상이 보고되었으나 아직 이로 인한 사망자는 보고되지 않았으며 FDA는 이들 약제의 사용 전에 ALT치가 정상상한치의 2.5배 이하이어야 하고 약제사용 후 2개월마다 ALT치를 검사하여 정상상한치의 3배 이상이 지속될 때 약제를 중단할 것을 권고하고 있다. 하지만 트로글리타존의 경우 정상 간기능에서 간부전에 이르는 시간이 1-2주에 불과했고 당뇨병으로 이들 약제를 처방받는 환자의 많은 수에서 비알코올성 지방간염을 동반하고 있어서 정상치 3배의 간기능 이상은 비교적 흔하므로 이러한 권고안이 효과적일지는 미지수다. 개발된 지 오래된 설포닐유레아(카부타미드, 메타헥사미드, 클로프로파미드)는 비교적 간세포성 간손상이 흔하지만 새로 개발된 톨부타미드, 톨라자미드, 글리벤클라미드는 간손상의 보고가 드물며 담즙정체성 간염에 대한 보고가 일부 있다. 이들 설포닐유레아에 의한 간손상의 경우에는 발열, 발진, 호산구증 등 과민반응의 증상이 동반되는 경우가 많고 톨부타미드, 톨라자미드의 경우 담도소멸증후군(vanishing bile duct syndrome)의 보고가 있으며 글리벤클라미드는 치명적인 경우도 있었다. 글리클라지드는 과민반응을 동반하는 급성 간염의 보고가 있고 글리벤클라미드에 의한 간세포성 간손상의 보고도 있다. 메트포르민, 아카보스, 인간인슐린에 의한 담즙정체성 또는 간세포성 간손상이 보고되어 있으나 매우 드물다.

2) 항갑상선제

항갑상선제에 의한 간독성의 빈도는 0.5% 이하다. 메티마졸과 카비마졸에 의한 간장애는 드물지만 담즙정체성 간염의 보고가 있다. 프로필티오우라실에 의한 간장애는 비교적 흔하며 급성 간염의 형태로 나타나는데 종종 과민반응의 증상을 동반하며 보고된 36례 중 7례에서 치명적이었다. 프로필티오우라실에 의한 만성 간염은 드물며 대개 약제중단 시 호전된다.

3) 스테로이드제

경구스테로이드제를 사용하는 환자 1만 명당 2.5명에서 2-3개월 뒤에 담즙정체가 일어날 수 있으며 임신성 담즙정체가 있었던 환자에서 많이 일어나지만 약제중단 시 모두 회복된다. 경구피임약과 국소성 결절형 증식증은 관련이 없는 것으로 생각되고 있으나 간혈관종은 경구피임약을 사용할 때 크기가 커질 수 있고 간선종의 발생을 증가시킨다. 간선종의 경우 대개 약제를 중단하면 크기가 줄어들지만 크기가 클 경우 파열의 위험이 있고 악성 변화의 위험이 있으므로 치료를 요한다. 경구피임약을 8년 이상 사용하였을 때 간세포암 발생의 상대위험도가 7배 증가하지만 우리나라처럼 간염바이러스나 간경변에 의한 간세포암이 많은 나라에서 그 빈도는 극히 드물다. 고용량의 단백동화스테로이드를 사용하였을 때 1-6개월 내에 담즙정체가 종종 발생하지만 약제를 끊으면 호전된다. 단백동화스테로이드를 장기간 사용한 환자에서 간선종과 간세포암의 보고가 있으므로 이러한 환자에서는 복부초음파가 추천된다.

4) 에스트로젠수용체길항제

타목시펜은 장기간 사용 시 비알코올성 지방간염을 일으키는 것으로 잘 알려져 있으며 타목시펜 자체의 독성과 이 약제를 사용할 때 증가할 수 있는 중성지방과의 상승효과에 의한 것으로 생각된다. 타목시펜에 의한 비알코올성 지방간염은 약제를 중단하면 대부분 호전되지만 약제를 사용하게 되는 유방암과 같은 원인질환을 고려하여야 하며 비알코올성 지방간염이 발생하였다고 반드시 약제를 끊어야 하는 것은 아니다. 토레미펜은 타목시펜에 비하여 지방간이나 지방간염을 일으키는 빈도가 낮다(<10%).

다. 항생제

1) 페니실린계

페니실린G나 페니실린V 같은 천연 페니실린에서는 직접적인 간독성의 보고는 없고 과민반응에 동반된 허혈성 간손상의 보고가 있다. 옥사실린은 아미노기전이효소의 상승을 동반하는 간기능장애에 대한 보고가 많고 일부에서 담즙정체나 급성 간염의 보고도 있으나 약제를 중단하면 대개 간기능이 정상화된다. 플루클록사실린은 10만 명당 1-10명에서 약제시작 1-9주 후에 담즙정체성 간염이 발생하는 것으로 보고되는데 사망률이 5%에 이르고 약제중단 후에도 10-30%는 담즙정체가 지속되며 일부에서는 간경변으로 진행하므로 주의를 요한다. 치료는 주로 보존적 치료이나 담즙정체 지속환자의 2/3에서 UDCA가 효과적인 것으로 알려져 있다. 또한 아직 증거가 부족하지만 클록사실린과 디클록사실린도 플루클록사실린과 유사한 간질환을 일으킬 수 있다는 보고가 있다. 현재까지 아목시실린-클라불란산에 의한 150례 이상의 담즙정체성 간질환의 보고가 있는데 대개 약제시작 후 6주 내에(평균 18일) 발생하나 드물게 약제중단 6주 이후에 증상이 발생하기도 한다. 이 환자들의 30-60%에서 발열, 발진, 호산구증이 동반되고 치사율이 없이 약제중단 후 대부분의 환자가 완전회복되나 회복 시까지 4개월이 걸리기도 한다.

2) 퀴놀론계

시프로플록사신, 노플록사신, 오플록사신에 의해 심한 간독성이 있다는 보고는 거의 없으나 보고된 몇 가지의 경우를 보면 주로 담즙정체성으로 나타난다. 하지만 시프로플록사신과 오플록사신에 의한 급성 간부전의 보고가 있고 노플록사신에 의한 괴사성 육아종성 간염의 보고가 있다. 심한 간기능장애의 보고가 있던 트로바플록사신은 그 허가가 취소되었다.

3) 테트라사이클린계

테트라사이클린에 의한 간장애는 전통적으로 고용량 경주요법 시 발생할 수 있는 소수포성 지방증과 급성 간부전이나 현재 주로 사용되는 경구형에서는 2례의 담즙정체성 간질환이 보고되어 있다. 여드름의 치료에 사용되는 미노사이클린의 경우 두 가지 형태의 간장애가 잘 알려져 있는데 하나는 약제사용 5주 내에 발생하는 급성 간염으로 표피탈락성 피부염, 임파선 종대, 호산구증 등 과민반응의 증상을 동반한다. 또 다른 하나는 미노사이클린을 1년 이상 사용한 경우 발열, 관절통, 항핵항체, 항횡문근항체를 동반하여 나타나는 자가면역성 간염의 형태인데 두 가지 형태 모두 약제를 끊으면 대부분에서 완전히 회복되며 일부에서만 치사율이 보고되어 있다.

4) 설폰아미드계

설폰아미드에 의한 간장애는 담즙정체성 또는 육아종성 간염의 형태로 많은 보고가 있어 왔으며 특히 HIV 감염자와 slow acetylator에서 흔하다. 대개 약제시작 2주 내에 일어나고 피부발진(때로는 스티븐스-존슨증후군), 혈관염, 임파선 종대, 췌장염, 신경증상, 범혈구감소증, 신부전과 동반되는 경우가 많다. 코트리목사졸(Bactrim)에서는 이외에 지속성 담즙정체에 대한 보고가 있다. 설파피리딘기를 포함하고 있는 설파살라진에서도 술폰아미드와 같은 간장애가 보고되어 있고 적어도 10례에서 이에 의한 사망이 보고되어 있으나 5-aminosalicylate만으로 구성된 메살라진이나 오살라진에서도 급성 간염의 보고가 있어 5-aminosalicylate도 간장애의 일부 예에 기여할 것으로 생각된다. 메살라진은 담즙정체성 간질환이나 만성 간염을 일으켰다는 보고도 있다.

5) 마크로라이드계

에리스로마이신 에스톨염 사용 시 나타나는 담즙정체성 간질환은 잘 알려져 있으며 약제시작 2일에서 25일 후에 식욕부진, 오심, 구토, 복통과 함께 아미노기전이효소, 알칼라인포스파타제, 빌리루빈의 상승이 동반되나 약제중단 후 회복되는 것으로 알려져 있다. 주사제로 사용되는 에리스로마이신 락도비온염 사용 후에 전격성 간염이 발생하였다는 보고도 있다. 이외에 클래리스로마이신, 아지스로마이신, 록시스로마이신의 경우에 모두 담즙정체성이나 간세포성-담즙 정체성 간질환의 보고가 있으므로 이들 약제의 사용시 염두에 두어야 한다.

6) 항결핵제

이소니아짓은 사이토크롬 P450 효소계에 의해 대사되어 생성되는 반응성 대사산물에 의한 대사성 특이반응을 통해 간독성을 나타낸다. 이소니아짓 사용 후 첫 3개월 동안 10-20%에서 정상치의 3배 이하의 경미한 아미노기전이효소의 상승이 있을 수 있는데 대부분 계속 사용하여도 저절로 호전되지만 사용자의 약 1%에서 황달이 나타나며 이러한 간손상은 알코올중독자, 여성, HBV, HCV, HIV 감염자에서 더 흔히 나타난다. 이소니아짓에 의한 증상과 간기능손상은 간부전이 오기 전에 약제를 중단하면 호전되지만 증상이 있음에도 불구하고 약제를 계속 사용할 경우 간부전에 의해 사망할 수 있으므로 HIV 감염자, 알코올중독이나 간질환의 병력이 있는 환자, 임신 중이거나 주산기인 여성 등 고위험군에서는 치료시작 전과 치료시작 후 규칙적으로 간기능검사를 하여야 하며 모든 환자에서 피로감, 오심 등 약간의 증상이 있더라도 의료기관에서 간기능검사를 할 것이 추천된다. 리팜핀은 사이토크롬 P450 효소계의 활성을 증가시켜서 이소니아짓과 같이 사용하였을 때 이소니아짓의 간독성을 증가시키는 약제로 잘 알려져 있으나 리팜핀 단독으로도 간독성을 유발하였다는 보고가 있다. 이때에는 약제사용 후 1개월 내에 바이러스성 간염과 유사한 간세포성 형태로 나타났으며 이외에도 고빌리루빈혈증과 관련된 보고도 있다. 피라진아미드는 용량의존성 간장애를 일으켜서 40-50mg/kg의 고용량을 사용할 때 그 빈도가 높아지며 이소니아짓, 리팜핀과 같이 사용할 때 간독성이 증가한다. 증상이 발생한 후에도 계속 사용할 경우 치명적일 수 있으므로 약제시작 전과 약제시작 2, 4, 6주 뒤에 간기능검사를 시행할 것이 추천되며 아미노기전이효소가 정상상한치의 5배 이상 증가하면 약제를 중단하여야 한다.

라. 산분비억제약제

1) H_2차단제

현재 사용되는 H_2차단제인 씨메티딘, 라니티딘, 파모티딘에 의한 간장애는 아주 드물지만 이것은 H_2차단제군의 일반적인 성질은 아니며 이외에 개발되었던 옥스메티딘, 에브로티딘, 니페로티딘 등은 심한 간기능장애로 인해 허가가 취소되었다. 10만 명을 대상으로 실시된 코호트 내 환자-대조군연구에 의하면 씨메티딘, 라니티딘, 오메프라졸을 사용한 환자에서 사용하지 않은 환자에 비해 원인불명의 간기능장애가 일어날 상대위험도가 각각 5.5배, 1.7배, 2.1배라는 보고가 있고 씨메티딘, 라니티딘 또는 파모티딘이 담즙정체성 간염이나 급성 간염을 일으킨 보고도 있으므로 간기능장애의 가능성을 염두에 두어야겠다. 씨메티딘의 경우 800mg/d 이상의 용량을 사용하거나 치료시작 초기에 간기능장애가 많다고 알려져 있다.

2) 프로톤펌프억제제

오메프라졸이나 란소프라졸에 의한 급성 간염에 대한 몇 개의 보고가 있으며 오메프라졸과 라베프라졸의 경우 전격성 간염의 보고가 하나씩 있으나 전격성 간염의 경우는 아세트아미노펜이나 터비나핀을 같이 사용하던 환자이었으므로 확실하지는 않다.

마. 소염진통제

1) 아세트아미노펜

아세트아미노펜은 미국, 영국, 호주 등에서 급성 간부전의 주된 원인으로 많은 연구가 수행되었다. 이에 의한 간장애는 용량의존성으로 1-4g/d의 치료용량에서는 안전하지만 15-25g 이상의 양을 한 번에 섭취할 경우 간장애가 일어날 수 있다. 아세트아미노펜에 의한 간장애의 기전은 사이토크롬 P2E1이나 사이토크롬 P3A4에 의해 생성되는 반응성 대사산물인 N-acetyl-p-benzo-quinoneimine(NAPQI)이 간세포의 세포막에 있는 단백질을 직접 변화시키거나 간세포 내 글루타티온을 소모시킴으로써 증가된 산화스트레스에 의해 세포손상과 세포고사를 일으키는 것으로 사이토크롬 P2E1의 활성을 증가시키고 세포 내 글루타티온을 소모시키는 알코올이나 금식(48시간 이상의 탄수화물 섭취 부재) 등은 4g/d 이하의 치료용량에서도 간독성을 일으킬 수 있다. 이외에도 이소니아짓과 페니토인과 같이 사이토크롬 P2E1와 사이토크롬 P3A4의 활성을 증가시키는 약제를 동시에 사용할 때에도 주의를 요한다. 아세트아미노펜에 의한 간장애 시 글루타티온을 공급해 주는 엔-아세틸시스테인의 투여가 효과적 치료법으로 아세트아미노펜 섭취 16시간 내에 투여하면 심각한 간장애는 드문 것으로 알려져 있으나 아세트아미노펜 섭취 24시간까지 투여해도 효과를 볼 수 있다. 엔-아세틸시스테인의 경구요법으로는 처음 140mg/kg을 투여하고 이후 초기용량의 절반을 4시간마다 72시간 동안 투여한다. 주사요법으로는 처음 150mg/kg을 15분간, 50mg/kg을 4시간 동안, 100mg/kg을 16시간 동안 주사하는 20시간요법과 처음 140mg/kg을 주사하고 이후 4시간마다 70mg/kg을 12회 주사하는 48시간요법이 있다. 엔-아세틸시스테인을 투여할 때 6-15%에서 아나필락시스양 반응이 일어날 수 있는데 혈관부종이나 호흡증상이 있으면 투여를 중단하고 항히스타민제를 투여하며 증상이 사라지면 한 시간 내에 다시 투여할 수 있다. 엔-아세틸시스테인에 의한 과민반응이 심할 경우 아세트아미노펜을 섭취한 지 10시간 이내이면 메치오닌을 대신 투여할 수 있다.

2) 비스테로이드성 소염제

NSAID를 사용하는 환자의 15%에서 간효소치의 상승을 관찰할 수 있으나 현재 사용되는 NSAID에 의한 명백한 간질환은 흔하지 않다. 또한 NSAID는 그 구조의 다양성으로 인해 간세포성 간손상, 담즙정체성 간질환, 육아종성 간질환, 전격성 간염 등 약제에 따라 다양한 형태의 간장애가 일어날 수 있다. 디클로페낙에 의한 간손상은 10만 명당 1-5명의 빈도로 나타나고 노인이나 여성에서 흔하며 주로 급성 간염이나 간세포성-담즙정체성의 혼합형인 형태를 보인다. 대개 약제시작 후 3개월 내에 전구증상이 발생하며 대부분은 약제를 중단하면 호전되나 노인에서는 일부 치명적이었다. 디클로페낙에 의한 만성 간염의 경과를 보인 일부 환자에서 약제중단 후 3개월까지 증상의 호전이 없을 경우 코티코스테로이드가 효과적이었다는 보고가 있다. 프로피오닉산 유도체인 페노프로펜, 케토프로펜, 피르프로펜, 티아프로페닉산에 의한 전격성 간염의 보고가 있으며 같은 계열인 브롬페낙, 베녹사프로펜, 이부페낙은 치명적인 간독성으로 인해 허가가 취소되었다. 이부프로펜의 경우 심각한 간장애는 거의 일으키지 않으나 간세포성 또는 간세포성-담즙정체성 혼합형의 간장애에 대한 몇 예의 보고가 있으며 치명적인 간부전과 소아에서의 담도소멸증후군도 보고되어 있다. 피록시캄에 의한 간장애는 드물지만 급성 간염이나 담즙정체의 보고가 있고 전격성 간세포괴사의 경우도 보고되어 있으며 다른 옥시캄유도체인 이소옥시캄, 드로옥시캄의 경우에도 급성 담즙정체성 간염의 보고가 있다. 선택적COX-2억제제인 셀레콕시브의 경우 위약비교 임상시험에서 위약과 비교하였을 때 간기능장애 발생수준에 차이가 없었으나 적어도 3례 이상의 담즙정체성 간염이 중년 여성에서 보고되어 있는데 이들 간장애는 약제시작 4일에서 3주 사이에 시작되었고 약제중단 후 1-4개월 뒤에 호전되었다. 다른 선택적COX-2억제제인 니메술리드에 의한 간세포성 간장애와 전격성 간부전의 보고도 있다.

바. 항암제

암환자의 치료에 있어서의 가장 큰 문제는 강력한 면역억제와 면역억제의 회복에 따른 HBV의 재활성화이나 이 장에서는 다루지 아니한다. 특히 항암제의 경우는 여러 약제를 동시에 사용하는 경우가 많아 약물 간의 상호작용에 대하여도 신경을 써야 한다. 대개의 경우는 간세포성 손상이 특징적이나 지방증의 형태는 닥티노마이신, L-아스파라지나제, 메토트렉세이트의 경우 관찰되고 담즙정체성 간손상은 아미노글루테티미드 등의 호르몬제제, 아자티오프린, 인터루킨-2 등에서 관찰될 수 있다. 사이클로포스파미드, 다카바진, 부설판 등은 정맥폐쇄성 질환을 일으킬 수 있다. 만성 간염은 흔하지 않은 부작용으로 독소루비신과 아자티오프린 등에서 관찰되며 간경변은 아주 드무나 류머티스관절염, 건선에서도 쓰이는 메토트렉세이트에서 나타나므로 주의해야 한다.

사. 기타 약제

1) 항히스타민제

세티리진 사용환자의 약 2% 이내에서 일시적인 간기능 이상이 발생할 수 있는데 이외에도 세티리진에 의한 담즙정체와 호산구증을 동반한 급성 간염이 1례씩 보고되어 있다.

또한 다른 항히스타민제인 터페나딘, 시나리진, 클로페니라민, 피조틸린에 의한 담즙정체의 보고가 있다.

실제 임상에서 급성 간염환자의 약 10%에서 그 원인을 차지하는 간 약물유해반응은 적절한 시기에 발견하지 못하면 심각한 간손상을 초래할 수 있으며, 각종 간담도계 질환의 감별진단에서 항상 고려하여야 하는 부분이다.

현재 새로운 약제의 개발에 있어서 간장애의 가능성을 미리 발견하기 위한 많은 노력을 기울이고 있으나 드물게 발생하는 유해반응에 의한 간장애까지 모두 발견하는 것은 현실적으로 불가능하므로 시판된 후 심각한 간장애의 보고에 의해 약제의 허가가 취소되는 경우를 드물지 않게 볼 수 있다. 따라서 이러한 약제를 사용하는 임상의의 입장에서는 모든 약제가 간독성이 있을 가능성이 있다는 사실을 반드시 염두에 두어야 하며 간독성을 발견하였을 때 이에 대한 보고의무를 충실히 이행하는 것이 중요하다. 그리고 무엇보다도 간 약물유해반응을 예방하기 위해 불필요한 약제의 사용을 자제하고 적절한 용법과 용량을 준수하며 약제의 부작용에 대한 기존의 보고에 대해 잘 숙지하고 약제를 사용시 간에 대한 약물유해반응을 확인하는 자세가 필요하다. 간 약물유해반응을 진단할 수 있는 특이검사법이 없으며, 약제유발성 간손상 중 아세트아미노펜에 의한 경우를 제외하고는 효과적인 치료법이 없으므로, 임상적으로 간 약물유해반응이 의심될 때 가능한 다른 원인을 감별한 후 철저한 약제복용력을 조사하고, 인과관계를 규명하고자 하는 노력이 가장 중요한 진단법이며, 조기진단 및 원인약제를 조기에 중단하는 것이 가장 중요한 치료법임을 다시 강조한다.

참고문헌

대한소화기학회. 간염, 제2판. 군자출판사; 2005. pp. 301–20.

Barrio J, Castiella A, Lobo C, et al. Cholestatic acute hepatitis induced by amoxycillin–clavulanic acid combination. Role of ursodeoxycholic acid in drug–induced cholestasis. Rev Esp Enferm Dig 1998;90:523–6.

Beaune P, Dansette PM, Mansuy D, et al. Human anti–endoplasmic reticulum autoantibodies appearing in a drug–induced hepatitis are directed against a human liver cytochrome P–450 that hydroxylates the drug. Proc Natl Acad Sci USA 1987;84:551–5.

Benichou C. Criteria of drug–induced liver disorders. Report of an international consensus meeting. J Hepatol 1990;11:272–6.

Brosens I, Johannisson E, Baulieu EE, et al. Oral contraceptives and hepatocellular carcinoma. Br Med J (Clin Res Ed) 1986;292:1667–8.

Chitturi S, Farrell GC. Drug-Induced Liver Disease. Curr Treat Options Gastroenterol 2000;3:457-62.

Cicognani C, Malavolti M, Morselli-Labate AM, et al. Flutamide-induced toxic hepatitis. Potential utility of ursodeoxycholic acid administration in toxic hepatitis. Dig Dis Sci 1996;41:2219-21.

Danan G, Benichou C. Causality assessment of adverse reactions to drugs-I. A novel method based on the conclusions of international consensus meetings: Application to drug-induced liver injuries. J Clin Epidemiol 1993;46:1323-30.

De Leve LD, Shulman HM, McDonald GB. Toxic injury to hepatic sinusoids: Sinusoidal obstruction syndrome (veno-occlusive disease). Semin Liver Dis 2002;22:27-42.

Jaeschke H, Gores GJ, Cederbaum AI, et al. Mechanisms of hepatotoxicity. Toxicol Sci 2002;65:166-76.

Jonsson JR, Edwards-Smith CJ, Catania SC, et al. Expression of cytokines and factors modulating apoptosis by human sinusoidal leucocytes. J Hepatol 2000;32:392-8.

Kallinowski B, Theilmann L, Zimmermann R, et al. Effective treatment of cyclosporine-induced cholestasis in heart-transplanted patients treated with ursodeoxycholic acid. Transplantation 1991;51:1128-9.

Kaplowitz N. Causality assessment versus guilt-by-association in drug hepatotoxicity. Hepatology 2001;33:308-10.

Maria VA, Victorino RM. Development and validation of a clinical scale for the diagnosis of drug-induced hepatitis. Hepatology 1997;26:664-9.

47. 상호작용으로 인한 약물유해반응

학습목표

약물상호작용의 개념 및 종류를 설명하고, 상호작용으로 인한 약물유해반응의 대처방안을 적용할 수 있다.
- 약물상호작용의 개념 및 중요성을 설명할 수 있다.
- 약물상호작용을 분류하고, 그 원리를 설명할 수 있다.
- 상호작용으로 인한 약물유해반응의 종류 및 사례를 설명할 수 있다.
- 상호작용으로 인한 약물유해반응의 대처방안을 설명할 수 있다.

47.1 약물상호작용의 개념과 중요성

약물상호작용이란 한 약물의 효과가 다른 약물의 병용사용에 의해 변화되는 현상을 말한다. 약물상호작용이 발생하는 모든 경우가 임상적으로 의미 있는 부작용을 유발하는 것은 아니며, 대부분의 약물상호작용은 임상적으로 별다른 문제를 유발하지 않는다. 약물상호작용은 치료효과의 저하, 독성 발현, 예기치 못한 약리효과의 발생 등 약물유해반응을 야기할 수 있다. 한 연구에 의하면 6-10개의 약을 복용하는 환자의 7%, 16-20개의 약을 복용하는 환자의 40%에서 약물상호작용을 경험한 바 있으며, 임상적으로 중요한 약물유해반응의 발생률은 4.7-8.8%로 조사된 바 있다.

노인환자를 대상으로 한 조사에서는 상호작용으로 인한 약물유해반응의 발생률이 37-88%까지 보고되고 있으며, 그중 22%가 임상적으로 심각한 경우로 보고되었고, 응급실에서 주의해야 할 약물유해반응의 발생률은 47-50%로 보고되어 주의가 필요하다. 노인의 경우 특히, 두 가지 이상의 만성질환을 함께 앓고 있는 경우가 많고, 노화로 인한 생리약동학적 변화가 일어나기 때문에 다약제요법에 의한 약물 간 상호작용, 약물-음식 또는 약물-건강기능식품 간 상호작용으로 약물관련문제를 유발할 가능성이 높아진다.

다약제요법이란 단순히 여러 약물을 복용하는 것이 아니라, 약물을 부적절한 기간, 빈도, 용량으로 처방하거나 불필요한 약물을 사용하는 것으로서, 임상적 적응증에 해당하지 않는 1개 이상의 불필요한 약제가 포함되거나, 5개 이상의 약물을 투여할 때를 의미한다. 이러한 다약제요법 및 상호작용으로 인한 약물유해반응은 처방자에 의한 중복처방 및 부적절한 약물처방을 포함하는 '처방자요인'뿐 아니라, 의료전달체계, 양한방혼재, 약 선호문화 등을 포괄하는 '사회 · 문화적 요인'과, 노인환자 자체의 특징 및 간, 신질환 또는 투약순응도나 의료쇼핑 등 '환자요인'이 모두 복합적으로 작용하여 발생한다. 노인에서의 다약제요법은 상호작용을 일으켜 약물유해반응의 발생률을 증가시키거나, 환자의 입원율을 증가시키고, 처방과오의 가능성을 높이며, 삶의 질을 저하시키고, 불필요한 약제비 지출을 유발시키는 등 심각한 결과를 초래한다.

현재 새롭고 강력한 약물이 끊임없이 개발되고 있으며 다약제요법이 계속해서 증가하고 있으므로 약물상호작용이 더욱 복잡, 다양하게 발현되고 있다. 따라서 전문가들이 각각의 상호작용을 일일이 기억하는 것보다는, 약물상호작용에 의한 약동학 및 약력학적 변화의 일반적인 원리를 습득하여 각종 정보에 대한 분석능력을 개발하여야 한다. 또한 노인 및 소아와 같이 약물상호작용이 발생할 가능성이 높은 취약군에 대하여 약물유해반응을 예방하고, 이미 발생한 유해반응을 신속히 인지하여 대처할 수 있는 시스템을 개발하도록 노력하여야 할 것이다.

47.2 약물상호작용의 분류

약물의 상호작용에는 병용약물에 의해서 상가 또는 상승작용을 일으켜 치료효과가 바람직하게 증가하면서, 독성 저하 및 부작용 감소 등이 나타나는 유익한 상호작용이 있는 반면, 길항작용에 의해서 치료효과가 감소하거나, 상승작용에 의해서 지나치게 약물의 작용이 증가되어 바람직하지 못한 부작용 또는 중독작용이 나타나는 상호작용이 있다.

치료제로서 사용되고 있는 수많은 약물의 화학구조, 물리적 성질 및 약효의 다양성으로 인하여 어떤 두 약물이 실제 함께 투여되었을 때, 수없이 많은 기전으로 상호작용을 유발할 수 있다. 수많은 약물상호작용을 계통적으로 이해하기 위하여 약물상호작용을 상호작용하는 대상, 상호작용 부위, 상호작용 기전의 3가지 관점에서 분류할 수 있다.

가. 약물이 상호작용하는 대상에 따른 분류

약물이 상호작용하는 대상에 따라 약물과 질병, 약물과 약물, 약물과 음식물, 약물과 미생물, 약물과 임상검사, 약물과 환경물질 및 약물과 기타물질 간의 상호작용 등으로 분

표 47.1 약물상호작용 대상을 기준으로 한 분류

1. 약물－질병 상호작용
2. 약물－약물 상호작용
1) 물리 · 화학적 상호작용
2) 약물속도론적 상호작용
3) 약력학적 상호작용
2. 약물－음식물 상호작용
3. 약물－미생물 상호작용
4. 약물－임상검사 상호작용
5. 약물－환경물질 상호작용
6. 약물－기타물질 상호작용

류할 수 있다(표 47.1).

나. 약물상호작용이 일어나는 부위에 따른 분류

약물상호작용이 일어나는 부위에 따라서 약물이 작용하는 생체 내외 즉, 작용부위와 약효를 내는 과정과 관계되어 있는 약물수용체부위로 구분할 수 있다. 약효의 개시와 지속 및 강도와 약물상호작용과 관련 있는 부위는 다음과 같은 원리에 의하여 두 범주로 분류한다.

1) 약물작용부위

약물의 흡수, 방출, 대사, 배설 및 조직 내로의 분포를 포함하는 약물이 작용하는 생체의 장(biophase) 즉, 작용부위 내외로 약물분자를 운반하고 제거하는 이송과정에서 약물상호작용이 발생한다. 혈중 약물농도 변화에 기초한 약물속도론적 원리에 기반하고 있다.

2) 약물수용체부위

약물분자가 생체의 장내 작용부위나 수용체에 도달하여 약효를 나타내는 과정에 약물상호작용이 발생한다. 약물수용체부위의 농도변화에 기초한 약효발현과정의 변화를 수반한 약력학적 상호작용에 기반하고 있다.

다. 약물상호작용의 기전에 따른 분류

약물상호작용은 다음과 같은 원리에 의해서 약효를 변화시킨다. 상호작용이 일어나는 기전으로는, 수용체부위에서의 상호경쟁, 수용체 자체의 구조변경, 약물작용부위에서 다른 구성요소의 변경, 전체 생물학적 반응을 증가 또는 감소시키는 영향 등으로 분류할 수 있다. 수용체부위에서의 상호작용의 경우는 상가작용, 상승작용, 길항작용 및 강화작용으로 다시 분류할 수 있다. 상호작용에 의한 효과는 아래 분류 중 하나의 기전으로 나타나기도 하지만, 여러 기전이 중복되어 나타남으로써 약효를 변화시킬 수도 있다.

1) 수용체부위에서의 상호경쟁-상가작용, 상승작용, 길항작용, 강화작용
2) 약물수송기전의 변화에 의한 상호작용
   -수용체 자체의 구조변경
   -약물작용부위에서 다른 구성요소의 변경
3) 전체 생물학적 반응을 증가, 감소시키는 영향: 체액 및 전해질 균형의 변형

수용체부위에서의 약물상호작용의 경우, 각 약물을 따로 사용하였을 때보다 크게 나타나는 경우가 있는데 그 크기에 따라 상가 또는 상승작용으로 구분한다. 예를 들어, 아미노글리코사이드계열 항생제와 비스테로이드성 소염제를 병용투여하는 경우, 두 의약품 모두 신독성을 지니고 있으므로 신기능 저하 부작용이 증가할 가능성이 높다. 반면, 유사효능약이라도 정균작용이 있는 항균제와 살균작용이 있는 항균제를 동시에 사용하는 경우 살균효과가 감소되는 변화를 보이는 경우가 있는데 이를 길항작용이라고 한다. 치료효과가 별로 없는 약이 다른 약의 치료효과를 강화시키는 경우가 있는데, 이를 강화작용이라고 하며, 클라불란산 칼륨을 아목시실린과 복합하여 아목시실린의 항균효과를 상승시킨 약물의 예가 있다.

약물수송기전의 변화에 의한 상호작용의 예로서, 병용투여된 다른 약물에 의해 약물의 작용부위로의 이동이 억제되는 경우가 있다. 현재는 사용되지 않는 혈압강하제인 구아네치딘이 그 예로서, 구아네치딘을 삼환계항우울제, 할로페리돌, 클로르프로마진 등과 병용투여할 경우 아드레날린성 신경세포로 흡수되는 것이 차단되어 혈압강하효과가 저하 된다.

체액 및 전해질 균형에 영향을 미치는 약물을 병용투여하여 다른 약물의 약리효과에 영향을 미칠 수도 있다. 예를 들어 염분 섭취감소로 인해 혈중 리튬농도가 증가하여 독성작용을 유발하거나, K^+을 고갈시키는 티아지드이뇨제에 의해 디곡신의 독성이 증가하는 경우가 있다.

47.3 상호작용으로 인한 약물유해반응의 종류와 사례

상호작용으로 인한 약물유해반응의 종류와 사례는 다음과 같다. 다양한 약물상호작용 중, 상호작용 대상에 따라서 약물-질병, 약물-약물, 약물-음식물, 약물-한약 등의 대표적 사례를 제시하였다.

가. 약물-질병 상호작용

약물-질병 상호작용은 약물사용으로 인한 질병 악화를 말하며, 동반질환이 많고 질병의 진행과 약물유해반응을 구별하기 어려운 노인에서는 더욱 문제가 될 수 있다. 그 예로, 발작 또는 간질환자에서 부프로피온, 클로자핀, 클로르프로마진 사용 시 발작역치가 저하될 수 있다. 파킨슨증후군환자에서 항정신병제를 사용하면 운동장애가 악화될 수 있으며, 치매환자에서 항경련제와 벤조디아제핀을 사용할 경우에 의식혼탁과 섬망이 나타날 수 있다. 또한 고혈압환자에서 비스테로이드성 소염제나 암페타민을 사용하는 경우, 교감신경항진으로 인한 혈압상승이 우려되며, 녹내장환자에서 항콜린성제를 투여하는 경우 녹내장이 악화될 수 있다. 만성폐쇄성폐질환의 경우 베타차단제나 아편유사제, 진정제 등과 상호작용하여 호흡곤란을 악화시킬 수 있다.

나. 약물-약물 상호작용

약물-약물 상호작용은 함께 투여하는 약물에 의해 약물의 약동학적 또는 약력학적 특성이 변화하여 발생하는 상호작용이다. 노화가 약물대사유도에 미치는 영향은 다양한 것으로 알려져 있는데, 페니토인에 의한 테오필린 대사유도는 성인과 노인에서 비슷한 반면, 디클로랄페나존, 글루테티미드, 리팜핀에 의한 약물대사유도는 노인에서 감소한다. 비슷한 독성을 갖는 약물을 동시에 투여하는 경우 노인에서 중대한 유해반응을 초래할 수도 있다. 예를 들어, 항파킨슨제, 삼환계항우울제, 항부정맥제, 항히스타민제 등 항콜린성제를 동시에 투여하는 경우 구갈, 잇몸질환, 시야혼탁, 변비, 요정체, 섬망 등의 증상을 초래하거나 악화시킬 수 있다. 또한, 삼환계항우울제와 이뇨제를 동시에 투여할 경우 기립성 저혈압이 발생하여 낙상 및 실신 등을 유발할 수 있다.

다. 약물-음식물 상호작용

대부분의 처방약은 식후에 복용하게 되므로 음식물에 의해서 약물의 흡수 또는 대사 등이 영향을 받을 수 있다. 자몽주스는 사이토크롬 P450 3A4를 억제함으로써 이 효소를 통해 간에서 분해되는 약물의 배설을 감소시켜 혈중농도를 증가시킨다. 예를 들어, 고혈압 치료를 위해 칼슘차단제를 자몽주스와 함께 복용할 경우, 혈압이 지나치게 떨어질 위험이 있다. 또한 디아제팜, 알프라졸람, 로라제팜 등 항불안제를 자몽주스와 함께 복용 시 약효와 독성이 증가할 수 있으며, 커피, 콜라 등 카페인이 포함된 음료를 같이 먹을 경우 약물의 항불안작용이 감소될 가능성이 있다. 항우울제인 모노아민산화효소억제제를 복용 중에 청어, 치즈, 소나 닭의 간 등 티라민 다량함유 식품을 먹는 경우 치명적인 혈압

상승이 발생할 수 있으므로 고혈압환자에서 특히 주의할 필요가 있다. 테트라사이클린을 우유와 같이 복용하면 우유 중의 칼슘과 킬레이트를 형성하여 장관 내 흡수가 되지 않으며, 시금치와 브로콜리의 경우 K+을 많이 함유하고 있어, 와파린을 복용하는 경우 복용량을 늘려야 한다.

라. 약물-한약 상호작용

우리나라는 서양의학과 동양의학의 병존으로 많은 환자가 생약제제와 약물을 동시에 복용하는 경우가 있어 약물과 생약 간의 상호작용의 중요성은 더욱 커지고 있지만 구체적인 약물상호작용에 대한 자료는 많지 않다. 특히 한약은 위내 pH를 변화시켜 약물의 흡수에 영향을 주거나 병용투여된 약물과 결합물을 형성하여 상호작용을 일으킬 수 있다.

예를 들어 마황, 황백, 황련, 고삼 등 알칼로이드 함유 한약과 함께 디기탈리스제제를 함께 복용할 경우 디기탈리스의 혈중농도를 상승시켜 중독증상이 나타날 수 있다. 한약의 주요한 약효성분 중 하나인 탄닌은 대황, 오배자 등 한방의료에서 많이 이용되고 있는데 이를 아미노필린과 병용투여할 경우 침전을 생성하여 약효저하를 초래할 수 있으며, 테트라사이클린계 항생제와 병용투여할 경우 간독성이 증가할 수 있어 병용투여를 피하도록 권고되고 있나. 또한 히페리쿰이 들어 있어 우울증에 사용되는 St. John's wort와 인디나비르, 싸이클로스포린 간에 사이토크롬 P450 동질효소의 유도에 의한 약물농도 저하를 유도하는 상호작용이 있다.

마. 약물-임상검사 상호작용

혈액 내에서 어떤 약물은 단백질에 결합되어 있는 타 약물과 결합을 깨트려서 약물농도를 일시적으로 상승시킬 수 있는데 이런 단백질에 의한 상호작용은 임상적으로 유의한 영향을 미치지는 않지만, 임상검사 시 위양성 혹은 위음성을 나타낼 수 있으므로 특히 유의하여야 한다.

바. 기타 상호작용

1) 나이

신생아, 유소아 및 노인은 약물상호작용의 발생률이 높다. 노인은 만성질환, 복합적 질병상태, 연령증가에 따른 생리적 변화, 약물소비량의 증가로 인해 약물상호작용으로 인한 부작용의 발생가능성이 높다.

2) 유전적 요인

페니토인 대사에 대한 이소니아짓의 억제효과는 유전적인 차이로 이소니아짓의 대사속도가 빠른 사람(fast acetylator)보다 느린 사람(slow acetylator)에서 크게 나타나 이들 환자에서 페니토인 독성이 나타날 수 있다.

3) 음주

알코올을 섭취한 환자가 세포페라존, 세파만돌, 메트로니다졸, 세포테탄 등을 복용하면 디설피람 반응이 발생한다.

4) 흡연

흡연은 테오필린, 멕실레틴 등의 간대사를 증가시킨다.

47.4 상호작용으로 인한 약물유해반응 대처방안

가. 약물병용요법 시 상호작용을 최소화하기 위한 원칙

식품의약품안전청에서 2009년 7월 발간한 노인에 대한 의약품적정사용정보집에는 약물병용요법 시 상호작용을 최소화하기 위한 아래의 7가지 원칙을 권고하고 있다.

1) 일반의약품을 포함하여 환자에게 투여되는 모든 약물을 규명하고 이를 기록해 두면 환자에서 약물을 새로 추가 또는 변경하여 처방할 때 이 기록을 참조할 수 있다.
2) 임상의가 사용하고 있는 약물의 약력학 · 약동학적 지식 및 발생가능한 약물의 상호작용에 관한 지식을 습득하고 있어야 한다.
3) 병용투여되는 약물의 숫자를 최소화하며, 이때 가능하면 치료지수가 큰 약물들을 사용하도록 한다.
4) 환자의 임상적 상태가 유해한 약물상호작용이 발생할 가능성이 큰 경우에 해당하는지 평가한다.
5) 약물병용요법 중에 환자상태가 악화될 경우에는 상호작용에 의한 약물유해반응의 가능성을 주의 깊게 확인한다.
6) 약물상호작용에 관한 정보가 없는 새로운 약물을 병용투여할 때는 약물상호작용의 가능성에 대해 주의 깊게 관찰한다.
7) 약물대사효소 유도 및 억제작용이 큰 약물을 병용할 때는 유해한 약물상호작용의 가능성에 대해 특히 주의해서 관찰하고, 필요한 경우 혈중약물농도를 관찰하면서

약물요법을 시행한다.

환자에 약물을 처방할 때 이미 처방받아 복용 중인 약물에 대한 정보를 정확하게 파악하여 충분히 주의를 기울이면 많은 약물상호작용을 예방할 수 있으며, 상호작용이 있다고 알려진 약물을 사용하는 경우, 상호작용으로 인해 발생할 수 있는 임상적 변화에 대한 지식을 가지고 환자를 주의 깊게 관찰하여야 한다. 상호작용을 유발할 수 있는 약물의 투여를 시작하거나 중단하는 경우, 대상약물의 용량을 신중하게 고려하여 결정해야 한다. 임상적으로 위중한 상호작용이 발생할 것으로 우려될 경우, 병용약물 중 하나를 상호작용이 없는 약물로 대체하는 방법도 고려해야 하므로 대체가능한 약물에 대해서 알아두는 것이 필요하다. 예를 들어 씨메티딘 대신 다른 H_2길항제를 투여하는 등의 사례가 있다.

이처럼 의사가 환자에게 필요한 약물을 처방할 때 약물상호작용으로 인한 약물유해반응의 발생가능성에 대하여 상담하고, 약사가 처방된 약을 조제하여 환자에게 투약할 때 복약상담을 하면서 위에서 언급한 7가지 원칙 외에도 다음과 같은 사항들을 심층적으로 고려하여야 한다.

1) 의사와 약사는 병용투여 시에 상호작용의 존재뿐만 아니라 그 출현빈도나 생물학적 중요성에 대해 알아야 한다.
2) 다빈도로 사용하는 약제의 상호작용과 유해반응에 대해서 숙지하고 있어야 한다.
3) 일정한 기간 병용투여에서 상호작용에 영향을 주는 중요한 요인들을 숙지하고 있어야 한다.
4) 약제병용 시에는 환자의 과거 약력과 병력에서 얻어진 정보를 참고해야 한다.
5) 병용투여로 바람직하지 못한 상호작용의 출현가능성이 높은 약제는 피하는 것이 좋다.
6) 투여되는 약제의 종류가 적을수록 안전하다. 종류가 많을수록 약물유해반응이 발생할 확률이 높아진다.
7) 약물의 상호작용은 나이, 제형, 투여방법, 체중, 영양상태, 병태상태, 유전, 환경 등에 의해 영향을 받을 수 있다는 사실을 고려해야 한다.

나. 다약제요법 및 약물유해반응 예방

다약제요법으로 인한 상호작용 및 약물유해반응을 예방하기 위하여 미국에서는 환자가 사용하고 있는 전문의약품, 일반의약품을 모두 갈색봉지에 담고 다니면서 주치의가 정기적으로 관리하도록 권고하고 있다. 우리나라에서도 다약제요법을 피하기 위한 아래의 10단계 방법을 권고하고 있다.

1) 환자에게 외래를 방문할 때마다 모든 복용약물을 가져오도록 하고, 일반약이나 한

약을 포함한 모든 약의 설명을 기록하고 있도록 한다.

2) 모든 약의 성분과 약효를 확인하는 습관을 가진다.

3) 약을 처방하는 경우에는 반드시 임상적 적응증이 있는 경우에만 처방하도록 한다.

4) 처방한 약에 대해서는 발생할 수 있는 부작용을 알고 있어야 한다.

5) 노인에서 약동학적 변화가 부작용의 위험성을 높일 수 있음을 이해하고 있어야 한다.

6) 알려진 이득이 없는 약은 즉시 끊는다.

7) 임상적 적응증이 없는 약은 즉시 끊는다.

8) 가급적 독성이 적은 약을 대체하기 위해 노력한다.

9) 약물처방의 악순환(약물 부작용 증상을 다른 약물처방으로 치료하려고 하는 것)의 위험성에 대해 항상 경계하여야 한다.

10) "한 가지 질환은 한 가지 약물, 하루 한 번 복용으로"의 원칙을 지키려고 애쓴다.

다. 약물상호작용의 평가 시 고려할 점

약물상호작용의 정도를 평가할 때는 투여순서, 치료기간, 적정용량, 제형, 첨가물 등의 요소를 고려하여야 한다.

1) 투여순서

환자가 원인약물(타 약물에 영향을 주는 약물)에 의해 안정화된 후 대상약물(타 약물에 의해 영향을 받는 약물)이 투여되면 상호작용은 발생하지 않지만 원인약물이 중지되면 상호작용이 나타난다. 그 예로 씨메티딘을 만성적으로 복용한 환자에게 와파린을 투여했을 때 상호작용은 발생하지 않으나 와파린이 안정화된 후 씨메티딘을 중지할 때 와파린의 용량증가가 필요하게 된다.

2) 치료기간

약물 간 상호작용은 일부는 신속하게 일부는 수개월 후에 발생한다. 연구기간이 너무 짧으면 늦게 나타나는 지연형 상호작용을 관찰하기 어렵다. 예를 들면 리튬과 카바마제핀의 병용으로 인한 신경독성은 수 일 내에는 발견되지 않는다.

3) 적절한 용량

대부분 약물 간 상호작용은 용량과 밀접한 관계가 있다. 따라서 원인약물의 용량이 증가될수록 대상약물에 더욱 큰 영향을 주며 또한 적절한 용량이 투여되지 않으면 상호작용은 발견되지 않는다.

4) 제형

테오필린 흡수에 대한 음식물의 영향은 제형에 따라 다양하다. 여러 제형 중 Theo-24TM은 고지방식이 때 흡수가 오히려 증가한다.

5) 첨가물

정맥주사용 니트로글리세린(nitroglycerin IV)이 헤파린의 항응고작용을 방해한다고 알려져 있으며 이는 주사액에 함유된 프로필렌글리콜 또는 니트로글리세린이 원인이라고 추측되고 있다.

6) 동일약효군의 상호작용

동일한 약효군에 속한 각 약물이 항상 동일한 상호작용을 발생하지는 않는다. 그 예로 H_2길항제 중에서 씨메티딘은 간대사효소를 억제하여 테오필린과 디아제팜의 대사를 감소시키지만 파모티딘은 이들 약물의 대사에 영향을 미치지 않는다.

7) 평균값

대부분 약물상호작용에 대한 연구결과는 적은 수의 환자를 대상으로 수행한 연구이기 때문에 시험군과 비교군 사이에 통계학적으로 유의한 차이가 발견되지 않을 경우가 많다.

8) 환자반응의 다양성

동일한 용법과 용량으로 약물치료를 적용할 때 환자에 따라 반응이 다르며 다양하게 나타날 수 있다. 부작용이 나타나지 않은 환자가 있는 반면 생명을 위협하는 심각한 반응을 겪는 환자도 있다.

참고문헌

대한노인병학회. 노인병학. 의학출판사; 2005.

식품의약품안전청. 생물학적동등성시험기준. 식품의약품안전청 고시 제2010-89 호; 2010.

식품의약품안전청. 노인에 대한 의약품 적정사용 정보집. 2009.

Beers MH, Ouslander JG, Rollingher I, et al. Explicit criteria for determining inappropriate medication use in nursing home residents. UCLA Division of Geriatric Medicine. Arch Intern Med 1991;151:1825-32.

Beers MH. Explicit criteria for determining potentially inappropriate medication use by the elderly. An update. Arch Intern Med 1997;157:1531-6.

LeSage J. Polypharmacy in geriatric patients. Nurs Clin North Am 1991;26:273-90.

VIII

위해관리의 적용과 실제

48. 병원에서의 위해관리: 전자약물유해사례감시시스템의 적용

학습목표

병원에서 위해관리 필요성과 전자약물유해사례감시시스템의 적용 방안을 설명할 수 있다.
- 병원에서 의약품 사용과정을 설명할 수 있다.
- 병원 내 위해관리방안으로 적용되는 전자약물유해사례감시시스템을 설명할 수 있다.

병원에서 의약품 사용과정을 살펴보면 진단과 처방을 하는 의사, 의약품을 조제하고 투약하는 약사, 환자의 약물복용을 확인하고 복용 후 경과를 관찰하는 간호사 등 여러 전문인의 역할이 유기적으로 연결되어 있다. 각 과정에서 의약품사용과오가 동시다발적으로 나타날 수 있는 위험이 있다. 병원에서 의약품 사용과정의 특성을 잘 파악하고, 위해요인을 차단하여 의료서비스의 질을 향상하고, 의약품에 대한 신뢰도를 제고하기 위한 지속적인 노력이 필요하다.

48.1 병원에서의 의약품 사용과정

의약품은 효과(effectiveness), 안전성(safety), 적절성(appropriateness), 경제성(cost) 등 다양한 요인을 고려하여 선택한다. 의약품 사용과정은 10단계로 구분할 수 있다. 의사는 의학적 지식에 기초하여 전문적 판단에 의해 환자의 상태를 진단하고, 환자의 약력(과거, 현재 복용 중인 의약품, 과거 알레르기반응 등)을 확인한다. 진단과 약력에 따라 효과와 안전성을 고려하여 합리적인 의약품을 선택하고, 적절성, 경제성에 적합하다고 판단되는 제품을 처방한다. 조제 및 투약 단계에서 약사는 처방내용을 검토하고, 환자와 보호자를 대상으로 복약상담을 제공해야 한다. 입원환자는 간호사와 약사가 의약품을 투여하고, 외래환자는 자가 투약하게 되는데 특히 외래환자에서는 복약상담의 질이 약물의 투여효과를 좌우한

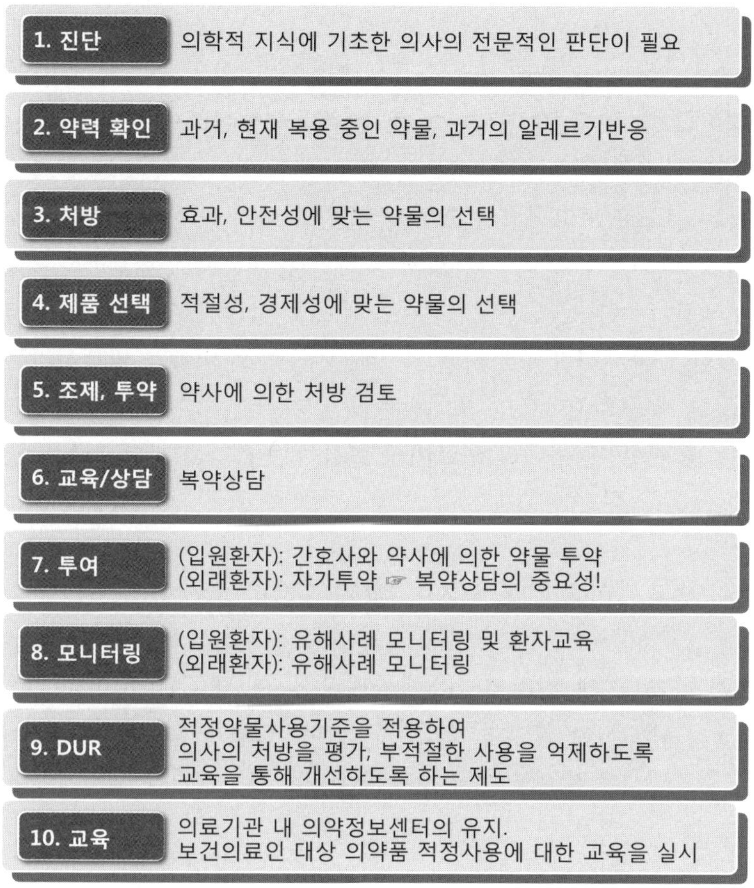

그림 48.1 병원에서의 의약품 사용과정

다. 투여 후에는 약물요법에 대한 모니터링을 실시한다. 입원환자에서는 간호사와 병동 임상약사가 유해반응 발생을 모니터링하고, 외래환자에서도 적절한 유해사례 모니터링 서비스를 제공해야 한다. 또한, 적정약물사용기준에 따라 의사의 처방내용을 평가하고, 부적절한 약물사용을 예방할 수 있도록 약물사용평가를 시행하고 있다. 효과적이고, 안전한 의약품 사용을 위해 의료기관에서는 의약정보센터를 운영하며, 보건의료인을 대상으로 의약품 적정사용에 대한 교육을 실시하고 있다(그림 48.1).

48.2 병원에서의 위해관리 필요성

약물유해반응은 환자의 사망률과 이환율에 영향을 미치는 중요한 요인으로 특히 입원 환자들에서 일어날 수 있는 가장 일반적인 유형의 위해이다. 약물유해반응의 정의와 판단기준, 감시방법에 있어서 차이는 있으나 보통 재원환자의 약 1-30% 정도가 약물유해반응을 경험하는 것으로 보고되고 있으며 이로 인해 환자의 재원일수를 약 1.7-2.2일, 입원진료비를 약 2,000-2,500달러 증가시키는 것으로 알려져 있다. 또한 약물유해반응 중 약 28-56%는 예방가능한 것으로 재원일수를 4.6일, 입원진료비를 4,685달러 증가시키는 등 예방이 불가한 약물유해반응에 비해 약 2배 정도 높은 비용을 발생시키는 것으로 나타났다. 예방가능한 약물유해반응의 조기발견과 조기조치는 환자들의 합병증을 감소시키고, 치료예후를 좋게 할 뿐 아니라 의료비를 절감하는 효과를 나타낸다.

48.3 전자약물유해사례감시시스템의 도입

최근 병원전산시스템에 전자약물유해사례감시시스템(computerized adverse drug event surveillance system, CADESS)이 활발히 도입되고 있다. CADESS는 민감도와 특이도가 높은 실마리정보를 검색함으로써 예방가능한 유해반응을 조기발견하여 조기대응할 수 있도록

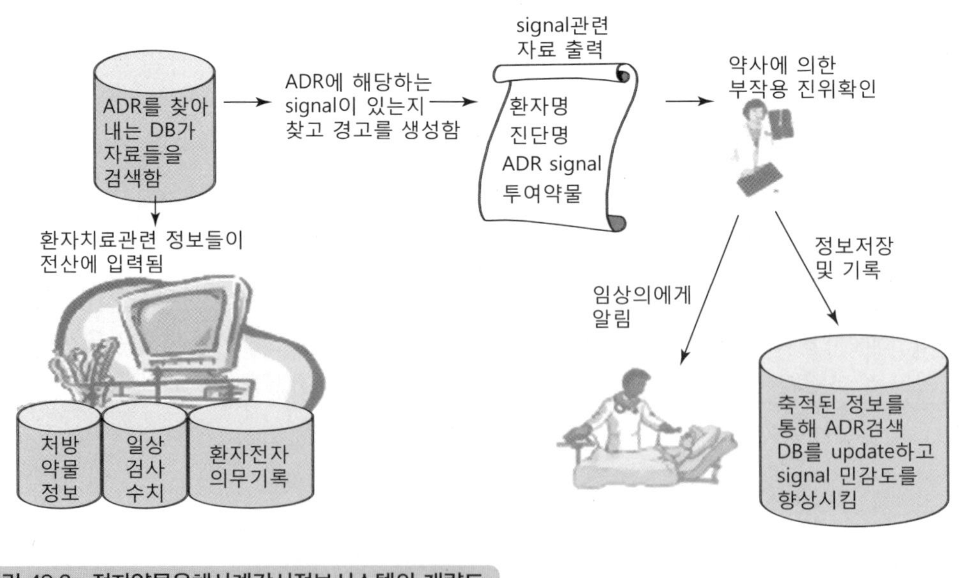

그림 48.2 전자약물유해사례감시정보시스템의 개략도

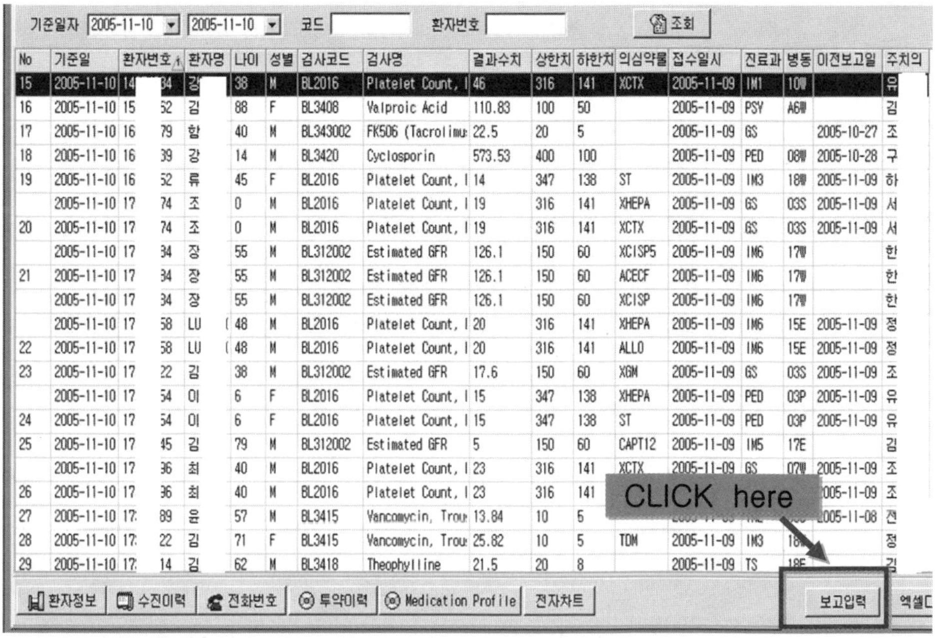

그림 48.3 약물유해사례 경고 생성화면

고안된 시스템으로 실제 사례를 중심으로 설명하고자 한다(그림 48.2).

가. 약물유해사례 환자관리

약물유해사례 환자관리화면은 전산에 등록된 실마리정보와 환자정보가 일치하는 경우 환자들의 리스트가 생성되는 화면으로, 이 화면을 통해 해당 환자의 약물유해사례 발생 진위여부를 평가한다(그림 48.3). 하단의 기능키를 이용하여 환자의 약물유해사례 진위 여부를 효율적으로 평가하고, 의료진과 긴급한 연락이 필요한 경우를 대비하여 해당 주치의의 이동전화번호를 기재한다.

나. 약물유해사례 상세정보조회

약물유해사례 상세정보조회화면은 그림 48.3에서 해당 환자를 이중 클릭하면 팝업되는 창으로 3가지의 메뉴로 구성되어 있다(그림 48.4). 검사결과화면은 환자의 해당 실마리정보의 수치를 시간의 흐름에 따라 표출하여 변화에 대한 파악이 용이하게 하였으며 검사수치의 그래프화 기능을 추가해 시각화하였다. 약 처방내역 메뉴에는 해당 검사치 변화

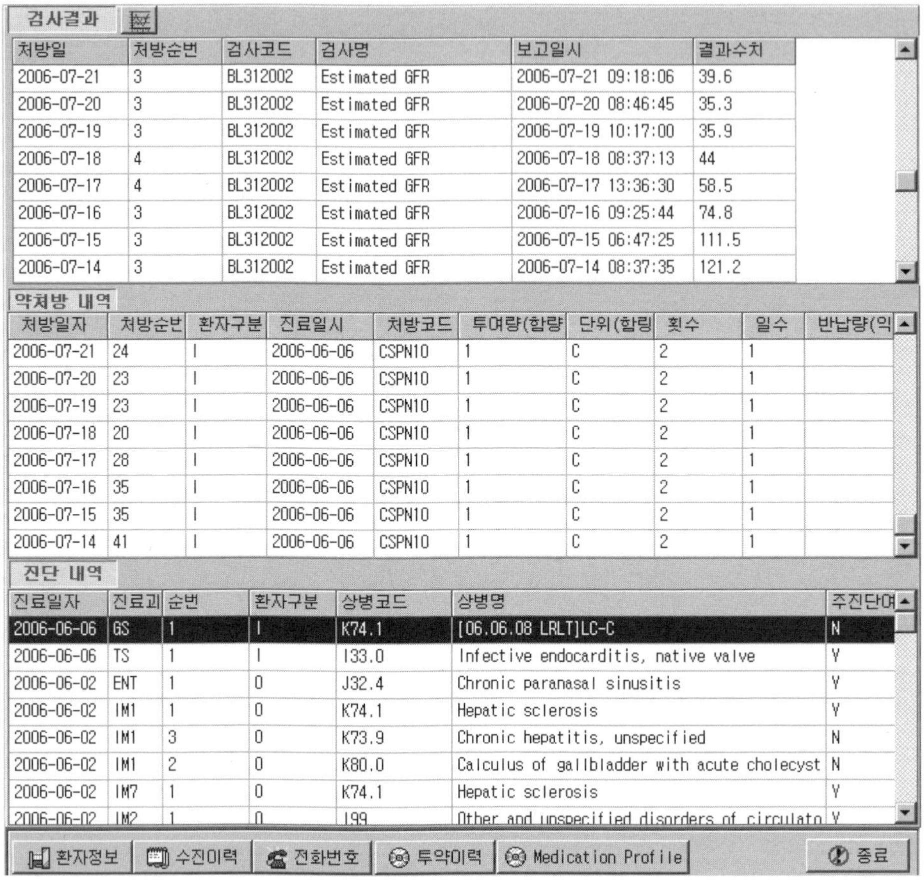

검사결과

처방일	처방순번	검사코드	검사명	보고일시	결과수치
2006-07-21	3	BL312002	Estimated GFR	2006-07-21 09:18:06	39.6
2006-07-20	3	BL312002	Estimated GFR	2006-07-20 08:46:45	35.3
2006-07-19	3	BL312002	Estimated GFR	2006-07-19 10:17:00	35.9
2006-07-18	4	BL312002	Estimated GFR	2006-07-18 08:37:13	44
2006-07-17	4	BL312002	Estimated GFR	2006-07-17 13:36:30	58.5
2006-07-16	3	BL312002	Estimated GFR	2006-07-16 09:25:44	74.8
2006-07-15	3	BL312002	Estimated GFR	2006-07-15 06:47:25	111.5
2006-07-14	3	BL312002	Estimated GFR	2006-07-14 08:37:35	121.2

약처방 내역

처방일자	처방순번	환자구분	진료일시	처방코드	투여량(함량	단위(함링	횟수	일수	반납량(익
2006-07-21	24	I	2006-06-06	CSPN10	1	C	2	1	
2006-07-20	23	I	2006-06-06	CSPN10	1	C	2	1	
2006-07-19	23	I	2006-06-06	CSPN10	1	C	2	1	
2006-07-18	20	I	2006-06-06	CSPN10	1	C	2	1	
2006-07-17	28	I	2006-06-06	CSPN10	1	C	2	1	
2006-07-16	35	I	2006-06-06	CSPN10	1	C	2	1	
2006-07-15	35	I	2006-06-06	CSPN10	1	C	2	1	
2006-07-14	41	I	2006-06-06	CSPN10	1	C	2	1	

진단 내역

진료일자	진료과	순번	환자구분	상병코드	상병명	주진단여
2006-06-06	GS	1	I	K74.1	[06.06.08 LRLT]LC-C	N
2006-06-06	TS	1	I	I33.0	Infective endocarditis, native valve	Y
2006-06-02	ENT	1	0	J32.4	Chronic paranasal sinusitis	Y
2006-06-02	IM1	1	0	K74.1	Hepatic sclerosis	Y
2006-06-02	IM1	3	0	K73.9	Chronic hepatitis, unspecified	N
2006-06-02	IM1	2	0	K80.0	Calculus of gallbladder with acute cholecyst	N
2006-06-02	IM7	1	0	K74.1	Hepatic sclerosis	Y
2006-06-02	IM2	1	0	I99	Other and unspecified disorders of circulato	Y

그림 48.4 약물유해사례 상세정보 조회 화면

에 따른 약물의 처방이력을 표출하여 환자의 투약이력을 조회할 수 있고, 아래 진단내역의 메뉴를 통해 질환에 의한 환자상태의 변화여부를 평가할 수 있다.

다. 약물유해사례보고 입력

약물유해사례보고 입력화면은 그림 48.3의 오른쪽 하단의 보고입력을 클릭하면 팝업되는 화면으로 표출된 환자 중 약물유해사례로 판단되는 환자의 경우에 한해 1차 검토 후 의심되는 약물과 문헌에 기록된 내용 등을 입력하고 '저장'한 후 2차 검토 후 '확정'하여 'ADR' 또는 'Potential ADR'인 경우 저장된 내용이 해당 환자의 주치의에게 자동 전송된다(그림 48.5).

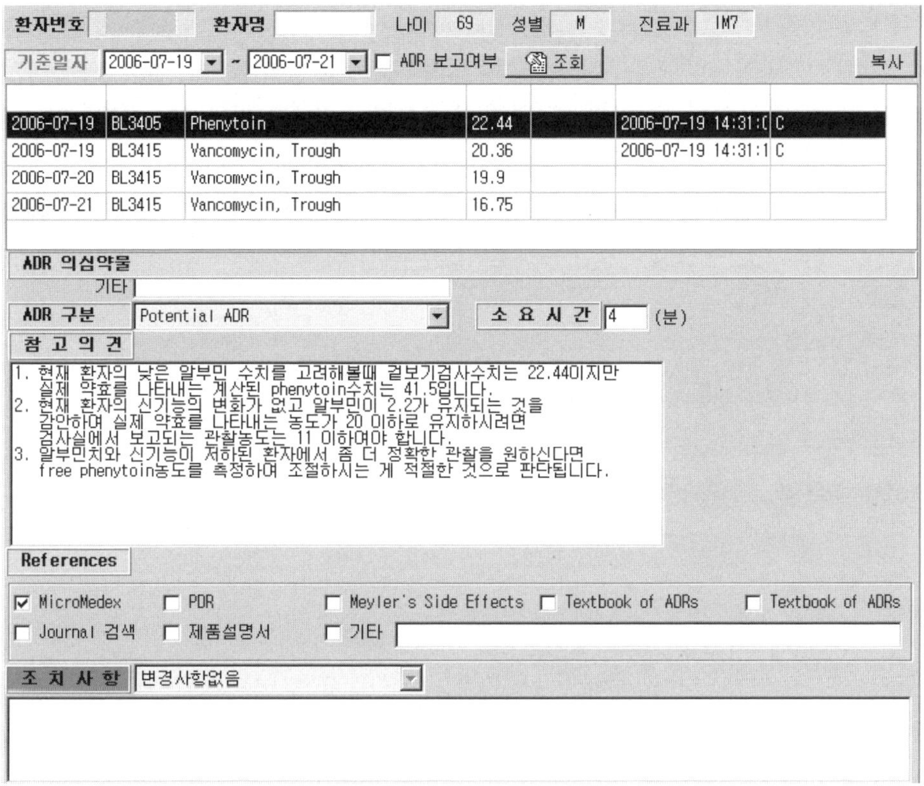

그림 48.5 약물유해사례보고건 입력화면

라. 약물유해사례에 대한 의료진 조치사항

주치의에게 보고된 약물유해사례보고는 주치의가 보고내용을 확인한 후 조치한 내용을 기록할 수 있도록 하였다(그림 48.6). ADR 보고내용과 관련문헌이 조회되고, 주치의의 경우 적절한 조치결과를 메뉴에서 선택하고 필요한 경우 의견기재가 가능하도록 설정되었다.

이러한 약물유해사례 예방프로그램으로 의료진의 유해반응 확인과 중재과정을 통해 유해반응 발생을 예방할 수 있으며 약물치료의 질적 향상에 중요한 역할을 담당할 수 있다.

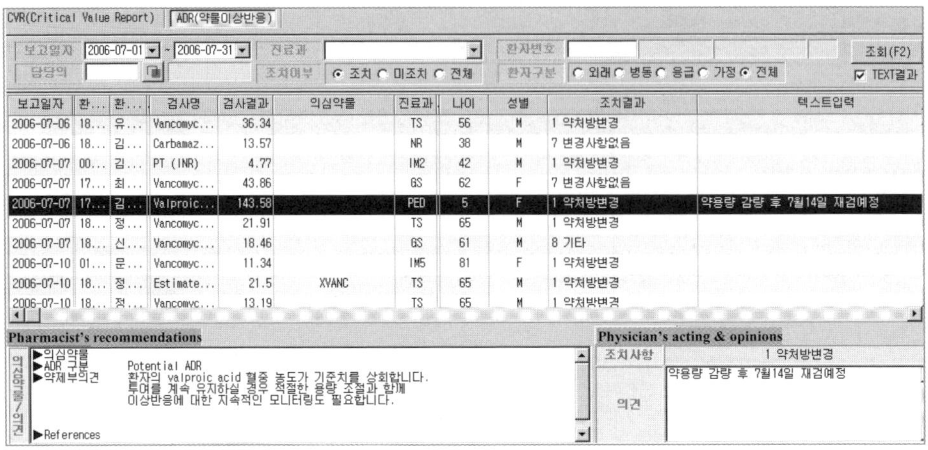

그림 48.6 의료진 조치사항 입력화면

48.4 처방전 검토기능의 활용

환자를 진료하는 의료현장에서 약물유해반응의 발생을 예방하는 가장 효과적이며 직접적인 방법은 부적절한 처방을 조제 전에 점검하여 조제로 연결되는 것을 차단하는 것이다. 현재 발생하고 있는 약물유해반응 중 약 70%는 환자에게 적합하지 않은 용량의 약물투여에 의해 발생하는 것으로 알려져 있으므로 이를 조제단계에서 약사가 적극적으로 제어한다면 약물유해반응의 발생을 효과적으로 예방할 수 있다. 더구나 우리나라의 경우 언론에 간헐적으로 보도되는 약화사고 사례 외에는 전 국민을 대상으로 한 약화사고의 발생규모나 내용에 대한 정확한 조사나 연구가 이루어지고 있지 않아서 실태를 알지 못하고 있다.

2010년 12월부터 전국적으로 시행된 의약품처방조제지원시스템(DUR)은 미국에서 성공적으로 정착된 DUR을 기본틀로 하고 있어서 그 내용과 시행방법이 이미 검정된 것이라고 판단된다. DUR은 의약품 처방 · 조제 시 필요한 정보를 실시간 제공하여 부적절한 처방에 의한 조제 및 투약을 사전에 예방함으로써 국민건강을 보호하고 불필요한 약제비를 절감할 목적으로 국내 전체 요양기관(병원 및 약국)에서 의무적으로 참여하여야 한다. 2008년 4월 1일부터 실시한 1단계 DUR에서는 병원의 처방단계, 약국의 조제단계에서 각각 자체점검 후 금기약을 사용한 경우에 해당 금기약품 및 사유가 심평원으로 전송되도록 하였으며, 시스템 도입으로 약물상호작용(병용금기), 연령금기, 중복처방, 임부금기 등이 검토되고 있다.

요양기관에서 적용하고 있는 약물상호작용, 알레르기 기왕력정보, 임신 · 수유부 정보에 대한 처방전 검토 실례를 살펴보겠다.

가. 약물상호작용(병용금기, 특정 연령대 금기)

병용금기는 같은 환자에게 동시에 투여되어서는 안 되는 약물의 조합으로 약물상호작용으로 인해 매우 심각한 유해반응이나 약효의 감소로 인한 치료실패가 우려되는 경우를 말한다. 따라서 DUR은 약물상호작용 데이터베이스에 약물 사이의 상호작용 정보를 등록하여 고시 여부 및 심각도 등급 등에 대한 정보를 제공하며 심각도에 따라 처방이 원천적으로 차단되도록 관리하고 있다. 병용 · 연령금기 성분은 식약청고시 제2008-90호에 공고한 성분으로 병용 · 특정연령대 금기성분임에도 불구하고 환자의 상태에 따라 부득이하게 처방 · 조제할 필요가 있다고 판단되는 경우는 예외적으로 사용을 인정하고 있다.

1) 약물상호작용 데이터베이스 관리화면

DUR을 운영하기 위해서는 우선 보건복지부 및 심평원 고시뿐만 아니라 주의가 필요한 병용금기 조합에 대해서도 전산시스템 안에 별도의 데이터베이스를 구축하여야 한다.

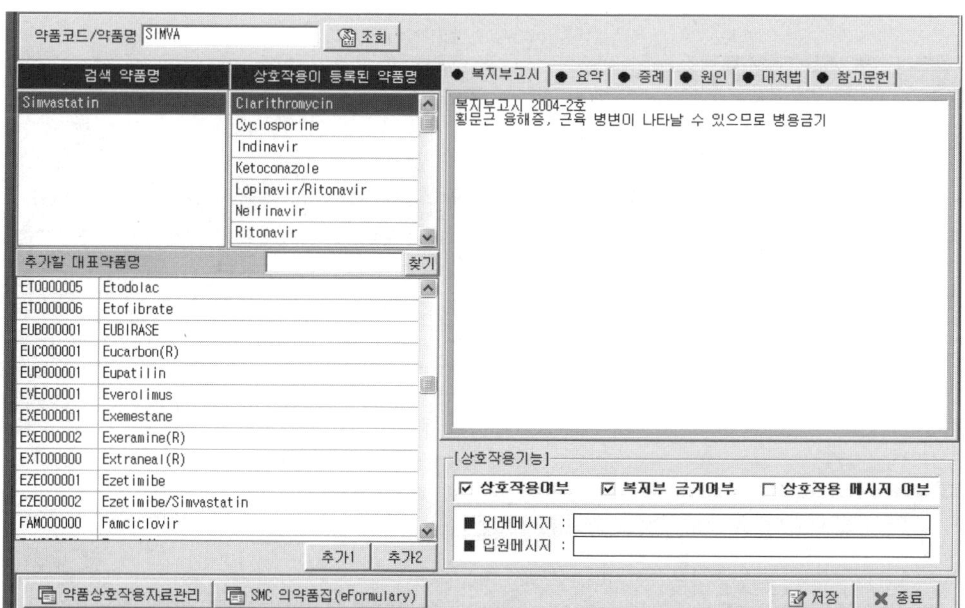

그림 48.7 약물상호작용 데이터베이스 관리화면

화면은 처방전달시스템(OCS) 내에 약물상호작용 정보를 등록하는 화면으로 보건복지부 고시 여부, 증례, 대처방법 등에 대한 데이터를 입력한다(그림 48.7). 이렇게 구축된 데이터베이스를 이용하여 실시간으로 약물상호작용에 의한 병용금기 처방을 자동으로 스크리닝할 수 있다.

2) 약물상호작용 스크리닝 화면

등록된 병용금기 조합이 실제 OCS에서 처방으로 발생하면 처방이 약국으로 전달되기 이전에 DUR에서 처방의 병용금기 여부를 스크리닝한다. 이때 병용금기 처방이 포함되어 있으면 해당 처방은 자동으로 처방전달이 차단되면서 해당되는 병용금기 처방에 대한 정보를 처방입력화면에 그림 48.8과 같이 경고창을 통해 처방의사에게 전달하여 처방변경을 고려하도록 도와준다. 이때 경고창을 확인한 처방의사는 처방을 변경할 수 있다. 또한 처방의 불가피성에 대한 사유를 입력하면 처방이 가능하도록 설정되어 있는 경우도 있다.

3) 약물상호작용 정보 제공

처방 시 경고창이 발생한 병용금기 처방에 대한 상세한 정보를 의료진이 확인하고자 할 경우에는 "성분상세조회" 버튼을 통해 고시 여부, 심각도 등급 및 응급대처법 등에 대

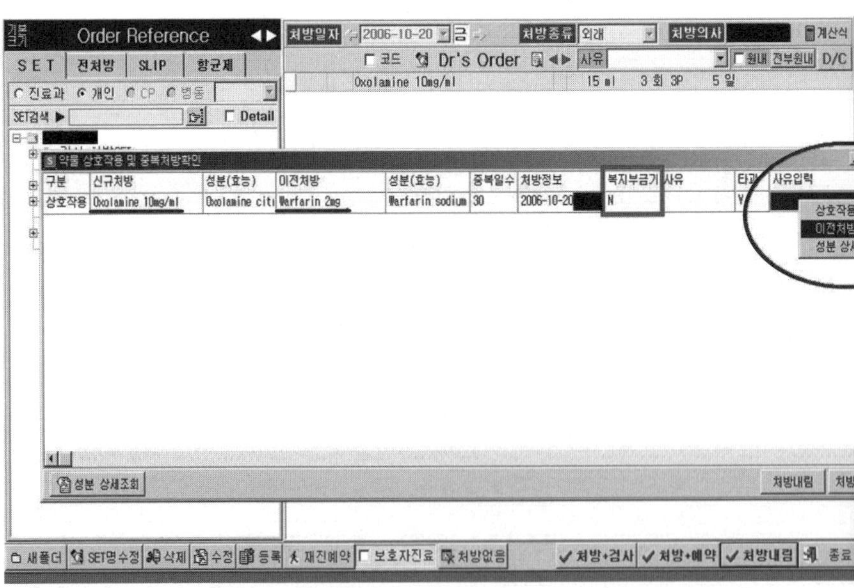

그림 48.8 약물상호작용 경고창 화면

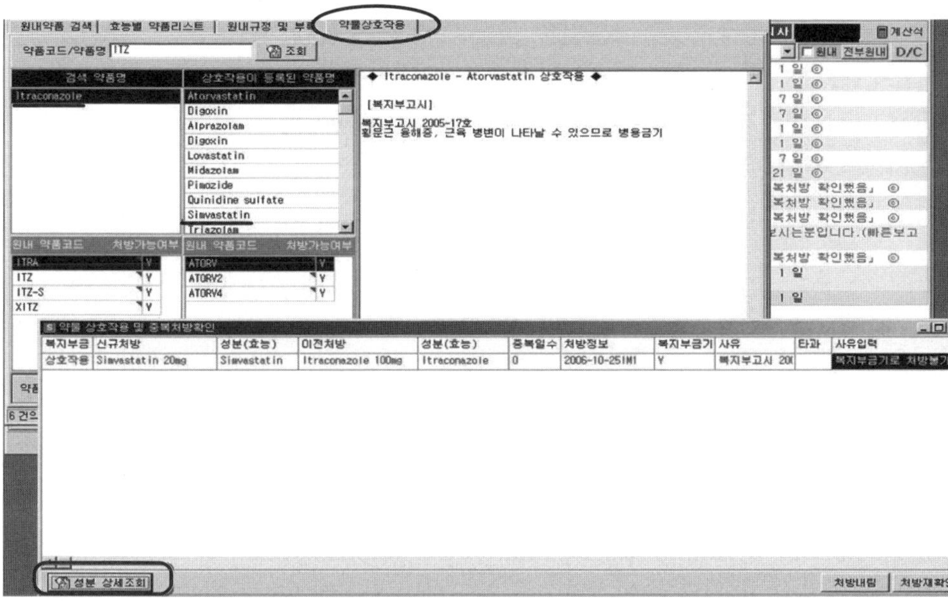

그림 48.9 약물상호작용 상세정보 제공 화면

해서 확인할 수 있도록 시스템이 구성되어 있다(그림 48.9).

나. 약물알레르기 정보

약물알레르기는 치료약물에 대한 여러 가지 유해반응의 한 종류다. 이러한 반응은 모든 환자에게 나타날 수 있으며 감수성이 있는 사람에게서 더 많이 나타나는 반응이다. 약물유해반응은 크게 면역학적 기전과 비면역학적 기전에 의해 발생하는데 전자에 의한 약물유해반응을 약물알레르기라 정의한다. 대개는 약물투여를 중지하면 곧 회복되나, 아나필락시스 등의 과민반응이 일어나는 경우 사망까지 이를 수 있으므로 과민반응의 예방 및 조절이 매우 중요하다.

한 예로, 페니실린의 경우 과민반응은 전체 환자의 약 10%에서 발생하며 분자구조가 유사한 기타 베타락탐계 항생제와도 교차반응을 나타낼 수 있다. 따라서 약물알레르기에 대한 기왕력을 관리하여 알레르기 경험이 있는 환자의 약물처방 시 정보를 제공함으로써 과민반응에 의한 위험을 예방하는 데 기여할 수 있다.

1) 약물알레르기 환자관리화면

환자가 병원에 방문하여 처음 문진을 하는 경우 약물알레르기 여부를 확인하여 환자 전자의무기록(EMR)에 알레르기 이력을 등록하여 약물의 사용으로 인한 과민반응을 사전에 예방하여야 한다. 또한 피부반응검사 등으로 인하여 확인되는 경우에도 그림 48.10과 같이 과민반응을 보고하여 환자의 알레르기 이력을 관리해야 한다. 이와 같이 환자를 약물과민반응으로부터 보호하기 위해서는 의료진의 적극적인 참여를 통한 정보관리가 필수 조건이다.

2) 약물알레르기보고 입력 및 경고창

환자가 병원에 방문하여 처음으로 문진하는 경우 특정 약물알레르기 여부를 확인하여 EMR에 등록하거나 최근에 의료진 및 환자에 의해 보고된 약물유해반응에 대한 정보를 등록하면 EMR에 환자의 약물알레르기 정보가 저장된다. 따라서 약물알레르기가 있는 특정 환자에게 등록된 약물을 처방하는 경우 그림 48.11과 같이 등록된 약물알레르기에 대한 경고창을 띄워 주어 처방을 변경하도록 유도하여 약물알레르기에 의한 사고를 사전에

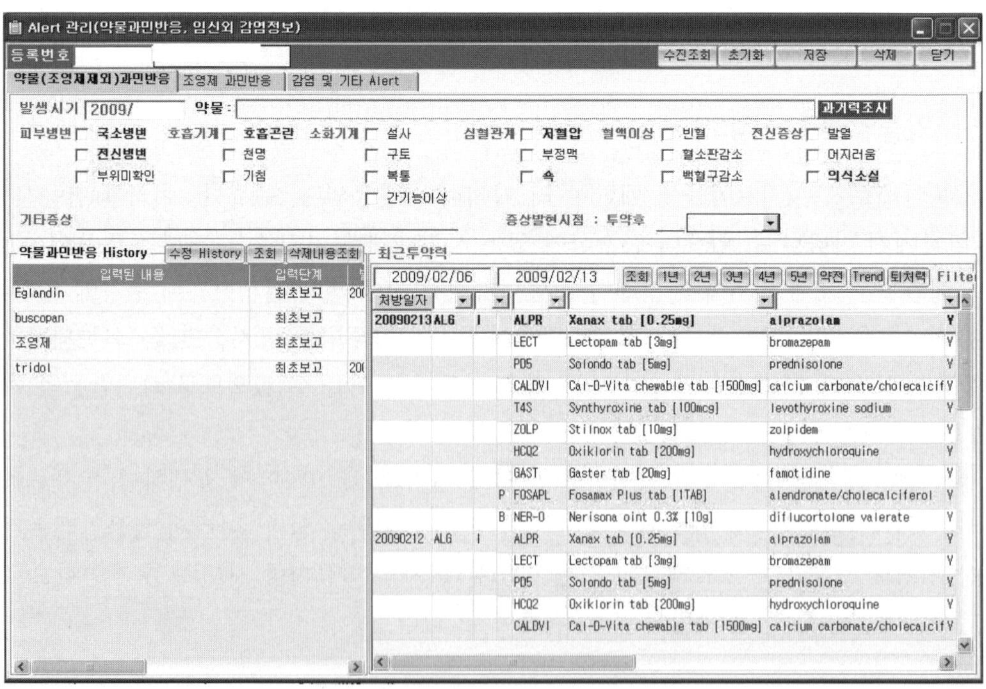

그림 48.10 환자의 약물과민반응 정보 화면

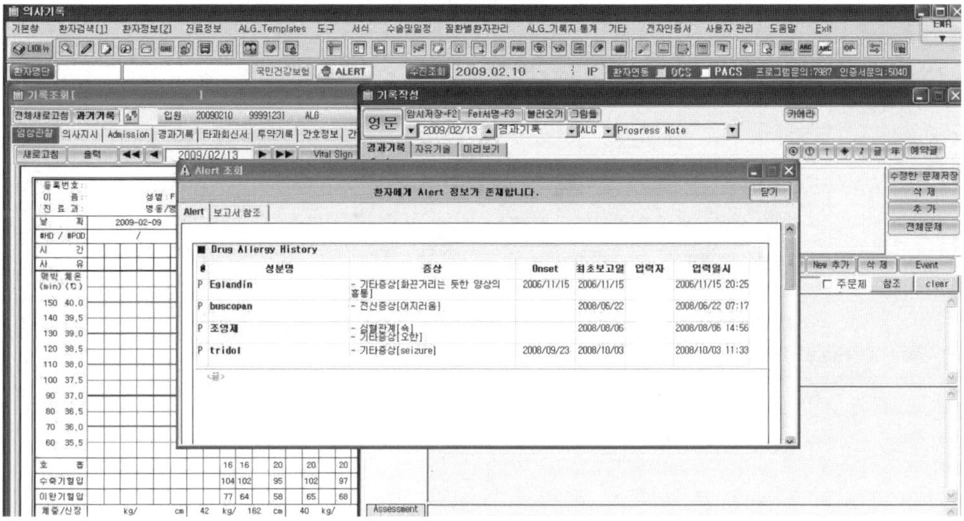

그림 48.11 약물과민반응에 대한 경고 창 화면

예방할 수 있다(그림 48.11).

다. 임신, 수유부 정보

보건복지부는 DUR을 활용해 임부금기약물에 대해서도 처방, 조제단계부터 자동점검하겠다고 고시하였다. 임부금기약물이란 태아에게 기형을 유발할 가능성이나 독성 등 위험성이 매우 높아 임신부에게는 원칙적으로 사용하지 말아야 하는 약물로 식약청은 태아에 대한 위험이 치료의 이익보다 현저히 높은 약물을 1등급으로, 위험성에도 불구하고 치료를 위해 부득이하게 사용하는 경우가 많은 약물을 2등급으로 분류하고 있다. 임부금기약물에 대해서는 치료를 위해 불가피한 경우 명확한 임상적 근거 또는 사유에 따라 사용하도록 규정하고 있다(식약청고시 제2009-28호).

1) 임부금기약물 관리화면

고시된 약품뿐만 아니라 병원 내 사용하고 있는 약품에 대한 임신부관련 정보데이터베이스를 등록하고 관리하는 것은 약사가 담당해야 할 중요한 업무 중 하나다. 우선 고시된 약품에 대한 정보뿐만 아니라 임신부사용에 대한 기준으로 대부분의 의료진이 참고로 하는 미국 FDA 기준에 대해서도 DUR데이터베이스를 구축하는 것이 유용하다. 이렇게 구축된 임신부관련 데이터베이스는 임신부에게 안전하게 약 처방을 할 수 있도록 도와준다(그림 48.12).

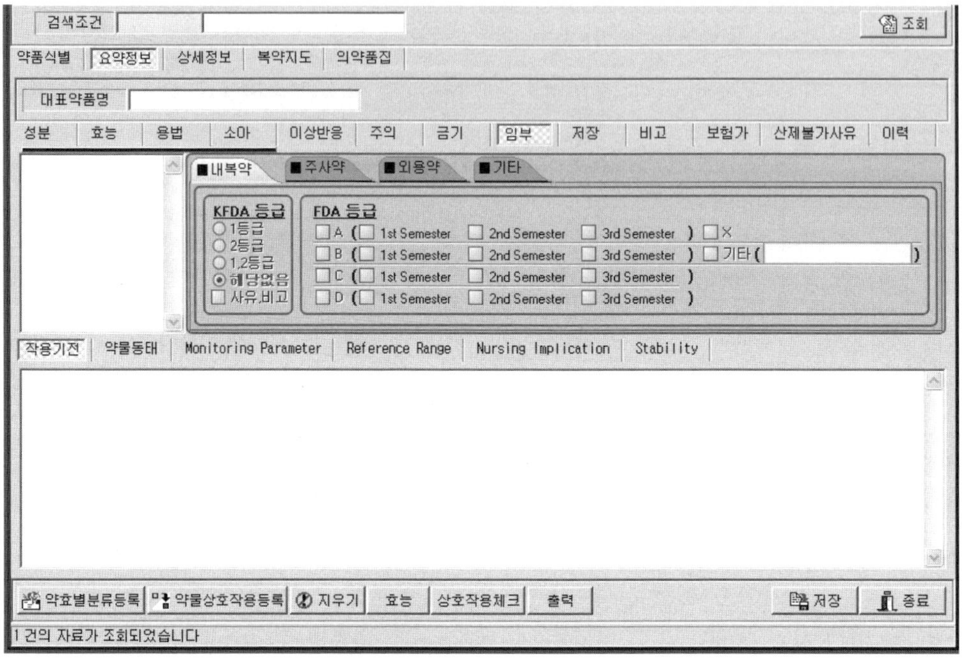

그림 48.12 임부금기약물에 대한 정보입력화면

2) 임부금기약물 정보 제공

임신부에 대한 안전한 약 처방을 위해서는 약 처방 이전에 임신여부를 사전에 파악하는 것이 중요하다. 따라서 환자가 병원에 방문한 경우 의료진이 환자의 임신여부를 파악하여 EMR에 등록하면 임신부인 경우 임부금기 약 처방에 대해서 경고창을 띄워 임신부에 대한 약 처방 시 주의하도록 알려 준다. 또한 상세정보를 원하는 경우, '상세정보' 버튼을 이용하여 금기사유 및 적응증에 따른 KFDA 등급을 확인할 수 있다(그림 48.13, 그림 48.14).

의약품 사용과정에서의 부주의로 인해 발생하는 유해반응은 환자의 치료를 지연시킬 수도 있고 경우에 따라서는 환자의 생명을 위협할 수도 있다. 또한 의약품의 안전관리자인 의료진에게 불명예스러운 일이며, 병원에 대한 환자의 신뢰도도 떨어지게 되어 무너진 신뢰도 회복을 위해서는 지금까지 쌓아 왔던 노력의 몇 배를 기울여야 하는 엄청난 대가를 치를 수도 있다. 모든 의료진은 사람의 생명과 건강에 직결되는 의약품을 다루므로 항상 환자의 안전을 최우선으로 생각해야 하며, 의사와 약사는 상호협력하여 환자의 안전한 약물사용을 위해 항시 경계하고 긴장의 고삐를 늦추지 않는 전문가로 거듭나야 할

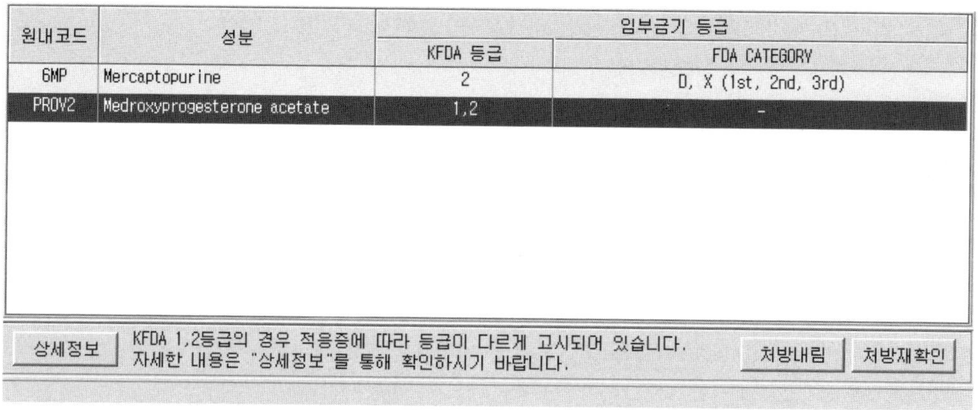

그림 48.13 임부금기약물에 대한 경고창 화면

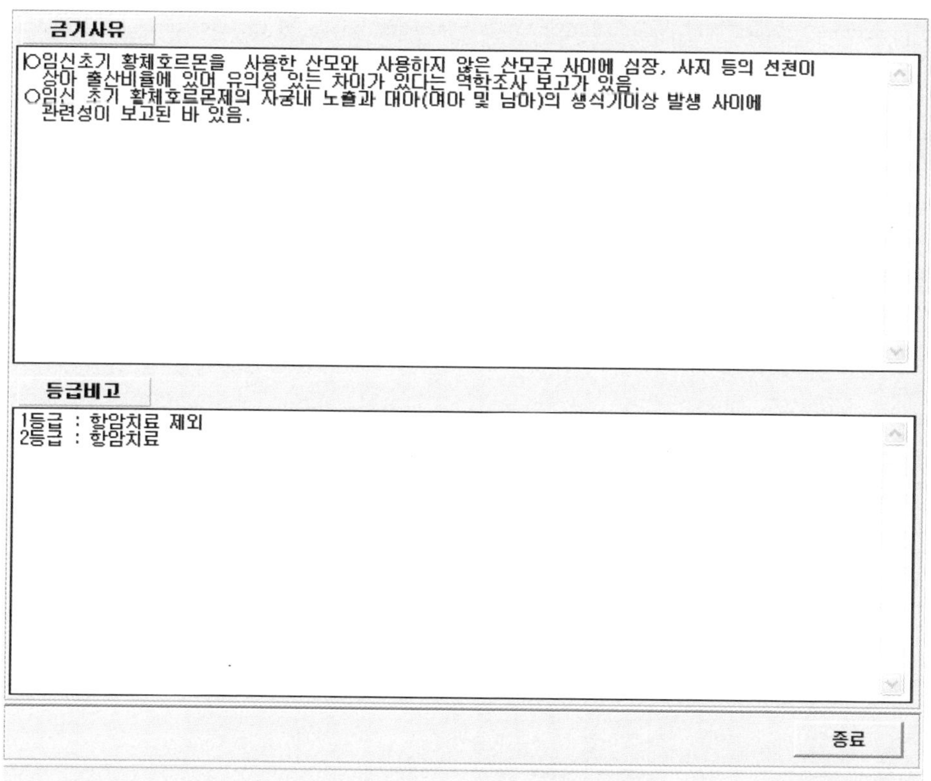

그림 48.14 임부금기약물에 금기사유 및 등급에 대한 안내 화면

것이다. 그러므로 여러 학문적 지식과 기술을 습득하는 노력을 게을리 하지 말아야 하며, 적절한 시스템을 도입하여 위해관리에 만전을 기하여야 한다.

참고문헌

김은영, 김선미, 정선영 등. 실시간 약물이상반응 감시체계 구축 및 평가. 병원약사회지 2006;23:179-91.

손기호. 실무중심의 병원약학. 군자출판사; 2009.

신현택. 약물사용 안전성(Medication Safety) 보장을 위한 DUR제도와 병원약사의 역할. 병원약사회지 2004; 21:89-99.

Gregoire JP, Moisan J, Potvin L, et al. Effect of drug utilization reviews on the quality of in-hospital prescribing: A quasi-experimental study. BMC Health Serv Res 2006;6:33.

Moore WJ. Medicaid drug utilization review: A critical appraisal. Med Care Rev 1994;51:3-37.

Robertson J, Walkom E, Pearson SA, et al. The impact of pharmacy computerised clinical decision support on prescribing, clinical and patient outcomes: A systematic review of the literature. Int J Pharm Pract 2010;18:69-87.

Smith DH, Perrin N, Feldstein A, et al. The impact of prescribing safety alerts for elderly persons in an electronic medical record: An interrupted time series evaluation. Arch Intern Med 2006;166:1098-104.

49. 병원에서의 위해관리: 의약품사용과오의 예방

학습목표

병원에서 의약품사용과오가 발생하는 원인을 알고, 이러한 사용과오를 예방하기 위한 관리지침을 숙지한다.
- 병원에서 발생하는 의약품사용과오의 원인을 설명할 수 있다.
- 병원에서 발생하는 의약품사용과오의 유형과 실례를 설명할 수 있다.
- 병원에서 발생하는 의약품사용과오를 예방하기 위한 관리방안을 제시할 수 있다.

미국의 의약품사용과오보고와 예방을 위한 국가조정위원회(National Coordinating Council for Medication Error Reporting and Prevention, NCC MERP)는 의약품사용과오(medication error)를 의료전문인, 환자, 소비자의 관리 하에 의약품이 사용될 때 부적절한 의약품 사용이 이루어지거나 환자에게 위해가 되는 모든 예방가능한 사건으로 정의하고 있다. 의약품사용과오는 환자의 치료에 직접적으로 악영향을 미칠 수 있으며, 의료진에 대한 환자의 신뢰도를 저하시켜 치료효과에 부정적인 영향을 줄 수 있다. 또한 2차적인 치료비용이 발생하여 전체 의료비의 상승을 초래하고, 치료지연으로 인한 경제적인 손실이 나타날 수 있다. 약물의 특성 또는 환자에 따른 비특이적인 반응으로 나타나는 유해반응은 발생가능성을 최소화시키거나 보완책을 강구하면서 약물요법을 시행하게 되고, 어쩔 수 없는 경우에는 투여를 중단하게 된다. 그러나 의약품사용과오는 대부분 의료인의 실수나 제도의 취약성에 의해 발생하기 때문에 충분히 예방할 수 있는 사고이며, 병원에서의 위해관리는 이에 초점을 맞추게 된다(그림 49.1).

49.1 의약품사용과오의 원인

의약품사용과오는 모든 약물사용과정에서 발생할 수 있으며, 관련 전문가의 업무수행

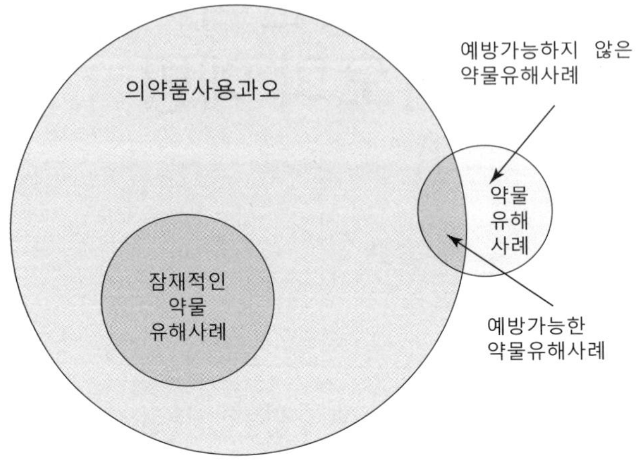

(자료출처: Kaushal R, Bates DW. Relationship between medication errors, potential adverse drug events ("near misses"), and adverse drug events (ADEs). Qual Saf Health Care 2002;11:261–5.)

그림 49.1 의약품사용과오, 약물유해사례, 잠재적 약물유해사례 사이의 관계

과 그 절차를 포함하여 처방, 처방전달, 명칭, 포장, 혼합, 분포, 조제 및 투약과 교육, 모니터링 그리고 이를 망라한 시스템과도 연관이 있다. NCC MERP에서는 의약품사용과오의 원인을 의사전달, 명칭혼돈, 라벨, 사람에 의한 요인, 포장과 디자인 등 크게 5가지로 분류하고 있으며, 그 세부사항은 표 49.1과 같다.

표 49.1 의약품사용과오의 원인 및 세부사항

원인	세부사항
의사전달	– 구두 및 서면 의사전달 실수 읽기 어려운 필체 약어(처방에서 부적절하게 혹은 부정확하게 사용된 약어) 용량단위 기재 누락 소수점 기재(예: 10.00 → 1000으로 잘못 해독) 잘못 읽거나 읽지 않아서 생기는 실수 – 잘못된 처방 해석
명칭혼돈	– 상품명 · 성분명 혼돈 접두어 · 접미어 혼돈(예: 상품명 · 성분명의 접두어, 접미어로 숫자를 기재하면 용법 혹은 함량 표시로 오인가능) 다른 상품명 · 성분명과 유사한 발음으로 인한 혼돈 다른 상품명 · 성분명과 유사한 약 모양으로 인한 혼돈

라벨	– 회사에서 출고된 제품이 담긴 용기의 라벨 다른 회사 제품과 유사한 모양 동일 회사의 다른 제품과 유사한 모양 부정확하고 불충분한 모양 현란한 회사 상징이나 로고 – 약국에서 조제 시에 사용한 용기의 라벨 잘못된 지시라벨 불충분한 지시라벨(보조라벨의 부족을 포함) 잘못된 혹은 정확하지 않은 약명, 약 용량, 환자명 등 기재 – 제품설명서 부정확하고 불충분한 지시 – 전자 혹은 서면 참고자료 부정확하거나 알아보기 힘들고 모순된 정보 제공 날짜를 생략하거나 유효기간 경과 혹은 사용할 수 없는 제품 – 광고 제품홍보를 위한 상업적 과대광고
사람에 의한 요인	– 지식 또는 기술의 결여 – 업무수행 착오 – 용량이나 투여속도 계산 착오 – 전산 착오 컴퓨터 작동자 실수로 인한 잘못 데이터베이스 내의 부정확한 프로그램 부적절한 스크리닝(약물알레르기나 약물상호작용 등) – 재고, 출고, 카트 충진 시 과오 – 조제 준비 시 과오 처방전달 과정의 실수 잘못된 희석액 희석액 용량 과오 최종 제품을 만들기 위한 주성분 추가 시 용량 과오 – 부적절한 필사 – 과도한 업무 등으로 인한 스트레스 – 피로/수면부족 – 필요한 약물이 준비되지 않음
포장과 디자인	– 부적당한 포장과 디자인 – 제형(정제/캡슐제) 혼돈 다른 회사 제품과 색깔, 모양, 크기 등의 유사함으로 인한 혼돈 동일 회사 다른 함량 제품의 색깔, 모양, 크기 등의 유사함으로 인한 혼돈 – 장치 기구선택 과오(예, 인슐린주사용 시린지 대신 일반주사용 시린지 선택) 어댑터(주사용/경장용), 자동분포기, 자동분쇄기, 자동조제시스템 등의 과오 경구용 측량기(시린지, 컵, 스푼 등), Infusion(PCA, Infusion pump 등)의 과오

49.2 의약품사용과오의 유형

의약품사용과오는 환자들이 약물을 복용하기까지 거쳐야 하는 모든 단계에서 발생할 수 있는데 넓은 의미에서 처방단계에서의 과오(처방과오), 조제단계에서의 과오(조제과오), 약물투여단계에서의 과오(투여과오), 환자복용단계에서의 과오(복약과오), 나아가 의약품의 선정 및 조달단계에서의 과오(관리과오) 등으로 구분할 수 있다(그림 49.2).

가. 처방과오

1) 처방과오의 유형과 원인

처방과오는 적응증, 금기사항, 용법－용량, 제형, 투여방법, 투여농도, 사용방법 등 의약품 선택에 오류가 있거나 판독이 어려운 상태로 처방전이 발행되었을 때 발생한다. 병원에서 전산시스템이 보편화되면서 의사가 처방을 입력할 때, 비슷한 약물을 입력하거나 처방일수를 잘못 입력하는 등의 과오를 범할 수 있으며, 약물에 대한 불충분한 지식으로 인해 병용금기, 연령금기, 또는 임부금기약물을 처방할 수 있다. 환자가 재처방을 받을 때, 의사나 약사에 의해 그 전 단계의 처방이 수정되지 않았을 경우 되풀이하여 일어날 수 있다. 전자약물유해사례감시시스템을 도입하여 전산을 통해 처방을 입력할 때, 금기

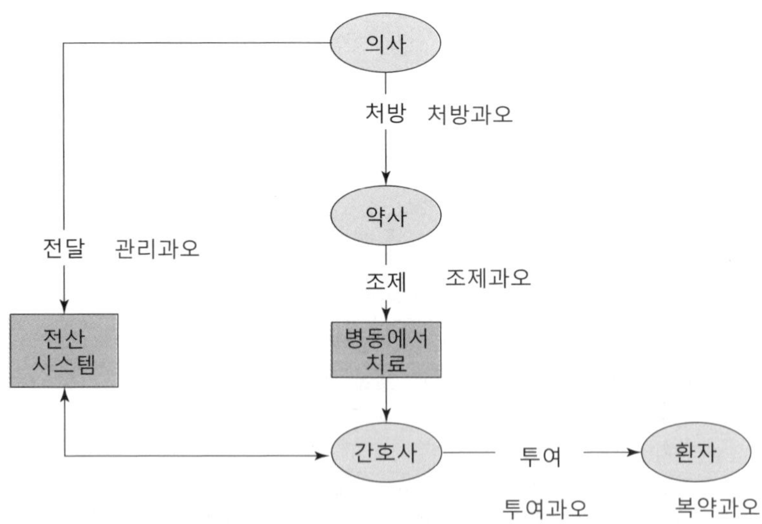

(자료출처: Poon EG, Keohane CA, Yoon CS, et al. Effect of Bar-Code Technology on the Safety of Medication Administration. N Engl J Med 2010;362:1698-707.)

그림 49.2 의약품 사용과정 중 나타나는 의약품사용과오

약물이 처방되었음을 알리고, 반드시 필요한 경우에는 명확한 사유를 기재하도록 고시하였다. 의약품처방조제지원소프트웨어는 건강보험심사평가원이 배포한 것이거나 상용프로그램 공급업체가 개발한 것 또는 요양기관이 자체적으로 개발한 것이 이용되고 있다.

입원환자와 외래환자에서 처방과오의 유형은 크게 다르지 않다. 다만 약처방이 환자의 상태에 따라 수시로 바뀔 수 있고, 응급한 상태에 있는 위중한 환자를 다루는 경우 구두처방을 하거나, 필요에 따른 처방을 하는 경우 등으로 인해 외래환자에서보다 입원환자에서 처방과오가 통계적으로 높게 나타나는 편이다. 입원환자에서 처방과오의 유형과 실례는 다음과 같다(표 49.2).

표 49.2 입원환자에서 처방과오의 유형과 실례

처방과오의 원인	처방과오의 실례
구두처방	부정확한 발음으로 처방한 경우
용법, 용량, 횟수	과용량, 중복처방
모호한 표현이나 표준화되지 않은 용어 사용	'daily' 대신에 'qd'로 입력하거나 수기처방한 경우 구체적인 약물의 사용법 외에 '지시대로 사용하시오'라는 모호한 용어를 사용
처방용량이나 제형단위 입력	1,000mg을 1,000vial이라고 입력
약물의 임의적인 약어를 사용	AZT같이 여러 가지로 해석 가능한 약어의 사용
제형	분쇄나 절단이 불가능한 약을 산제로 처방
소수점 기재	0.5T를 5T로 입력
투약중단에 대한 모호한 지시	1주일에 한 번 복용인데 매일 복용으로 오인
처방발행시스템의 무관심	정규, 응급, 추가처방에 대한 인식의 부족

처방과오는 약사의 처방감사나 조제, 간호사의 투약 시 수정되는 일이 대부분이나 만약 발견되지 못한 채 환자의 복용으로 연결된다면 심각한 유해반응의 발생으로 환자가 피해를 입을 수 있다. 한국병원약사회가 병원약국에서 확인되는 처방과오를 조사한 결과, 용량과오가 25.9%로 가장 많았고, 제형과오 21.0%, 용법과오가 15.6%의 순서였다. 용량과오는 소아환자나 항암제 투여 시 계산을 잘못하여 나타나는 경우가 가장 많았고, 제형과오는 시럽이나 일반 정제가 있음에도 불구하고 분쇄나 절단이 불가능한 특수 제형의 약품을 산제로 처방하는 경우가 많았으며, 용법과오는 1일 2회 용법이나 1일 3회 용법 등을 혼동하여 잘못 처방하는 경우가 빈번하였다.

2) 처방과오 예방지침

가) 최적의 약물치료를 결정하기 위하여 의사는 전문서적, 약사 및 타 의료진과의 의견교환, 지속적인 전문교육프로그램 이수 등 여러 경로를 통해 최신정보를 숙지하여 환자의 상태를 충분히 평가하고 약물치료를 결정하여야 한다.

나) 약물을 처방하는 의사는 처방전달시스템에 익숙해야 하며, 투약오더는 완벽하게 지시되어야 한다.

구체적으로 설명하면, 모호한 표현이나 표준화되지 않은 용어를 사용하지 않는다. 예를 들어 'qd' 대신에 'daily'로 기재하는 것이 바람직한데 이는 'q.i.d(four times a day)'로 잘못 기재될 수 있기 때문이다. 구체적인 지시문이 투여하고자 하는 약물들을 차별화할 수 있으므로 '지시대로 사용하시오'라는 모호한 표현은 쓰지 않는다. 'one tab'이나 'one vial' 등의 제형이 아니라 처방용량(예: mg)을 기재한다. 단, 여러 약물이 복합된 경우에는 제형단위로 표현되어야 한다. 약품의 일반명, 상품명 등의 표준명칭을 사용해야 한다. Dr. Doo's syrup이나 6-mercaptopurine(6배 용량을 투여할 가능성이 있다)처럼 표준화되지 않는 약칭이나 화학명은 피해야 한다. 또한 AZT처럼 임의적인 약칭은 zidobudine, azathioprine, aztrenam 등 여러 가지로 해석될 수 있다. 소수점의 기재는 신중하고 정확하게 해야 하는데 0.5mL와 5.0mL 같은 뒷자리의 기재는 피해야 한다. 소수점 뒷자리를 보지 못하여 10배의 용량이 투여될 수있기 때문이다. 따라서 가능하면 소수점 기재를 하지 않는 것이 좋다. 0.5g보다는 500mg으로 기재하는 것이 바람직하다. 또한 0으로 잘못 볼 수 있으므로 'u' 대신에 'unit'로 표시해야 한다.

다) 구두처방은 처방하는 의사가 전산시스템에 입력이 불가능한 상황에서만 행해져야 하고, 처방내용은 천천히 정확한 발음으로 구술하여야 한다. 구두처방을 전해 들은 사람은 불러 준 내용을 처방한 의사에게 구술하여 내용이 맞는지 재확인하여야 한다.

라) 의사는 환자의 전반적인 상태를 염두에 두고 적절한 약물을 처방해야 하며, 처방된 약물요법의 적정성을 평가하기 위하여 필요한 경우 환자의 임상증상 혹은 임상검사결과를 적절히 모니터링해야 한다.

마) 가능하면 의사는 처방한 약물을 환자나 보호자에게 설명하고 알레르기나 다른 과민증상 등 주의사항에 대해 알려 주어야 한다. 처방을 변경하는 경우에는 환자에게 그 이유를 충분히 설명해 주어야 한다.

바) 의사는 각 환자별로 지속적인 약물요법이 필요한지 평가하고, 정기적인 추적관찰을 시행하여야 한다.

사) 의사는 약물의 투여중지에 대한 지시를 명확하게 내려야 한다.

아) 의사는 약사가 자신이 처방한 내용을 확인하면서 발생한 의문에 대해 성실하게 답하고 재확인하며, 직접 약사에게 답변하는 등 처방전 검토단계에서 약사와 적극적인 협조관계를 유지하도록 한다.

나. 조제과오

1) 조제과오의 유형과 원인

약사법에 따라 약사는 조제 전 반드시 처방전을 검토하여 문제가 발견되거나 필요한 경우 처방한 의사에게 문의하여 확인하여야 한다. 처방전에 대한 문의가 있을 때에는 전산의무기록이나 일지에 기록하고, 처방내용의 수정이 필요한 경우 해당 진료과에서 처방을 수정하도록 하며, 세부적인 사항은 각 병원마다 정해진 문의절차에 따른다. 조제과정에서 발생하는 과오의 유형과 실례는 다음 표 49.3과 같다.

표 49.3 조제과오의 유형과 실례

조제과오의 유형	조제과오의 실례
함량과오	함량이 다양하게 존재하는 약품인 경우 다른 함량으로 조제하는 경우 – 브로스포린정® 100mg을 200mg으로 조제 – 아마릴정® 2mg을 4mg으로 조제
계수과오	소아환자약 조제시 약 숫자를 잘못 세는 경우
약품과오	유사약품명, 유사코드, 유사모양에 의한 과오 – 시그마트정®을 카도파민정®으로 조제(둘 다 흰색정제임) – 비염, 소양증 등에 쓰는 프리마란정®을 대발작이나 정신운동발작에 쓰이는 프리미돈정®으로 조제
투약과오	봉투에 약을 넣을 때 다른 환자의 약을 넣는 경우 다른 환자의 약 봉투를 주는 경우(특히 유사 환자 이름인 경우)
처방전, 라벨, 약봉투 기재사항 미비	라벨이 쓰여 있지 않음 보조라벨을 사용하지 않음(주사제의 경우 직접 정맥 내 금지, 투여 전 희석 등)
기타	제형이 다른 약을 조제한 경우 복약상담문 누락 투여경로의 과오 유효기간이 경과한 약품의 투여 보조용기나 기구를 누락한 경우

조제단계에서 발생할 수 있는 과오의 원인은 조제자의 부주의, 산만한 주위환경, 조제 중 대화, 한 번에 두 가지 일을 동시에 수행하는 경우, 조제자 상호간의 의사소통 불충분, 조제약품의 부적절한 배치 및 부적합한 환경, 조제속도를 높이기 위한 감사단계 생략(업무과중), 약품의 외형이 유사한 경우, 약품의 성분명이나 상품명의 발음이 유사한 경우, 자동화기기에서 잘못 조제된 경우 등을 들 수 있다.

한국병원약사회의 조사에 의하면 병원약국 내에서 일어나는 조제과오 중 계수과오가 33.3%로 가장 높은 순위를 차지하였고, 약품과오 21.9%, 함량과오 19.1% 등이었다. 특히 약품과오 중 61.8%가 코드가 유사하여 발생했으며, 약장의 위치가 근접한 경우 11.8%,

약품의 외형이 유사한 경우가 7.9%로 조사되었다. 조제과오 발생률이 높은 업무는 산제업무로 34.4%를 차지했으며 그 다음으로는 정제업무 21.3%, 주사제업무가 10.6% 등으로 나타났다.

항암제, 항생제, 영양수액제 등의 주사제업무 시 과오가 발생하는 원인으로는 용량계산실수, 개인의 부주의, 주사조제 지식 및 기술 부족, 제조사의 안정성 정보 제공 부족, 함량별 농도가 다른 약품을 착각하는 경우, 약품의 이름이나 발음이 유사한 경우, 외형이 비슷한 경우, 약품포장이나 라벨의 용량이 불명확한 경우, 과도한 업무량, 약품장에서의 유사한 약물 근접배치 등이 있다.

2) 조제과오 예방지침

계수과오는 단순한 주의부족으로 발생할 가능성이 높고, 집중하면 충분히 예방할 수 있다. 조제과오는 자칫하면 환자에게 중대한 위험을 일으킬 수 있기 때문에 조제할 때마다 집중해서 반복적으로 확인해야 한다. 함량과오는 치료효과의 증감이나 유해반응 발현과 밀접한 관련이 있기 때문에 원내에서 사용하는 약물의 함량을 숙지하고 있어야 하며, 약물을 배치할 때 근접하지 않도록 하거나 다른 함량제제가 있음을 알려 주는 표지를 하여 조제과오를 예방해야 한다. 유사약물이나 다용량 약물보유 시에는 약품보관장이나 조제대에 약물이름이나 모양의 식별, 라벨 색깔의 구분 등이 필요하며, 주의가 필요한 약물인 경우 경고문을 부착하거나, 조제대와 ATC(Automated Tablet Counting and Packaging Machines)에 유사모양의 의약품이나 용량이 다양한 약물을 분류한 표나 사진을 부착하여 조제와 감사에 참고하도록 한다. 또한, 항암제, 고주의약물 등은 라벨 색깔로 구분하도록 하고 혼합조제액, 원내제제인 경우는 환자의 라벨을 확실하게 하고 처방내용, 투여경로, 농도, 조제시각, 투여 시 또는 보관 시의 주의사항에 대한 관리를 철저히 한다.

산제업무의 과오는 소아조제에서 많이 나타나는데 산제조제용 정제에 대해 이중감사를 실시하는 한편 조제 후에는 중량감사를 철저히 시행해 조제 후에 확인을 하기 어려운 한계점을 극복해야 한다.

주사제 혼합조제의 업무를 맡고 있는 약사는 약에 대한 정확한 지식을 습득하고 있어야 한다. 경장영양제를 조제하는 약사는 각 영양제에 함유되는 약의 용량을 정확하게 계산할 줄 알아야 하고 항암제 혼합조제를 담당하는 약사는 각 항암제가 갖는 특성, 혼합 가능한 수액제, 보관방법 등을 반드시 숙지하고 있어야 한다. 병원약국 내에서 조제된 모든 혼합정맥주사나 경장영양주사제는 병동으로 옮겨지면 추적이 어렵기 때문에 정확하고 표준화된 명시가 필요하다. 혼합조제된 주사제에는 환자의 이름, 병동, 약품명, 냉장보관 여부, 투여방법 및 속도, 유효기간(24시간 이내에 사용) 등의 라벨이 부착되어 있어야 한다.

조제과오를 예방하기 위해서는 병원약국 인원의 적정화가 필수적이다. 부서 내 적절한 인력배치로 최적의 업무수행이 가능하도록 한다. 정책적으로 업무진행과정에 있어 적절한 업무강도와 시간을 할당함으로써 업무과중으로 인한 조제과오가 발생하지 않도록 한다. 병원은 진료와 투약이 연중 이루어지는 장소이며 특히 2 · 3차의료기관은 입원환자와 응급환자의 내원에 대비해서 24시간 업무가 지속되는 곳이므로 주간근무와 야간근무가 존재한다. 입원환자의 정규처방약은 주간에 조제되는데 집중적으로 처방, 조제되는 시간대에 업무의 가중으로 인해 조제과오가 발생하기 쉽다. 정규근무시간 외의 휴일근무나 야간근무 시에는 처방이 비교적 간단한 반면, 이중감사가 이루어지지 않아 조제과오가 일어나고 있다. 이러한 조제과오를 방지하기 위해서는 이중감사, 산제의 경우 삼중(조제 전 · 중 · 후)감사를 통해 확인하고, 의심되는 처방에 대해서는 반드시 문의하는 것이 필요하다.

처방용량에 제한이 있는 약물을 확실하게 파악하고, 전산에 등록하여 용량에 의한 과오를 줄이도록 한다. 약봉투에 약품명을 인쇄하여 투여하기 직전 확인이 용이하도록 하고, 주사약인 경우 보조라벨을 사용한다. 약사가 시간당 수행할 수 있는 최대업무량을 정하여 한꺼번에 두 가지 일을 같이 수행하지 않도록 하고 조제대 약품 배열, 동선 등을 개선함으로써 적절한 조제환경을 제공하여야 한다.

그 외에도 정제의 조제지침, 산제의 조제지침, 자동화기기의 조제지침 등에 대한 지속적인 교육도 필요하고 조제환경을 개선하며 근무자 개인 각자의 주의를 강화하는 교육과 훈련이 필요하다. 조제과오를 예방하기 위해서는 정제, 캅셀제, 산제, 액제, 주사제 등 제형별 조제지침을 숙지하여야 한다.

다. 투여과오

1) 투여과오의 유형과 원인

병동에서 간호사에 의한 투여과오가 발생하는 것은 약물에 대한 지식 부족, 투여과정에서의 실수, 안전체계 부족, 의료인 간 의사소통의 부족 등이 원인으로 지적된다. 투여과오의 유형은 투약하지 않은 경우, 정해진 투여시간을 지키지 않은 경우, 투여하지 않아야 할 약을 환자에게 투여한 경우, 환자의 성명을 잘못 알고 바꿔서 투여한 경우, 처방된 방법 또는 투여경로와 다른 방법이나 경로를 이용해서 투여하는 경우, 확실하지 않은 오더의 투여, 처방된 용량보다 많거나 적게 투여한 경우 등을 들 수 있다.

내복약은 조제실에서 이중감사를 거쳐 병동에 올라와 투약되기 때문에 과오가 발생할 가능성이 낮으나, 주사제의 경우는 항암제나 무균조제, 정맥영양수액제를 제외한 거의

표 49.4 주사제 투여과오의 유형과 사례

투여과오의 유형	투여과오의 실례
주사제 투여방법	정맥주사를 근육주사로 투여(예: 반코마이신; 정맥주사하는 약물)
약물상호작용	카테터개존(heparin lock)을 유지하기 위해 사용한 포트로 반코마이신을 투여
약명이 비슷하여 잘못 처방, 투여한 과오	수술 전 항생제 요법으로 후루마린®(Flumarin®)을 투여하려고 했으나 플루다라®(Fludara®)로 잘못 투여
배합금기	시스플라틴®과 포도당수액을 혼합조제하여 투여
고위험약물 미숙지	염화칼륨을 혈관에 직접 투여하여 심장마비로 사망
비슷한 색이나 상품명 라벨	Dopamin Baxter®와 Dobutamin Baxter®
처방용량의 잘못된 인식	소아환자에게서 오구멘틴 2.4g을 24g으로 잘못 처방하거나 인식하여 조제 투약
경구약을 주사제로 투여	스멕타®를 소아환자에게 경구투약하기 위해 주사기에 담아 놓은 것을 주사제로 투약

대부분의 약이 즉시 불출되어 간호사들에 의해 투여되기 때문에 과오가 발생할 가능성이 높다. 특히 주사제는 약물의 특성에 따라 환자에게 단시간 내에 치명적인 결과를 야기할 수도 있으며, 경구로 투여되어야 할 약이 주사의 형태로 투여되었을 때에는 치명적인 결과를 초래할 수 있다. 약물투여경로에 따른 흡수율의 차이로 치료약물의 농도를 유지하기 위한 경구투여용량이 주사투여용량보다 많기 때문이다. 주사제와 관련된 사고의 유형은 약물의 용량이 틀린 경우(과잉 · 과소), 실수로 다른 약물을 사용한 경우, 투여속도가 잘못된 경우, 오더가 잘못된 경우, 투여경로에 문제가 생긴 경우, 주사의 배합이 잘못된 경우 등을 들 수 있다.

주사제 투여과오를 유형과 사례별로 살펴보면 표 49.4와 같다.

2) 투여과오 예방지침

업무표준화를 위한 표준관리지침을 마련하고 이를 점검 관리 유지함으로써 투여과오를 최소화할 수 있다. 간호사는 직접적인 환자간호와 투약을 담당한다는 점에서 약물요법의 과실을 발견하고 기록하는데 다른 어떤 의료종사자들보다 중요한 역할을 할 수 있다. 간호사는 모든 약물을 투여하기 전에 처방을 재확인하고 처방의 의미가 모호하거나 처방된 약물요법에 의문이 있으면 의사나 약사에게 문의해야 한다. 또한, 투여하기 전에 환자의 인적 사항과 약물이 일치하는지 다시 한 번 확인하고, 투여하기 직전까지 포장이나 라벨상태를 원래대로 유지해야 한다. 간호사들은 약품에 대한 지속적인 교육 및 이중감사시스템의 중요성을 인식하고 준수하는 자세가 필요하며, 특히 주사제의 투여경로 및 안정성에 대해 정확하게 이해해야 한다. 투여과오를 예방하기 위해서는 간호사의 업무수행 후에 기록을 철저히 하는 시스템을 구축하고, 투여일지, 기록일지, 이중감사, 구두처방 확인을 제대로 해야 한다. 환자에게 불필요한 약을 투여하지 않도록 투여하지 않은 의약품은 정리하여 즉시 반납하고, 약국에서 조제한 약을 다시 조제하지 않고 그대로 투여해야 한다. 약사는 가능하면 환자에게 바로 약물을 투여할 수 있게 준비함으로써 간호사들이 환자에게 약물을 투여하기 전에 재포장이나 재가공하는 업무를 최소화하도록 한다.

투여과오 발생가능성이 높은 고위험군 약물(칼륨제제, 마약류, 헤파린, 리도카인, 인슐린, 항암제 등)에 대해서는 집중적으로 모니터링을 실시한다. 특히 칼륨제제의 경우 신경흥분의 전도, 근육의 전기적 흥분, 산-염기평형에 관여하므로 반드시 희석하여 사용하여야 하며, 충분히 혼합한 후 투여한다. 또한, 주입속도가 중요하며, 필요한 경우 심전도를 관찰해야 한다. 헤파린과 관련된 과오는 다른 약과 혼동하거나, 다양한 농도로 시판되고 있어 규격단위의 착오, 잘못된 용량 계산, 상호작용이 있는 약물에 대한 숙지 부족 등으로 발생한다. 다양한 규격과 여러 종류를 가진 인슐린은 빈번하고 쉽게 과오를 유발할 수 있는 약물이다. 병원에서는 고위험약물관리지침을 마련하고, 모든 의료진을 대상으로 주기적인 교육을 시행해야 한다.

라. 복약과오

1) 복약과오의 유형과 원인

복약과오는 의료진 또는 환자의 실수에 의해서 나타날 수 있다. 외래환자(외래 · 원내처방)와 입원환자에서 모두 복약과오가 나타날 수 있다. 입원환자는 간호사나 약사에 의해 적절한 교육과 상담을 통해 약물이 투여되기 때문에 복약과오 빈도가 낮지만, 퇴원약, 원내처방약, 원외처방약을 자가투약하는 경우에는 복약과오 빈도가 높아 위험이 잠재되어 있을 뿐만 아니라, 이에 대한 정확한 통계가 없어 파악하기 어려운 제한점이 있다.

복약과오를 일으키는 유형과 실례는 표 49.5와 같다.

복용해야 할 약물의 종류가 너무 많거나, 용법이 복잡한 경우, 복약상담이 부족한 경우, 인식부족, 쉽게 표시되지 않은 약품명, 어려운 보조기구의 사용법, 환자가 잊어버리는 것 등이 복약과오의 원인으로 지적되고 있다. 한국병원약사회의 조사에 따르면 환자가 스스로 의도적으로 약을 줄이거나 용법을 바꾸는 이유는 유해반응 발생에 대한 염려가 있거나 약품을 복용하지 않아도 큰 영향이 없을 것이라는 생각이 들었기 때문으로 나타났다. 이 외에도 일상생활에 불편함을 미치거나, 용법이나 약효에 대한 확신이 서지 않거나 재정적인 부담 등도 그 원인으로 보고되었다.

2) 복약과오 예방지침

복약과오를 줄이기 위해서는 외래투약구나 병동에서 약사의 복약상담을 강화하는 것

표 49.5 복약과오의 유형과 실례

복약과오의 유형	복약과오의 실례
용법관련	'취침 전' 용법으로 처방하였는데 매일 자는 시간이 불규칙적이어서 혼동하는 경우 혀 밑에 넣고 녹여야 할 니트로글리세린(nitroglycerine)을 삼킨 경우
용량관련	시럽제 복용 시 mL와 cc을 이해하지 못한 경우 0.25T나 0.75T을 임의로 1T로 복용한 경우
사용법관련	질정을 항문에 넣거나 PTP포장을 벗기지 않고 넣은 경우 '차광보관'이라는 약의 설명서 때문에 약복용 시 불을 끄고 복용한 경우
복용기간관련	당뇨병성 신경병증에 쓰는 캡사이신(capsicin) 연고가 1~2일 내에 효과가 없다고 사용을 하지 않은 경우(capsicin 연고는 치료효과가 나타날 때까지 약 3주가 소요됨)
부작용관련	요실금을 치료하기 위해 복용한 약으로 인한 구갈
약물상호작용관련	골다공증약과 우유를 같이 복용
약물상식	캡슐로 된 약은 무조건 마이신이라고 생각하고 복용하는 경우
부적절한 복약상담	항히스타민제로 쓰이는 히드록시진을 정신과에서는 수면유도제로 처방하였는데 콧물약이라고 상담한 경우 에날라프릴을 단백뇨에 쓰일 수 있는 약이 아닌 단순 혈압약이라고 상담한 경우

이 필요하다. 약사는 투약 시 약처방전을 다시 한번 점검한 후 환자의 이름을 호명확인하며 복약상담지침에 따라 환자나 보호자에게 복약상담을 시행하여 투약 및 복약과정에서 생길 수 있는 의약품사용과오를 예방하여야 한다. 복약상담을 할 때에는 약물치료관리(약품의 명칭, 용법, 용량, 효능/효과, 저장방법, 이상반응 등 적절한 약물치료에 필요한 사항), 상호작용, 부작용 및 부작용 발현가능성, 퇴원 후 자가관리요령 등을 환자에게 제공하여야 한다. 복약상담을 할 때에는 환자와 신뢰관계가 성립되도록 말과 행동에 주의하여 처방내용으로부터 알 수 있는 환자의 비밀은 보장하고 프라이버시를 침해하지 않아야 한다. 구두상담을 할 때 약사의 태도가 환자의 복약순응도에 큰 영향을 미칠 수 있으므로 적절한 용어로 명확하게 지도하고 가능한 밝은 태도로 응대하여야 한다.

복약상담에서 제공해야 하는 내용은 다음과 같다. 약물치료관리에 관한 사항으로 복용하고 있는 약품명, 모양, 색깔, 용량, 처방약제와 질병과의 관계, 약을 복용하지 않거나 과잉복용했을 경우의 결과를 환자에게 알려 환자판단에 의한 복약의 불이행을 방지한다. 복용법 및 사용법, 복용시간, 과량복용 시 대응, 다른 약물의 복용 시 대응법에 대해 설명한다. 효능과 효과에 대하여 환자가 요청하여 알려 줄 경우 의사가 어떻게 설명하였는지 확인하고 환자가 효능을 알고 싶어하는 이유와 배경을 파악하여 환자와 의료진 간의 신뢰관계를 염두에 두고 적절히 응답한다. 주로 의사가 행하는 부분으로 치명적이거나 비가역적인 유해반응으로 인한 약화사고로 악화될 가능성이 있는 부분은 복약상담 과정에서도 설명해 준다. 특히 임신부, 수유부, 노인, 소아에 대한 복약상담은 주의를 요한다.

약 보관상의 주의점으로 약의 변질을 방지하기 위해 직사광선을 피하고 서늘하고 안전한 곳에 보관하도록 설명한다.

약물상호작용으로 인한 부작용의 피해로부터 환자를 보호하기 위해 다음과 같은 조치를 취한다. 투여되고 있는 약물들 가운데 약물상호작용의 발생가능성을 확인한다. 약물상호작용이 심각할 경우는 대처방안을 검토한다. 약물상호작용에 의한 부작용 발현이나 전구증상에 대해 대처요령을 설명한다.

약물유해사례를 인지하면 의사에게 통보하고 대처방안을 검토한다. 예측되는 유해반응과 전구증상에 대해 설명한다. 환자에게 약물요법을 지켜야 한다는 것을 강조하고 상담내용을 정리하여 복약상담기록지를 작성한다.

혈액응고약물요법, 천식환자의 흡입기 사용, 당뇨병환자, 신장질환자, 장기이식환자, 암환자 등에게 전문 복약상담이 시행되고 있으며, 입원환자에서 질환별 · 약물별 복약상담을 확대하고, 퇴원환자의 복약상담을 강화해야 한다. 약사의 전문적인 복약상담을 통해 복약순응도를 높여 치료효과를 높일 뿐 아니라, 처방과오, 조제과오와 투여과오를 다시 한 번 확인할 수 있다. 또한, 표준화된 복약상담의 절차가 없다면 환자의 불신이 생길 수 있고 순응도가 낮아질 수 있으므로 표준화된 복약상담지침을 마련하고, 복약상담의 내용은 문서로 작성하여 내용을 공유하는 것이 바람직하다.

마. 관리과오

1) 관리과오의 유형과 원인

약품을 공급하고 보관하고 정보를 관리하는 과정에서도 의약품사용과오가 발생할 수 있다. 병원약국에는 많은 약을 보관하고 있기 때문에 사용되지 않거나, 유효기간이 경과된 약이 있을 수 있다. 또한, 입원환자의 특성상 상태에 따라 처방이 변경되거나 취소될 수 있기 때문에 반납약이 생길 수 있다. 약품반납은 투약되지 않은 약품을 약제부로 반납하게 함으로써, 약품을 안전하게 관리하고, 환자의 경제적인 부담을 덜어 주는 장점이 있다. 그러나 적정한 관리절차가 마련되어 있지 않으면 사용할 수 없거나 사용여부를 알 수 없는 약, 또는 유효기간이 경과된 약이 조제실로 되돌아와 다른 환자에게 투여될 수 있다는 위험이 있다. 우리나라에서 시판 중인 앰플주사제 일부는 각 용기마다 유효기간이 기재되어 있지 않기 때문에 반납된 경우 유효기간을 정확히 알지 못한 채 다른 환자에게 투여될 가능성이 있다.

병원에서 필요한 약품을 일정수량씩 납품업체에 주문하고, 입고한 후 조제실별 소요량을 청구받아 불출하는 순으로 약품공급이 진행된다. 납품업체에서 약품을 공급받는 과정 또는 약품창고에서 조제실로 약을 불출하는 과정에 과오가 발생하였는데 검수과정에서 이를 발견하지 못한다면 과오로 이어질 수 있다. 조제실에서 약품창고로 약품을 청구하는 과정에 약품이 다른 약품 가운데 섞여 있기도 하고, 수량이 부족하여 급하게 납품을 받았을 때, 유효기간의 관리에서 실수를 야기할 수도 있다.

실제로 한 대학병원에서 3주 동안 약품을 공급받고 불출하는 과정에서 발생한 과오를 조사하였을 때, 2,353건의 약품 납품을 요청하였는데 검수 도중 총 7건(0.30%)의 과오가 발견되었다. 같은 기간 동안 조제실에서 청구한 약품건수는 총 4,847건이고 불출한 약품건수는 4,629건이었으며, 그중 청구과정의 과오는 35건(0.72%)이 발견되었고 불출과정의 과오는 9건(0.18%)으로 나타났다. 납품과정의 과오는 약품을 엉뚱한 장소에 진열하거나 주문한 약품과 다른 약품을 전달하여 발생하였다. 청구과정의 과오는 적절하지 못한 수량단위를 선택한 경우가 가장 많았으며, 불출과정의 과오는 수량에 착오를 일으키거나 누락시킨 경우 혹은 다른 약품을 불출한 예가 있었다. 이러한 관리과오는 환자에게 투약되기 이전에 발견되어 수정되었으나, 잠재적으로 의약품사용과오의 원인이 될 수 있다.

병원의 약품마스터는 약품을 처방하고 투여하기 위해 필요한 모든 정보를 기록하여 제공하는 기초자료로서 최근에는 약품관련정보가 전산으로 기록되고 보관되며 의료진에 제공되고 있다. 약품마스터에 기록된 정보의 정확성은 매우 중요하다. 예를 들어, 1일 1회 용법이 기본인 약품이 1일 3회 용법으로 약품마스터에 표시되어 처방을 할 때마다 이를 수정하여야 한다면 과오가 발생할 가능성이 커지는 것은 자명한 일이다.

한 대학병원에서 약품마스터를 관리하는 중에 발견된 과오를 조사하였을 때, 총 2,303품목의 약품마스터를 5년 6개월간 관리한 기록상에 5.4%인 총 125품목에서 134건의 과오를 발견하여 수정하였음을 알 수 있었다. 보관방법상의 과오가 38.1%인 51건이었고 용법표기의 과오가 32.8%인 44건으로 전체의 70.9%를 차지하는 것으로 나타났다. 약품의 보관방법은 상온, 냉장, 냉동 등의 온도조건과 차광의 필요성 여부에 대한 변경이 많았고, 용법은 1일 1회 복용해야 하는 경우 아침시간 복용 외에 저녁시간 혹은 취침 전에 복용할 필요가 발생하는 약품에 대한 관리가 소홀했던 것으로 나타났다.

2) 관리과오 예방지침

처방전 발행 후 투약되지 않은 약품 가운데 약국에서 반납받는 약품은 조제실에서 재사용할 수 있는 약품(산제, 시럽제 제외)으로서, 경구·외용약, 모든 주사약(냉장보관용 제외), 마약, 향정신성의약품(산제 제외) 등이다. 병동에서 반납리스트와 함께 반납약을 정해진 시간에 병동약국으로 가져와 반납할 수 있는데, 이때 약국에서는 관리절차에 따라 약품의 유효기간을 확인한 후 반납받아야 한다. 또한 반납약 외에도 약국에서 보관 중인 모든 약들은 정기적으로 유효기간을 확인하고 유효기간이 짧게 남은 약품은 회수한다. 의약품의 사용기간을 준수하고, 적정한 온도와 습도에서 보관하고, 정기적으로 관리하여 유효성과 안전성을 확보한다.

약국의 부서장은 모든 의약품 및 관련물품의 안전하고 효과적인 공급에 대한 정책과 업무수행과정에 대한 규정 등을 마련하고, 의약품의 구입부터 사용까지 모든 과정에서 발생하는 구매와 발주, 검수 및 재고관리에도 경제적인 측면을 고려하여 효율적으로 의약품을 관리하여야 한다. 의약품 구매 관리는 병원의 진료 및 경영방침에 따라 적절한 시기에 적절하게 구입함을 원칙으로 한다. 안전한 약물공급을 위하여 1회 투여단위로 조제할 것(Unit Dose System, UDS)을 권장한다. 또한, 매월 정기적으로 사용한 약품의 수량과 남아있는 재고량을 확인하여 의약품사용실적을 분석하고 약품창고에는 최저재고량을 보관한다. 또한, 약품마스터정보를 수시로 확인하고, 최신 정보를 반영하여 업데이트하여 정확한 정보를 제공하여야 한다.

49.3 의약품사용과오 모니터링

의약품사용과오 발생원인과 유형에 따라 효과적으로 모니터링하는 것이 중요하며, 지속적으로 모니터링할 수 있는 시스템을 구축해야 한다. 자동 용량체크, 중복치료, 약물알레르기, 약물상호작용 등을 점검하는 약국전산시스템을 구축하여야 한다. 가능하다면 바코드시스템 등의 기술이용으로 환자, 약품, 환자담당의료진 등을 한눈에 알아볼 수 있도록 한다. 과오가 발생할 때마다 원인을 규명하고 기록하여 재발을 방지한다. 자발적보고서, 직접관찰보고서 등의 모니터링방법을 이용하여 과오율을 줄이도록 노력한다. 과오는 일반적으로 자발적보고에 의하거나 직접 관찰을 통해서 혹은 업무수행단계에서 인지될 수 있다. 의료기관에서는 개인적인 징계에 대한 두려움으로 인해 자발적인 과오보고를 회피하는 경향이 있으므로 무기명 자발적보고방법을 이용하게 하면 과오발생 보고가 독려될 수 있다. 현장관찰보고는 전반적인 약물투여과정에서 관련된 개개인이 직접 관찰한 과오가 포함되므로 보다 많은 보고가 이루어질 수 있다. 또한, 업무수행과정 중에 과오를 인지할 수 있는데 투약누락과 관련된 반납이나 약 분실로 인해 약품을 재청구하는 경우 등을 통해 과오발생을 알 수 있다.

49.4 의약품사용과오의 관리

의약품사용과오의 결과는 환자에게 영향을 전혀 미치지 않는 것에서부터 생명을 위협할 정도로 심각한 것까지 다양하다. 따라서 이는 그 심각도에 따라 임상적으로 유의한 과오(잠재적으로 치명적이거나 심각한 혹은 유의한 과오 포함)와 경미한 과오로 나눌 수 있고, Hartwig 등은 표 49.6과 같이 7단계로 분류하였다.

의약품사용과오가 발생하였을 때 약물치료과정에 관련된 전문가들이 적절하게 대처할 수 있도록 가이드라인이 제공되어야 한다. 과오를 추적하기 위한 관리방안을 제시하면 환자에게 필요한 모든 처치를 제공한다. 과오발견 즉시 서면으로 기록, 보고하도록 하되, 임상적으로 심각한 경우에는 우선 구두보고 후 서면으로 보고한다. 임상적으로 유의한 경우에는 즉시 누가, 언제, 어디서, 무엇을, 어떻게, 왜 등의 현황을 파악하고 관련요인을 처리한다. 임상적으로 유의한 과오와 그 처리에 관한 보고는 상위감독자와 부서장, 법률고문, 안전관리위원회 등에서 검토해야 한다. 과오는 직원 개개인의 행위나 환경적 요인보다 시스템에 문제가 있는 경우가 많다. 따라서 보고서는 징벌목적보다는 잘못을 개선하고 변화시키는 목적으로 사용해야 한다. 감독자는 과오가 어떻게 일어났으며 어떻게 예방할 수 있는가에 초점을 맞추어야 한다. 과오보고에서 얻은 정보를 공유하고 교육한 후에도 재발한다면 효과적인 관리방법을 강구하거나 다른 교육수단을 사용하고 필요시에는 업무를 바꾸어 준다. 감독자, 부서장, 관련위원회에서는 정기적으로 과오보고를 검토하고 과오의 원인을 파악하여 재발방지대책을 강구한다. 의사, 약사, 간호사, 환자가 경험을 교환함으로써 차후 과오발생을 예방하고 환자의 안전을 증진시킬 수 있도록 범국가적 차원의 과오 관련 모니터링프로그램과 보고체계를 정비해야 할 것이다.

모든 의료인들은 현재 위치에서 안전한 약물사용을 위한 지속적인 노력을 기울여야 한다. 과거의 과오 및 유사과오에 대한 평가 등을 기초로 개선방안을 도출할 수 있으며, 체계의 개선, 과오방지방법의 구체화 등을 통해서도 가능하다. 또한 계산이나 기억에 의존

표 49.6 의약품사용과오의 심각도 등급

분류단계	과오 결과
Level 0	과오 발생하지 않음(잠재과오 포함)
Level 1	과오는 발생했으나 환자에게 해가 없는 경우
Level 2	환자에게 해가 없고 활력징후의 변화도 없으나 모니터링을 요하는 경우
Level 3	궁극적으로 환자에게 해가 없으나 활력징후의 변화가 있고 임상검사를 하면서 모니터링을 요하는 경우
Level 4	다른 약물의 치료가 필요하고 입원이나 치료기간이 연장되는 경우
Level 5	환자에게 영구적인 해가 발생한 경우
Level 6	환자가 사망한 경우

하는 것, 불필요한 단계나 사본 등은 최소화한다. 지속적인 개선방안에는 모든 과정에서 이중점검, 권한에 따른 충분한 책임, 확실하고 완전한 환자자료, 처방내용 · 상품명의 표준화, 자동화과정 등이 포함되어야 한다. 또한 관련 의료인 상호간 협력과 책임 하에 환자중심의 약물사용에 대한 이중안전시스템(Fail-safe medication use system)의 원칙을 수립하고 발전시켜 나가야 한다. 모든 업무수행과정은 원칙을 따라야 하며 각각의 기능과 업무능력을 적정상태로 유지하도록 일관성 있게 적용되어야 한다. 예외 없이 모든 의약품을 대상으로 하며, 모든 조제장소에서 동일해야 하고, 약국에서 수행되는 모든 업무에 일관되게 반영되어야 한다. 모든 필요한 정보는 관련된 책임 있는 전문가들에 의해서만 제공되어야 하고 안전하고 시의적절하며 책임소재가 명확해야 한다.

본 장에서는 병원에서 의약품을 사용하는 과정과 특성을 파악하고 발생할 수 있는 의약품사용과오를 유형별로 설명하고, 의약품사용과오를 예방할 수 있는 방안에 대하여 살펴보았다. 의약품사용 전 단계에 적절한 관리방안을 적용함으로써 의약품 사용에 대한 신뢰를 높이고 의료서비스의 질을 향상시켜 안전하고 합리적인 의약품사용에 기여하여야 한다.

참고문헌

민일기. Medication Error 예방지침: 미국병원약사회의 Medication Error 방지를 위한 지침을 중심으로. 병원약사회지 2003;20:107-14.

보건복지부 의약품정책팀. 의약품 사용과오예방을 위한 가이드 라인. 2008.

이병구. 의료기관 측면에서 본 Medication Error 예방활동 방향. 병원약사회지 2003;20:126-35.

Bates DW, Boyle DL, Vander Vliet MB, et al. Relationship between medication errors and adverse drug events. J Gen Intern Med 1995;10:199-205.

Hartwig SC, Denger SD, Schneider PJ. Severity-indexed, incident report-based medication error-reporting program. Am J Hosp Pharm 1991;48:2611-6.

Hartzema AG, Tilson HH, Chan KA, editors. Pharmacoepidemiology and Therapeutic Risk Management. Cincinnati: Harvey Whitney Books Company; 2008. pp. 653-70.

Phillips DP, Christenfeld N, Glynn LM. Increase in US medication-error deaths between 1983 and 1993. Lancet 1998;351:643-4.

50. 치료역이 좁은 약물의 모니터링

학습목표

치료역이 좁은 약물의 특성과 이에 대한 모니터링의 중요성을 이해하고, 적정사용을 위해 고려해야 할 사항에 대하여 알아본다.
- 치료역이 좁은 약물의 정의를 설명할 수 있다.
- 치료역이 좁은 약물들의 특성을 설명할 수 있다.
- 대표적으로 치료역이 좁은 약물들을 설명할 수 있다.
- 치료역이 좁은 약물의 모니터링 현황과 적정사용을 위해 고려해야 할 사항을 설명할 수 있다.

환자에게 동일용량의 약물을 투여하는 경우에도 개별 환자의 특성에 따라 약물의 혈중농도가 달라질 수 있으며, 약물의 혈중농도는 치료효과에 직접적으로 영향을 미친다. 치료효과를 나타내는 혈중농도의 범위를 치료역(therapeutic range)이라고 하는데, 치료역 이하의 농도에서는 치료효과를 나타내기 어렵고 치료역 이상의 농도에서는 독성이 나타나기 때문에 치료역 내로 혈중농도를 유지할 수 있도록 환자에 따른 적정량의 약물투여를 하는 것이 치료효과를 극대화하면서 부작용의 발생을 최소화하기 위하여 중요하다.

50.1 치료역이 좁은 약물의 정의와 특성

치료역이 좁은 약물(Narrow Therapeutic Index, NDI)은 미국 연방법 제21조(Code of Federal Register 21)의 320.33©항에 따르면 다음과 같이 정의된다.

① 중앙치사용량(median lethal dose, LD50)과 중앙유효용량(median effective dose, ED50)의 비가 2 이하인 경우

② 최소독성농도와 최소유효농도의 비가 2 이하인 경우

③ 안전하고 효과적인 치료를 위하여 약물용량을 조심스럽게 조정하거나, 환자를 모니터링하면서 투약하여야 하는 경우

우리나라는 치료역이 좁은 약물로 '생물학적동등성시험기준(식품의약품안전청 고시 제 2010-43호, 2010.6.14.)'에 32종의 약물이 지정되어 있다. 해당약물에 대해서는 오리지널 약품과 제네릭 약품에 대하여 생물학적 동등성이 반드시 입증되어야 한다. 치료약이 좁은

표 50.1 생물학적 동등성 평가 시 주의가 필요한 것으로 생물학적동등성시험기준에 지정된 치료역이 좁은 성분

번호	품명
1	아프린딘(Aprindine)
2	카르바마제핀(Carbamazepine)
3	클린다마이신(Clindamycin)
4	클로나제팜(Clonazepam)
5	클로니딘(Clonidine)
6	사이클로스포린(Cyclosporine)
7	디기톡신(Digitoxin)
8	디곡신(Digoxin)
9	디소피라미드(Dicopyramide)
10	에치닐에스트라디올(Ethinyl Estradiol)
11	에토석시미드(Ethosuximide)
12	글리부졸(Glybuzole)
13	구아네치딘(Guanethidine)
14	이소에타린(Isoetharine)
15	이소프레날린(Isoprenaline)
16	이소프로테레놀(Isoproterenol)
17	리튬(Lithium)
18	메타프로테레놀(Metaproterenol)
19	메토트렉세이트(Methotrexate)
20	미녹시딜(Minoxidil)
21	페노바르비탈(Phenobarbital)
22	페니토인(Phenytoin)
23	프라조신(Prazosin)
24	프리미돈(Primidone)
25	프로카인아미드(Procainamide)
26	퀴니딘(Quinidine)
27	설포닐우레아 화합물(Sulfonylurea compounds)[1]
28	타크로리무스(Tacrolimus)
29	테오필린 화합물(Theophylline compounds)[2]
30	발프론산(Valproic acid)
31	와파린(Warfarin)
32	조니사미드(Zonisamide)

1) 아세토헥사미드(Acetohexamide), 글리벤클라미드(Glibenclamide), 글리클라자이드(Gliclazide), 글리코피라미드(Glyclopyramide), 톨라자미드(Tolazamide), 톨부타미드(Tolbutamide)

2) 아미노필린(Aminophylline), 옥스트리필린(Oxtriphylline=콜린테오필린, Choline theophylline), 디프로필린(Diprophylline=필린, Dyphylline), 프록시필린(Proxyphylline), 테오필린(Theophyline)

(출처: 생물학적동등성시험기준, 식품의약품안전청 고시 제2010-43호, 2010.6.14.)

약물들은 제네릭 약품이 오리지널 약품과 생물학적 동등성이 평가되어 시판되지만, 오리지널 약품과 대체투약하였을 때 안전성 문제가 나타날 수 있다고 알려져 있다.

치료역이 좁은 약물을 적정하게 사용하려면 첫째, 특히 치료역이 좁고 투여대상환자의 특성에 따라 혈중농도 차이가 큰 경우에는 혈중농도 모니터링을 실시하여 투여용량을 조절해야 하며, 둘째, 대체조제 시 치료학적 동등성을 고려해야 하며, 셋째, 약물상호작용을 고려하여 병용투여되는 약물에 의하여 혈중농도가 급작스럽게 변화하지 않도록 주의해야 하며, 넷째, 환자 개인의 유전적인 요인에 따른 변화를 고려해야 하며, 다섯째, 투여과오가 일어나지 않도록 특히 유의하여 심각한 부작용 발생을 예방하여야 한다. 또한 약물 자체가 세포독성을 가지고 있는 항암제의 경우에는 암종에 따라 용량조절을 잘해야 한다.

50.2 치료역이 좁은 약물의 대표적인 예

가. 디곡신

디곡신(digoxin)은 심부전, 심방세동 · 조동에 의한 빈맥, 기타 심질환 등에 사용되는 강심제로 심장의 수축력을 증가시키고 동방결절(atrio-ventricular node, AV-node)의 전도를 감소시킨다.

1) 치료역

혈중농도 0.5㎍/L 이하에서는 효과가 없으며 0.7㎍/L부터 강심효과와 전도차단 효과가 나타난다. 0.8-2.0㎍/L이 최적의 치료범위이며 그 이상에서는 부작용 발생의 위험이 높아지고 2.5㎍/L 이상에서는 위장관, 심장, 중추신경계 등에 독성을 나타낸다.

2) 약물의 특징 및 처방 시 주의점

혈중농도가 항정상태(steady-state)에 도달하는 데 오랜 시간이 소요되며 여러 질환이나 병용 투여약물에 의한 상호작용이 크다. 간장 및 신장질환 환자들의 경우 디곡신의 배설이 감소되며, 갑상선기능저하증 환자에서는 디곡신의 대사 및 배설이 감소되어 혈중농도가 상승하게 되며 심장에 대한 작용도 증강된다. 저칼륨혈증, 고칼슘혈증, 저마그네슘혈증, 저산소증의 경우에도 디곡신의 심장에 대한 작용이 커진다.

나. 테오필린

테오필린(theophylline)은 잔틴계 알칼로이드로서 약한 이뇨작용과 중추흥분작용, 뇌혈관이완작용, 심박출량 증가 등을 나타내는데 기관지 이완작용이 주로 치료에 이용된다.

1) 치료역

10–20mg/L의 혈중농도에서 가장 적절한 기관지이완 효과를 나타내나 그 이상의 농도에서는 오심, 구토, 부정맥, 졸도 및 발작 등의 부작용을 나타낸다.

2) 약물의 특징 및 처방 시 주의점

테오필린은 지방조직으로는 잘 분포되지 않으므로 제지방체중을 기준으로 투여계획을 세워야 한다. 주로 간을 통해 대사되므로 간경변이 있거나 씨메티딘(cimetidine), 에리스로마이신(erythromycin), 시프로플록사신(ciprofloxacin) 등과 함께 투여되는 경우에 혈중농도가 증가할 수 있다.

테오필린은 에칠렌디아민 염의 형태인 아미노필린으로 투여되는데 아미노필린 양에 0.8을 곱해야 정확한 테오필린의 양이 된다.

다. 겐타마이신

겐타마이신(gentamicin)은 아미노글라이코사이드계 항생제로 녹농균, 대장균, 프로테우스, 포도구균 등에 대하여 유효한 효과를 나타낸다.

1) 치류역

최고혈중농도(peak level)와 최저혈중농도(trough level)를 모두 조절해야 하며, 각각 12 및 2mg/L를 넘지 않도록 해야 한다. 혈중농도가 적절하게 조절되지 않을 경우 신독성과 이독성(ototoxicity) 등의 부작용이 나타날 수 있다.

2) 약물의 특징 및 처방 시 주의점

대부분 혈중농도를 조절할 경우 혈중최저치와 최고치가 동시에 변하기 때문에 겐타마이신의 경우 혈중 최고농도와 최저농도를 동시에 조절해야 하므로 보다 신중하게 약물투여계획을 세워야 한다.

겐타마이신 등의 아미노글라이코사이드계열의 약물은 대부분 혈중농도에 의존적으로 살균효과를 나타내기 때문에 이론적으로는 지속적으로 유효농도를 유지하여야 하지만 실제로는 약물투여 후 혈중농도가 유효농도 이하로 떨어지더라도 장시간 효과를 나타내는

post-antibiotic effect를 나타낸다.

50.3 치료역이 좁은 약물의 모니터링

치료역이 좁은 약물의 모니터링(Therapeutic Drug Monitoring, TDM)이란 약물혈중농도를 모니터링하여 약물 유효성의 극대화와 독성의 최소화로 약물을 이용한 최적의 치료가 가능하도록 객관적 정보를 제공하는 업무이다. 치료역의 범위가 좁고 환자 개인별로 체내약물동태 양상이 달라 혈중농도의 모니터링이 필수적인 약물을 대상으로 하며, 시간에 따른 약물농도뿐만 아니라 약물요법에 대한 환자의 반응을 모니터링함으로써 보다 환자 맞춤형으로 안전하고 효과적인 약물요법을 제공하는 데 도움을 줄 수 있다. 치료역이 좁은 약물에 대한 모니터링 과정은 1) 약물 측정시간 및 조건 결정, 2) 약물농도 측정, 3) 약물농도의 약물동태학적 평가, 4) 투약량의 재조정, 5) 약물 혈중농도 모니터링, 6) 임상전문가에 의한 약물 혈중농도 평가, 7) 용량과 투여간격의 조정, 8) 환자반응 평가와 같은 순서로 이루어진다.

우리나라 의료기관에서 치료역이 좁은 약물에 대한 모니터링 현황을 파악하기 위하여 2007년 의료기관평가대상 병원들을 대상으로 한 설문조사 결과에 따르면 의료기관평가대상 86개 병원 중 54개 병원(67.4%)에서 1개 이상의 치료역이 좁은 약물에 대하여 환자의 혈중농도를 측정하고 이에 대한 임상약동학적 자문업무를 수행하고 있는 것으로 확인되었다. 임상약동학적 자문업무를 수행하고 있는 54개 병원 중에서 36개 병원(62.1%)에서는 약사 단독으로, 13개 병원(22.4%)에서는 약사와 의사가 분담하여 관련 업무를 수행하고 있었으며, 9개 병원(15.5%)에서는 의사가 단독으로 자문업무를 수행하고 있었다. 성분별로는 디곡신, 테오필린, 반코마이신 등이 다수의 병원에서 혈중농도 측정 및 임상약동학 자문을 통하여 모니터링하고 있는 것으로 파악되었다.

이와 같이 TDM을 이용한 약물요법의 효과는 치료역이 좁은 약물 사용에 있어 환자의 생존 및 치료효과 개선, 치료기간 단축, 부작용 감소, 환자순응도 개선, 치료비용 절감 등의 효과가 있어 매우 유용한 것으로 많은 임상연구 결과를 통해 입증되었다. TDM에 참여하는 임상약사와 의사 모두가 이러한 활동의 중요성을 인식하고 환자의 반응을 주의 깊게 관찰하여 적절한 약물처방 및 투여가 이루어지도록 함으로써 보다 효과적이고 안전한 약물사용이 이루어지도록 노력하여야 한다.

참고문헌

건강보험심사평가원. 병용 · 연령 금기 및 치료역이 좁은 의약품, 취약군 · 특정 질환자에 대한 의약품의 사용양상 모니터링. 식품의약품안전청; 2007. pp. 743-90.

김신우. 항생제의 Therapeutic Drug Monitoring (TDM). 감염과 화학요법 2008;40:133-139.

이현주, 김영미, 최형옥 등. Vancomycin TDM 유용성 평가. 병원약사회지 2006;23:323-9.

한국임상약학회. 약물치료학. 신일상사; 2009.

Begg EJ, Barclay ML, Kirkpatrick CM. The therapeutic monitoring of antimicrobial agents. Br J Clin Pharmacol 2001;52:S35-S43.

Benet LZ, Goyan JE. Bioequivalence and narrow therapeutic index drugs. Pharmacotherapy 1995;15:433-40.

Burns M. Management of narrow therapeutic index drugs. J Thromb Thrombolysis 1999;7:137-43.

FDA position on product selection for 'narrow therapeutic index' drugs. Am J Health Syst Pharm 1997;54:1630-2.

51. 제약회사에서의 위해관리

학습목표

약물의 안전한 사용을 위한 제약회사의 의약품 위해관리체계를 설명할 수 있다.
- 제약회사의 의약품 시판 후 위해관리의 중요성을 설명할 수 있다.
- 제약회사의 의약품 시판 후 위해관리체계를 설명할 수 있다.
- 제약회사에서 위해관리프로그램의 적용 실례를 설명할 수 있다.

위해관리(risk management)는 의약품 사용에 따른 위해의 감지, 평가, 최소화, 예방을 위한 적정도구의 개발과 선택, 그리고 이 도구의 효용을 점검하는 전 과정이다. 위해관리는 크게 위해평가와 위해최소화로 나눈다. 위해평가는 약물의 시판 전과 시판 후 모두를 포함한다. 위해최소화는 위해최소화방안(Risk MAP)을 작성함으로써 관리될 수 있다. 위해관리계획(Risk Management Plan, RMP)은 특정 의약품에서 위해관리의 목적과 과정을 구체적이고 종합적으로 기술한 것으로 시판 후 환자에게 약물이 안전하게 사용될 수 있도록 하는 장치가 되고 위해와 관련하여 발생하는 문제들을 사전에 예방할 수 있도록 하는 장치가 된다는 점에서 중요하다. 이 장에서는 제약회사에서 의약품 시판 후 위해관리계획을 수립하고 적용한 후 그 효과를 평가하는 과정에 대하여 실제 사례를 중심으로 살펴보고자 한다.

51.1 위해관리계획의 수립

가. 위해관리프로그램

위해관리계획을 수립할 필요성은 계획 수립 당시에 이용가능한 모든 정보를 수집 평가하여 결정한다. 보통 위해관리계획은 해당 의약품을 시판하기 전에 수립한다. 따라서 해당 의약품에 대한 정보는 제한적인 경우가 많다. 이때에는 이미 시판 중인 동일 약효군의 의약품이나, 동일한 적응증에 사용되는 의약품들의 위해–이익프로파일(risk-benefit profile)

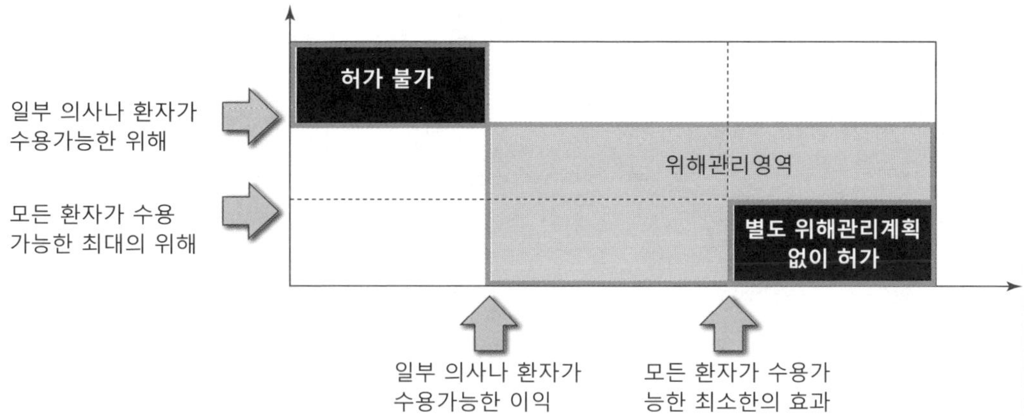

그림 51.1 의약품의 허가와 위해관리 간의 이론적인 틀

를 참고하여야 한다. 즉, 위해-이익프로파일에 따라 위해관리프로그램이 필요한지 여부가 결정되는데, 위해관리가 필요한 경우를 표시하면 그림 51.1과 같다.

위해관리계획을 수립할 때는 해당 의약품의 전임상시험 및 시판 전 임상시험 등에서 수집된 자료들을 참고해야 하며, 시판 후 실제로 해당 의약품이 처방되고 사용되는 환경을 고려해야 한다. 예를 들어, 경구용 레티노이드제제는 건선치료제로 시판이 허가되었으나, 시판 후에는 여드름 치료에 이용될 수 있다. 수집된 자료에서 레티노이드제제는 최기형성을 보인다고 알려졌기 때문에, 임신부에서는 이 약물 사용이 제한되어야 한다. 비록 여드름이 레티노이드제제의 허가된 적응증은 아니라 할지라도 시판 후에 여드름 치료를 위해 임신부에서 사용될 가능성이 있다면, 위해관리계획 수립 시에 이를 반영해야 하는 것이다.

위해관리계획을 수립할 때 가장 중요한 것은 위험-이익비(risk-benefit ratio)를 적절하게 평가하는 것이다. 즉, 해당 의약품을 사용한 경우의 위험이 그 이익을 상회하는지를 평가해야 한다. 이를 위해서는 예상되는 위험과 이익이 무엇인지를 알아야 하고, 약물사용양상에 대한 예측이 필요하며, 대체치료제의 이용가능성 등에 대한 고찰이 필요하다. 또한 예상되는 위험을 처방의사나 환자가 수용할 수 있는지 여부도 고려해야 한다.

이를 허가단계별 과정으로 요약하면 그림 51.2와 같다.

나. 위해최소화방안의 작성

미국 FDA는 2005년 3월 위해최소화실행계획(Risk Minimization Action Plan)에 대한 지침을

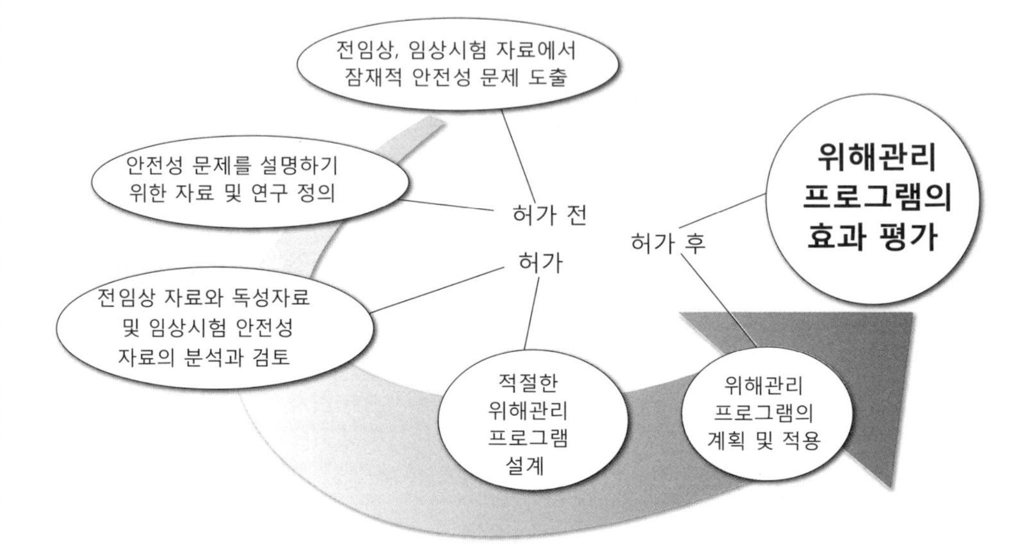

그림 51.2 허가단계별 위해관리프로그램 전략 수립 및 적용 과정

개발하여 제약사에 제시하였는데, 이 지침을 바탕으로 작성된 것이 위해최소화방안(Risk MAP)이다. 이는 의약품 사용과정에서 이미 알려져 있는 위해를 최소화함으로써 환자를 보호하기 위한 목적으로 미국 연방정부에서 도입한 장치이다. 제약회사는 위해관리의 구체적인 목표를 설정하고, 도구를 선정하며, 효용을 평가하기 위한 전략적 실행계획서인 Risk MAP을 허가신청 시 같이 제출하여야 한다. Risk MAP의 내용은 개별 의약품의 특성에 따라 다르다. Risk MAP은 제약회사가 자발적으로 제출하나, 때로는 FDA가 제출을 권고하기도 한다.

51.2 위해관리를 위한 적절한 중재도구의 선택

일단 위해관리계획 수립이 결정되면, 중재도구를 선택하여야 한다. 위해관리 중재도구는 미국 FDA에 의해 발간된 제약사를 위한 안내서(Guidance for Industry)에서 아래와 같이 세분화하여 제시하고 있으며 순서대로 점차 그 강도가 강한 방법이다.

첫째, 교육 및 홍보(Targeted education and outreach)

둘째, 주의환기시스템(Reminder/Prompting System)

셋째, 접근제한프로그램(Performance linked access system)

물론 위 3가지에 앞서서 의약품사용설명서는 위해관리의 가장 핵심적인 부분이다. 그러나 의약품사용설명서는 특별히 위해관리만을 위해 만들어진 도구가 아니므로 여기에서 논외로 한다. 다만, 의약품사용설명서에 경고문구(boxed warning)가 추가되는 것은 위해관리를 위한 행위이므로 이는 위해관리를 위한 중재도구의 한 형태가 된다. 중재도구를 선정할 때에는 위해의 특성, 예를 들어 위해의 심각성, 회복가능성, 빈도 등을 고려해야 한다. 또한 중재도구의 적용가능성이나 수용성 등에 대해 사용 당사자들의 의견이 반영되어야 하고, 위해관리 목적의 성취가능성 등을 고려해야 한다. 또한 해당 중재도구는 타당해야 하고, 재현가능해야 하며, 해당 중재도구 사용에 따른 의사나 약사, 환자, 보건의료체계의 부담을 고려해야 한다. 이제 구체적으로 위 3가지 방법에 해당되는 실제적 사례를 통하여 각 방법의 장점과 단점을 살펴보고자 한다.

가. 교육 및 홍보

'교육 및 홍보'에는 처방안내서, 복용안내시, 비디오 매체 활용, 보건의료인에게 발송하는 안전성서한, 의사 연수교육 활용 등의 방법이 있다. '교육 및 홍보'의 일차적 목적은 치료의 위험과 이익에 대한 정보를 보건의료인 및 환자들에게 제공하기 위한 것이다. 보건의료인들은 의약품에서 예상되는 위험을 최소화시킬 수 있는 일선에 있기 때문에, 이들의 이해를 높여 위험을 막고자 하는 것이다. 이 방법은 적용하기 쉽고, 수용하기 쉽다는 장점이 있다. 또한 의약품의 처방이나 사용에는 제한이 가해지지 않는다. 그러나 위해관리의 효과가 상대적으로 떨어진다는 단점이 있다. 위해관리를 위해 '교육 및 홍보'의 방법이 적용된 경우는 흔하다. 대표적인 예가 제1형 또는 제2형 당뇨병 환자를 위한 혈당강하제인 심린® 주사제다. 심린®은 처방에 적합한 환자의 선정목록을 의사에게 제공하고 이를 교육하여, 적절한 환자가 등록될 수 있도록 관리하였다. 또한 인슐린 사용, 복용시기와 식사시기와의 관계 등에 대해 환자교육을 실시하였으며, 환자들에게 의약품 복용안내서를 배포하는 방법을 채택하였다.

나. 주의환기시스템

주의환기시스템은 교육 및 홍보에 비해 다소 강화된 중재도구다. 의사-환자 동의서를 포함한 환자교육이나 의사교육 실시 후 시험으로 평가하는 것 등이 해당된다. 약국확인체계(스티커 이용 등), 단회처방 시 용량상한 설정, 안전한 사용을 위한 특수포장도 여기에 해당된다. 이 방법의 이후에 설명될 접근제한프로그램에 비하여 상대적으로 의사, 약사, 환자에게 의약품 처방, 조제, 복용에 대한 자율성이 보장된다는 것과 덜 강압적이라는 점, 그리고 의약품의 안전한 사용에 대한 교육을 겸할 수 있다는 장점이 있다. 그러나 이 방법은 시간과 비용의 소모가 크고, 의사나 약사의 자발적인 협조에 의존해야 한다는 단점이 있다. 대표적인 예가 선택적세로토닌5-HT_3수용체차단제로 여성에서의 과민성 대장증후군 치료제인 알로세트론이다. 알로세트론은 복용 후 허혈성 장염과 심각한 변비가 문제가 되어, 이를 관리하기 위한 위해관리계획의 수립이 필요하였다. 처방의사는 이 약을 처방할 때 스티커를 환자의 처방전에 부착하고 처방 시 환자에게 이 약의 위험 및 이익에 대해 설명하였다. 의사와 환자 모두 의사-환자 동의서에 서명하였다. 약사는 조제 전에 처방전에 스티커가 부착되어 있는지를 확인하고, 복약상담 시 위험에 대하여 설명하였다.

다. 접근제한프로그램

접근제한프로그램은 의사, 약사, 환자의 정보를 레지스트리에 등록, 처방 · 조제 자격 제한, 환자의 실험실적 검사결과 모니터링 후 처방 · 조제 등의 방법이 있다. 이러한 접근제한프로그램은 의무적으로 참여해야만 하기 때문에, 가장 확실한 중재도구다. 그러나 레지스트리에 등록하는 것은 개인정보 유출에 대한 우려가 있고, 시간과 비용의 소모가 크다. 또한 처방이 제한되므로 해당 의약품에서 치료를 통해 얻을 수 있는 이익까지도 제한될 수 있어, 광범위하게 다수가 사용해야 하는 의약품의 경우에는 적용되기 어렵다는 단점이 있다. 처방을 한 의사나 조제를 한 약사를 등록하여 관리하는 레지스트리가 적용된 프로그램이 있었고, 처방받은 환자를 등록하여 관리하는 레지스트리가 적용된 프로그램이 있었다. 또한 조제자격을 갖춘 약사만이 조제할 수 있도록 하는 제한프로그램을 적용한 경우도 있었다. 또한 의사가 진료실에서만 직접 투약할 수 있도록 제한한 프로그램이 있었으며(예: 아바렐릭스, 미페프리스톤), 최초 치료 시 입원치료를 요구한 경우도 있었다(예: 도페틸리드). 환자에게 처방하기 전에 실험실적 검사결과의 확인이 요구되는 경우도 해당되는데, 클로자핀은 처방하기 전에 백혈구 수치를 확인해야만 하였고, 이소트레티노인, 레날리도마이드, 탈리도마이드는 처방하기 전에 임신검사를 실시하여 음성이 확인된 경우에만 처방이 가능하였다. 인간유전자재조합단일클론항체(Recombinant humanized monoclonal antibody)인 나탈리주마브(Tysabri®)는 허가된 기관에서만 주사가 가능하였고, 지정된 약국을 이용하여야 하였다. 또한 기관은 주사 전 점검사항에 대한 교육을 의무적으로 이수하여야 하였다. 기관의 순응도를 모니터링하기 위하여 주사 전 점검사항 양식을 완성하여 나탈리주마브의 주사용량과 함께 실시간으로 제출하도록 하였다. 또한 매 6개월 간격으로 개별환자에서 나탈리주마브의 용량에 대해 처방의사는 재승인을 받아야 하였다. 모든 환자정보와 투약정보가 데이터베이스에 입력되어야 하였다.

표 51.1 의약품별 위해관리프로그램 중재도구 적용 사례

의약품	약칭	주요 위해관리프로그램의 내용
Accutane® (Isotretinoin)	SMART (System to Manage Accutane Related Teratogenecity)	• 의사/환자/약사 등록 및 자격 부여 • 처방자 체크리스트 제공 • 공급 제한(스티커 부착, 리필금지, 30일 처방일수 제한) • 환자조사 • 환자동의서 • 교육용 자료 • 환자상담 • 복용가이드
Arava® (Leflunomide)	–	• 의사/환자 교육 • 환자상담가이드라인 • 임신검사
Chymodiation®	–	• 의사/환자 교육 • 처방의사 자격증명서 발급 • 조제약사 자격증명서 발급 • 공급 제한 • 환자조사
Clozaril® (Clozapine)	–	• 의사/환자/약국 등록 • Clozaril 환자모니터링시스템(CPMS) • 공급 제한(리필금지)
Cylert® (Pemoline)	–	• 환자동의서
Coumadine® (Warfarin)	CoumaCare	• 교육용 소프트웨어 • 환자모니터링 • 환자 레지스트리(Anticoagulation Consortium to Improve Outcomes Nationally, ACTION)
Lotronex® (Alosetron)	Prescribing Program for Lotronex	• 의사 자격 증명 • 의사-환자동의서 • 공급 제한(특수 포장, 스티커 부착, 리필 금지) • 복용가이드 • 환자조사 • 교육자료
Mifeprex® (Mifepristone)	–	• 의사 등록/ 자격 부여 • 환자동의서 • 환자 선정기준 및 추적관찰 • 공급제한(지정약국에서만 조제가능, 특별 포장, 리필금지) • 환자모니터링 • 복용가이드
Thalomid® (Thalidomide)	STEPS (System for Thalidomide Education and Prescribing Safety)	• 의사/환자 등록 및 자격 부여 • 환자 상담 • 의사/환자 교육 • 환자동의서 • 환자/의사 의무등록 및 추적조사 연구 • 공급 제한(리필 금지, 4주로 공급제한, 7일 처방일수 제한)
Tikosyn® (Dofetilide)	TIPS (Tikosyn in Pharmacy System)	• 의사/기관 등록 및 자격 부여 • 환자모니터링 • 공급 제한(약국 등록 요건, 각 처방전에 도장)
Tracleer® (Bosentan)	TAP (Tracleer Access Program)	• 환자상담 • 공급 제한(전문의에게만 공급) • 복용가이드
Xyrem® (Sodium Oxybate)	Xyrem Success Program	• 의사/환자 교육 • 의사/환자 등록 • 공급제한(지정 약국 이용) • 복용가이드

이들 중재도구들은 순차적으로 선정될 수도 있고, 동시에 적용될 수도 있다. 이는 해당 의약품의 위해의 빈도와 특성에 따라 결정되어야 한다. 순차적으로 적용되는 경우에는 일반적으로 제품설명서의 제공, 교육 및 홍보, 주의환기시스템, 접근제한프로그램 등의 순서로 접근하게 된다.

각 의약품별로 실제로 적용된 위해관리프로그램들은 표 51.1과 같다.

51.3 위해관리프로그램의 평가

가. 위해관리 중재도구 평가

위해관리프로그램의 평가에는 인지도, 순응도, 유해사례 발생률 감소, 발생 후 나쁜 예후의 감소가 척도로서 사용된다. 임상적인 방법과 역학적인 방법들을 사용함으로써 위해관리프로그램을 평가할 수 있다. 평가의 대상은 개별 중재도구가 될 수도 있고, 전체 위해관리계획의 효용성이 될 수도 있다. 개별 중재도구에 대한 평가는 연구 수행, 데이터베이스의 이용, 시장조사, 개별 환자기록 점검 등의 방법으로 가능하다. 위해관리프로그램을 평가하기 위한 연구는 환자를 대상으로 하는 임상연구뿐만 아니라, 대규모 처방자료를 이용하는 연구나 처방의사에 대한 연구도 있다.

앞서 예로 든, 선택적세로토닌5-HT_3수용체차단제로 여성에서의 과민성 대장증후군 치료제인 알로세트론(Lotronex®)의 위해관리프로그램의 사례를 통하여 위해관리프로그램의 평가를 적용해 보자. 앞서 설명한 바와 같이, 로트로넥스®의 위해관리를 위해서는 의사 및 환자의 교육(처방안내서 및 복용안내서), 환자-의사 동의서, 처방전 스티커 부착 등의 방법이 적용되었다. 로트로넥스®의 위해관리프로그램의 평가를 위해서는 순응도 평가연구, 대규모 청구자료를 이용한 연구, 시장조사를 통한 의사들의 인식조사 등이 수행되었다. 순응도 조사는 각 방법에 대하여 실시되었다. 로트로넥스®의 처방의사가 있는 의사들은 그들의 환자들에게 로트로넥스® 처방프로그램에 등록하기 위해 일정자격을 갖추어야 하였다. 프로그램에 등록된 의사들에게는 교육자료, 처방안내서, 프로그램안내자료를 송부받았다. 의사들은 특정 과민성 대장증후군의 중증도를 환자들이 만족시키는 지를 사전에 스크리닝하였다. 로트로넥스® 처방이 적절하다고 결정되었다면, 환자들에게 이 치료의 이익과 위험에 대해 알려 주고 의사-환자 동의서에 서명을 받아야 하였으며, 환자의 차트에 동의서를 끼워 넣어야 하였다. 의사는 조제약사에게 해당 환자가 로트로넥스®를 처방하는 것이 적절하다는 것을 알리기 위해 처방전에 파란색 스티커를 부착하였다. 의사들은 제약사에 모든 중대한 유해사례를 보고해야 하였다. 약사들은 로트로넥스®를 조제하기 이전에 파란색 스티커가 처방전에 부착되어 있는지를 반드시 확인하였다. 그리고 약사들은 환자에게 환자용 설명서를 같이 배부하였다.

3,200명의 환자를 대상으로 처방전을 조사한 결과 87%의 환자에서 처방전에 스티커가 부착되어 있음을 확인하였다. 그리고 청구데이터베이스에서 121명의 환자를 추출하여, 이들의 의무기록을 점검한 결과 이 중 91명의 의무기록에 의사-환자 동의서가 있음을 확인하였다. 또한 청구자료에서 로트로넥스®를 처방받은 환자의 자료를 뽑은 후 이들이 실제로 레지스트리에 등록되었는지를 비교해 보았는데, 80%의 환자가 레지스트리에 등록되어 있었다. 위해관리프로그램 시행 후 연구나 자발적보고를 통하여 새롭게 규명된 안전성 실마리정보는 없었다. 이는 위해관리프로그램이 심각한 위해의 발생을 감소시키고, 위험보다 이익이 더 큰 환자에게 이 약이 투여되도록 프로그램이 잘 작동되고 있었음을 의미한다. 그러나 위해관리프로그램은 의사들의 처방을 매우 제한하고 있었다. 로트로넥스®를 처방하는 율은 극히 낮아 효과적인 위해관리프로그램이라 할지라도 약물사용에 지장을 초래하는 것으로 나타났다. 로트로넥스®의 위해관리프로그램을 평가한 결과는 미국 FDA에 제출되었고, 자문위원회에서 검토되었다. 자문위원회에서는 위해관리프로그램의 목적 중 하나가 처방 및 투약에 있어 일종의 장애를 만드는 것이므로 위와 같은 현상은 당연한 것이며, 위해관리프로그램이 효과적으로 운영되고 있다고 평가하고, 프로그램의 변경을 권고하지 않았다.

나. 위해관리프로그램의 구조 평가

위해관리의 개념은 의약품에서 사용되기 이전에 다른 산업계에 적용되던 개념이었다. 위해관리의 구조를 평가하기 위한 방법은 다른 산업영역에서 활발하게 개발되고 있는데, 가장 보편적인 평가방법은 고장유형 및 영향분석(Failure Mode and Effects Analysis, 이하 FMEA)이다. FMEA는 '제품이나 공정의 잠재고장유형과 그 영향을 파악하고 중요한 고장유형을 예방할 수 있는 대책을 수립하며 이 과정을 문서화하여 재발을 방지하고자 하는 체계적인 접근방법'이다. FMEA는 '사후'활동이 아니라 '사전'조치활동으로, 일반적으로 설계단계에서 채택된다. 일회성으로 실시되는 것이 아니라 문제의 발견이나 제품 또는 공정의 변경에 따라 지속적으로 갱신된다. 의약품의 위해관리프로그램은 시판 후 전체기간 동안 관리되는 것이므로 보다 누적적인 접근이 필요하다. FMEA의 고효율 프로그램을 달성하기 위해 기존계획을 점검하고 개선하는 것뿐만 아니라 새로운 의약품을 위해 좀 더 체계적이고 포괄적인 방법으로 위해관리계획을 만드는 데 이용될 수 있다.

FMEA의 실시 절차는 다음과 같다.

요구사항 정의 → 잠재실패유형 정의 → 잠재실패영향 파악 → 잠재실패원인 도출 → 현재관리방법 기술 → 정량 분석(심각도, 발생도, 검출능력) → 위험우선순위(Risk Priority Number, RPN) 산출 → RPN 감소 조치 수립 → 조치 실행 및 조치 결과의 확인 → 조치 후 2차 RPN 산출

FMEA를 로트로넥스® 위해관리프로그램에 적용하여 보자. 우선 로트로넥스® 위해관리프로그램에서의 바람직한 결과는 의사들이 적절한 환자에게 로트로넥스®를 처방한다는 것과 적절한 환자들이 로트로넥스®를 복용한다는 것이다. 만약 로트로넥스®를 필요로 하는 환자들에게 위해관리프로그램이라는 장벽으로 인하여 로트로넥스®가 사용될 수 없다면, 이 또한 문제가 된다. 로트로넥스® 위해관리의 실패유형을 살펴보면 다음의 7개 실패유형으로 분류될 수 있다.

유형 1: 로트로넥스® 위해관리프로그램의 처방조건을 만족하는 환자를 치료하는 의사들이 프로그램에 등록되어 있으나, 처방조건을 만족하는 환자들에게조차 로트로넥스®를 처방하지 않는다.

유형 2: 로트로넥스® 위해관리프로그램의 처방조건을 만족하는 환자를 치료하는 의사들이 프로그램에 등록되어 있지 않으며, 처방조건을 만족하는 환자들에게조차 로트로넥스®를 처방하지 않고 있다.

유형 3: 로트로넥스® 위해관리프로그램의 처방조건을 만족하는 환자를 치료하는 의사들이 프로그램에 등록되어 있지 않으나, 프로그램에서 정한 기준에 따라 환자들에게 로트로넥스®를 처방하고 있다.

유형 4: 로트로넥스® 위해관리프로그램의 처방조건을 만족하는 환자들이 로트로넥스®의 처방기회를 제공받지 못한다.

유형 5: 로트로넥스® 위해관리프로그램의 처방조건을 만족하는 환자들이 로트로넥스®로 치료받는 것을 거부한다(만일, 치료를 거부하는 환자의 결정이 잘못된 정보 또는 혼동에 근거한 것이라면 이는 실패로 보아야 한다).

유형 6: 로트로넥스® 위해관리프로그램의 처방조건을 만족하는 환자들이 프로그램에서 정한 기준에 따라 로트로넥스®를 처방받고 있다. 그러나 의사나 환자 모두 레지스트리에 등록되지 않았다(환자들이 적절한 치료를 받았다 하더라도 위해관리프로그램 안에서 관리되는 것이 아니기 때문에 실패에 해당된다).

유형 7: 로트로넥스® 위해관리프로그램의 처방조건을 만족하는 환자들이 프로그램에서 정한 기준에 따라 로트로넥스®를 처방받고 있다. 그러나 의사들만 레지스트리

에 등록되어 있고, 환자는 등록되지 않았다(환자들이 적절한 치료를 받았다 하더라도 위해관리프로그램 안에서 관리되는 것이 아니기 때문에 실패에 해당된다).

개별 실패유형에 대한 심층적인 요인 분석이 뒤따르게 된다. 각각의 실패유형은 다음 공식으로 표현되는 몇 가지 요인들에 의한 것이다.

실패유형(failure mode) Fi =f (β_{i1}, β_{i2}, β_{i3}, β_{i4})

i=실패유형 (i=1~7)

β_{i1}	환경적 요인	로트로넥스® 처방자료의 상태, 각종 정책 등
β_{i2}	의사요인	의사의 연령, 환자규모, 이전 경험, 특이성, 환자 중 과민성대장증후군 환자의 분율, 보험 등
β_{i3}	환자요인	환자의 연령, 질병의 중증도, 이전 경험, 과민성 대장증후군과 로트로넥스®에 대한 환자의 지식 수준, 보험 등
β_{i4}	약사요인	스티커가 없는 처방전도 조제할 것인지 여부, 로트로넥스® 위해관리프로그램에서 제공하는 복용 관련 정보를 환사에게 전달하는지 여부, 조제시점에서 환자를 레지스트리에 등록시킬지 여부 등

다음은 각 실패유형에 대해 위험우선순위(RPN)를 계산한다. RPN은 고장유형의 출현율과 해당 실패의 심각성의 곱으로 계산된다. 국제조화회의(International Conference on Harmonization, ICH)에서 정의한 위해의 정의도 위해 발생의 가능성과 발생 시 위중도의 조합이라고 하였으며, RPN은 이에 상응하는 개념이다. RPN을 계산하기 위해서는 실패유형의 심각성의 수준을 결정해야 한다. 이는 공중보건에 미치는 영향, 재정적 영향, 규제의 위험, 불법행위에 대한 책임 등을 감안하여 정한다.

위험우선순위(RPN)=특정 실패유형(specific failure mode)의 출현율×실패의 심각성

실제로 로트로넥스® 위해관리프로그램에서는 실패유형 5(위해관리프로그램의 처방조건을 만족하는 환자들이 로트로넥스®로 치료받는 것을 거부)가 가장 높은 RPN 값을 가지고 있었다. 이는 환자들이 환자교육자료의 내용을 이해하지 못하였고, 의사들이 적절하게 위험과 이익에 대해서 설명하지 못했다는 것을 보여 준다. 가장 높은 RPN값을 가지는 실패유형에 대해 조치를 취함으로써 전체적인 위해관리프로그램의 효과를 높일 수 있다.

실패유형별로 RPN의 역치를 사전에 설정해 두면 유용하다. 역치는 실패유형에 설정할 수도 있고, 전체 위해관리프로그램에 설정해 놓을 수도 있다. RPN 값이 미리 정해 놓은 역치를 초과하는 것이 확인되면 위해관리프로그램을 재검토한다. 예를 들어, 실패유형별 RPN의 역치를 50.0으로 설정하고, 전체 프로그램의 역치를 200.0으로 정했다고 하자. 예

를 들어, 로트로넥스®의 예에서 실패유형 3의 RPN이 52.0이 되었다면, 미리 설정된 역치값을 초과하였으므로, 위해관리프로그램은 재검토된다. 그러나 전체 RPN 값을 합하였을 때, 77.0이 나타나면, 전체 위해관리프로그램은 효과적으로 운영되고 있으나, 실패유형 3에 대해서는 출현빈도를 낮추는 조치를 취하든지 심각성을 낮추는 조치를 취해야 하는 것이다.

FMEA의 방법을 적용하여 위해관리프로그램을 점검하는 가장 큰 장점은 위해관리계획 수립 시 예상한 결과들과 실제 상황이 다를 때에 전체적인 틀을 유지한 상태에서 프로그램을 점검할 수 있으며, 좀 더 중대한 문제들에 집중하여 우선 해결함으로써 전체적인 프로그램이 효율적으로 운영될 수 있도록 점검하고 평가할 수 있다는 것이다. 즉, FMEA는 위해관리프로그램이 잘 작동되지 않는 경우 위험성을 수치화하여 정량적으로 계산할 수 있도록 하는 것이다. 이는 위해관리프로그램을 평가하기 위한 매우 유용한 틀이다.

위해관리계획서는 해당 약의 위해관리를 위해 수행되는 활동들의 종류와 각각의 과정 및 상세한 양식 등을 포함하고 있다. 아래는 수면발작환자에서 탄력마비의 치료제로 2002년 미국 FDA에서 승인받은 옥시베이트 나트륨(Xyrem®)의 위해관리계획의 예다. 아래 위해관리계획은 신약허가신청(New Drug Application, NDA)의 자료로 제출되었다.

[예시 51-1]

자이렘® 위해관리프로그램

자이렘®의 위해관리프로그램은 다음을 포함한다.

1. 자이렘®의 제한적 공급 프로그램
2. 자이렘®의 위해 및 이익에 대한 의사와 환자의 교육프로그램 및 핫라인
3. 자이렘®교육용 자료를 읽고 이해한 후 최초 처방

자이렘® 위해관리프로그램 상세 내용

A. 조제(Dispensing)

(1) 자이렘®은 지정약국(central pharmacy)에서 공급됨.
(2) 의사는 팩스 등의 방법으로 지정약국에 처방에 대해 상의함.
(3) 지정약국에서 처방의사의 처방자격 확인(DEA registration)
(4) 지정약국에서 해당의사에 의한 자이렘®최초 처방인지 확인. 최초 처방인 경우, 의사교육자료(자이렘® Physician Success Program) 송부
(5) 지정약국에서 보험사와 연락하여 보험가능 여부 확인 및 승인 획득
(6) 해당 환자에게 자이렘®이 최초 처방되는 경우 환자레지스트리 등록

(7) 환자교육자료(자이렘® Patient Success Program) 제공
(8) 지정약국에서 환자 첫 복용 이전에 환자교육 비디오자료의 내용 이해 여부를 전화로 확인하고 기록으로 남김.
(9) 확인 완료 후, 지정약국에서 환자주소 확인 후 지정배송업체 사용하여 조제된 약물 배송
(10) 자이렘®을 대리인이 수령할 경우, 대리인의 정보를 지정약국에 알려야 함. 대리인은 18세 이상이어야 함.
(11) 조제약물의 수령 여부 확인: 배송 후 1일 이내에 전화 확인 및 배송업체의 자체 추적시스템 기록 확인
(12) 환자가 수령하지 못한 경우, 동일 방법으로 2회 배송 시도
(13) 배송 약물이 분실된 경우, 조사에 착수함.
(14) 보험사에 의해 요청되는 경우, 지성약국에서 환자가 약물을 직접 받을 수 있는 약국으로 배송될 수 있음.
(15) 예정된 재처방일 이전에 처방이 되는 것인지 약사가 점검
(16) 분실, 도난, 파쇄된 경우, 약사가 기록으로 남김. 의사-약사 간 동의 후 재처방 가능함.
(17) 분실, 도난, 파쇄된 경우 모니터링 대상임.
(18) 최초 자이렘®의 처방기간은 1개월이 상한선임(1개월 이상 처방할 수 없음).
(19) 환자에게 교부되는 자이렘®의 총량은 보험규정과 처방전에 따름.
(20) 대다수의 환자는 1개월치 약물 공급
(21) 3개월 이상에 해당되는 약물을 한꺼번에 공급할 수 없음.
(22) 자이렘®은 적어도 매 3개월마다 다시 처방되어야 함.

B. 등록(Registry)

모든 환자와 처방의사는 지정약국의 안전한 데이터베이스에 등록됨.

데이터베이스는 의사의 이름, 주소, 전화번호, 팩스번호, DEA 등록번호, 의사면허번호, 처방빈도의 정보를 담고 있음. 필요하면 FDA는 이 데이터베이스를 열람할 수 있음.

C. 시판 후 평가프로그램(Post-marketing Evaluation Program)

(1) 처방의사는 매 3개월마다 해당 환자를 관찰하고 평가해야 함. 처방의사는 매 3개월마다 모든 중대한 유해사례에 대한 보고서를 송부해야 함.

(2) 매 회 환자 방문 시 자이렘® 사용과 관련된 잠재적인 유해사례에 대해 환자에게 질문해야 함. 자세한 정보는 '의사교육자료'에 포함되어 있음.

D. 약품제공키트(Drug Product Kit)

(1) 약은 180mL 병에 어린이는 열지 못하도록 되어 있음.

(2) 약사에 의해서 병 안쪽을 눌러서 병을 열 수 있도록 하는 장치(Press-In-Bottle-Adapter, PIBA)가 삽입될 것임.

(3) 적정 용량을 사용하도록 하기 위한 Excta-Med® Dispenser(특정 용량을 복용하도록 도와주는 의료기기 상품명)가 적용됨.

(4) 2개의 저녁 용량 각각에는 이중으로 밀봉

(5) 제품설명서와 복용가이드

E. 교육자료(Education Materials)

(1) 자이렘® 의사교육자료

이 프로그램은 자이렘®에 대해 의사에게 교육하기 위한 인쇄물임. 의사는 최초 이 약을 처방하고자 할 때에 이 자료를 읽었음을 입증해야 하고, 확인 후에 환자에게 약이 전달됨.

(2) 자이렘® 환자교육자료

이 프로그램은 자이렘®에 대해 환자에게 교육하기 위한 비디오테이프와 인쇄물임. 환자는 약물배송 이전에 이 자료를 받을 것임. 지정약국은 환자가 약사에게 교육자료를 이미 읽었음을 확인받지 않고는 약을 배송하지 않을 것임.

F. 자이렘® 제품설명서 및 경고문구(boxed warning)

G. 환자복용가이드

H. 의사에게 발송한 안전성서한(Dear Doctor Letter) I: 유해사례보고방법

I. 자이렘® 시판 후 평가프로그램 안내서(Xyerm® Post Marketing Evaluation Program Instructions)

J. 자이렘® 시판 후 평가프로그램 개요(Outline of Xyrem® Post Marketing Evaluation Program)

K. 자이렘® 시판 후 평가프로그램 상세기재양식

L. 의사에게 발송한 안전성서한(Dear Doctor Letter) II: 자이렘® Success Program 안내

M. 자이렘® 의사교육자료 상세 안내: 약물 소개, 처방전 주의사항, 처방요건, 방법, 지정약국의 역할, 용량조절가이드라인, 연락처 등

N. 환자에게 발송한 안전성서한(Dear Patient Letter) I: 복용 안내
O. 환자 약물보관 및 안전사용 안내
P. 환자 여행 중 약물복용 안내
Q. 비상연락 명함 견본
R. 자이렘® 환자교육비디오 자막 내용

본 장에서는 위해관리의 필요성에 대해 살펴보았다. 위해관리프로그램은 의약품의 시판 전에 수립되는 경우가 대부분이다. 따라서 의약품의 시판 전 임상시험, 동물실험 자료뿐만 아니라 동일한 약효군의 시판 의약품이나 동일한 적응증에 사용되는 의약품의 자료들도 종합적으로 이용해야 한다. 또한 위해관리프로그램은 시판 후에 해당 약이 사용되는 환경을 예상하여 반영해야 한다. 미국 등의 특정 국가에서는 의약품의 신약허가신청 시 위해관리계획을 함께 제출하도록 권고하기도 한다. 위해관리프로그램의 수립이 결정되면 중재도구를 선정해야 한다. 중재도구에는 교육 및 홍보, 주의환기시스템, 접근제한 프로그램 등이 있다. 이들 방법은 적용의 용이성과 효과가 다르기 때문에, 해당 의약품에 맞게 적절히 선정되어야 하는데, 동시에 여러 프로그램이 운영되는 경우가 대부분이다. 위해관리프로그램이 잘 운영되고 있는지는 평가되어야 한다. 개별 중재도구에 대한 평가가 이뤄지기도 하고, 위해관리프로그램의 전반적인 체계에 대한 평가가 이뤄지기도 한다. 개별 중재도구에 대한 평가는 임상연구, 역학연구, 데이터베이스를 이용한 연구 등을 통하여 가능하고, 프로그램의 전반적인 체계에 대한 평가는 실패유형을 이용한 위험우선순위 산출 등의 방식을 통하여 평가할 수 있다. 정기적인 평가는 위해관리프로그램이 잘 운영되고 있는지를 점검하고 문제가 되는 부분은 발견하여 중간에 수정하고 다시 적용시킴으로써 의약품의 안전한 사용에 위해관리프로그램이 기여하도록 하기 위한 필수적인 절차다. 실제로 위해관리프로그램을 적용한 사례는 매우 다양하였다. 그러나 이제 의약품은 생산한 국가를 넘어 점점 전세계적으로 사용되고 있는 데 비해 위해관리프로그램의 계획 수립 및 운영에 대한 국제적 표준은 아직 확립되어 있지 못한 것은 앞으로 시급히 해결해야 할 문제다. 물론 ICH와 국제의학기구협회(Council for International Organizations of Medical Science, CIOMS) 등이 ICH E2E 등을 정하여 약물감시계획 수립에 대한 기준들을 제시하고 있으나, 아직 각국의 위해관리와 관련된 규정은 차이가 있으며, 위해관리를 도입하고 있지 않은 국가도 상당수 있다. 위해관리의 중요성에 대한 인식이 점점 커지고 있기 때문에, 위해관리에 대한 국제적 표준을 만들기 위한 노력은 계속될 것이다. 아직까지 국내에는 위해관리에 대한 별도의 규정은 없는 상태다. 그러나 국내 개발 신약이 증가하고 있고, 해외 개발 신약이 국내 시장에 진입하는 시기도 빨라지고 있기 때문에 위해관리

프로그램의 필요성은 국내에서도 점점 커질 것으로 예상된다. 제약회사는 의약품의 개발자 또는 공급자로서 시판하는 의약품이 환자에게 안전하게 사용될 수 있도록 모니터링해야 할 책임이 있으며, 동시에 시판 후 약의 안전성이 문제가 되어 발생하는 사업적인 위험을 예상하고 사전조치를 통하여 예방할 필요가 있다. 그러므로 적절한 위해관리프로그램을 구축하고 운영하는 체계를 수립하는 것은 제약회사에 있어 점점 더 중요해지는 분야라고 할 수 있다.

참고문헌

Gottlieb S. Drug safety proposals and the intrusion of federal regulation into patient freedom and medical practice. Health Aff (Millwood) 2007;26:664-77.

Guidance for Industry: Development and Use of Risk Minimization Action Plans [Internet]. Rockville (MD): U.S. Department of Health and Human Services, Food and Drug Administration Center for Drug Evaluation and Research, Center for Biologics Evaluation and Research; 2005 Mar [cited 2011 Apr 6]. Available from: http://www.fda.gov/downloads/Drugs/GuidanceComplianceRegulatoryInformation/Guidances/ucm071616.pdf

Hirst C, Cook S, Dai W, et al. A call for international harmonization in therapeutic risk management. Pharmacoepidemiol Drug Saf 2006;15:839-49.

Hyslop DL, Read HA, Masica DN, et al. Pharmaceutical risk management: A call to arms for pharmacoepidemiology. Pharmacoepidemiol Drug Saf 2002;11:417-20.

Metz CA. Risk Management Program for Lotronex®(alosteron hydrochloride) Tablets [Internet]. 2004 Apr [cited 2009 Mar 24]. Available from: http://www.fda.gov/ohrms/dockets/ac/04/slides/2004-4040s1_08_glaxosmithkline.ppt

Wysowski D. Review of Tysabri Risk Minimization Action Plan (RiskMAP) [Internet]. 2006 Mar [cited 2011 Apr 6]. Available from: http://www.fda.gov/ohrms/dockets/ac/06/slides/2006-4208S1-02-03-FDA-Wysowski.ppt

52. 정부기관에서의 위해관리

학습목표

약물의 안전한 사용을 위한 국내외 정부기관의 의약품 위해관리체계를 설명할 수 있다.
- 의약품 시판 후 위해관리에서 정부기관의 역할을 설명할 수 있다.
- 미국 식품의약품안전국의 의약품 시판 후 위해관리체계를 설명할 수 있다.
- 유럽의약품청의 의약품 시판 후 위해관리체계를 설명할 수 있다.
- 일본 의약품의료기기종합기구의 의약품 시판 후 위해관리체계를 설명할 수 있다.

2000년을 전후하여 심심치 않게 발생하고 있는 시판 후 의약품 회수조치 등 안전성 문제들로 인하여 시판 후 약물감시는 국제적인 의약품 규제당국의 우선순위가 높은 관심분야로 발전하고 있다. 바이옥스®나 셀레브렉스®와 같은 Cox-2억제제나 선택적세로토닌재흡수억제제 등 의약품의 안전성 문제들은 관련 규제당국이나 전문가뿐 아니라 일반 국민들에게도 지대한 관심사이다.

의약품의 시판 후 안전성 관리는 그 특성상 이익을 추구하는 산업계보다는 공익이 중시되는 정부기관에 더 많은 책임이 주어지게 된다. 따라서 국민보건 향상을 위하여 산업계를 선도해 나갈 수 있는 관리당국의 의지와 능력이 매우 중요하다. 정부기관이 펼쳐나가는 시판 후 위해관리제도는 산업계뿐 아니라, 의료 및 보건산업에 종사하는 의사, 약사와 환자, 소비자들에게도 큰 영향을 미치기 때문에 선진 외국의 규제당국에서 운영 중인 시판 후 위해관리제도 및 운영체계를 살펴봄으로써 보다 나은 국내 위해관리체계를 확보할 수 있기를 기대해 본다.

52.1 의약품 시판 후 위해관리에서 정부의 역할

정부는 알려지지 아니한 유해반응 및 상호작용을 초기에 탐지하고 알려진 유해반응의 발생빈도 증가를 조기에 탐지할 수 있는 실마리정보 탐지시스템을 제도화하고, 유해반응에 내재된 위험요인과 발생기전을 확인하여 정량적인 이익-위험분석을 하는 조직을 효율적으로 운영함으로써, 위험을 줄이기 위한 조치를 시행하고, 그 조치에 대한 효율적인 교육 및 전파시스템을 가동하여야 한다.

가. 의약품 유해사례 자료 수집 · 분석 및 관리

나. 위해최소화조치

다. 정보전달과 커뮤니케이션

52.2 미국 식품의약품안전국의 시판 후 위해관리체계

미국 FDA의 의약품 안전관리를 위한 노력은 최근 몇 년간 새로운 제도의 채택으로 많은 발전을 이뤄 왔다. 그중 가장 독보적인 사업은 의약품안전성중점사업(Drug Safety Initiative)과 위해최소화실행계획(Risk Minimization Action Plan)이다.

가. 의약품 안전성우선관리사업

2004년에 시작된 동 사업은 미국 FDA 내부의 안전성에 대한 감독기능 강화를 위하여 조직개편과 함께 외부전문가 자문을 확대하고 위험성정보에 관한 의사소통을 강화하는 한편 중점사업과의 협력을 시도하였다.

1) 의약품 안전성 관련 조직 개편

첫째, 2006년 5월 의약품 안전성전담부서인 의약품안전과(Office of Drug Safety)에서 상위단계로 승격된 약물감시및역학과(Office of Surveillance and Epidemiology)가 신설되면서 신약심사부에서 의약품을 심사할 때 안전성에 관한 업무를 협의하도록 의무화하였다. 약물감시및역학과의 주된 업무는 시판후조사 및 위험성평가제도를 운영하는 것으로서 메드와치프로그램을 통하여 수집되는 연간 25만 건의 유해사례 보고정보를 검토하고, 약물과의 인과관계를 분석하고 있다. 또한 의약품 허가사항 개정 및 재평가, 안전성 관련정보 제공, 시판 여부 결정 및 투약오류 관련 제반업무를 담당하고 있다.

생물의약품평가연구센터(Center for Biologics Evaluation and Research, CBER)에는 의학통계및역학과(Office of Biostatistics and Epidemiology)가 있는데 그 과는 의학통계계(Division of Biostatistics)와 역학계(Division or Epidemiology)로 나뉜다.

둘째, 의약품평가연구센터(Center for Drug Evaluation and Research, CDER)에 의약품 관련정보 전달을 용이케 하기 위하여 안전정책과 커뮤니케이션담당 부센터장을 두었다. 또한 커뮤니케이션과 위해 관리의 신속성에 역점을 두어 센터장 직속에 의약품안전성감독위원회(Drug Safety Oversight Board)를 신설하였는데, 주로 내부 고참직원들(CDER 및 다른 센터에서 11명, Office of Surveillance and Epidemiology 3명, Office of New Drug 3명)로 구성, 운영하고 있다.

셋째, 시판 후 안전성 프로그램 전담직원을 49명에서 132명으로 확충하였다.

2) 위해성 관련 의사소통 노력 강화

미국 FDA는 약물의 안전성 및 위해관리 관련문제에 관하여 효과적이고 심도 있게 토론하기 위하여 31개의 자문위원회(안전성 또는 위해성에 대하여 14개, 신약 허가신청관련 안전성 및 유효성에 대해 17개)를 개최하고 있다. 바이옥스®나 셀레브렉스® 등 COX-2억제제에 대한 위해관리 논의 시에도 동 위원회의 역할이 매우 컸으며 회의내용은 홈페이지에 모두 공개되었고 회의 이전에도 핵심사항에 대한 홈페이지 공개가 실시간으로 이루어졌다.

관련자들과의 의사소통이 매우 중요한 문제로 부상하고 있는 가운데, FDA에서는 소비자, 환자 및 보건전문가들에게 관련 발표내용과 최신의 안전성자료를 인터넷 링크 'Index to Drug-Specific Information'을 통하여 제공하고 있으며, 소비자들의 의약품 안전사용에 관한 인식을 향상시키기 위한 교육자료 또한 홈페이지를 통하여 제공하고 있다. 또한 보다 적극적인 전달방식으로 'FDA 의약품 안전성 팟캐스트(Podcasts)'를 개발하여 공중보건 자문내용을 발표하고 있다.

2007년 3월에는 FDA가 대중에게 어떻게 의약품 안전성정보를 제공할 것인가에 대한 지침 'Guidance: Drug Safety Information-FDA's Communication to the Public'을 발표하였다.

3) 중점사업을 통한 파트너십

중점사업(Critical Path Initiative)은 의약품 개발과정을 현대화하기 위한 미국 FDA의 1차적인 사업이다. 안전성 문제의 이해와 예방을 위하여 시판 후 유해사례 감시를 강화하고 새로운 과학기술분야를 도입(bioinformatics, genomics, proteomics 등)하는 등 파트너십을 맺고 있다.

4) 전자보건정보 구축 개발

FDA는 중요한 의약품 안전성정보를 보다 효율적으로 시의적절하게 공유할 수 있도록 자료양식과 데이터베이스 구축과정을 개발하고 있다. 첫째, 제조업자로 하여금 FDA에 제품정보를 규격제품레이블링(Structured product labeling, SPL) 양식에 맞춰 제출하도록 요구하고 있다. 첨부된 바코드를 사용하여 의사들이 제품명, 용법, 용량 및 복용법, 경고, 의약품 성분정보 등을 찾을 수 있게 함으로써 처방오류를 감소시키고 적절한 의사결정을 내리는 데 도움을 주고자 한다. 둘째, 의약품의 시판 후 안전성감시를 지원하는 전산화된 정보데이터베이스인 유해사례보고체계(Adverse Event Reporting System, AERS)과 효율적인 업데이트를 가능하게 하며 원거리에서도 사용이 가능하도록 AERS II를 개발 중이며, 셋째, FDA는 CDER 외의 모든 센터에서 공통으로 온라인 제출할 수 있는 표준유해사례보고양식을 개발하고 있다. 이는 제약회사들이 상당한 비용절감을 하면서 평가 및 시의적절한 접수를 가능하게 할 것이라고 전망되고 있다.

나. 실마리정보 검색 및 인과성 평가, 데이터베이스 관리

FDA는 제약회사로 하여금 유해사례를 FDA에 보고하도록 강제할 수 있는 권한이 있다. 제약회사는 중대하고, 허가사항에 표시되지 않은 유해사례를 알게 된 후 15일 이내에 보고해야 한다. 그 외 다른 유해사례는 3년간 매 분기마다 보고하고, 그 후부터는 정기유해사례보고의 형태로 매년 보고하게 된다. 추가로 보건의료인과 환자도 메드와치프로그램을 통하여 보고할 수 있다. 유해사례보고서는 AERS로 알려진 FDA의 컴퓨터화된 데이터베이스의 일부로 사용된다.

FDA CDER과 CBER에서는 유해사례보고데이터베이스를 2주마다 정기적으로 검색하여 중대하거나 새로운 안전성정보 리스트를 만들고 분기별로 홈페이지에 게시한다. FDA에서는 데이터마이닝기법을 이용하여 신고된 유해사례 중 실마리정보를 찾아내고, 정보내용을 검토하여 임상적으로 의미 있는 중대한 유해사례를 대상으로 약물과의 인과관계를 평가한다.

CBER에서는 매주 예방접종후유해사례보고체계(Vaccine Adverse Event Reporting System, VAERS) 모임을 개최하고 있는데, 여기서 중대한 유해사례를 평가하고 문제가 제기된 백신의 로트(lot) 및 품질평가와 함께 데이터마이닝 등을 실시한다. CBER에서는 2005년도부터 유해사례신고자료를 이용한 데이터마이닝체계 구축을 시작하였으며, 2007년도부터는 7-8명의 전담직원이 1인당 2-3개의 백신을 담당하여 매 2주마다 데이터마이닝을 실시하여 실마리정보를 검색하고 있다. 매주 1회 질병관리본부(Center for Disease Control, CDC) 직원도 함께 참석하여 유해사례보고서 내용을 검토하는 모임을 개최하고 매 2주마다 데이터베이스를 업데이트하고 있다. 백신 예방접종 후 접종별, 로트별 유해사례 보고건수를 분석하여 실마리정보를 탐색하는 것이 약물유해반응을 찾아내는 첫 단계이기 때문이다.

다. 위해최소화 조치 및 정보 전달

미국 FDA에서는 2005년 3월 우수약물감시기준 및 약물역학평가를 통합하여 일명 약물감시지침(Pharmacovigilance Guidance)을 공포하였고, 위해최소화실행계획(Risk Minimization Action Plan)에서 미국 FDA의 위해관리조치형태를 밝히고 있다. FDA는 안전성과 관련되거나 다른 이유들로 시판되고 있는 의약품의 허가를 회수할 수 있는 권한이 있으나 사실상 거의 사용되지 않는다. 2000년 이래 안전성 이유로 10개의 의약품이 회수되었으며, 이 모든 경우에 제약회사가 시장에서 자사제품을 자진회수하는 형태를 취하였다. FDA는 사용경험이나 시험결과 등 다른 자료를 통하여 의약품이 허가된 조건으로 사용되었으나 안전하지 않다고 판단될 때, 또 그 의약품이 의도하는 효과를 나타내기에 증거가 부족하거나, 의무화된 특허정보가 제때에 등록되지 않은 경우 회수를 제안할 수 있다. 회수 이전에, FDA는 관련 당사자들에게 공지하고 청문회를 개최할 기회를 제공하여야 한다. 지속적인 특정 제품의 판매가 공중보건에 위해가 있다고 판단할 경우에는 청문회 선이라노 즉시 허가가 중지될 수 있다. FDA는 이 권한을 한 번 사용하였는데, 1977년 의약품 펜포르민을 시장에서 철회했을 때였다. 펜포르민은 당뇨병치료제로 사용되었는데 생명에 위협을 줄 만한 혈중 젖산의 축적을 초래하였다.

FDA가 잠재적인 문세를 확인하면, 제약회사는 일반적으로 FDA와 함께 상호 응할 수

표 52.1 안전성정보 전달형태

전달형태	내용	대상층
처방의약품에 대한 전문가용 설명서	의약품의 안전하고 효과적인 사용에 필요한 기본정보 요약	보건전문가
처방의약품에 대한 환자용 설명서(환자용 첨부문서 및 투약가이드)	의약품의 안전하고 효과적인 사용에 필요한 기본정보 요약	환자
OTC "Drug Facts" 설명서	의약품의 안전하고 효과적인 사용에 필요한 기본정보 요약	소비자
공중보건권고	발생하고 있는 의약품 안전성문제 또는 기타 중요한 보건정보에 대한 정보와 권고	일반 대중
환자용 정보문서	특정 의약품에 대한 가장 중요한 정보를 쉬운 문체로 담은 간략한 요약서. 중요하고, 종종 발생하고 있는, 의약품 안전성문제를 전달하기 위하여 필요한 경우 안전성경보(Alert)를 포함	환자 및/또는 소비자, 준전문가, 일반대중 중 관심 있는 자
보건전문가용 문서	중요하고, 종종 발생하고 있는, 의약품 안전성문제의 간략한 요약서로서, 문제의 탐지에 대한 배경 정보 및 임상적 의사결정시 고려할 점들을 포함	보건전문가
환자용 정보 및 보건전문가용 문서	중요하고, 종종 발생하고 있는, 의약품 안전성문제의 간략한 요약서. 안전성경보는 정보문서의 각 형태별로 1차적 대상층의 필요에 따라 조정됨	보건전문가, 환자 및/또는 소비자, 준전문가 및 일반대중 중 관심 있는 자

있는 구제책을 개발하게 된다. 예를 들어, 만약 FDA가 어떤 의약품이 이전에 알려지지 않은 유해사례를 발생시킨다고 판단하면 FDA와 제약회사는 그 안전성정보를 환자와 의료전문가에게 공중보건공지(Public Health Advisory)를 발행할 수 있다. FDA는 제약회사에 그 의약품과 관련된 중대한 위험을 최소화하기 위하여 그 제품의 유통을 제한할 것을 요구할 수 있다. 또한 제약회사에서 시판 후 안전성 연구를 수행하도록 지시할 권한을 가지고 있다. FDA는 대중에게 안전성정보를 전달하기 최소 24시간 이내에 제약회사에 공지하고 있으며, 사실정보의 확인을 위하여 필요한 경우 정보의 제공을 요청하기도 한다. 정보의 전달형태는 표 52.1과 같이 다양하다.

라. 약물역학연구 수행 지원

FDA는 특정 약물에 의한 중대한 유해사례 신고가 많아지면, 외부기관에 약물역학연구를 의뢰하고, 그 결과에 따라 행정조치를 취하고 있다. 미국 CDER에서는 정부기관에서 필요하다고 판단되는 약물역학연구를 대학 등 외부 협력연구기관에 연구비를 지원하여 실마리정보에 대한 인과관계연구 등을 진행하고 있으며(Cooperative Agreement Program), 미국 AHRQ 의약품교육연구센터(Center for Education and Research on Therapeutics, CERT)에 위해관리 관련 교육을 위탁하고 있다.

마. 국제협력

FDA는 안전성정보에 대하여 신속한 국제적인 정보공유를 위하여, 유럽, 일본, 캐나다 등과 MOU를 체결, 정기적인 화상회의 및 수시 정보교환을 활발히 수행하고 있다. 의약품규제조화를 위한 국제조화회의(International Conference on Harmonization, ICH)의 주도국으로서 위해관리 관련 미국, 유럽, 일본 공통가이드라인을 제정하고 있으며, 세계보건기구와 국제의학기구협회(Council for International Organizations of Medical Sciences, CIOMS)와도 긴밀한 협력관계를 유지하고 있다.

52.3 유럽의약품청의 시판 후 위해관리체계

유럽의약품청(European Medicines Agency, EMA)에서는 2004년 미국, 일본 의약품규제당국과 ICH에서 합의한 E2E '약물감시계획'을 시행하고 있다. 2005년 11월 의약품위해관리가이드라인을 공포함으로써 '안전성 규격'을 작성하여 약물감시계획을 세우고 위해를 최소화할 수 있는 적절한 방법을 제시하였다. EMA에서는 2005년 12월부터 신약 허가 시 제조회사로 하여금 '약물감시계획'을 제출하도록 하고 있다.

2005년 6월 유럽연합은 '혁신신약전략'을 통해 '유럽의약품안전성연구센터' 창설을 권고하고 그곳에서 비임상 안전성과 약물감시, 위해관리 관련연구를 관장하도록 하자고 제안하였다.

유럽의 경우 의약품 허가유형에 따라 의약품감시책임이 달라진다. EMA의 중앙심의절차에 따라 허가받은 제품의 약물감시에 대한 책임은 EMA과 유럽연합에 있다.

제약회사는 약물유해반응에 대한 보고를 주기적으로 해야 하며, 의약품 사용에 대한 자료, 임상시험 및 역학조사 자료 등으로부터 각 회원국(현재 26개) 정부는 실마리정보 검색 및 평가를 수행하게 된다. EMA는 약물감시 자원 및 업무에 대한 조정의무를 가지고, EudraVigilance라는 유해사례보고체계와 약물유해사례데이터베이스인 EudraBase를 관리하고 있다.

유럽의약품청에서는 2007년 3월 위해관리실행계획(Risk Management Action Plan)을 공표하고, 이를 가동하고 있다. 규제당국에서는 제품정보에 경고사항을 추가하거나, 약물사용을 제한하거나, 제품을 시장에서 퇴출하는 등의 조치를 한다. 다국가에 유통되는 제품은 CHMP가 그에 대한 과학적 의견을 제시하고 회원국으로 구성되는 유럽위원회 회의에 회부한다.

의료관련종사자 및 환자와 새로운 위해성이나 규제조치에 대해 의견을 교환하는 주책임은 EMA와 각 회원국에 있다. 정기안전성정보보고는 유통 2년 동안은 6개월마다, 이후 2년 동안은 매 년, 그 이후에는 매 3년마다 하는 것으로 되어 있다.

52.4 일본 의약품의료기기종합기구의 시판 후 위해관리체계

일본의 약물감시체계는 사용성적보고에 의한 재심사제도와 자발적보고제도가 근간을 이루고 있다(그림 52.1).

가. 자발적약물유해반응 · 감염증보고제도 및 사용성적조사

1967년 시작된 자발적약물유해반응 · 감염증보고제도(Adverse Drug Reaction and Infection Reporting System)는 초기 의료기관 대상일 때는 보고건수가 매우 적었으나, 1979년 제조회사의 의무사항으로 강화되고, 1984년 약국으로 확대하면서 점차 보고건수가 늘어나, 2008년에는 거의 15만 건에 이르고 있다(일본 제약회사 3만 2,306건, 외국 제약회사 11만 6,622

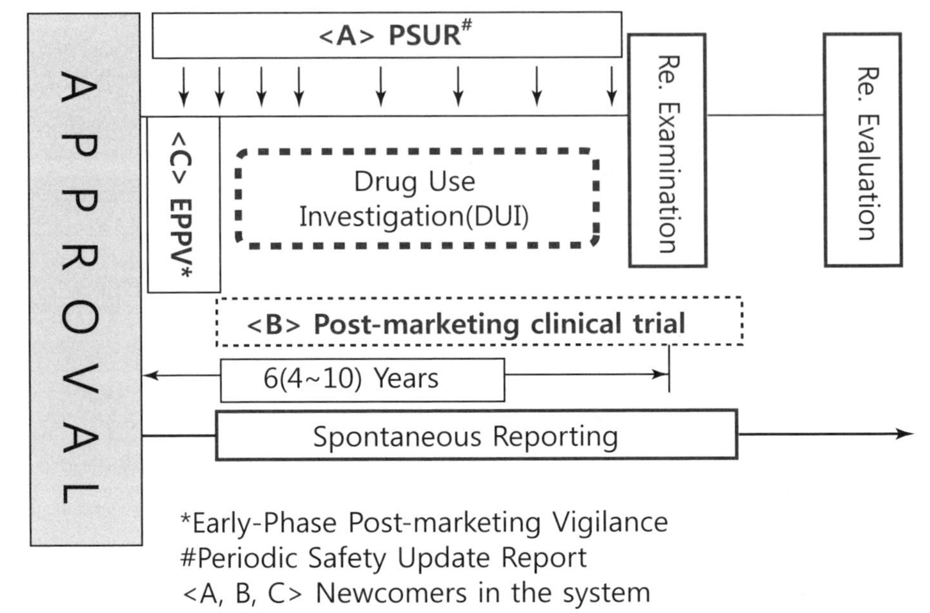

그림 52.1 일본의 시판 후 위해관리체계

건, 의료기관 보고 3,816건). 10여 년 전까지는 사용성적조사가 주된 역할을 하였으며, 최근 10년간 자발적보고가 활성화되고 있는 실정이다.

2001년 약물감시를 강화하는 정책으로 시판직후 약물감시제도(Early-Phase Post-Marketing Vigilance, EPPV)가 도입되고, 2002년 약물안전법규가 개정되면서 의료기기에 대한 안전성 정보도 수집하고 있으며, 2002년도 약사법 개정을 통해 의사, 치과의사, 약사, 의료전문가의 약물유해반응 보고가 의무화되었을 당시에는 의료전문가의 보고건수가 500건을 초과하기도 하였다. 우리나라의 경우 안전성정보 안전관리책임자를 약사에 한정한 것과 비교가 된다.

나. 재심사제도, 재평가제도, 시판직후 약물감시제도, 약물안전성정기보고

1971년 재심사제도와 재평가제도가 도입되었고, 1997년부터는 재심사를 위한 시판 후 조사결과를 정기안전성정보보고(Periodic Safety Update Report, PSUR)에 포함시키도록 하였다. 2001년부터 EPPV를 도입하여 시판초기 6개월간은 집중모니터링하도록 하였다(제조회사는 2개월간은 2주에 한 번씩, 이후 6개월까지는 1개월마다 방문하여 약물유해반응을 보고하고, 2개월 내 6개월간의 성적을 후생노동성에 최종 보고하여야 한다). 이 시판직후조사의 성공사례로 이레사(Iressa®)를 꼽을 수 있다. 2002년 7월 15일 이레사® 판매 개시 후 기업 22건, 의료기관

4건의 총 26건 중 13명에서 간질성 폐렴으로 인한 사망이 보고되었다. 그러나 2002년 10월 15일 긴급안전성서한(Dear Doctor Letter)을 배부한 후부터는 부작용보고건수가 현저하게 줄어들게 되어 시판직후조사로 부작용을 조기에 발견하고 신속하게 대책을 수립함으로써 부작용 피해사례를 줄일 수 있었다.

사용성적보고와 연계하여 재심사제도를 운영하고 이에 PSUR을 도입하여 신약 시판 후 2년까지는 6개월마다, 그 후엔 1년 1회 보고하도록 하고 있다.

다. 의약품부작용피해구제제도

의약품부작용피해구제업무는 현재의 의약품의료기기종합기구(Pharmaceuticals and Medical Devices Agency, PMDA)의 전신인 의약품부작용피해구제기구에서 1980년부터 시행하여 왔다. 또한 2004년부터 생물의약품의 감염피해구제업무를 시작하였다. 2008년도 부작용구제청구건수는 926건이었다.

라. 국제적 조화를 위한 최근 동향

1994년부터 공포하여 운영해 오던 의약품 시판 후 조사제도(Good Post-marketing Surveillance, GPMS)를 2004년부터 '우수감시기준(Good Vigilance Practice, GVP)'과 '우수시판 후 조사연구기준(Good Post-marketing Study Practice, GPSP)'으로 분리 개선하여, 시행하고 있다. '우수감시기준'에 제조업자는 품질보증담당자와 약물감시담당자를 지정하도록 하고 있으며, '우수시판 후 조사 연구기준'에는 약물 사용성적조사의 결과를 재심사평가자료로 제출토록 하였다. 따라서 약물 시판 후 주사연구분야는 약물사용성적조사, 특수집단에서의 사용성석조사, 시판 후 임상시험 등 3개 영역으로 구분되어 발전하게 되었다.

또한 국제조화회의(ICH)의 E2E지침을 받아들여 2005년부터 약물감시계획지침(Pharmacovigilance Planning, PVP)을 운영하고 있다.

마. 의약품의료기기종합기구의 최근 위해관리 동향

1) 데이터마이닝기법 연구개발(2005~2008)
2) 지역약물감시센터의 운영: 최근 항암제의 안전성 관련하여 몇몇 병원 가동
3) 정보네트워크 강화: 임신과 약물사용 관련하여 국립아동건강발전센터와 협약
4) 약물유해반응 매뉴얼 편집
5) 허가 초기단계 중대한 유해반응 수집
6) 환자를 위한 안전성정보홈페이지 개설, 운영

바. 의약품의료기기종합기구의 의약품 시판 후 안전성 담당부서

PMDA는 2004년 4월 출범한 독립행정법인이며, 출발 당시 심사인력 154명, 안전성 담당인원은 29명이었다. 현재는 총 521명 중 82명이 시판 후 안전성 업무를 담당하고 있다. 의약품시판 후 안전성을 담당하는 부서는 안전관리감이라 하며 안전 제1부, 안전 제2부, 품질관리부로 구성되어 있다.

사. 정보 커뮤니케이션 네트워크

PMDA는 2009년 3월, EMA와 의약품안전성정보에 대한 신뢰협약(Confidentiality Agreement)을 체결하고, 신속한 정보교환체계에 돌입하였다.

PMDA 홈페이지에서는 '의약품안전성정보'창과 후생노동성에서 시행한 '안전성정책알림'창을 실시간 업데이트하여 운영하고 있다.

또한 의료기관, 제약기업, 약사회 회원들로 이루어진 '재단법인 일본의약정보센터'에서는 의약품부작용문헌정보집과 데이터베이스(ADVISE)를 인터넷으로 제공하고 있으며, 2000년부터 외국에서 취해진 안전성 조치정보를 수집하여 메일 서비스하고 있다.

선진 외국의 현황을 통해서 약물위해관리체계를 단계별로 벤치마킹할 수 있는 제도와 그러한 제도가 발전한 과정을 확인할 수 있었다. 특별히 우리나라에서 아직 정착되지 못한 의약품부작용피해구제제도라든가 신약 재심사자료 활용 등에 관한 실질적인 제도를 도입하거나, 2009년 출범한 약물감시연구사업단이나 의약품안전정보원의 신설을 위한 인력과 조직체계를 기획할 때에도 구체적인 참고자료가 될 것으로 기대한다.

참고문헌

Annual Report FY 2008 [Internet]. Pharmaceuticals and Medical Devices Agency; 2009 [cited 2011 Apr 6]. Available from: http://www.pmda.go.jp/english/about/pdf/2008/annual_report_FY2008.pdf

Committee for Medicinal Products for Human Use. Guideline on Risk Management Systems for Medicinal Products for Human Use [Internet]. London: European Medicines Agency; 2005 Nov 14 [cited 2011 Apr 6]. Available from: http://www.ema.europa.eu/docs/en_GB/document_library/Regulatory_and_procedural_guideline/2009/10/WC500004888.pdf

Concept Paper: Risk Management Program [Internet]. Rockville (MD): U.S. Department of Health and Human Services, Food and Drug Administration Center for Drug Evaluation and Research; 2003 Mar 3 [cited 2011 Apr 6]. Available From: http://www.ispor.org/workpaper/ispor_comments/RiskManagementFDAConceptPaper.pdf

Guidance for Industry: Development and Use of Risk Minimization Action Plans [Internet]. Rockville (MD):

U.S. Department of Health and Human Services, Food and Drug Administration Center for Drug Evaluation and Research, Center for Biologics Evaluation and Research; 2005 Mar [cited 2011 Apr 6]. Available from: http://www.fda.gov/downloads/Drugs/GuidanceComplianceRegulatoryInformation/Guidances/ucm071616.pdf

Guidance: Drug Safety Information – FDA's Communication to the Public [Internet]. Rockville (MD): U.S. Department of Health and Human Services, Food and Drug Administration Center for Drug Evaluation and Research; 2007 Mar [cited 2011 Apr 6]. Available from: http://www.fda.gov/downloads/Drugs/GuidanceComplianceRegulatoryInformation/Guidances/ucm072281.pdf

Guidance for Industry: E2E Pharmacovigilance Planning [Internet]. Rockville (MD): U.S. Department of Health and Human Services, Food and Drug Administration Center for Drug Evaluation and Research, Center for Biologics Evaluation and Research; 2005 Apr [cited 2011 Apr 6]. Available from: http://www.fda.gov/downloads/Drugs/GuidanceComplianceRegulatoryInformation/Guidances/ucm073107.pdf

Guidance for Industry: Good Pharmacovigilance Practices and Pharmacoepidemiologic Assessment [Internet]. Rockville (MD): U.S. Department of Health and Human Services, Food and Drug Administration Center for Drug Evaluation and Research, Center for Biologics Evaluation and Research; 2005 Mar [cited 2011 Apr 6]. Available from: http://www.fda.gov/downloads/RegulatoryInformation/Guidances/UCM126834.pdf

Japan Pharmaceutical Information Center [Internet]. Tokyo: Japan Pharmaceutical Information Center; [cited 2011 Apr 6]. Available from: http://www.japic.or.jp

53. 의약품부작용피해구제제도

학습목표

의약품부작용피해구제제도의 의미와 필요성을 설명하고, 제도의 올바른 구축방안을 제안할 수 있다.
- 의약품부작용피해구제의 의미와 필요성을 설명할 수 있다.
- 의약품부작용피해구제제도의 유형을 설명할 수 있다.
- 국내 의약품부작용피해구제제도의 현황을 설명할 수 있다.
- 우리나라에서 의약품부작용피해구제제도의 올바른 구축방안을 제안할 수 있다.

의약품의 부작용관리는 먼저 부작용의 발견과 보고에서 시작하여 인과성 평가 후 의약품 사용에 관한 새로운 조치로 이어지는데, 최종적으로는 부작용피해자를 구제함으로써 완성된다고 할 수 있다. 이와 같이 의약품부작용피해구제는 의약품 부작용관리의 순서에서 맨 마지막에 놓이는 듯 하지만 앞부분에 위치한 부작용 보고의 활성화 및 인과성 평가의 과학화를 촉진하는 역할을 한다. 이 장에서는 이러한 의약품부작용피해구제의 의미와 필요성, 그리고 제도화 방안에 대해 기술한다.

53.1 의약품부작용피해구제의 의미와 필요성

질병의 진단과 치료, 예방을 목적으로 인체에 투여하는 의약품은 약효뿐만 아니라 부작용을 필연적으로 동반한다. 부작용 발생의 위험에도 불구하고 의약품은 치료과정에 가장 흔히 사용되는 수단이며 그것의 사용이 불가피한 경우가 많다. 의약품은 이렇게 약효와 부작용을 동시에 지니기 때문에, 국가는 약효와 부작용의 크기와 빈도 등을 고려하여 부작용이 존재함에도 불구하고 의료에 사용할 가치가 있다고 판단되는 경우 시판을 승인한다. 즉, 시판되는 모든 의약품이 완전히 안전하다고 할 수는 없으며, 부작용의 발생가능성은 정도가 다를 뿐 모든 의약품에 존재한다고 할 수 있다.

그런데 의약품은 인체에 직접 작용하는 물질이므로 부작용은 때때로 인체에 돌이킬 수 없는 피해를 유발하기도 하고 심지어 사망에 이르게 하는 경우도 있다. 다빈도로 발생하는 부작용은 시판 전 임상시험에서 발견될 수 있으나 낮은 확률로 발생하는 부작용은 시판 전에 그 존재를 파악하는 것이 불가능하다. 따라서 의약품을 정상적으로 제조, 투여하였더라도 환자에 따라 심각한 부작용이 발생할 수 있으며, 임상시험 단계에서 발견하지 못한 부작용이 나타나 환자에게 사망, 장애 등 중대한 피해를 입힐 수 있다. 제조나 처방, 투약 과정에서 문제가 없었음에도 불구하고 심각한 부작용이 발생하여 피해를 입은 환자는 누구에게도 피해보상을 호소하기 어렵다. 그런데 피해자의 입장에서 볼 때는 타인에게는 약효를 발휘한 의약품이 자신에게만 심각한 피해를 입힌 것으로서 국가나 사회로부터 자신이 입은 피해에 대하여 보상받고자 할 수 있다. 국가나 사회는 이러한 부작용 발생가능성을 배제하지 못함에도 불구하고 그 의약품으로 많은 사람들이 혜택을 볼 수 있다는 측면에서 시판을 허용한 것이므로 도의적인 책임을 지겠다는 입장을 반영한 것이다. 의약품부작용피해구제제도는 이와 같이 의약품에 내재하는 불가피한 부작용에 의하여 건강상의 심각한 피해가 발생한 경우 그 피해의 구제를 위해 사회적으로 보상하는 제도이다.

의약품부작용피해구제제도가 실시되면 이와 같이 의약품을 정상적으로 사용했음에도 불구하고 심각한 부작용 피해를 입은 피해자 입장에서는 아무도 책임지지 않는 자신만의 피해에 대하여 보상을 받을 수 있는 길이 열리게 된다. 제약회사와 의료공급자는 자신이 정상적으로 제조 또는 처방, 투여한 의약품으로 인한 피해자로부터 책임을 요구받게 될 불필요한 우려를 하지 않아도 된다. 즉 의약품부작용피해구제제도는 의약품에 본질적으로 내재한 부작용의 위험을 사회적으로 인정하는 것이며, 아주 낮은 확률로 누구에게 발생할지 모르는 심각한 부작용피해에 대하여 보상체계를 갖춤으로써 피해자뿐만 아니라 의약품제조자, 의료공급자 모두를 보호하는 제도다. 더 나아가 의약품부작용피해에 대한 손해배상 소송 시 발생할 수 있는 사회적 비용을 절감할 수 있다.

53.2 의약품부작용피해구제제도의 유형

일반적으로 의약품부작용피해를 비롯한 피해구제제도는 과실책임배상방식과 무과실보상방식의 두 가지 방식으로 구분할 수 있다. 전자는 관련자의 과실 여부를 따져서 과실자에게 손해배상의 책임을 지도록 하는 것이며, 후자는 과실 여부를 따지지 않고 피해를 중심으로 판단하여 이미 마련된 재원을 통하여 보상하는 방식이다.

의약품 사용에 의한 피해를 과실책임배상방식을 통하여 구제하고자 할 경우, 피해자는 의약품을 공급한 제약회사 또는 의료공급자의 과실을 입증해야 피해에 의한 손해를 배상받을 수 있다. 그러나 의약품 제조과정이나 처방, 조제와 관련된 전문적 정보가 결여된 소비자가 공급자의 과실을 입증하는 것은 매우 어려우며 결과적으로 구제의 가능성도 낮아진다. 제조물책임법은 이와 같이 소비자의 입증부담을 완화하여 과실이 아닌 제품의 결함을 입증하면 피해보상이 가능하도록 하였다. 그러나 의약품 공급과정에서 과실이나 결함이 없었고 시판 전에 전혀 예측하지 못한 의약품 부작용에 의한 피해일 경우 피해보상의 가능성은 매우 낮아진다. 즉 일반제품에 적용되는 과실책임배상방식은 의약품에 본질적으로 내재하고 예측가능성이 제한되는 의약품부작용 피해를 구제하는 데는 한계가 있다.

반면 무과실보상을 원칙으로 하는 경우 의약품부작용피해자는 훨씬 쉽게 구제받을 수 있게 된다. 의약품 사용으로 인한 피해에 대하여 의약품생산자 또는 의료공급자의 과실에 관계없이 그것이 약물로 인해 발생된 피해라면 모두 보상받을 수 있다. 이러한 원칙은 스웨덴을 비롯한 노르딕국가에서 적용하고 있는데, 스웨덴에서는 그 피해가 약물로 인한 것인지의 기준을 '압도적인 가능성'으로 정하고 있다. 의약품 사용에 의한 피해라 하더라도 모든 경우가 구제대상이 되는 것은 아니며 사소하거나 부당한 청구 또는 비용효과적이지 못한 청구를 방지하기 위하여 보상에서 제외되는 피해유형을 정하고 있다. 보상받을 수 없는 피해유형의 예를 들면 다음 예시 53-1과 같다.

[예시 53-1]

- 효과가 없거나 효과가 감소된 의약품으로 발생한 질병 또는 피해
- 의약품의 의도한, 예측한 효과에도 불구하고 투약 중에 부적절하다고 판단되는 활동을 하다가 발생한 피해
- 규제나 지침을 위반하고 공급된 의약품으로 인한 피해
- 의약품 사용의 결과라고 합리적으로 수용할 수 있는 피해
- 다른 사람에게 처방된 의약품을 사용함으로써 발생한 피해
- 환자가 의약품을 의도적으로 또는 분명하게 잘못 사용한 경우
- 정신적 피해(단, 의약품으로 인해 발생한 육체적 피해로 정신적 피해가 발생하였을 경우에는 보상함)

무과실보상은 피해자로 하여금 제조물책임법보다 더 넓은 범위의 보상을 받을 수 있도록 하며, 원인규명이나 과실책임을 따져야 하는 복잡한 소송절차를 거치지 않고 신속한 피해구제가 가능하다. 또한 의약품생산자나 의료공급자 측면에서는 예측할 수 없는 과도

한 책임으로부터 보호받을 수 있다.

의료공급자의 과실여부보다 피해발생에 중점을 두고 피해자를 두텁게 보상하는 방식은 노르딕국가와 같이 의료공급체계에서 공공부문의 비중이 높고 사회보장재원이 풍부한 경우 시행하기 용이하다. 반면 의약품의 공급과정에 다양한 공급자가 존재하고 민간공급자의 비중이 높은 국가에서 이러한 무과실보상원칙을 적용할 경우 재원조달 및 운영상의 문제가 발생할 가능성이 크다.

의료공급체계에서 민간공급자 비중이 높고 사회보험방식의 의료보장제도를 운영하는 일본에서는 의약품부작용에 관하여 별도의 의약품부작용피해구제제도를 마련하여 1980년부터 운영하고 있다. 일본은 이 제도를 통하여, 과실 없이 정상적으로 사용된 의약품으로 인하여 심각한 건강상의 피해를 입은 피해자를 즉각적으로 구제하기 시작하였다. 모든 부작용을 대상으로 하는 것은 아니며 부작용으로 인한 질병, 장해, 사망에 한정하고 있다. 질병은 입원치료를 필요로 하는 정도이어야 하며, 장해는 일상생활이 현저하게 제한되는 정도로 심각성에 따라 1급과 2급으로 분류된다. 반면 구제급부의 대상이 되지 않는 예외적인 경우도 있다. 별도의 공적 구제제도가 마련되어 있는 법정예방접종으로 인한 부작용이나 의약품의 제조판매업자 등에게 손해배상책임이 명확한 경우 등 의약품부작용피해구제제도를 통하여 구제받을 수 없는 경우를 명시하고 있다(표 53.1 참조). 피해구제를 받고자 하는 피해자 또는 가족은 의사의 진단서와 투약증명서 등 서류를 첨부하여 의약품의료기기종합기구(Pharmaceuticals and Meidcal Devices Agency, PMDA)에 급부청부를 하며, PMDA는 그 피해가 약물부작용에 의한 것인지, 약물이 적정하게 사용된 것인지 등을 조사한다. 최종적인 판단은 후생노동성 하의 약사식품위생심의회에서 이루어진다.

구제제도에 필요한 재원의 대부분은 의약품제조업자의 기부금으로 충당되고 있으며, 정부는 PMDA 사무비용의 절반을 보조한다. 제약기업에 대한 갹출금은 일반갹출금과 부가갹출금으로 구분된다. 일반갹출금은 모든 대상기업에 대하여 기업별 품목의 출하액을

표 53.1 일본 의약품부작용피해구제제도의 피해구제대상 및 제외대상

구분	내용
구제대상	• 후생노동대신의 허가를 받은 의약품으로 병원, 진료소에서 투약된 의약품 및 약국에서 구입한 의약품 • 의약품의 적절한 사용에 의해 야기된 질병, 장해, 사망
구제제외대상	• 법정예방접종으로 인한 피해(별도의 공적 구제제도가 있음) • 의약품 및 생물유래제품의 제조판매업자 등에게 손해배상의 책임이 명확한 경우 • 구명을 위해 할 수 없이 통상의 사용량을 초과하여 의약품을 사용하여 발생한 피해로, 그 발생이 이미 인식되었던 경우 • 대상제외의약품에 의한 피해인 경우 • 미미한 피해 및 청구기한이 경과한 경우 • 의약품의 부적절한 사용에 의한 것일 경우

기준으로 동일한 분율(갹출률)을 적용하여 부과하며, 부가갹출금은 전 연도에 해당 회사 제품으로 발생한 부작용 피해보상금의 1/4을 그 회사에 추가로 부과하는 것이다.

53.3 우리나라 의약품부작용피해구제제도 현황

우리나라는 의약품부작용피해를 구제하기 위하여 1991년 약사법에 의약품부작용피해구제사업항을 신설하였으나 현재까지 구체적인 제도시행방안이 마련되지 않았고, 제도가 시행되지 않고 있다.

약사법 제86조(의약품부작용피해구제사업)

① 의약품의 제조업자 · 품목허가를 받은 자 또는 수입자로 조직된 단체는 의약품부작용으로 발생하는 피해를 구제하고 의약품안전성 향상과 신약개발을 지원하기 위한 연구사업을 하여야 한다.

② 제1항의 사업을 위하여 의약품의 제조업자 · 품목허가를 받은 자 또는 수입자는 필요한 비용을 부담하여야 한다.

③ 정부는 예산의 범위에서 제1항의 사업을 위한 보조금을 지급할 수 있다.

④ 제1항의 사업에 필요한 사항은 보건복지가족부령으로 정한다.

최근 의약품부작용 보고건수가 빠르게 상승하고 있음에도 불구하고 아직 우리나라의 의약품부작용 보고건수는 선진국에 비해 크게 낮은 수준이다. 이는 곧 의약품부작용에 대한 사회적 관심도의 크기로 해석할 수 있으며, 현재 의약품부작용 발생현황도 충분히 파악되지 않는 수준이라 할 수 있다. 의약품부작용피해가 실제로 발생하더라도 그것이 의약품에 내재한 불가피한 부작용에 의한 것임을 인지하지 못하는 경우도 있을 것이다. 지금까지 의약품부작용피해를 보상해 달라는 요구가 사회적으로 쟁점화된 적이 거의 없었던 것은 이러한 현실의 반영이라 할 수 있다.

2002년 7월 제조물책임법이 도입됨에 따라, 의약품의 사용으로 인하여 피해를 입은 경우 의약품에 결함이 있었고 자신이 입은 피해가 제품의 결함에 의한 것임이 인정되면 배상을 받을 수 있게 되었다. 제조물책임법 도입 이전에는 피해자가 제조자의 과실을 입증해야 했으나 제조물책임법이 도입되면서 과실 여부에 관계없이 제품의 결함만을 입증하면 되므로 소비자 측에서는 의약품 사용에 의한 피해를 보상받기가 훨씬 쉬워졌다.

제조물책임법이 도입되면서 의약품부작용피해에 대한 보상요구가 증가할 것으로 예상되었으나, 의약품부작용피해와 관련한 소송은 지금까지 미미하며 제약기업의 제조물책임보험 가입도 일부 기업의 일부 의약품에 대해서만 이루어지고 있다. 이러한 현상은 우리나라에서 의약품 부작용의 발생이 거의 없기 때문이라기보다는 의약품 사용으로 예기치 못한 결과나 피해가 발생하더라도 그것을 부작용으로 인식하지 못하기 때문에 보고나 보상요구가 거의 이루어지지 않기 때문이라고 보는 것이 타당하다.

의약품에는 약효뿐만 아니라 부작용도 내재하고 있다는 사실에 대한 사회적, 국민적 인식수준이 낮음에 따라 의약품의 사용에 있어서 충분히 주의하지 않게 되고 이는 의약품의 부적절한 사용에 의한 피해 발생가능성을 더욱 증가시킨다. 그럼에도 불구하고 의약품부작용 발생에 대해서는 둔감하여 피해가 발생하여도 그것이 부작용일 것이라는 의심이나 인식을 제대로 하지 못하고 결과적으로 부작용피해구제에 대한 요구도도 매우 낮다고 할 수 있다.

53.4 의약품부작용피해구제제도의 구축방안

과거에 비해 국내 제약산업의 신약개발 능력이 향상되고 외국에서의 신약 도입속도가 빨라짐에 따라 새로운 의약품에 의한 부작용 발생의 가능성은 빠르게 증가하고 있다. 또 경제성장, 인구의 고령화, 만성병의 증가 등 사회적 환경도 의약품의 사용을 더욱 증가시키는 방향으로 변화하고 있다. 뿐만 아니라 건강에 대한 관심의 증가와 국민의 권리의식 향상은 의약품부작용에 대한 의식을 변화시키며, 부작용피해 시 구제에 대한 기대수준도 점점 높아질 것이다. 이와 같은 사회적 변화의 흐름은 의약품부작용피해구제제도의 필요성을 증가시키는 방향으로 가고 있음에 틀림없으며, 우리나라에서 의약품부작용피해구제제도의 구체적 시행방안을 수립해야 할 필요성도 커지고 있다.

가. 제도의 틀

우리나라는 의약품의 생산, 공급체계와 의료공급체계에서 공공부문에 비해 민간부문의 공급자가 절대 다수를 차지하고 있고, 의료공급자가 제공하는 서비스의 일부를 건강보험이 급여하는 사회보험방식의 의료보장체계를 운영하고 있다. 이러한 환경에서 의약품부작용 발생에 대해 과실여부를 따지지 않고 보상하는 무과실보상체계와 같은 형태를 도입하는 것은 곤란하다. 의약품의 생산에서부터 유통, 처방, 조제의 다양한 단계에서 각각 다른 민간공급자가 개입하는데 그중 어느 단계에서 문제가 있었는지 여부를 따지지 않고 모든 의약품부작용피해에 대해 무조건 보상하는 것은 공급자의 책임을 약화시킬 뿐만 아니라 재원마련이나 제도추진과정에서 난관에 부딪칠 가능성이 크다. 그러므로 우리나라에서 제도를 추진한다면 피해구제 대상을 구체적으로 한정하고 보상은 지나치게 높은 수준이 되지 않도록 적정화하여 사회적 비용-편익을 최대한 추구하는 방식이 바람직하다.

나. 구제대상과 구제방법

의약품부작용피해자를 구제하기 위하여 의약품부작용피해구제제도를 운영한다면 그것은 소송보다 빠르고 간편하게 피해자를 구제할 수 있어야 한다. 그리고 다른 한편으로는 피해구제에 대한 판단을 과학적 근거에 기반하여 합리적으로 내림으로써 제도의 취지를 최대한 살리고 부작용 피해를 최소화해야 한다.

피해자를 최대한 빨리 쉽게 구제하는 방법은 의약품 사용과 연관된 피해일 경우 그것에 연루된 과실의 존재 여부를 가리지 않고 보상하는 것이다. 그러나 의약품의 제조에서 최종 사용에 이르기까지의 많은 과정 중에 오류가 발생할 가능성이 있음에도 불구하고 그에 대한 합리적이고 과학적인 판단 절차 없이 무조건 보상하는 것은 바람직하지 않다.

그러므로 의약품부작용피해구제제도에서는, 의약품부작용의 심각한 피해 발생 시 의약품이 사용된 상황과 그 의약품의 결함 유무 등에 대하여 전문적으로 조사하고 분석하여 관련 분야 전문가들의 합의를 거쳐 그 피해가 누군가의 과실에 의한 것이라고 보기 어렵고 의약품 자체에 의한 부작용피해인 것으로 판단될 때 보상하는 것이 합리적이다.

피해구제대상으로 확인되면 피해보상이 이루어지는데, 보상의 규모는 피해의 규모에 따라 달라질 수 있다. 예를 들어 사망에 대해서는 가장 큰 규모로 보상하고 장애의 정도가 약화될수록 보상규모는 작아질 것이다. 하지만, 절대적인 보상의 수준을 어느 정도로 할지 정하는 것이 문제다. 만일 보상이 손해배상 수준으로 이루어진다면 동일한 피해라 하더라도 개인마다 손해의 크기는 다르므로 개인별 배상금액을 산정하기 위한 별도의 절차가 필요하고 결과적으로 배상이 늦어지게 되며 배상의 규모도 예측하기 어렵게 된다. 게다가 배상금액 산정을 위한 제도운영비용이 추가로 발생하는데, 만일 손해배상금액보다 행정비용이 더 소요된다면 자원분배상 바람직하다고 보기 어렵다. 따라서 보상의 규모는 피해를 중심으로 환자개인의 손해정도에 관계없이 정액화하여 운영을 간소화하며 소비자가 쉽게 이해할 수 있고 예측이 용이하도록 하는 것이 바람직하다.

보상규모는 의약품부작용피해에 대한 사회적인 위로금의 의미를 가지는데, 피해구제 목적을 달성하면서 운영을 효율화할 수 있는 적절한 수준으로 보상하는 것이 필요하다. 만일 피해보상금액이 과도하게 높을 경우 보상액을 노리고 부작용피해를 과장하여 구제를 요청할 가능성도 있다. 피해구제대상의 전문적 판단과정에서 이러한 청구건은 탈락될 것이나 행정비용이 역시 발생한다. 따라서 피해보상 규모는 너무 크지 않도록 하여 피해구제청구를 불필요하게 유인하는 효과가 없도록 해야 한다. 그렇지만 보상규모가 너무 작다면 보상으로서의 의미가 약해지므로 사회적으로 합의를 이룰 수 있는 적정수준을 찾는 것이 중요하다.

의약품부작용피해구제제도의 가장 큰 목적은 부작용피해자에 대한 사회적 구제다. 의약품부작용피해구제제도가 법에 명시된 지 20년 가까이 경과하였음에도 지금까지 시행되지 못하는 것에는 사회제도적 여건의 미성숙이라는 이유가 존재하지만, 그동안 의약품부작용에 의한 피해자가 꾸준히 증가해 왔음을 고려한다면 현재의 보건의료제도 바탕에서 이 제도의 조속한 시행을 적극 추진하는 것이 필요하다.

참고문헌

박실비아, 채수미. 외국의 의약품 부작용 피해구제제도 현황과 국내 실시 방안. 한국임상약학회지 2008;18:18-27.

Annual Report FY 2005 [Internet]. Pharmaceuticals and Medical Devices Agency; 2006 [cited 2011 Apr 6]. Available from: http://www.pmda.go.jp/english/about/fy2005.html

Institute of Medicine. Preventing medication errors. Washington, D.C.: The National Academies Press; 2006. pp. 1-6.

Lazarou J, Pomeranz BH, Corey PN. Incidence of adverse drug reactions in hospitalized patients: A meta-analysis of prospective studies. JAMA 1998;279:1200-5.

Profile of Services FY 2010 [Internet]. Tokyo: Pharmaceuticals and Medical Devices Agency; 2010 Apr [cited 2011 Apr 6]. Available from: http://www.pmda.go.jp/english/about/pdf/profile_of_services.pdf

IX

결론

54. 약물역학 및 위해관리의 미래

54. 약물역학 및 위해관리의 미래

학습목표

약물역학 및 위해관리의 발전방향을 제시할 수 있다.
- 약물역학 및 위해관리의 궁극적 목표를 설명할 수 있다.
- 국제약물감시네트워크 수립의 필요성을 설명할 수 있다.
- 약물역학 및 위해관리의 발전을 위한 산학연의 역할 및 발전방향을 제시할 수 있다.

유럽에서 1960년대 초 탈리도마이드로 인한 대규모 약화사고를 경험한 이후로 국제적으로 약물역학 및 위해관리 분야가 급속도로 발전하였다. 우리나라에서도 2000년대 이후 감기약 파동 등을 겪으면서 사회적으로 약물 안전성의 중요성이 강조되고 있다. 본 단원에서는 약물역학 및 위해관리의 궁극적 목표 및 각계 전문가들의 역할을 이해함으로써 이 분야의 발전방향과 미래를 조망하고자 한다.

54.1 약물역학 및 위해관리

가. 약물역학 및 위해관리의 궁극적 목표

역학(epidemiology)이 보건학(public health)의 기본학문인 것처럼 약물역학(pharmacoepidemiology)은 위해관리(risk management)를 위한 기본학문이라고 할 수 있다. 즉 약물역학은 약물의 위험을 최소화하는 동시에 편익을 최대화하고자 하는 위해관리의 과학적 토대인 것이다. 그러므로 위해를 정확하게 측정하고 위해의 수준을 결정하는 단계에 약물역학적인 지식을 유용하게 적용할 수 있도록 약물역학전문가는 방법론적인 측면의 지식과 활용 능력을 습득하여야 한다. 약물역학전문가는 자발적부작용보고자료나 건강보험심사평가원의 보험청구자료와 같은 대규모 전산자료를 이용하여 조기에 임상적으로 의미 있는 실마리정보를 검색할 수 있어야 하고, 환자-대조군연구, 코호트연구 등을 통하여 특정 약물과 의심되는 부작용 발생 간의 인과성 평가를 위한 과학적 약물역학연구를 수행하여 그 결과를 근거로 신속하고 적절한 의사결정을 내릴 수 있는 위해관리체계를 확립하는데 기여하여야 한다.

위해관리는 위해측정, 위해수준결정, 위해중재 및 위해정보교류를 포함하는 일련의 단계를 거치기 때문에 어느 한 집단 구성원들의 노력만으로는 제대로 된 수행이 불가능하고, 정부, 전문가집단, 제조업자, 시민단체 등 모든 분야의 자발적이고 적극적인 참여를 바탕으로 한 상호협조를 통하여 소기의 목적을 달성할 수 있는 것이다.

나. 국내외 현황

약물역학 및 위해관리, 즉 약물안전성 확립을 위한 국제적인 노력은 1960년대 초 탈리도마이드로 인한 대규모 약화사고를 경험한 이후로 1968년 세계보건기구에서 국제약물모니터링사업을 시작하면서 활성화되기 시작하였고, 1989년 국제약물역학회가 창립됨으로써 체계적으로 발전하게 되었다. 국제적으로 신약개발이 활성화되어 새로운 약물들이 잇달아 출시되면서 시판 후 중대한 약물유해반응이 드러나 시장에서 퇴출되는 경우도 이어지고 있다. 그 결과 약물안전성에 관한 관심이 국제적으로 높아지고 있어 국제약물역학회의 회원이 2000년대에 접어들면서 그 규모가 1,000명 이상으로 성장하였으며 이에 따라 약물역학 및 위해관리 분야 역시 급속도로 발전하고 있다.

우리나라 정부에서도 약물 안전관리에 관심을 가져 보건복지부 산하에 식품의약품안전청을 설치하였으며, 의약품재평가제도, 자발적부작용보고제도 및 의약품재심사제도 등을 운영하고 있다. 지난 2007년 2월 의학계, 약학계, 정부 및 산업계의 관련 전문가들이 함께 참여한 대한약물역학위해관리학회를 창립하여 학술대회와 연수교육을 정기적으로 개최하고, 학회지를 발간하며 교과서를 편찬하는 등 활발한 활동을 전개하고 있다. 또한 2009년에는 우리나라 식품의약품안전청에서 약물감시연구사업단을 출범시켜 국내 약물안전관리체계 구축을 위한 다양하고 포괄적인 자발적부작용보고의 활성화, 약물역학 및 분석연구의 추진, 효과적이고 적극적인 교육 및 홍보, 국제교류 및 용어표준화에 걸친 폭넓은 연구사업을 추진하고 있다. 뿐만 아니라 미국 오바마 정부에서는 보건의료기술을 근거에 기반하여 평가하고, 객관적이고 과학적인 근거를 기반으로 의사결정을 하겠다는 것을 천명하여 국내외에서 근거중심보건의료에 대한 사회적 관심과 요구가 높아지고 있다. 우리나라에서도 지난 2009년 3월 한국보건의료연구원이 설립되어 의료기술의 급여목록 등재 시에 과학적인 방법으로 평가하도록 하고 있으며, 진료 시에도 근거를 기반으로 한 최선의 선택을 할 수 있도록 객관적이고 과학적인 근거를 창출하고 있다. 이와 같은 국내외 급격한 변화에 발맞추어 약물역학 및 위해관리 분야 역시 그 적용분야를 넓혀 가고 있다.

54.2 아시아약물역학네트워크 구축

약물 부작용 위험은 한 국가에만 영향을 미치는 문제가 아니라 해당 의약품이 시판되고 있는 모든 국가에 영향을 미치는 문제라고 볼 수 있다. 그러므로 시판 전에 알려져 있지 않은 중대한 유해사례가 발견되면 공동으로 조사하고, 조사결과 과학적인 근거를 기반으로 공동조치를 취할 수 있는 국제교류의 필요성이 증대되어 많은 국제단체들이 활발히 교류하고 있다.

가. 국제교류활동

세계보건기구 웁살라모니터링센터(WHO-UMC)에서는 1968년부터 국가적인 약물감시체계를 구축한 10개국을 대상으로 시판 전 임상시험에서 파악되지 못하였던 드물지만 중대한 유해반응을 시판 후 조기에 발견하기 위하여 국제약물모니터링프로그램을 운영하기 시작하였다. 이처럼 이미 선진국에서는 약물감시를 위한 국제협력 및 교류의 중요성을 절감하여 WHO를 중심으로 미국, 유럽 등이 네트워크를 형성하였다.

우리나라는 1992년에 WHO-UMC회원국으로 가입하여 약물유해반응에 관한 정보를 받고 연례회의에 정부대표가 참석하고 있으나, 국내에서 파악된 중대한 약물유해반응들을 보고하기 시작한 것은 몇 년 되지 않았을 뿐 아니라 보고 건수도 적은 실정이다. 불과 몇 년 전까지만 해도 효과적인 국내 약물감시체계가 구축되어 있지 않아 자발적부작용보고건수가 매우 적고 의미 있는 보고건을 찾기 어려웠으나, 최근에는 보고건수가 급격하게 증가하고 있고, 지역약물감시센터를 통한 전문가들의 보고가 늘어남에 따라 각 보고건의 질도 많이 향상되고 있다. 그러므로 국내에서 수집된 부작용 보고건을 적극적으로 UMC에 보고함으로써 국제사회의 일원으로써 책임을 다하고 정보교류를 활성화시켜야 할 것이다.

나. 아시아 국제교류활동

아시아는 세계인구의 60%를 차지하고 세계경제활동의 25%를 차지하고 있다. 특히 2003년 IMS Health 통계에 의하면 아시아지역은 전 세계 의약품시장의 약 19% 매출규모를 차지하고 있으며, 약물복용을 선호하는 문화로 인하여 다약제요법(polypharmacy)이 빈번하게 이루어지고 있고, 한약과 건강기능식품 등의 병용섭취로 인한 부작용의 발생가능성이 높아 약물감시를 더욱 체계적으로 가동하여야 할 필요가 있는 지역이다.

국제약물역학회가 기존의 북미대륙과 유럽을 중심으로 약물감시와 약물역학연구활동을 수행해 왔던 반면 아시아 국가는 2000년대 초반까지는 국제사회에 적극적이고 주도적으로 동참하지 못하였다. 그러나 2006년부터 중국, 일본, 한국, 타이완 등을 중심으로 아시아지역의 약물역학분야 국제협력 및 교류활동이 시작되어 점차 활성화되고 있다. 2006년부터 아시아 각국에서 국제약물역학회의 지원으로 매년 아시아약물역학회가 개최되고 있다. 2006년 9월에 중국 상해에서 제1차 아시아 학술대회(Asian Conference on Pharmacoepidemiology and Risk Management, ACPE)가 개최되었고, 2007년 10월에는 일본 도쿄에서 제2차 ACPE가 개최되었으며, 2008년 11월에는 대한민국 서울에서 제3차 ACPE가 개최되었고, 2009년 10월에는 타이완에서 제4차 ACPE, 2010년 10월에는 도쿄에서 제5차 ACPE가 개최됨으로써 중국과 일본, 한국 및 타이완을 포함한 아시아지역 국가들과 호주와 미국, 유럽을 비롯한 선진국들에서 관련 분야의 전문가들이 참여하여 높은 관심을 확인하는 계기가 되었다.

특히 한국에서 열린 제3차 ACPE에서는 약물유해반응에 대한 국제적인 연락망을 구축하는 아시아핫라인(Asia-hotline)을 개설하여 공동으로 대처하자는 제안이 있었으며, 이에 한국, 일본, 타이완, 중국 등을 중심으로 아시아약물역학네트워크(Asian PharmacoEpidemiology Network, AsPEN)가 구축됨으로써 아시아지역의 약물역학연구의 협력체계가 출범하게 되었다.

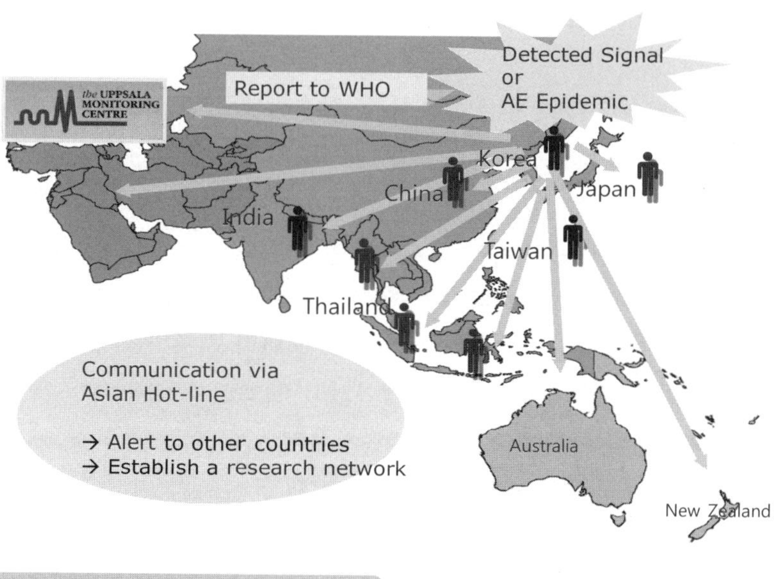

그림 54.1 아시아약물역학네트워크의 구축 및 기능

54.3 약물역학 및 위해관리의 발전을 위한 각 분야별 역할

가. 학계

최근 학계를 중심으로 약물역학연구방법론의 도입과 연구분야의 확대 등 약물역학 및 위해관리와 관련된 활동범위가 넓어지고 있다. 예를 들어 대규모 전산자료를 이용하여 실마리정보를 검색하기 위한 새로운 지표를 개발하거나 교란변수를 보정하기 위한 새로운 방법, 즉 도구변수를 이용한 분석기법, 주변구조적 모형을 이용한 분석기법 등이 지속적으로 소개되어 적용되고 있다. 또한 약물역학연구의 분야가 약물-유해반응 간의 인과성 평가 즉, 약물의 임상적 위험-이익뿐만 아니라 경제성 평가를 포함한 모든 성과연구로 확장되고 있으면서 최근에는 보건의료체계, 중재방법, 건강행태를 평가하기 위한 연구도 약물역학분야의 일부로서 그 중요성이 강조되고 있다.

이처럼 학계는 실제 약물-유해반응 간 인과관계를 입증하기 위한 약물역학연구 수행뿐 아니라, 방법론적인 측면에서 새로운 기술을 빠른 속도로 도입하는 주체가 되어야 하며, 의약품의 위험-이익을 평가하기 위한 최신의 기술을 가진 전문가 그룹이 되어야 한다. 또한 약물역학이 위해관리를 위한 기본학문이라는 것을 염두에 두고 산업계와 정부기관의 요구에 맞추어서 시의적절하게 사회적 요구에 부응하는 것과 동시에 전문가 그룹으로서 중립성을 엄격하게 유지하여야 한다.

나. 산업계

제약회사는 약물역학연구를 통하여 약물의 효과와 더불어 기존에 알려져 있지 않은 약물유해반응을 시판허가 이후에 신속하게 밝힘으로써 환자들의 안전을 보장할 수 있고 궁극적으로는 자사 제품을 보호할 수 있다. 또한 성공적인 위해관리계획을 수립하여 적극적으로 시행함으로써 장기적으로 자사에 실질적인 이득이 될 수 있다. 선진국에서는 이미 대부분의 제약회사들이 약물역학부서를 개설하고 전문인력을 확보하여 질 높은 약물역학연구를 수행함으로써 자사 약물의 안전성에 관한 과학적 근거를 생성하고 있다.

우리나라에서는 몇몇 다국적제약회사를 제외하고 제약회사 내에 약물감시 및 약물역학 관련부서를 설치하거나 전담인력을 확보한 경우는 거의 없다고 해도 과언이 아니다. 이러한 부서가 설치된 다국적제약회사에서도 주로 외국 본사의 지시에 따른 업무수행에 머물러 왔다. 그러나 2008년 식품의약품안전청에서 의약품등안전성정보관리규정을 개정하여 모든 제약회사에서 약물안전관리책임자를 지정하도록 조치함으로써 인력은 보강되었으나, 실질적인 교육이나 관리는 적절히 이루어지지 않고 있다.

궁극적인 약물역학의 목표가 위해관리라는 측면에서 볼 때 제약회사 측면에서 적극적인 약물역학 및 위해관리 활동은 필수적이다. 2008년 이소프로필안티피린 사건 및 2009년 의약품 탈크 파동, 2010년 시부트라민 및 로시글리타존 관련 안전성조치 등 최근에 벌어진 일련의 사건은 국내 제약회사에서도 약물역학 부서를 신설하고 약물역학 전문인력을 채용하여 업무를 수행하도록 하는 것이 필요함을 보여 주고 있다. 제약사는 정부기관 및 학계 그리고 언론들과 지속적인 위해정보를 교류하고 위해관리활동을 통하여 자사제품을 보호하는 것과 동시에 환자안전을 보호하기 위한 실제적인 노력을 경주하여야 한다.

다. 정부기관

정부기관 측면에서 약물역학의 중요성은 점점 증가하고 있으며 약물역학의 위상도 그에 비례하여 점차 높아지고 있다. 의약품을 허가하고 안전관리를 담당하는 식품의약품안전청은 전체 국민 입장에서 위해관리를 수행하는 기관이라고 볼 수 있다. 실제로 허가사항변경지시, 보건의료전문가 안전성서한의 발송 등과 같은 행정적 결정에 있어서 약물역학이 그 과학적인 근거를 제공함으로써 뒷받침하여야 하며 위해에 관한 의사소통의 도구로써도 활용되어야 한다.

2009년 3월에 설립된 한국보건의료연구원은 의약품을 포함한 보건의료기술의 안전성과 유효성 및 경제성 등의 성과를 과학적 근거에 기반하여 평가한다는 측면에서 약물역학이 주요한 사회적 의사결정의 도구로 활용될 수 있음을 시사하고 있다. 또한 의료행위를 심사하고 평가하는 건강보험심사평가원에서 수행하고 있는 항생제, 부신피질호르몬제 등 약제사용의 적절성을 평가하는 과정에도 약물역학에서 수행해 오던 약물사용평가 연구방법이 적극적으로 활용되어 새로운 평가지표를 개발하거나 평가방법을 더욱 객관화하고 있다. 부적절한 약물의 사용을 예방하기 위하여 2009년 고양시에서 시범사업이 실시된 의약품처방조제지원시스템(DUR시스템)의 수행에 있어서도 약물역학분야의 경험이 공유될 수 있다. 또한 최근 의약품 부작용 전담 관리기구인 의약품안전정보관리원 신설에 대한 법안이 통과되었고, 설립 준비 중임을 감안한다면 2011년은 국가적으로도 약물안전성에 대한 전기를 마련하는 해가 될 것이다.

2000년대 들어 시사프라이드, 로페콕시브 등 오랫동안 널리 시판되던 다수의 의약품들이 안전성의 문제로 시장에서 퇴출되었지만, 모두 외국에서 먼저 실마리정보를 파악하고 규제당국의 조치가 내려진 다음에 우리나라 식약청에서 뒤따라 시판금지 결정을 내렸었다. 이와 같은 수동적인 조치가 아니라 좀 더 능동적으로 약물역학적 원리를 활용하여 국민들이 사용하고 있는 의약품의 안전성을 확보할 수 있는 정부가 되어야 할 것이다. 약물역학은 정부기관의 주요한 의사결정의 과학적 · 객관적 근거를 창출하는 도구로 활용될 수 있으므로 정부 내에 관련 전문가를 확보해야 할 뿐 아니라, 학계, 산업계와 협력하여 수평적 의사소통체계를 구축하고, 직면하고 있는 각종 현안들에 대해서 전문지식 및 자문을 제공받고 문제해결에 함께 참여할 수 있는 효과적인 의사소통기구를 마련하여야 할 것이다.

약물역학연구를 통한 과학적이고 합리적 근거에 기반한 위해관리란 어느 한 집단의 노력만으로는 불가능한 것으로써 정부, 학계, 산업계, 시민단체 더 나아가서는 아시아지역, 국제사회 등 모든 분야 및 지역의 자발적이고 적극적인 참여가 필수적이다. 의약품 위해관리 전반에 있어서 정부차원, 산업계 및 학계의 약물감시 관련업무 종사자들이 서로 협력하여 약물감시 및 위해관리의 미래를 밝혀야 할 것이다. 또한 아시아지역의 역학 AsPEN 활동을 주도적으로 이끌어 나감으로써 약물감시 선진국으로의 도약이 더욱 빨리 실현될 수 있을 것이다.

참고문헌

박병주, 허대석, 안형식 등. 근거중심보건의료. 고려의학; 2009. pp. 325-37.

박병주. 약물역학. 대한의사협회지 2001;44:403-13.

이진호. 약물의 위해관리. 약물역학위해관리학회지 2008;1:25-34.

최남경, 박병주. 우리나라 약물유해반응 감시체계. 예방의학회지 2007;40:278-4.

최남경, 정선영, 신주영 등. 우수약물역학수행지침. 약물역학위해관리학회지 2008;1:75-82.

Hartzema AG, Tilson HH, Chan KA, editors. Pharmacoepidemiology and Therapeutic Risk Management. Cincinnati: Harvey Whitney Books Company; 2008. pp. 325-76.

Strom BL, editor. Pharmacoepidemiology, 4th ed. Chichester: John Wiley & Sons Ltd.; 2005. pp. 833-40.

▮ 약물역학용어집(한글) ▮

ㄱ

가설	hypothesis
가설검정	hypothesis testing, test of hypothesis
가설생성	hypothesis generation
가우스분포, 정규분포	Gaussian distribution
(가치)평가	evaluation
간독성	hepatotoxicity
간질	epilepsy
감마오류, 제3종 오류	gamma error
감시	surveillance
감시체계	surveillance system
감시프로그램	surveillance program
감염성 질환의 인과성 검정을 위한 코흐-헨레 조건	Koch-Henle postulated for establishing causation for infectious diseases
강제조치	compulsory action
개별증례안전성보고	Individual Case Safety Report (ICSR)
개별짝짓기	individual matching
개연성	plausibility
개인식별자 제외 정보, 익명정보	de-identified information
개인식별코드를 없앤 자료, 익명자료	de-identified data set
개인정보규제	privacy regulation
개인정보보호	data privacy protection
개인정보보호위원회	Privacy Board
개입, 중재	intervention
개입연구, 중재연구	interventional research
갱신제도	Renewals
거짓경보(위실마리정보)	false alert (false signal)
건강관련 삶의 질	health related quality of life (HRQL)
건강관련 삶의 질 측정도구	health related quality of life instrument
건강근로자효과	healthy worker effect
건강기록조사	health records survey
건강면접조사	health interview study
건강보조제	dietary supplement

건강보험	health insurance
건강보험데이터베이스	health insurance databases
건강보험심사평가원	Health Insurance Review & Assessment Service (HIRA)
건강보험양도및책임에관한법	Health Insurance Portability and Accountability Act (HIPPA)
건강보험청구자료	health insurance claims database
건강상 순편익	net health benefit
건강성과연구	health outcomes research
건강수준	health profile
건강유지조직 학술연구망	HMO Research Network
건강협동조합	Group Health Cooperative (GHC)
건강효용지표	Health Utility Index
검사결과	laboratory result
검사결과모니터링	laboratory monitoring
검정력	power
격려보고	stimulated reporting
결과분석	consequence analysis
결정론적 분석	deterministic analysis
결정수형, 의사결정나무	decision tree
결측값대치	imputation
결측값대치법	imputation method
결측자료	missing data
경구피임약	oral contraceptive
경제성 분석	economic analysis
경제성 연구	economic study
경피약물흡수	transdermal drug absorption
계량화방법	quantitative evaluation method
계산도표	nomogram
계통오차	systematic error
계획서순응피험자군분석	per protocol analysis
고위험환자	high-risk patient
고정무작위배정	fixed randomization
고정코호트	fixed cohort
고정코호트연구	fixed cohort study, fixed-entry cohort study
고정효과모형	fixed effect model
고혈압치료	antihypertensive treatment
골드버그건강설문도구	General Health Questionnaire (GHQ, Goldberg)
공개임상시험	open study, open trial

공중보건감시	public health surveillance
공통비용	overhead cost
과거비교군	historical control
과거코호트	historical cohort
과민반응	hypersensitivity reaction
과소보고	under-reporting
과실배상	negligence reparation
과잉짝짓기	over matching
관련 규제 적용이 안 되는 오래된 약물	grandfather drug
관련성의 강도	strength of association
관리과오	management error
관찰값 대 기대값 분석	observed-to-expected analysis
관찰비뚤림	observational bias
관찰연구	observational study
관찰자료	observational data
교란	confounding
교란변수, 교란요인	confounding variable, confounder, confounding factor
교란비뚤림	confounding bias
교차비	cross-product ratio
교차설계시험	crossover design trial
교차시험	crossover trial
교차연구	crossover study
구간추정	interval estimation
구간추정치	interval estimate
구성타당도	construct validity
국가가정간호호스피스조사	National Home and Hospice Care Survey
국가감시센터	national monitoring center
국가모자보건조사	National Maternal and Infant Health Survey
국가보건복지위원회	National Board of Heath and Welfare
국가사망지표	National Death Index
국가약물감시센터	National Drug Monitoring Centre
국가약물감시위원회	National Pharmacovigilance Commission
국가약물감시체계	National Pharmacovigilance System
국가약물규제기관	national regulatory authority
국가약물분류체계	National Drug Classification coding system
국가약물유발안구부작용등록사업	National Registry of Drug-Induced Ocular Side Effects

국가약물코드	National Drug Codes (NDCs)
국가예방접종등록사업	National Vaccination Registry
국가외래진료조사	National Ambulatory Medical Care Survey
국가의약품정책	national medicinal drug policy
국가임상지표개발포럼	National Forum on Clinical Indicatior Development
국가질병및치료지표	National Disease and Therapeutic Index (NDTI)
국가출생및사망률조사	National Natality and Mortality Surveys
국립보건원	National Institutes of Health (NIH)
국립아동보건인력개발원	National Institute of Child Health and Human Development (NICHD)
국립의학통계센터	National Center for Health Statistics
국민건강면접조사	National Health Interview Survey
국민건강보험공단	National Health Insurance Corporation
국민건강영양조사	National Health and Nutrition Examination Survey (NHANES)
국제건강행동망	Health Action International (HAI)
국제공동기술문서	Common Technical Document (CTD)
국제남성보건연구	International Men's Health Study (IMHS)
국제무과립구증및재생불량성빈혈연구	International Agranulocytosis and Aplastic Anemia Study (IAAAS)
국제보고표준	international reporting standards
국제선천기형모니터링체계정보센터	International Clearing-house of Birth Defects Monitoring Systems (ICBDMS)
국제약물감시	Global drug surveillance
국제약물감시보고	international vigilance reporting
국제약물감시학회	International Society of Pharmacovigilance (ISoP)
국제약물모니터링프로그램	International Drug Monitoring Programme
국제약물모니터링협력센터	Collaborating Centre for International Drug Monitoring
국제약물역학학술대회	International Conference on Pharmacoepidemiology (ICPE)
국제약물역학회	International Society of Pharmacoepidemiology (ISPE)
국제약물역학회지	Pharmacoepidemiology and Drug Safety
국제연합교육과학문화기구	United Nations Educational, Scientific and Cultural Organisation (UNESCO)
국제의료기기명명체계	Global Medical Device Nomenclature (GMDN)
국제의학기구협회	Council for International Organizations of Medical Sciences (CIOMS)
국제일반명	International Nonproprietary Name (INN)
국제일차진료분류	International Classification of Primary Care (ICPC)

국제임상역학망	International Clinical Epidemiology Network (INCLEN)
국제제약시장조사연구그룹	International Pharmaceutical Market Research Group (IPMRG)
국제제약협회연맹	International Federation of Pharmaceutical Manufacturers Association (IFPMA)
국제조화회의	International Conference on Harmonisation of Technical Requirements for Registration of Pharmaceuticals for Human Use (ICH)
국제종양학질병분류	International Classification of Diseases for Oncology (ICD-O)
국제질병분류	International Classification of Disease (ICD)
국제질병분류 10차 개정	ICD-10-CA
국제질병분류 9차 개정	ICD-9-CM
국제질병분류코드체계	ICD (International Classification of Diseases) coding system
군집	cluster, clustering
군집 무작위배정	cluster randomization
군집자료	aggregated data
궤양치료	antiulcer therapy
귀무가설	null hypothesis
규제	regulation
규제기관	regulatory agency
규제 당국	regulatory authority
근거중심의학	evidence-based medicine
금기	contraindication
금전적 순편익	net monetary benefit
급사	sudden death
기간-반응관계	duration-response relationship
기간비뚤림	length bias
기대-관찰 비	expected-observed ratio
기대수	expected number
기록연구, 문헌연구	archival research
기밀성	confidentiality
기밀정보	confidential information
기반집단	source population
기술적 연구	descriptive study
기여도	attributability
기여요인	contributing factor
기여위험도, 초과위험도	attributable risk (AR)

기저위험, 배경위험	baseline risk, reference risk, background risk
기준시점	index date
기준일	reference date
기준일일사용량	defined daily dose (DDD)
기준증례분석	reference case analysis
기준타당도	criterion validity
기형유발	teratogenesis
기형유발물질	teratogen
긴급보고	emergency report
길항작용	antagonism
길항제 반응	antagonist response
깔때기점도표, 깔때기그림	funnel plot

ㄴ

나란조알고리즘	Naranjo scoring method
난수발생알고리즘	random number-producing algorithm
내성	toleration
내인성 교감신경유사작용	intrinsic sympathomimetic activity (ISA)
내인성 영향	intrinsic effect
네덜란드 공중보건당국	Public Health Supervisory Service
네덜란드 병원약사회	Netherlands Society of Hospital Pharmacists
네덜란드 약물감시재단	Netherlands Pharmacovigilance Foundation (Lareb)
네덜란드 약물평가국	Medicines Evaluation Board Agency
네덜란드 왕립의과대학	Royal College of Physicians
네덜란드 왕립의사협회	Royal Dutch Medical Association (KNMG)
네덜란드 의약품집	Farmacotherapeutisch Kompas
네이만의 오류	Neyman's fallacy
노령화 인구집단	ageing population
노출	exposure
노출기간	duration of exposure
노출인구집단 기여위험점유율	attributable fraction of the risk in the exposed
노출인구집단 원인점유율	etiologic fraction of the risk in the exposed
노출자료	exposure data
노팅햄 삶의 질 평가도구	Nottingham Health Profile (NHP)
노화	ageing
뇌염백신	encephalitis vaccine
눈가림	blinding

뉴질랜드 약물유해반응위원회	Medicines Adverse Reactions Committee (MARC)
뉴질랜드 유해반응모니터링센터	Centre for Adverse Reactions Monitoring (CARM)
뉴질랜드 의약품평가자문위원회	Medicines Assessment Advisory Committee (MAAC)
뉴질랜드 처방–사례감시체계	New Zealand, prescription-event monitoring (PEM)
능동 감시	active surveillance

ㄷ

다국가임상시험	multinational clinical tiral
다면기능평가설문지	Multi-Dimensional Functional Assesment Questionnaire (MFAQ)
다변량분석	multivariate analysis
다약제내성유전자	multidrug resistance gene-1 (MDR-1)
다약제요법	polypharmacy
다원분석	multi-way analysis
다인자병인론	multi-factorial aetiology
다중검정	multiple testing
다중공선성	multicollinearity
다중비교방법	multiple comparison technique
다중비교보정	adjustment for multiple comparison
다중회귀분석	multiple regression analysis
단면연구	cross-sectional study
단백결합	protein binding
단변량분석	univariate analysis
단순 무작위배정	simple randomization
단순평가	simple estimate
단일그룹 전후비교 설계	one-group pre-post design
단일염기다형성	single-nucleotide polymorphism (SNP)
단일환자 무작위배정 비교임상시험	N-of-1 RCT
단일환자 시계열적 연구설계	single subject time series design (SSTSD)
단일환자시험	N of 1 trial
단측검정	one-sided test, one-tailed test
단측 눈가림	single-blind
대규모단순안전성연구	large, simple safety study (LSSS)
대규모단순안전성임상시험	large, simple safety trial
대규모단순임상시험	large simple trial (LST)
대리결과변수	surrogate endpoint
대리측정치	proxy measure

대립가설	alternative hypothesis
대립유전자	allele
대사물	metabolite
대응위험도, 교차비	odds ratio
대조군	control, control group
대조군, 비교군	reference group
대조짝짓기	counter-matching
대체약물	alternative medication
대체요법	alternative treatment
대체치료	therapeutic alternative
대표성	representativeness
덤으로 하는 경제성 평가	piggyback economic evaluation
데이터마이닝	data mining
데이터베이스	database
덴마크 국가병원등록사업	Danish National Hospital Registry
덴마크 국가보건의료서비스	Danish National Health Service (NHS)
덴마크 오덴세대학약물역학데이터베이스	Odense University Phammacoepidemiological Database (OPED)
도구변수	instrumental variable (IV)
도하선언	Doha declaration
독극물관리센터	Poison Control Center
독극물정보센터	Poison Information Center
독립개원의협의회	Individual Practice Associations (IPAs)
독립변수	independent variable
독립의사협회	Independent Physicians Associations (IPAs)
독성 반응	toxic reaction
독성학적 연구	toxicology study
독성효과	toxic effect
독일 의약품법	German Drug Act
독일 의약품안전청	Bundesinstitut fur Arzneimittel und Medizinprodukte (BfArM)
동등성	equivalence
동등성 검정	equality test
동등성 시험	equivalence testing, test of equivalence
동등성 연구	equivalence study
동물독성학	animal toxicology
동반질환	comorbidity
동시개입	concomitant intervention

동시치료, 병용치료	concomitant therapy
동시투여, 병용투여	concomitant medication
동의서 양식	consent form
동의/허가모델	consent/authorizational model
동적인	dynamic
동질성	homogeniety
동질성 검정	homogeneity test
뒤바뀜비뚤림, 역전비뚤림	cart versus horse bias
듀크대학과 북캐롤라이나대학의 건강 평가지수	Duke-UNC Health Profile
드럭덱스	Drugdex
들고나는 인구집단	dynamic population
들고나는 코호트	dynamic cohort
등급척도	rating scale
디에틸스틸베스트롤	diethylstilbesterol (DES)
디지탈리스중독증	digitalis intoxication
DTaP 예방접종	DTaP vaccination (Diphtheria-Pertussis-Tetanus vaccination)

ㄹ

라모트리진복용임산부등록	Lamotrigine Pregnancy Registry
라이증후군	Reye's syndrome
라틴아메리카 의약품연구단체	Latin American Group for Drug
란셋	Lancet
랜덤효과모형	random effect model
런던역학회	London Epidemiological Society (LES)
런던위생및열대의과대학	London School of Hygiene and Tropical Medicine (LSHTM)
로지스틱모형	logistic model
로지스틱회귀분석	logistic regression analysis
로체스터역학연구	Rochester Epidemiological Project
RUCAM 인과성평가척도	Roussel Uclaf Causality Assessment Method (RUCAM)
류머티스관절염	rheumatoid arthritis

ㅁ

마콥모형	Markov model

만성병역학	chronic diseases epidemiology
만성병지표	Chronic Disease Score (CDS)
만텔-헨젤	Mantel-Haenszel
매우 드문 약물의 효과	orphan beneficial drug effect
매우 드문 유해사례	orphan adverse event
맥네머검정	McNemar's test
맥마스터건강지표	McMaster Health Index
맥마스터건강지표설문지	McMaster Health Index Questionnare (MHIQ)
메드라인	Medline
메디메트릭데이터베이스	Medimetrik database
메디케어 및 메디케이드 관리센터	Centers for Medicare and Medicaid Services (CMS)
메디케이드자료 온라인분석 및 처방감시체계	Computerized Online Medicaid Analysis and Surveillance System
메타분석	meta-analysis
메타회귀분석	meta-regression analysis
면역특이체질	immunologic idiosyncrasy
면접비뚤림	interviewer bias
면접조사	interviewing survey
면제약품	non-PMA product PMA
모니터링, 감시	monitoring
모델, 모형	model
모델링	modelling
모순효과	paradoxical effect
몬테카를로시뮬레이션	Monte Carlo Simulation
무과실보상	no-fault compensation
무응답자	non-responder
무작위배정	random allocation, randomization
무작위배정 비교임상시험	randomized controlled trial (RCT)
무작위배정표	randomization list
문헌감시	literature surveillance
문헌검색	literature search
미국 건강보험재정관리국	Health Care Financing Agency (HCFA)
미국 건강유지조직	Health Maintenance Organization (HMO)
미국 공중보건법	Public Health Service Act (PHSA)
미국 공중위생국	Public Health Service (PHS)
미국 국가건강조사	US National Health Survey
미국 국립보건원 임상시험센터	General Clinical Research Center
미국 국립암연구소	(US) National Cancer Institute

미국 노인의료보험(메디케어)	Medicare
미국 백신식별표준화사업	Vaccine Identification Standards Initiative (VISI)
미국 백신안전성자료연계체계	Vaccine Safety Datalink (VSD)
미국법정전염병감시체계	National Notifiable Disease Surveillance System (NNDSS)
미국병원약전연구학회	American Hospital Formulary Society (AHFS)
미국 보건복지부	US Department of Health and Human Services (HHS)
미국 보건의료연구및질평가기관	Agency for Healthcare Research and Quality (AHRQ)
미국 보건정책연구소	Agency for Healthcare Policy Research
미국 보건통계센터	US National Center for Health Statistics
미국 보훈청	US Department of Veterans Affairs
미국 복지개혁법(1996)	Welfare Reform Act of 1996
미국 사망추적조사	Mortality Followback Survey
미국소아과학회	American Academy of Pediatrics (AAP)
미국 소아백신피해보상법(1986)	US National Childhood Vaccine Injury Act 1986
미국 소아임상연구형평법(2003)	Pediatric Research Equity Act 2003
미국 순수식품의약품법(1906)	Pure Food and Drug Act 1906
미국 식품의약품안전국	Food and Drug Administration (FDA)
미국 식품의약품화장품법(1938)	Food, Drug and Cosmetic Act 1938
미국심장학회	American College of Cardiology (ACC)
미국 약물안전청	Office of Drug Safety (ODS)
미국 약사법(1968)	Medicines Act of 1968
미국 AHRQ 의약품교육연구센터	Centers for Education and Research on Therapeutics (CERT)
미국 FDA 건강기능식품안전센터 유해사례보고체계	CFSAN Adverse Event Reporting System (CAERS)
미국 FDA 생물의약품평가연구센터	Center for Biologics Evaluation and Research (CBER)
미국 FDA 수의약품관리센터	Center for Veterinary Medicine (CVM)
미국 FDA 식품안전및영양센터	Center for Food Safety and Nutrition (CFSAN)
미국 FDA 약물유해반응신고체계(메드와치)	MedWatch
미국 FDA 의료기기및방사선보건센터	Center for Devices and Radiological Health (CDRH)
미국 FDA 의약품평가연구센터	Center for Drug Evaluation and Research (CDER)
미국 FDA 처방약물사용자법(1992)	Prescription Drug User Fee Act (PDUFA)
미국 FDA 현대화법	FDA Modernization Act (FDAMA)
미국 연방관보	Federal Register
미국 연방법	Federal Common Rule
미국 연방 식품의약품화장품법	Federal Food, Drug and Cosmetic Act (FDCA)

미국 예방접종후유해사례보고체계	Vaccine Adverse Events Reporting System (VAERS)
미국 유해사례보고체계	Adverse Event Reporting System (AERS)
미국은퇴자협회	American Association of Retired Persons (AARP)
미국 의료기관인증위원회	Joint Commission on Accreditation of Healthcare Organizations (JCAHO)
미국 의료보호(메디케이드)	Medicaid
미국 의료보호관리정보체계	Medicaid Management Information System
미국 의료보호데이터베이스	Medicaid database
미국 의료보호의약품사용양상평가프로그램	Medicaid DUR program
미국 의료보호정책	Medicaid program
미국 의료보호통계정보체계	Medicaid Statistical Information System (MSIS)
미국 의료보호환자안전감시체계	Medicaid Patient Safety Monitoring System
미국 의사처방가이드북	physician's desk reference (PDR)
미국의사협회	American Medical Association (AMA)
미국의사협회 약사위원회	American Medical Association Council on Pharmacy and Chemistry
미국 의약품사용과오보고와 예방을 위한 국가조정위원회	National Coordinating Council for Medication Error Reporting and Prevention (NCC MERP)
미국 의학연구소	Institute of Medicine (IOM)
미국 임상백신안전성평가네트워크	Clinical Immunization Safety Assessment (CISA) network
미국제약협회	Pharmaceutical Research and Manufacturers of America (PhRMA)
미국 질병관리본부	Centers for Disease Control and Prevention (CDC)
미국 처방약가결정국	Prescription Pricing Bureau
미국총괄예산조정법	Omnibus Budget Reconciliation Act
미국 피험자보호국가위원회	US National Commission for the Protection of Human Subjects
미국 회계국	US Government Accounting Office
미국 희귀의약품법(1983)	US Orphan Drug Act 1983
민감도	sensitivity
민감도검사	sensitivity testing
민감도분석	sensitivity analysis

ㅂ

반사실	counterfactual
반응률	reaction rate
반응적응성 무작위배정	response adaptive randomization

발생	incidence
발생률	incidence rate
발생환자	incident case
방법론	methodology
방향성	directionality
배가적 상호작용	multiplicative interaction
배아발생	embryogenesis
배정된 대로 분석	intention-to-treat analysis
백분위수법	percentile method
백신	vaccine
백신및면역공동위원회	Joint Committee on Vaccination and Immunisation
백신시판후유해반응감시표준화워크숍	Workshop on Standardization of Definitions for Postmarketing Surveillance of Adverse Vacine Reactions
백신안전성연구	vaccine safety study
벅슨비뚤림	Berkson's bias
범주형자료	categorical data
베이즈방정식	Bayes' equation
베이즈법칙	Bayes' law
베이즈이론	Bayes' theorem
베이즈확률이론	Bayes' probability theorem
베이지안	Bayesian
베이지안논리학, 베이지안이론	Bayesian logic
베이지안데이터마이닝분석법	Bayesian data mining methods
베이지안모델	Bayesian model
베이지안방법론	Bayesian methodology
베이지안복합변수분석	Bayesian complex variable analysis
베이지안분석	Bayesian analysis
베이지안신뢰전달신경망	Bayesian Confidence Propagation Neural Network (BCPNN)
베이지안유해반응진단도구	Bayesian Adverse Reaction Diagnostic Instrument (BARDI)
베이지안인과성평가	Bayesian causality assesment
베이지안통계방법	Bayesian statistical methods
벨몬트보고서	Belmont Report
변수	variable
병용금기	contraindicated drug, co-prescribing of contraindicate
병용금기약물 병용조제	co-dispensing of contraindicated drugs

병용투여	comedication
병원대조군	hospital control
병원약물역학	hospital pharmacoepidemiology
병인연구, 질병원인연구	etiologic study
병인적 확실성	etiologic certainty
보건경제학	health economics
보건및사회보호법(2001)	Health and Social Care Act 2001
보건의료서비스	health-care service
보건의료인 안전성서한	Dear Healthcare Professional (Pharmacist) Letter
보건의료정책평가센터	Center for Health Care Policy and Evaluation
보건의료체계	health care system
보고분율비	proportional reporting ratio (PRR)
보고비	reporting ratio (RR)
보고오즈비	Reporting Odds Ratio (ROR)
보고율	reporting rate
보스톤 약물감시협력프로그램	Boston Collaborative Drug Surveillance Program (BCDSP)
보완의학	complementary medication
보정	adjustment
보정되지 않은, 조	crude
보험청구데이터베이스	claims database
보험청구자료	claims based data
복약과오	patient compliance error, patient adherence error
복약순응도	drug adherence, medication compliance
복약순응도연구학	pharmionics
부작용	side effect
부정맥	arrhythmia
부정의약품	fraudulent drug
부형제	excipient
북미 임산부등록사업	North American Pregnancy Registry
북유틀랜드 약물역학처방데이터베이스	Pharmacoepidemiologic Prescription Database of the County of North Jutland (PDNJ)
분류되지 않은	unclassified
분류비뚤림	misclassification bias
분산분석	analysis of variance (ANOVA)
분산형 병원컴퓨터프로그램	Decentralized Hospital Computer Program (DHCP)
분석적 연구	analytic study
분율	proportion

분자약물역학	molecular pharmacoepidemiology
분포용적	apparent volume of distribution
분할표	contingency table
불균형측정	measure of disproportionality
불멸시간비뚤림(결과변수 발생이 불가능한 기간에 의한 비뚤림)	immortal time bias
불비례	disproportionality
불순응	non-compliance
불편추정치	unbiased estimate
브라이검 여성병원	Brigham and Women's Hospital (BWH)
브래포드 힐의 인과성 평가기준	Bradford Hill criteria
블록 무작위배정	block randomization
비	ratio
비교관찰연구	comparative observational study
비교(임상)시험	comparative trial
비대조군연구	non-controlled study
비대조군임상시험, 단일군임상시험	non-controlled trial
비뚤린동전법	biased coin method
비뚤림	bias
비례대응비	proportional odds ratio (POR)
비례배분, 비례적 분포	proportional distribution
비례보고법	proportional reporting method
비례위험모형	proportional hazard model
비례이환율	proportional morbidity ratio
비모수적 부트스트랩	nonparametric bootstrap
비베이즈통계모델	non-Bayesian statistical model
비스테로이드성 소염제	non-steroidal anti-inframmatory drug (NSAID)
비실험적 설계	non-experimental design
비실험적 연구	non-experimental study
비어즈의 기준(노인주의사용약물목록)	Beers' criteria
비열등성	non-inferiority
비용분석방법	cost analysis method
비용자료분석	cost data analysis
비용-최소화분석	cost-minimization analysis
비용-편익분석	cost-benefit analysis
비용-편익연구	cost-benefit study
비용확인분석	cost identification analysis
비용-효과	cost-effectiveness

비용-효과분석	cost-effectiveness analysis
비용-효과연구	cost-effectiveness study
비용-효용분석	cost-utility analysis
비용-효용비	cost-utility ratio
비용-효용연구	cost-utility study
비율	rate
비지메드(국제약물모니터링프로그램 약물안전성 정보 전자우편전달시스템)	Vigimed
비지베이스(국제약물모니터링프로그램 약물유해 사례데이터베이스)	VigiBase
비지플로우(국제약물모니터링프로그램 웹기반 약물유해사례보고시스템)	VigiFlow
비차별오분류	non-differential misclassification
비참여군	non-participant
비척도	ratio gambling
B형간염바이러스	hepatitis B virus (HBV)
B형간염예방접종	hepatitis B vaccination
B형 반응	type B reaction
B형 약물유해반응	adverse drug reaction type B
비활성성분	inactive ingredient
빈도	frequency
빈도짝짓기	frequency matching

ㅅ

사람교환법	person trade-off
사망률	death rate
사망자료	death file, mortality data
사망자료발생률	death certificate notification (DCN%)
사망자료유병률	death certificate only (DCO%)
사망자/발생자 비	mortality/incidence ratio (M/I ratio)
사망증명서	death certificate
사망증명서자료	Death Certification Database
사망통계	mortality statistics
사이토크롬 P450	cytochrome P450
사전오즈	prior odds
사전확률	prior probability
사회역학	social epidemiology
사후분석	post hoc analysis

사후오즈	posterior odds
사후확률	posterior probability
삶의 질	quality of life (QOL)
삶의 질 측정도구(EQ5)	EuroQol-5 dimension (EQ-5D)
3의 규칙	rule of three
삼차예방	tertiary prevention
삼측눈가림	triple-blind
삼환계항우울제	tricyclic antidepressant
상관분석	correlation analysis
상관성	correlation
상당히 확실함	probable/likely
상대보고비	relative reporting ratio
상대위험도	relative risk
상대적 우월	weak dominance, extended dominance
상승작용	synergy
상호작용	interaction
생명윤리 문제	bioethical issue
생명표법	life-table technique
생물의약품관리법(1902)	Biologics Control Act 1902
생물정보학	bioinformatics
생물학적 동등성	bioequivalence
생물학적동등성시험기준	Bioequivalence regulation, Bioequivalence requirement
생물학적 제제	biologic product/biological product
생물학적 추론	biological inference
생물학적 타당성	biological plausibility
생물학적 표지자 정보	biomarker information
생약	herbal medicine
생약 건강보조식품	herbal supplement
생약제품	herbal product
생의학연구	biomedical research
생정통계자료	vital statistics data
생존분석	survival analysis
생존비뚤림	survival bias
생체이용률	bioavailability
생태학적	ecological
생태학적 비뚤림	ecological bias
생태학적 상관성	ecological correlation

생태학적 연구	ecological study
생태학적 오류	ecological fallacy
생활만족도지표	Life Satisfaction Index (LSI)
생활습관개입임상시험	lifestyle intervention trial
선별적 동의	selective consent
선정기준	inclusion criteria
선천성 기형	birth defect, congenital anomaly
선택비뚤림	selection bias
선택적 생존	selective survival
선형회귀모형	linear regression model
설명변수	explanatory variable
성과	outcome
성과연구	outcomes research
성별 분포	gender distribution
성향점수	propensity score
세계무역기구	World Trade Organization (WTO)
세계보건기구	World Health Organization (WHO)
세계보건기구 국제약물모니터링프로그램	WHO Programme for International Drug Monitoring
세계보건기구 약물사용연구그룹	Drug Utilization Research Group (DURG)
세계보건기구 약물사전	WHO Drug Dictionary
세계보건기구 약물정보	WHO Drug Information
세계보건기구 예방접종자문위원회	Global Advisory Committee on Vaccine Safety
세계보건기구 유해반응데이터베이스	WHO Database of Adverse Reactions
세계보건기구 유해반응용어체계	WHO Adverse Reactions Terminology (WHOART)
세대효과	generation effect
세포독성물질	cytotoxic agents
세포유전검사	cytogenetic testing
소그룹분석	subgroup analysis
소비자단체	consumer advocacy group
소비자보호법(1987)	Consumer Protection Act 1987
소비자신고	consumer report
소아금기(특정연령대 금기)	pediatric contraindication
소아임상시험	pediatric trial
소아청소년과	pediatrics
수동적 감시	passive surveillance
수동적 보고	passive reporting
수용위험	acceptable risk

순간발생률	instantaneous incidence rate
순응도	compliance
순차설계	sequential design
숲그림	forest plot
스웨덴선천성기형등록사업	Swedish Registry of Congenital Malformations
스웨덴신생아등록사업	Swedish Medical Birth Registry
스웨덴 약물법인	National Corporation of Pharmacies
스웨덴 웁살라대학 일차의료연구센터	Center for Primary Care Research, University of Uppsala, Sweden
스웨덴의사협회	Swedish Medical Association
스코틀랜드 국가보건서비스	National Health Service in ScotLand (NHSiS)
스코틀랜드 사망자료	Scottish Morbidity Record (SMR)
스코틀랜드 일차의료서비스부서	Practitioner Services Division (PSD)
스튜던트 t검정, t검정	Student's t-test
스티븐스-존슨증후군	Stevens-Johnson syndrome (SJS)
슬론역학센터	Slone Epidemiology Center
승인전후연구	peri-approval trial
시간교환법	time trade-off
시간순서	time sequence
시간약물학	chronopharmacology
시간창	time-window
시계열 추세	secular trend
시나리오분석	scenario analysis
시애틀-킹지역공중보건과	Seattle-King county Public Health Department
시장조사자료	market research data
시점유병률	point prevalence
시판 전 감시	pre-marketing surveillance
시판 전 승인신청서	pre-market application/approval (PMA)
시판 전 약물안전성문제	pre-marketng drug safety problem
시판 전 연구	pre-marketing study
시판 전 임상시험	pre-marketing clinical trial
시판철회, 시판철수	drug withdrawal, market withdrawal
시판허가	marketing authorization (MA)
시판허가(캐나다에서 사용하는 관리용어임)	notice of compliance (NOC)
시판허가권자	marketing authorization holder (MAH)
시판 후 관찰적 연구	post-marketing observational study (PMOS)
시판 후 단계	post-authorisation phase
시판 후 모니터링	post-marketing monitoring

시판 후 보고	post-marketing reporting
시판 후 안전성 연구	post-marketing safety study
시판 후 안전성평가연구	post-approval safety study (PASS)
시판 후 약물안전성	post-marketing drug safety
시판 후 연구	post-approval study, post-authorisation study, post-marketing study
시판 후 유해사례 보고	post-marketing adverse event reporting
시판 후 조사, 시판 후 약물감시	post-marketing drug surveillance, post-marketing surveillance (PMS)
시험	trial
시험용의약품	investigational product
시험자	investigator
식별가능한 정보	identifiable information
식욕억제제	anorectic agent
식품의약품안전청	Korea Food and Drug Administration
식품의약품화장품법 키포버-해리스 수정법안 (1938)	Kefauver-Harris Amendments to Food, Drug, and Cosmetic Act of 1938
신경망	neural network
신규분자물질	new molecular entity (NME)
신규화학물질	new chemical entity (NCE)
신뢰구간	confidence interval (CI)
신뢰도	reliability
신속보고	expedited report (alert report)
신약	new product
신약임상시험계획승인신청	investigational New Drug (IND) Application
신약임상시험계획승인제도	Investigational New Drug (IND) Regulation
신약임상시험의뢰자	Investigational New Drug (IND) Sponsor
신체활동기능측정도구	Functional Assesment Inventory (FAI)
신호대비잡음비	signal-to-noise ratio
실마리정보	signal
실마리정보 검색	signal detection
실마리정보 생성	signal generation
실마리정보 인식	signal recognition
실마리정보 조사	signal investigation
실마리정보 평가	signal evaluation
실시간처방분석감시체계	Computerized On-line Medical Pharmaceutical Analysis and Surveillance System (COMPASS)
실용임상시험	pragmatic clinical trial
실패유형	failure mode

실패유형 및 영향분석	failure mode and effects analysis (FMEA)
실험	experimentation
실험적 근거	experimental evidence
실험적 연구	experimental study
심각도기준	seriousness criteria
심슨파라독스, 심슨역설	Simpson's paradox
싸스캐치완건강데이터베이스	Saskatchewan Health Databases
싸스캐치완보건계획	Saskatchewan Health Plan
C형간염바이러스	hepatitis C virus (HCV)

ㅇ

아시아심혈관질환국제협력연구	International Collaborative Study of Cardiovascular Disease in ASIA (InterASIA)
아시아약물역학네트워크	Asian PharmacoEpidemiology Network (AsPEN)
ICH E2A 신속보고 정의 및 기준	ICH E2A definitions and standards for expedited reporting
ICH E2B 약물유해반응 보고자료 요소	ICH E2B data elements for transmission of adverse drug reaction reports
ICH E2C 주기적 안전성정보갱신보고	ICH E2C periodic safety update reports (PSURs)
ICH M1 제도관련 의학용어의 표준화	ICH M1 standardization of medical terminology for regulatory purposes
ICH M2 규제정보의 전자전달 표준화	ICH M2 electronic standards for the transfer of regulatory information (ESTRI)
IMS 미국 메디플러스데이터베이스	Intercontinental Medical Statistics (IMS) America Mediplus database
IMS 약물사용분모자료	Intercontinental Medical Statistics (IMS) drug-use denominator data
IMS 헬스	Intercontinental Medical Statistics (IMS) Health
iPLEDGE위해관리프로그램	iPLEDGE program
아큐탄관련최기형성위해관리체계	System to Manage Accutane-Related Teratogenicity (SMART)
악명비뚤림(원인인자로 알려진 요인에 노출된 사람이 더 많이 연구에 참여하게 되는 선택비뚤림의 일종)	notoriety bias
안전성속보체계	Rapid Alert System
안전성 실마리정보	safety signal
안전성 평가	safety evaluation
알고리즘	algorithm
ROC곡선	receiver operator characteristics (ROC) curve

암감시체계	Cancer Surveillance System (CSS)
암등록자료	cancer registry data
암연구네트워크	Cancer Research Network (CRN)
약, 약물, 약제, 의약품	drug
약, 약물, 의약품, 의학	medicine
약, 약물, 의약품	drug, medication, medicine, medicinal product
약국기반감시방법	pharmacy-based surveillance method
약국데이터베이스	pharmacy database
약국자료	pharmacy file
약국정보관리체계	Pharmacy Information Management System
약국조제	pharmacy dispensing
약동학	pharmacokinetics
약력학	pharmacodynamics
약력학적 효과	pharmacodynamic effect
약리학	pharmacology
약물감수성	drug sensitivity
약물감시	pharmacovigilance, pharmacosurveillance
약물감시연구사업단	Pharmacovigilance Research Network
약물감시특별위원회	Pharmacovigilance working Party (PhVWP)
약물감시프로그램	drug surveillance program
약물개발과정	drug development process
약물경제성 평가 임상시험	pharmacoeconomic trial
약물경제학	pharmacoeconomics
약물경제학연구설계	pharmacoeconomic studies design
약물공개임상시험	open label study
약물기록	drug documentation
약물남용	drug abuse
약물노출	drug exposure
약물노출-결과 관련성	drug exposure-outcomes association
약물노출자료	drug exposure data
약물대사	drug metabolism
약물독성	drug toxicity
약물매출자료	drug sales data
약물모니터링, 약물감시	drug monitoring
약물반응	drug response
약물분포	drug distribution
약물비순응	drug noncompliance
약물-사례 관계	drug-event relationship

약물-사례 관련성	drug-event association
약물사용	drug utilization
약물사용양상	drug utilization pattern
약물사용연구	drug utilization research, drug utilization study
약물사용자료	drug utilization data
약물사용평가	drug utilization review (DUR)
약물사용평가프로그램	Drug Usage Evaluation (DUE) Program
약물상호작용	drug interaction
약물생명주기	drug lifecycle
약물손상	drug injury
약물순응도	drug compliance
약물안전성	drug safety
약물안전성모니터링, 약물안전성감시	drug safety monitoring
약물안전성및위해관리자문위원회	Drug Safety and Risk Management (DSaRM) advisory committee
약물안전성 실마리정보	drug safety signal
약물안전성연구	drug safety study
약물안전성자료	drug safety data
약물 알레르기	drug allergy
약물-알레르기 상호작용	drug-allergy interaction
약물-약물 상호작용	drug-drug interaction
약물역가	drug potency
약물역학	pharmacoepidemiology
약물역학연구	pharmacoepidemiological study, pharmacoepidemiologic research
약물오용	drug misuse
약물요법	drug therapy
약물유전체학	pharmacogenomics
약물유전학	Pharmacogenetics
약물유해반응	adverse drug reaction (ADR)
약물유해반응 용어분류체계(미국 FDA 개발)	Coding Symbols for Thesaurus of Adverse Reaction Terms (COSTART)
약물유해반응 증례보고	adverse drug reaction case report
약물유해반응 집중자발신고	intensified spontaneous reporting
약물유해사례	adverse drug event (ADE)
약물유해효과	adverse drug effect
약물의존성	pharmacodependence
약물작용	drug action
약물저용량투여	drug underdosing

약물-적응증 쌍	drug-indication pair
약물전달체	drug transporter
약물전달체계	drug delivery system
약물 제거, 배설	drug elimination
약물제형	drug formulation
약물중단	drug discontinuation
약물중단기간, 휴약기간	drug holidays
약물중독	drug addiction
약물-질환금기	drug-disease contraindication
약물처방내역	drug regimen
약물처방연구	drug prescription study
약물처방자료	drug presccription data
약물출하	drug shipment
약물치료, 약물치료학	pharmacotherapy
약물치료부족	drug undertreatment
약물코드	drug code
약물효과	drug effect, drug effectiveness
약물효능	drug efficacy
약물효율	drug efficiency
약물흡수	drug absorption
약사위원회	Medicines Commission
약사재량약	behind the counter drug
약용식물	medicinal plant
약전	National Pharmaceutical Compendia
약전체계	formulary system
약제태아위험도분류기준	FDA Pregnancy Category FDA
양성예측도	positive predictive value (PPV)
양측 검정	two-sided test, two-tailed test
양측눈가림	double-blind
양측눈가림 무작위배정 비교임상시험	double-blind randomized clinical trial
어린이보호용 포장용기	child resistant packaging
에거검정	Egger's test
S.T.E.P.S. 프로그램	S.T.E.P.S. program
HMG-CoA 환원효소억제제	HMG-CoA reductase inhibitor
A형 반응	type A reaction
A형 약물유해반응	adverse drug reaction type A
XML 표준	Extensible Markup Language (XML) standard
여성호르몬제제	female hormone supplement

역분산방법	inverse-variance method
역인과관계비뚤림	reverse causality bias
역학	epidemiology
역학연구	epidemiological study
역학적 모형	epidemiologic model
역확률가중추정법	inverse probability of treatment weighted (IPTW) method
역효과를 야기하는 정책	counterproductive policy
연관불균형	linkage disequilibrium (LD)
연관성	association
연구대상	study subject
연구대상 표적집단	target population
연구설계	research design, study design
연령효과	age effect
연속성 보정	continuity correction
연속추출	consecutive sampling
연속형 변수	continuous variable
연속형 자료	continuous data
염기서열분석	DNA sequencing
영국 국가보건서비스	National Health Service (NHS)
영국 보건정보센터	Health Informatics Centre (HIC)
영국 약물감시연구부서	Drug Surveillance Research Unit
영국 약물관리국	Medicines Control Agency (MCA)
영국 약물및치료회보	Drugs and therapeutic bulletin
영국 약물안전성연구부서	Drug Safety Research Unit (DSRU)
영국 약물안전성연구부서의 처방사례모니터링체계	Prescription-Event Monitoring of the Drug Safety Research Unit (DSRU)
영국 약물유해반응 온라인 정보추적	Adverse Drug Reactions On-line Information Tracking (ADROIT)
영국 약물평가및모니터링기구	Medicines Evaluation and Monitoring Organisation
영국 의약품관리국	UK Medicines Control Agency
영국 의약품및의료기기관리국	Medicines and Healthcare products Regulatory Agency (MHRA)
영국 의약품법	UK Medicines Act
영국 의약품안전위원회	Committee on Safety of Medicines (CSM)
영국 인체용약물법(1994)	Medicines for Human Use (Marketing Authorisations Etc.) Regulations 1994
영국 일반의료위원회	General Medical Council (GMC)
영국 일차진료연구데이터베이스	General Practice Research Database (GPRD)

영국 임상기술센터	Clinical Technology Centre
영국 자료보호감독관	Data Protection Commissioner
영국 자료보호법(1998)	Data Protection Act 1998
영국 지역약물감시센터	Regional Monitoring Centres (RMCs)
영국 처방사례모니터링체계	Prescription-Event Monitoring (PEM)
영국 처방약가결정국	Prescription Pricing Authority (PPA)
영국표준처방	British National Formulary (BNF)
영아급사증후군	sudden infant death syndrome (SIDS)
영양보조제	nutritional supplement
영양제	nutriceutic (nutritional)
예방접종	immunization, vaccination
예방접종유해사례감시체계	Monitoring System for Adverse Events Following Immunizations (MSAEFI)
예방접종후유해사례	Adverse Events Following Immunizations (AEFI), vaccine adverse event
예상가능한 약물유해반응	expected adverse drug reaction
예상가능한 유해효과	expected adverse effect
예상가능한(허가사항에 반영된)	expected (labeled)
예상하지 못한 약물유해반응	unexpected ADR
예측구간	prediction interval
예측모델링	predictive modeling
(오)남용	abuse
오류, 과오	error
오리지널 의약품	brand name drug
오용	misuse
오즈	odds
왁스만-해치법(1984)	Waxman-Hatch Act 1984
외래환자	outpatient
외부효과	extrinsic effect
외삽모형	extrapolation model
용량반응관계	dose-response relationship
용량오류	dosing error
용량 의존적	dose-dependent
용량최적화	dose optimization
용량효과	dose effect
우도비	likelihood ratio
우도함수	likelihood function
우선순위선별법	methods of triage

우수약물감시수행지침	Good Pharmacovigilance Practice (GVP)
우수역학연구수행지침	Good epidemiologic practice (GEP), Guidelines for Good Epidemiology
우수제조관리기준	Good manufacturing practice (GMP)
우연변동	chance variation
우연에 의한 일치, 우연일치도	chance agreement
우월성	superiority
웁살라국제약물모니터링프로그램	Uppsala global monitoring programme
웁살라모니터링센터	Uppsala Monitoring Center (UMC)
웨버효과	Weber effect
위약	placebo
위약에 의한 위해효과(노시보효과)	nocebo effect
위약효과, 플라시보효과	placebo effect
위양성	false positive
위음성	false negative
위조 의약품, 가짜약	counterfeit drug
위해, 위험	risk
위해관리	risk management (RM)
위해관리계획	Risk Management Plan (RMP)
위해물질중독방지포장법(1970)	Poison Prevention Packaging Act 1970
위해반응	risk response
위해-이익프로파일	risk-benefit profile
위해정량화	risk quantification
위해정보교류	risk communication
위해차이, 위험도 차이	risk difference
위해창	risk window
위해최소화	risk minimization
위해최소화실행계획, 위해최소화방안	Risk Minimization Action Plan (RiskMAP)
위해추정, 위험도 추정	risk estimation
위해측정	risk assessment, risk measurement
위해특성화	risk characterization
위해평가	risk evaluation
위해확인	risk identification
위해확인을 위한 최소환자수	number of patients needed to harm (NNH)
위험, 위해	hazard
위험률	hazard rate
위험비	risk ratio
위험요인	risk factor

위험우선순위	risk priority number (RPN)
위험-이익 가치평가	risk-benefit appraisal
위험-이익균형	risk-benefit balance
위험-이익분석	risk-benefit analysis
위험-이익비	risk-benefit ratio
위험-이익평가	risk-benefit evaluation
위험집단	at-risk group
위험함수	hazard function, risk function
위험함수비	hazard-function ratio
윌콕슨 순위합검정	Wilcoxon rank-sum test
유나이티드헬스그룹	United Health Group (UHG)
유나이티드 헬스케어 연구데이터베이스	United HealthCare Research Database
유럽 단일증례약물감시	European Single Case Pharmacovigilance Exchange (EUROSCAPE)
유럽 약물감시연구그룹	European Pharmacovigilance Research Group
유럽 약물사용 및 유해사례데이터베이스	EudraWatch database
유럽 약물사용연구그룹	European Drug Utilization Research Group (Euro-DURG)
유럽약물역학및약물감시센터네트워크	European Network of Centres for Pharmacoepidemiology and Pharmacovigilance (ENCePP)
유럽연합 약물규제당국네트워크	European Union Drug Regulatory Authority Network (EUDRANET)
유럽연합약물감시데이터베이스	EudraBase
유럽연합약물감시체계	EudraVigilance
유럽연합의약품규제조약	Rules governing medicinal products in the European Union
유럽 의약품법규	European pharmaceutical legislation
유럽의약품청	European Medicines Agency (EMA)
유럽 의약품평가보고	European Product Assessment Report (EPAR)
유럽 인권협약	European Convention on Human Rights
유럽 인류책임협약	European Convention on Human Responsibility
유럽 인체용의약품위원회	Committee for Human Medicinal Products (CHM)
유럽 제약마케팅연구협회	European Pharmaceutical Marketing Research Association (EPhMRA)
유럽 최기형성정보네트워크	European Network of Teratology Information Services (ENTIS)
유럽 특허의약품위원회	Committee for Proprietary Medicinal Products (CPMP)
유럽 표준화위원회	European Committee for Standardisation (CEN)

유럽 항경련제등록사업	European Anticonvulsant Registry
유방촬영술	mammography
유병률	prevalence
유병률대응비	prevalence odds ratio (POR)
유병률비	prevalence ratio (PR)
유병률연구	prevalence study
유병률조사	prevalence survey
유병비뚤림	prevalence bias
유병환자	prevalent case
유의수준	significance level
유전자검사	genetic testing
유전자-노출 상호작용분석	gene-exposure interaction analysis
유전자 다형성	gene polymorphism
유전자분석	genotyping
유전자-약물 상호작용	gene-drug interaction, gene-medication interaction
유전자정보	genetic information
유전자치료	gene therapy
유전적 근거	genetic basis
유전적 다형성	genetic polymorphism
유전적 변이	genetic variability
유전적 소인	genetic predisposition
유전적 요인	genetic factor
유전체연구	genome research
유전체학	genomics
유전학	genetics
유해경험	adverse experience
유해반응	adverse reaction
유해반응보고	adverse reaction report
유해반응소식지	Adverse Reactions Newsletter
유해사례	adverse event
유해사례 모니터링	adverse event monitoring
유해사례보고데이터베이스	adverse event reporting database
유해사례사전, 유해사례모음집	adverse event dictionary
유해사례 지속기간	duration of an adverse event
유해효과	adverse effect
유행성	epidemic
유효성분, 활성성분	active ingredient
율의 Q	Yule's Q

음성예측도	negative predictive value
의뢰비뚤림	referral bias
의뢰자	sponsor
의료과오	medical error
의료기기	devices, medical device
의료기기안전법(1990)	Safe Medical Devices Act 1990
의료기기유해사례신고체계	Medical Device Reporting (MDR) system
의료수가청구	medical care claim
의료인 안전성서한	dear doctor letter
의료질관리국가위원회	National Committee on Quality Assurance (NCQA)
의무기록	medical record
의무기록연계	medical record linkage
의무기록조사	chart review
의무보고	mandatory reporting, obligatory reporting
의무시판후조사	mandated postmarketing study
의사결정분석모형	decision analytic model
의약품	medical product, pharmaceutical product
의약품규제	drug regulation
의약품규제기관	drug regulator
의약품규제당국	Drug Regulatory Authority
의약품등독성시험기준	Toxicology testing standards, Toxicology testing requirements
의약품등록	drug registry
의약품등안전성정보관리규정	Provision of safety information management regulation of drugs
의약품및의료기기감시네트워크	Medical Product Surveillance Network (MedSuN)
의약품부작용피해구제제도	Social Relief Scheme for Serious Adverse Drug Reactions
의약품비용한도	drug expenditure limit (DEL)
의약품사용과오	medication error
의약품사전	drug dictionary
의약품 승인	drug approval
의약품시판허가일	international birth date (IBD)
의약품안전성중점사업	Drug Safety Initiative
의약품의 새로운 적응증 개발	drug repositioning
의약품의 합리적 사용을 위한 국제네트워크	International Network for Rational Use of Drugs (INRUD)
의약품임상시험관리기준	Good Clinical (research) Practices (GCP)
의약품적정사용정보집	Information on appropriate use of medicines

의약품정보센터	drug information center
의약품정보학회지	Drug Information Journal
의약품정보협회	Drug Information Association (DIA)
의약품정책	drug policy
의약품 집중모니터링프로그램	Intensive Medicines Monitoring Programme (IMMP)
의약품처방조제지원서비스	Drug Utilization Review Service
의약품허가사항에 기재되지 않은	unlabelled
의학문헌	medical literature
의학연구윤리심의위원회	Institutional Review Board (IRB)
의학연구윤리위원회	Office for Human Research Protections
의학연구윤리자문위원회	Scientific and Ethical Advisory Board (SEAB)
의학적 평가	medical assessment
이뇨제	diuretic
이단계 표본추출	two-stage sampling
이분형 변수	binary variable
이분형 자료	dicotomous data
이산변수	discrete variable
2상 대사효소	phase II enzyme
이익-위험균형	benefit-risk balance
이익-위험분석	benefit-risk analysis
이익-위험정보교류	benefit-risk communication
이익-위험평가	benefit-risk assessment, benefit-risk evaluation
이익-위험프로파일	benefit-risk profile
이질성	hetetogeniety
이차예방	secondary prevention
이탈리아 국가보건의료서비스데이터베이스	Italian National Health Service database
이탈리아 다목적전산데이터베이스	Italy multi-purpose automated database
이탈리아 의약품개정법(1994)	Drug Reform Act 1994
이항법칙	binomial law
이항분포	binomial distribution
이환및사망주간보고서	morbidity and mortality weekly report (MMWR)
이환율	morbidity
이환율의 강도, 이환력	force of morbidity
이환자료	morbidity data
익명화	anonymization
익명화된 기록	anonymised record
익명화된 단일증례보고	anonymized single-patient case report (ASPR)

인간피험자	human subject
인과관계	causal association
인과성	causality
인과성 등급	causality rating
인과성 척도	causality scale
인과성 평가	causality assessment, causality evaluation
인과성 평가방법	causality assessment method
인구기반데이터베이스	population-based database
인구집단 기여위험점유율	attributable fraction of the risk in the population
인구집단-시	population-time
인구집단 원인점유율	etiologic fraction of the risk in the population
인구집단혼합	population admixture
인-년	person-years
인덱스 메디커스	Index Medicus
인슐린저항성	insulin resistance
인-시	person-time
인-월	person-months
인위적 연관성	artifactual association
인-일	person-days
인적 자원	personnel resource
인지비뚤림	cognitive bias
인플루엔자백신	influenza vaccine
일관성	coherence, consistency
일몰제	Sunset clause
일반선형모델	generalized linear model
일반선형방정식	general linear equation
일반의	general practitioner (GP)
일반의약품	non-prescription drug, over the counter (OTC), OTC medication
일본 시판직후약물감시제도	Early-Phase Post-Marketing Vigilance (EPPV)
일본 약물유해반응 · 감염증보고제도	Adverse Drug Reaction (ADR) and Infection Reporting System
일본 우수감시기준	Good Vigilance Practice (GVP)
일본 우수시판후조사연구기준	Good Post-marketing Study Practice (GPSP)
일본 의약품시판후조사제도	Good Post-marketing Surveillance (GPMS)
일본 의약품의료기기종합기구	Pharmaceutical Medical Device Agency (PMDA)
일본 후생노동성	Ministry of Health, Labour and Welfare (MHLW)
1상 대사효소	phase I enzyme

일상진료관계	normal care relationship
일원분석	one-way analysis
일일권장복용량	recommended daily dose (RDD)
일일처방용량	Prescribed Daily Dose (PDD)
일차예방	primary prevention
일차진료기반국가이환율조사	National Morbidity Survey in General Practice
일차진료정보통합프로젝트	Integrated Primary Care Information project (IPCI)
일차진료제도	general practice system
일평균용량	average daily dose (ADD)
임계값분석	threshold analysis
임계기	critical period
임계용량	critical dose
임부금기	contraindications for pregnancy
임산부약물노출등록체계	pregnancy drug exposure registry
임상검사자료	clinical laboratory data
임상결과	clinical outcome
임상문서, 임상자료	clinical dossier
임상시험	clinical trial
임상시험과 함께하는 경제성 평가	economic evaluation alongside clinical trial
임상시험보고 표준지침	Consolidated Standards for Reporting Trials (CONSORT) statement
임상시험수탁기관	clinical research organization, contract research organization (CRO)
임상시험자자료집	investigator brochure
임상약리학	clinical pharmacology
임상역학	clinical epidemiology
임상정보체계	clinical information system
임상진료지침	practice guidelines
임신예방프로그램	Pregnancy Prevention Program (PPP)
입원	hospital admission, hospitalization
입원비뚤림	admission bias

ㅈ

자가보고연구	self-reported study
자가투약	self-medication
자기기입식 설문지	self-recorded questionnaire
자기선택비뚤림	self-selection bias

자동점검보고	autoscreen report
자료관리센터	Data Coordination Center
자료및안전성관리위원회	Data and Safety Monitoring Board (DSMB)
자료분석	data analysis
자료연계	record linkage
자료원	data resource
자료입력	data entry
자료잠금시점	data lock-point (DLP)
자료처리네트워크	data processing network
자료타당성	data validity
자료평가	data evaluation
자발적보고	spontaneous reporting, voluntary reporting
자발적보고데이터베이스	spontaneous reports database
자발적보고체계	spontaneous reporting system
자발적부작용보고	spontaneous adverse drug reaction report
자아존중감측정도구	Self-Esteem Scale (Rosenberg)
자아존중검사	Self-Esteem Inventory (SEI)
자원소모량	resource utilization
자원자	volunteer
작용기전	mechanisms of action
잔류효과	carry-over effect
잔의 분류(노인주의사용약물목록)	Zahn's classification
잠복기	latency period, latent period
잠복기가 긴 결과변수	long latency outcome
잠복기가 긴 유해반응	long latency adverse reaction
재심사제도	re-examination system
재투여	rechallenge
재평가제도	re-evaluation system
적응성 무작위배정	adaptive randomization
적응성 반응	adaptive response
적응증	indication
적응증에 의한 교란	confounding by indication
적정약물농도	therapeutic window
전구약물	pro-drug
전구증상비뚤림	protopathic bias
전기2상 임상시험(임상2a)	phase II-A clinical trial
전산데이터베이스	automated database
전산DUR프로그램	computerized DUR program

전산암등록사업	Automated Tumor Registry for Oncology
전산질관리	automated quality control
전산처방입력체계	Computerized Prescriber Order Entry (CPOE)
전신성홍반성낭창	systemic lupus erythematosus (SLE)
전이부위반응	transit site reaction
전임상규제사항	pre-clinical regulatory requirement
전임상시험	pre-clinical testing
전임상안전성평가	pre-clinical safety evaluation
전임상약물감시	preclinical pharmacovigilance
전자모니터링, 전자감시	electronic monitoring
전자보고	electronic reporting
전자서명	digital signature, electronic signature
전자약국자료	computerized pharmacy record
전자약물유해사례감시시스템	Computerized Adverse Drug Event Surveillance System (CADESS)
전자의무기록	electronic medical record (EMR)
전자표준	electronic standard
전자환자기록	electronic patient dossier (EPD)
전투여	prechallenge
전향적 연구	prospective study
전향적 코호트연구	prospective cohort study
절단발생률	truncated incidence rate
절대위험도	absolute risk
절대적 우월	strong dominance
점검	audit
점증적 비용-효과비	incremental cost-effectiveness ratio (ICER)
점추정치	point estimate
정규근사	normal approximation
정규법칙	normal law
정규분포	normal distribution
정기안전성정보보고	periodic safety update report (PSUR)
정밀도	precision
정밀추정치	precision estimate
정보공개, 정보의 자유	freedom of information (FOI)
정보기술	information technology
정보비뚤림	information bias
정보성분	information component (IC)
정부(미국) 신약허가신청	new drug application (NDA)

정부(캐나다) 신약개발문서	new drug dossier (NDD)
정신보건서비스	mental health service
정책결정	policy decision
정책수립	policy making
정확포아송신뢰구간추정법	exact Poisson confidence interval
제1상 임상시험	phase I clinical trial
제1종 오류	type I error, alpha error
제2상 임상시험	phase II clinical trial
제2종 오류	beta error, type II error
제3상 임상시험	phase III clinical trial
제3종 오류	type III error
제4상 임상시험	phase IV clinical trial
제4상 임상연구	phase IV study
제거속도상수	elimination rate constant
제네릭 의약품	generic drug
제약산업	pharmaceutical industry
제약의학	pharmaceutical medicine
제조물책임법	Product Liability Law (PL)
제조업자약물유해반응신고프로그램	MedWatch to Manufacturer Program (MMP)
제품정보	product information
Z검정	Z-test
Z-통계량	Z-statistics
조건부 로지스틱회귀분석	conditional logistic regression
조건부확률	conditional probability
조기경보체계	early warning system
조기후탈분극	early after-depolarisation (EAD)
조사, 연구	survey
조작적 인과성	operational causality
조제과오	dispensing error
조직병리학	histopathology
존스홉킨스보건대학원	Johns Hopkins Bloomberg School of Public Health
종속변수	dependent variable
종적모니터링	longitudinal monitoring
종적연구	longitudinal study
종적자료	longitudinal data
종적환자자료	longitudinal patient database
주변구조적 모형	marginal structural model
주변확률	marginal probability

주사부위반응	injection site reaction
중간결과	intermediate outcome
중간평가변수	intermediate endpoint
중대하고 예측하지 못한 약물유해반응	serious unexpected adverse drug reaction (SUSADR)
중도 절단	censoring
중독	addiction
중복증례	duplicate case
중복처방	duplicate prescription
중복처방, 치료중복	therapeutic duplication
중앙집중형 약물유해사례보고체계	centralized adverse event reporting system
중점사업	Critical Path Initiative
중증피부유해반응에대한국제환자-대조군연구	International Case-Control Study on Severe Cutaneous Adverse Reactions
중추신경흥분제	central nervous system stimulant (CNSS)
증가한 생존기간	life-years saved
증례보고 인과성 평가	causation determination from case report
증상	symptom
증후군	syndrome
지붐의사최대금액	willingness-to-pay threshold
지역사회기반 공중보건시험	community based public health trial
지역사회대조군	community control, population control
지역사회대조군이 있는 병원 기반 환자-대조군 연구	hospital-based case-control study with community control
지역사회보건지표	Community Health Index (CHI)
지역사회시험	field trial
지역약물감시센터	regional pharmacovigilance center
지적재산권	intellectual property right
직관적 평가	global introspection
직접면접조사	direct interview survey
직접효과	direct (primary) effect
진단명기준환자군	Diagnosis Related Group (DRG)
진단비뚤림	diagnostic bias
진단자료	diagnosis data
진단코드	diagnosis code
진료전일시순응	white-coat compliance
진양성	true positive
진음성	true negative
진정제	tranquilliser

진통제	analgesic
질관리	quality control
질병등록	disease registry
질병상태	disease state
질병자연사	disease natural history
질보정생존년수	quality-adjusted life-years (QALYs)
질보증 활동	quality assurance activity
집단면역	herd immunity
집단예방접종 캠페인	mass immunization campaign
집중감시	intensified surveillance
징후	sign
짝짓기	matching

ㅊ

차별적 오분류	differential misclassification
차별적 파악, 차별확인	differential detection
차별적 회상	differential recall
찰슨 지표	Charlson index
처방	prescription
처방과오	prescribing error
처방관행	prescribing practice
처방기록	prescription record
처방력	prescription history
처방비뚤림	prescription bias
처방사례모니터링데이터베이스	Prescription-Event Monitoring Database
처방약사용합동위원회	Joint Commission on Prescription Drug Use
처방의약품	prescription product
처방입력	order entry
처방자	prescriber
천연물	natural product
청소율, 제거율	clearance
체계적 문헌고찰	systematic review
체계화된 의료전문용어(의학용어 및 분류체계)	Systematized Nomenclature of Medicine Clinical Terms (SNOMED CT)
체질량지수	body mass index (BMI)
초과위험도	excess risk
초기 발생환자, 기준환자	index case

초회투여현상	first dose phenomenon
최기형성	teratogenicity
최소자승법	ordinary least squares regression
최종결과	final outcome
추계학적 분석	stochastic analysis
추론	inference
추적관찰	follow-up
추적관찰보고	follow-up report
추적관찰서한	follow-up letter
추적관찰연구	follow-up study
추적소실	loss to follow-up
출생등록자료	birth register record
출생코호트효과	birth cohort effect
출판비뚤림	publication bias
충수염	appendicitis
충수절제술	appendectomy
측정	measurement
측정비뚤림	measurement bias
측정오류	measurement error
층화	stratification
층화무작위배정	stratified randomization
층화분석법	stratified analysis
치료	treatment
치료군	treatment group
치료방법	therapeutic measure
치료역	therapeutic range
치료역이 좁은 약물	narrow therapeutic index (NTI)
치료요법, 요법	therapeutic
치료이익	therapeutic benefit
치료일수	days of treatment
치료저해오류	therapy-compromising error
치료적 점검	therapeutic audit
치료지속성	drug persistence
치료지수	therapeutic index
치료학적 동등성	therapeutic equivalence
치료효과	therapeutic effect

ㅋ

카이저퍼머넌트	Kaiser Permanente (KP)
카이제곱검정	chi.square test
카이제곱통계량	chi.square statistic
카파통계량	kappa statistics
카플란 삶의 질 측정도구	Quality of Well-Being Scale (Kaplan)
칼슘길항제	calcium antagonist
칼슘채널차단제	calcium channel blocker
캐나다 보건정보원	Canadian Institute for Health Information (CIHI)
캐나다 보건중재분류체계	Canadian Classification of Health Intervention (CCI)
캐나다 사망데이터베이스	Canadian Mortality Database
캐나다 예방접종 후 안전성 능동적 모니터링프로그램	Immunization Monitoring Program-Active (IMPACT)
캐나다 의약품관리부서	Therapeutic Products Programme (TPP)
캐나다 진단, 치료 및 수술법 분류체계	Canadian Classification of Diagnostic, Therapeutic and Surgical Procedures
캘리포니아사망지표	California Death Index
코넬의학지표	Cornell Medical Index (CMI, Brodman)
코크란 라이브러리 또는 코크란 학술지	Cochrane library
코크란-만텔-헨젤검정	Cochran-Mantel-Haenszel test
코크란연합	Cochrane collaboration
코호트	cohort
코호트 내 표본	sub-cohort sample
코호트 내 환자-대조군연구	nested case-control study
코호트연구	cohort study
코호트효과, 세대효과	cohort effect
콕스모델	Cox model
콕스비례위험모델	Cox's proportional hazard model
콜모고로프-스머노프검정	Kolmogorov-Smirnov test
QT간격연장증후군	long QT syndrome (LQTS)
크러스컬-왈리스검정	Kruskal-Wallis test
크레아티닌 청소율	creatinine clearance
클로람페니콜	chloramphenicol

ㅌ

타당도평가연구	validation study

탄저병 백신	anthrax vaccine
탐색적 시험	exploratory trial
탐색적 연구	exploratory study
태반전달	placental transmission
태아독성	fetal toxicity
태아병증	fetopathy
태아사망	fetal death
터스키기매독연구	Tuskegee syphilis experiment
통계분석	statistical anaysis
통계적 검정	statistical test
통계적 검정력	statistical power
통계적 유의성	statistical significance
통계적 종속성	statistical dependence
통계적 추론	statistical inference
통계청 사망자료	Korea National Statistical Office Death Certification Database
통합추정치	pooled estimate
통합치료효과	pooled treatment effect
퇴원기록조사	hospital discharge survey
투약, 약, 약물, 의약품	medication
투약과오	medication administration error
투여기록	dosing history
투여부위 반응	administration site reaction
투여양상	dosing pattern
투여용량	dosing regimen, drug dosage
투여중단, 중지	dechallenge, discontinuation
특별 백신안전성 역학연구	ad hoc epidemiology study on vaccine safety
특별분석	ad hoc analysis
특별 시판후역학연구	ad hoc postmarketing epidemiologic study
특별 안전성 분석	ad hoc safety analysis
특별연구	ad hoc study
특별 자료수집	ad hoc data collection
특별조사	ad hoc survey
특별 코호트연구	ad hoc cohort study
특별 환자-대조군연구	ad hoc case-control study
특이도	specificity
특이반응	idiosyncracy
특정연구	particularistic research

특정환자추적연구	longitudinal patient-specific study

ㅍ

PHARMO 데이터베이스	PHARMO database
PHARMO 자료연계체계	PHARMO record linkage system
PHARMO 체계	PHARMO system
파일 연계	file linkage
판정기준	cutoff criteria
패널(긴 시간, 질문 또는 조사를 목적으로 뽑은 한 무리의 사람들)	panel
편익-비용비	benefit-cost ratio
편향된 추정치	biased estimate
평가	assessment
평가불가/분류불가	unassessible/unclassifiable
평균발생률	incidence density (ID), incidence density rate
평균비용-효과비	average cost-effectiveness ratio (ACER)
평균치료기간	average duration of treatment (ADT)
평상시 발생기대지수	endemic index
평행군	parallel group
평행설계	parallel design
폐쇄인구집단	closed population
포괄적 동의	universal consent
포아송공식	Poisson formula
포아송과정	Poisson process
포아송근사	Poisson approximation
포아송모델	Poisson model
포아송법칙	Poisson law
포아송변수	Poisson parameter
포아송분포	Poisson distribution
포아송확률	Poisson probability
포아송회귀분석	Poisson regression
포획-재포획	capture-recapture
표면타당도, 안면타당도	face validity
표본	sample
표본비뚤림	sample distortion bias
표본추출	sampling
표본추출률	sampling fraction

표본크기	sample size
표준기회선택법	standard gambling
표준인구집단	standard population
표준정규분포	standard normal distribution
표준편차	standard deviation
표준화	standardization
표준화발생비	standardized incidence rate (SIR)
표준화보고비	standardized Reporting Ratio (SRR)
표준화사망비	standardized mortality ratio (SMR)
표준화율	standardized rate
표현형	phenotype
프랑스 건강보험서비스	French Health Insurance Service
프랑스 약물감시체계	French Pharmacovigilance System
프랑스 의약품보건안전청	(French) Agence National de Securité du Medicament (ANSM)
프랑스 의약품안전청	French Health Products Safety Agency
프랑스 지역약물감시센터	Regional Centres for Pharmacovigilance (CRPV)
프레드허친슨암연구센터	Fred Hutchinson Cancer Research Center
프렌지알고리즘	French imputability method, French pharmacovigilance method
프로토콜, 연구계획서	protocol
프로트롬빈시간 국제표준화비	international normalized prothrombin time ratio (INR)
p-값	p-value
피부 광과민성	cutaneous photosensitivity
피부반응검사	skin test
피셔정확검정	Fisher's exact test
피임약	contraceptive
피험자 동의	informed consent

ㅎ

하버드뱅가드의료조합	Harvard Vanguard Medical Associates (HVMA)
하버드필그림보건의료재단	Harvard Pilgrim Health Care (HPHC)
한계비용-효과비	marginal cost-effectiveness ratio (MCER)
한국노인약물역학코호트	Korean Elderly Pharmacoepidemiologic Cohort (KEPEC)
한국의약품안전관리원	Korea Institute of Drug Safety & Risk Management
(한국) 중앙약사심의위원회	Central Pharmaceutical Affairs Council

한국형알고리즘	Korean algorithm
할인	discounting
항간질제	antiepileptic
항결핵제	antitubercular drug
항경련제	anticonvulsant drug
항궤양제	antiulcer agent
항균제	antimicrobial
항균제 내성	antimicrobial (bacterial) resistance
항레트로바이러스제	antiretroviral
항상성 조절	homeostatic regulation
항생제	antibiotic
항아리모형	urn design
항암화학요법	cancer chemotherapy
항우울제	antidepressant
항응고제	anticoagulant
항정신병제	antipsychotic
항혈전제	antithrombotic agent
항협심증제	antianginal agent
항히스타민제	antihistamine
해독	detoxification
해부학적 치료적 화학적 분류체계(ATC 분류코드)	anatomic, therapeutic, chemical (ATC) classification
행정데이터베이스	administrative database
허가당국	licensing authority
허가사항 변경	labelling change
허가사항 외	off-label
허가신청	licensing application
허가 전 약물생명주기	pre-licensing lifecycle
허가 전 임상자료	pre-licensing human database
허가체계	licensing system
허가 후 단계	post-licensing phase
허가 후 담당부서	post-licensing division
허가 후 백신안전성모니터링	post-licensure vaccine safety monitoring
허가 후 연구	post-licensing study
헝가리 선천성기형등록	Hungarian Congenital Malformation Registry
헝가리 선천성기형 환자-대조군감시	Hungarian Case-Control Surveillance of Congenital Abnormalities (HCCSCA)
헬싱키선언	Declaration of Helsinki

현지조사, 현장조사	field study
혈당강하제, 당뇨병치료제	antidiabetic
혈압강하제	antihypertensive
혈중 농도	plasma level
혈중 농도-시간곡선	plasma concentration-time curve
혈중 약물농도양상	plasma drug concentration profile
혈중 크레아티닌 농도	plasma creatinine concentration
호르몬대체요법	hormone replacement therapy (HRT)
호주약물반응자문위원회	Austrailian Drug Reactions Advisory Committee (ADRAC)
호주 약제태아위험도 분류기준	An Australian categorization of risk of drug use in pregnancy
호주 의약품관리청	Therapeutic Goods Administration (TGA)
호주 의약품급여자문위원회	Pharmaceutical Benefits Advisory Committee (PBAC)
화학요법	chemotherapy
확률론적 민감도분석	probabilistic sensitivity analysis
확률론적 방법	probabilistic method
확률오차	random error
확인	identification
확인비뚤림	ascertainment bias
확인비뚤림, 파악비뚤림	detection bias
확인연구	verification study
확인율	confirmation rate
확인율	verification rate
환경적 요인	environmental factor
환경적 효과	environmental effect
환자, 사례, 증례	case
환자개인정보	patient privacy
환자-교차연구	case-crossover study
환자-교차연구설계	case-crossover design
환자군	cases, case series
환자군연구	case-series study
환자-대조군감시프로그램	case-control surveillance (CCS) program
환자-대조군연구	case-control study, case-control design
환자순응도	patient adherence
환자-시간-대조군연구	case-time-control design
환자-인구집단연구	case-population study

환자접근도	patient access
환자정보	patient information
환자정보보호	patient confidentiality
환자증례보고	case report
환자-코호트연구	case-cohort study
환자확인	patient identification
황금기준	gold standard
황색카드데이터베이스	Yellow Card Database
황색카드체계	Yellow Card Scheme
회귀계수	regression coefficient
회귀분석	regression analysis
회상비뚤림	recall bias
횡문근융해증	rhabdomyolysis
효과	effect, effectiveness
효과변경	effect modification
효과변경인자	effect modifier
효과확인을 위한 최소환자수	number of patients needed to treat (NNT)
효능	efficacy
효소	enzyme
효소면역측정법	Enzyme Linked Immunosorbent Assay (ELISA)
효소억제	enzyme inhibition
효소유도	enzyme induction
효율	efficiency
후기2상 임상시험(임상2b)	phase II-B clinical trial
후향적 연구	retrospective study
후향적 코호트연구	retrospective cohort study
휴약기간	washout period
희귀의약품	orphan drug, orphan medicine
희귀의약품 지정	orphan designation
희귀질환	orphan disease
히스타민수용체길항제(차단제)	histamine H2 receptor antagonist (H2RA), H2 blocker

약물역학용어집(영문)

A

absolute risk	절대위험도
abuse	(오)남용
acceptable risk	수용위험
active ingredient	유효성분, 활성성분
active surveillance	능동 감시
adaptive randomization	적응성 무작위배정
adaptive response	적응성 반응
addiction	중독
ad hoc analysis	특별분석
ad hoc case-control study	특별 환자-대조군연구
ad hoc cohort study	특별 코호트연구
ad hoc data collection	특별 자료수집
ad hoc epidemiology study on vaccine safety	특별 백신안전성 역학연구
ad hoc postmarketing epidemiologic study	특별 시판후역학연구
ad hoc safety analysis	특별 안전성 분석
ad hoc study	특별연구
ad hoc survey	특별조사
adjustment	보정
adjustment for multiple comparison	다중비교보정
administration site reaction	투여부위 반응
administrative database	행정데이터베이스
admission bias	입원비뚤림
adverse drug effect	약물유해효과
adverse drug event (ADE)	약물유해사례
adverse drug reaction (ADR)	약물유해반응
Adverse Drug Reaction (ADR) and Infection Reporting System	일본 약물유해반응 · 감염증보고제도
adverse drug reaction case report	약물유해반응 증례보고
Adverse Drug Reactions On-line Information Tracking (ADROIT)	영국 약물유해반응 온라인 정보추적
adverse drug reaction type A	A형 약물유해반응
adverse drug reaction type B	B형 약물유해반응
adverse effect	유해효과
adverse event	유해사례

adverse event dictionary	유해사례사전, 유해사례모음집
adverse event monitoring	유해사례 모니터링
adverse event reporting database	유해사례보고데이터베이스
Adverse Event Reporting System (AERS)	미국 유해사례보고체계
Adverse Events Following Immunizations (AEFI)	예방접종후유해사례
adverse experience	유해경험
adverse reaction	유해반응
adverse reaction report	유해반응보고
Adverse Reactions Newsletter	유해반응소식지
age effect	연령효과
ageing	노화
ageing population	노령화 인구집단
Agency for Healthcare Policy Research	미국 보건정책연구소
Agency for Healthcare Research and Quality (AHRQ)	미국 보건의료연구및질평가기관
aggregated data	군집자료
algorithm	알고리즘
allele	대립유전자
alpha error	제1종오류
alternative hypothesis	대립가설
alternative medication	대체약물
alternative treatment	대체요법
American Academy of Pediatrics (AAP)	미국소아과학회
American Association of Retired Persons (AARP)	미국은퇴자협회
American College of Cardiology (ACC)	미국심장학회
American Hospital Formulary Society (AHFS)	미국병원약전연구학회
American Medical Association (AMA)	미국의사협회
American Medical Association Council on Pharmacy and Chemistry	미국의사협회 약사위원회
analgesic	진통제
analysis of variance (ANOVA)	분산분석
analytic study	분석적 연구
anatomic, therapeutic, chemical (ATC) classification	해부학적 치료적 화학적 분류체계(ATC 분류코드)
An Australian categorization of risk of drug use in pregnancy	호주 약제태아위험도 분류기준
animal toxicology	동물독성학
anonymised record	익명화된 기록
anonymization	익명화
anonymized single-patient case report (ASPP)	익명화된 단일증례보고
anorectic agent	식욕억제제
antagonism	길항작용

antagonist response	길항제 반응
anthrax vaccine	탄저병 백신
antianginal agent	항협심증제
antibiotic	항생제
anticoagulant	항응고제
anticonvulsant drug	항경련제
antidepressant	항우울제
antidiabetic	혈당강하제, 당뇨병치료제
antiepileptic	항간질제
antihistamine	항히스타민제
antihypertensive treatment	고혈압치료
antihypertensive	혈압강하제
antimicrobial	항균제
antimicrobial (bacterial) resistance	항균제 내성
antipsychotic	항정신병제
antiretroviral	항레트로바이러스제
antithrombotic agent	항혈전제
antitubercular drug	항결핵제
antiulcer agent	항궤양제
antiulcer therapy	궤양치료
apparent volume of distribution	분포용적
appendectomy	충수절제술
appendicitis	충수염
archival research	기록연구, 문헌연구
arrhythmia	부정맥
artifactual association	인위적 연관성
ascertainment bias	확인비뚤림
Asian PharmacoEpidemiology Network (AsPEN)	아시아약물역학네트워크
assessment	평가
association	연관성
at-risk group	위험집단
attributability	기여도
attributable fraction of the risk in the exposed	노출인구집단 기여위험점유율
attributable fraction of the risk in the population	인구집단 기여위험점유율
attributable risk (AR)	기여위험도, 초과위험도
audit	점검
Austrailian Drug Reactions Advisory Committee (ADRAC)	호주약물반응자문위원회
automated database	전산데이터베이스
automated quality control	전산질관리

Automated Tumor Registry for Oncology	전산암등록사업
autoscreen report	자동점검보고
average cost-effectiveness ratio (ACER)	평균비용-효과비
average daily dose (ADD)	일평균용량
average duration of treatment (ADT)	평균치료기간

B

background risk	기저위험, 배경위험
baseline risk	기저위험
Bayes' equation	베이즈방정식
Bayesian	베이지안
Bayesian Adverse Reaction Diagnostic Instrument (BARDI)	베이지안유해반응진단도구
Bayesian analysis	베이지안분석
Bayesian causality assesment	베이지안인과성평가
Bayesian complex variable analysis	베이지안복합변수분석
Bayesian Confidence Propagation Neural Network (BCPNN)	베이지안신뢰전달신경망
Bayesian data mining methods	베이지안데이터마이닝분석법
Bayesian logic	베이지안논리학, 베이지안이론
Bayesian methodology	베이지안방법론
Bayesian model	베이지안모델
Bayesian statistical methods	베이지안통계방법
Bayes' law	베이즈법칙
Bayes' probability theorem	베이즈확률이론
Bayes' theorem	베이즈이론
Beers' criteria	비어즈의 기준(노인주의사용약물목록)
behind the counter drug	약사재량약
Belmont Report	벨몬트보고서
benefit-cost ratio	편익-비용비
benefit-risk analysis	이익-위험분석
benefit-risk assessment	이익-위험평가
benefit-risk balance	이익-위험균형
benefit-risk communication	이익-위험정보교류
benefit-risk evaluation	이익-위험평가
benefit-risk profile	이익-위험프로파일
Berkson's bias	벅슨비뚤림
beta error	제2종 오류
bias	비뚤림

biased coin method	비뚤린동전법
biased estimate	편향된 추정치
binary variable	이분형 변수
binomial distribution	이항분포
binomial law	이항법칙
bioavailability	생체이용률
bioequivalence	생물학적 동등성
Bioequivalence regulation, Bioequivalence requirement	생물학적동등성시험기준
bioethical issue	생명윤리 문제
bioinformatics	생물정보학
biologic product/biological product	생물학적 제제
biological inference	생물학적 추론
biological plausibility	생물학적 타당성
Biologics Control Act 1902	생물의약품관리법(1902)
biomarker information	생물학적 표지자 정보
biomedical research	생의학연구
birth cohort effect	출생코호트효과
birth defect	선천성 기형
birth register record	출생등록자료
blinding	눈가림
block randomization	블록 무작위배정
body mass index (BMI)	체질량지수
Boston Collaborative Drug Surveillance Program (BCDSP)	보스톤 약물감시협력프로그램
Bradford Hill criteria	브래포드 힐의 인과성 평가기준
brand name drug	오리지널 의약품
Brigham and Women's Hospital (BWH)	브라이검 여성병원
British National Formulary (BNF)	영국표준처방
Bundesinstitut fur Arzneimittel und Medizinprodukte (BfArM)	독일 의약품안전청

C

calcium antagonist	칼슘길항제
calcium channel blocker	칼슘채널차단제
California Death Index	캘리포니아사망지표
Canadian Classification of Diagnostic, Therapeutic and Surgical Procedures	캐나다 진단, 치료 및 수술법 분류체계
Canadian Classification of Health Intervention (CCI)	캐나다 보건중재분류체계

Canadian Institute for Health Information (CIHI)	캐나다 보건정보원
Canadian Mortality Database	캐나다 사망데이터베이스
cancer chemotherapy	항암화학요법
cancer registry data	암등록자료
Cancer Research Network (CRN)	암연구네트워크
Cancer Surveillance System (CSS)	암감시체계
capture-recapture	포획-재포획
carry-over effect	잔류효과
cart versus horse bias	뒤바뀜비뚤림, 역전비뚤림
case	환자, 사례, 증례
case-cohort study	환자-코호트연구
case-control design	환자-대조군연구설계
case-control study	환자-대조군연구
case-control surveillance (CCS) program	환자-대조군감시프로그램
case-crossover design	환자-교차연구설계
case-crossover study	환자-교차연구
case-population study	환자-인구집단연구
case report	환자증례보고
cases, case series	환자군
case-series study	환자군연구
case-time-control design	환자-시간-대조군연구
categorical data	범주형자료
causal association	인과관계
causality	인과성
causality assessment	인과성 평가
causality assessment method	인과성 평가방법
causality evaluation	인과성 평가
causality rating	인과성 등급
causality scale	인과성 척도
causation determination from case report	증례보고 인과성 평가
censoring	중도 절단
Center for Biologics Evaluation and Research (CBER)	미국 FDA 생물의약품평가연구센터
Center for Devices and Radiological Health (CDRH)	미국 FDA 의료기기및방사선보건센터
Center for Drug Evaluation and Research (CDER)	미국 FDA 의약품평가연구센터
Center for Food Safety and Nutrition (CFSAN)	미국 FDA 식품안전및영양센터
Center for Health Care Policy and Evaluation	보건의료정책평가센터
Center for Primary Care Research, University of Uppsala, Sweden	스웨덴 웁살라대학 일차의료연구센터
Center for Veterinary Medicine (CVM)	미국 FDA 수의약품관리센터

Centers for Disease Control and Prevention (CDC)	미국 질병관리본부
Centers for Education and Research on Therapeutics (CERT)	미국 AHRQ 의약품교육연구센터
Centers for Medicare and Medicaid Services (CMS)	메디케어 및 메디케이드 관리센터
centralized adverse event reporting system	중앙집중형 약물유해사례보고체계
central nervous system stimulant (CNSS)	중추신경흥분제
Central Pharmaceutical Affairs Council	(한국) 중앙약사심의위원회
Centre for Adverse Reactions Monitoring (CARM)	뉴질랜드 유해반응모니터링센터
CFSAN Adverse Event Reporting System (CAERS)	미국 FDA 건강기능식품안전센터 유해사례보고체계
chance agreement	우연에 의한 일치, 우연일치도
chance variation	우연변동
Charlson index	찰슨 지표
chart review	의무기록조사
chemotherapy	화학요법
child-resistant packaging	어린이보호용 포장용기
chi-square statistic	카이제곱통계량
chi-square test	카이제곱검정
chloramphenicol	클로람페니콜
Chronic Disease Score (CDS)	만성병지표
chronic diseases epidemiology	만성병역학
chronopharmacology	시간약물학
claims-based data	보험청구자료
claims database	보험청구데이터베이스
clearance	청소율, 제거율
clinical dossier	임상문서, 임상자료
clinical epidemiology	임상역학
Clinical Immunization Safety Assessment (CISA) network	미국 임상백신안전성평가네트워크
clinical information system	임상정보체계
clinical laboratory data	임상검사자료
clinical outcome	임상결과
clinical pharmacology	임상약리학
clinical research organization, contract research organization (CRO)	임상시험수탁기관
Clinical Technology Centre	영국 임상기술센터
clinical trial	임상시험
closed population	폐쇄인구집단
cluster, clustering	군집
cluster randomization	군집 무작위배정
Cochrane collaboration	코크란연합

Cochrane library	코크란 라이브러리 또는 코크란 학술지
Cochran-Mantel-Haenszel test	코크란-만텔-헨젤검정
Coding Symbols for Thesaurus of Adverse Reaction Terms (COSTART)	약물유해반응 용어분류체계(미국 FDA 개발)
co-dispensing of contraindicated drugs	병용금기약물 병용조제
cognitive bias	인지비뚤림
coherence	일관성
cohort	코호트
cohort effect	코호트효과, 세대효과
cohort study	코호트연구
Collaborating Centre for International Drug Monitoring	국제약물모니터링협력센터
comedication	병용투여
Committee for Human Medicinal Products (CHM)	유럽 인체용의약품위원회
Committee for Proprietary Medicinal Products (CPMP)	유럽 특허의약품위원회
Committee on Adverse Drug Reactions	뉴질랜드 약물유해반응위원회
Committee on Safety of Medicines (CSM)	영국 의약품안전위원회
Common Technical Document (CTD)	국제공동기술문서
community-based public health trial	지역사회기반 공중보건시험
community control	지역사회대조군
Community Health Index (CHI)	지역사회보건지표
comorbidity	동반질환
comparative observational study	비교관찰연구
comparative trial	비교(임상)시험
complementary medication	보완의학
compliance	순응도
compulsory action	강제조치
Computerized Adverse Drug Event Surveillance System (CADESS)	전자약물유해사례감시시스템
computerized DUR program	전산DUR프로그램
Computerized Online Medicaid Analysis and Surveillance System	메디케이드자료 온라인분석 및 처방감시체계
Computerized On-line Medical Pharmaceutical Analysis and Surveillance System (COMPASS)	실시간처방분석감시체계
computerized pharmacy record	전자약국자료
Computerized Prescriber Order Entry (CPOE)	전산처방입력체계
concomitant intervention	동시개입
concomitant medication	동시투여, 병용투여
concomitant therapy	동시치료, 병용치료
conditional logistic regression	조건부 로지스틱회귀분석

conditional probability	조건부확률
confidence interval (CI)	신뢰구간
confidential information	기밀정보
confidentiality	기밀성
confirmation rate	확인율
confounder	교란변수, 교란요인
confounding	교란
confounding bias	교란비뚤림
confounding by indication	적응증에 의한 교란
confounding factor	교란요인
confounding variable	교란변수
congenital anomaly	선천성 기형
consecutive sampling	연속추출
consent/authorizational model	동의/허가모델
consent form	동의서 양식
consequence analysis	결과분석
consistency	일관성
Consolidated Standards for Reporting Trials (CONSORT) statement	임상시험보고 표준지침
construct validity	구성타당도
consumer advocacy group	소비자단체
Consumer Protection Act 1987	소비자보호법(1987)
consumer report	소비자신고
contingency table	분할표
continuity correction	연속성 보정
continuous data	연속형 자료
continuous variable	연속형 변수
contraceptive	피임약
contraindicated drug	병용금기
contraindication	금기
contraindications for pregnancy	임부금기
contributing factor	기여요인
control, control group	대조군
co-prescribing of contraindicate	병용금기
Cornell Medical Index (CMI, Brodman)	코넬의학지표
correlation	상관성
correlation analysis	상관분석
cost analysis method	비용분석방법
cost-benefit analysis	비용-편익분석
cost-benefit study	비용-편익연구

cost data analysis	비용자료분석
cost-effectiveness	비용-효과
cost-effectiveness analysis	비용-효과분석
cost-effectiveness study	비용-효과연구
cost identification analysis	비용확인분석
cost-minimization analysis	비용-최소화분석
cost-utility analysis	비용-효용분석
cost-utility ratio	비용-효용비
cost-utility study	비용-효용연구
Council for International Organizations of Medical Sciences (CIOMS)	국제의학기구협회
counterfactual	반사실
counterfeit drug	위조 의약품, 가짜약
counter-matching	대조짝짓기
counterproductive policy	역효과를 야기하는 정책
Cox model	콕스모델
Cox's proportional hazard model	콕스비례위험모델
creatinine clearance	크레아티닌 청소율
criterion validity	기준타당도
critical dose	임계용량
Critical Path Initiative	중점사업
critical period	임계기
crossover design trial	교차설계시험
crossover study	교차연구
crossover trial	교차시험
cross-product ratio	교차비
cross-sectional study	단면연구
crude	보정되지 않은, 조
cutaneous photosensitivity	피부 광과민성
cutoff criteria	판정기준
cytochrome P450	사이토크롬 P450
cytogenetic testing	세포유전검사
cytotoxic agents	세포독성물질

D

Danish National Health Service (NHS)	덴마크 국가보건의료서비스
Danish National Hospital Registry	덴마크 국가병원등록사업
data analysis	자료분석
Data and Safety Monitoring Board (DSMB)	자료및안전성관리위원회

database	데이터베이스
Data Coordination Center	자료관리센터
data entry	자료입력
data evaluation	자료평가
data lock-point (DLP)	자료잠금시점
data mining	데이터마이닝
data privacy protection	개인정보보호
data processing network	자료처리네트워크
Data Protection Act 1998	영국 자료보호법(1998)
Data Protection Commissioner	영국 자료보호감독관
data resource	자료원
data validity	자료타당성
days of treatment	치료일수
dear doctor letter	의료인 안전성서한
Dear Healthcare Professional (Pharmacist) Letter	보건의료인 안전성서한
death certificate notification (DCN%)	사망자료발생률
death certificate only (DCO%)	사망자료유병률
death certificate	사망증명서
Death Certification Database	사망자료
death file	사망자료
death rate	사망률
Decentralized Hospital Computer Program (DHCP)	분산형 병원컴퓨터프로그램
dechallenge	투여중단, 중지
decision analytic model	의사결정분석모형
decision tree	결정수형, 의사결정나무
Declaration of Helsinki	헬싱키선언
defined daily dose (DDD)	기준일일사용량
de-identified data set	개인식별코드를 없앤 자료, 익명자료
de-identified information	개인식별자 제외 정보, 익명정보
dependent variable	종속변수
descriptive study	기술적 연구
detection bias	확인비뚤림, 파악비뚤림
deterministic analysis	결정론적 분석
detoxification	해독
devices	의료기기
diagnosis code	진단코드
diagnosis data	진단자료
Diagnosis Related Group (DRG)	진단명기준환자군
diagnostic bias	진단비뚤림
dicotomous data	이분형 자료

dietary supplement	건강보조제
diethylstilbesterol (DES)	디에틸스틸베스트롤
differential detection	차별적 파악, 차별확인
differential misclassification	차별적 오분류
differential recall	차별적 회상
digitalis intoxication	디지탈리스중독증
digital signature	전자서명
direct interview survey	직접면접조사
directionality	방향성
direct (primary) effect	직접효과
discontinuation	투여중단, 중지
discounting	할인
discrete variable	이산변수
disease natural history	질병자연사
disease registry	질병등록
disease state	질병상태
dispensing error	조제과오
disproportionality	불비례
diuretic	이뇨제
DNA sequencing	염기서열분석
Doha declaration	도하선언
dose-dependent	용량 의존적
dose effect	용량효과
dose optimization	용량최적화
dose-response relationship	용량반응관계
dosing error	용량오류
dosing history	투여기록
dosing pattern	투여양상
dosing regimen	투여용량
double-blind	양측눈가림
double-blind randomized clinical trial	양측눈가림 무작위배정 비교임상시험
drug	약, 약물, 약제, 의약품
drug absorption	약물흡수
drug abuse	약물남용
drug action	약물작용
drug addiction	약물중독
drug adherence	복약순응도
drug allergy	약물 알레르기
drug-allergy interaction	약물-알레르기 상호작용
drug approval	의약품 승인

drug code	약물코드
drug compliance	약물순응도
drug delivery system	약물전달체계
drug development process	약물개발과정
Drugdex	드럭덱스
drug dictionary	의약품사전
drug discontinuation	약물중단
drug-disease contraindication	약물-질환금기
drug distribution	약물분포
drug documentation	약물기록
drug dosage	투여용량
drug-drug interaction	약물-약물 상호작용
drug effect	약물효과
drug effectiveness	약물효과
drug efficacy	약물효능
drug efficiency	약물효율
drug elimination	약물 제거, 배설
drug-event association	약물-사례 관련성
drug-event relationship	약물-사례 관계
drug expenditure limit (DEL)	의약품비용한도
drug exposure	약물노출
drug exposure data	약물노출자료
drug exposure-outcomes association	약물노출-결과 관련성
drug formulation	약물제형
drug holidays	약물중단기간, 휴약기간
drug-indication pair	약물-적응증 쌍
Drug Information Association (DIA)	의약품정보협회
drug information center	의약품정보센터
Drug Information Journal	의약품정보학회지
drug injury	약물손상
drug interaction	약물상호작용
drug lifecycle	약물생명주기
drug, medication, medicine, medicinal product	약, 의약품
drug metabolism	약물대사
drug misuse	약물오용
drug monitoring	약물모니터링, 약물감시
drug noncompliance	약물비순응
drug persistence	치료지속성
drug policy	의약품정책
drug potency	약물역가

drug presccription data	약물처방자료
drug prescription study	약물처방연구
Drug Reform Act 1994	이탈리아 의약품개정법(1994)
drug regimen	약물처방내역
drug registry	의약품등록
drug regulation	의약품규제
drug regulator	의약품규제기관
Drug Regulatory Authority	의약품규제당국
drug repositioning	의약품의 새로운 적응증 개발
drug response	약물반응
drug safety	약물안전성
Drug Safety and Risk Management (DSaRM) advisory committee	약물안전성및위해관리자문위원회
drug safety data	약물안전성자료
Drug Safety Initiative	의약품안전성중점사업
drug safety monitoring	약물안전성모니터링, 약물안전성감시
Drug Safety Research Unit (DSRU)	영국 약물안전성연구부서
drug safety signal	약물안전성 실마리정보
drug safety study	약물안전성연구
drug sales data	약물매출자료
Drugs and therapeutic bulletin	영국 약물및치료회보
drug sensitivity	약물감수성
drug shipment	약물출하
drug surveillance program	약물감시프로그램
Drug Surveillance Research Unit	영국 약물감시연구부서
drug therapy	약물요법
drug toxicity	약물독성
drug transporter	약물전달체
drug underdosing	약물저용량투여
drug undertreatment	약물치료부족
Drug Usage Evaluation (DUE) Program	약물사용평가프로그램
drug utilization	약물사용
drug utilization data	약물사용자료
drug utilization pattern	약물사용양상
drug utilization research	약물사용연구
Drug Utilization Research Group (DURG)	세계보건기구 약물사용연구그룹
Drug Utilization Review Service	의약품처방조제지원서비스
drug utilization review (DUR)	약물사용평가
drug utilization study	약물사용연구
drug withdrawal	시판철회, 시판철수

DTaP vaccination (Diphtheria-Pertussis-Tetanus vaccination)	DTaP 예방접종
Duke-UNC Health Profile	듀크대학과 북캐롤라이나대학의 건강 평가지수
duplicate case	중복증례
duplicate prescription	중복처방
duration of an adverse event	유해사례 지속기간
duration of exposure	노출기간
duration-response relationship	기간–반응관계
dynamic	동적인
dynamic cohort	들고나는 코호트
dynamic population	들고나는 인구집단

E

early after-depolarisation (EAD)	소기후발분극
Early-Phase Post-Marketing Vigilance (EPPV)	일본 시판직후약물감시제도
early warning system	조기경보체계
ecological	생태학적
ecological bias	생태학적 비뚤림
ecological correlation	생태학적 상관성
ecological fallacy	생태학적 오류
ecological study	생태학적 연구
economic analysis	경제성 분석
economic evaluation alongside clinical trial	임상시험과 함께하는 경제성 평가
economic study	경제성 연구
effect	효과
effectiveness	효과
effect modification	효과변경
effect modifier	효과변경인자
efficacy	효능
efficiency	효율
Egger's test	에거검정
electronic medical record (EMR)	전자의무기록
electronic monitoring	전자모니터링, 전자감시
electronic patient dossier (EPD)	전자환자기록
electronic reporting	전자보고
electronic signature	전자서명
electronic standard	전자표준
elimination rate constant	제거속도상수

embryogenesis	배아발생
emergency report	긴급보고
encephalitis vaccine	뇌염백신
endemic index	평상시 발생기대지수
environmental effect	환경적 효과
environmental factor	환경적 요인
enzyme	효소
enzyme induction	효소유도
enzyme inhibition	효소억제
Enzyme Linked Immunosorbent Assay (ELISA)	효소면역측정법
epidemic	유행성
epidemiological study	역학연구
epidemiologic model	역학적 모형
epidemiology	역학
epilepsy	간질
equality test	동등성 검정
equivalence	동등성
equivalence study	동등성 연구
equivalence testing	동등성 시험
error	오류, 과오
etiologic certainty	병인적 확실성
etiologic fraction of the risk in the exposed	노출인구집단 원인점유율
etiologic fraction of the risk in the population	인구집단 원인점유율
etiologic study	병인연구, 질병원인연구
EudraBase	유럽연합약물감시데이터베이스
EudraVigilance	유럽연합약물감시체계
EudraWatch database	유럽 약물사용 및 유해사례데이터베이스
European Anticonvulsant Registry	유럽 항경련제등록사업
European Committee for Standardisation (CEN)	유럽 표준화위원회
European Convention on Human Responsibility	유럽 인류책임협약
European Convention on Human Rights	유럽 인권협약
European Drug Utilization Research Group (Euro-DURG)	유럽 약물사용연구그룹
European Medicines Agency (EMA)	유럽의약품청
European Network of Centres for Pharmaco-epidemiology and Pharmacovigilance (ENCePP)	유럽약물역학및약물감시센터네트워크
European Network of Teratology Information Services (ENTIS)	유럽 최기형성정보네트워크
European pharmaceutical legislation	유럽 의약품법규
European Pharmaceutical Marketing Research Association (EPhMRA)	유럽 제약마케팅연구협회

European Pharmacovigilance Research Group	유럽 약물감시연구그룹
European Product Assessment Report (EPAR)	유럽 의약품평가보고
European Single Case Pharmacovigilance Exchange (EUROSCAPE)	유럽 단일증례약물감시
European Union Drug Regulatory Authority Network (EUDRANET)	유럽연합 약물규제당국네트워크
EuroQol-5 dimension (EQ-5D)	삶의 질 측정도구(EQ5)
evaluation	(가치)평가
evidence-based medicine	근거중심의학
exact Poisson confidence interval	정확포아송신뢰구간추정법
excess risk	초과위험도
excipient	부형제
expected adverse drug reaction	예상가능한 약물유해반응
expected adverse effect	예상가능한 유해효과
expected (labeled)	예상가능한(허가사항에 반영된)
expected number	기대수
expected-observed ratio	기대-관찰 비
expedited report (alert report)	신속보고
experimental evidence	실험적 근거
experimental study	실험적 연구
experimentation	실험
explanatory variable	설명변수
exploratory study	탐색적 연구
exploratory trial	탐색적 시험
exposure	노출
exposure data	노출자료
Extensible Markup Language (XML) standard	XML 표준
extrapolation model	외삽모형
extrinsic effect	외부효과

F

face validity	표면타당도, 안면타당도
failure mode	실패유형
failure mode and effects analysis (FMEA)	실패유형 및 영향분석
false alert (false signal)	거짓경보(위실마리정보)
false negative	위음성
false positive	위양성
Farmacotherapeutisch Kompas	네덜란드 의약품집
FDA Modernization Act (FDAMA)	미국 FDA현대화법

FDA Pregnancy Category	FDA 약제태아위험도분류기준
Federal Common Rule	미국 연방법
Federal Food, Drug and Cosmetic Act (FDCA)	미국 연방 식품의약품화장품법
Federal Register	미국 연방관보
female hormone supplement	여성호르몬제제
fetal death	태아사망
fetal toxicity	태아독성
fetopathy	태아병증
field study	현지조사, 현장조사
field trial	지역사회시험
file linkage	파일 연계
final outcome	최종결과
first dose phenomenon	초회투여현상
Fisher's exact test	피셔정확검정
fixed cohort	고정코호트
fixed effect model	고정효과모형
fixed cohort study, fixed-entry cohort study	고정코호트연구
fixed randomization	고정무작위배정
follow-up	추적관찰
follow-up letter	추적관찰서한
follow-up report	추적관찰보고
follow-up study	추적관찰연구
Food and Drug Administration (FDA)	미국 식품의약품안전국
Food, Drug and Cosmetic Act 1938	미국 식품의약품화장품법(1938)
force of morbidity	이환율의 강도, 이환력
forest plot	숲그림
formulary system	약전체계
fraudulent drug	부정의약품
Fred Hutchinson Cancer Research Center	프레드허친슨암연구센터
freedom of information (FOI)	정보공개, 정보의 자유
(French) Agence National de Securité du Medicament (ANSM)	프랑스 의약품보건안전청
French Health Insurance Service	프랑스 건강보험서비스
French Health Products Safety Agency	프랑스 의약품안전청
French imputability method, French pharmacovigilance method	프렌치알고리즘
French Pharmacovigilance System	프랑스 약물감시체계
frequency	빈도
frequency matching	빈도짝짓기
Functional Assesment Inventory (FAI)	신체활동기능측정도구

funnel plot	깔때기점도표, 깔때기그림

G

gamma error	감마오류, 제3종 오류
Gaussian distribution	가우스분포, 정규분포
gender distribution	성별 분포
gene-drug interaction	유전자-약물 상호작용
gene-exposure interaction analysis	유전자-노출 상호작용분석
gene-medication interaction	유전자-약물 상호작용
gene polymorphism	유전자 다형성
gene therapy	유전자치료
General Clinical Research Center	미국 국립보건원 임상시험센터
General Health Questionnaire (GHQ , Gold-berg)	골드버그건강설문도구
generalized linear model	일반선형모델
general linear equation	일반선형방정식
General Medical Council (GMC)	영국 일반의료위원회
General Practice Research Database (GPRD)	영국 일차진료연구데이터베이스
general practice system	일차진료제도
general practitioner (GP)	일반의
generation effect	세대효과
generic drug	제네릭 의약품
genetic basis	유전적 근거
genetic factor	유전적 요인
genetic information	유전자정보
genetic polymorphism	유전적 다형성
genetic predisposition	유전적 소인
genetics	유전학
genetic testing	유전자검사
genetic variability	유전적 변이
genome research	유전체연구
genomics	유전체학
genotyping	유전자분석
German Drug Act	독일 의약품법
Global Advisory Committee on Vaccine Safety	세계보건기구 예방접종자문위원회
Global drug surveillance	국제약물감시
global introspection	직관적 평가
Global Medical Device Nomenclature (GMDN)	국제의료기기명명체계
gold standard	황금기준

Good Clinical (research) Practices (GCP)	의약품임상시험관리기준
Good epidemiologic practice (GEP)	우수역학연구수행지침
Good manufacturing practice (GMP)	우수제조관리기준
Good Pharmacovigilance Practice (GVP)	우수약물감시수행지침
Good Post-marketing Study Practice (GPSP)	일본 우수시판후조사연구기준
Good Post-marketing Surveillance (GPMS)	일본 의약품시판후조사제도
Good Vigilance Practice (GVP)	일본 우수감시기준
grandfather drug	관련 규제 적용이 안 되는 오래된 약물
Group Health Cooperative (GHC)	건강협동조합
Guidelines for Good Epidemiology	우수역학연구수행지침

H

H_2 blocker	히스타민수용체차단제
Harvard Pilgrim Health Care (HPHC)	하버드필그림보건의료재단
Harvard Vanguard Medical Associates (HVMA)	하버드뱅가드의료조합
hazard	위험, 위해
hazard function	위험함수
hazard-function ratio	위험함수비
hazard rate	위험률
Health Action International (HAI)	국제건강행동망
Health and Social Care Act 2001	보건및사회보호법(2001)
Health Care Financing Agency (HCFA)	미국 건강보험재정관리국
health-care service	보건의료서비스
health care system	보건의료체계
health economics	보건경제학
Health Informatics Centre (HIC)	영국 보건정보센터
health insurance	건강보험
health insurance claims database	건강보험청구자료
health insurance databases	건강보험데이터베이스
Health Insurance Portability and Accountability Act (HIPPA)	건강보험양도및책임에관한법
Health Insurance Review & Assessment Service (HIRA)	건강보험심사평가원
health interview study	건강면접조사
Health Maintenance Organization (HMO)	미국 건강유지조직
health outcomes research	건강성과연구
health profile	건강수준
health records survey	건강기록조사
health related quality of life (HRQL)	건강관련 삶의 질

health related quality of life instrument	건강관련 삶의 질 측정도구
Health Utility Index	건강효용지표
healthy worker effect	건강근로자효과
hepatitis B vaccination	B형간염예방접종
hepatitis B virus (HBV)	B형간염바이러스
hepatitis C virus (HCV)	C형간염바이러스
hepatotoxicity	간독성
herbal medicine	생약
herbal product	생약제품
herbal supplement	생약 건강보조식품
herd immunity	집단면역
hetetogeniety	이질성
high-risk patient	고위험환자
histamine H_2 receptor antagonist (H_2RA)	히스타민수용체길항제
histopathology	조직병리하
historical cohort	과거코호트
historical control	과거비교군
HMG-CoA reductase inhibitor	HMG-CoA 환원효소억제제
HMO Research Network	건강유지조직 학술연구망
homeostatic regulation	항상성 소절
homogeneity test	동질성 검정
homogeniety	동질성
hormone replacement therapy (HRT)	호르몬대체요법
hospital admission	입원
hospital-based case-control study with community control	지역사회대조군이 있는 병원 기반 환자-대조군 연구
hospital control	병원대조군
hospital discharge survey	퇴원기록조사
hospitalization	입원
hospital pharmacoepidemiology	병원약물역학
human subject	인간피험자
Hungarian Case-Control Surveillance of Congenital Abnormalities (HCCSCA)	헝가리 선천성기형 환자-대조군감시
Hungarian Congenital Malformation Registry	헝가리 선천성기형등록
hypersensitivity reaction	과민반응
hypothesis	가설
hypothesis generation	가설생성
hypothesis testing	가설검정

I

ICD (International Classification of Diseases) coding system	국제질병분류코드체계
ICD-9-CM	국제질병분류 9차 개정
ICD-10-CA	국제질병분류 10차 개정
ICH E2A definitions and standards for expedited reporting	ICH E2A 신속보고 정의 및 기준
ICH E2B data elements for transmission of adverse drug reaction reports	ICH E2B 약물유해반응 보고자료 요소
ICH E2C periodic safety update reports (PSURs)	ICH E2C 주기적 안전성정보갱신보고
ICH M1 standardization of medical terminology for regulatory purposes	ICH M1 제도관련 의학용어의 표준화
ICH M2 electronic standards for the transfer of regulatory information (ESTRI)	ICH M2 규제정보의 전자전달 표준화
identifiable information	식별가능한 정보
identification	확인
idiosyncracy	특이반응
immortal time bias	불멸시간비뚤림(결과변수 발생이 불가능한 기간에 의한 비뚤림)
immunization	예방접종
Immunization Monitoring Program-Active (IMPACT)	캐나다 예방접종 후 안전성 능동적 모니터링프로그램
immunologic idiosyncrasy	면역특이체질
imputation	결측값대치
imputation method	결측값대치법
inactive ingredient	비활성성분
incidence	발생
incidence density (ID)	평균발생률
incidence density rate	평균발생률
incidence rate	발생률
incident case	발생환자
inclusion criteria	선정기준
incremental cost-effectiveness ratio (ICER)	점증적 비용–효과비
Independent Physicians Associations (IPAs)	독립의사협회
independent variable	독립변수
index case	초기 발생환자, 기준환자
index date	기준시점
Index Medicus	인덱스 메디커스
indication	적응증
Individual Case Safety Report (ICSR)	개별증례안전성보고
individual matching	개별짝짓기

Individual Practice Associations (IPAs)	독립개원의협의회
inference	추론
influenza vaccine	인플루엔자백신
information bias	정보비뚤림
information component (IC)	정보성분
Information on appropriate use of medicines	의약품적정사용정보집
information technology	정보기술
informed consent	피험자 동의
injection site reaction	주사부위반응
instantaneous incidence rate	순간발생률
Institute of Medicine (IOM)	미국 의학연구소
Institutional Review Board (IRB)	의학연구윤리심의위원회
instrumental variable (IV)	도구변수
insulin resistance	인슐린저항성
Integrated Primary Care Information project (IPCI)	일차진료정보통합프로젝트
intellectual property right	지적재산권
intensified spontaneous reporting	약물유해반응 집중자발신고
intensified surveillance	집중감시
Intensive Medicines Monitoring Programme (IMMP)	의약품 집중모니터링프로그램
intention-to-treat analysis	배정된 대로 분석
interaction	상호작용
Intercontinental Medical Statistics (IMS) America Mediplus database	IMS 미국 메디플러스데이터베이스
Intercontinental Medical Statistics (IMS) drug-use denominator data	IMS 약물사용분모자료
Intercontinental Medical Statistics (IMS) Health	IMS 헬스
intermediate endpoint	중간평가변수
intermediate outcome	중간결과
International Agranulocytosis and Aplastic Anemia Study (IAAAS)	국제무과립구증및재생불량성빈혈연구
international birth date (IBD)	의약품시판허가일
International Case-Control Study on Severe Cutaneous Adverse Reactions	중증피부유해반응에대한국제환자-대조군연구
International Classification of Disease (ICD)	국제질병분류
International Classification of Diseases for Oncology (ICD-O)	국제종양학질병분류
International Classification of Primary Care (ICPC)	국제일차진료분류
International Clearing-house of Birth Defects Monitoring Systems (ICBDMS)	국제선천기형모니터링체계정보센터
International Clinical Epidemiology Network (INCLEN)	국제임상역학망

International Collaborative Study of Cardiovascular Disease in ASIA (InterASIA)	아시아심혈관질환국제협력연구
International Conference on Harmonisation of Technical Requirements for Registration of Pharmaceuticals for Human Use (ICH)	국제조화회의
International Conference on Pharmacoepidemiology (ICPE)	국제약물역학학술대회
International Drug Monitoring Programme	국제약물모니터링프로그램
International Federation of Pharmaceutical Manufacturers Association (IFPMA)	국제제약협회연맹
International Men's Health Study (IMHS)	국제남성보건연구
International Network for Rational Use of Drugs (INRUD)	의약품의 합리적 사용을 위한 국제네트워크
International Nonproprietary Name (INN)	국제일반명
international normalized prothrombin time ratio (INR)	프로트롬빈시간 국제표준화비
International Pharmaceutical Market Research Group (IPMRG)	국제제약시장조사연구그룹
international reporting standards	국제보고표준
International Society of Pharmacoepidemiology (ISPE)	국제약물역학회
International Society of Pharmacovigilance (ISoP)	국제약물감시학회
international vigilance reporting	국제약물감시보고
interval estimate	구간추정치
interval estimation	구간추정
intervention	개입, 중재
interventional research	개입연구, 중재연구
interviewer bias	면접비뚤림
interviewing survey	면접조사
intrinsic effect	내인성 영향
intrinsic sympathomimetic activity (ISA)	내인성 교감신경유사작용
inverse probability of treatment weighted (IPTW) method	역확률가중추정법
inverse-variance method	역분산방법
investigational New Drug (IND) Application	신약임상시험계획승인신청
Investigational New Drug (IND) Regulation	신약임상시험계획승인제도
Investigational New Drug (IND) Sponsor	신약임상시험의뢰자
investigational product	시험용의약품
investigator	시험자
investigator brochure	임상시험자자료집
iPLEDGE program	iPLEDGE위해관리프로그램
Italian National Health Service database	이탈리아 국가보건의료서비스데이터베이스

Italy multi-purpose automated database	이탈리아 다목적전산데이터베이스

J

Johns Hopkins Bloomberg School of Public Health	존스홉킨스보건대학원
Joint Commission on Accreditation of Healthcare Organizations (JCAHO)	미국 의료기관인증위원회
Joint Commission on Prescription Drug Use	처방약사용합동위원회
Joint Committee on Vaccination and Immunisation	백신및면역공동위원회

K

Kaiser Permanente (KP)	카이저퍼머넌트
kappa statistics	카파통계량
Kefauver-Harris Amendments to Food, Drug, and Cosmetic Act of 1938	식품의약품화장품법 키포버-해리스 수정법안 (1938)
Koch-Henle postulated for establishing causation for infectious diseases	감염성 질환의 인과성 검정을 위한 코흐-헨레 조건
Kolmogorov-Smirnov test	콜모고로프-스머노프검정
Korea Food and Drug Administration	시품의야품안전청
Korean algorithm	한국형알고리즘
Korean Elderly Pharmacoepidemiologic Cohort (KEPEC)	한국노인약물역학코호트
Korea National Statistical Office Death Certification Database	통계청 사망자료
Kruskal-Wallis test	크러스컬-왈리스검정

L

labelling change	허가사항 변경
laboratory monitoring	검사결과모니터링
laboratory result	검사결과
Lamotrigine Pregnancy Registry	라모트리진복용임산부등록
Lancet	란셋
large, simple safety study (LSSS)	대규모단순안전성연구
large, simple safety trial	대규모단순안전성임상시험
large simple trial (LST)	대규모단순임상시험
latency period, latent period	잠복기
Latin American Group for Drug	라틴아메리카 의약품연구단체
length bias	기간비뚤림

licensing application	허가신청
licensing authority	허가당국
licensing system	허가체계
Life Satisfaction Index (LSI)	생활만족도지표
lifestyle intervention trial	생활습관개입임상시험
life-table technique	생명표법
life-years saved	증가한 생존기간
likelihood function	우도함수
likelihood ratio	우도비
linear regression model	선형회귀모형
linkage disequilibrium (LD)	연관불균형
literature search	문헌검색
literature surveillance	문헌감시
logistic model	로지스틱모형
logistic regression analysis	로지스틱회귀분석
London Epidemiological Society (LES)	런던역학회
London School of Hygiene and Tropical Medicine (LSHTM)	런던위생및열대의과대학
longitudinal data	종적자료
longitudinal monitoring	종적모니터링
longitudinal patient database	종적환자자료
longitudinal patient-specific study	특정환자추적연구
longitudinal study	종적연구
long latency adverse reaction	잠복기가 긴 유해반응
long latency outcome	잠복기가 긴 결과변수
long QT syndrome (LQTS)	QT간격연장증후군
loss to follow-up	추적소실

M

mammography	유방촬영술
management error	관리과오
mandated postmarketing study	의무시판후조사
mandatory reporting	의무보고
Mantel-Haenszel	만텔-헨젤
marginal cost-effectiveness ratio (MCER)	한계비용-효과비
marginal probability	주변확률
marginal structural model	주변구조적 모형
marketing authorization holder (MAH)	시판허가권자

marketing authorization (MA)	시판허가
market research data	시장조사자료
market withdrawal	시판 철수
Markov model	마콥모형
mass immunization campaign	집단예방접종 캠페인
matching	짝짓기
McMaster Health Index	맥마스터건강지표
McMaster Health Index Questionnare (MHIQ)	맥마스터건강지표설문지
McNemar's test	맥네머검정
measurement	측정
measurement bias	측정비뚤림
measurement error	측정오류
measure of disproportionality	불균형측정
mechanisms of action	작용기전
Medicaid	미국 의료보호(메디게이드)
Medicaid database	미국 의료보호데이터베이스
Medicaid DUR program	미국 의료보호의약품사용양상평가프로그램
Medicaid Management Information System	미국 의료보호관리정보체계
Medicaid Patient Safety Monitoring System	미국 의료보호환자안전감시체계
Medicaid program	미국 의료보호정책
Medicaid Statistical Information System (MSIS)	미국 의료보호통계정보체계
medical assessment	의학적 평가
medical care claim	의료수가청구
Medical Device Reporting (MDR) system	의료기기유해사례신고체계
medical device	의료기기
medical error	의료과오
medical literature	의학문헌
medical product	의약품
Medical Product Surveillance Network (MedSuN)	의약품및의료기기감시네트워크
medical record	의무기록
medical record linkage	의무기록연계
Medicare	미국 노인의료보험(메디케어)
medication	투약, 약, 약물, 의약품
medication administration error	투약과오
medication compliance	복약순응도
medication error	의약품사용과오
medicinal plant	약용식물
medicine	약, 약물, 의약품, 의학
Medicines Act of 1968	미국 약사법(1968)
Medicines Adverse Reactions Committee (MARC)	뉴질랜드 약물유해반응위원회

Medicines and Healthcare Products Regulatory Agency (MHRA)	영국 의약품및의료기기관리국
Medicines Assessment Advisory Committee (MAAC)	뉴질랜드 의약품평가자문위원회
Medicines Commission	약사위원회
Medicines Control Agency (MCA)	영국 약물관리국
Medicines Evaluation and Monitoring Organisation	영국 약물평가및모니터링기구
Medicines Evaluation Board Agency	네덜란드 약물평가국
Medicines for Human Use (Marketing Authorisations Etc.) Regulations 1994	영국 인체용약물법(1994)
Medimetrik database	메디메트릭데이터베이스
Medline	메드라인
MedWatch	미국 FDA 약물유해반응신고체계(메드와치)
MedWatch to Manufacturer Program (MMP)	제조업자약물유해반응신고프로그램
mental health service	정신보건서비스
meta-analysis	메타분석
metabolite	대사물
meta-regression analysis	메타회귀분석
methodology	방법론
methods of triage	우선순위선별법
Ministry of Health, Labour and Welfare (MHLW)	일본 후생노동성
misclassification bias	분류비뚤림
missing data	결측자료
misuse	오용
model	모델, 모형
modelling	모델링
molecular pharmacoepidemiology	분자약물역학
monitoring	모니터링, 감시
Monitoring System for Adverse Events Following Immunizations (MSAEFI)	예방접종유해사례감시체계
Monte Carlo Simulation	몬테카를로시뮬레이션
morbidity	이환율
morbidity and mortality weekly report (MMWR)	이환및사망주간보고서
morbidity data	이환자료
mortality data	사망자료
Mortality Followback Survey	미국 사망추적조사
mortality/incidence ratio (M/I ratio)	사망자/발생자 비
mortality statistics	사망통계
multicollinearity	다중공선성
Multi-Dimensional Functional Assesment Questionnaire (MFAQ)	다면기능평가설문지

multidrug resistance gene-1 (MDR-1)	다약제내성유전자
multi-factorial aetiology	다인자병인론
multinational clinical tiral	다국가임상시험
multiple comparison technique	다중비교방법
multiple regression analysis	다중회귀분석
multiple testing	다중검정
multiplicative interaction	배가적 상호작용
multivariate analysis	다변량분석
multi-way analysis	다원분석

N

N of 1 trial	단일환자시험
Naranjo scoring method	나란조알고리즘
narrow therapeutic index (NTI)	치료역이 좁은 약물
National Ambulatory Medical Care Survey	국가외래진료조사
National Board of Heath and Welfare	국가보건복지위원회
National Cancer Institute	미국 국립암연구소
National Center for Health Statistics	국립의학통계센터
National Committee on Quality Assurance (NCQA)	의료질관리국가위원회
National Coordinating Council for Medication Error Reporting and Prevention (NCC MERP)	미국 의약품사용과오보고와 예방을 위한 국가조정위원회
National Corporation of Pharmacies	스웨덴 약물법인
National Death Index	국가사망지표
National Disease and Therapeutic Index (NDTI)	국가질병및치료지표
National Drug Classification coding system	국가약물분류체계
National Drug Codes (NDCs)	국가약물코드
National Drug Monitoring Centre	국가약물감시센터
National Forum on Clinical Indicatior Development	국가임상지표개발포럼
National Health and Nutrition Examination Survey (NHANES)	국민건강영양조사
National Health Insurance Corporation	국민건강보험공단
National Health Interview Survey	국민건강면접조사
National Health Service in ScotLand (NHSiS)	스코틀랜드 국가보건서비스
National Health Service (NHS)	영국 국가보건서비스
National Home and Hospice Care Survey	국가가정간호호스피스조사
National Institute of Child Health and Human Development (NICHD)	국립아동보건인력개발원
National Institutes of Health (NIH)	국립보건원

National Maternal and Infant Health Survey	국가모자보건조사
national medicinal drug policy	국가의약품정책
national monitoring center	국가감시센터
National Morbidity Survey in General Practice	일차진료기반국가이환율조사
National Natality and Mortality Surveys	국가출생및사망률조사
National Notifiable Disease Surveillance System (NNDSS)	미국법정전염병감시체계
National Pharmaceutical Compendia	약전
National Pharmacovigilance Commission	국가약물감시위원회
National Pharmacovigilance System	국가약물감시체계
National Registry of Drug-Induced Ocular Side Effects	국가약물유발안구부작용등록사업
national regulatory authority	국가약물규제기관
National Vaccination Registry	국가예방접종등록사업
natural product	천연물
negative predictive value	음성예측도
negligence reparation	과실배상
nested case-control study	코호트 내 환자-대조군연구
net health benefit	건강상 순편익
Netherlands Pharmacovigilance Foundation (Lareb)	네덜란드 약물감시재단
Netherlands Society of Hospital Pharmacists	네덜란드 병원약사회
net monetary benefit	금전적 순편익
neural network	신경망
new chemical entity (NCE)	신규화학물질
new drug application (NDA)	정부(미국) 신약허가신청
new drug dossier (NDD)	정부(캐나다) 신약개발문서
new molecular entity (NME)	신규분자물질
new product	신약
New Zealand, prescription-event monitoring (PEM)	뉴질랜드 처방-사례감시체계
Neyman's fallacy	네이만의 오류
nocebo effect	위약에 의한 위해효과(노시보효과)
N-of-1 RCT	단일환자 무작위배정 비교임상시험
no-fault compensation	무과실보상
nomogram	계산도표
non-Bayesian statistical model	비베이즈통계모델
non-compliance	불순응
non-controlled study	비대조군연구
non-controlled trial	비대조군임상시험, 단일군임상시험
non-differential misclassification	비차별오분류
non-experimental design	비실험적 설계

non-experimental study	비실험적 연구
non-inferiority	비열등성
nonparametric bootstrap	비모수적 부트스트랩
non-participant	비참여군
non-PMA product	PMA 면제약품
non-prescription drug	일반의약품
non-responder	무응답자
non-steroidal anti-inframmatory drug (NSAID)	비스테로이드성 소염제
normal approximation	정규근사
normal care relationship	일상진료관계
normal distribution	정규분포
normal law	정규법칙
North American Pregnancy Registry	북미 임산부등록사업
notice of compliance (NOC)	시판허가(캐나다에서 사용하는 관리용어임)
notoriety bias	악명비뚤림(인인인지로 알려진 요인에 노출된 사람이 더 많이 연구에 참여하게 되는 선택비뚤림의 일종)
Nottingham Health Profile (NHP)	노팅햄 삶의 질 평가도구
null hypothesis	귀무가설
number of patients needed to harm (NNH)	위해확인을 위한 최소한자수
number of patients needed to treat (NNT)	효과확인을 위한 최소환자수
nutriceutic (nutritional)	영양제
nutritional supplement	영양보조제

O

obligatory reporting	의무보고
observational bias	관찰비뚤림
observational data	관찰자료
observational study	관찰연구
observed-to-expected analysis	관찰값 대 기대값 분석
odds	오즈
odds ratio	대응위험도, 교차비
Odense University Phammacoepidemiological Database (OPED)	덴마크 오덴세대학약물역학데이터베이스
Office for Human Research Protections	의학연구윤리위원회
Office of Drug Control	영국 약물관리국
Office of Drug Safety (ODS)	미국 약물안전청
off-label	허가사항 외
Omnibus Budget Reconciliation Act	미국총괄예산조정법

one-group pre-post design	단일그룹 전후비교 설계
one-sided test	단측검정
one-tailed test	단측검정
one-way analysis	일원분석
open label study	약물공개임상시험
open study	공개임상시험
open trial	공개임상시험
operational causality	조작적 인과성
oral contraceptive	경구피임약
order entry	처방입력
ordinary least squares regression	최소자승법
orphan adverse event	매우 드문 유해사례
orphan beneficial drug effect	매우 드문 약물의 효과
orphan designation	희귀의약품 지정
orphan disease	희귀질환
orphan drug	희귀의약품
orphan medicine	희귀의약품
outcome	성과
outcomes research	성과연구
outpatient	외래환자
overhead cost	공통비용
over matching	과잉짝짓기
over the counter (OTC), OTC medication	일반의약품

P

panel	패널(긴 시간, 질문 또는 조사를 목적으로 뽑은 한 무리의 사람들)
paradoxical effect	모순효과
parallel design	평행설계
parallel group	평행군
particularistic research	특정연구
passive reporting	수동적 보고
passive surveillance	수동적 감시
patient access	환자접근도
patient adherence	환자순응도
patient compliance error, patient adherence error	복약괴오
patient confidentiality	환자정보보호
patient identification	환자확인

patient information	환자정보
patient privacy	환자개인정보
pediatric contraindication	소아금기(특정연령대 금기)
Pediatric Research Equity Act 2003	미국 소아임상연구형평법(2003)
pediatrics	소아청소년과
pediatric trial	소아임상시험
percentile method	백분위수법
peri-approval trial	승인전후연구
periodic safety update report (PSUR)	정기안전성정보보고
per protocol analysis	계획서순응피험자군분석
person-days	인–일
person-months	인–월
personnel resource	인적 자원
person-time	인–시
person trade-off	사람교환법
person-years	인–년
Pharmaceutical Benefits Advisory Committee (PBAC)	호주 의약품급여자문위원회
pharmaceutical industry	제약산업
Pharmaceutical Medical Device Agency (PMDA)	일본 의약품의료기기종합기구
pharmaceutical medicine	제약의학
pharmaceutical product	의약품
Pharmaceutical Research and Manufacturers of America (PhRMA)	미국제약협회
pharmacodependence	약물의존성
pharmacodynamic effect	약력학적 효과
pharmacodynamics	약력학
pharmacoeconomics	약물경제학
pharmacoeconomic studies design	약물경제학연구설계
pharmacoeconomic trial	약물경제성 평가 임상시험
pharmacoepidemiological study	약물역학연구
Pharmacoepidemiologic Prescription Database of the County of North Jutland (PDNJ)	북유틀랜드 약물역학처방데이터베이스
pharmacoepidemiologic research	약물역학연구
pharmacoepidemiology	약물역학
Pharmacoepidemiology and Drug Safety	국제약물역학회지
Pharmacogenetics	약물유전학
pharmacogenomics	약물유전체학
pharmacokinetics	약동학
pharmacology	약리학

pharmacosurveillance	약물감시
pharmacotherapy	약물치료, 약물치료학
pharmacovigilance	약물감시
Pharmacovigilance Research Network	약물감시연구사업단
Pharmacovigilance working Party (PhVWP)	약물감시특별위원회
pharmacy-based surveillance method	약국기반감시방법
pharmacy database	약국데이터베이스
pharmacy dispensing	약국조제
pharmacy file	약국자료
Pharmacy Information Management System	약국정보관리체계
pharmionics	복약순응도연구학
PHARMO database	PHARMO 데이터베이스
PHARMO record linkage system	PHARMO 자료연계체계
PHARMO system	PHARMO 체계
phase Ⅰ clinical trial	제1상 임상시험
phase Ⅰ enzyme	1상 대사효소
phase Ⅱ-A clinical trial	전기2상 임상시험(임상2a)
phase Ⅱ-B clinical trial	후기2상 임상시험(임상2b)
phase Ⅱ clinical trial	제2상 임상시험
phase Ⅱ enzyme	2상 대사효소
phase Ⅲ clinical trial	제3상 임상시험
phase Ⅳ clinical trial	제4상 임상시험
phase Ⅳ study	제4상 임상연구
phenotype	표현형
physician's desk reference (PDR)	미국 의사처방가이드북
piggyback economic evaluation	덤으로 하는 경제성 평가
placebo	위약
placebo effect	위약효과, 플라시보효과
placental transmission	태반전달
plasma concentration-time curve	혈중 농도-시간곡선
plasma creatinine concentration	혈중 크레아티닌 농도
plasma drug concentration profile	혈중 약물농도양상
plasma level	혈중 농도
plausibility	개연성
point estimate	점추정치
point prevalence	시점유병률
Poison Control Center	독극물관리센터
Poison Information Center	독극물정보센터
Poison Prevention Packaging Act 1970	위해물질중독방지포장법(1970)

Poisson approximation	포아송근사
Poisson distribution	포아송분포
Poisson formula	포아송공식
Poisson law	포아송법칙
Poisson model	포아송모델
Poisson parameter	포아송변수
Poisson probability	포아송확률
Poisson process	포아송과정
Poisson regression	포아송회귀분석
policy decision	정책결정
policy making	정책수립
polypharmacy	다약제요법
pooled estimate	통합추정치
pooled treatment effect	통합치료효과
population admixture	인구집단혼합
population-based database	인구기반데이터베이스
population control	지역사회대조군
population-time	인구집단-시
positive predictive value (PPV)	양성예측도
post-approval safety study (PASS)	시판 후 안전성평가연구
post-approval study	시판 후 연구
post-authorisation phase	시판 후 단계
post-authorisation study	시판 후 연구
posterior odds	사후오즈
posterior probability	사후확률
post hoc analysis	사후분석
post-licensing division	허가 후 담당부서
post-licensing phase	허가 후 단계
post-licensing study	허가 후 연구
post-licensure vaccine safety monitoring	허가 후 백신안전성모니터링
post-marketing adverse event reporting	시판 후 유해사례 보고
post-marketing drug safety	시판 후 약물안전성
post-marketing drug surveillance	시판 후 조사
post-marketing monitoring	시판 후 모니터링
post-marketing observational study (PMOS)	시판 후 관찰적 연구
post-marketing reporting	시판 후 보고
post-marketing safety study	시판 후 안전성 연구
post-marketing study	시판 후 연구
post-marketing surveillance (PMS)	시판 후 조사, 시판 후 약물감시

power	검정력
practice guidelines	임상진료지침
Practitioner Services Division (PSD)	스코틀랜드 일차의료서비스부서
pragmatic clinical trial	실용임상시험
prechallenge	전투여
precision	정밀도
precision estimate	정밀추정치
preclinical pharmacovigilance	전임상약물감시
pre-clinical regulatory requirement	전임상규제사항
pre-clinical safety evaluation	전임상안전성평가
pre-clinical testing	전임상시험
prediction interval	예측구간
predictive modeling	예측모델링
pregnancy drug exposure registry	임산부약물노출등록체계
Pregnancy Prevention Program (PPP)	임신예방프로그램
pre-licensing human database	허가 전 임상자료
pre-licensing lifecycle	허가 전 약물생명주기
pre-market application/approval (PMA)	시판 전 승인신청서
pre-marketing clinical trial	시판 전 임상시험
pre-marketing study	시판 전 연구
pre-marketing surveillance	시판 전 감시
pre-marketng drug safety problem	시판 전 약물안전성문제
Prescribed Daily Dose (PDD)	일일처방용량
prescriber	처방자
prescribing error	처방과오
prescribing practice	처방관행
prescription	처방
prescription bias	처방비뚤림
Prescription Drug User Fee Act (PDUFA)	미국 FDA 처방약물사용자법(1992)
Prescription-Event Monitoring Database	처방사례모니터링데이터베이스
Prescription-Event Monitoring of the Drug Safety Research Unit (DSRU)	영국 약물안전성연구부서의 처방사례모니터링체계
Prescription-Event Monitoring (PEM)	영국 처방사례모니터링체계
prescription history	처방력
Prescription Pricing Authority (PPA)	영국 처방약가결정국
Prescription Pricing Bureau	미국 처방약가결정국
prescription product	처방의약품
prescription record	처방기록
prevalence	유병률

prevalence bias	유병비뚤림
prevalence odds ratio (POR)	유병률대응비
prevalence ratio (PR)	유병률비
prevalence study	유병률연구
prevalence survey	유병률조사
prevalent case	유병환자
primary prevention	일차예방
prior odds	사전오즈
prior probability	사전확률
Privacy Board	개인정보보호위원회
privacy regulation	개인정보규제
probabilistic method	확률론적 방법
probabilistic sensitivity analysis	확률론적 민감도분석
probable/likely	상당히 확실함
pro-drug	전구약물
product information	제품정보
Product Liability Law (PL)	제조물책임법
propensity score	성향점수
proportion	분율
proportional distribution	비례배분, 비례적 분포
proportional hazard model	비례위험모형
proportional morbidity ratio	비례이환율
proportional odds ratio (POR)	비례대응비
proportional reporting method	비례보고법
proportional reporting ratio (PRR)	보고분율비
prospective cohort study	전향적 코호트연구
prospective study	전향적 연구
protein binding	단백결합
protocol	프로토콜, 연구계획서
protopathic bias	전구증상비뚤림
Provision of safety information management regulation of drugs	의약품등안전성정보관리규정
proxy measure	대리측정치
Public Health Service Act (PHSA)	미국 공중보건법
Public Health Service (PHS)	미국 공중위생국
Public Health Supervisory Service	네덜란드 공중보건당국
public health surveillance	공중보건감시
publication bias	출판비뚤림
Pure Food and Drug Act 1906	미국 순수식품의약품법(1906)
p-value	p-값

Q

quality-adjusted life-years (QALYs)	질보정생존년수
quality assurance activity	질보증 활동
quality control	질관리
quality of life (QOL)	삶의 질
Quality of Well-Being Scale (Kaplan)	카플란 삶의 질 측정도구
quantitative evaluation method	계량화방법

R

random allocation	무작위배정
random effect model	랜덤효과모형
random error	확률오차
randomization	무작위배정
randomization list	무작위배정표
randomized controlled trial (RCT)	무작위배정 비교임상시험
random number-producing algorithm	난수발생알고리즘
Rapid Alert System	안전성속보체계
rate	비율
rating scale	등급척도
ratio	비
ratio gambling	비척도
reaction rate	반응률
recall bias	회상비뚤림
receiver operator characteristics (ROC) curve	ROC곡선
rechallenge	재투여
recommended daily dose (RDD)	일일권장복용량
record linkage	자료연계
re-evaluation system	재평가제도
re-examination system	재심사제도
reference case analysis	기준증례분석
reference date	기준일
reference group	대조군, 비교군
reference risk	기저위험
referral bias	의뢰비뚤림
Regional Centres for Pharmacovigilance (CRPV)	프랑스 지역약물감시센터
Regional Monitoring Centres (RMCs)	영국 지역약물감시센터
regional pharmacovigilance center	지역약물감시센터
regression analysis	회귀분석

regression coefficient	회귀계수
regulation	규제
regulatory agency	규제기관
regulatory authority	규제 당국
relative reporting ratio	상대보고비
relative risk	상대위험도
reliability	신뢰도
Renewals	갱신제도
Reporting Odds Ratio (ROR)	보고오즈비
reporting rate	보고율
reporting ratio (RR)	보고비
representativeness	대표성
research design	연구설계
resource utilization	자원소모량
response adaptive randomization	반응적응성 무작위배정
retrospective cohort study	후향적 코호트연구
retrospective study	후향적 연구
reverse causality bias	역인과관계비뚤림
Reye's syndrome	라이증후군
rhabdomyolysis	횡문근융해증
rheumatoid arthritis	류머티스관절염
risk	위해, 위험
risk assessment	위해측정
risk-benefit analysis	위험-이익분석
risk-benefit appraisal	위험-이익 가치평가
risk-benefit balance	위험-이익균형
risk-benefit evaluation	위험-이익평가
risk-benefit profile	위해-이익프로파일
risk-benefit ratio	위험-이익비
risk characterization	위해특성화
risk communication	위해정보교류
risk difference	위해차이, 위험도 차이
risk estimation	위해추정, 위험도 추정
risk evaluation	위해평가
risk factor	위험요인
risk function	위험함수
risk identification	위해확인
risk management (RM)	위해관리
Risk Management Plan (RMP)	위해관리계획
risk measurement	위해측정

risk minimization	위해최소화
Risk Minimization Action Plan (RiskMAP)	위해최소화실행계획, 위해최소화방안
risk priority number (RPN)	위험우선순위
risk quantification	위해정량화
risk ratio	위험비
risk response	위해반응
risk window	위해창
Rochester Epidemiological Project	로체스터역학연구
Roussel Uclaf Causality Assessment Method (RUCAM)	RUCAM 인과성평가척도
Royal College of Physicians	네덜란드 왕립의과대학
Royal Dutch Medical Association (KNMG)	네덜란드 왕립의사협회
rule of three	3의 규칙
Rules governing medicinal products in the European Union	유럽연합의약품규제조약

S

Safe Medical Devices Act 1990	의료기기안전법(1990)
safety evaluation	안전성 평가
safety signal	안전성 실마리정보
sample	표본
sample distortion bias	표본비뚤림
sample size	표본크기
sampling	표본추출
sampling fraction	표본추출률
Saskatchewan Health Databases	싸스캐치완건강데이터베이스
Saskatchewan Health Plan	싸스캐치완보건계획
scenario analysis	시나리오분석
Scientific and Ethical Advisory Board (SEAB)	의학연구윤리자문위원회
Scottish Morbidity Record (SMR)	스코틀랜드 사망자료
Seattle-King county Public Health Department	시애틀-킹지역공중보건과
secondary prevention	이차예방
secular trend	시계열 추세
selection bias	선택비뚤림
selective consent	선별적 동의
selective survival	선택적 생존
Self-Esteem Inventory (SEI)	자아존중검사
Self-Esteem Scale (Rosenberg)	자아존중감측정도구
self-medication	자가투약

self-recorded questionnaire	자기기입식 설문지
self-reported study	자가보고연구
self-selection bias	자기선택비뚤림
sensitivity	민감도
sensitivity analysis	민감도분석
sensitivity testing	민감도검사
sequential design	순차설계
serious unexpected adverse drug reaction (SUSADR)	중대하고 예측하지 못한 약물유해반응
seriousness criteria	심각도기준
side effect	부작용
sign	징후
signal	실마리정보
signal detection	실마리정보 검색
signal evaluation	실마리정보 평가
signal generation	실마리정보 생성
signal investigation	실마리정보 조사
signal recognition	실마리정보 인식
signal-to-noise ratio	신호대비잡음비
significance level	유의수준
simple estimate	단순평가
simple randomization	단순 무작위배정
Simpson's paradox	심슨파라독스, 심슨역설
single-blind	단측 눈가림
single-nucleotide polymorphism (SNP)	단일염기다형성
single subject time series design (SSTSD)	단일환자 시계열적 연구설계
skin test	피부반응검사
Slone Epidemiology Center	슬론역학센터
social epidemiology	사회역학
Social Relief Scheme for Serious Adverse Drug Reactions	의약품부작용피해구제제도
source population	기반집단
specificity	특이도
sponsor	의뢰자
spontaneous adverse drug reaction report	자발적부작용보고
spontaneous reporting	자발적보고
spontaneous reporting system	자발적보고체계
spontaneous reports database	자발적보고데이터베이스
standard deviation	표준편차
standard gambling	표준기회선택법
standardization	표준화

standardized incidence rate (SIR)	표준화발생비
standardized mortality ratio (SMR)	표준화사망비
standardized rate	표준화율
standardized Reporting Ratio (SRR)	표준화보고비
standard normal distribution	표준정규분포
standard population	표준인구집단
statistical anaysis	통계분석
statistical dependence	통계적 종속성
statistical inference	통계적 추론
statistical power	통계적 검정력
statistical significance	통계적 유의성
statistical test	통계적 검정
S.T.E.P.S. program	S.T.E.P.S. 프로그램
Stevens-Johnson syndrome (SJS)	스티븐스-존슨증후군
stimulated reporting	격려보고
stochastic analysis	추계학적 분석
stratification	층화
stratified analysis	층화분석법
stratified randomization	층화무작위배정
strength of association	관련성의 강도
strong dominance	절대적 우월
Student's t-test	스튜던트 *t*검정, *t*검정
study design	연구설계
study subject	연구대상
sub-cohort sample	코호트 내 표본
subgroup analysis	소그룹분석
sudden death (SUD)	급사
sudden infant death syndrome (SIDS)	영아급사증후군
Sunset clause	일몰제
superiority	우월성
surrogate endpoint	대리결과변수
surveillance	감시
surveillance program	감시프로그램
surveillance system	감시체계
survey	조사, 연구
survival analysis	생존분석
survival bias	생존비뚤림
Swedish Medical Association	스웨덴의사협회
Swedish Medical Birth Registry	스웨덴신생아등록사업
Swedish Registry of Congenital Malformations	스웨덴선천성기형등록사업

symptom	증상
syndrome	증후군
synergy	상승작용
systematic error	계통오차
systematic review	체계적 문헌고찰
Systematized Nomenclature of Medicine Clinical Terms (SNOMED CT)	체계화된 의료전문용어(의학용어 및 분류체계)
systemic lupus erythematosus (SLE)	전신성홍반성낭창
System to Manage Accutane-Related Teratogenicity (SMART)	아큐탄관련최기형성위해관리체계

T

target population	연구대상 표적집단
teratogen	기형유발물질
teratogenesis	기형유발
teratogenicity	최기형성
tertiary prevention	삼차예방
test of equivalence	동등성시험
test of hypothesis	가설검정
therapeutic	치료요법, 요법
therapeutic alternative	대체치료
therapeutic audit	치료적 점검
therapeutic benefit	치료이익
therapeutic duplication	중복처방, 치료중복
therapeutic effect	치료효과
therapeutic equivalence	치료학적 동등성
Therapeutic Goods Administration (TGA)	호주 의약품관리청
therapeutic index	치료지수
therapeutic measure	치료방법
Therapeutic Products Programme (TPP)	캐나다 의약품관리부서
therapeutic range	치료역
therapeutic window	적정약물농도
therapy-compromising error	치료저해오류
threshold analysis	임계값분석
time sequence	시간순서
time trade-off	시간교환법
time-window	시간창
toleration	내성
toxic effect	독성효과

toxic reaction	독성 반응
toxicology study	독성학적 연구
Toxicology testing standards, Toxicology testing requirements	의약품등독성시험기준
tranquilliser	진정제
transdermal drug absorption	경피약물흡수
transit site reaction	전이부위반응
treatment	치료
treatment group	치료군
trial	시험
tricyclic antidepressant	삼환계항우울제
triple-blind	삼측눈가림
true negative	진음성
true positive	진양성
truncated incidence rate	절단발생률
Tuskegee syphilis experiment	터스키기매독연구
two-sided test	양측 검정
two-stage sampling	이단계 표본추출
two-tailed test	양측 검정
type A reaction	A형 반응
type B reaction	B형 반응
type I error	제1종 오류
type II error	제2종 오류
type III error	제3종 오류

U

UK Medicines Act	영국 의약품법
UK Medicines Control Agency	영국 의약품관리국
unassessible/unclassifiable	평가불가/분류불가
unbiased estimate	불편추정치
unclassified	분류되지 않은
under-reporting	과소보고
unexpected ADR	예상하지 못한 약물유해반응
United Health Group (UHG)	유나이티드헬스그룹
United HealthCare Research Database	유나이티드 헬스케어 연구데이터베이스
United Nations Educational, Scientific and Cultural Organisation (UNESCO)	국제연합교육과학문화기구
univariate analysis	단변량분석
universal consent	포괄적 동의

unlabelled	의약품허가사항에 기재되지 않은
Uppsala global monitoring programme	웁살라국제약물모니터링프로그램
Uppsala Monitoring Center (UMC)	웁살라모니터링센터
urn design	항아리모형
US Department of Health and Human Services (HHS)	미국 보건복지부
US Department of Veterans Affairs	미국 보훈청
US Government Accounting Office	미국 회계국
US National Cancer Institute	미국 국립암연구소
US National Center for Health Statistics	미국 보건통계센터
US National Childhood Vaccine lnjury Act 1986	미국 소아백신피해보상법(1986)
US National Commission for the Protection of Human Subjects	미국 피험자보호국가위원회
US National Health Survey	미국 국가건강조사
US Orphan Drug Act 1983	미국 희귀의약품법(1983)

V

vaccination	예방접종
vaccine	백신
vaccine adverse event	예방접종후유해사례
Vaccine Adverse Events Reporting System (VAERS)	미국 예방접종후유해사례보고체계
Vaccine Identification Standards Initiative (VISI)	미국 백신식별표준화사업
Vaccine Safety Datalink (VSD)	미국 백신안전성자료연계체계
vaccine safety study	백신안전성연구
validation study	타당도평가연구
variable	변수
verification rate	확인율
verification study	확인연구
VigiBase	비지베이스(국제약물모니터링프로그램 약물유해사례데이터베이스)
VigiFlow	비지플로우(국제약물모니터링프로그램 웹기반 약물유해사례보고시스템)
Vigimed	비지메드(국제약물모니터링프로그램 약물안전성 정보 전자우편전달시스템)
vital statistics data	생정통계자료
voluntary reporting	자발적보고
volunteer	자원자

W

washout period	휴약기간
Waxman-Hatch Act 1984	왁스만–해치법(1984)
weak dominance, extended dominance	상대적 우월
Weber effect	웨버효과
Welfare Reform Act of 1996	미국 복지개혁법(1996)
white-coat compliance	진료전일시순응
WHO Adverse Reactions Terminology (WHOART)	세계보건기구 유해반응용어체계
WHO Database of Adverse Reactions	세계보건기구 유해반응데이터베이스
WHO Drug Dictionary	세계보건기구 약물사전
WHO Drug Information	세계보건기구 약물정보
WHO Programme for International Drug Monitoring	세계보건기구 국제약물모니터링프로그램
Wilcoxon rank-sum test	윌콕슨 순위합검정
willingness-to-pay threshold	지불의사최대금액
Workshop on Standardization of Definitions for Postmarketing Surveillance of Adverse Vacine Reactions	백신시판후유해반응감시표준화워크숍
World Health Organization (WHO)	세계보건기구
World Trade Organization (WTO)	세계무역기구

Y

Yellow Card Database	황색카드데이터베이스
Yellow Card Scheme	황색카드체계
Yule's Q	율의 Q

Z

Zahn's classification	잔의 분류(노인주의사용약물목록)
Z-statistics	Z-통계량
Z-test	Z검정

찾아보기

ㄱ

ㄴ

ㄹ

ㅁ

ㅂ

ㅅ

ㅇ

ㅊ

ㅋ

ㅎ

A

B

C

D

E

F

G

H

I

J

K

L

S

Abstract

Pharmacoepidemiology

Edited by
Korea Society for Pharmacoepidemiology and Risk Management

Pharmacoepidemiology is an applied epidemiology for the evaluation of the safety of drugs through the entire life cycle of the medication. It provides a methodology for managing risk related to drug use.

This textbook introduces the concepts and basic principles of pharmacoepidemiology and applies them to practices of effective safety surveillance and risk management related to drugs.

Coauthored by healthcare professionals from academia, industry and regulatory sectors, this textbook provides the most comprehensive and enriching text pertaining to the principles and methods of pharmacoepidemiologic research and practice.

Part I introduces the basic concept of pharmacoepidemiology and risk management, while part II represents the perspectives of doctors, pharmacists, pharmaceutical companies and regulatory bodies. Part III presents reviews of various pharmacovigilance systems and the practices of forerunning countries in great detail. Part IV through part VI presents study designs in pharmacoepidemiology, available data sources, and advanced statistical methods for the analysis of pharmacoepidemiologic data. Part VII deals with special considerations in pharmacoepidemiology for vulnerable populations, including children, the elderly, pregnant women and specific ADRs classified with the affected body system. Part VIII shows the concept and the application of risk management in hospitals, pharmaceutical companies and government.

Various case examples and illustrations presented in detail will allow readers to understand the conceptual framework of pharmacoepidemiology and apply their knowledge directly to research and practice. This book is perfect for beginning students in pharmacoepidemiology as well as experienced health professionals.

필자 소개(가나다순)

• 대표저자

박병주 전 서울대학교 의과대학 예방의학교실

• 공저자

강위창 대전대학교 통계학과
강혜련 서울대학교병원 내과
구본기 전 인제대학교 일산백병원 약제부
권경희 동국대학교 약학대학
권준수 서울대학교 의과대학 정신과학교실
김영식 울산대학교 의과대학 가정의학교실
김용수 한국 MSD
김윤이 한국노보텍
김윤준 서울대학교 의과대학 내과학교실
김정연 식품의약품안전처
남정모 연세대학교 의과대학 의학통계학과
문홍섭 목포대학교 약학대학
박건우 고려대학교 의과대학 신경과학교실
박경호 전 서울대학교병원 약제부
박래웅 아주대학교 의과대학 의료정보학과
박실비아 한국보건사회연구원
박중원 연세대학교 의과대학 내과학교실
박지영 고려대학교 의과대학 약리학교실
배종면 제주대학교 의과대학 예방의학교실
손기호 경성대학교 약학대학
송홍지 한림대학교 의과대학 가정의학교실
신준수 식품의약품안전처
신희영 전남대학교 의과대학 의생명과학교실
안형진 고려대학교 의과대학 의학통계학교실
유상호 한림대학교 의과대학 가정의학교실
유태무 전 식품의약품안전처
윤병우 서울대학교 의과대학 신경과학교실
윤성철 울산대학교 의과대학 의학통계학교실
이건세 건국대학교 의과대학 예방의학교실
이무송 울산대학교 의과대학 예방의학교실
이상일 울산대학교 의과대학 예방의학교실
이선희 식품의약품안전처
이애영 동국대학교 의과대학 피부과학교실
이일섭 한국 글락소스미스클라인
이준영 고려대학교 의과대학 의학통계학교실
이지성 고려대학교 의과대학 의학통계학교실
이진호 동국대학교 의과대학 내과학교실
장윤석 서울대학교 의과대학 내과학교실
정혜원 이화여자대학교 의과대학 산부인과학교실
조영환 동국대학교 일산병원 약제팀
최남경 이화여자대학교 융합보건학과
최 원 종근당
최혁재 전 경희의료원 약제본부
한동운 한양대학교 의과대학 예방의학교실
한서경 서울대학교 의과대학 의학과